Haug

Handbuch der Biochemie nach Dr. Schüßler

Grundlagen, Materia medica, Repertorium

Thomas Feichtinger, Elisabeth Mandl,
Susana Niedan-Feichtinger

5., aktualisierte Auflage

6 Abbildungen
38 Tabellen

Karl F. Haug Verlag · Stuttgart

Bibliografische Information
der Deutschen Nationalbibliothek

Die Deutsche Nationalbibliothek verzeichnet diese Publikation in der Deutschen Nationalbibliografie; detaillierte bibliografische Daten sind im Internet über http://dnb.d-nb.de abrufbar.

Wichtiger Hinweis: Wie jede Wissenschaft ist die Medizin ständigen Entwicklungen unterworfen. Forschung und klinische Erfahrung erweitern unsere Erkenntnisse, insbesondere was Behandlung und medikamentöse Therapie anbelangt. Soweit in diesem Werk eine Dosierung oder eine Applikation erwähnt wird, darf der Leser zwar darauf vertrauen, dass Autoren, Herausgeber und Verlag große Sorgfalt darauf verwandt haben, dass diese Angabe dem Wissensstand bei Fertigstellung des Werkes entspricht.

Für Angaben über Dosierungsanweisungen und Applikationsformen kann vom Verlag jedoch keine Gewähr übernommen werden. Jeder Benutzer ist angehalten, durch sorgfältige Prüfung der Beipackzettel der verwendeten Präparate und gegebenenfalls nach Konsultation eines Spezialisten festzustellen, ob die dort gegebene Empfehlung für Dosierungen oder die Beachtung von Kontraindikationen gegenüber der Angabe in diesem Buch abweicht. Eine solche Prüfung ist besonders wichtig bei selten verwendeten Präparaten oder solchen, die neu auf den Markt gebracht worden sind. Jede Dosierung oder Applikation erfolgt auf eigene Gefahr des Benutzers. Autoren und Verlag appellieren an jeden Benutzer, ihm etwa auffallende Ungenauigkeiten dem Verlag mitzuteilen.

1. Auflage 1999
2. Auflage 2001
3. Auflage 2003
4. Auflage 2006

© 2011 Karl F. Haug Verlag in
MVS Medizinverlage Stuttgart GmbH & Co. KG
Oswald-Hesse-Str. 50, 70469 Stuttgart

Unsere Homepage: www.haug-verlag.de

Printed in Germany

Umschlaggestaltung: Thieme Verlagsgruppe
Umschlagfoto: istockphoto, pixdeluxe;
Dr. Schüßler aus: Lindemann G. Dr. med. Wilhelm Schüßler. Sein Leben und Werk. Oldenburg: Isensee; 1992
Satz: Gulde, Tübingen
Satzsystem: Textline
Druck: Grafisches Centrum Cuno, Calbe

ISBN 978-3-8304-7364-0   1 2 3 4 5 6

Geschützte Warennamen (Warenzeichen) werden nicht besonders kenntlich gemacht. Aus dem Fehlen eines solchen Hinweises kann also nicht geschlossen werden, dass es sich um einen freien Warennamen handelt.

Das Werk, einschließlich aller seiner Teile, ist urheberrechtlich geschützt. Jede Verwertung außerhalb der engen Grenzen des Urheberrechtsgesetzes ist ohne Zustimmung des Verlags unzulässig und strafbar. Das gilt insbesondere für Vervielfältigungen, Übersetzungen, Mikroverfilmungen und die Einspeicherung und Verarbeitung in elektronischen Systemen.

Danksagung

Dank an die Mitarbeiter
Herrn OStR. Dr. Lothar Mandl
Frau Ursula Feichtinger
Herrn Mag. pharm. Dr. Lienhard Niedan
und an die vielen Hilfesuchenden, durch die wertvolle Erfahrung gesammelt werden konnte. Wir danken Herrn Werner Gantschnigg, der in geduldiger und einfühlender Einstellung ein Computerprogramm für uns geschrieben hat, das in ausgezeichneter Weise den mehrere tausend Datensätze umfassenden Anwendungsteil verwaltet.

Inhalt

Vorwort XXVII

Einleitende Gedanken XXVIII

Teil 1:	**Therapeutische Grundlagen**	1
1	**Bausteine der Gesundheit**	3
1.1	Das Verständnis vom Menschen	4
1.2	Erster Baustein: Innere Einstellung	9
1.3	Zweiter Baustein: Energetische Felder	11
1.4	Dritter Baustein: Die Bedeutung einer Zahnsanierung	11
1.5	Vierter Baustein: Ernährung	11
1.6	Fünfter Baustein: Mineralstoffe	13
1.6.1	Die Zusammensetzung des Körpers	13
1.6.2	Mineralstoffe und Spurenelemente	14
1.6.3	Die Wirksamkeit der Mineralstoffe nach Dr. Schüßler und anderer Therapien	14
1.7	Die Grenzen der sanften Methoden	15
2	**Die Bedeutung der Mineralstoffe**	17
2.1	Die Bedeutung der Mineralstoffe für die Natur	17
2.1.1	Gesteinsmehlausbringung in der Geschichte	17
2.1.2	Gesteinsmehlausbringung heute	18
2.1.3	Der pH-Wert	18
2.1.4	Der Säure-Basen-Haushalt im Körper	20
2.1.5	Wie wird der ph-Wert gemessen?	21
2.1.6	Die Aussagekraft des pH-Wertes für das Wachstum	22
2.2	Die Bedeutung der Mineralstoffe für den Menschen	23
2.2.1	Das Minimumgesetz von Justus von Liebig	23
2.2.2	Die menschliche Zelle	25
2.2.2.1	Die Zelle – Baustein des Menschen	26
2.2.2.2	Die Bedeutung der kleinen Öffnungen	27
2.2.2.3	Veränderungen in der Zelle und ihre Bedeutung	28
2.2.2.4	Verteilung der wichtigsten Elektrolyte	28
2.2.2.5	Elektrophysiologisches Verhalten der Zelle	29
2.2.3	Zur Problematik der Elektrolytgetränke	30
2.2.4	Zur Problematik der üblichen Mineralstoffpräparate	31
2.2.5	Die Bedeutung der Zusammensetzung der Mineralstoffverbindungen	33
2.2.6	Die Blutuntersuchung und ihre Aussagekraft über die Mineralstoffspeicher im Körper	33

3	Die Entstehung und Auswirkung von Mängeln	35
3.1	Wie entstehen Mängel?	35
3.1.1	Übertragung oder Vererbung	35
3.1.2	Ernährung	36
3.1.2.1	Düngung	36
3.1.2.2	Denaturierung	39
3.1.2.3	Isolierung	40
3.1.2.4	Fette – Öle – Essenzielle Fettsäuren	41
3.1.2.5.	Die Energie der Nahrung	43
3.1.2.6	Konservierung	44
3.1.2.7	Nährlösungen	44
3.1.2.8	Ernährungsformen	44
3.1.3	Permanente Vergiftung	46
3.1.4	Störfeld Zähne	47
3.1.4.1	Säurebelastung	48
3.1.4.2	Strombelastung	48
3.1.4.3	Belastung durch Vergiftung	49
3.1.5	Muskelarbeit	49
3.1.6	Energetische Felder	50
3.1.6.1	Die Spiegelstrahlung	50
3.1.6.2	Elektromagnetische Felder	51
3.1.6.3	Erdstrahlen	52
3.1.7	Seelische Vergiftung	54
3.1.8	Gedankenarbeit	54
3.2	Umwelt	55
3.2.1	Nahrungsmittel	55
3.2.2	Umweltgifte	55
3.2.3	Einflüsse von außen: die „drei Häute" des Menschen	56
3.2.4	Auswirkungen auf den Stoffwechsel	56
3.2.4.1	Entschlackung	56
3.2.4.2	Deponien	57
3.2.4.3	Folgen von Freien Radikalen	57
3.2.4.3	Oxidativer Stress und Antioxidanzien	58
3.2.9.3	Antioxidanzien-Mischung in der Biochemie nach Dr. Schüßler	59
3.3	Der Säure-Basen-Haushalt	60
3.3.4	Bindegewebsazidose	60
3.4	Der übersäuerte Mensch	61
3.4.1	Ein kleiner Ausflug in die „saure" Nahrung	62
3.4.1.1	Obst	62
3.4.1.2	Vitamin C	63
3.4.1.3	Vitaminpräparate	64
3.4.1.4	Die Wirkung der Säure im Körper	64
3.4.1.5	Säure und Verdauung	65
3.4.1.6	Säuregehalt von Wein	65
3.4.2	Die Säureschaukel	66
3.4.3	Die Sprache des Körpers	66

3.4.4	Säurewerte	66
3.4.5	Säurebildende, saure und basische oder basenbildende Speisen	67
3.4.5.1	Säurebildende Speisen	68
3.4.5.2	Saure Speisen	68
3.4.5.3	Basische oder basenbildende Speisen	69
3.4.5.4	Die basische Gemüsebrühe	69
3.4.6	Die Bedeutung einer gesunden Verdauung	70
4	**Die Bedeutung der Mineralstoffspeicher im Körper**	**72**
4.1	Der Körper – ein Vorsorgewesen	72
4.2	Substanz	73
4.3	Die Notwendigkeit des Auffüllens von Speichern	75
5	**Gegenüberstellung von Heilweisen**	**77**
5.1	Die herkömmliche medizinische Heilweise	77
5.2	Die Reizheilweise	78
5.3	Die physiologische Heilweise	80
5.4	Die Substitutionsheilweise	81
5.5	Die Biochemie nach Dr. Schüßler im Hinblick auf die Substitutionsheilweise	82
5.6	Die integrierende Heilweise	84
6	**Die Mineralstoffe nach Dr. Schüßler**	**86**
6.1	Zur Person Dr. Schüßlers	86
6.2	Die Mineralstoffe des Lebens	90
6.2.1	Wie fand Dr. Schüßler die Mineralstoffe, die für den Menschen von Bedeutung sind?	90
6.2.2	Erweiterungsmittel	91
6.3	Die Zubereitung der Mineralstoffe durch Dr. Schüßler	91
6.3.1	Ausweichen auf niedrige Potenzierungen	93
6.3.2	Verteilung der Moleküle	93
6.3.3	Auch homöopathische Mittel enthalten Mineralstoffe	95
6.3.4	Was heißt „potenzieren"?	95
6.4	Die Auswirkung von Betriebsstoffmängeln	96
6.5	Homöopathische Vergleichsmittel	97
6.6	Die vermuteten Speicher der einzelnen für Dr. Schüßler bedeutsamen Mineralstoffe	98
6.7	Charakteristik einzelner Mineralstoffgruppen	98
6.8	Ist die Therapie nach Dr. Schüßler eine Heilweise?	99
6.9	Die Wirksamkeit der Mineralstoffe nach Dr. Schüßler	101
6.10	Ist eine vollwertige, verantwortungsbewusste Ernährung ausreichend?	102
7	**Überlegungen zur Wirkungsweise der Mineralstoffe nach Dr. Schüßler**	**104**
7.1	Ist die Mineralstofftherapie nach Dr. Schüßler eine Versorgung oder ein Reiz?	104
7.1.1	Entweder – oder	105

7.1.2	Sowohl – als auch	110
7.2	Die Energie	114
7.3	Der Katalysator	115
7.4	Die Kybernetik	117
7.5	Der Reiz	117
7.6	Der Gegner	119
7.7	Die Psychologie	120
7.8	Die Informatik	120
7.9	Das Phänomen	120
7.10	Mikro- und Makrobereich der Mineralstoffe	121
7.11	Anwendungspraxis der Biochemie nach Dr. Schüßler	123
7.12	Schlussfolgerung	125
8	**Dosierung und Einnahme der Mineralstoffe nach Dr. Schüßler**	**127**
8.1	Wo erhält man die Mineralstoffe nach Dr. Schüßler?	127
8.2	Wie werden die Mängel festgestellt?	127
8.2.1	Die Antlitzanalyse	128
8.2.2	Abstufung der Mängel	129
8.2.3	Die Aufnahmefähigkeit des Körpers	130
8.2.4	Die verschlüsselte Sprache des Organismus	131
8.2.5	Ablehnung der Mineralstoffe nach Dr. Schüßler	131
8.3	Einnahmeformen	131
8.3.1	Das Mischen der einzelnen Mineralstoffe	132
8.3.2	Einnahme der Mineralstoffe nach der Organuhr	133
8.3.3	Führt die Einnahme von Komplexmitteln zum Erfolg?	135
8.4	Einnahmemöglichkeiten	135
8.4.1	Die Tabletten im Mund zergehen lassen	136
8.4.2	Die Tabletten auflösen und trinken	136
8.4.3	Die „heiße 7"	138
8.4.4	Ein besonderer Hinweis für Diabetiker	138
8.5	Einnahmedauer	139
8.6	Dosierung	139
8.6.1	Anfangsdosierung	139
8.6.2	Die Dosierung der Mineralstoffe	140
8.6.3	Ist eine Überdosierung möglich?	140
8.7	Reaktionen auf die Einnahme von Mineralstoffen nach Dr. Schüßler	141
8.7.1	Gewichtszunahme durch die Einnahme der Mineralstoffe nach Dr. Schüßler?	141
8.7.2	Gibt es beunruhigende Reaktionen auf die Einnahme von Mineralstoffen nach Dr. Schüßler?	141
8.7.3	Fragen, die immer wieder auftauchen	142
8.8.	Notwendige, wichtige Kombinationen	145
8.9	Milchzucker: Einnahme von Milchzucker und seine mögliche Problematik	145
8.10	Formulare zur Erstellung einer Einnahmeempfehlung	148
8.11	Bewährte Einnahmepläne	155

9	**Äußere Anwendung der Mineralstoffe nach Dr. Schüßler**	160
9.1	Die Haut	160
9.1.2	Die Aufgaben der Haut und Mineralstoffe nach Dr. Schüßler	160
9.1.3	Die Aufgaben der Mineralstoffe in den drei Hautschichten	161
9.2	Überlegungen zur äußeren Anwendung der Mineralstoffe	161
9.3	Äußere Anwendungsmöglichkeiten	163
9.3.1	Bäder	163
9.3.2	Waschungen	163
9.3.3	Das Auflegen von Mineralstoffen	163
9.3.4	Salben	165
9.3.5	Gele und Cremegele	166
9.3.5.1	Cremegel	166
9.3.6	Produkte für die Körperpflege	166
9.3.7	Tropfen	167
10	**Ergänzende Informationen**	168
10.1	Vorgänge im Heilungsprozess – Reaktionen	168
10.2	So ist der Schlafplatz weitgehend unbelastet	171
10.2.1	Zur Erläuterung	172
10.3	Über das Teetrinken	173
10.4	Flüssigkeitszufuhr	174
Teil 2:	**Materia medica: Die Mineralstoffe**	**177**
1	**Die Mineralstoffe nach Dr. Schüßler als Mineralstofftabletten**	179
1.1	Der Zugang zu den Mineralstoffen	179
1.2	Die Ganzheit des Menschen	179
1.3	Kombinationen	179
1.4	Beispiele aus der Praxis	179
1.5	Wissenschaftliche Erkenntnisse	179
2	**Zusammenhang der einzelnen Mineralstoffe mit charakterlichen Strukturen**	181
3	**Übersichtstabellen**	182
3.1	Die 27 Mineralstoffe in einer ersten Übersicht und Charakterisierung	182
3.2	Erkennungszeichen für einen bestimmten Mangel	184
3.3	Antlitzanalytische Kennzeichen	186
3.4	Übersicht über die Zusammenhänge zwischen den Mineralstoffen nach Dr. Schüßler und charakterlichen Strukturen	188
3.5	Grunddaten der Mineralstoffe nach Dr. Schüßler und aller Erweiterungsmittel	189

4	**Calcium fluoratum Nr. 1**	192
4.1	Wirkungsweise	192
4.2	Charakteristik	192
4.3	Elastizität	193
4.3.1	Elastizität hinsichtlich Struktur und Form	193
4.3.2	Elastizität von Biomembranen	193
4.3.3	Elastizität des Bindegewebes	194
4.4	Die Haut	194
4.4.1	Interne Austauschflächen	194
4.4.2	Die wichtigsten Schutzfunktionen der Häute im Körper	194
4.5	Keratin und seine Bedeutung	195
4.6	Auswirkung von Mängeln	196
4.7	Hüllen von Knochen und Zähnen	197
4.7.1	Knochenhüllen	197
4.7.2	Oberfläche der Zähne	197
4.8	Knochen, Sehnen und Bänder	198
4.8.1	Erschlaffung	198
4.8.2	Mängel an Sehnen und Bändern	199
4.8.2.1	Die Bänder und Sehnen ziehen sich zusammen und können sich nicht mehr ausdehnen	199
4.8.2.2	Die Bänder und Sehnen sind gedehnt und können sich nicht mehr zusammenziehen	200
4.9	Vorsorge in der Schwangerschaft	200
4.10	Äußere Anwendung	200
4.10.1	Bewährte Mischungen	200
4.10.2	Brei	201
4.11	Zusammenhänge zwischen Calcium fluoratum und charakterlichen Strukturen	201
4.11.1	Der eigene Standpunkt	201
4.11.2	Die Beispielwirksamkeit der Eltern	202
4.11.3	Der gute Eindruck	202
4.11.4	Selbstverteidigung	203
4.11.5	Das Urteil der anderen	203
4.11.6	Distanzierungsfähigkeit	204
4.11.7.	Schutz	204
5	**Calcium phosphoricum Nr. 2**	206
5.1	Wirkungsweise	206
5.2	Mangelanzeichen	206
5.3	Charakteristik	206
5.3.1	Die „Fülle"	207
5.3.2	Der Speicher	207
5.4	Überlegungen Dr. Schüßlers zu diesem Mineralstoff	207
5.5	Das Calcium und seine Funktionen im Körper	208
5.6	Calcium phosphoricum in der Zelle	209
5.6.1	Aktivierung der Zellen	209

5.6.2	Intrazelluläres Calcium	209
5.6.3	Extrazelluläres Calcium	209
5.7	Eiweiß, ein lebenswichtiger Stoff im Körper	210
5.7.1	Eiweißspeicherkrankheit	212
5.7.2	Milchallergie	212
5.8	Das Bindegewebe	212
5.8.1	Sehnen und Bänder	213
5.8.2	Knorpelgewebe	213
5.8.3	Knochenaufbau	213
5.8.4	Rote Blutkörperchen	213
5.9	Muskeln	213
5.9.1	Muskeln und Herz	213
5.9.2	Muskeltonus	214
5.9.3	Verspannungen	214
5.9.4	Spannungskopfschmerz	214
5.9.5	Taubheitskribbeln	215
5.9.6	Stillende Mütter	215
5.9.7	Wachstumsschmerzen	215
5.9.8	Schweißausbruch	215
5.9.9	Muskelkrämpfe	216
5.9.10	Muskelkrämpfe in der Schwangerschaft	216
5.10	Knochen und Zähne	217
5.10.1	Knochenbildung	217
5.10.2	Aufbau der Knochen	217
5.10.3	Makro-Ebene	218
5.10.4	Osteoporose	218
5.10.5	Bildung der Zähne	219
5.10.6	Die Zähne in der Schwangerschaft	219
5.11	Das Blut	219
5.12	Vorsorge in der Schwangerschaft	220
5.13	Entwicklung der Kinder	220
5.14	Äußere Anwendung	221
5.14.1	Salben, Cremegele, Brei	221
5.14.2	Hustensalbe	221
5.14.3	Insektenstiche	221
5.14.4	Lymphstau	222
5.14.5	Gelenke	222
5.14.6	Knochenprobleme	222
5.14.7	Trigeminusschmerzen	222
5.14.8	Muskelverspannungen	223
5.15	Zusammenhänge zwischen Calcium phosphoricum und charakterlichen Strukturen	223
5.15.1	Oberflächlichkeit	223
5.15.2	Die Vorgeschichte	223
5.15.3	Bedingungen für Zuwendung – Calcium fluoratum Nr. 1	223
5.15.4	Die eigene Existenz – Calcium phosphoricum Nr. 2	224
5.15.5	„Swimming Pool Syndrom"	224

5.15.6	Vertrauen in das eigene Leben	225
5.15.7	Lockerung	225
5.16	Die Osteoporose – nur ein körperliches Problem?	226
6	**Ferrum phosphoricum Nr. 3**	**228**
6.1	Wirkungsweise	228
6.2	Mangelanzeichen	228
6.3	Charakteristik	228
6.4	Eisen im Körper	229
6.5	Eisen im Blut	230
6.6	Intrazelluläres Eisen	230
6.6.1	Stoffwechselmittel, Antioxidans	230
6.7	Eisenbedarf und -mangel	230
6.7.1	Aufnahme mit der Nahrung	231
6.7.2	Eisenmangel	231
6.7.3	Eisenspiegel im Blut	231
6.8	Die Körpertemperatur	232
6.8.1	Entstehung der Temperatur	232
6.8.2	Konstanthaltung der Temperatur	232
6.9	Niedriges Fieber bis 38,8 °C	232
6.9.1	Auseinandersetzung mit einer Krankheit	233
6.9.2	Grippaler Infekt	233
6.9.3	Kinder	234
6.10	Schmerzen	234
6.10.1	Erste Hilfe – akute Schmerzen	234
6.10.2	Schmerzen – länger andauernde Entzündungen	235
6.10.3	Nervenschmerzen	236
6.11	Ohren und Gleichgewicht	236
6.11.1	Ohren	236
6.11.2	Ohrenschmerzen	236
6.11.3	Ohrgeräusche	237
6.11.4	Morbus Menière	237
6.12	Versteckte Entzündung	238
6.13	Verletzungen	238
6.14	Körperliche Leistungen, Muskelkater	238
6.15	Die Sonne und der menschliche Körper	239
6.16	Durchfall und Verstopfung	239
6.17	Äußere Anwendung	240
6.18	Zusammenhänge zwischen Ferrum phosphoricum und charakterlichen Strukturen	241
6.18.1	Die Reibung mit der Welt	241
6.18.2	Auslieferung oder Gestaltung	241
6.18.3	Übertreibung	242
6.18.4	Rastlosigkeit, Ruhelosigkeit	243
6.18.5	Gefährdung des Lebens	243
6.18.6	Distanzierung	243

6.18.7	Einwilligung in das Leben und seine Bedingungen	244
6.18.8	Reibungspunkte	244
6.18.9	Die Zeit der Schwangerschaft	244
7	**Kalium chloratum Nr. 4**	**245**
7.1	Wirkungsweise	245
7.2	Charakteristik	245
7.3	Das Bindegewebe	246
7.3.1	Faserreiches Bindegewebe	246
7.3.2	Blut als Bestandteil des Bindegewebes	247
7.4	Wirkung auf die Funktionen des Bindegewebes	247
7.5	Elastizität des Bindegewebes	248
7.6	Belastungen des Bindegewebes	248
7.6.1	Speicher und Entstehung des Mangels	248
7.7	Erkrankungen des Fasergewebes	249
7.7.1	Hautgrieß	249
7.7.2	Husten	249
7.7.3	Verdickung des Blutes	249
7.7.4	Blutgerinnung	250
7.7.5	Arteriosklerose	250
7.7.6	Krampfadern	251
7.7.7	Verklebung von Wunden	251
7.8	Das zweite Stadium im Verlauf einer Krankheit	251
7.8.1	Die erste Niederlage	251
7.8.2	Belastungsstoffe	251
7.8.3	Entgiftung	252
7.8.4	Fadenziehend	252
7.9	Drüsenbetriebsmittel – Entgiftung	252
7.9.1	Drüsen	252
7.9.2	Stillen	253
7.9.3	Impfungen	253
7.10	Eiweißsubstanzen	253
7.10.1	Dickleibigkeit – Dünnleibigkeit	254
7.10.2	Schilddrüse	254
7.10.3	Ernährung	254
7.10.4	Orangenhaut	254
7.11	Mineralstoff-Kombinationen mit Kalium chloratum Nr. 4	255
7.12	Äußere Anwendung	255
7.13	Zusammenhänge zwischen Kalium chloratum und charakterlichen Strukturen	256
7.13.1	Gefühls- und Gemütshaushalt	256
7.13.2	Die Bedeutung der beiden Hemisphären: der männlichen und der weiblichen	256
7.13.3	Gefühl oder Gespür	258
7.13.4	Spüren	258
7.13.5	Zwanghaftigkeit	259

7.13.6	Enttäuschungen	259
7.13.7	Erfüllung von Erwartungen	260
7.13.8	Lust oder Wert	260
8	**Kalium phosphoricum Nr. 5**	**261**
8.1	Wirkungsweise	261
8.2	Charakteristik	261
8.3	Die Biomembran	262
8.3.1	Membranstabilität	262
8.3.2	Membranfluidität	262
8.3.3	Lecithin – ein wichtiges Mittel für Nerven und Gehirn	262
8.4	Gewebeaufbau und -abbau	263
8.4.1	Anregung der Zellteilung und Gewebsneubildung	264
8.4.2	Das Antiseptikum der Biochemie nach Dr. Schüßler	264
8.4.3	Hohes Fieber – über 38,8 °C	264
8.4.4	Rekonvaleszenz	265
8.4.5	Mundgeruch	265
8.5	Kalium phosphoricum und Energie	266
8.5.1	Lebensenergie, Gemüt	266
8.5.2	Lernschwäche	266
8.5.3	Seekrankheit	267
8.5.4	Diffuses Hungergefühl	267
8.5.5	Müdigkeit	267
8.5.6	Erschöpfungskrankheiten und Erschöpfungszustände	268
8.5.7	Schlafplatz	268
8.5.8	Kreisrunder Haarausfall, Alopecia areata	268
8.6	Weitere Belastungen im Zusammenhang mit Kalium phosphoricum	268
8.6.1	Gifte und Belastungsstoffe im Körper	268
8.6.2	Mundfäule	269
8.6.3	Pilzinfektionen	269
8.7	Grobstoffliche Versorgung	270
8.8	Äußere Anwendung	270
8.9	Zusammenhänge zwischen Kalium phosphoricum und charakterlichen Strukturen	270
8.9.1	Einsatz	270
8.9.2	Die Zähne zusammenbeißen	271
8.9.3	Beschwerden mit dem Charakter einer Depression	271
8.9.4	Der Wert des eigenen Lebens	272
8.9.5	Über-Ich	272
8.9.6	Überforderung	273
8.9.7	Leistung	273
8.9.8	Haben Gedanken tatsächlich Macht? – Welche Kraft haben Gedanken wirklich?	274

9	**Kalium sulfuricum Nr. 6**	276
9.1	Wirkungsweise	276
9.2	Mangelanzeichen	276
9.3	Charakteristik	277
9.4	Sauerstoff ist Thema Nr. 1 für unser Leben!	277
9.4.2	Freie Radikale	277
9.4.3	Entgiftung	278
9.4.4	Oxidativer Stress	278
9.4.5	Muskelkater	278
9.5	Auswirkungen von Sauerstoffmangel auf das Gemüt	279
9.5.1	Lufthunger	279
9.5.2	Angst vor der Umklammerung	279
9.5.3	Schwermut am späten Nachmittag	279
9.6	Die Haut	280
9.6.1	Bildung der Oberhaut	280
9.6.2	Pigmentierung	280
9.7	Schleimhäute	281
9.7.1	Bildung der obersten Schicht der Schleimhäute	281
9.8	Die Bauchspeicheldrüse	282
9.9	Das dritte Stadium einer Erkrankung	283
9.10	Muskeln, Verschleiß, Schlacken	284
9.10.1	Hochleistungssport	284
9.11	Äußere Anwendung	285
9.12	Zusammenhänge zwischen Kalium sulfuricum und charakterlichen Strukturen	285
9.12.1	Ärger	285
9.12.2	Selbstverleugnung	286
9.12.3	„Atemlos"	287
9.12.4	Verhaltensmodelle, Verhaltensnormen	287
10	**Magnesium phosphoricum Nr. 7**	289
10.1	Wirkungsweise	289
10.1.1	Die „heiße 7"	289
10.2	Mangelanzeichen	290
10.3	Charakteristik	290
10.4	Magnesium im Körper	291
10.4.1	Magnesium als Stressschutzstoff	291
10.4.2	Magnesiummangel und -überschuss	291
10.5	Magnesium phosphoricum Nr. 7 und die Nerven	291
10.5.1	Nervenanspannung	292
10.5.2	Unterschwellige Spannung und Migräne	293
10.5.3	Die unwillkürliche Tätigkeit der Drüsen und der innere Erregungszustand	294
10.5.4	Erregungszustand und Blutgefäße	294
10.6	Glatte oder unwillkürliche Muskulatur	294
10.6.1	Magnesium und das Herz	295
10.6.2	Verkrampfung der Gefäße	295

10.6.3	Magnesium und Skelettmuskulatur	295
10.7	Verdauung	296
10.9	Koliken, kolikartige Schmerzen	296
10.9.1	Ableitung von Gasen aus dem Körper	296
10.9.2	Steinkolik	297
10.9.3	Menstruationsbeschwerden	297
10.9.4	Gebärmutter	297
10.10	Knochenbau	298
10.11	Makro-Ebene	299
10.12	Äußere Anwendung	299
10.13	Zusammenhänge zwischen Magnesium phosphoricum und charakterlichen Strukturen	299
10.13.1	Selbstbestätigung	300
10.13.2	Spannung	300
10.13.3	Scham	300
10.13.4	Spott, Hohn	301
10.13.5	Blamage	301
10.13.6	Unterdrückung der Gefühle	302
10.13.7	Trösten oder Trost	303
11	**Natrium chloratum Nr. 8**	**304**
11.1	Zubereitung	304
11.2	Wirkungsweise	304
11.2.1	Wie lässt sich die Wirkung erklären?	305
11.3	Mangelanzeichen	306
11.4	Charakteristik	306
11.5	Natrium im Körper	307
11.5.1	Säure-Basen-Haushalt	307
11.5.2	Natriumchloridmangel und -überschuss	307
11.6	Der Flüssigkeitshaushalt im Körper	308
11.6.1	Wasser als Lebenselixier	308
11.6.2	Steuerung des Wasserhaushaltes	308
11.6.3	Wasserverluste	309
11.6.4	Der Harn	309
11.6.5	Verbrennungen	310
11.6.6	Schwellungen der Gelenke	311
11.6.7	Wasseransammlungen (Ödeme)	311
11.6.8	Bluthochdruck	312
11.6.9	Temperatursteuerung	312
11.6.10	Nicht jeder kann schwitzen	313
11.7	Schleimhäute, eine empfindsame Öffnung des Körpers nach außen	314
11.8	Teile des Augapfels, Knorpel, Sehnen und Bänder	315
11.8.1	Augen	315
11.8.2	Knorpelgewebe	316
11.8.3	Sehnen und Bänder	316
11.9	Neubildung und Regeneration von Gewebe	316

11.10	Entgiftung	317
11.10.1	Alkohol	317
11.11	Äußere Anwendung	317
11.12	Zusammenhänge zwischen Natrium chloratum und charakterlichen Strukturen	318
11.12.1	Das Selbst	318
11.12.2	Konflikte	318
11.12.3	Die Berechtigung zum Leben	318
11.12.4	„Vorauseilender Gehorsam"	319
11.12.5	Schmollen	320
11.12.6	Trennung von Menschen	320
11.12.7	Hollywood-Ideal von Liebe	320
11.12.8	Fixierung	321
11.12.9	Die große Enttäuschung	321
11.12.10	Täuschungen	321
11.12.11	Neue Antworten	321
12	**Natrium phosphoricum Nr. 9**	**323**
12.1	Wirkungsweise	323
12.2	Mangelanzeichen	324
12.3	Charakteristik	324
12.4	Säuren im Körper	324
12.4.1	Harnsäure und Purine	325
12.4.2	Milchsäure, Laktat	326
12.4.3	Kohlenhydrate	326
12.5	Folgen des Säureüberschusses	326
12.5.1	Kurzfristige Reaktionen	327
12.5.2	Durchhänger	327
12.5.3	Autofahrer	327
12.5.4	Magen	327
12.5.5	Basenpulver	328
12.5.6	Schwächung des Immunfeldes	328
12.5.7	Belastung des Lymphsystems	329
12.5.8	Die Blutgefäße	330
12.5.9	Schädigungen der Zähne und Knochen	330
12.5.10	Belastung der Nieren	331
12.5.11	Ablagerung von Steinen im Körper	331
12.5.12	Ablagerung der Säure in Form von Kristallen oder Grieß, Nervenschädigung, Rheuma und Gicht	332
12.6	Der Fettstoffhaushalt	333
12.6.1	Fettdickleibigkeit	334
12.7	Äußere Anwendung	334
12.8	Zusammenhänge zwischen Natrium phosphoricum und charakterlichen Strukturen	335
12.8.1	Druck und Gewalt im alltäglichen Leben	335
12.8.2	Manipulation	337

12.8.3	Verzweckung des Lebens	337
12.8.4	Unterdrückung des Lebens	337
12.8.5	Erwartungen	338
12.8.6	Nachdruck	338
12.8.7	Gefängnisse	339
12.8.8	„Sauer"	340
13	**Natrium sulfuricum Nr. 10**	**341**
13.1	Wirkungsweise	341
13.2	Mangelanzeichen	342
13.3	Charakteristik	342
13.4	Die Leber	342
13.4.1	Funktionen der Leber und Galle	342
13.4.2	Leberfunktionen und Mineralstoffkombinationen	343
13.5	Schlacken im Körper	344
13.5.1	Belastungen von außen – Xenobiotika	344
13.5.2	Alkohol und „Kater"	345
13.5.3	Störung des Gleichgewichtes	346
13.5.4	Entschlackung	346
13.5.5	Juckreiz	347
13.5.6	Ablagerungen	347
13.5.7	Die Problematik von Fastenkuren	347
13.5.8	Abbau von Zellen im Gewebe	348
13.5.9	Ausscheidung der Schlacken durch den Darm	348
13.5.10	Blähungen und Verstopfung	349
13.6	Flüssigkeitshaushalt	349
13.6.1	Rückstau verschlackter Flüssigkeit im Körper	350
13.6.2	Offene Beine	351
13.6.3	„Entwässerung"	351
13.7	Makro-Ebene	352
13.8	Äußere Anwendung	352
13.9	Zusammenhänge zwischen Natrium sulfuricum und charakterlichen Strukturen	352
13.9.1	Aggression	353
13.9.2	Aktive oder passive Lebenshaltung	353
13.9.3	Rücksicht	354
13.9.4	Gefühle	354
13.9.5	Kontrolle oder freier Fluss	355
13.9.6	Starke Gefühle	356
13.9.6.1	Kindheit	357
13.9.6.2	Jugend	357
13.9.6.3	Erwachsenenalter	357
13.9.7	Beharrung	358

14	**Silicea Nr. 11**	359
14.1	Wirkungsweise	359
14.2	Mangelanzeichen	360
14.3	Charakteristik	360
14.4	Silizium	361
14.4.1	Biochemische/physiologische Bedeutung	361
14.4.2	Mangelerscheinungen	361
14.4.3	Vorkommen und Bedarf	361
14.5	Das Bindegewebe	361
14.6	Bluterguss	362
14.7	Aufbau und Belastungen der Nervenfasern	363
14.8	Schweißbildung	363
14.9	Knochenbrüche	364
14.10	Belastungen durch Gicht und Rheuma	364
14.11	Die Behandlung von geschlossenen Eiterherden	364
14.12	Ohrgeräusche	365
14.13	Lichtempfindlichkeit	365
14.14	Zusammenhänge zwischen Silicea und charakterlichen Strukturen	366
14.14.1	Ansehen	366
14.14.2	Forderungen	366
14.14.3	Auswirkungen	367
14.14.4	Zuständigkeit für alles	368
14.14.5	Ausschaltung des Eigenen	368
14.14.6	Harmonie	370
15	**Calcium sulfuricum Nr. 12**	371
15.1	Wirkungsweise	371
15.2	Mangelanzeichen	371
15.3	Charakteristik	371
15.4	Zur Geschichte von Calcium sulfuricum Nr. 12 in der Biochemie nach Dr. Schüßler	372
15.5	Wirkung auf die Durchlässigkeit des Bindegewebes	372
15.6	Alles, was nach außen geht	373
15.7	Innere Ergüsse, Blutschwamm	374
15.8	Die Behandlung von Eiterungen	374
15.9	Rheuma und Gicht	375
15.10	Wirkung auf die Schleimhaute	375
15.10.1	Tonsillitis	375
15.10.2	Bronchitis	375
15.10.3	Mittelohrentzündung	376
15.10.4	Nebenhöhlenkatarrh und Stockschnupfen	376
15.10.5	Zahnfleischentzündung	376
15.11	Verhärtete Drüsen	376
15.12	Schock	376
15.13	Äußere Anwendung	377

15.14	Zusammenhänge zwischen Calcium sulfuricum und charakterlichen Strukturen	378
15.14.1	Polarisierung	378
15.14.2	Verkapselung, Isolierung	378
15.14.3	Öffnung	379
15.14.4	Lockerung	379
15.14.5	Fluss des Lebens	379
16	**Fünfzehn Erweiterungsmittel und ihre Einsatzmöglichkeiten**	**381**
16.1	Zur Geschichte	381
16.2	Die 15 Erweiterungsmittel – eine Übersicht	382
16.3	Kalium arsenicosum Nr. 13	383
16.3.1	Wirkungsweise: stärkend – reinigend	383
16.3.2	Arsen und seine Funktionen im Körper	383
16.3.3	Zusammenhänge zwischen Kalium arsenicosum und charakterlichen Strukturen	383
16.4	Kalium bromatum Nr. 14	384
16.4.1	Wirkungsweise	384
16.4.2	Schilddrüse	384
16.4.3	Zusammenhänge zwischen Kalium bromatum und charakterlichen Strukturen	384
16.5	Kalium jodatum Nr. 15	385
16.5.1	Wirkungsweise	385
16.5.2	Mangelanzeichen	385
16.5.3	Jod im Körper	385
16.5.4	Jod ist „das" Schilddrüsenmittel	386
16.5.5	Kropf (Struma)	386
16.5.6	Schilddrüsenfehlfunktion	386
16.5.7	Schilddrüsenmittel in der Biochemie nach Dr. Schüßler	386
16.5.8	Unterstützung der Wirkung	387
16.5.9	Mineralstoff-Kombinationen für die Schilddrüse	388
16.5.10	Jodzusatz in Nahrungsmitteln	388
16.5.11	Zusammenhänge zwischen Kalium jodatum und charakterlichen Strukturen	389
16.6	Lithium chloratum Nr. 16	390
16.6.1	Wirkungsweise	390
16.6.2	Mangelanzeichen	391
16.6.3	Lithium und seine Funktionen im Körper	391
16.6.4	Zusammenhänge zwischen Lithium chloratum Nr. 16 und charakterlichen Strukturen	391
16.7	Manganum sulfuricum Nr. 17	392
16.7.1	Wirkungsweise	392
16.7.2	Mangan und seine Funktionen im Körper	393
16.7.3	Anwendungsgebiete	393
16.7.4	Makro-Ebene	393
16.8	Calcium sulfuratum Nr. 18	394
16.8.1	Wirkungsweise	394

16.9	Cuprum arsenicosum Nr. 19	394
16.9.1	Wirkungsweise	394
16.9.2	Kupfer und seine Funktionen im Körper	394
16.9.3	Der Arsenitrest	395
16.9.4	Anwendungsgebiete	395
16.10	Kalium-Aluminium sulfuricum Nr. 20	395
16.10.1	Wirkungsweise	395
16.10.2	Anwendungsgebiete	396
16.11	Zincum chloratum Nr. 21	396
16.11.1	Wirkungsweise	396
16.11.2	Zink im Körper	397
16.11.3	Funktionen von Zink	397
16.11.4	Anwendungsgebiete	398
16.12	Calcium carbonicum Nr. 22	398
16.12.1	Wirkungsweise	398
16.12.2	Charakteristik	398
16.12.3	Zusammenhänge zwischen Calcium carbonicum und charakterlichen Strukturen	399
16.12.4	Hinweis aus den astrologisch-homöopathischen Erfahrungsbildern nach Döbereiner	400
16.13	Natrium bicarbonicum Nr. 23	401
16.13.1	Wirkungsweise	401
16.13.2	Mangelanzeichen	401
16.13.3	Säure-Basen-Haushalt	401
16.14	Arsenum jodatum Nr. 24	401
16.14.1	Wirkungsweise	401
16.14.2	Arsen und seine Funktionen im Körper	402
16.14.3	Anwendungsgebiete	402
16.15	Aurum chloratum natronatum Nr. 25	403
16.15.1	Wirkungsweise	403
16.15.2	Gold und seine Funktionen im Körper	403
16.15.3	Anwendungsmöglichkeiten von Nr. 25 Aurum chloratum natronatum	403
16.16	Selenium Nr. 26	404
16.16.1	Wirkungsweise	404
16.16.2	Selen im Körper	404
16.16.3	Selenmangel	404
16.16.4	Anwendungsgebiete	404
16.16.5	Makro-Ebene	405
16.17	Kalium bichromicum Nr. 27	405
16.17.1	Wirkungsweise	405
16.17.2	Chrom und seine Funktionen im Körper	405
16.17.3	Anwendungsgebiete	405
16.17.4	Makro-Ebene	406

17	**Die Mineralstoffe nach Dr. Schüßler als Salben/Gele/Cremegele**	407
17.1	Calcium fluoratum, biochemische Salbe – Cremegel Nr. 1	408
17.2	Calcium phosphoricum, biochemische Salbe – Cremegel Nr. 2	408
17.3	Ferrum phosphoricum, biochemische Salbe – Cremegel Nr. 3	409
17.4	Kalium chloratum, biochemische Salbe – Cremegel Nr. 4	410
17.5	Kalium phosphoricum, biochemische Salbe – Cremegel Nr. 5	410
17.6	Kalium sulfuricum, biochemische Salbe – Cremegel Nr. 6	411
17.7	Magnesium phosphoricum, biochemische Salbe – Cremegel Nr. 7	411
17.8	Natrium chloratum, biochemische Salbe – Cremegel Nr. 8	412
17.9.	Natrium phosphoricum, biochemische Salbe – Cremegel Nr. 9	413
17.10	Natrium sulfuricum, biochemische Salbe – Cremegel Nr. 10	413
17.11	Silicea, biochemische Salbe – Cremegel Nr. 11	414
17.12	Calcium sulfuricum, biochemische Salbe – Cremegel Nr. 12	414
17.13	Kombinationen mehrerer Mineralstoffe – Salben – Gele – Cremegele	414
17.13.1	Mischbarkeit von Salben und Cremegelen	416
17.13.2	Bewährte Mischungen als Salben/Gele/Cremegele	416
18	**Zur Frage des Sonnenschutzes aus der Sicht der Biochemie nach Dr. Schüßler**	420
18.1	Belastungen der Haut	420
18.2	Maßnahmen zum Schutz der Haut	420
18.2.1	Langfristige Vorsorge	420
18.2.2.	Mittelfristige Maßnahmen	421
18.2.3	Kurzfristige Maßnahmen	422
18.3	Der Lichtschutzfaktor	423
18.4	Sonnenallergie (Mallorca-Akne)	424
18.5	Die Pflege der Haut danach	424
19	**Die Mineralstoffe nach Dr. Schüßler in Tropfenform**	426
19.1	Tropfen für Wunden und Verletzungen	427
19.2	Aufsprühen von Mineralstoffen	428
20	**Die Mineralstoffe nach Dr. Schüßler als Dilutionen**	429
21	**Die Mineralstoffe nach Dr. Schüßler als Zäpfchen**	430

Teil 3:	**Repertorium: Anwendungsteil unter Berücksichtigung von Homöopathie, Bachblüten-Therapie und Naturheilweisen**	431
1	**Auswahl der biochemischen Mittel nach Dr. Schüßler**	433
2	**Die Anwendung der Biochemie nach Dr. Schüßler bei Tieren**	434
3	**Homöopathie, ihre Gesetze und Anwendungsmöglichkeiten**	435
3.1	Die gebräuchlichsten Potenzen und Verabreichungsformen	436
3.2	Die Homöopathie ist eine Regulationstherapie	437
3.3	Homöopathie und die Mineralstofflehre nach Dr. Schüßler	437
3.4	Verwendung der homöopathischen Mittel im Anwendungsteil	438
4	**Hinweise zur Therapie mit Blütenessenzen nach Dr. Bach**	439
5	**Hinweise zur Orthomolekularen Medizin**	440
6	**Anwendungsteil**	442

Anhang 695

Hinweis zur geänderten Bezeichnung von homöopathischen Mitteln	697
Über die Autoren	700
Kontaktadressen	702
Literatur	703
Stichwortverzeichnis	708

Vorwort

Die Biochemie der Mineralstoffe nach Dr. Schüßler darzustellen, ist eine umfangreiche Aufgabe, die selten so gut wie im hier vorliegenden Buch gelöst wurde.

Die Autoren haben ein Werk vorgestellt, das vor allem medizinischen Fachkräften dienen soll. Aber nicht nur diese, sondern auch interessierte Laien[1] können Gewinn daraus schöpfen und sich über Zusammenhänge und einzelne Mittel eingehend informieren.

Die Gliederung der Materie ist klar und zweckmäßig. Der erste Teil macht die Leser mit den Mineralstoffen im Allgemeinen und den Mineralstoffen nach Dr. Schüßler im Besonderen bekannt. Verschiedene, teilweise kontroverse Standpunkte über die Wirkungsweise und Einsatzmöglichkeit werden aufgezeigt; die Sichtweise der Autoren wird ausführlich dargestellt und begründet.

Im zweiten Teil wird die Wirkungsweise der einzelnen Mineralstoffe nach Dr. Schüßler erläutert, wobei jeweils die Charakteristik eines Mittels an den Anfang gestellt wird. Tabellen bieten eine gute Übersicht, alle Fachausdrücke werden für den Laien übersetzt. Kombinationsmöglichkeiten der einzelnen Mineralstoffsalben, Hinweise auf Anwendungsmöglichkeiten von Mineralstoffen in neuer Form als Tropfen, Gel oder Cremegel, die den Anwendungsbereich erweitern, vollenden diesen Abschnitt, komplettiert von einem umfangreichen Stichwortverzeichnis am Schluss.

Eine umfassende Aufzählung der verschiedenen Anwendungsbereiche ist dem dritten Teil vorbehalten, wobei wichtige Mineralstoffe nach Dr. Schüßler gekennzeichnet wurden, wenn mehrere angegeben sind. Die Themen sind in alphabetischer Reihenfolge angegeben. Querverweise auf ebenfalls anzuwendende Homöopathika, Blütenessenzen nach Dr. Bach sowie Hinweise aus anderen Naturheilverfahren machen das Buch auch für Homöopathen und Naturheilpraktiker interessant.

Ich wünsche dem Autorenteam für sein sehr lebendig, anschaulich und überzeugend geschriebenes Buch viel Erfolg.

Den Lesern möge es zur Vorbeugung dienen, Hoffnung geben und Wege zur Heilung aufzeigen.

Dr. med. Miroslava Grubmüller[2]

---

1 Aus diesem Grund wurden Fremdworte und Fachausdrücke weitestgehend erklärt.
2 Siehe S. 637.

Einleitende Gedanken

Das Leben hält viele Überraschungen für uns bereit. An diesen arbeiten wir persönlich und ureigentlich mit. Tag für Tag tragen wir Bausteine unseres Lebens zusammen, oft unerkannt, unbedacht, und bauen mehr oder weniger intensiv Mauern auf. Diese Mauern hindern uns, an die Fragen des Lebens heranzugehen, sie zu verstehen, ihnen achtsam zu begegnen, um in den Lebensfluss zu kommen.

Wenn es eng wird in unserem Leben, wollen wir ein Tor in die Weite finden – und beginnen zu suchen. Diese Suche ist abenteuerlich, überraschend und oft von Rückschlägen und Angst überschattet.

Rückschläge bei den Versuchen, einen Schritt in Richtung Entfaltung zu tun, tragen die Gefahr der Entmutigung in sich. Auch in meinem Leben war das so.

Doch als ich begriff, dass ich eben durch diese Schwierigkeiten besonders intensive Lernprozesse durchschritt, begann ich auch die Angst vor diesen unangenehmen Ereignissen zu verlieren. So gewann ich allmählich festeren Boden unter meinen Füßen.

Der erste Schritt in Richtung Entfaltung ist der schwerste und der einschneidendste. Da ist die Angst vor dem Ungewissen am stärksten. Auch die Hilflosigkeit im Umgang mit neuen Situationen macht es besonders schwer oder hält sogar davon ab, diesen wichtigen Schritt zu tun.

Da ich ihn wagte, erfuhr ich, dass es nicht so schlimm ist. Jenseits von Unsicherheit und Hilflosigkeit spürte ich Grund.

Oft wird der erste Schritt aus der Enge erst in der Rückschau auf das Leben bemerkt. So bewusst und an ein bestimmtes Ereignis gebunden läuft das nämlich nicht unbedingt ab.

Als ich meinem Leben die erste Richtungsänderung geben konnte, glaubte ich: „Jetzt habe ich es gefunden!" Doch nach und nach realisierte ich, dass es da noch viel, viel mehr gab.

Leben lässt sich eben nicht besitzen.

Ich kann es nur aus der Situation heraus ergreifen, wie es mir zurzeit möglich ist. Wichtig war es für mich jedoch immer, den neuen Bereich, die neue Entfaltungsmöglichkeit so gut wie möglich kennen zu lernen, mich darin zu beheimaten.

In der so gewonnenen Heimat fühlte ich mich eine Zeit lang sehr wohl. Ich wollte bleiben. Das war die Phase des Festhaltens. Meistens machten sich diese Erstarrungsphasen als Enge und Unzufriedenheit bemerkbar. Der Drang, weiter zu suchen, kam unweigerlich wieder. Das war die beste Voraussetzung, wieder ein Tor in die Weite zu öffnen.

Ich habe mich redlich bemüht, meine Verantwortung für mein Leben zu ergreifen. Fehler konnte ich mir erst nach einiger Zeit der Auseinandersetzung verzeihen und diese auch anschauen. Ich schloss möglichst nichts von vornherein aus, was auf mich zukam. Ich überprüfte die neuen Erfahrungen, ob sie sich vor der Verantwortung meinem Leben gegenüber rechtfertigen ließen.

Das mache ich auch heute noch so.

Was ich bisher gelernt, mir erworben habe, pflege ich weiter. Es hilft mir, weiter zu suchen. Es ergibt sich rückblickend eine Aneinanderreihung von Schritten in ein sinnerfülltes Leben – ein Weg.

Auf diesem Weg durfte ich mit anderen zusammenkommen, die mich forderten, begleiteten, mir Mut zusprachen. Dieser Weg ist heute noch spannend, oft nicht einfach, manchmal schmerzlich, aber wirklich spannend.

Die Suche hört nicht auf …

Susana

Therapeutische Grundlagen

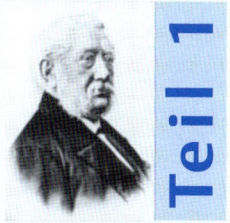

Teil 1

1 Bausteine der Gesundheit

Der suchende Mensch wünscht sich, dass er auf seine Fragen möglichst schnell eine Antwort bekommt. Die Ungeduld ist durch die anstehenden Probleme am Anfang am größten. Der Wunsch, dass die Antworten möglichst einfach und überschaubar sind, ist verständlich. Ist doch das Alltagsleben belastend genug. Allerdings verführen auch viele Richtungen und Gruppen, die sich als Begleitung von Hilfesuchenden anbieten, den Menschen zu solchen Erwartungen. Sie vereinfachen, simplifizieren die Antworten, oft unter Weglassung bedeutungsvoller Gesichtspunkte, oder durch Reduzierung des Lebens auf ein paar einfache Mechanismen, ein paar einprägsame Schlagworte, die dann auf alles eine Antwort geben sollen.

Allerdings wollen viele die Antwort auch deshalb sofort, weil sie gewöhnt sind, dass alles sehr schnell funktionieren muss. Zu dieser Sichtweise hat die Technik verführt. Auch im alltäglichen Leben wird verlangt, dass alles funktioniert: der Haushalt, die Familie, der Angestellte, der Chef, der Untergebene, der Mensch. Die dadurch vorherrschende Anschauung von einem funktionierenden Leben ließ eine sehr mechanistisch anmutende Ausführung des Lebens entstehen. Diese Haltung wird auch auf den Körper übertragen. Es wird erwartet, dass dieser funktioniert und alles repariert werden kann, mit demselben Tempo wie bei der Reparatur eines Autos.

Obwohl dieser Wunsch verständlich ist, wäre das zu einfach. So billig gibt sich das Leben nicht. Es sind immer wieder neue, andere, für jeden Menschen jeweils angemessene Antworten auf die Fragen, welche ihm das Leben stellt, zu suchen. Zu einem großen Teil hängt das davon ab, auf welcher Ebene er sich befindet, mit welcher er sich in seinem Leben gerade auseinander setzt. Auf der anderen Seite hängt es auch davon ab, wie tiefgründig er den Fragen in diesem Leben nachgeht.

Das lässt sich sehr einfach erklären: Mit einer Antwort, die relativ oberflächlich ist, ist der mehr oberflächliche Mensch vordergründig zufrieden. Oft schwingt für ihn aber dabei das von einem unterschwelligen Gespür gespeiste Gefühl mit, dass das Leben an ihm vorbeiziehe. Er spürt, dass in ihm etwas unerfüllt bleibt. Nur die Sehnsucht danach erinnert ihn immer wieder daran.

Eine gründliche Antwort erhält der, der gründlich fragt. Dies erfordert Zeit und Geduld. Auch gibt die Zeit, die dem Hilfesuchenden für die anstehenden Probleme von seinem Arzt, Berater, Therapeuten gewidmet wird, einen Hinweis dafür, wie ernst er genommen wird. Es ist einfach nicht möglich, schwere und ernsthafte Belastungen in ein paar Minuten abzuhandeln, wie es leider nur allzu häufig geschieht. So gibt es immer mehr Menschen, die sich für sich, ihr Leben und ihre Gesundheit – nicht nur die körperliche Gesundheit – Zeit nehmen. Dadurch wird der Wert des menschlichen Wesens gebührend gewürdigt.

Manchmal aber fehlt diese Geduld auch bei dem Menschen, der gewohnt ist, gründlicher zu fragen, weil ihn gewisse Probleme ganz intensiv bzw. drängend beschäftigen. In diesem Fall ist die Umgebung aufgefordert, sich in keine Hektik hineintreiben zu lassen und den „kühlen Kopf zu bewahren". In solchen Situationen ist der Hilfesuchende in der Versuchung, jeden Strohhalm zu ergreifen, auch jenen, welcher ihn nicht zu tragen imstande ist.

So haben wir uns die Mühe gemacht, eine umfangreiche Darstellung der Mineralstoffe nach Dr. Schüßler anzugehen. Wir wollen damit unserem Verantwortungsgefühl Raum geben. Es ist die Verantwortung unseren eigenen Erfahrungen gegenüber und vor allem die

Verantwortung dem Leben der Rat-Suchenden und Rat-Gebenden und ihrer Gesundheit gegenüber. Wir haben in unsere Zusammenstellung auch hilfreiche Angebote aus der Homöopathie, aus den Blütenessenzen nach Dr. Edward Bach, aus der Hausapotheke, der Naturheilkunde und Pflanzenheilkunde übernommen, soweit sie für uns von Bedeutung waren. Damit hoffen wir, Ihnen einen verantwortungsvollen Umgang mit dem Leben ganz allgemein, mit sich selbst und den Mitmenschen im Besonderen vermitteln zu können.

Die Menschen fragen oft, was sie tun können, um die Gesundheit zu erhalten, oder die verlorene Gesundheit wieder zu erwerben. Sie wünschen sich, dass das Leben lebendig und intensiv wird. Es sind dies jene, auf die die Feststellung von Adlai E. Stevenson zutrifft: „Nicht die Jahre in unserem Leben zählen, sondern das Leben in unseren Jahren."

1.1 Das Verständnis vom Menschen[3]

Um die Gesundheit als Thema bearbeiten zu können, um die vielen verschiedenen Therapieformen, klassische wie alternative, einschätzen zu können, ist es notwendig, ein entsprechendes Verständnis vom Menschen zur Verfügung zu haben. Die vielen Phänomene, denen der Mensch ausgesetzt ist, mit denen er konfrontiert wird, sollten entsprechend ihrer Bedeutung eingeordnet werden können und damit ihren Platz bekommen.

Außerdem ist es von großer Bedeutung für den Suchenden, dass er weiß, auf welcher Ebene bzw. Schicht seines Wesens die Betriebsstörungen zu suchen sind wie Blockaden, Verwicklungen, Verstrickungen, äußere Zwänge, innere Zwanghaftigkeiten oder was immer ihn in seinem Leben beeinträchtigt. Eine Orientierung ist auch insofern notwendig, als erkennbar werden soll, in welchem Bereich die einzelnen Interventionen, die gesetzten Maßnahmen ansetzen. Daraus wird ersichtlich, ob sie auf Dauer Erfolg haben können, oder ob sie nur geeignet sind, Beschwerden abzuschwächen.

Trifft die Bemühung genau die Ebene, auf der die Problematik liegt, ist eine dauerhafte Hilfe in Aussicht. Wird sie allerdings auf einer nicht dafür zuständigen Ebene angegangen bzw. bearbeitet, greifen die Bemühungen nur mühsam oder bringen Erleichterung nur für kurze Zeit. Eine einfache Grafik kann dies veranschaulichen.

Die sieben Ebenen im menschlichen Wesen:[4]

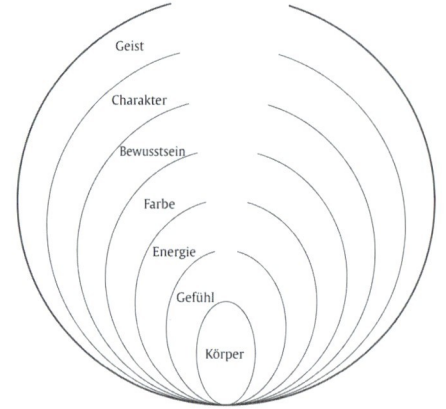

Abb. 1: Grafische Darstellung der sieben Ebenen im menschlichen Wesen.

Die Darstellung hat Grenzen, wie es bei jeder bildlichen Erklärung der Fall ist. Vor allem soll darauf hingewiesen werden, dass die Größe der einzelnen Bereiche nichts über eine Bewertung aussagt. Die einzelnen Bereiche sind eigentlich so innig ineinander verwoben und durchdringen einander so sehr, dass sie ein Ganzes bilden. Durch die getrennte Darstel-

---

3 Aus dem unveröffentlichten Manuskript: Feichtinger, T.: Menschen auf der Suche – Aufbruch ins dritte Jahrtausend.
4 Eine ausführliche Darstellung der sieben Ebenen findet sich in: Feichtinger, T.: Psychosomatik und Biochemie nach Dr. Schüßler. Karl F. Haug, Stuttgart 2003. 37–78.

lung ist es möglich, auf die einzelnen in der Grafik angeführten Ebenen genauer einzugehen. Nie darf aber der Gesamtzusammenhang aus den Augen verloren werden.

Die Zahl sieben könnte bei genauerer Betrachtung sowohl eingeschränkt als auch unbegrenzt erweitert werden. Diese Zahl hat von der Mystik her für den Menschen eine große Bedeutung und wird deshalb für die Darstellung der wichtigsten Ebenen des Menschen herangezogen.

Die einzelnen Ebenen haben jede für sich eine gewisse Eigenbeweglichkeit, sozusagen ein Eigenleben, sind aber insgesamt aufeinander abgestimmt und auf ein sehr sensibles Zusammenspiel ausgerichtet. Es gibt Störungen im Menschen, welche ausschließlich durch Blockaden im gegenseitigen Austausch dieser Ebenen entstehen. Dann ist es notwendig, alle Ebenen als wertvoll anzunehmen und keine als minderwertig zu betrachten. Alle Bereiche im menschlichen Wesen sind wertvoll, allein schon deshalb, weil es sie gibt.

Wenn wir davon ausgehen, dass der Mensch als Geschöpf in seiner Ganzheit wertvoll ist, so sollten wir sorgsam darauf achten, die Bereiche unseres Seins nicht zu beurteilen, auf- oder abzuwerten oder gar zu verdrängen. Aus dem Bemühen, seine Ganzheit und die Weisheit, die der Schöpfung zugrunde liegt, mit Achtsamkeit und Staunen zu erahnen, kann der Mensch aus einer tiefen Einsicht heraus sein Leben gestalten und zum Segen für sich und viele werden.

Alle Ebenen sind von großer Bedeutung, vor allem auch die körperliche, welche aus geschichtlichen Gründen immer noch zu wenig geachtet und hochgehalten wird. Sie ist aber die Voraussetzung, dass wir überhaupt in dieser Welt handlungs- bzw. gestaltungsfähig sind. Deshalb besteht gerade dem Körper, der materiellen Grundlage unseres jetzigen Lebens, gegenüber eine große Verantwortung. Es ist wichtig, seinen Bedürfnissen gerecht zu werden und verantwortungsvoll für ihn zu sorgen, ohne deshalb einem Körperkult zu verfallen. Dann würde der Körper isoliert gesehen, für sich und nicht eingebettet in weitere Ebenen, mit denen er sich in unentwegtem Austausch und Wechselspiel befindet.

Die **Ebene des Körpers** ist gut erforscht und zugänglich. Er vereinigt in sich wieder eine Fülle von verschiedenen Ebenen, angefangen von den harten Knochen, über die festen Bänder und Sehnen, die schon weicheren Muskeln und Drüsen, die Weichteile und schließlich die Flüssigkeiten. Das Prinzip vom Gröberen zum Feineren ist auf allen Ebenen durchgängig vorhanden! Auf der körperlichen Ebene zeigt es sich als Veränderung vom physikalisch Dichteren zum Dünneren. Auf den Körper wirken vor allem die physikalischen Gegebenheiten der Welt ein, wie Klima, Nahrung, Wechsel von Tag und Nacht usw. Auch alle chemischen Stoffe, die der Körper aufnimmt, beeinflussen ihn erheblich.

Die **Ebene des Gefühls** ist dem Menschen schon nicht mehr so verfügbar, weil er durch die Art, wie man in unserem Kulturbereich zu leben gewohnt ist, vielfach die Gefühle unterdrückt. Vor allem sind ihm die tieferen Ebenen des Gemütes wenig vertraut. Im Bereich der Gefühle fällt es durch die unnatürliche Erziehung, welche in unseren so genannten „zivilisierten" Bereichen vorherrscht, dem Menschen sehr schwer, eine eigene, dem eigenen Empfinden entsprechende Gefühlskultur aufzubauen. Vielmehr herrschen gespielte oder anerzogene Gefühle vor. Auf die eigenen musste schon oft in der frühen Kindheit verzichtet werden. Auf der körperlichen Ebene entsprechen Gefühle den Stoffen bzw. Substanzen, welche die Drüsen ausschütten. Die großen Drüsen sind auch Sitz von bedeutungsvollen Energiezentren, was uns auf die nächste Ebene verweist.

Die **Ebene der Energie** ist in der Naturwissenschaft umstritten, weil sie in ihren feinsten Bereichen mit Messgeräten nicht feststellbar ist. Sie umfasst die Energiezentren, die im asiatischen Bereich mit dem Wort Chakren beschrieben werden, außerdem die Meridiane und die Akupunkturpunkte. Diese Ebene hängt sehr mit der Wetterfühligkeit des Menschen zusammen, weil sich bei Veränderung der Witterungslage ebenso das magnetische Feld der Erde verändert. Auch die Mondphasen haben darauf Einfluss, wie viele Menschen zu ihrem Leidwesen bestätigen können. Erwähnenswert sind in diesem Zusammenhang noch die Einflüsse der energetischen Strahlungen des Organismus Erde, den „Erdstrahlen", die elektromagnetischen Einflüsse als Elektrosmog sowie die Strahlungen von Spiegeln.

Die **Ebene der Farben** hat auf den Menschen einen viel größeren Einfluss, als erahnt wird. In den Energiezentren des Menschen (Chakren) überwiegen jeweils bestimmte Farben, wie z.B. am Hals, dem kommunikativen Zentrum, die Farbe hellblau. Diese färbigen Anteile des Menschen sind sehr von seiner Umgebung abhängig. So gibt es zum Beispiel zu Jahreszeiten, da in der Natur keine oder wenig Farben vorhanden sind, die meisten Krankheitsfälle. Dies trifft in erster Linie auf die Zeit nach der Schneeschmelze im Frühjahr zu, wenn es so lange dauert, bis die Farben in der Natur wieder erscheinen und dann im Herbst, wenn die Farben allmählich schwinden.

Im Winter wird die Sonnenstrahlung durch den Schnee gebrochen und die Versorgung des Menschen mit Farben ist gegeben. Bleibt der Schnee allerdings aus, kommt es zu den bekannten Epidemien, vor allem Grippeepidemien. So sind die Farben die feinstofflichen Vitamine und von großer Bedeutung für die Gesundheit, wie es die Erfolge in der Colortherapie (Farbtherapie) auch beweisen.

Die **Ebene des Bewusstseins** ist die wohl am meisten ausgebildete und damit dominierende Ebene. Das innere Leben erscheint manchmal auf diese Ebene reduziert. Sie beinhaltet das Bewusstsein, die Vernunft, die Logik, den Verstand, das Denken, das Gedächtnis, die Erinnerungen, die Abstraktionen, die Meinung und Absichten. Sehr häufig gestalten Menschen ihr Leben von dieser Ebene her und meinen, sie sei die geistige. Bezeichnend für die Vorherrschaft des Denkens ist wohl der Satz, der die Epoche des Rationalismus eingeleitet hat. Er stammt von René Descartes, und heißt: „Ich denke, also bin ich!" (Cogito, ergo sum.) In dieser einseitigen Betrachtung der Existenz des Menschen wird der Bereich des Fühlens und Spürens missachtet.[5]

Die **Ebene des Charakters** ist der eigentliche Boden, auf dem die Gedanken wachsen und gedeihen, je nachdem wie er beschaffen ist. Sind seine Strukturen und Handlungsmodelle und das Selbstverständnis voll von Bildern des Vertrauens in das Leben, werden positive, das Leben bewältigende Gedanken entstehen. Dabei entstehen wenig Blockaden für das Leben, es bleibt im freien Fluss mit wenig Reibungsverlusten.

Ist der Mensch durch eine belastende Erziehung erfüllt von Bildern von der Bedrohung des Lebens, kann er mit seinen Gedanken nur um die Bewältigung der vermeintlichen Gefahren kreisen. Damit ist er in einem Teufelskreis gefangen, dem nur schwer zu entkommen ist. Durch ihn ist auch schon ein Hinweis auf Zwanghaftigkeit gegeben, die das Leben sehr einschränkt. Diese einseitigen Lebenseinstellungen verbrauchen sehr viele bestimmte charakteristische Mineralstoffe, worauf bei der Beschreibung der einzelnen Mittel ausführlich eingegangen wird.

Die **Ebene des Geistes** ist der tiefste Grund des Menschen. In ihm kommt er dem Schöpfer am nächsten. Er ist von ihm, aber nicht er selber, weil sonst die Dialogfähigkeit nicht gegeben wäre. Anders ausgedrückt: Sonst könnte der Mensch kein Du äußern, dem Wesen gegenüber, dem er seine Existenz überhaupt verdankt. Außerdem wäre es nicht möglich,

---

[5] Genau so gut ließe sich formulieren: „Ich fühle, also bin ich!" oder „Ich spüre, also bin ich!" Grundsätzlich ist keine Begründung, Rechtfertigung oder Erklärung für die eigene Existenz notwendig. Es genügt, dass sie ist. Eigentlich drückt ein Satz, der die eigene Existenz darstellen muss, aus, dass der Eigenwahrnehmung misstraut wird. Die Wahrnehmung des Eigenen, des eigenen Lebens, ist die Voraussetzung für ein Vertrauen in den eigenen Wert. Das Urvertrauen und die Empfindung des Eigenwertes sind wechselseitig abhängig.

1.1 Das Verständnis vom Menschen

dass der Mensch in der Weise angesprochen wird, wie: „Ich habe dich bei deinem Namen gerufen."

Für Viktor E. Frankl heißt die geistige Ebene **„Person"**[6], für Peter Schellenbaum und andere „das wahre Selbst", für Carl Rogers ist es das „organismische Bewusstsein", für Johannes Tauler der „Grund", für Theresa von Avila die „innere Burg" und für den großen Meister der Mystik, Meister Eckhart, ist es das „Fünklein".

Werden einzelne Möglichkeiten der Intervention beim Menschen wie z.B. Maßnahmen auf dem Gebiete der Ernährung, der Mineralstoffe, Möglichkeiten der Heilkräuter und Tees, der Akupunktur, der Bioresonanzmethode, der Bachblüten, der Homöopathie, der Farbtherapie, die verschiedensten Arten der Psychotherapie näher betrachtet, ist es aufgrund des ausgeführten Verständnisses vom Menschen möglich zu sagen, auf welcher Ebene sie ansetzen. Es ist auch von allergrößter Notwendigkeit herauszufinden, wo die Störung liegt, die behoben werden soll.

Auf der Suche

Wie das eigene Leben vor allem auf der körperlichen Ebene wirklich lebendig werden kann, wird in unserem ersten Kapitel, das die Bausteine für die Gesundheit betrachtet, aufgezeigt.

Zunächst glaubt der Suchende, es würde genügen, sich von der klassischen medizinischen Versorgung zu entfernen und durch andere Methoden Hilfe zu finden. Dabei ist die Gefahr sehr groß, sich an eine einzige Methode oder Möglichkeit zu klammern und zu glauben, sie würde alle Probleme lösen. Hier soll darauf hingewiesen werden, dass das Verlassen des klassischen medizinischen Bereiches nicht immer verantwortet werden kann! Außerdem können ganzheitliche Methoden auch als Unterstützung und Ergänzung konservativer Methoden, unter Umständen auch als Begleitung, betrachtet werden.

Es ist nicht ratsam, ein Feindbild der klassischen Medizin gegenüber zu entwickeln. Die medizinischen Möglichkeiten haben sich in den letzten Jahrzehnten fantastisch entwickelt, problematisch wird es lediglich, wenn „Allmächtigkeit" dem Leben und Leiden gegenüber proklamiert wird. Es gibt jedoch nicht auf jedes Leiden eine Antwort, das gilt nicht nur für die Medizin, sondern auch für die alternativen Heilmethoden.

Bei manchen Leiden setzt die „Schulmedizin" Mittel ein, denen manche Menschen ungern zustimmen. Viele wollen aus der Enge dieser „Allmächtigkeit" ausbrechen, da es nicht immer möglich ist, sofort die passende Behandlung zu finden, weil fast nur die körperliche Ebene berücksichtigt wird. Also wird nach Alternativen gesucht. Bei dieser beginnenden Neuorientierung könnte man den Zustand des Suchenden als „alternaiv" beschreiben. Leider hat das Wort „naiv" eine Bedeutungsverschlechterung erfahren, sodass es negativ besetzt ist. Naiv, unwissend zu sein, ist aber überhaupt kein Problem, keine Schande. Problematisch wird es nur, wenn der Mensch, obwohl er von seinen Lücken weiß, nicht bereit ist, etwas dazuzulernen.

Alternaiv ist für jeden Suchenden eine Vorstufe zu alternativ. Alternativ bedeutet, sich zwischen gebotenen Möglichkeiten zu entscheiden, wenn ihre jeweilige Qualität durch eine längere Beschäftigung damit erkannt wurde. Der Suchende weiß am Anfang kaum etwas über die vorhandenen Methoden, er ist sozusagen noch ein unbeschriebenes Blatt, eben naiv. In diesem Stadium ist er am leich-

---

6 Viktor E. Frankl, der Begründer der Logotherapie und Existenzanalyse, betrachtete den Charakter bzw. das Selbst als etwas *Gewordenes*. Diesem Charakter tritt der Mensch als Person gegenüber und setzt sich mit ihm auseinander. Demnach ist nicht entscheidend, womit der Mensch in seinem Inneren, bei sich, konfrontiert wird, was er aufgrund seiner „Erziehung" bei sich vorfindet, sondern was er daraus macht. Nicht der Mensch mit einem verfestigten, vielleicht starren Charakter ist eine Persönlichkeit. Diese wird in dem immer währenden, lebendigen Prozess der Auseinandersetzung mit dem Vorgefundenen. „Der Mensch hat Charakter, ist Person und wird Persönlichkeit!" (Viktor E. Frankl)

testen zu manipulieren und auch auszunützen.

Der Mensch kann in dieser Phase auch leicht für eine einseitige, reduzierende Betrachtungsweise gewonnen werden. Er lässt sich manchmal auch bereitwillig davon überzeugen, was für ihn jetzt gut wäre und gerät unter Umständen in einen „Teufelskreis" von Entmündigung und Bevormundung, dem er eigentlich entkommen möchte. Allzu lange sind die Menschen manipuliert worden, ihre Entscheidungen und Entwicklungsmöglichkeiten anderen zu überlassen unter dem Motto: „Wo lassen Sie denken?"

Diese reduzierende, in unserem Sinne einengende Betrachtungsweise verführt auch dazu, dass zu oft alleinige Hilfe durch Anwendung sehr einseitiger Maßnahmen versprochen wird. Die Problematik besteht darin, dass auch hier wieder „Allmächtigkeit" bzw. ein Alleinanspruch und vor allem Ausschließlichkeit für einen Ausschnitt aus einer Fülle von Möglichkeiten proklamiert wird. Aus diesem Grund ist eine gesunde Skepsis grundsätzlich zu empfehlen!

Ein paar Beispiele für einseitige Betrachtungsweisen

- Manche Menschen hoffen, dass eine gesunde Ernährung für die Erhaltung der Gesundheit reiche. Aber so mancher, der überzeugt ist, dass er sich sehr gut ernährt, sieht gar nicht so gesund aus. Solche Menschen bemühen sich oft sehr und bekommen ihre Probleme mit der gesunden Ernährung alleine doch nicht in den Griff, weil das Problem unter Umständen nicht auf der körperlichen Ebene liegt.
- Leider kommt es auch vor, dass sich jemand in großer Erwartung das „total gesunde Bett" für viel und oft schwer verdientes Geld gekauft hat und dann zu seiner großen Enttäuschung erleben muss, dass er seine Probleme nicht losgeworden ist. Vielfach wird aufgrund von Werbung viel mehr erwartet, als gehalten werden kann. Werbung ist leider immer einseitig und dient alleine dem größeren Umsatz, wobei jedes werbepsychologische Mittel recht zu sein scheint (vor allem die Vermarktung des nackten Körpers)!
- Dann gibt es wieder Menschen, die glauben, ein guter Rutengänger, von dem sie vielleicht auch noch ein sehr teures Entstörgerät gekauft haben, brächte die Befreiung von allen Leiden. Und trotzdem tauchen nach einiger Zeit wieder Probleme auf.
- Auch positives Denken wird manchmal als allein selig machendes Heilmittel angepriesen. Es soll nicht entwertet werden! Wohl aber entwertet sich diese Richtung dann selbst, wenn sie verspricht, dass dadurch alle Probleme bewältigt werden könnten. Meistens wird in diesem Zusammenhang kaum zwischen dem positiven Denken und einer positiven Haltung beziehungsweise Einstellung unterschieden.

Einfache, einseitige Antworten sind immer wieder verlockend. Obwohl die einzelnen Elemente für sich genommen sehr wertvoll sind, können sie jedoch nicht die Antwort auf alle Probleme geben. Sie reduzieren die Betrachtung des Lebens auf winzige Ausschnitte und stellen damit eine Einengung für den suchenden Menschen dar.

Nach vielfältigsten Erfahrungen ist es aber nicht ein Faktor allein, dass sich das Leben nicht mehr ausreichend organisieren kann, sondern eine Reihe von Faktoren, die für die Gesundheit von besonderer Bedeutung sind. Obwohl jeder für sich eine entscheidende Rolle spielt, sind sie voneinander abhängig und beeinflussen einander.

Auch für Dr. Schüßler war es selbstverständlich, dass die Mineralstoffe allein zu wenig sind! So schreibt er:

„Es ist selbstverständlich, dass die Biochemie – wie auch die Homöopathie und Allopathie – die chirurgischen Operationen nicht überflüssig macht und dass die Kranken, welche biochemisch resp. homöopathisch oder allopathisch behandelt werden, unter den Bedingungen ei-

ner angemessenen Ernährung ... sich befinden müssen. ... Jede Heilmethode erfordert die Erfüllung der notwendigen Lebensbedingungen: Licht, gute Luft, richtige Temperatur, richtige Naturalverpflegung usw."[7]

Dieses „usw." am Schluss des Zitates von Dr. Schüßler lässt sich wunderbar als die Zusammenfassung der nun folgenden fünf Bausteine für die Gesundheit verstehen.

1.2 Erster Baustein: Innere Einstellung

Der erste Punkt betrifft die Einstellung zum Leben. Sie ist der Angelpunkt für alles, was Sie unternehmen. Ihre Einstellung hat Sie ja auch dieses Buch kaufen lassen.

Es soll hier ausdrücklich darauf hingewiesen werden, dass die Einstellung nicht mit dem Denken verwechselt werden darf. Aus dem Denken kommen nicht unbedingt auch schon Handlungen. Die Einstellung ist eine Haltung, die in der Person verankert ist, in der Ebene des Geistes. Haltungen führen viel schneller zum Tun als bloße Gedanken.

Bezüglich der Einstellung dient die Optik des Fotoapparates als guter Vergleich. Es muss die entsprechende Brennweite gewählt werden, damit das gewünschte Objekt in der angemessenen Größe an der richtigen Stelle im Bild erscheint. Außerdem muss dann noch die Schärfe reguliert werden, dass alle Einzelheiten genau betrachtet werden können. Die Einstellung, die jemand wählt, hat viel mit dem zu betrachtenden Objekt zu tun, verlangt eine Beziehung, was vom Denken nicht gesagt werden kann. Durch das Denken „über etwas" sind Interpretationen und Spekulationen Tür und Tor geöffnet. Bei einer guten Einstellung ist es notwendig, sich in das Wesen des zu Betrachtenden zu versetzen, es in sich aufzunehmen und zu erspüren.

Bei der allgemein üblichen Einstellung zum Leben wird oft behauptet: „Du musst nur die richtige haben und alles andere geschieht dann von selber." Das ist sehr problematisch, denn es stellt sich die Frage, ob es die „richtige" überhaupt gibt. Die Menschen, die glauben, es hänge alles nur von ihrer Einstellung ab, nur von ihnen ab, sind in Wirklichkeit sehr überfordert. Sie sind zu bedauern.

In Nordrhein-Westfalen gab es eine Fernsehsendung mit dem Titel: „Nur du allein kannst dir helfen, aber du kannst es nicht allein." Sie vermittelt, was hier aufgezeigt werden soll. Der Mensch lebt in einer Spannung zwischen dem, was er selbst vermag und dem, was ihm andere vermitteln können. Er muss also vorerst einmal alles selbst tun, was ihm von sich aus möglich ist. Darüber hinaus hängt vieles von seiner Offenheit gegenüber den Möglichkeiten von außen ab. Erst wenn er seine Grenzen annimmt und damit zurechtkommt, kann er über diese seine eigenen Beschränkungen hinausgehen bzw. sich hinausführen lassen.

In China gibt es den weisen Spruch, dass sich niemand aufzumachen brauche, um Hilfe für sich zu holen, denn alles liege ihm zu Füßen, er müsse nur die Augen aufmachen.

Wenn Menschen meinen, dass sie also zwischen zwei Extremen zu wählen hätten und glauben, dass einerseits alles von ihnen abhängt, überschätzen sie sich, oder andererseits verlassen sie sich total auf ihre Umwelt und ergreifen keine eigene Initiative mehr. Das Leben findet aber nicht in Extremen statt. Der Mensch befindet sich nicht an einem der beiden Pole, wie manche Idealisten glauben. Wenn der Mensch ein Ideal anstrebt und glaubt, dass er es verwirklichen könne, programmiert er sein eigenes Scheitern. Es ist ein Ding der Unmöglichkeit, ideale Verhältnisse oder Zustände in dieser Welt verwirklichen zu wollen.

---

[7] Die zitierte Textstelle erschien in der Schrift Dr. Schüßlers: „Irrige Auffassung bezüglich der Biochemie. Richtigstellung derselben von Dr. med. Schüßler". 3. Aufl. Oldenburg und Leipzig o.J. S. 12 u. 13.

Das Leben findet immer zwischen den beiden Polen statt, im Spannungsfeld zwischen den Extremen. Ideale müssen immer auf das eigene mögliche Maß, auf die eigene Lebensmöglichkeit reduziert bzw. abgestimmt werden. Manches hängt vom Einzelnen ab, und wenn er es nicht einbringt wird es nicht möglich. Aber vieles hängt auch von der Umgebung ab, sodass es ihm dabei lediglich möglich ist, mitzugestalten. Die Menschen sind in ihrer Einstellung nicht gänzlich offen oder verschlossen, vielmehr sind sie mehr oder weniger offen, mehr oder weniger verschlossen bzw. erstarrt oder lebendig.

Im Extremfall gehen Menschen entweder auf das Leben zu und verlieren sich in der Welt, oder sie laufen vor dem Leben davon. Das geschieht dann, wenn sie sich verschließen. Dann machen sie alles mit sich selbst aus und glauben, da sie sich weder in Frage stellen lassen noch sich einer solchen Konfrontation aussetzen, sie selbst wären das Maß aller Dinge.

Grundsätzlich geht es um die Auseinandersetzungsfähigkeit mit dem Leben, beziehungsweise mit den Fragen, die das Leben stellt. Es geht um die Fähigkeit, einerseits in der Welt zu sein und dabei sich (selbst) nicht aus den Augen zu verlieren und andererseits bei sich zu sein und sich dabei vor der Welt nicht zu verschließen oder sogar von der Welt abzukapseln.

Grundsätzlich antworten Menschen sehr verschieden auf die Fragen des Lebens. Es lassen sich jedoch zwei Grundtypen feststellen.

Der Optimist hat für jedes Problem Lösungsmöglichkeiten, und wenn er sie noch nicht hat, so glaubt er wenigstens daran. Der Pessimist aber findet zu jeder Lösung das passende Problem.

Beim Pessimisten ist es so, dass er auf jeden Lösungsvorschlag antwortet: „Ja, das ist recht schön und gut, aber …"

Eine Lösung ist für den Optimisten schon zu wenig. Sie ist schon eine Einengung. Menschen, die sehr auf eine einzige Lösung, Erklärung oder ein Modell fixiert sind, geben bei Infragestellung ihres Weges – „Das könnte man vielleicht auch so machen" – immer wieder etwa folgende Antwort: „Lass mich in Ruhe, ich weiß schon (genau), was ich zu tun habe!"

Die Einstellung hat zum Beispiel auch beim Essen einen großen Einfluss.

Wenn jemand mit säuerlichem, angewidertem Gesichtsausdruck fragt „Was gibt's denn heute wieder für einen Fraß?", wird der Ertrag aus der Nahrung ein ganz geringer sein. Er kann im Grunde essen, was er will, es wird ihm nicht munden. Er kann es letztlich auch kaum verwerten, seine durch die missmutige Einstellung veränderten Säfte verhindern es. Die Einstellung, mit der etwas gegessen wird, beeinflusst nicht nur die im Körper entstehenden Verdauungssäfte, angefangen vom Speichel bis zur Zusammensetzung des Magensaftes, sie beeinflusst auch, was der Mensch aus seiner Nahrung verwerten kann; welchen Nutzen sie letztlich für ihn bringt.

Insofern hat das Tischgebet, die Besinnung, das Innehalten eine große Bedeutung. Es wurde lange Zeit missachtet, weil es oft nur aufgesetzt, aufgezwungen war, ohne die tiefere Bedeutung zu erfassen. Auf diesem Weg ging dem Menschen der Zugang zur Dankbarkeit verloren und dadurch die Freude am Essen.

Eine Empfehlung mit viel Einfühlungsvermögen sagt: „Mit möglichst viel Ruhe während der Mahlzeit essen, damit man mit der Nahrung in sich gehen kann."[8]

Das beinhaltet auch das Vermeiden von Hast, von Stress, von Streitgesprächen, jeglichen Druck beim Essen usw.

Einen wesentlichen Einfluss auf die Gesundheit hat in Bezug auf die Einstellung die Haltung, die jemand im Leben einnimmt. Dazu gehört auch die Bewegung, die den Menschen im Fluss sein lässt. Man spricht dann auch von fließenden Bewegungen. Die Haltung drückt sich auch im Rückgrat aus.

---

8 Aus dem Buch von Aïvanhov, O.M.: Yoga der Ernährung. Editions Prosveta, Fréjus/Cedex (Frankreich) o.J.

1.3 Zweiter Baustein: Energetische Felder

Sehr oft versuchen Menschen, ihren Gesundheitszustand zu verbessern, und kommen doch nicht weiter. Häufig sind dafür versteckte energetische Felder zuständig. Es geht in diesem Punkt hauptsächlich um den Schlafplatz. Es ist möglich, den Schlafplatz so zu verbessern, dass dadurch ein belastender Arbeitsplatz, an dem man nicht viel verändern kann, erträglich wird. Grundsätzlich sollte in allem Bemühen der Vorrang immer jenen Bereichen gelten, wo sich etwas verändern lässt. Hauptsächlich müssen die Belastungen durch Erdstrahlen, durch Spiegelstrahlung und durch elektromagnetische Felder berücksichtigt werden, worauf im Kapitel „Die Entstehung und Auswirkung von Mängeln" (s. S. 35) noch ausführlicher eingegangen wird.

1.4 Dritter Baustein: Die Bedeutung einer Zahnsanierung

Ein gutes Buch über die Problematik von Zahnfüllungen überhaupt hat Dr. Sam Ziff geschrieben: Amalgam, die toxische Zeitbombe.[9]

Zuerst einmal auf den Punkt gebracht: Die Menschen können sich noch so gut ernähren, noch so einen guten Schlafplatz haben und sich um eine noch so tolle Einstellung bemühen, das alles wird es nicht verhindern, dass durch Amalgamfüllungen Probleme entstehen.

Es geht um eine dreifache Belastung, die durch Amalgamfüllungen entsteht, nämlich die Säurebelastung, die Strombelastung und die schleichende Vergiftung.

Außer den Amalgamfüllungen gibt es noch weitere Möglichkeiten der Belastung durch Zahnstörungen, wie tote Zähne, Implantate, Wurzelbehandlungen, schlecht sitzende Prothesen, Fehlstellungen, Allergien gegen Kunststofffüllungen und dgl. mehr, die durch einen Zahnarzt abgeklärt werden müssen. Das ist vor allem dann notwendig, wenn nach unbekannten Ursachen für Leiden gesucht wird. Auch hier ist zu bedenken, dass Probleme mit den Zähnen nicht für alles zuständig sind.

1.5 Vierter Baustein: Ernährung

Über die Ernährung ist schon sehr viel geschrieben und erklärt worden. Es gibt eine unübersehbare Anzahl von Diäten und Ernährungsformen, die dem Menschen helfen sollen. Vielfach verhält es sich so, dass die Ernährung oft überschätzt, aber zu einem großen Teil auch unterschätzt wird. Sie kann sehr viel bewirken, aber eben nicht alles.

Die Fehleinschätzung ist das Ergebnis der Unwissenheit über die verschiedenen Ebenen, wodurch oft mit der Nahrung Belastungen ausgeglichen werden wollen, die aber in einer anderen als der körperlichen ihre Ursache haben. Eine gute Ernährung vermag zwar die Belastungen aus anderen Ebenen ein wenig auszugleichen, aber nie vollends auszuschalten.

Es gibt einen Anhaltspunkt, was gesunde, gute Ernährung ist: Es soll nur gegessen und getrunken werden, was im Umkreis von ungefähr 100 km vom eigenen Lebensraum wächst und was gerade reif ist. Lebensmittel aus dem eigenen Lebensbereich beinhalten nur solche Stoffe, vor allem Mineralstoffe, die der Organismus erkennt und mit denen er umgehen kann. Das betrifft vor allem auch das Trinkwasser. In unserer Zeit der Entwurzelung und Entheimatung des Menschen ist es von besonderer Bedeutung, auf diesen Punkt hinzuweisen.

Professor Kollath hat sich mit der Thematik der Ernährung intensiv auseinander gesetzt und unterscheidet zwischen Lebens- und Nahrungsmitteln. Lebensmittel enthalten

---

9 Ziff, S.: Amalgam – Die toxische Zeitbombe. Felicitas Hübner, Waldeck 1985.

entsprechend ihres Anbaues, der Ernte, des Transportes und der Lagerung ein Optimum ihrer natürlichen Bestandteile und Wirkstoffe. Lebensmittel enthalten so genannte Vitalstoffe bzw. sind unverfälscht wie Obst, Gemüse, Samen, Keimlinge im Gegensatz zu den Nahrungsmitteln. Sie werden haltbar gemacht durch Erhitzen, Konservieren, durch Entfernen der Randschichten des Getreidekerns, vor allem des Weizens. Daraus resultierend entstehen die Nahrungsmittelkonserven wie pasteurisierte Milch, weißes Mehl, geschälter Reis usw. Sie decken den theoretischen Kalorienbedarf, ohne den Gehalt an Vitalstoffen wie Vitaminen, Mineralstoffen, essenziellen Fettsäuren, Enzymen zu berücksichtigen. Sie sind außerdem auch deshalb belastend, weil sie kein eigenes Energiefeld mehr haben.

Am gefährlichsten sind besonders auf dem Gebiete der Ernährung die Fanatiker, die dann jeden zu ihrer „gesunden" Ernährung bekehren bzw. „missionieren" wollen. Durch die Überschätzung der Ernährung werden Einseitigkeiten (gewisse Diätformen) gefördert, wodurch man auf Dauer sogar krank werden kann. Möglicherweise passen die Einseitigkeiten für den einen, während sie für den anderen eine große Belastung darstellen können.

Es gibt eben auch belastende Bereiche mit ihren vielfältigen Folgen wie zum Beispiel die Erdstrahlen, die nicht im körperlichen Bereich, also der falschen Ernährung, ihre Ursache haben. Die Folgen von solchen energetischen Belastungen können wohl über die Ernährung beeinflusst, jedoch auf keinen Fall behoben werden, obwohl dies fallweise sogar krampfhaft versucht wird.

Manche, die so sehr betonen, wie gesund sie sich ernähren, schauen leider oft gar nicht so gesund aus. Man würde sich aufgrund ihrer Beschreibungen von ihrer gesunden Ernährung ein anderes Erscheinungsbild erwarten. Meistens ist ihnen die Anstrengung, mit der sie gesund werden wollen, ins Antlitz geschrieben. Obwohl sie sich so sehr bemühen, durch eine gute Ernährung gesund zu werden, ist ihnen ein Erfolg nicht gegeben, weil sie zu wenig die verschiedenen Ebenen berücksichtigen. Deshalb ist die Information auf diesem Gebiet besonders wichtig. **Niemand sollte für seine Bemühungen unbelohnt bleiben**.

Eine Regel sagt: „Wenn es zu kompliziert wird, dann stimmt etwas nicht." Je näher jemand der Wahrheit kommt, je näher das Leben erfasst wird, umso einfacher wird alles, und die mühselige Anstrengung, erfolgreich zu sein, kann langsam gelockert werden. Die Lockerheit, mit der dann das zu lösende Problem bearbeitet werden kann, stellt für sich schon eine Entlastung dar, außerdem erleichtert sie das Auffinden der besten Möglichkeiten.

Ein Satz mit besonderer Bedeutung noch dazu: Die Naturkost ist so gesund, wie sie der Natur des einzelnen Menschen gerecht wird.[10]

Die Freude am Essen darf nicht auf der Strecke bleiben, denn wer mit Widerwillen oder Ablehnung isst, tut sich nichts Gutes. Das schreibt auch der bekannte Mikrobiologe Dr. Schuler in seinem Merkblatt für darmflorafreundliche Ernährung: „Gestalten Sie trotz der genannten Einschränkungen Ihre Mahlzeiten schmackhaft! Nur ein wohlschmeckendes und mit Genuss eingenommenes Essen fördert den Fluss der Verdauungssäfte

---

10 Sehr viel Weisheit enthält folgender kleiner Witz zu diesem Sachverhalt: Kommt jemand zum Doktor und sagt zu ihm: „Wissen Sie es schon, ich möchte hundert Jahre alt werden." Sagt der Doktor: „Ja gut. Das haben wir gleich. Rauchst du?" „Nein" antwortet ganz entrüstet der Patient, „so was Giftiges tu ich sicher nicht!" „Trinkst du?" die nächste Frage vom Doktor. „Nein, willst du mich beleidigen. Du kennst mich doch schon zwanzig Jahre und nie habe ich Alkohol getrunken. Ich weiß nicht einmal wie Alkohol schmeckt!" Darauf der hartnäckige Doktor: „Und was isst du?" „Ja!" darauf der Patient, „Ich hab eine Diät. Die ist so gesund, das kannst du dir überhaupt nicht vorstellen. Die halt ich schon drei Jahre ein, und zwar ganz genau!" „Noch eine letzte Frage", sagt der Doktor, der es ihm nicht leicht machen will: „Wie steht's mit den Frauen?" „Nein, die schau ich nicht an!" entgegnet im Brustton der Überzeugung der hundert Jahre alt werden wollende Patient. Daraufhin fragt ihn der Doktor: „Und wofür willst du dann überhaupt hundert Jahre alt werden?"

und ermöglicht so eine gute Ausnutzung der Nahrungsbestandteile." Sogar Menschen, die aus gesundheitlichen Gründen eine Diät einhalten müssen, sollten also auf eine wohlschmeckende Zubereitung ihrer Speisen Wert legen. Vor allem sollten während einer Mahlzeit alle belastenden Gespräche vermieden werden.

1.6 Fünfter Baustein: Mineralstoffe

Wer die oben genannten Grundsäulen, die Bausteine für die Gesundheit missachtet, darf sich nicht wundern, wenn es zu Betriebsstörungen kommt. Diese entstehen auf der körperlichen Ebene zu einem großen Teil durch einen Mangel an Mineralstoffen. Es sind dies jene Stoffe, die das organische Leben in seinem Bau und seiner Funktion erst ermöglichen. Sie sind einerseits die Grundlage, das Fundament, auf der jede organische Verbindung aufbaut und andererseits die Voraussetzung, dass der Betrieb in diesem Organismus organisiert werden kann, dass seine Funktionen aufrechterhalten werden können.

Das Leben baut nämlich in zweifacher Hinsicht auf die Mineralstoffe auf. Schon Dr. Schüßler[11] trifft diese Unterscheidung, indem er in seiner ersten Veröffentlichung über die von ihm gefundenen und speziell zubereiteten Mineralstoffe schreibt: *„Die oben genannten Stoffe sind die Baumaterialien und die Functionsmittel der Gewebe, Baumaterial sind sie durch ihre Masse, Functionsmittel durch ihre Qualität. Wendet man sie zu Heilzwecken als Functionsmittel an, so müssen sie in kleinen Gaben gereicht werden."*[12]

Für Schüßler war der Mangel an Funktionsmitteln vorrangig, weil der Mangel an Baustoffen noch nicht so stark gegeben war, da eine unnatürliche Veränderung der Lebensmittel noch nicht stattgefunden hatte. Heutzutage müssen wir an beide Ebenen denken: an die Baustoffe genauso wie an die Funktionsstoffe bzw. Betriebsstoffe.

Längst hat man erkannt, dass die Speicherung bzw. Verarbeitung der wichtigen Vitamine ohne entsprechende Mineralstoffe nicht möglich wäre. Ebenso kann der Hormonhaushalt nur durch die Anwesenheit von genug Mineralstoffen für den Organismus zufrieden stellend organisiert werden.

1.6.1 Die Zusammensetzung des Körpers

Der menschliche Körper besteht zu 60% aus Wasser. Alle Zellen werden vom Wasser erfüllt, die Zwischenzellflüssigkeit, die Lymphe und das Blut brauchen als wichtigsten Bestandteil Wasser.

Das Eiweiß bildet mit 17% den zweitgrößten Bestandteil. Alle Muskelfasern, aber auch die der Sehnen und Bänder werden durch Faserstoffe gebildet, das sind Eiweißverbindungen.

Der Fettanteil von 14% ist nur ein Annäherungswert, weil er bei etwas Beleibteren höher und umgekehrt bei mageren Typen niedriger liegt.

Die Kohlenhydrate stellen mit 1,5 bis 2% einen erstaunlich niedrigen Anteil dar. Wenn man allerdings weiß, dass der Körper Kohlenhydrate nicht länger als zwei Tage speichern kann, wird der Prozentsatz etwas verständlicher. Stehen dem Organismus wenig oder gar keine Kohlenhydrate zur Verfügung – wir nehmen sie üblicherweise unter anderem in Form von Nudeln, Reis, Kartoffeln und Brot zu uns –, muss er den Brennstoff zur Wärme- und Energiegewinnung auf Umwegen und über Umwandlungen aus dem körpereigenen Fett gewinnen.

Mit 6% stellen die Mineralstoffe immerhin einen erheblichen Anteil der Körpermasse dar. Bezogen auf einen Menschen mit einem

---

11 Bei allen Textstellen, in denen Dr. Schüßler zitiert wird, wurde die Schreibweise nicht verändert.
12 Dr. Schüßler: „Eine Abgekürzte Therapie". 1. Aufl. Schulzesche Buchhandlung, Oldenburg 1874. S. 4.

Gewicht von 70 kg sind das immerhin ca. 4 kg Mineralstoffverbindungen. Sie stellen einen unverzichtbaren Teil des menschlichen Organismus dar. Bei einem Mangel kommt es zu schweren und schwersten Störungen.

1.6.2 Mineralstoffe und Spurenelemente

Joachim Broy schreibt über sie: *„Die anorganischen Stoffe repräsentieren zugleich: Baumaterial, Struktur- und Milieubildner des internen Lebensraumes, regelnde und funktionserregende Substanzen, Informationsträger."*[13]

In der Hobbythek[14] geben Sabine Fricke und Jean Pütz eine Übersicht, in der die Mengen der Mineralstoffe, bezogen auf einen Menschen mit einem Gewicht von 70 kg angegeben sind:

1050 g   Calcium
140 g   Kalium
35 g   Magnesium
700 g   Phosphor
105 g   Chlor
175 g   Schwefel
105 g   Natrium

Die oben angeführten Stoffe bilden die so genannten Mengenelemente (Mengenmineralien). Darunter versteht man alle jene Mineralstoffe, welche für uns essenziell sind, das heißt, welche zum Überleben benötigt werden. Sie kommen in unserem Körper in einer relativ großen Menge vor. Mindestens müssen es mehr als 50 mg pro kg Körpergewicht sein. Bei einem Menschen mit einem Gewicht von 70 kg sind das 35 g. Das entspricht dem Gehalt an Magnesium.

Alle Mineralstoffe, die in geringerer Konzentration im Körper vorkommen, werden als Spurenelemente bezeichnet. Es gibt sehr viele verschiedene Spurenelemente im Körper, wobei manche in ihrer Wirksamkeit ungeklärt sind. Für sie werden in der oben zitierten Broschüre folgende Mengen für einen Menschen mit 70 kg Körpergewicht angegeben:

4,20 g   Eisen
0,03 g   Jod
0,02 g   Mangan
0,11 g   Kupfer
0,005 g   Chrom
2,33 g   Zink
0,03 g   Zinn
0,02 g   Vanadium
0,003 g   Kobalt
1,40 g   Silizium
0,02 g   Selen
0,01 g   Nickel
0,005 g   Molybdän

Es liegen Ergebnisse jeweils für einzelne Mineralstoffe vor, sodass keine oder nur wenig Rückschlüsse auf die Mineralstoffe nach Dr. Schüßler gezogen werden können, da diese durchwegs Mineralstoffkombinationen darstellen.[15]

1.6.3 Die Wirksamkeit der Mineralstoffe nach Dr. Schüßler und anderer Therapien

Es gibt im Körper keinen Vorgang, keine Veränderung, keine Leistung, ohne dass nicht auch Mineralstoffe benützt, gebraucht und verbraucht würden. Sie sind die Betriebsstoffe und die Baustoffe, die einen reibungslosen Ablauf der körperlichen Vorgänge und die Form, die Gestalt bzw. den Bau des Körpers gewährleisten. Bei Schüßler werden die Betriebsstoffe Funktionsmittel genannt. Sind sie in einem ausreichenden Ausmaß nicht mehr vorhanden, ist der Organismus gezwungen, seinen Betrieb auf Sparflamme zu setzen. Wenn es zu größeren Mängeln kommt, sind

---
13 Broy, J.: Die Biochemie nach Dr. Schüßler. Klaus Foitzick, München 1993. S. 206.
14 Fricke, S./Pütz, J.: Hobbythek. Nr. 208. WDR 1992. S. 7.
15 Vergleiche dazu: Glomp, I. u. a.: Mineralstoffe und Spurenelemente. Leitfaden für die ärztliche Praxis. Bertelsmann Stiftung, Gütersloh 1992.

einzelne Vorgänge im Körper nicht mehr möglich. Der Betrieb wird systematisch eingeschränkt. So entpuppt sich der Mangel an einem Mineralstoff im Sinne eines Funktionsmittels als zentrales Problem bei jenen Betriebsstörungen, die wir gewohnheitsmäßig als Krankheiten beschreiben.

Die Betriebsstoffe müssen wieder nachgefüllt werden, was aber nur unter bestimmten Umständen möglich ist. Nicht immer bringt die Einnahme der Mineralstoffe nach Dr. Schüßler den gewünschten Erfolg. Immer wieder wenden sich Menschen von dieser und anderen Heilmethoden enttäuscht ab, weil sich die erwartete Veränderung nicht einstellt.

Dazu zum besseren Verständnis ein Gleichnis:

Stellen Sie sich vor, dass Sie mit einem Auto fahren wollen, bei dem sich vor jedem Reifen ein Bremsklotz befindet. Es wird nicht möglich sein, es vorwärts zu bewegen.

Das kann symbolisch auf die Bereiche der Gesundheit übertragen werden. Dann heißen die Bremsklötze zum Beispiel: Spiegelwand vor dem Bett, Radiowecker mit Verlängerungskabel hinter dem Bett, Amalgamfüllungen in einer großen Anzahl im Mund und eine belastende Ernährung. Die vier Bremsklötze haben das Leben dieses Menschen unter Umständen so schwer belastet, dass Mineralstoffmängel und damit verbundene Betriebsstörungen (Krankheiten) entstanden sind. Das Leben wurde dadurch mühselig und beschwerlich. Wenn der solcherart belastete Mensch beginnt, die Schüßler'schen Mineralstoffe zu nehmen, kann es sein, dass sich nicht viel verändert. Die eingenommenen Mineralstoffe erreichen dann höchstens eine Wirkung von bis zu 20%, und das ist sehr unbefriedigend.

Genauso gut ist es möglich, dass jemand seinen Spiegel aus dem Schlafzimmer entfernt und es ändert sich nicht viel oder nur wenig.

Auch der Kauf eines guten Lattenrostes und einer neuen Matratze können ohne Erfolg bleiben.

Oder jemand wechselt den Schlafplatz und die Beschwerden ändern sich kaum.

Nur nach der Entfernung mehrerer Behinderungen der Gesundheit entfaltet sich das Leben, und der eingebremste Karren wird wieder flott. Es geht also meistens um mehr als nur ein Gebiet, das beachtet werden soll. Dies soll hier auch deshalb betont werden, damit nicht leichtsinnig und vor allem einseitig in gesundheitlichen Bereichen mit dem eigenen Leben umgegangen wird.

1.7 Die Grenzen der sanften Methoden

Falsch ist es zu glauben, dass kein Arzt mehr nötig ist, wenn die Mineralstoffe nach Dr. Schüßler zur Verfügung stehen. Das wäre ein großer Irrtum. Niemand kann versprechen, dass keine Medikamente mehr gebraucht werden, wenn die Mineralstoffe nach Dr. Schüßler eingenommen werden. Trotzdem darf zurecht erwartet werden, dass sich der Gesundheitszustand deutlich verbessern wird und dauerhaft erhalten bleibt, wenn diese Mineralstoffe regelmäßig eingenommen werden und darauf Acht gegeben wird, dass sie ihre Wirksamkeit entfalten können.

Die Grundhaltung diesbezüglich wäre die der Gesundheitspflege und Krankheitsvorsorge.

Es geht um eine Sichtweise, wie sie die chinesischen Ärzte gehabt haben. Sie wurden dafür bezahlt, dass der Klient, der zu Begleitende, nicht krank geworden ist. Das bedarf einer längerfristigen Begleitung, aber es ist möglich!

Hier offenbart sich uns eine ganz andere Sichtweise als sie in unseren Kulturkreisen üblich ist.

Bei uns sind viele Ärzte Erfüllungsgehilfen für die falsche Lebensweise vieler Menschen. Erst wenn durch eine problematische Lebenseinstellung die Ausbeutung der körperlichen und energetischen Lebensgrundlagen zu Komplikationen oder Schmerzen im Körper führen, laufen sie zum Arzt. Er soll dann das Problem wegschaffen, damit sie wieder so weiter machen können wie bisher. Stellt sich ein Arzt gegen die falsche Lebensweise seiner Patienten, wird er oft schnell gewechselt.

Deshalb sind Ärzte, die nachhaltig wünschen und verlangen, dass ihre Patienten ihren Lebenswandel verändern, und den Patienten dadurch zu einer andauernden Gesundheit verhelfen wollen, sehr dünn gesät. Es gibt leider nur wenige Menschen, die sich einer solchen Herausforderung stellen. Die Menschen suchen immer die Ärzte, die zu ihnen passen. Die Medizin ist auch nur deshalb Erfüllungsgehilfe für die falsche Lebensweise, weil die Menschen es so wollen!

Macht man sich auf die Suche nach einem Arzt, der eine sehr gründliche und tief greifende Sichtweise von den Krankheiten hat und die Übel auch an der Wurzel anpackt, so kann man ihn finden. Es geht darum, die Augen zu öffnen und das zu erblicken, was wirklich heilsam ist.

2 Die Bedeutung der Mineralstoffe

2.1 Die Bedeutung der Mineralstoffe für die Natur

Die Mineralstoffe sind die Form und Halt gebenden Bestandteile sowie die Betriebsstoffe für einen reibungslosen Ablauf aller Lebensvorgänge in jedem Organismus, von der Pflanze genauso wie vom Tier und vom menschlichen Organismus. Sie sind die Grundsubstanz, ohne die nichts geht. Weder gäbe es einen Vitaminhaushalt, der in Ordnung ist, noch einen ausreichenden Hormonhaushalt, noch einen gut geformten, stabilen Körper mit einem festen Gewebe. Es gibt keinen Vorgang im Menschen, der auf der körperlichen Ebene keine Mineralstoffe benötigt.

Die Mineralstoffe sind die anorganischen Stoffe im Körper. Sie sind durch Verbrennung nicht zerstörbar und bleiben als Asche zurück. Alle Stoffe, die zum Großteil aus Kohlenstoff bestehen, wie Kohlenhydrate, Fette, Eiweißstoffe und alle daraus hervorgehenden Umwandlungen, werden als organisch bezeichnet. Sie verflüchtigen sich bei der Verbrennung.

Anorganisch heißt chemisch, dass es sich um keine Kohlenstoffchemie handelt. Die Bezeichnung „anorganisch" wird für die Mineralstoffe verwendet. Sie sind als „Salze" bzw. ionogene Verbindungen Teil der unbelebten Natur, ermöglichen jedoch durch ihre Anwesenheit im organischen Körper als Mittlersubstanzen, Katalysatoren, Impulsgeber, Funktionsmittel den Lebensablauf. Das Skelett ist vom Aufbau her nicht lebendig. Erst durch das Spiel der vielen Muskeln, Sehnen und Bänder u.a.m. entsteht Bewegung, Aktivität, Ausdruck des Lebens.

Aus der Praxis:
Der Mensch kann nicht einmal schwitzen, ohne dass nicht ein sehr wesentlicher Mineralstoff, nämlich die Nr. 8 der Mineralstoffe nach Dr. Schüßler, das Natrium chloratum, beteiligt ist. Es kann kein Wassermolekül an die Hautoberfläche treten, ohne dass es nicht an ein Molekül von Natrium chloratum gebunden ist. Deshalb schmeckt der Schweiß salzig. Es sind dies vereinzelte Moleküle, die dem Organismus nur unter bestimmten Bedingungen zur Verfügung stehen, was noch ausführlich beschrieben wird.

Dieser bestimmte, speziell zubereitete Mineralstoff ist im Körper unter anderem für den Flüssigkeitshaushalt zuständig. Manche Menschen, können nicht gut schwitzen, weil sie einen Mangel an diesem Betriebsstoff haben. Wird die Nummer 8, das Natrium chloratum, über längere Zeit konsequent eingenommen, wird sich wahrscheinlich das Schwitzen auch wieder einstellen, wozu die Erfahrung bei vielen Menschen zu berechtigter Hoffnung ermutigt.

Alle Vorgänge des Lebens brauchen also Mineralstoffe, zum Aufbau von Gewebe im Organismus, zur Instandhaltung oder zum laufenden Betrieb. Sie sind die Basis, dass Leben einigermaßen als lebendig erfahrbar wird. Dies haben auch schon unsere Vorfahren gewusst!

2.1.1 Gesteinsmehlausbringung in der Geschichte

Aus dem Heft „Erste Hilfe für den Wald": *„Von alters her haben die Menschen mit Steinmehl in flüssiger Form ihre Böden fruchtbar gemacht. So brachte der Nil aus den Bergen Abessiniens riesige Mengen verwitterten Urgesteins in Form schwarzen Schlamms, der jahrtausendelang die sprichwörtliche Fruchtbarkeit Ägyptens gewährleistete.*[16] *Auch die Babylonier, Assyrer*

---

16 *Anmerkung zum Assuan-Staudamm:* Durch den Damm wurde das Ökosystem empfindlich gestört. Heute wird mit riesigen Lastwagen versucht, den Schlamm ins Delta zu bringen, um die Fruchtbarkeit wenigstens annähernd zu gewährlei-

und Inkas hatten gewaltige Bewässerungsanlagen mit Gesteinsmehlausbringung. Im Wallis (in der Schweiz) düngten die Bauern schon im 14. Jahrhundert ihre Äcker und Wiesen mit grünlicher Gesteinsmilch."[17]

2.1.2 Gesteinsmehlausbringung heute

Weiter heißt es in dem Heft:

„Selbstverständlich hat seit jeher auch der Wald, durch den zahllose Bäche und Rinnsale fließen, von dieser Naturdüngung profitiert. Mit dem Raubbau am Wald, mit den Monokulturen im Forst, mit Kahlschlägen, Straßenbauten, Schiliftschneisen, Pisten und Deponien und anderen Schäden wurden den Wäldern so große Wunden geschlagen, dass sie vielerorts regelrecht ‚verbluten'. Das Wasser zieht sich zurück oder stürzt unkontrolliert zu Tal. Der Stoffwechsel der Bäume kommt zum Erliegen, ganze Wälder fallen dem Windbruch, schwerem Schnee oder Schädlingen anheim.

Feinst vermahlene, basisch silikatische Gesteinsmehle sind in der Lage, versauerte Böden wieder ins Gleichgewicht zu bringen, wie sie auch, vorsichtig angewendet, den Stoffwechsel des Menschen günstig beeinflussen können. Sie enthalten hohe Anteile an Kiesel und Tonerde, Magnesium und anderen wichtigen Elementen. Kiesel[18] neutralisiert (‚puffert') Säure auf viel sanftere, feinere Art als der grobe Kalk. Weil Kiesel mit starken Bindekräften ausgestattet ist, fördert er die Bildung der Tonminerale (Kolloide) und verhindert die Auswaschung des Bodens, die bei Kalken, noch mehr bei Düngung mit Mineralsalzen, hoch ist. Kiesel verleiht dem Baum Festigkeit und Elastizität.

Das so genannte ‚Geheimnis' des Gesteinsmehls beruht wahrscheinlich darauf, dass seine Siliziumkristalle als Katalysatoren für energetische Prozesse wirken. So haben erste Messungen an menschlichem Gewebe (Vegatest) eine signifikante Abnahme radioaktiver Störungen nach Einnahme von Gesteinsmehl ergeben. Was allein dieser Hinweis für den Wald nach Tschernobyl (und all den weiteren vielen radioaktiven Belastungen seither) bedeuten könnte, wäre ein Feld für Forschungen in vielen Teildisziplinen. Chemisch betrachtet enthalten Gesteinsmehle in verschiedenen Kombinationen zahlreiche Nährelemente, deren Zusammensetzung sich im verbesserten Wachstum der Pflanzen zeigt. Besondere Bedeutung hat das Magnesium, das auch in der Humanmedizin (z.B. Herzinfarkte) immer mehr Beachtung gewinnt. Seine heilende, nährende Wirkung aber entfaltet das Magnesium nicht etwa als Düngesalz, sondern nur gebunden an die feinen Staubteilchen des Gesteinsmehls, aus denen es bei Bedarf abgerufen werden kann."

Der Text weist auch auf die Bedeutung der Mineralstoffe für den Menschen hin. Die Bemerkung: „vorsichtig angewendet" bringt auch schon einen wichtigen Hinweis darauf, dass die Mineralstoffe nicht unbedenklich und unbedacht genommen werden dürfen.

Das gesamte nun folgende Kapitel über die Messung von Säuren und Basen hat sowohl für die Natur als auch für den Menschen große Bedeutung.

2.1.3 Der pH-Wert

Für das Leben in der Natur sowie im menschlichen Körper ist es von großer Bedeutung, ob sich die Basen und Säuren in einem wohl ausgewogenen Gleichgewicht befinden. Dieses Gleichgewicht ist deshalb von großer Bedeutung, weil weder ein Übermaß an Basen noch

---

Fortsetzung Fußnote 16:
sten. Das Nil-Delta schwindet zusehends, weil vom Nil kein Schwemmmaterial mehr angeliefert wird. Auch das Klima hat sich verändert und es ist fraglich, ob der Nutzen aus dem Strom den Verlust durch den Schaden überhaupt decken kann!
17 Felsenreich, M.: Der Waldboden braucht Heilung. In: Plattform Umwelt Österreich: erste Hilfe für den Wald. Bauer, Wien 1986. S. 37.
18 Magnesiumsilikat.

2.1 Die Bedeutung der Mineralstoffe für die Natur

an Säuren für ein gedeihliches Leben förderlich ist.

Damit über den Zustand eines Bodens oder einer Flüssigkeit bezüglich der Basen oder Säuren etwas ausgesagt werden kann, wurde eine Vergleichsmöglichkeit geschaffen, ein Messwert, der pH-Wert:

0 Säuren 7 Basen 14
      ———————   ———————
                 neutral

Die Säuren und Basen werden mit einem pH-Wert-Messgerät gemessen (pH – Potentia hydrogenii – negativer dekadischer Logarithmus der Wasserstoffionenaktivität). Die Säuren liegen im Bereich von 0 bis 7,7 ist der Null- oder Neutralpunkt, was dem pH-Wert des reinen Wassers entspricht. Von 7 bis 14 rangieren die Basen. Das Lebensgeschehen des menschlichen Organismus kann sich nur in einem sehr begrenzten Rahmen abspielen, etwa 7 bis 7,8 pH.

Um das menschliche Blut bzw. die menschlichen Körperflüssigkeiten an sich als gesund bezeichnen zu können, müssen sie einen pH-Wert von 7,4 haben. Der Organismus erzeugt bei seinem Betrieb Säuren, die entsprechend neutralisiert bzw. abgebaut werden. Das heißt, dass wir immer trachten müssen, dem Körper mehr Basen als Säuren zuzuführen, um gesund zu sein. Der Körper ist bei unserer üblichen Lebensweise auf die Zufuhr von Basen angewiesen.

Das Säure-Basen-Gleichgewicht ist sehr instabil. Die Balance ist durch die sauren Endprodukte des Stoffwechsels und des Proteinabbaues, Eiweißabbaues, stets bedroht. Den größten Umsatz an sauren Stoffwechselendprodukten hat die Kohlensäure. In Ruhe werden 300 Liter Kohlendioxid pro Tag ausgeatmet, das steigert sich bis zur 10fachen Menge bei körperlicher Arbeit. Nicht flüchtige saure Ionen im Plasma werden über die Niere ausgeschieden:

- Sulfationen, SO_4^{2-}
- Phosphationen, PO_4^{3-}
- Laktationen, Milchsäureabkömmling
- Azetazetationen, Essigsäureabkömmling

Die Niere kann die Ausscheidung dieser Ionen alleine nicht bewältigen, eine weitere Eliminierung erfolgt über den Ammoniakhaushalt.

Ganz anders verhält es sich bei einer anderen Lebensweise, welche kaum Säuren erzeugt, wie bei den Mönchen in Tibet. Durch ihre gelassene Lebenseinstellung, die geringe Spannung, durch ihre ausgedehnte Übung der Meditation und der daraus folgenden inneren Ruhe entstehen kaum Belastungsstoffe. Außerdem wird durch die intensive, tiefreichende Atmung eine entstehende Säure abgeatmet.

Damit der Körper der Mönche nicht zu sehr in den basischen bzw. alkalischen Bereich kam, entwickelten sie eine ihnen gemäße Ernährungsform, die Makrobiotik. Sie ist versäuernd und für uns nicht zuträglich.

Zu diesem Problem nimmt Dr. med. Ulf Böhmig in seinem „Buch der natürlichen Heilkunde" ganz in unserem Sinne Stellung:

„Die Logik der makrobiotischen Ernährungslehre beruht ihrer Ansicht nach darin, dass die Mönche der zen-buddhistischen Klöster ein besonders hohes Alter erreichen. Nun ernähren sich die Mönche in den Klöstern nicht so, wie es die makrobiotische Küche heute vorschlägt. Außerdem ist eher ihre sonst gesunde Lebensweise ein Hauptgrund für ihre überlange Lebenserwartung. Allein aus der Ernährung kann man ohnedies nicht mit Sicherheit Gesundheit ziehen. Wenn auch Ohsawa sagt: ‚Gesundheit ist eine Eigenschaft des normalen Menschen, sie kann nur mit Diät erzeugt werden.'

Keine Diät ist der alleinige Pfeiler der Gesundheit, und die makrobiotische Lehre schon gar nicht; dazu verkocht sie zu viel und schließt natürliche Nahrungsmittel aus."[19]

Insgesamt bewertet Dr. Böhmig in dem

---

19 Böhmig, U.: Das große Buch der natürlichen Heilkunde. 5. Aufl. Orac, Wien 1985. S. 163.

genannten Buch auf Seite 143 die Makrobiotik als eine Ernährungslehre mit einem Säureüberschuss. Die Zusammenhänge zu durchschauen ist insofern von großer Bedeutung, damit nicht blind irgendwelche Elemente aus fremden Kulturen übernommen werden, die nicht in unser System passen.

2.1.4 Der Säure-Basen-Haushalt im Körper

Das Säure-Basen-Gleichgewicht wird hauptsächlich durch die Nieren hergestellt. Die Nieren haben ein Gewicht von 0,4% des Körpergewichts. 1200 ml (Milliliter) Blut fließen pro Minute durch beide Nieren, dabei wird in den Glomeruli[20] 125 ml pro Minute eiweißfreies Ultrafiltrat erzeugt. 99% des Filtrats wird wieder resorbiert (in den Körper zurück aufgenommen).

Eine Anreicherung an Säure wird als Azidose, eine Anreicherung an Basen wird als Alkalose bezeichnet.

Es gibt eine respiratorische und eine metabolische Azidose bzw. Alkalose. Sie haben jeweils im gesamten Körper ihre Auswirkung. Dabei sind folgende Phänomene zu betrachten:

- Hyperventilation: Infolge einer zu starken Atmung entsteht eine respiratorische Alkalose. Das Bikarbonat-Puffersystem[21] wird auf die Bikarbonatseite verschoben, d.h. das Gewebe wird basisch. Als Folge davon muss die Niere mehr Bikarbonat ausscheiden.
- Bei der respiratorischen Azidose wird Kohlendioxid im Blut angereichert als Folge einer eingeschränkten Lungenbläschenventilation (Atmung). Die Niere kompensiert diesen Vorgang durch vermehrte Resorption von Bikarbonat und erhöhte Ausscheidung von Chlorid. Dadurch wird das absolute Puffer**verhältnis** wieder hergestellt.
- Bei einer Übersäuerung nimmt das intrazelluläre[22] Kalium ab, bei der Alkalose nimmt das intrazelluläre Kalium zu. Die gesunde Niere hält den Kaliumspiegel unbedingt konstant. Das macht es möglich, dass bei einem normalen Plasmakaliumspiegel[23] eine Azidose (Kaliummangel im intrazellulären Raum) bzw. eine Alkalose (Kaliumüberschuss im intrazellulären Raum) vorliegen kann.
- Als Beipiel einer metabolischen Azidose kann die Hypoxie[24] und Ischämie[25] angeführt werden. Bei Hypoxie handelt es sich um Sauerstoffmangel im Gewebe im Zu-

---

20 *Niere* (Ren, Nephros), paariges Exkretionsorgan der Wirbeltiere und des Menschen. Die Nieren des Menschen sind zwei bohnenförmige, dunkelrote, je 120–200 g schwere, etwa 11 cm lange, 5 cm breite und 3 cm dicke Organe, die links und rechts der Wirbelsäule in Höhe der untersten Brust- und oberen Lendenwirbel an der Hinterwand des Bauchraums liegen. Jede Niere ist von einer derben, bindegewebigen *Nierenkapsel* und zudem von einer *Fettkapsel* umhüllt. Die Nieren bestehen innen aus dem *Nierenmark*, das außen konzentrisch von der *Nierenrinde* umschlossen wird.
Die Funktionseinheit der Niere sind die in der Nierenrinde lokalisierten *Nierenkörperchen* (Malphigi-Körperchen). Jedes Nierenkörperchen enthält einen Knäuel *(Glomerulus)* aus zahlreichen Blutkapillarschlingen, der von einer Kapsel *(Bowman-Kapsel)* umgeben ist. Von dieser führt ein Nierenkanälchen *(Nierentubulus)* in den Bereich des Nierenmarks und bildet eine U-förmige Schleife *(Henle-Schleife)*. Nierenkörperchen und Nierentubulus bilden zus. das *Nephron* (über 1 Mio. Nephronen in der menschl. Niere). Die Nierenkanälchen kommen im einheitlichen Sammelrohr der *Nierenpapille* zusammen. Funktionell wird im Nierenkörperchen durch einen Filtervorgang aus dem Blut der Primärharn bereitet. Im Primärharn finden sich alle Blutplasmaanteile mit Ausnahme der hochmolekularen Eiweiße. Viele wichtige Salze und Nährstoffe (z.B. Glucose) sowie Wasser werden dann im Nierentubulus wieder rückresorbiert. Beim Menschen passieren täglich etwa 170 l Flüssigkeit die Nierenkörperchen, die ausgeschiedene Tageshamenge beträgt nur 1–2 l. – Eine wichtige hormonartige Leistung der Niere ist die Sekretion von Renin. (Aus der CD Meyers Lexikondienst)
21 Kohlensäure und Bikarbonat stellen den Puffer dar.
22 Innerhalb der Zelle befindliche.
23 Gemeint ist das Blutplasma.
24 Sauerstoffmangel im Gewebe.
25 Blutleere.

sammenhang mit niedrigem Blutdruck. Dabei kommt es zu einer Steigerung des anaeroben[26] Stoffwechsels mit einer Anhäufung von sauren Stoffwechselprodukten, wie Laktat (Milchsäuresalze) und Pyruvat[27]. Es erfolgt eine Abnahme an energiereichen Phosphaten im Blut, z.B. des Adenosintriphosphats. Die Wärmeproduktion wird eingeschränkt. Bleibt der Sauerstoffmangel längere Zeit aufrecht, kommt es zum Erliegen der Zellfunktionen. Die Durchlässigkeit der Kapillaren, aber auch der anderen Zellmembranen nimmt zu, es kommt zum Austritt von Kaliumionen aus der Zelle. Die Anhäufung von gefäßaktiven Stoffwechselprodukten (aufgrund des niedrigen Blutdrucks wird der aktive, arterielle Blutumsatz eingeschränkt) und die zunehmende Azidose verursachen eine Erschlaffung der glatten Gefäßmuskulatur. Darauf folgt ein Flüssigkeitsverlust aus der Blutbahn mit Austritt von Proteinen aus der Blutflüssigkeit und auch von Erythrozyten. Das Blut fließt nur mehr langsam, es kommt zur Verklumpung, Aggregation, von Erythrozyten und Thrombozyten. Das wiederum behindert die Mikrozirkulation. Der Blutstrom transportiert die Aggregate weiter, bis sie in der Lunge oder im Darm abgefangen werden. Dabei entstehen in der Lunge Mikrothromben, die die Mikrozirkulation erheblich behindern und den Gasaustausch einschränken. Der gesamte Vorgang mündet in ein akutes Kreislaufversagen. Die Gerinnungsfähigkeit des Blutes wird herabgesetzt. Am Herzen führt die herabgesetzte Sauerstoffzufuhr zu einer Herzmuskelschwäche, der so genannten myokardialen Insuffizienz. Auch die Nieren versagen und verlieren ihre Konzentrationsfähigkeit.

2.1.5 Wie wird der ph-Wert gemessen?

Abgesehen von der wissenschaftlichen Analyse von Säurewerten steht dem Laien eine sehr einfache Möglichkeit zur Verfügung. In jeder Apotheke ist es möglich, Teststreifen zu kaufen, mit deren Hilfe die entsprechenden Werte aus dem Urin ermittelt werden können.

Mit Hilfe von Teststreifen kann auch festgestellt werden, wie sauer oder basisch Lebensmittel, insbesondere Getränke sind. Es wird dabei der Säurewert des betreffenden Nahrungsmittels oder Getränks ermittelt, das dem Körper zugeführt wird. Mit der Säure muss sich der Organismus direkt auseinander setzen. Das heißt in der Regel, wenn die Werte im sauren Bereich liegen, dass er für diese Säuren Mineralstoffe braucht, um sie zu neutralisieren. Damit stellen sie eine Belastung für einen angegriffenen Körper dar. Für einen gesunden Körper sind sie ein Reiz, je nach ihrer Dosierung belastend oder förderlich.

Es gibt allerdings auch eine Reihe von Nahrungsmitteln, die erst im Körper durch Umwandlungsprozesse, Verdauungsvorgänge, eine Säurebelastung darstellen, wie z.B. der weiße Industriezucker. Wird zu viel tierisches Eiweiß zugeführt, entsteht Säure und stellt eine Belastung dar. Der durchschnittliche Bedarf an Eiweiß beträgt für den erwachsenen Menschen ungefähr ein Gramm pro Kilogramm Körpergewicht.

Es ist mit den Teststreifen auch möglich, den eigenen Speichel oder Harn zu messen und festzustellen, ob er sich mehr im sauren oder basischen Bereich befindet. Allerdings ist es von großer Bedeutung, die Zusammenhänge zu kennen:

---

26 Ohne Vorhandensein bzw. ohne Verbrauch von Sauerstoff, weil dieser nicht zur Verfügung steht.
27 Ein Salz der Brenztraubensäure, kommt im Aminosäurenstoffwechsel vor. Ein Zwischenprodukt des aeroben und anaeroben Stoffwechsels. Pyrovat wird bei anaerober Glykolyse im Muskel zu Laktat reduziert. Auf diesem Weg erfolgt der anaerobe Abbau der Kohlenhydrate zur Gewinnung des Adenosintriphosphats, das der Energielieferant für die Zelle ist. Ausgangsstoff ist das Glykogen oder Stärke.

Aus der Praxis:

Eine Frau hat regelmäßig den pH-Wert ihres Harns gemessen und beim ersten Harn in der Früh festgestellt, dass er sich im basischen Bereich befindet. Sie nahm an, dass sie gesund sei, weil immer wieder betont wird, dass ein basischer Harn ein sicheres Zeichen dafür wäre.

Leider musste bei der Frau aufgrund der Antlitzdiagnose und der vorliegenden Symptome festgestellt werden, dass im Körper eine hohe Säurebelastung vorliegt. Sie fragte überrascht und bestürzt, wie denn so etwas möglich sei. Es war notwendig, sie darauf aufmerksam zu machen, dass sie einen großen Mangel an jenen Mineralstoffen hat, welche die Säuren ausscheidungsfähig machen. Es war vor allem ein großer Mangel an Natrium phosphoricum Nr. 9 feststellbar. Sie hatte einen großen Säurestau, der aber abgebaut werden konnte.

Hinweis: Der erste Harn soll für solche Messungen nicht in Betracht gezogen werden, weil er meistens im stark sauren Bereich liegt. Im Laufe des Tages soll wenigstens ein basischer Wert erreicht werden, aber nicht beim ersten Harn, in dem sich alle Abfallprodukte befinden, die der Organismus während der Nacht ausgeschieden hat. Dazu meint Dr. Worlitschek in seinem Buch „Der Säure-Basen-Haushalt": *„Morgens wird meist ein saurer Wert von pH 5 zu messen sein."*[28]

Auch beim Heilfasten kann es zu einem Säurestau kommen, weil der Organismus mit den vielen so plötzlich frei werdenden Belastungsstoffen nicht zu Rande kommt. Außerdem wird beim Heilfasten viel zu wenig Wert auf eine Begleitung mit Mineralstoffen nach Dr. Schüßler gelegt. Das würde den anspruchsvollen Betrieb des Körpers, welcher beim Heilfasten gefordert ist, unterstützen.[29]

Misst jemand seinen Harn mit Hilfe von Teststreifen, muss er beim ersten Harn in der Früh die vorher angeführten wichtigen Punkte berücksichtigen. Ist der Harn sauer, oder sogar sehr sauer, dann ist zuerst nicht an eine schwere Krankheit zu denken, sondern vor allem einmal daran, was am Vortag gegessen wurde. Auch ist der Einfluss von Medikamenten zu berücksichtigen. Das alles beeinflusst ganz wesentlich die Harnbildung am nächsten Tag. Ist der erste Harn trotz basischer Ernährung sauer, dann sollte man sich über die gute Ausscheidung von Belastungsstoffen freuen, die wahrscheinlich durch die gute Ernährung sogar noch gefördert wurde. Wenn allerdings der Harn während des ganzen Tages über sauer bleibt, sollte diesem Problem nachgegangen werden.

Bei der Messung des Speichels ist vor allem die Säurebelastung durch Amalgamfüllungen zu bedenken. Vor einigen Jahren hat eine österreichische Tageszeitung Teststreifen zur Speichelmessung verschickt. Es wurde darauf hingewiesen, dass bei einer Verfärbung in den sauren Bereich sicher eine schwere Krankheit vorliege. Es war dies eine sehr einseitige und bedenkliche Aktion, weil Menschen mit Amalgamfüllungen, die einen sauren Speichel hatten, auf unverantwortliche Art in unbegründete Angst gestürzt wurden.

2.1.6 Die Aussagekraft des pH-Wertes für das Wachstum

Der pH-Wert zeigt den Säure- bzw. Basengehalt an. In der Natur lässt sich das ausgezeichnet beobachten. Es ist fast, als ob man in einem Bilderbuch lesen würde. Wenn die Säuren überwiegen, sprechen wir von einem

---

28 Worlitschek, M.: Der Säure-Basen-Haushalt. Karl F. Haug, Heidelberg 1995. S. 70.
29 Durch Heilfasten werden Toxine (Giftstoffe) freigesetzt, die bisher im Organismus gebunden waren, besonders im Fettgewebe. Sie belasten den Körper und überfordern unter Umständen die Ausscheidungsorgane. (Insektizide, Fungizide – Sammelbegriff – sind meistens Substanzen, die im Fett löslich sind und im Fettgewebe gespeichert werden. Dort sind sie relativ harmlos.) Fungizide sind Stoffe, die systematisch und nichtsystematisch Pilzabtötung herbeiführen, wie zum Beispiel Pflanzenschutzmittel.

sauren Boden, auch „sauren Wiesen". Auf diesen Wiesen ist nur ein einseitiges Wachstum von Pflanzen vorhanden. Früher haben die Bauern die Pferde dort weiden lassen. Für die Kühe war der Boden zu schlecht.

Wer auf sauren Wiesen ein Heilkraut mit basischer Wirkung suchen sollte, würde keine finden. Brennnessel, Kamille, Johanniskraut, Schachtelhalm, Schafgarbe, oder was auch immer an basenspendenden Heilkräutern, wachsen nur auf basischen Böden. Sie sind auch, das ist für uns ein bedeutender Gesichtspunkt, wichtige Mineralstofflieferanten. Durch das Aufbrühen oder das Ansetzen mit Wasser über Nacht werden die Mineralstoffe aus der Pflanze herausgelöst. Manche Pflanzen werden in Alkohol angesetzt, wodurch der Zellenaufbau zerstört und dadurch die Inhaltsstoffe frei werden.

Die Heilpflanzen und Kräuter enthalten auch andere Wirkstoffe, worauf aber hier nicht eingegangen wird. Über das Trinken von Tee und anderen Flüssigkeiten lesen Sie bitte in den ergänzenden Informationen (s. S. 168 ff.) weiter nach.

Welche Bedeutung Mineralstoffe für das Wachstum der Pflanzen haben, sehen wir an den mineralstoffhaltigen Düngemitteln. Es gibt das fertige Gesteinsmehl, die Kali- und Phosphordünger, das Thomasmehl und diverse andere spezielle Zusammenstellungen für den Boden.

Wenn jedoch durch zu starke und einseitige Düngung und entsprechendem Raubbau am Ackerboden der Mineralstoffgehalt reduziert wird, geht das Wachstum zurück. Das geschieht einfach aus dem Grund, weil der Mensch nicht alle Stoffe nachfüllt, die er durch übermäßigen Ertrag dem Boden entzieht. Die Düngemittel ermöglichen ein überdurchschnittliches Wachstum, und an Stoffen, die nicht gedüngt, das heißt nicht wieder ergänzt werden, entsteht ein überdurchschnittlicher Mangel. Durch Bodenübersäuerung werden die Lebensgrundlagen für die Boden-Mikroorganismen so verschlechtert, dass diese nicht mehr ausreichend vorhanden sind und unter anderem dadurch die Humusbildung rückläufig ist.

2.2 Die Bedeutung der Mineralstoffe für den Menschen

Die Mineralstoffe haben nicht nur in der Natur, sondern auch für den Körper des Menschen eine große Bedeutung. Der folgende Abschnitt bringt einen Überblick und zeigt Zusammenhänge auf, wie die Mineralstoffe in Bezug auf den menschlichen Körper zu betrachten sind.

2.2.1 Das Minimumgesetz von Justus von Liebig

Liebig war einer der Wegbereiter der landwirtschaftlichen Chemie. Er lebte im 19. Jahrhundert etwa um die Zeit Dr. Schüßlers. Der Laboratoriumsunterricht an Hochschulen wurde durch ihn eingeführt. Bedeutende Arbeiten auf dem Gebiet der Chemie insgesamt stammen von ihm, wie auch das Minimumgesetz.

Es besagt Folgendes: Enthält ein Ackerboden alle zum Wachstum erforderlichen Stoffe mit einer einzigen Ausnahme, so wird sich das Wachstum der Pflanze doch immer nach jenem Stoff richten müssen, an dem der größte Mangel besteht. Wird genau dieser Stoff dem Boden als Dünger zugeführt, dann erst können die Pflanzen ihr volles Wachstum entfalten. Berücksichtigt aber die Düngung diesen Mineralstoff nicht, gibt es trotz aller zugeführten Düngestoffe nur ein kümmerliches Wachstum.

Abbildung 2 (s. S. 24) veranschaulicht das Problem.

Justus von Liebig hat sein Gesetz für die Pflanzen entwickelt. Dieses Prinzip lässt sich auch auf den Organismus der Tiere und Menschen anwenden. Auf der Grafik sind drei Ellipsen übereinander zu erkennen. Die oberen

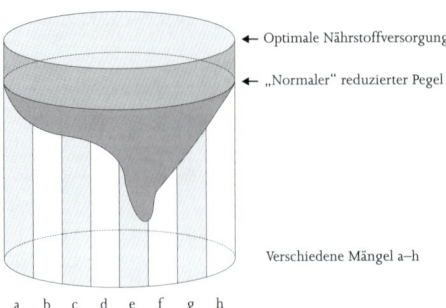

Abb. 2: Grafische Darstellung des Minimumgesetzes von Justus von Liebig.

Natürlich ist die Absenkung des gesamten Leistungspegels auch schon ein Mangel. Aber er ist auf alle Bereiche so verteilt, dass er nicht direkt feststellbar ist. Erst wenn sich dann die einzelnen Unterschiede zu zeigen beginnen, also in der Relation, erkennen wir die Mängel besser. Der durchgehende Mangel über alle Mineralstoffe hinweg, der konstitutionelle Mangel, ist nicht leicht erkennbar.

Er wird in manchen Formulierungen deutlich, wenn es vor allem um den Vergleich der Leistungsfähigkeit der Generationen geht. In der älteren Generation wird immer wieder formuliert: „Ja wir haben noch etwas leisten können. Aber die heutige Generation hält ja nichts mehr aus." Gemeint ist die körperliche Leistung. Der Unterschied ist tatsächlich alarmierend, wenn die körperliche Leistungsfähigkeit der Jugend betrachtet wird. Auch die Widerstandsfähigkeit hat sehr gelitten. Es darf davon ausgegangen werden, dass es kaum noch Menschen gibt, die sich am oberen Rand der Möglichkeiten befinden, Mineralstoffe zu speichern.

zwei drücken aus, dass insgesamt schon sehr viel von der Grundsubstanz abgebaut wurde, dass also die Menschen schon von einem niedrigeren Ansatz ausgehen müssen, als es ihrer Natur entspricht. Ab dem unteren Niveau der beiden Ellipsen abwärts beginnen dann die so genannten Mängel, von denen der in der Abbildung beim Buchstaben „e" am größten ist. Der nächst kleinere Mangel ist beim Buchstaben „f", dann folgt „d" usw.

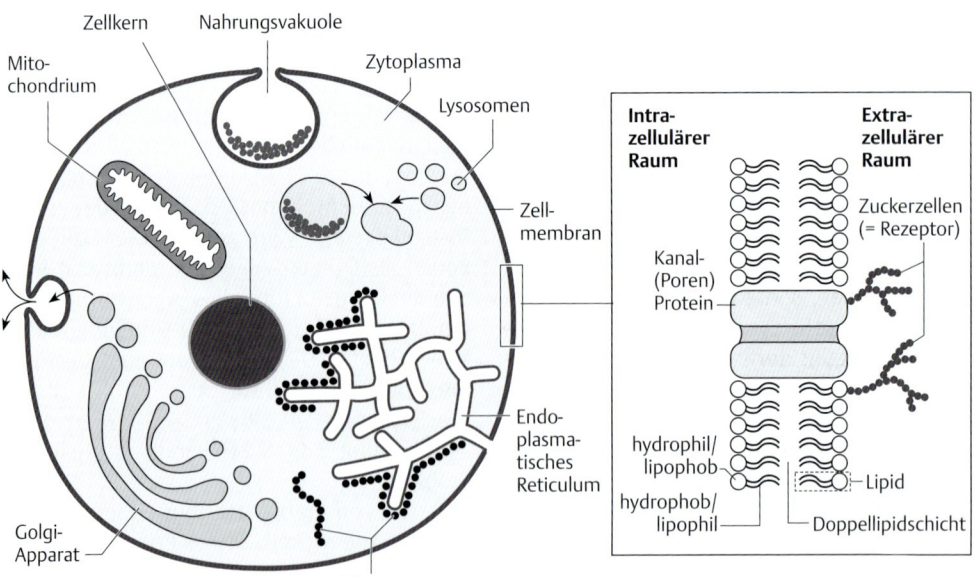

Abb. 3: Die menschliche Zelle: eine vereinfachte Darstellung des Aufbaus.

2.2 Die Bedeutung der Mineralstoffe für den Menschen

Die Absenkung des gesamten Mineralstoffspiegels kann als Degeneration beschrieben werden. Sie zeigt auf, wie weit die Menschen von einer körperlichen Gesundheit entfernt sind.

Von dem gezeigten Bild lässt sich eine Grundregel der Schüßler'schen Biochemie hervorragend ablesen und damit ableiten:

> Je schlechter es einem Menschen geht, umso weniger verschiedene Mineralstoffe kann er für die Verbesserung seiner Situation brauchen. Je gesünder er ist, umso mehr verschiedene Mineralstoffe kann er zu sich nehmen, aber dafür in geringeren Dosierungen.

Wenn ein großer Mangel vorliegt, wie bei unserem Beispiel (dargestellte Grafik), so sollte mit dem Mineralstoff „e" begonnen werden. Wird dieser einige Zeit genommen, tritt ab einem bestimmten Zeitpunkt keine Besserung mehr ein. Das ist dann der Fall, wenn „e" so weit aufgefüllt wurde, dass der nächste Mangel, nämlich „f" dran ist.

Wird jemand gefragt, dem man geraten hat, „e" einzunehmen: „Wie hat das geholfen?" wird er wahrscheinlich antworten: „Das war wunderbar. Die ersten Tage habe ich mich wunderbar gefühlt, aber dann hatte ich das Gefühl, es rührt sich nichts mehr." Er hat genau den Zeitpunkt gespürt, an dem der zweite Mineralstoff „f" fällig gewesen wäre. Nach einer gewissen Zeit der Einnahme von „e" und „f" ist dann „d" fällig.

Die Dosierung lässt sich jedoch nicht so exakt festlegen, sodass immer eine gewisse Bandbreite gesehen werden muss. Die genaue Berücksichtigung der einzelnen Mineralstoffe ist bei sehr schwer kranken Menschen notwendig. Bei ihnen ist es nicht möglich, viele verschiedene Mineralstoffe zu geben, außer es ist durch die Krankheit bedingt unumgänglich notwendig.

2.2.2 Die menschliche Zelle

Alle charakteristischen Eigenschaften des Lebens, wie Stoffwechsel, Bewegung, Reizbarkeit, Vermehrung, Wachstum und Vererbung kann man bereits in einer Zelle nachweisen. Die tierischen Zellen sind bei den verschiedenen Tierarten ungefähr gleich groß; so hat der Wal annähernd gleich große Zellen wie eine Maus. Die Zellen von Säugetieren haben eine Durchschnittsgröße von 0,017 mm; Eizellen bis 0,1 mm.

Das Zellplasma, eine gallertartige Masse innerhalb der Zelle, ist die Grundsubstanz des Lebens. In dieses sind die Organellen[30] eingebettet. Das Protoplasma ist der lebende Zellleib, ein gut benetzbares Gemisch von teils in Wasser gelösten und teils fein verteilten anorganischen und organischen Stoffen.

Der Hauptbestandteil ist Wasser:
- Körper: 60%
- Blut: 80%
- Gehirn und Muskulatur: 70%
- Knochen: 20%

Wasser – der Stoff des Lebens

Wasser ist ein Dipol, eine polare Flüssigkeit, dadurch hat es hydratisierende Wirkung; die zu lösenden Substanzen werden mit einem Wassermantel umgeben. Es ist durch seine starke Oberflächenspannung an der Membranbildung beteiligt und dient der Temperaturregulation (Verdampfung an der Oberfläche der Haut). Das Wasser bildet mit den gelösten Stoffen den Zellsaft. Der wiederum bestimmt den Quellzustand bzw. den osmotischen Druck einer Zelle. Wasser ist das Transportmittel im Zellmilieu und im Gesamtorganismus (z.B. Nährstoffe, Stoffwechselschlacken).

---

30 Im Zytoplasma (Zellplasma, Protoplasma) der Zelle gelegene Körperchen verschiedener Gestalt und Größe mit bestimmten Funktionen z.B. Zellkern, Mitochondrien.

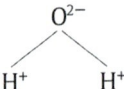

Es ist unmittelbar an allen Stoffwechselreaktionen beteiligt.

Anorganische, im Wasser gelöste Stoffe: Na$^+$, K$^+$, Ca^{++}, Mg^{++}

Die bedeutendsten Organellen:
- Das endoplasmatische Retikulum – Sitz der Ribosomen, das sind kugelförmige Körnchen von 10–20 nm[31] Größe und bestehen aus Eiweiß und Ribonukleinsäure (RNS), das ist der Ort der Eiweißsynthese.
- Golgi-Apparat – ist das Speichersystem für Membranaufbaustoffe und Schleimstoffe.
- Mitochondrien sind die Energielieferanten der Zelle.

Der wichtigste energiegewinnende Stoffwechselprozess:

Adenosintriphosphat (ATP) wird durch Enzyme übergeführt in Adenosindiphosphat (ADP) und Phosphat; dabei wird Energie (Joule) freigesetzt.

2.2.2.1 Die Zelle – Baustein des Menschen

Die Entwicklung leistungsfähiger Mikroskope im letzten Jahrhundert ermöglichte es, kleine und kleinste Gegenstände beziehungsweise Körperteile zu untersuchen. Wenn man bedenkt, dass 100.000 durchschnittliche Zellen des Körpers in einem Stecknadelkopf Platz haben, dann kann man verstehen, dass die Erforschung der Körperzelle erst mit Hilfe des Mikroskops möglich war. Außerdem hatte im 19. Jahrhundert die stürmische Entwicklung der Chemie großen Einfluss auf die Erforschung der Zelle.

Im Laufe der Erforschung der Zelle hat Virchow, der große Berliner Forscher und Begründer der Zellularpathologie[32], erstmalig seinen berühmten Lehrsatz aufgestellt: *„Die Krankheit des Körpers ist gleich der Krankheit der Zelle."*[33]

Virchow ging davon aus, dass alle Krankheiten auf einer veränderten Tätigkeit bzw. Beschaffenheit der Zellen beruhen. Damit wurde ein Erklärungsprinzip für alle Bereiche als gültig erklärt, was wohl eine gewisse Problematik darstellt. Außerdem berücksichtigt dieser Lehrsatz ausschließlich die körperliche Ebene des Menschen.

Der zweite große Forscher, der Schüßler den Weg wies, war Moleschott. Er stellte den zweiten entscheidenden Lehrsatz auf: *„Die Krankheit der Zelle entsteht durch Verlust an anorganischen Salzen."*[34]

Gemeint sind damit die für den Körper so notwendigen Mineralstoffverbindungen. Der Organismus leidet durch Mängel, es kommt zu Betriebsstörungen, die wir üblicherweise

---

[31] 1 Nanometer = 1 nm = 10^{-9} Meter = 1 Milliardstel Meter.
[32] Das ist die Lehre von der kranken Zelle.
[33] Auf die genannten Forscher wird in der Kurzbiografie über Dr. Schüßler näher eingegangen, s. S. 95.
[34] Wir haben in unseren Ausführungen den Ausdruck Mineral-„Salz" kaum noch verwendet. Außerdem haben wir im Text absichtlich die Formulierung „Mineralstoffe nach Dr. Wilhelm Heinrich Schüßler" gewählt. Der Ausdruck Mineral-„Salz" ist an und für sich überholt. Dazu schreibt Max Schmidt, ordentlicher Professor an der Universität Würzburg, in seinem Buch „Anorganische Chemie I" (Bibliografisches Institut, Mannheim 1967) auf S. 75: „Alle 20 denkbaren Alkalihalogenide sind erwartungsgemäß sehr beständige, gut kristalline farblose Festkörper mit relativ hohen Schmelz- und Siedepunkten. Diese Verbindungsklasse gilt mit Recht als typisch für ionogen aufgebaute Verbindungen. Der in der Natur mengenmäßig mit Abstand häufigste und auch praktisch wichtigste Vertreter dieser Verbindungen ist Natriumchlorid NaCl, das als ‚Kochsalz' oder ‚Steinsalz' allgemein bekannt ist. Auf diesen Zusammenhang ist die recht vage, aber noch häufig benützte Bezeichnung ‚Salz' für mehr oder weniger alle ionogen aufgebauten Verbindungen zurückzuführen. ‚Salzartig' ist demnach heute nur eine historisch bedingte Umschreibung für ionogen."
Die beschriebenen Schüßler-„Salze" sind Verbindungen von Ionen, wobei die positiv geladenen Ionen, die Kationen in der Formel zuerst und die negativ geladenen Ionen, die Anionen, in der Formel danach geschrieben werden, wie z.B. beim oben genannten NaCl ist das Natrium (Na) der positiv geladene Teil der Verbindung und das Chlor (Cl) der negativ geladene Teil. Die Ladungen sind in der Zelle genauso wie im Zwischenzellbereich jeweils ausgewogen, sie heben sich auf. Aber zwischen den Ladungsträgern entsteht eine Spannung, die das energetische Feld des Menschen aufbaut.

2.2 Die Bedeutung der Mineralstoffe für den Menschen

als Krankheiten beschreiben. Schüßler hat auf diese Problematik mit folgendem grundlegenden Satz geantwortet: *„Dann muss die Gesundheit der Zelle und damit des Körpers wiederhergestellt werden können durch Deckung des Verlustes."*

2.2.2.2 Die Bedeutung der kleinen Öffnungen

Auf die Problematik der Aufnahmefähigkeit der Zelle für Mineralstoffe speziell als Funktionsstoffe antwortete Schüßler mit folgendem Satz:

„Um Schaden zu verhüten und um die Mittel aufnahmefähig für die Zelle zu machen, müssen dieselben (Mineralstoffe) verdünnt werden."

Die Öffnungen der Zellwandung sind so klein, dass durch sie nur einzelne Moleküle in das Innere der Zelle gelangen können. Das veranlasste Schüßler, der aus der homöopathischen Schule kam, die Mineralstoffe so zu verdünnen, dass sie nur mehr ver-einzelt in der Trägersubstanz enthalten waren. Als bestes Transportmittel bot sich für die verdünnten Mineralstoffe der schon in der Homöopathie bewährte Milchzucker an, da er für den Körper am besten verträglich ist.

Über die Bedeutung der kleinen Öffnungen und der Mineralstoffkonzentration schreibt Kurt Hickethier in seinem „Lehrbuch der Biochemie" in einem ungewohnten Deutsch, weil der Text schon vor dem Zweiten Weltkrieg, in den „Zwanzigerjahren" entstanden ist:

„Die Wissenschaft hat ferner bewiesen, dass die Zelle, ein kleines, nur mit dem Mikroskop wahrnehmbares Organ, dessen äußeres Häutchen mit kleinen Öffnungen versehen ist, nur die Salze in ionisierter Form (Molekularform) aufnehmen kann. Kommen in den Bereich der Zelle stärkere Salzlösungen[35], dann schließen sich diese Öffnungen und lassen überhaupt nichts hindurch. Dieser Schutz ist sehr notwendig, sonst würde die Zelle an Vergiftung zugrunde gehen. Versetzen wir uns im Geiste z.B. in eine Festung, die vom Feind belagert ist! Wir finden draußen einen Freund, den wir gern im Schutz der Mauern haben möchten, weil er uns sehr nützlich ist. Doch können wir die Tore nicht öffnen, da sonst der Feind ebenfalls mit eindringen würde, und die Festung und wir verloren wären. Dieselben Gründe müssen wir uns vergegenwärtigen, wenn wir feststellen, dass die Zelle vor stärkeren Salzlösungen ihre Pforten schließt und überhaupt nichts hineinlässt. Nun können wir uns auch erklären, warum gerade die Leute, die gewöhnt sind, ihre Speisen stark zu salzen, einen ausgesprochenen Mangel an Kochsalz aufweisen[36], der mit Natrium chloratum (Natrium muriaticum) beseitigt werden kann.

Die großen Salzteilchen werden überhaupt nicht angenommen. Veranlasst durch die organisationsfeindlichen Spannungen (Zusammenhangs- oder auch Kohäsionskräfte genannt), die von den stärkeren Salzlösungen ausgehen, schließen sich die Poren der Zellen und die Lösung fließt vorüber, ohne dass die Zellen etwas aufnehmen. Würden die Zellen die Poren nicht verschließen, dann müssten sie schon nach dem Genuss einer stark gesalzenen Suppe u. dergl. zugrunde gehen. So sind sie aber in der Lage, den

---

35 Mineralstoffkonzentrationen.
36 Hickethier hat hier verabsäumt, auf die Unterscheidung zwischen Baustoff und Funktionsmittel hinzuweisen. Durch die starke Mineralstofflösung in den Flüssigkeiten kommt es zu einem Missverhältnis zwischen den Mineralstoffen innerhalb und außerhalb der Zelle. Weil die Konzentration außerhalb der Zelle so groß ist, schreit die Zelle nach einem „feinstofflichen" Mineralstoff, damit das Ungleichgewicht wieder ausgeglichen werden kann. Da der Mensch diese Unterscheidungen üblicherweise nicht berücksichtigt, wird durch das „Bedürfnis" allzu oft das Missverhältnis in den Mineralstoffkonzentrationen noch verstärkt. Erst durch Gaben von Mineralstoffen, die auch in das Innere der Zelle gelangen können, verliert sich auch die „Sucht". Der Körper meldet schon, was er braucht. Es ist aber wichtig, die „Sprache des Körpers" (siehe auch dort 76) zu verstehen, ihren „Code" zu kennen, damit sie entschlüsselt werden kann.

schädlichen Einfluss der stärkeren Lösungen bis zu bestimmten Grenzen ganz von sich ferne zu halten.

Obiges ist nicht nur eine der biochemischen Heilwissenschaft bekannte Tatsache, sondern auch die Schulwissenschaft spricht beispielsweise von einer ‚physiologischen Kochsalzlösung' und meint damit eine Verdünnung von nicht ganz eins zu hundert. Diese Kochsalzlösung verhält sich Körpergeweben gegenüber harmlos, gleichgültig, also ohne Wirkung."[37]

Jochen Schleimer schreibt in seinem Buch „Salze des Lebens":

„Im Jahre 1898 verstarb Wilhelm Heinrich Schüßler. Seine theoretischen Begründungen galten, da sie aus der Anschauung seiner Zeit geboren waren, im Laufe der Zeit als widerlegt. Die Homöopathie jedoch, die er mit seinem System ablösen wollte, existierte weiterhin.

Trotzdem fand die Schüßler'sche Biochemie wegen ihrer Einfachheit und ihrer geringen Kosten weite Verbreitung, besonders unter medizinischen Laien und vor allem in Indien. Neue bioelektronische Forschungen von Professor Vincent (Paris) scheinen zwischenzeitlich auch die wissenschaftliche Theorie Schüßlers zumindest teilweise zu bestätigen."[38]

Die Zelle verschließt sich vor allen stark konzentrierten Lösungen. Dennoch gibt es für die homöopathisch zubereiteten Mineralstoffe einen Weg, in das Innere der Zelle zu gelangen. Eine plausible Erklärung ließe sich darin finden, dass diese Mineralstoffmoleküle den Schlüssel besitzen, der ihnen öffnet. Dabei müsste auch noch berücksichtigt werden, dass der Schlüssel nur diesen Molekülen Einlass gewährt und den anderen zu sehr konzentrierten Molekülen der Eintritt verwehrt wird. Diese Überlegungen werden im 7. Kapitel (s. S. 245) weiter ausgeführt werden.

2.2.2.3 Veränderungen in der Zelle und ihre Bedeutung

Die Zellen des Körpers sind in Zellverbänden, den Organen oder anderen Körperteilen, zusammengeschlossen. Jede Zelle dieser Gemeinschaft versucht ihre eigene, arteigene Aufgabe zu erfüllen. Dazu entnimmt sie aus ihrer Umgebung, der Zwischenzellflüssigkeit, die für ihr Leben notwendigen Nährstoffe. Die Zelle ist dabei vor allem auf die vorhandenen Mineralstoffe angewiesen, weil sie die Grundlage einer optimalen Erfüllung der Aufgaben darstellen. Sie wählt die aufzunehmenden Stoffe aus, je nachdem welche sie benötigt und vor allem, welche ihren Aufgaben entsprechen.

So ist es von großer Bedeutung, dass der Zelle immer genügend Mineralstoffe angeboten werden, vor allem in einer Form, wie sie sie auch aufnehmen kann.

2.2.2.4 Verteilung der wichtigsten Elektrolyte

Für einen ca. 70 kg schweren Erwachsenen ergeben sich folgende Mengenangaben:
- Na^+ 95 g (2% IZ, 98% EZ)
- K^+ 140 g (98% IZ, 2% EZ)
- Mg^{++} 24 g (99% IZ, 1% EZ)
- Ca^{++} 1000 g in den Knochen, EZ ca. 1 g, 55% zirkuliert als freie Ionen.
- Körperwasser: Gesamtkörperwasser beträgt 55–66% des Körpergewichtes, davon sind 35–40% im IZ, 20% im EZ (15% Interstitielles Wasser, 5% Plasmawasser).
- Der EZ-Raum steht über die Nieren, Lungen, Magen-Darmtrakt und Haut mit der Außenwelt in Verbindung.
- Fettgewebe enthält 30% Wasser.

---

37 Hickethier, K.: Lehrbuch der Biochemie. 6. Aufl. Selbstverlag, Kemmenau 1984. S. 21 f.
38 Schleimer, J.: Salze des Lebens. Johannes Sonntag, Regensburg 1984. S. 10.

Tab. 1: Verteilung der wichtigsten Elektrolyte im extrazellulären Raum (Zwischenzellbereich) und in der Zelle[39] (Ionenkonzentration in mVal/l[40]).

		Extrazellulärer Raum EZ	Intrazellulärer Raum EZ
Kationen	Na^+	145	10
	K^+	4	160
	Ca^{2+}	5	2
	Mg^{2+}	2	26
Summe:		156	198
Anionen	Cl^-	114	3
	HCO_3^-	31	10
	$H_2PO_4^{2-}$	2	100
	SO_4^{2-}	1	20
	Organ. Säuren	7	–
	Proteinat	1	65
Summe:		156	198

2.2.2.5 Elektrophysiologisches[41] Verhalten der Zelle

Wichtigstes Ion ist Kalium, wobei das Verhältnis Kalium zu Calcium, Kalium zu Natrium und Kalium IZ zu Kalium EZ wichtiger ist als der Gesamtkaliumgehalt.

Die Elektrolytzusammensetzung in IZ und EZ ist gleich, die Unterschiede ergeben sich durch den aktiven Ionentransport an den Zellmembranen und den höheren Proteingehalt im IZ.
- Die Nieren regulieren die Zusammensetzung der Elektrolyte im EZ.
- Die Lungen sind durch die Abgabe von CO_2 an der Erhaltung des Säure-Basen-Gleichgewichts beteiligt.

Die Ladungen in der Zelle sind insgesamt jeweils ausgeglichen, die Ionenkonzentration ist in der Zelle höher.

So kann die Zelle wie ein autonomer Organismus betrachtet werden, der im Rahmen seiner Möglichkeiten und Aufgaben eigenständig handelt. Die Zelle hat auch ein eigenes, charakteristisches Energiefeld, das im wesentlichen davon abhängt, ob genug Mineralstoffverbindungen, welche die Ladung tragen, vorhanden sind. Ohne Ladungsträger kann die Zelle kein energetisches Feld aufbauen. Je besser die Zelle mit den notwendigen Stoffen versorgt ist, umso kräftiger und lebensfähiger ist sie, ein umso stärkeres Energiefeld kann sie aufbauen, umso stärker ist auch das Immunfeld. Das Energiefeld entsteht als Spannung zwischen den in der Zellflüssigkeit vorhandenen aufgelösten ionogenen Mineralstoffverbindungen.

Der Schweizer Forscher Professor Walter Stark schreibt in seinem Buch „Marah – Die Bibel weist modernster Wissenschaft den Weg":

„Zwingend stellt sich nun die Frage nach dem Ursprung der Aura. Offensichtlich handelt es sich um eine Ausstrahlung, die nur existiert, solange ein Lebewesen lebt. Tote besitzen keine eigene Strahlung, im Gegensatz zu kristallinen Substanzen. Wir haben aber im Laufe unserer Untersuchungen und aus den Dokumenten anderer Forscher gelernt, dass die Zelle elektromagnetische Wellen und Felder erzeugt. Licht ist eine elektromagnetische Welle, auch die Radiowelle. Wir wissen ja auch, dass beim Elektroenzephalogramm (EEG) oder Elektrokardiogramm (EKG) nicht, wie oft geglaubt wird, Ströme gemessen werden, sondern die durch deren Zellen ausgesandten elektromagnetischen

---

[39] Auterhoff, H.: Lehrbuch der pharmazeutischen Chemie. Wissenschaftliche Verlagsgesellschaft, Stuttgart 1974. S. 5.
[40] Val ist das Atom- bzw. Molekulargewicht der Substanz in Gramm, geteilt durch die Wertigkeit. Diese Einheit dient in der Chemie zur Angabe der Ionendichte in einer Flüssigkeit. Für die nichtwissenschaftlich ausgebildeten Leser sind die Zahlen eine Vergleichsmöglichkeit. So sind zum Beispiel innerhalb der Zelle wesentlich mehr Kaliumionen (K) und außerhalb der Zelle mehr Natriumionen (Na).
Weitere Abkürzungen: Calcium (Ca), Magnesium (Mg), Chlor (Cl); erste Abbaustufen der Kohlensäure (H_2CO_3), Phosphorsäure (H_3PO_4), Schwefelsäure (H_2SO_4); Proteinat = Eiweißverbindung.
[41] Aufladungsvorgänge bzw. deren Steuerung in der Zelle.

Schwingungen. Der menschliche Körper als Ganzes betrachtet, mit seiner unzählbaren Anzahl von Zellen, die ihre ‚Zellwellen' aussenden, ist logischerweise mit einem der Intensität der Wellen entsprechend breiten elektromagnetischen Feld umgeben. Dieses Feld ist aber nichts anderes als die vielumstrittene und viel diskutierte Aura. Nachdem es sich um ein physikalisches Phänomen handelt, kann es auch mit physikalischen Methoden – von jedem physikalisch Geschulten durchführbar – gemessen werden."[42]

Für Professor Stark ist die Aura das energetische Feld. Ob das dem wahren Sachverhalt entspricht, ist für unser Thema nicht von großer Bedeutung. Wesentlich ist für uns, dass das energetische Feld in seiner möglichen Stärke von den vorhandenen Mineralstoffen innerhalb der Zelle abhängig ist. Dieses energetische Feld steuert auch die „grobstofflichen" Mineralstoffbewegungen im Gewebe. Das aufgebaute energetische Feld kann auch mit dem Immunfeld, mit der Stärke der Abwehrfähigkeit des Organismus auf der körperlichen Ebene, gleichgesetzt werden.

Das Energiefeld ist auf die Anwesenheit von Mineralstoffen angewiesen. An dieser Stelle wird sichtbar, wie die einzelnen Ebenen zusammenspielen. Außerdem hat eine gute Versorgung beider Ebenen einen wohl tuenden Einfluss auf die Gefühls- und Gemütsebene, und als weiteren Effekt eine gut entfaltete Farbebene.

Es kommt aber nicht nur auf die Stärke der Energie an, sondern auch auf die Qualität, nämlich den Fluss der Energie, auf die Öffnung der Zelle. So ist es notwendig, dass die Zelle mit ihrer Umgebung in Beziehung tritt, weil das den notwendigen Stoffwechsel und Spannungsaufbau der Zelle ermöglicht.

Die Kommunikation der Zelle mit ihrer Umgebung, ihre Verbindung mit der äußeren Welt, ist auch ein Gleichnis für den Menschen selbst, wie er im ständigen Austausch mit der ihn umgebenden Welt ist. Manchmal spiegelt der blockierte Stoffwechsel den verschlossenen abgekapselten Menschen wider.

Wenn allerdings, durch welche Einflüsse auch immer, die Zelle demineralisiert wird, verliert der Organismus an Substanz. Hier sind die feinen Mineralstoffe gemeint, die wir Betriebsstoffe oder Funktionsmittel nennen. Durch den Verlust an den feinen Mineralstoffen in der Zelle verlieren auch die groben ihre Steuerung bzw. ihren Halt. Sie können dann nicht mehr sinnvoll eingesetzt werden, worauf sie dann der Organismus ausscheidet oder zur späteren Verwendung ablagert.

Wir verwenden auch nach besonders harten Anstrengungen gerne den Satz: „Das hat mich jetzt viel Substanz gekostet! Ich muss mich wieder aufbauen." Der Organismus braucht also wieder Ruhe und sinnvolle Nahrung, damit er den Verlust wettmachen kann.

Gelingt diese Aufbauphase nicht, muss der Organismus immer tiefer an seine Speicher, an seine Reserven und an seine Substanz herangehen und sie ausschöpfen. Immer mehr verliert sich die vorhin erwähnte Spannkraft. Auch verliert das Gewebe des Menschen immer mehr an Festigkeit, weil durch die Abnahme der Mineralstoffe innerhalb der Zelle der Mineralstoffhaushalt außerhalb der Zelle seine Steuerung und seinen Halt verliert. Der Mensch fühlt sich abgespannt. Er beschreibt seinen Zustand mit folgenden Gefühlen: Ausgelaugt, ausgehöhlt, erschöpft, verbraucht, ausgebrannt.

2.2.3 Zur Problematik der Elektrolytgetränke

Zu Beginn noch einmal eine Aussage von Dr. Schüßler: „Um Schaden zu verhüten, und um die Mittel aufnahmefähig für die Zelle zu machen, müssen dieselben (Mineralstoffe) verdünnt werden!"

---

[42] Stark, W.: Marah – Die Bibel weist modernster Wissenschaft den Weg. Ariston, Genf 1975. S. 37.

2.2 Die Bedeutung der Mineralstoffe für den Menschen

Wir unterscheiden einen eher grobstofflichen Mineralstoffbedarf außerhalb der Körperzellen von einem eher feinstofflichen, der für die Versorgung der Zelle zuständig ist. Der grobstoffliche betrifft vor allem die Flüssigkeiten wie das Blut, die Lymphe, die Gewebsflüssigkeit sowie Aufbau und Form der Gewebe. Bei größeren körperlichen Anstrengungen, also in der Sauna, beim Bergsteigen, bei extremen Radtouren, bei intensivem Sport, Bodybuilding, aber natürlich auch bei schwerer körperlicher Arbeit werden sehr viele Mineralstoffe aus den Flüssigkeiten, so genannte grobe Mineralstoffe, verbraucht. In diesem Fall sind die Elektrolytgetränke zum Ausgleich des übermäßigen Verbrauches auch angebracht.

Wenn allerdings jemand die Einstellung hat, dass er sich nur durch das Trinken von Elektrolytgetränken gesund erhalten könnte, dann ist das eine Täuschung. Die eher groben Mineralstoffe der Elektrolytgetränke können nicht ohne weiteres in das Innere der Zelle gelangen, wodurch das Gleichgewicht der Mineralstoffverteilung innerhalb und außerhalb der Zelle gestört wird. Im Verhältnis der Verteilung der Mineralstoffe entsteht im Inneren der Zelle dann ein Mangel. Der Überschuss an groben Mineralstoffen außerhalb der Zelle hat keine Steuerung mehr und wird deshalb abgelagert. Für die Gesunderhaltung des Körpers kann – abgesehen von außerordentlich starken Belastungen – eine gesunde, wohl ausgewogene Ernährung empfohlen werden. Die verstärkte gehäufte Einnahme von isolierten Mineralstoffen in Form von Elektrolytgetränken ist zu einseitig.

2.2.4 Zur Problematik der üblichen Mineralstoffpräparate

Die grundlegende Aussage von Dr. Schüßler soll hier noch einmal wiederholt werden: „Um Schaden zu verhüten, und um die Mittel aufnahmefähig für die Zelle zu machen, müssen dieselben (Mineralstoffe) verdünnt werden!"

Die Einnahme der üblichen Mineralstoffmittel, die angeboten werden, ist mit großer Sorgfalt und Überlegung durchzuführen. Sie versorgen den Organismus nur mit grobstofflichen Mineralien, die nicht in das Zellinnere gelangen können. Ihre Wirkung ist solange für den Körper gut, als damit ein Mangel auf der grobstofflichen Ebene ausgeglichen werden kann. Sind diese aufgefüllt, wird der Körper mit Mineralien überschwemmt, was nachteilige Wirkungen wie Ablagerungen zur Folge haben kann.

Die Einnahme von Mineralien in Form von Heilerde oder Gesteinsmehl ist vielleicht nur für kurze Zeit sinnvoll. Da diese Mineralstoffe allerdings nur in den Säften des Körpers verbleiben, ist dieser bald überfüllt. Das zeigt sich auch in einem Abwehr- bzw. Ablehnungsverhalten, welches sich rasch einstellt. Es sollte unbedingt berücksichtigt werden! Sehr schnell können sich dabei auch körperliche Beschwerden, wie z.B. ein Druck auf die Nieren einstellen, was man sofort beachten sollte!

Ein Artikel von Getraud Leimüller in den Salzburger Nachrichten vom 5.12.1997 zeigt deutlich die Gefahren einer Überdosierung von Mineralstoffen und Vitaminen auf. Im Abschnitt „Gesundheit, Umwelt und Wissenschaft" war zu lesen:

„Der Mensch braucht ein Sammelsurium an altbekannten Salzen (wie Calcium, Eisen) und modernen Spurenelementen (wie Selen, Kupfer) zum Leben. Möglicherweise gesellt sich bald eine Handvoll Stoffe zur Runde, von denen bis vor kurzem niemand für möglich gehalten hat, dass sie auch Gutes zu leisten vermögen: Wissenschafter vermuten, dass winzige Mengen an Arsen, Aluminium, Blei und Brom lebensnotwendig sind.

Die Menge macht eben erst das Gift. Ein Hauch ‚Gift' scheint unentbehrlich zu sein, umgekehrt sind gesunde Stoffe, in großen Mengen genossen, schädlich.

Schluckt man beispielsweise Eisen in hohen Dosen, gerät der Zink-Haushalt aus dem Lot. Schon unter normalen Umständen nimmt der Körper nur 20% des Zinks auf, das im Essen steckt. Untersuchungen an Schwangeren haben schon vor zehn Jahren gezeigt, dass im Darm noch weniger Zink[43] aus der Nahrung ‚herausgefischt' wird, wenn Eisentabletten geschluckt werden.

Zink ist aber wichtig für eine ordentliche Wundheilung und die Bildung von Sexualhormonen, Genen und Eiweiß.

Auch Calcium im Übermaß wirkt schädlich auf die Zinkbalance: Frauen nach der Menopause, die zwecks Osteoporose-Vorbeugung täglich knapp 600 mg Calciumphosphat einnehmen, können einer neuen US-amerikanischen Untersuchung zufolge einen Zinkmangel entwickeln – auch wenn sie genug Zink essen (etwa in Fleisch, Fisch und Käse).

Die Liste lässt sich fortsetzen: Eisen im Übermaß hemmt die Aufnahme von Mangan und Selen. Calcium wiederum hemmt Magnesium, Eisen und Fluor. Und Zink in Grammdosen kann einen Kupfermangel auslösen und beeinträchtigt nebenbei die Aufnahme von Eisen, Kupfer und Mangan im Verdauungstrakt.

Der Körper schützt sich offenbar vor einem Zuviel.[44] Er kann nicht beliebig viele Mineralstoffe aufnehmen. Herrscht Überangebot, kommt es unter manchen Mineralien im Darm zu einem Konkurrenzkampf. Die üppig vorhandenen Mineralstoffe besetzen die „Transportwagerl" vom Darm ins Blut. Andere Mineralstoffe, die über Lebensmittel – und daher in normalen Mengen – zugeführt werden, gehen leer aus und werden wieder ausgeschieden. Wer auf Verdacht Pülverchen schluckt, schadet sich mitunter mehr als er sich hilft.

Warnhinweise sind selten zu finden. Die Forschungen über die Wechselwirkungen sind kaum bekannt und erst am Anfang. Sie zeigen aber bereits, dass die alte Methode die Beste ist: Seinen Bedarf an Eisen (in Fleisch, Schinken), Calcium (Milch, Käse, Joghurt) und Magnesium (Salat, Gemüse) über das Essen zu decken. Hier ist eine Überdosierung praktisch unmöglich. Anders ist es, entdeckt der Arzt tatsächlich einen Mangel, der nicht anders behoben werden kann. Nur dann, so empfehlen Ernährungswissenschaftler, ist vorübergehend eine gezielte Ergänzung sinnvoll.

Im übrigen wirken alle Mineralstoffe in extrem hohen Dosen giftig. Vor allem bei Selen, Fluor[45] und Zink ist der Spalt zwischen lebensnotwendig und schädlich schmal.

Generell gilt: Im Vergleich zu manch anderen Stoffen sind Vitamine und Mineralstoffe eher harmlos. Die Spätfolgen der Einnahme von Präparaten sind aber kaum erforscht.

Erwiesenermaßen gefährlich sind die Vitamine A und D. Bei beiden kann es generell zu Vergiftungen kommen; der Zusatz zu Lebensmitteln ist streng begrenzt. Auch natürliche Eisbärenleber ist ob ihrer hohen Vitamin-A-Konzentration giftig."

Wegen der großen Bedeutung wurde der Artikel zur Gänze zitiert. Zusammengefasst fordert der Artikel zu einer naturgemäßen, körpergerechten Ernährung auf. Besser als „Mineralstoffbomben" sind auf jeden Fall die in naturbelassenen, biologischen Lebensmitteln vorhandenen. Auch weisen Menschen, die sich auf eine natürliche Art und Weise ernähren, auch wesentlich weniger Mängel an Mineralstoffen nach Dr. Schüßler auf als jene, die sich einer ungesunden Ernährungsweise hingeben, was sich aufgrund der von Kurt Hickethier entwickelten Antlitzdiagnose feststellen lässt (s. S. 128). Durch eine körpergerechte, natürliche Ernährungsweise werden auch die feinstofflichen Ebenen, jene der Funktionsmittel, versorgt. Allerdings nicht immer.

---

43 Nicht umsonst wurde das Zincum chloratum als Nr. 21 in die Erweiterungsmittel aufgenommen.
44 Damit ist das Zuviel auf der grobstofflichen Ebene, der Ebene der Baustoffe, gemeint.
45 Schon der relativ hohe Gehalt mancher Zahnpasten an Fluor-Ionen wird von Fachleuten als belastend eingestuft.

2.2 Die Bedeutung der Mineralstoffe für den Menschen

2.2.5 Die Bedeutung der Zusammensetzung der Mineralstoffverbindungen

Von überaus großer Bedeutung ist es, dass die Mineralstoffe in der für den Körper notwendigen Verbindung gegeben werden, weil er sonst die Mineralstoffe nicht einbauen kann und sie wieder ausgeschieden werden. So braucht er zum Beispiel nicht das Eisen allein oder in *irgendeiner* Verbindung, sondern er benötigt Eisen in Verbindung mit Phosphor. Man spricht dann vom Eisenphosphat.

Für Dr. Schüßler war diese Problematik schon geläufig. Aus diesem Grund nahm er die kohlensauren Mineralstoffe nicht als Funktionsmittel in seine Reihe auf. Er schreibt in der „Abgekürzten Therapie":

„Die kohlensauren Salze gehören nicht in diese Cellular-Therapie, weil sie nicht Funktionsmittel sind. Sie müssen, um für die Gewebe functionell nutzbar zu werden, in phosphorsaure resp. schwefelsaure Salze sich verwandeln; so wie der Schwefel und der Phosphor ihrerseits lange für die Gewebe in functioneller Hinsicht nutzlos sind, bis sie, durch Zutritt von Sauerstoff in Schwefel- resp. Phosphorsäure verwandelt, sich mit den Basen der kohlensauren Salze verbunden haben."[46]

Der kleine Ausflug in die Chemie soll hauptsächlich verständlich machen, dass es von allergrößter Bedeutung ist, dass die Mineralstoffe in der dem Körper eigenen Zusammensetzung zur Verfügung gestellt werden. Für den Organismus entfällt dann die mühselige chemische Zerlegungs- und Verknüpfungsarbeit.

Damit der Organismus mit den grobstofflichen Molekülen umgehen und sie in den Körper einbauen kann, ist es wichtig, dass er mit Mineralstoffeinzelmolekülen in kleinster Verteilung wie es die Mineralstoffe nach Dr. Schüßler sind, versorgt wird. Dann können die einzelnen Zellen ihre Speicher wieder auffüllen, haben dadurch eine optimale Schwingung und der übrige Organismus kann sich dadurch in seinen grobstofflichen Mineralstoffbewegungen entsprechend ausreichend organisieren.

2.2.6 Die Blutuntersuchung und ihre Aussagekraft über die Mineralstoffspeicher im Körper

Dazu ist es notwendig, die Arbeitsweise des Organismus genauer anzuschauen: Das Blut wird in der optimalen Zusammensetzung durch die Adern geschickt, damit alle Organe reibungslos arbeiten können.

Zum Beispiel muss das Gehirn ununterbrochen mit wertvollen Betriebsstoffen und Sauerstoff versorgt werden. Schon nach einer Unterbrechung von mehr als drei Minuten kommt es zu irreparablen, nicht mehr gutzumachenden Schäden. Auch die übrigen Organe sind sehr von einer guten Versorgung mit Betriebsstoffen abhängig. Eine optimale wäre noch besser, es entsteht dann kaum eine Belastung für den Organismus.

So braucht vor allem das Herz sehr viel Mineralstoffe, unter anderem:
- Calcium fluoratum Nr. 1
für die Elastizität der Muskeln
- Calcium phosphoricum Nr. 2
für die Muskelarbeit
- Ferrum phosphoricum Nr. 3
für die Sauerstoffversorgung der Muskeln
- Kalium chloratum Nr. 4
für die unentwegte Neubildung von verbrauchten Faserstoffen
- Kalium phosphoricum Nr. 5
für die Energie der Muskeln
- Kalium sulfuricum Nr. 6
für die Sauerstoffübertragung in die Zellen
- Magnesium phosphoricum Nr. 7
für die elektrischen Impulse der Muskelkontraktionen
- Natrium chloratum Nr. 8
in Verbindung mit Nr. 5 für den Wiederauf-

---

46 Schüßler, W.H.: „Eine Abgekürzte Therapie". 1. Aufl. Schulzesche Buchhandlung, Oldenburg 1874. S. 3f.

bau von ermüdeten, erschöpften Muskelzellen und vor allem
- Silicea Nr. 11
für den Aufbau des Bindegewebes im Muskel

Die Angaben für die Verwendung der einzelnen Mineralstoffe stellen dabei jeweils nur eine Auswahl statt.

Wenn nun im Blut durch eine mangelhafte Versorgung, vor allem durch die Ernährung, der Vorrat der notwendigen Mineralstoffe absinkt, muss der Organismus auf seine Speicher zurückgreifen und das Fehlende ergänzen. Das bereitet am Anfang keine Probleme!

Unser Körper ist ein Vorsorgewesen und füllt in Zeiten des Überschusses immer wieder seine Speicher auf. Sie beinhalten die frei verfügbaren Mineralstoffmoleküle, die keine Struktur bzw. kein Gewebe aufbauen. Es gibt zum Beispiel frei verfügbare Calcium-phosphoricum-Moleküle und solche, die an eine kalkbildende Zelle gebunden sind und dadurch einen Knochen aufbauen. Die Speicher werden jedoch nach Möglichkeit nicht bis zur Neige verbraucht. Sie stellen einen bedeutenden Betriebsfaktor für den Organismus dar. (S. Kap. 4 über die Speicher, S. 72)

Bevor der Organismus seine Speicher ganz erschöpft, geht er an die Substanz. Im Falle eines Mangels an Calcium phosphoricum geht er an die Knochen und baut sie ab. Beim Mangel an Calcium fluoratum baut er den Zahnschmelz oder die Aderwandungen ab. Beim Kieselerde- bzw. Silicea-Mangel werden die Haare und die Nägel nicht mehr ordentlich ausgebildet. Bewundernswert ist die Weisheit des Organismus, der den Abbau nach einer ganz bestimmten Reihung vornimmt, je nach der Bedeutung eines Körperteiles oder Organs für den Betrieb des Körpers.

Die Blutzusammensetzung ist also, so weit es für den Organismus auch nur irgendwie möglich ist, immer nach der Versorgung der lebensnotwendigen Organe ausgerichtet. Sie ist immer noch optimal, auch wenn es im Körper schon an allen Ecken und Enden mangelt. **Wenn also der Mineralstoff im Blut fehlt, dann fehlt's schon weit!** So wertvoll also die Untersuchung des Blutes ist, es wird nicht nach dem Abbau der Mineralstoffspeicher gefragt. Daher ist es leicht möglich, dass jemand gesundheitliche Probleme hat, obwohl die Werte im Blut ganz normal sind.

3 Die Entstehung und Auswirkung von Mängeln

Bevor die Anwendung von Mineralstoffen besprochen werden kann, ist es sehr aufschlussreich, sich einerseits einen Überblick zu verschaffen über die vielen Möglichkeiten, wie die Mängel an Mineralstoffen im menschlichen Körper entstehen, und andererseits, wie sich die Mängel auswirken, was dann im Kapitel „Der übersäuerte Mensch" erörtert wird (s. S. 61).

3.1 Wie entstehen Mängel?

Um die Heilweise nach Dr. Schüßler in ihrem Wesen zu erkennen, ist es notwendig, den Hintergrund für die Entstehung von Mineralstoffmängeln zu durchleuchten. Aus diesem Grund hat dieses Kapitel eine besondere Bedeutung, was eine ausführliche Darstellung der einzelnen Unterpunkte verlangt.

3.1.1 Übertragung oder Vererbung

Wovon die Mutter wenig hat, davon kann sie auch ihrem Kind nicht viel geben. Gemeint ist das Kind, das sich noch im Mutterleib befindet, eventuell auch noch die Zeit, in der das Kind gestillt wird.

Auf diese Weise werden Anlagen, Neigungen weitergegeben, so genannte Dispositionen. Sie müssen jedoch nicht zum Ausbruch kommen. Nur wenn der Mangel durch entsprechende Ernährung oder Lebensweise noch verstärkt bzw. verschärft wird, treten die gleichen Probleme auf wie zum Beispiel bei der Mutter.

Ein gutes Beispiel dafür sind die oft genannten Krampfadern. Diese selbst werden nicht vererbt. Es ist sehr unwahrscheinlich, dass diese Information in den Genen vorgegeben ist. Vielmehr werden die Mängel, welche die Krampfadern entstehen lassen, weitergegeben. Vor allem kommt das Kind in die gleichen Ernährungsgewohnheiten, durch die schon bei der Mutter bzw. beim Vater Krampfadern entstanden sind. Diese unterstützen natürlich wieder die Entstehung der Krampfadern. Aber nicht nur die Ernährung ist zuständig für das Entstehen von Krampfadern, sondern vor allem sind dafür zwanghafte charakterliche Strukturen, Verhaltensweisen zuständig.

Es gibt keine für die Menschen verbindliche Regel. Es gibt nur Wahrscheinlichkeiten, Richtungen, Dispositionen, in denen sich das Leben bewegt. Der Mensch lässt sich nicht berechnen. Das haben schon viele versucht und sind kläglich gescheitert.

Aus der Praxis:
Eine Frau, die mit 39 Jahren noch ein Kind bekam, hatte und hat noch immer einen großen Mangel an Calcium fluoratum, der Nr. 1 der Mineralstoffe nach Dr. Schüßler. Ein sehr deutliches, wenn auch vordergründiges Zeichen sind ihre starken Krampfadern. Das innere, charakterliche Merkmal für diesen Mangel war eine große Spannung, mit der sie versuchte, sich ein jugendliches Aussehen zu konservieren. Sie bemühte sich in Folge dieses Zwanges intensiv, diese Krampfadern durch Operationen immer wieder zum Verschwinden zu bringen. Beim Kind hat sich durch den Mangel an diesem Mineralstoff die Fontanelle sehr spät geschlossen; es hat außerdem nicht alle ersten Zähne ausbilden können, weil der Mangel immer noch zu stark war. Ein Mangel an Calcium phosphoricum Nr. 2 war zu einem wesentlichen Anteil an den Vorgängen mitbeteiligt.

Betrachten wir in diesem Zusammenhang die den Lebensvorgängen innewohnende Weisheit. Sie organisiert unseren Körper, obwohl wir ihn so oft nicht berücksichtigen, seine Bedürfnisse übergehen, ihn ausbeuten, manchmal sogar zugrunde richten. Unter all diesen Umständen und sogar bei schweren Beschädigungen gelingt es dieser weisen Energie immer noch, unser Leben aufrecht zu halten.

Denn wer hat entschieden, dass bei dem Kleinkind nicht alle Zähne ausgebildet werden? Es hätte sich der Mangel ja auch am Halswirbel auswirken können. Und da hätte es fatale Folgen gehabt. Wie sehr könnten die Menschen auf dieses ihnen innewohnende „organismische Bewusstsein"[47] vertrauen.

Aber leider trauen sie weitgehend den ihnen eingeimpften Verhaltensregeln und Lebensregeln, die ihnen sagen, was vernünftig, logisch und einleuchtend ist und führen dadurch ein oft unnatürliches, verkrampftes Leben.

Das Vertrauen in das eigene Leben ist einer der Grundfaktoren für Gesundheit auf allen Ebenen. Immer wieder ist es notwendig, Menschen zu ermutigen, auf die ihnen innewohnende Weisheit und Kraft zur Bewältigung von Problemen zu vertrauen.

3.1.2 Ernährung

Auf die Ernährung wurde schon auf den Seiten 11 ff. (Bausteine für die Gesundheit) hingewiesen. Sie ist für den Menschen von so großer Bedeutung, dass hier noch einmal ausführlich darauf eingegangen wird. Vor allem werden die Zusammenhänge bezüglich der Mineralstoffe genauer betrachtet.

Üblicherweise wurden früher die Kalorien, dann später die Vitamine, jetzt allerdings auch schon die Mineralstoffe berücksichtigt. Bezüglich der Ernährung können hier trotzdem nur die wichtigsten Punkte aufgezeigt werden. Es gibt eine ausführliche Literatur darüber. Dazu bitten wir Sie, sich selbst ausreichend zu informieren.[48]

Da unser Buch sich vorwiegend mit der Problematik der Mineralstoffe beschäftigt, wollen wir aufzeigen, wie durch eine Mangelernährung Mineralstoffmängel entstehen können. Durch eine Nahrung, die wenige Mineralstoffe enthält, entsteht auch im menschlichen Körper ein Mineralstoffmangel mit den entsprechenden Folgen.

Von besonderer Bedeutung ist der Hinweis, dass sich Schüßler mit den Mängeln in der Nahrung, den grobstofflichen Problemen, noch nicht auseinander setzen musste. Wir haben heute zwei Ebenen der Mängel zu unterscheiden. Auf der einen Seite den Mangel an Betriebsstoffen oder Funktionsmittel, wie sie Schüßler nannte, auf der anderen Seite den Mangel an Baustoffen für das Gewebe, wie sie in der Nahrung ausreichend vorhanden sein müssen.

Es reicht also für einen guten Mineralstoffhaushalt im Körper nicht, Mineralstoffe nach Dr. Schüßler zu sich zu nehmen und bei einer Mangelernährung zu verbleiben. Welche grobstofflichen Mineralstoffe sollten dann von den feinstofflichen Mineralstoffen, welche die Schwingungsfelder der Zelle aufbauen, gesteuert werden. Eine gute Ernährung füllt normalerweise, wenn keine anderen Belastungen vorliegen, beide Bereiche auf. Allerdings ist die Degeneration, der Abbau unserer natürlichen Lebensgrundlagen, schon so weit fortgeschritten, dass es Bemühungen über mehrere Generationen hinweg braucht, um wieder einen gesunden Körper zu erwerben.

Einige Ursachen für Mineralstoffmängel in der Nahrung sollen im folgenden Teil aufgezeigt werden:

3.1.2.1 Düngung

Werden dem Boden nur ungenügend Mineralstoffe über die Düngung zugeführt, entsteht ein Mangel in den Pflanzen und in Folge auch bei den Menschen.

---

47 Eine Formulierung von Carl Rogers, dem wohl bedeutendsten Humanpsychologen unseres Jahrhunderts.
48 Wer sich grundlegend mit dem Thema Ernährung beschäftigen will, dem können wir folgendes Buch empfehlen: Bruker, M.O.: Unsere Nahrung – unser Schicksal. emu, Lahnstein 1987.

3.1 Wie entstehen Mängel?

Das Gesundheitsbewusstsein der Menschen ist ständig im Steigen begriffen. Das spiegelt sich vielfach in den Ernährungsgewohnheiten wieder. Vitamin- und Spurenelementpräparate sind schon längst im Bewusstsein der Menschen verankert. Vor allem in den letzten Jahren ist die Betonung der Vitamine zurückgegangen, es wird immer mehr auf die Mineralstoffe geachtet und deren Bedeutung für die Gesundheit betont.

Die Mineralstoffe werden nicht nur in Form von Präparaten verkauft, welche in den Apotheken und Drogerien angeboten werden, sondern es werden auch Gesteinsmehle zur Einnahme empfohlen, die direkt aus einem Steinbruch stammen. Vor solchen viel zu grobstofflichen Mineralstoffkonzentrationen ist zu warnen, weil sie, wie schon beschrieben, den Organismus überfordern und zu Ablagerungen führen können.

In den letzten Jahren ist vor allem ein Mineralstoff immer wieder in der Berichterstattung der Medien aufgetaucht und seine Bedeutung betont worden. Es ist das Magnesium. Es ist in der Natur sehr weit verbreitet, sowohl in der Erde als auch im Gestein, ebenso im Blattgrün der Pflanzen, dem Chlorophyll.

Das eigentliche Problem liegt jedoch im Magnesiumgehalt der Produkte, die aus unseren landwirtschaftlichen Industriebetrieben stammen.[49] Sie enthalten oftmals zu wenig Magnesium. Die stark verbreitete und überhand nehmende Düngung mit Nitraten und Phosphaten mag dafür eine Begründung liefern. Magnesiumnitrate zum Beispiel sind leicht wasserlöslich und versickern in tiefere Bodenschichten. Bei den Magnesiumphosphaten ist es umgekehrt. Diese sind schwer wasserlöslich und werden daher von den feinen Pflanzenwurzeln nur schwer aufgenommen. Dadurch erhält die Pflanze (also unser Nahrungsmittel) zu wenig Magnesium.

So darf es nicht wundern, dass sich der Magnesiummangel unter den Menschen immer mehr ausbreitet, wodurch der Schokoladenhunger immer mehr zunimmt. Im Kakao der Schokolade ist nämlich Magnesium enthalten, aber leider in einer solchen Form, dass es wohl vom Organismus, aber von der Zelle nicht gut aufgenommen wird. Durch den Genuss von Schokolade nimmt das Ungleichgewicht zwischen feinem und grobem Magnesiumhaushalt immer mehr zu und das anfängliche leichte Bedürfnis nach diesem Genussmittel kann sich bis zur Gier steigern. Man spricht dann scherzhafterweise von einem Schokoholiker, was im Grunde gar nicht so lustig ist.

Die Vermutung stimmt, dass durch die Einnahme von Magnesium in einer Form, wie es der Körper in seinen Betrieb ja bis in die Zelle hinein einbauen kann, als Magnesium phosphoricum Nr. 7 nach Dr. Schüßler, der Schokoladenhunger zurückgeht. Auch unser Trinkwasser ist ein wichtiger Magnesiumlieferant; wird es allerdings enthärtet, ist auch das Magnesium großteils weg.

Dr. Schüßler beschäftigt sich in seiner „Abgekürzten Therapie" mit der Wirkung fein verteilter Mineralstoffe und zitiert dabei auch Justus von Liebig:

---

49 Einen solchen kann man zum Beispiel in Schleswig-Holstein, dem nördlichsten Bundesland der Bundesrepublik Deutschland erleben: Ein 40 Hektar (400.000 Quadratmeter) großes Ackerfeld. Die Mähdrescher fahren zu dritt nebeneinander und zum Ausleeren der gefüllten Erntebehälter fahren die Lastzüge an die Mähdrescher heran, um das Korn aufzunehmen.
Der Gutsbesitzer hat berichtet, wie oft der Weizen gespritzt wurde. Zuerst wurde die Vorsaat weggespritzt, dann das auftauchende Unkraut, dann wurde der Weizen gegen Schädlinge „geimpft", gegen Pilze und Flechten. Da er in diesem Jahr nicht viel Stroh brauchte, wurde kurzerhand ein Halmverkürzer gespritzt und auf ungefähr 30 Zentimeter hohen Halmen waren umso größer erscheinende Ähren. Nach der Ernte wird das Korn in riesigen Türmen getrocknet, gebeizt und damit zum Transport präpariert.
Das sind landwirtschaftliche Industriebetriebe. Sie sind weit weg von einer verantwortungsvollen Pflege des Bodens. In den Vereinigten Staaten von Nordamerika gibt es Landstriche die durch den solcherart durchgeführten Raubbau schon ver*wüstet* wurden, ganz im Sinne der Doppeldeutigkeit, also im wahrsten Sinn des Wortes zu Wüstengebieten wurden.

„Die anorganischen Stoffe, welche den Pflanzen als Nutritions- resp. Funktionsmittel dienen, werden von denselben auch nur in minimalen Quantitäten aufgenommen. Liebig sagt: ‚Die stärkste Düngung mit phosphorsauren Erden in grobem Pulver kann in ihrer Wirkung kaum verglichen werden mit einer weit kleineren Menge in einem unendlichen Zustande der Verteilung, welche bewirkt, dass ein Teilchen derselben sich in allen Teilen der Ackerkrume befindet. Eine einzelne Wurzelfaser bedarf von dem Orte aus, wo sie den Boden berührt, unendlich wenig an Nahrung, aber zu ihrer Funktion und zu ihrem Bestehen gehört, dass dieses Minimum gerade an dieser Stelle vorhanden ist.' (Siehe Liebigs chemische Briefe, Band II, Seite 295.)*

Die in dem Nährboden der Pflanzen enthaltenen, in Wasser unlöslichen Mineralstoffe müssen von dem sauren Safte der Wurzelfasern gelöst werden, bevor sie in den pflanzlichen Organismus gelangen können."[50]

Ein zweites Beispiel betrifft unser Getreide:

Getreide ist heute bei nahezu allen Völkern der Erde die Grundlage der Ernährung. Geändert hat sich im Laufe der Geschichte die Anbauweise und die Qualität des Getreides. Vor allem durch industrielle Verarbeitungs- und Konservierungsmethoden hat sich in den letzten Jahrzehnten die Qualität rapide verschlechtert. In Amerika, Europa und Russland wird heute Getreide erzeugt, das vorwiegend auf Böden wächst, die mit Kunstdünger behandelt werden. Kunstdünger weisen aber nur etwa 8–10 Mineralien auf, während es im Ackerboden über 100 gibt. Wird dem Boden nicht auf natürliche Weise Nahrung zugeführt, dann entstehen Mangelzustände, die in weiterer Folge auch auf Pflanzen, Tiere und Menschen übergehen.

Wenn der Bauer durch Düngung das Wachstum der Pflanzen beschleunigen will, so werden durch die Kunstdünger also durchschnittlich nur etwa 10 verschiedene Mineralstoffe nachgefüllt. Die Pflanzen brauchen aber wesentlich mehr als nur diese 10 nachgefüllten Mineralstoffe. An den anderen benötigten entsteht durch das beschleunigte Wachstum ein umso größerer Mangel, bis keine Pflanzen mehr wachsen können. Vorher jedoch gibt es dort nur mehr ein kümmerliches Wachstum durch die Mineralstoffmängel, die auch auf die Lebewesen übergehen, die von diesen Pflanzen leben wollen.

Wer alternativ Getreide kaufen will, sollte nur bei kreislauf-wirtschaftenden Biobauern einkaufen (Biodynamischer Anbau).

Schon im Jahre 1920 schrieb Hermann Deters in seinem „Handbuch der Dr. Schüßler'schen Biochemie":

„Jedoch ist in anderen Fällen auch die Möglichkeit gegeben, dass die neu gekräftigten Zellen, wenn kein Überschuss vorhanden ist, ihren Bedarf holen aus den Mineralstoffen guter, vollwertiger Nahrungsmittel. Ob jedoch die Mehrzahl unserer heutigen Nahrungsmittel, die auf Jahrhunderte, ja Jahrtausende altem, ausgelaugtem Kulturboden mit künstlichen Düngemitteln und Jauche zur Erzielung hoher Erträge mit Gewalt angetrieben werden, als vollwertig gelten können, darf füglich bezweifelt werden. (Hensel empfahl deshalb Düngung mit gemahlenem Urgestein.) Und was noch weiter das scharfe Ausmahlen auf den modernen Mühlen und das immer noch im Schwunge stehende Abbrühen, ja sogar Auskochen der Gemüse in der Küche für Entwertung bringt, das geht einfach auf keine Kuhhaut. Also käme, bei einem Mangel an natürlichen Zellsalzen, der Ersatz durch die biochemischen Mittel in Frage, wie ihn Dr. Schüßler sich denkt. Der Einwurf, dass die Mineralsalze erst durch die Pflanzen hindurchgehen müssten[51]*, bevor die Zelle dieselbe verwerten könne, darf wohl als erledigt gelten; denn zahlreiche Versuche haben erwiesen, dass die Zelle*

---

50 Schüßler, W.H.: Abgekürzte Therapie. 31. Aufl. Schulzesche Hofbuchhandlung und Hofbuchdruckerei, Oldenburg und Leipzig 1904. S. 12.
51 Was von den Antroposophen Rudolf Steiners verlangt wird.

3.1 Wie entstehen Mängel?

wohl fähig sei, feinstverteilte Mineralsalze aufzunehmen und in körpereigene umzuwandeln, zu vitalisieren."[52]

3.1.2.2 Denaturierung

Beim Getreide werden seit ungefähr 150 Jahren durch die industrielle Verarbeitung Randschichten und Keim abgetrennt, um damit eine für lange Zeit lagerfähige Mehlkonserve[53] zu schaffen. Das ganze Getreidekorn stellt eine natürliche Konserve dar, ist lange Zeit lagerfähig und ist dabei zugleich ein lebendiger Organismus.[54] In einer Zeit, da sich jeder durch die Anschaffung einer kleinen Getreidemühle selbst hochwertigstes Mehl herstellen kann, wäre die Produktion eines unbegrenzt haltbaren Mehles nicht mehr notwendig. Doch hier spielen noch andere Faktoren, wie große Einheiten, Zentralismus und Profitmaximierung eine Rolle.

Die Entwicklung der herkömmlichen Nahrungsmittelindustrie wurde durch die alte Ernährungslehre unterstützt, die nur nach Kalorien gerechnet hat. Sie hat behauptet, dass Eiweiß, Fett und Kohlenhydrate genügen, um den Menschen ausreichend zu ernähren und gesund zu erhalten. Je mehr Kalorien ein Nahrungsmittel enthielt, umso wertvoller wurde es eingestuft. Noch heute werden in Kuranstalten und von manchen Ernährungsspezialisten Ernährungsformen angepriesen, die von der Berechnung der Kalorien (eigentlich besser Joule) ausgehen. Man spricht dann von der 800-, 1000- oder 1200-Kalorien-Diät. Im Grunde genommen wird hier nur der Brennwert der Nahrungsmittel berücksichtigt.

Alle Nahrungsbestandteile, die nicht aus einem der drei Grundnährstoffe bestanden, wurden als überflüssiger Ballast bezeichnet. Daher immer noch die Bezeichnung aller Randschichten des Getreides (Kleie usw.) als Ballaststoffe. Als Ballast werden Stoffe bezeichnet, die nur unnütz vorhanden sind und beschweren[55]. Die bessere Bezeichnung für diese Bestandteile wäre Faserstoffe. Sie enthalten nämlich für den Körper sehr wertvolle Stoffe, unter anderem auch Mineralstoffe.

Faserstoffe haben außerdem die Eigenschaft, im Darm durch Bindung von Flüssigkeit aufzuquellen. Dadurch wird die Darmperistaltik angeregt und eine gute Ausscheidung gefördert. Durch die Verwendung von weißem Mehl, das keine Faserstoffe enthält, verbunden mit gemüsearmer Kost, entsteht das in der zivilisierten Welt sehr weit verbreitete Problem der Obstipation, der Verstopfung. Werden die Speisen mit Vollmehl zubereitet und mit Gemüse oder Frischkost angereichert, verschwindet das Problem von selbst!

In diesem Zusammenhang sollte unbedingt auch auf die schon ganz selbstverständliche Genmanipulation unserer Getreidesorten hingewiesen werden. Was diese für eine Bedeutung oder gar Belastung hinsichtlich der Gesundheit darstellt, darüber sind bis jetzt keine eindeutigen Auswirkungen bekannt.

---

52 Deters, H.: Handbuch der Dr. Schüßler'schen Biochemie. Dr. Madaus, Radeburg 1926. S.48.
53 Es wird ein Mehl produziert, von dem nicht einmal das Ungeziefer leben kann, aber viele Menschen wollen und sollen davon leben. Damit ist nicht gemeint, dass sich Menschen biologisches Getreide bzw. vollwertiges Mehl mit Ungeziefer kaufen sollten, sondern lediglich, dass das Wachstum von Ungeziefer in diesen Nahrungsmitteln nicht ausgeschlossen werden kann. Außerdem ist die Haltbarkeit eingeschränkt, wodurch es zu einer regelmäßigen Auffüllung von Vorräten kommt bzw. das Mehl ziemlich frisch ist!
54 Die Mehlkonserve ist insofern von Bedeutung, weil ja der Konsument in der Regel nicht direkt beim Bauern einkauft. Schon allein die Transportwege und die Temperaturunterschiede lassen für die Industrie eine Konservierung notwendig erscheinen, denn die Schimmelgefahr ist wohl relativ groß bei Getreide, ebenso der Befall mit Mehlkäfern und allerlei Motten. Ein derart belastetes Getreide bzw. Mehl lässt sich nicht mehr verkaufen, was auch kaum vertretbar wäre.
55 Ballast wurde hauptsächlich in großen Segelschiffen verwendet, damit sie einen genügenden Tiefgang im Wasser hatten und seetauglich waren.

3.1.2.3 Isolierung

Ein gutes Beispiel für die Isolierung von Nahrungsmitteln ist unser Zucker. Gemeint ist der weiße Kristallzucker, Industriezucker, die Saccharose. Der Zuckerrübensaft ebenso wie die Zuckerrohrmelasse enthalten als Ausgangsbasis neben dem Zucker auch noch viele weitere wertvolle Stoffe, unter anderem Vitamine und vor allem Mineralstoffe. Beim Genuss dieses Rübensaftes, eingedickt als Sirup, in Deutschland als Rübenkraut bekannt, werden dem Organismus die für die Verarbeitung des Zuckers notwendigen Stoffe, hauptsächlich die Mineralstoffe, mitgeliefert. Die Pflanze stellt als Zuckerrübe oder Zuckerrohr in sich eine Ganzheit dar und bringt unverändert alle Stoffe mit, die zu ihrer Verarbeitung notwendig sind.

Wird jedoch der reine Zucker aus seinem Verband herausgelöst, raffiniert, also isoliert, fallen alle Stoffe weg, die der Körper zu seiner Verarbeitung bedarf. Wird dann dieser isolierte Zucker dem Körper zugeführt, muss dieser seine eigenen Mineralstoffe investieren, um ihn verarbeiten zu können. Deshalb ist der Zucker ein Mineralstoffräuber.

Als Alternative zum Zucker ist es am besten, sich das starke Süßen der Speisen grundsätzlich abzugewöhnen. Der Zucker deckt nämlich wie das Kochsalz die feinen Geschmacksempfindungen zu, sodass dieser so wertvolle Sinn große Einbußen erleidet und der Mensch um die vielen feinen Geschmacksempfindungen verarmt, die sich beim Genuss von unverfälschten Nahrungsmitteln einstellen.

Aus dieser Sicht werden Nahrungsmittel, die keine Lebensmittel mehr sind, in isolierter Form erzeugt, die in zu hoher Konzentration einzelne Grundnährstoffe enthalten, während andere wichtige Nähr- und Vitalstoffe völlig fehlen. Als sehr schwerwiegend dürfte sich das Entfernen aller Mineralstoffe auswirken, da sie eben für jeden Vorgang im Körper unbedingt notwendig sind.

Dr. Bruker macht die fehlenden Mineralstoffe für das so häufig verbreitete Siechtum im Alter verantwortlich. Er zeigt auf, dass sich das Entfernen der wichtigen Stoffe nicht sofort auswirkt, sondern erst Jahre und Jahrzehnte später.

Eine Randbemerkung zur Babynahrung: Es ist darauf zu achten, dass zuckerfreie Babynahrung gekauft wird, welche heutzutage überwiegend angeboten wird. Gezuckerte Nahrung führt schon beim Säugling zu einer völligen Übersäuerung. Als Folge kennen wir das saure Aufstoßen und vor allem das wunde Gesäß, die Windeldermatitis. Es empfiehlt sich, schon beim kleinen Kind die Gewöhnung an den weißen Zucker zu vermeiden.

Noch eine Bemerkung zum Honig: Er ist ein Heilmittel und eine Belastung zugleich. Unsere „Alten" wissen es noch, dass er wie ein Medikament zu verwenden ist. Alles, was zu viel ist, wird zur Belastung. Der Honig ist der intensivste Zucker, den es gibt. Er wirkt auf der Ebene der Blütensubstanzen und deshalb kommt es auf die Dosierung im Sinne von möglichst viel überhaupt nicht an. Im Gegenteil, je weniger umso besser.

Im Leben des Menschen sollte ein wichtiger Grundsatz beachtet werden:

> Je bedeutungsvoller eine Substanz im körperlichen Leben des Menschen ist, umso mehr kommt es auf ihre entsprechende, angemessene Dosierung an.

Das lässt sich auf alles anwenden, aber vor allem auch auf die Nahrung.

Noch ein Beispiel: Salz ist lebensnotwendig, aber auch tödlich. Ohne Salz im Körper würden wir zugrunde gehen. Zu viel Salz zerstört den Körper ebenfalls, wenn auch sehr langsam. So sollte ebenfalls wie beim Zucker auf die zu intensive Verwendung verzichtet werden. Ein langsames Reduzieren erleichtert die Entwöhnung. Die Verfeinerung des Geschmackssinnes ist die Belohnung für diese Mühe.

Bei Heilmitteln ist der Grundsatz der Dosierung besonders zu beachten.

3.1.2.4 Fette – Öle – Essenzielle Fettsäuren

In den westlichen Industrieländern wird über 40% der Energieaufnahme durch Fettzufuhr gedeckt. Sie liegt damit erheblich über der wünschenswerten Aufnahme von maximal 25–30% Fett, gemessen an der gesamten Energiezufuhr.

Fettsäuren

Fettsäuren entstehen bei der Spaltung von Fetten im Dünndarm. Sie sind wichtige Bestandteile von Hormonen, Enzymen und Baustoffe von Biomembranen und sowohl in Wasser als auch in Fett löslich.

Neben der zugeführten Menge ist vor allem die Zusammensetzung der Fette von zentraler Bedeutung für ihre Verwertbarkeit im Körper. Das Hauptproblem ist die hohe Zufuhr gesättigter Fettsäuren, vor allem aus Produkten tierischer Herkunft. Diese werden in direktem Zusammenhang mit Fettsucht, Koronarer Herzkrankheit sowie Kolon- und Mammakarzinom gebracht.

Die unterschiedlichen biochemischen Eigenschaften der Fettsäuren werden hauptsächlich durch zwei Faktoren bestimmt, nach denen sie auch unterschieden werden:
- nach ihrer Kettenlänge: kurzkettige Fettsäuren (bis 4 Kohlenstoff-Atome), mittelkettige Fettsäuren (6–10 Kohlenstoff-Atome), langkettige Fettsäuren (über 10 Kohlenstoff-Atome),
- nach Sättigungsgrad[56]: gesättigte Fettsäuren (Butter, Kokosfett), einfach gesättigte Fettsäuren (Olivenöl), mehrfach ungesättigte Fettsäuren (Leinöl, Fischöle).

Gesättigte Fettsäuren: Diese sind wichtige Energielieferanten mit etwa 9 kcal/g. Darüber hinaus haben sie aber auch Funktionen als Bestandteil von Biomembranen und den Aufbau des Unterhautfettgewebes zur Speicherung von Wärmeenergie und zum Schutz innerer Organe vor mechanischen Einflüssen von außen. Sie sind jedoch *nicht essenziell*[57].

Einfach ungesättigte Fettsäuren: Ölsäure ist die wichtigste einfach ungesättigte Fettsäure, die den Cholesterinspiegel senkt. Olivenöl ist der wichtigste Lieferant für Ölsäure. Es enthält daneben aber auch gesättigte Fettsäuren, mehrfach ungesättigte Fettsäuren und Antioxidanzien (s. Kap. 3.2.4.3, S. 58). Diese einzigartige Zusammensetzung macht das kaltgepresste Olivenöl nach Auffassung vieler Ernährungswissenschaftler und Kardiologen zum wertvollsten Pflanzenöl überhaupt.

Omega-6-Fettsäuren, die Linolsäure-Gruppe: Linolsäuren haben eine wichtige Rolle im Transport des Atmungssauerstoffs über die Lungenbläschen zu den roten Blutkörperchen (Erythrozyten), bis hinein in die Zellen. Sie sind Membranbestandteile aller Zellen und deren Organellen, sie fördern deren Elastizität und Durchlässigkeit. Der Abbau von Milchsäure (Laktat) wird beschleunigt, was die Regeneration des Gewebes nach körperlicher Belastung erhöht. Auch bei der Zellteilung spielen sie eine wichtige Rolle. Sie sind Vorstufen von Gewebshormonen (= Prostaglandinen), die Herz-Kreislauf unterstützend wirken, unter anderem durch die Regulation der Natrium- und Wasserausscheidung über die Nieren, was durch die gezielte Zufuhr von Pflanzenölen wie Borretsch- oder Nachtkerzenöl verstärkt werden kann.

Mangelzeichen für Omega-6-Fettsäuren sind ekzemartige Hautveränderungen, Haarausfall, Einschränkungen des Leberstoffwechsels, Degeneration des Nierengewebes, geringere Abwehrkräfte, verzögerte Wundheilung, Infertilitätsprobleme bei Mann und Frau,

---

[56] Der Begriff Sättigungsgrad leitet sich aus chemischen Eigenschaften ab, die sich aus der Art und Anzahl der vorhandenen Doppelbindungen zwischen den einzelnen Kohlenstoffatomen der Fettsäuren ergeben, d.h. zahlreiche Doppelbindungen entsprechen einem „hohen Sättigungsgrad".
[57] Essenzielle Fettsäuren: solche, die der Körper nicht selbst bilden kann, sie müssen also mit der Nahrung zugeführt werden.

Wachstumsstörungen bei Kindern, Herz-Kreislauf-Probleme.

Vorkommen: überwiegend in kaltgepressten Pflanzenölen, Sonnenblumenöl, Weizenkeimöl, Borretschöl, Nachtkerzenöl und Schwarzen Johannisbeeren.

Omega-3-Fettsäuren: Diese wirken in weiten Bereichen ähnlich wie Omega-6-Fettsäuren. Ein wesentlicher Unterschied zeigt sich jedoch in Bezug auf die genannten Prostaglandine. Omega-3-Fettsäuren erhöhen den Anteil an weiteren Prostaglandinen, die herzschützende, antirheumatische und entzündungshemmende Wirkung haben. Sie sind auch besonders wichtig für die embryonale Entwicklung. Die weiße Gehirnsubstanz sowie die Membranbestandteile der Netzhaut sind besonders reich an Omega-3-Fettsäuren.

Mangelzeichen für Omega-3-Fettsäuren sind Wachstumsstörungen bei Kindern, Lern- und Sehschwäche, gestörte Bewegungsabläufe, Taubheitsgefühl in Armen und Beinen, Erkrankungen aus dem rheumatischen Formenkreis, trockene Haut. Im Blut kommt es zur Erhöhung der Viskosität, zu Durchblutungsstörungen und erhöhten Blutfettwerten.

Vorkommen von Omega-3-Fettsäuren: Frei lebendes Wild, Makrelen, Heringe, Forellen, Lachs, Lebertran (enthält auch hohe Mengen an Vitamin A und D, weshalb hier auf eine Überdosierung geachtet werden muss), Muttermilch (enthält 1% Omega-3-Fettsäuren, Kuhmilch überhaupt keine!).

Der menschliche Körper kann Omega-3- und Omega-6-Fettsäuren nicht ineinander umwandeln! Beide Gruppen müssen mit der Nahrung oder durch Nahrungsergänzung zugeführt werden.

Nahrungsergänzung: Bei der Dosierung einer Mischung von Omega-6-Fettsäuren, die mit täglich 6 g empfohlen wird, zu Omega-3-Fettsäuren – mit einer täglichen Dosierung von 2 g – sollte das Verhältnis mindestens 3:1 sein. Auf Empfehlung der Nährstoffakademie sollte die Gesamtzufuhr an essenziellen Fettsäuren pro Tag 7–10 g betragen.

Bei einer Gesamtfettzufuhr von maximal 30% der Nahrungsenergie sollte das Verhältnis von gesättigten Fettsäuren zu ungesättigten Fettsäuren 1:2 betragen. Ein Fettsäureverhältnis von Omega-6 zu Omega-3-Fettsäuren von 5:1 ist laut Uwe Gröber[58], einem führenden Vertreter der Orthomolekularen Medizin, anzustreben.

> Für die physiologische, prophylaktische, tägliche Zufuhr an essenziellen Fettsäuren eignet sich eine sehr empfehlenswerte Salatölmischung aus Olivenöl, Distelöl und Sojaöl, im Verhältnis 1 Teil Olivenöl, 3 Teile Distelöl und 1 Teil Sojaöl.

Achtung! Eingenommene Omega-Fettsäuren bzw. ungesättigte Fettsäuren können bei einer hohen Belastung durch Freie Radikale (s. S. 57) selbst so verändert werden, dass sie Kettenreaktionen auslösen, die zu Gewebezerstörungen führen! Daher ist eine etwa 6 Wochen dauernde und gezielte Antioxidanzien-Zufuhr vor der Einnahme von Fettsäure-Nahrungsergänzungen und vor der Durchführung einseitiger Reduktionsdiäten unbedingt durchzuführen. Bei „Crash-Diäten" werden zusätzlich Fettsäuren aus dem Abbau von Fettgewebe frei. Zur Vorbereitung auf eine gezielte Zufuhr von ungesättigten Fettsäuren kann die Antioxidanzienmischung aus der Biochemie nach Dr. Schüßler angewendet werden (s. S. 59)

Trans-Fettsäuren: Ein weiteres, bisher unterschätztes Problem bilden so genannte Trans-Fettsäuren, die z.B. als Nebenprodukte der Herstellung von Margarine entstehen, einem großtechnischen Verfahren, bei dem aus pflanzlichen Ölen Fette für die Nahrungsmittelindustrie hergestellt werden. Die entsprechenden Reaktionen finden unter hohem Energieaufwand statt, wobei die Fette durch

---

58 Gröber, U.: Orthomolekulare Medizin. 2. Aufl. Wissenschaftliche Verlagsgesellschaft, Stuttgart 2002.

den Vorgang der Härtung in ihren Eigenschaften verändert werden. Sie sind sehr starr und beeinflussen nicht nur den Fettstoffwechsel ungünstig, sondern erhöhen auch das Risiko für Herz- und Kreislauferkrankungen. Aus diesen Gründen sollten Trans-Fettsäuren weniger als 1% der Nahrungsenergie liefern. Trans-Fettsäuren sind auch in Feingebäck, Schokolade und Kuchen enthalten.

Die Verbindungen von Fettsäuren mit den Mineralstoffen nach Dr. Schüßler und wichtigen Zusammenhänge im Stoffwechselgeschehen des Körpers werden im zweiten Teil des Buches beim jeweiligen Mineralstoff besprochen. Es handelt sich dabei um folgende Mineralstoffe: Calcium fluoratum Nr. 1, Ferrum phosphoricum Nr. 3, Kalium chloratum Nr. 4, Kalium phosphoricum Nr. 5, Kalium sulfuricum Nr. 6 und Natrium phosphoricum Nr. 9.

3.1.2.5. Die Energie der Nahrung

Als man begann, den Wert der Nahrung einzustufen, war vor allem der „Brennwert" – gemessen durch die Kalorien - von Bedeutung. Es entstanden unter anderem die „Mehlkonserven", rein weißes Mehl ohne Randschichten, in dem nicht einmal die Schädlinge überleben konnten, aber die Menschen wollten davon leben. Man bemerkte erst später, dass wertvolle Stoffe fehlen, unter anderem die Vitamine, Vital- und andere wertvolle Stoffe wie die Mineralstoffe.

Die Energie der Nahrung wird jedoch noch immer viel zu wenig beachtet. Am auffallendsten ist das wohl bei Quellwasser, da genügen einige wenige Schlucke und nicht nur der Durst wird bei einer anstrengenden Wanderung gestillt, sondern auch der Hunger verliert sich nach und nach. Es wurde dabei aber hauptsächlich das Energiefeld genährt, auf der körperlichen Ebene erfolgte ausschließlich die notwendige Flüssigkeitszufuhr.

Aufwärmen ist sehr problematisch

Dr. Bruker und andere Forscher, die sich ernsthaft mit Ernährung beschäftigt haben, fanden heraus, dass der Wert der Nahrung durch Wiedererwärmen rapide zurückgeht. Bei mehrfachem Erwärmen sind Schäden am Organismus nicht auszuschließen, wenn die Ernährung ausschließlich in dieser Form erfolgt. Bei Tierversuchen konnte festgestellt werden, dass vor allem die Fruchtbarkeit innerhalb kürzester Zeit verloren ging. Es ist also tatsächlich wahr, dass frisch gekochtes Essen am gesündesten ist. Aber noch wertvoller sind die unveränderten Lebensmittel, unsere Energievermittler, was wir im nächsten Kapitel behandeln werden. Darauf wird im Zusammenhang mit der Qualität der zubereiteten Nahrung noch ausführlich eingegangen.

Verdauungsleukozytose

Von großer Bedeutung für den Körper sind vor allem Mineralstofflieferanten und auch Vermittler eines gewissen Energiepotenzials, sofern es Lebensmittel sind, die noch nicht zerkocht wurden. „Totgekochtes" hat keine Energie mehr und ist für den Organismus etwas sehr Belastendes. Nicht umsonst sagt der Volksmund: „Nach dem Essen ist das Blut im Bauch." Wer nämlich energetisch falsch gegessen hat, ist nach dem Essen auch müde und braucht seinen Mittagsschlaf. Letztlich ist es aber ein Zeichen, dass der Organismus viel (Verdauungs-) Energie einsetzen muss, um das Gegessene zu verarbeiten.

Das intensivste Energiefeld ist mit Gemüse und Obst verbunden, das gartenfrisch oder baumfrisch geerntet wurde. Es vermeidet die so genannte „Verdauungsleukozytose". Das ist eine Mobilisierung von weißen Blutkörperchen (Leukozyten), die von den Geschmacksnerven ausgelöst, jedes Mal erfolgt, wenn wir zu essen beginnen. Die Darmwand wird mit Leukozyten d.h. mit „Abwehrtruppen" besetzt (die weißen Blutkörperchen sind unsere

„Giftpolizei"), als gelte es, eine Vergiftung oder Infektion aus dem Darm abzuwehren.

Dr. Kuschakoff hat als erster entdeckt, dass die Verdauungsleukozytose bei Frischkost nicht entsteht, sondern nur bei erhitzter, denaturierter Nahrung. Anscheinend setzt die Natur voraus, dass ein wesentlicher Teil der täglichen Nahrung unerhitzt ist und zu Beginn zugeführt wird. Ist das nicht der Fall, dann muss die Notregulation der Verdauungsleukozytose ständig benutzt werden, sie wird also missbraucht. Die zu oft in die Darmwandungen geschickten weißen Blutkörperchen fehlen aber dann anderswo in der Abwehr von Krankheiten.

Den Salat oder eine Rohkost zuerst zu essen macht also durchaus Sinn, und wenn es sonst gar nichts gibt, ein Stück Obst vor dem Essen zu essen. Nach einer Pause von ca. 10 Minuten kann dann alles gegessen werden und der belastende Effekt der Verdauungsleukozytose tritt nicht mehr ein.

Es ist durchaus möglich, dass die Verdauungsleukozytose hauptsächlich mit dem Verzehr von tierischem Eiweiß in Beziehung steht, und nicht mit dem Kochen von Nahrungsmitteln überhaupt, da sie besonders dann eintritt, wenn „totgekochtes" Eiweiß vor allem in Form von Fleisch gegessen wird.

3.1.2.6 Konservierung

Durch die Konservierung, vor allem durch Erhitzen, wird das Energiefeld der Nahrungsmittel zerstört. Das hat auf den Organismus Auswirkungen, die sich im Abnehmen der Lebenskraft zeigt. Das Energiefeld der Nahrungsmittel ist notwendig, weil es dem Organismus auch die Energie mitliefert, mit der er dann die Verarbeitung des Lebensmittels vornehmen kann. Fehlt diese, muss sie der Körper selbst aufwenden, was einen Verlust an Lebensenergie und dann als Konsequenz einen Verlust an Mineralstoffen zur Folge hat.

3.1.2.7 Nährlösungen

Manche gut aussehenden Tomaten, Gurken oder Salate haben keinen richtigen Boden mehr gesehen. Sie wuchsen auf Nährlösungen, oft sogar mit künstlichem Licht.

Es wird aber nie möglich sein, die Natur mit ihren Bedingungen vollständig nachzubilden. Wahrscheinlich fehlen diesen Produkten Mineralstoffe, aber auch andere Substanzen, die nicht als so wichtig erachtet werden. Vielleicht auch deshalb, weil sie nur von lokaler Bedeutung sind.

Diesen Pflanzen fehlen aber nicht nur diese Bestandteile, sondern auch die Auseinandersetzung mit ihren Umweltbedingungen, weil sie in einer künstlich geschaffenen Welt nicht gefordert waren. Vielfach schmecken jedoch die unter schwierigen Bedingungen gewachsenen Früchte am besten, am würzigsten, haben das intensivste Aroma.

Es fehlt den in einer Nährlösung gewachsenen Pflanzen die ganz natürliche Widerstandskraft gegen schlechtes Wetter, gegen den Wind, den Sturm ebenso wie gegen Hitze und Trockenheit. Außerdem war keine intensive Beschäftigung der Pflanze mit dem Boden gefordert, der in der Natur immer wieder anders beschaffen ist. Jede Pflanze, jedes Gewächs hat eine hohe Intelligenz bzw. Weisheit, mit der sie ihr Leben organisiert. Um all diese Informationen sind wir durch die unnatürliche Züchtung der Pflanzen ärmer.

3.1.2.8 Ernährungsformen

Eine gute Übersicht über die verschiedenen Ernährungsweisen gibt Dr. Ulf Böhmig in seinem Buch „Von den natürlichen Heilweisen."[59] Er warnt sehr vor eventuellen Mängeln und Belastungen, die man sich durch verschiedene Diätformen zuziehen kann mit den Folgen wie Fresssucht, Mangelerscheinungen,

---

59 Böhmig, U.: Das große Buch der natürlichen Heilkunde. Orac, Wien 1981. S. 143.

3.1 Wie entstehen Mängel?

Störungen bei Organen, obwohl man eigentlich das Gegenteil erreichen wollte.

Der übertriebene Verzehr von Genussmitteln wie zum Beispiel von Kaffee, Alkohol, Cola-Getränken u.ä. führt zu einem großen Mangel an Betriebsstoffen. So berichtet das „Journal of the American Medical Association"[60], dass der Genuss schon von zwei Tassen Kaffee täglich von Frauen mit schwächeren Knochen in späteren Jahren „bezahlt" werden muss. In einer Studie mit 980 Frauen, die die Wechseljahre schon hinter sich hatten, fanden Wissenschaftler der Universität von Kalifornien in San Diego die Spuren des Koffeingenusses klar belegt. Frauen, die regelmäßig Kaffee trinken, hatten sowohl in den Hüften als auch in der Wirbelsäule deutlich weniger Knochendichte und waren dadurch verstärkt gefährdet, Knochenbrüche, besonders an problematischen Stellen, zu erleiden.

Die Wissenschaftler überprüften die eindeutige Zuordnung und fanden heraus, dass sich der Einfluss von Kaffee unabhängig von anderen Risikofaktoren wie Alter, Anzahl der Jahre nach dem Klimakterium, Körperfülle, Rauchen, Alkoholgenuss und Einnahme bestimmter Medikamente nachweisen ließ. (Quelle: New York, dpa)

In diesem Zusammenhang ist auch vor extremen Ernährungsweisen während Schwangerschaften zu warnen, weil sie Auswirkungen auf das Wachstum der Kinder haben.

Auf einer Tagung in Ising am Chiemsee warnten Fachleute vor den Folgen einer Mangelernährung.

„Die Probleme können bereits im Mutterleib und in der Stillzeit beginnen. Mütter, die sich sehr einseitig ernähren oder auf bestimmte Nahrungsmittel ganz verzichten, können dadurch die Versorgung ihres Kindes mit Vitamin B_{12} gefährden, einem Vitamin, das gerade in der Wachstumsphase unerlässlich ist. Dieses Vitamin kommt praktisch nur in Nahrungsmitteln tierischer Herkunft vor, in Pflanzen und Hefe ist es nicht enthalten.

Am wenigsten problematisch ist es, wenn die Mutter eine ‚gemäßigte' Vegetarierin ist, also kein Fleisch und keinen Fisch isst, dafür aber ihre pflanzlichen Gerichte mit Milch und Milchprodukten und vielleicht auch Eiern ergänzt. Bei dieser ‚lakto-vegetarischen' Ernährung werden Mutter und Baby auch mit Vitamin B_{12} versorgt. Fehlt das Vitamin aber in der Muttermilch (weil sich eine strenge Vegetarierin ausschließlich pflanzlich ernährt) oder später in der Folgenahrung, sind das Wachstum und die Entwicklung des Babys bedroht. Da bei der streng vegetarischen Ernährung das Baby auch zu wenig Jod, Calcium, Eisen und Eiweiß bekommt, kann es dadurch schwere Schäden erleiden."

Bleibende Schäden, so berichtet der Münchner Kinderarzt Prof. Dr. Berthold Koletzko, die sich in der motorischen und geistigen Entwicklung zeigen, auch in der Sprachentwicklung.

Prof. Michael Lentze aus Bonn berichtet von einem Fall, der durch die strengen Ernährungsregeln einer fanatischen religiösen Gruppierung verursacht wurde, dessen Folgen aber durch Ernährungsumstellung wieder korrigiert werden konnten.

„Besonders stark bedroht ist die Entwicklung von Kindern, die nach der fernöstlichen Lehre der Makrobiotik ernährt werden. Wie Ernährungsexperte Dr. Pieter C. Dagnelie aus Rotterdam herausfand, bleiben solche Kinder im Wachstum stark hinter dem Durchschnitt zurück und holen den Längenunterschied auch später nicht mehr auf. Die Wachstumsverzögerung geht mit einer verspäteten Entwicklung der Motorik und der Sprache einher. Viele Kinder entwickeln außerdem deutliche Zeichen von Rachitis.

Die Kinderärzte und Ernährungsexperten empfehlen dringend allen streng vegetarisch oder makrobiotisch lebenden Müttern, sich

---

[60] JAMA, Band 271, Nr. 4, Jahrgang 1996.

während der Schwangerschaft und der Stillzeit über die Auswahl der Nahrungsmittel intensiv beraten und sich vom Arzt ein Vitamin-B_{12}-Präparat verordnen zu lassen."[61]

Das Vitamin B_{12} (Cobalamin) enthält als Einziges einen anorganischen Bestandteil, nämlich das Spurenelement Kobalt. Der Mensch ist zur Deckung des Bedarfes völlig auf Zufuhr in der Nahrung angewiesen. Der Bedarf wird mit einer täglichen Zufuhr von 3 µg (Millionstel) Gramm gedeckt. Er erhöht sich während der Schwangerschaft und der Stillzeit. So enthalten unter anderem 200 g Milch 0,8 µg Vitamin B_{12}, jeweils 45 g Emmentaler oder Tilsiter 1,0 µg, und Camembert, 45% i.Tr. 1,3 µg Vitamin B_{12}.[62]

Es sei daran erinnert, dass einer der berühmtesten Vegetarier, nämlich Mahatma Gandhi, auf die Einhaltung der strengen Richtung des Vegetarismus verzichten musste, weil seine Gesundheit extrem gefährdet war. Als Zusatz zu seiner reinen Pflanzenkost verwendete er Ziegenmilch.

Zu besonderer Vorsicht ist bei Fastenkuren zu raten. Vielfach wird mit großer Naivität an solche Unternehmungen herangegangen und schwere Schäden am Körper angerichtet. Auf jeden Fall sollte eine Fastenkur von einem gut ausgebildeten Fastentrainer oder -trainerin begleitet werden. Niemand sollte unbedacht am eigenen Körper herumexperimentieren.

Ohne entsprechende mineralstoffmäßige Vorbereitung des Körpers sollte niemand eine Fastenkur durchführen. Sie verbraucht nämlich im Körper extrem viele Mineralstoffe. Das sieht man schon am weißen Belag der Zunge, der sich am Anfang der Kur einstellt. Manche beschreiben diesen Vorgang als einen Erfolg der Kur. In Wirklichkeit handelt es sich um einen großen Mangel an der Nr. 4, Kalium chloratum, und dies vor allem im Verdauungsbereich. Auch der sich einstellende Mundgeruch ist kein Erfolg der Kur, sondern ein hoher Mangel an der Nr. 5, Kalium phosphoricum, da der Organismus sehr viel Energie für die Kur aufwenden muss und diesen Mineralstoff außerdem als Antiseptikum gegen die frei werdenden Giftstoffe benötigt.

Ein häufig auftretender Schokoladenhunger nach der Fastenkur weist auf den hohen Verbrauch an Magnesium phosphoricum, der Nr. 7, hin. Außerdem sei noch auf die Notwendigkeit der Darmreinigung hingewiesen, für die das Durchführen von Einläufen zu wenig ist. Sie erreichen nicht den ganzen Darm, in den der Organismus ab dem dritten Tag Giftstoffe ausscheidet. Es kommt zur bekannten Inversion, eben der Umkehrung der Darmfunktion. Der Organismus scheidet Gifte in den Darm aus. Die Giftstoffe können nur durch die Verwendung von Glaubersalz oder Bittersalz tatsächlich gründlich genug ausgeschieden werden. Es ist außerdem bei jedem Entgiftungsprozess zusätzlich darauf zu achten, dass ausreichend Flüssigkeit zugeführt wird.

3.1.3 Permanente Vergiftung

Der Körper kann so lange mit Giftstoffen belastet werden, bis eine bestimmte Schwelle (Reizschwelle) überschritten ist. Ist der Entgiftungsapparat permanent überfordert „läuft das Fass über", es kommt zu allergischen Reaktionen. Die allergische Reaktion ist eine Nothilfemaßnahme des Organismus. Wenn der Entgiftungsapparat überfordert ist, werden die Giftstoffe über die Haut (juckende Ekzeme), Schleimhaut (Nasen-, Augen-, Magen-, Darmschleimhaut-Erkrankungen) oder die Lungen (allergisches Asthma) ausgeschieden.

Der Organismus kommt mit bestimmten Stoffen nicht mehr zurecht. Er hat gegenüber den belastenden Stoffen keinen Spielraum

---

61 Der Bericht über die Tagung wurde auszugsweise dem Gesundheitsteil der Salzburger Nachrichten vom Samstag, 10. 2.1996, entnommen.
62 Die Werte wurden entnommen aus: Elmadfa, I. u.a.: Die Große GU-Vitamin und Mineralstofftabelle. 4. Aufl. Gräfe und Unzer, München 1996.

mehr. Beim geringsten Kontakt tritt die allergische Reaktion auf. Die Folgen der Erschöpfung des Entgiftungsapparates sind Ausschläge, Allergien, Heuschnupfen, Ablehnung gegen bestimmte Nahrungsmittel und ähnliche Erscheinungsformen.

Dem menschlichen Körper droht nach den Ergebnissen einer deutschen wissenschaftlichen Gesellschaft der Öko-Kollaps.

Wie aktuell das Thema der Vergiftung für den Menschen tatsächlich darstellt, lässt sich aus folgendem Artikel ersehen:

„Lassen Umweltgifte den Menschen zusammenbrechen? Überempfindlichkeit auf mehrere chemische Stoffe als Reaktion – Tagung in Würzburg. Würzburg (SN, dpa).'

Durch die wachsende Menge von Giftstoffen in Umwelt und Nahrung droht den Menschen nach Ansicht von Experten der ‚Öko-Kollaps'. Darauf hat am Wochenende die Deutsche Gesellschaft für Umwelt- und Humantoxikologie (DGUHT) auf einer Tagung in Würzburg hingewiesen. Jeder vierte Deutsche hat den Angaben zufolge ein angegriffenes Immunsystem und leidet unter Allergien. Die wachsende Zahl von Erkrankungen sei Ausdruck einer stetig steigenden Ansammlung von Schadstoffen im Körper. ‚Wir haben einen Punkt erreicht, der für viele Gifte keine zusätzliche Belastung mehr verträgt', warnte der Sprecher der Schadstoff-Forscher, Tino Merz. Ähnlich wie beim Kollaps von Ökosystemen, etwa beim Waldsterben, komme es ohne die Verringerung der Belastung zum ‚Öko-Kollaps' beim Menschen. Merz forderte ein Umdenken in der Umweltpolitik. Der Bau von Müllverbrennungsanlagen müsse gestoppt und der Straßenverkehr verringert werden.

Wissenschaftler sprechen in diesem Zusammenhang vom MCS-Syndrom. MCS steht für Multiple Chemical Sensitivity, der Überempfindlichkeit auf mehrere chemische Stoffe, und ist nach Darstellung der DGUHT eine zunehmend häufige Reaktion auf die allgegenwärtigen giftigen Chemikalien in Luft, Wasser und Nahrungsmitteln.

Hauptsächlich geschädigt seien Immun- und Nervensystem sowie der Hormonhaushalt. Zum ‚Öko-Kollaps' genüge bei solcher Vorschädigung dann bereits eine geringe Dosis an Chemikalien, Rauch oder Duftstoffen. Die Beschwerden bei schleichender Vergiftung äußern sich beispielsweise in Kopfschmerzen, Schwindelgefühlen, Depressionen oder Schlafstörungen. Die Art der Reaktion hänge ab von der Dauer der Einwirkung, der Konzentration der Gifte und auch von der individuellen Empfindlichkeit jedes Menschen. Die Erfahrung zeige, dass MCS-Patienten oft jahrelang erfolglos behandelt würden, ohne dass die eigentliche Ursache der Krankheit aufgedeckt werde.

Der Würzburger Soziologe Prof. Karl-Heinz Hillmann machte das materielle Wohlstands- und Wachstumsdenken für die zunehmende Umweltvergiftung verantwortlich. Informationen über toxische (giftige) Belastungen würden ignoriert oder verdrängt."[63]

Der Artikel unterstreicht auf eindringliche Weise die Betonung der Entgiftung und Entschlackung des Menschen, auf die die Verfasser des vorliegenden Buches so großen Wert legen. Außerdem wird dadurch ein besonderes Licht auf die speziellen Mineralstoffe nach Dr. Schüßler geworfen.

3.1.4 Störfeld Zähne

Den Belastungen, welche durch Zahnstörungen im Körper entstehen, kommt deshalb große Bedeutung zu, weil sie permanent sind. Der Körper muss ununterbrochen mit den störenden Signalen und belastenden Stoffen zurechtkommen. Es gibt keine Pause.

Wie schon in den kurzen Ausführungen über die Bausteine der Gesundheit (s. S. 11) ausgeführt, sind die Belastungen der weit verbreiteten Amalgamfüllungen dreifach:

---

63 Salzburger Nachrichten, 25. 10. 1994. S. 6.

3.1.4.1 Säurebelastung

Durch die Verbindung der verschiedenen Metalle über den Speichel wird eine Säure aufgebaut. Manche Menschen können diese auch schmecken. Früher prüfte man mit der Zunge auf den alten Batterien an den beiden Polen, ob sie noch geladen sind. Durch ein leicht saures Gefühl wusste man, dass die Batterie noch eine Ladung bzw. Spannung hat.

Die Säure wandert durch den Speichel in Magen und Darm. Normalerweise ist der Speichel leicht basisch. Die entstehende Säure stellt im Verdauungstrakt eine Belastung dar. Chronische Gastritis, Geschwüre oder chronischer Durchfall können die Folge sein. Für die Neutralisierung der Säure werden wertvolle Mineralstoffe verbraucht, die dann für den Betrieb des Körpers nicht mehr zur Verfügung stehen.

3.1.4.2 Strombelastung

Durch die verschiedenen Metalle kommt es zu elektrochemischen Spannungen, zu Strömen, die auf die Energieleitungen des Körpers Auswirkungen haben.

Jeder Zahn ist über seinen Nerv durch eine Energieleitung mit bestimmten Körperteilen verbunden. Der Dreierzahn, also der Eckzahn, heißt nicht umsonst Augenzahn. Er ist nicht nur mit dem Auge, sondern auch mit der Schulter, mit der Niere, mit der Hüfte und mit dem Knie verbunden. Wenn nun durch Füllungen Ströme entstehen, die die Leitungen der Nerven zu den entsprechenden Körperteilen irritieren, stören, so kommt es dort zu Schwierigkeiten. Die Nervenleitungen funktionieren vorwiegend elektrisch und deshalb ist diese Störung möglich.

Die Nerven sind niederohmige[64], mit wenig Widerstand ausgestattete Verbindungen im Körper, sodass die Störungen leicht weitergeleitet werden können. Nerven haben also wenig elektrischen Widerstand und die Impulse können gut fließen. Die Zusammenhänge zwischen den Zähnen und dem Körper wurden erforscht. Es gibt darüber Tabellen, aus denen die Zuordnungen abgelesen werden können.

So kann es geschehen, dass jemand nach der Füllung eines Zahnes mit Amalgam unter Umständen in der rechten Schulter Schmerzen bekommt. Wenn derjenige von den Zusammenhängen nichts weiß, schiebt er die Schmerzen z.B. auf das schwere Heben in seinem Beruf und die Schulter wird behandelt. (Man könnte schreiben: Kaputtbehandelt.) Mit solchen Schmerzen müsse man sich abfinden und damit leben lernen, wird oft behauptet. Werden dann aus irgendeinem Grund die Füllungen aus Amalgam entfernt, ist es möglich, dass man von so manchem chronischen Schmerz befreit wird, der jeder früheren Therapie widerstanden hat.

Aus der Praxis:
Ein junger Mann, der sehr viele Amalgamfüllungen im Mund hatte, wurde von starken Kreuzschmerzen geplagt. Nachdem sein Schlafplatz von einem Rutengänger untersucht worden war, wählte er einen unbelasteten Platz. Die Änderung half in diesem Fall nicht viel. Der nächste Schritt war die Reduzierung der elektromagnetischen Belastung durch den Einbau eines Netzfreischaltgerätes. Auch diese Maßnahme führte nicht zum gewünschten Erfolg, obwohl er auch diesmal behauptete, dass er besser schlafen könne. Er hat den Wert der beiden Maßnahmen erkannt, aber die Kreuzschmerzen hatten sich nicht entscheidend verändert; vielleicht ein wenig gelindert. Auch hatte er schon länger mit einer guten Ernährung versucht, die Schmerzen zu verringern – mit wenig Erfolg.

Nun war der nächste mögliche Schritt die Entfernung der Amalgamfüllungen. Dies war nicht so leicht zu erreichen, weil dafür ein relativ hoher finanzieller Aufwand nötig ist. Er konnte sich jedoch dazu durchringen und die Amalgamfüllungen wurden der Reihe nach entfernt. Zu seinem größten Erstaunen verloren sich die Kreuzschmerzen immer mehr, bis sie gänzlich verschwunden waren. Da er

---
64 Ohm ist die Einheit, mit der die elektrischen Widerstände gemessen werden.

3.1 Wie entstehen Mängel?

nämlich sehr schwer körperlich arbeiten muss, hatte er die Schmerzen auch auf diese Belastung geschoben und die einzelnen Maßnahmen waren nur mit Überwindung seines Widerstandes zu erreichen. Aber umso größer war am Schluss die Freude, weil er auf diesem Wege des Suchens viel gelernt hatte. Er war nicht nur zu einem guten Schlafplatz gekommen, sondern auch seine Frau hatte gesundheitlich viel davon profitiert; sie war den Weg konsequent mit ihm mitgegangen.

Hier sei auf die Bedeutung von Goldfüllungen hingewiesen, die keine chemischen Reaktionen mit dem Speichel eingehen und vor allem auch auf die nicht leitenden Keramikkronen.

Die zweite Schwierigkeit, die durch die Spannungen entstehen, ist die Störung der Spannungen im Kopf. Das Gehirn als reine Nervenmasse ist zu einem hohen Anteil auf bioelektrische Vorgänge angewiesen. Wenn nun im Kiefer Spannungen entstehen, so können diese durchaus die elektrischen Ladungen im Gehirn stören, was sich in oft ziemlich schweren Belastungen, wie zum Beispiel Migräne, auswirkt.

Die Ströme im Gehirn werden durch das EEG gemessen, das Elektroenzephalogramm. Auch das ist ein Hinweis darauf, dass viele Vorgänge im Körper elektrisch ablaufen. Daraus ist auch zu ersehen, welch große Bedeutung die Berücksichtigung der Belastung mit elektromagnetischen bzw. elektrochemischen Feldern hat. Die Spannungen zwischen den verschiedenen Füllungsmaterialien können mit Messgeräten festgestellt werden. Sie werden von Zahnärzten, die offen für Alternativmethoden sind, gemessen und entsprechend berücksichtigt.

3.1.4.3 Belastung durch Vergiftung

Im Laufe der Jahre lösen sich aus den Metallfüllungen Ionen, die ganz langsam – schleichend – den Körper vergiften. In den Füllungen sind bis zu 32 Metalle verarbeitet. Wenn man bedenkt, dass schon winzige Spuren von Verbindungen in homöopathischer Verdünnung im Organismus Reaktionen auslösen können, so wird auch verstanden werden, dass die freigesetzten Metallionen Auswirkungen im Körper haben. Noch dazu, wenn es sich um so giftige Stoffe wie zum Beispiel Quecksilber handelt.

Die Vergiftung ist eine langsame, schleichende, sodass es dem Menschen fast unmöglich ist, die Zusammenhänge zu erkennen. Die verloren gegangene Spannkraft, die geringere Belastbarkeit, das häufigere Kranksein, all das wird auf die starke Beanspruchung im Beruf, auf den Stress, auf das Alter, auf die Vererbung, auf das Hausbauen und sonst noch alles Mögliche geschoben und die wirklichen Ursachen bleiben verborgen.

Nach einer Sanierung und einer entsprechenden Entgiftung, Ausleitung, wie der Fachausdruck heißt, kann sich der von den Füllungen Befreite wieder frisch und erholt fühlen. Der Organismus braucht ungefähr ein Jahr, bis er sich von den Amalgamfüllungen einigermaßen erholt hat. Die Dauer und Intensität des Reinigungs- und Entschlackungsvorganges hängt natürlich von der Sensibilität des einzelnen Menschen ab, auch von den zur Verfügung gestellten ausleitenden Mitteln.

Im Bereich der Zähne sind aber nicht nur Amalgamfüllungen eine Belastung, es gibt noch eine Reihe anderer Möglichkeiten, wie Überfüllung eines Zahnes bei einer Wurzelbehandlung, ein versteckter Eiterherd, ein Zahn, der noch im Kiefer steckt und nicht herauskommen kann, Wurzelbehandlungen, Zahnfisteln und dgl. mehr. Sollten gesundheitliche Störungen vorliegen, deren Ursachen unbekannt sind, ist es sehr wichtig, eventuelle Belastungen im Bereich der Zähne zu beheben.

3.1.5 Muskelarbeit

Bei jeder körperlichen Tätigkeit, egal ob es beruflich oder sportlich ist, entsteht durch die Leistung des Muskels Milchsäure, die vom Blut abtransportiert werden muss, damit sie verarbeitet werden kann. Wenn jedoch die

Arbeit des Muskels in einem besonderen Ausmaß verlangt wird, kann die entstehende Säure nicht mehr abtransportiert werden, sie wird zwischengelagert. Das ist aber nur möglich, wenn genügend Basen zur Neutralisierung zur Verfügung stehen. Ansonsten entsteht der bei der Überlastung wohl bekannte Muskelkrampf. Er zeigt an, dass der biochemische Haushalt des Muskels total überfordert ist.

Die bei jeder körperlichen Tätigkeit entstehende Milchsäure benötigt zur Neutralisierung frei verfügbare Mineralstoffe, was ein deutlicher Hinweis auf die Dringlichkeit der aufgefüllten Mineralstoffspeicher im Körper darstellt. Wird darauf keine Rücksicht genommen, entstehen immer mehr Säurerückstände, die den Organismus in seinem Betrieb stark einschränken und belasten.

Dr. Schüßler schreibt in der „Abgekürzten Therapie" dazu Folgendes: *„Durch die Gegenwart des phosphorsauren Natron wird Milchsäure in Kohlensäure und Wasser zerlegt. Genanntes Salz besitzt die Fähigkeit, Kohlensäure zu binden, und zwar nimmt es auf je einen Bauteil Phosphorsäure, die es enthält, zwei Bauteile Kohlensäure auf. Hat es die Kohlensäure gebunden, so führt es dieselbe den Lungen zu. Der in die Lungen einströmende Sauerstoff befreit die nur locker an das phosphorsaure Natron gebundene Kohlensäure, die Letztere wird ausgeatmet und gegen Sauerstoff vertauscht, welcher von dem Eisen der Blutkörperchen aufgenommen wird."*[65]

3.1.6 Energetische Felder

Auf die energetischen Felder wurde schon im Kapitel über die Bausteine der Gesundheit (s. S.9ff.) kurz eingegangen. Im folgenden Text sollen sie nun etwas ausführlicher dargestellt werden. Zu den energetischen Feldern gehören hauptsächlich drei Arten:

3.1.6.1 Die Spiegelstrahlung

Es gibt immer noch Menschen, die nicht wissen, dass Spiegel, aber auch glänzende Flächen von Möbeln und Bildern, eine sehr belastende energetische Strahlung haben. Solche glänzende Oberflächen reflektieren Strahlen in das Zimmer und verbreiten bzw. verstärken wesentlich die vorhandenen Erdstrahlen. Nach der Entfernung eines Spiegels fühlt man sich im Zimmer wesentlich freier und ruhiger. Nicht jeder kann dies allerdings spüren. Noch einmal sei betont, dass es nur um Spiegel in den Schlafräumen geht.

Schwierig ist es auch, sich auf eine Diskussion einzulassen, ob Spiegel schädlich sind, ob sie den Menschen belasten oder nicht. Ob diese Behauptungen stimmen oder nicht, kann nicht dadurch festgestellt werden, dass man mit jemandem darüber eine heftige Debatte führt. Der Kampf darüber, wer Recht hat, läuft über Vorurteile und Vorstellungen. Und die sind nicht das Leben. Ob das alles stimmt, lässt sich nur erfahren, wenn man es selbst ausprobiert.

Wenn jemand schon Erfahrungen darüber hat, sollte er sich nicht zurückhalten, darüber seinen Mitmenschen zu berichten. Auch wenn die Gefahr besteht, dass man belächelt oder gar verspottet wird. Es gibt immer wieder sehr sensible Menschen, die von all dem noch nichts wissen, dieses Wissen aber dringend nötig hätten. Um dieser Menschen willen und um des Wertes der eigenen Erfahrung willen sollte man zu sich stehen lernen, freimütig darüber sprechen, und die Widerstände nicht scheuen, die solchen Bereichen leider noch immer entgegengebracht werden.

Es ist aber auch möglich, dass jemand seinen Spiegel weggibt, ohne dass sich etwas verändert. Die Gründe wurden am Ende des Kapitels über die Bausteine der Gesundheit beschrieben. Dann hat derjenige entweder nicht die richtige Ebene getroffen, oder es gibt

---

[65] Schüßler, W.H.: Abgekürzte Therapie. 31. Aufl. Schulzesche Hofbuchhandlung und Hofbuchdruckerei, Oldenburg und Leipzig 1904. S. 20.

noch andere Bremsklötze für das Gesundwerden, die noch entfernt werden müssen.

3.1.6.2 Elektromagnetische Felder

Eine sehr heimtückische Belastung sind die elektromagnetischen Felder. Und zwar geht es nicht um irgendwelche elektromagnetischen Felder, denn von diesen sind wir ja ununterbrochen umgeben. Es geht um den Strom, mit dem wir am Schlafplatz belastet sind.

Die Belastung ist vorhanden, auch wenn die Geräte abgeschaltet sind. Die Felder bauen sich hauptsächlich im Kabel, in der Zuleitung zum Gerät auf, wenn der Strom nicht fließt, wenn das Gerät ausgeschaltet ist. Es sollten also unbedingt alle elektrischen Geräte aus dem Schlafzimmer entfernt und das Nachttischlämpchen ausgesteckt werden. Das sind die Maßnahmen, die jeder sofort ohne größere Umstände ergreifen kann. Natürlich strahlen dann immer noch die Leitungen in den Wänden, aber nicht so stark wie die frei liegenden Kabel.

Besonders schlimm sind Verlängerungskabel in der Nähe des Kopfbereiches oder hinter dem Kopf eingebaute Nachttischlämpchen, deren Zuleitung in der Holz-Schalung hinter dem Kopf verlegt ist. Alle diese Spannungen sind durch ein sehr einfaches Gerät messbar und nachweisbar.

Matratzen mit Federkernen übernehmen die Spannungen und verstärken die entsprechende elektromagnetische Belastung. Die Federkerne belasten durch ihren Metallgehalt, durch ihre Spiralform, die die belastenden Energiefelder der Erde verstärken, und ganz besonders durch die Ankoppelung an elektromagnetische Felder.

Es ist ohne weiteres möglich, dass sogar gute Rutengänger zu verschiedenen Beurteilungen bezüglich Matratzen mit Federkernen kommen. Das eine Mal wird vielleicht eine solche Matratze ohne Stromankoppelung an elektromagnetische Felder untersucht, und das andere Mal befindet sie sich in einem Netz von elektromagnetischen Feldern und ist dadurch besonders aufgeladen, was mit einfachen Messgeräten aufgezeigt werden kann.

Für Elektriker ist es wichtig zu wissen, dass auch ausgeschaltete Lampen und Geräte durch ihre Zuleitung Felder aufbauen, soweit eben der Strom geleitet wird – und der Schalter ist meistens beim Gerät.

Eigentlich müsste jeder einigermaßen gesundheitsbewusste Mensch für seine Schlafräume Netzfreischaltgeräte montieren lassen.[66]

Auswirkungen auf den menschlichen Körper

Die Elektrogeräte sind am Schlafplatz meistens im Kopfbereich montiert. Am schlimmsten sind die eingebauten Beleuchtungen, weil diese im Kopfbereich, in oder hinter den Möbeln, mit Hilfe von Verlängerungskabeln verlegt sind. Die elektromagnetischen und elektrostatischen Felder entstehen hauptsächlich im Kopf- und Nackenbereich und machen Probleme. Denken wir nur an die sehr verbreiteten Nackenverspannungen, an die Halswirbelsäulenprobleme, Migräne, das verbreitete Kribbeln in den Armen usw. Sehr gefährlich sind auch im Schlafzimmer befindliche Fernsehgeräte bzw. solche, die im Nachbarzimmer an der Kopfseite angeschlossen sind.

Durch elektromagnetische Felder im Bereich des Oberkörpers kommt es zu starken

---

66 Dieses Gerät wird im Sicherungskasten montiert. Der Schaltkreis der freizuschaltenden Räume, der Schlafräume – es können auch mehrere sein –, wird über das Gerät geleitet. Wird dann der letzte Stromverbraucher ausgeschaltet, senkt das Gerät die Spannung von 220 Volt auf ungefähr 4 Volt. Diese Spannung ist nicht mehr belastend und der Schlaf dadurch von der elektromagnetischen Seite her ein entspannter. Wenn das Licht wieder benötigt wird und eine Lampe eingeschaltet wird, geht über die minimale Restspannung ein Impuls zum eingebauten Gerät und dieses gibt die Spannung wieder frei, wodurch die Lampe zum Leuchten kommt. Der Strom ist also immer da, wenn er benötigt wird, und immer weggeschaltet, wenn er nicht benötigt wird.

Muskelanspannungen im Bereich des Nackens. Die stark angespannten Muskeln ziehen die Wirbel des Rückgrates ganz intensiv zusammen. Das erzeugt einen großen Druck auf die dazwischenliegende Bandscheibe. Dadurch wird der Nerv, der an dieser Stelle das Rückgrat verlässt, gereizt, wodurch es zum bekannten Kribbeln in dem mit dem Nerv verbundenen Körperteil kommt. Das tritt meistens in den Armen auf, aber auch in den Beinen und unter Umständen auch im Gesicht.

Was aber bei der Belastung mit elektromagnetischen Feldern am meisten ins Gewicht fällt, ist die Behinderung bzw. Blockade des abbauenden Stoffwechsels. Der Organismus kann während der Nacht nicht entsprechend entgiften, und die Stoffwechselschlacken verbleiben im Körper. Nach einer gewissen Zeit der Belastung kommt es dann durch die aufgestauten Schlacken zu Problemen wie Juckreiz auf der Haut oder Hautausschlägen, wenn der Körper versucht, über die Haut auszuscheiden. Die Schlacke juckt nicht nur, sie beißt, bis sich der Betreffende wund gekratzt hat. Weitere Folgen können geschwollene Beine, Allergien, Heuschnupfen, Hautausschläge usw. sein.

Ganz am Anfang zeigt sich das Problem in den geschwollenen Tränensäcken, die normalerweise auf schlecht arbeitende Nieren geschoben werden. Sie haben sicher damit etwas zu tun. Nur die Niere kann nichts dafür, dass sie die Stoffe nicht ausscheiden kann, wenn der Stoffwechsel durch magnetische Felder belastet, behindert oder gar blockiert ist.

Aus der Praxis:
Eine Bäuerin hatte an ihrem Schlafplatz in ihrem Körper einen Wert von 16 Volt. Der Grenzwert beträgt nach einer Forschergruppe um Ulf Rose, er arbeitet in München, 0,10 Volt. Der Schlafplatz war mit dem 160fachen des oberen tolerierbaren Wertes belastet. Sie hatte total geschwollene Unterschenkel und außerdem ein offenes Bein, da sich der Organismus einen künstlichen Ausgang gesucht hatte. Nach dem Einbau eines Netzfreischaltgerätes gingen die Beschwerden, unterstützt durch die Einnahme der Mineralstoffe nach Dr. Schüßler, deutlich zurück.

Ein weiteres Beispiel aus der Praxis: Ein 4 Monate alter Säugling hatte Neurodermitis am ganzen Körper. Durch den Einbau zweier Netzfreischaltgeräte konnte ihm geholfen werden. Der Wert am Schlafplatz lag bei über 5 Volt, also dem 50-fachen des oberen tolerierbaren Grenzwertes. Der Einbau des ersten Gerätes führte nicht zum gewünschten Erfolg, nämlich einer Reduzierung der Strombelastung. Aus dem Nachbarzimmer kamen so starke elektromagnetische Felder durch, sodass immer noch zu starke Werte zu messen waren.

Der Elektriker hatte die Wirkung des Gerätes nicht kontrolliert. Erst als das zweite Gerät für die Nachbarräume eingebaut war, sank der Grenzwert bei der Messung der elektrostatischen Felder unter die angegebene Höchstgrenze. Der Säugling verlor innerhalb weniger Wochen mit Unterstützung der Schüßler'schen Mineralstoffe seine Ausschläge. Als positiver Nebeneffekt gingen außerdem die Kopfschmerzen der Eltern, unter denen sie bis hin zur Migräne gelitten hatten, stark zurück. Es war die richtige Maßnahme, auch auf der richtigen Ebene.

3.1.6.3 Erdstrahlen

Die Strahlen, die von der Erde kommen, sind ein ausführliches Thema und können hier nur aufgezählt werden: Wasseradern, Curry-Netz, Hartmann-Gitter, grobmagnetisches Netz, Verwerfungen, radioaktive Strahlungen, Erze.

Mit dieser Thematik setzen sich viele Autoren auseinander, zum Beispiel:
- Pater Ernst Hoch: Strahlenfühligkeit. Umgang mit Rute und Pendel. Landesverlag, Linz 2000.
- Käthe Bachler: Erfahrungen einer Rutengängerin. Landesverlag, Linz 2000.
- Jörg Purner: Radiästhesie – ein Weg zum Licht. Edition Astrodata, Wettsw. 1994.
- Christof Rohrbach: Radiästhesie. Physikalische Grundlagen und Anwendung in Geobiologie und Medizin. Karl F. Haug, Heidelberg 1996.

3.1 Wie entstehen Mängel?

Der Umgang mit energetischen Phänomenen ist von großer Unwissenheit geprägt. So wird immer wieder behauptet, dass es eine positive und negative Energie gäbe. Positiv im Sinne von gut und negativ im Sinne von böse hat sich in die Menschen tief eingesenkt. Außerdem wurde in Folge des quantitativen Denkens ein Energieüberschuss als positiv gewertet, ein Energiemangel als negativ und so die Anwesenheit einer bestimmten Menge von Energie als eine Qualitätsbezeichnung gewertet, wie auch bei Yin und Yang. Die Anwesenheit von Energie sagt jedoch nichts über den Fluss, das heißt über ihre Qualität aus.

Tatsächlich handelt es sich bei den energetischen Phänomenen um verschiedene Ladungen unterschiedlicher Intensität, Stärke oder verschiedene Formen von Energie, verschiedene Erscheinungsweisen. Was der Mensch verlernt hat, ist das Umgehen mit der Energie und ihre angemessene Dosierung.

So wie eine Tasse Kaffee anregend sein kann, auch wenn sie Mineralstoffe raubt, ein Liter davon hätte für den Körper eine katastrophale Wirkung. Nur wird sie nicht immer gespürt, weil die Nervenleitungsfähigkeit des Körpers meistens schon geschädigt ist. So ist es auch mit den Energiefeldern. Einige Minuten auf einem so genannten Störfeld verbracht, können durchaus anregend und leicht aufputschend wirken. So wurden die Kanzeln zum Predigen in den sehr frühen Kirchen immer über solchen Stellen errichtet. Wenn man aber eine ganze Nacht oder gar jahrelang auf einer solchen Stelle schläft, hat das schwere gesundheitliche Schädigungen zur Folge.

Um mit den Erdstrahlen zurechtzukommen, wird empfohlen, einen guten Rutengänger in Anspruch zu nehmen.

Noch ein kurzer Hinweis zu den Rutengängern, weil ihnen gegenüber oft große Skepsis besteht. Sie setzen sich mit ihrer Tätigkeit, die sehr viel Kraft kostet und manchmal auch ihre Gesundheit gefährdet, für die Gesundheit der Menschen ein. Da sie sehr verschieden sensibel sind, fallen ihre Ergebnisse verschieden aus. Es kann daher nicht von richtigen und falschen Ergebnissen gesprochen werden. Die Ergebnisse können nur jeweils auf den entsprechenden Rutengänger bezogen werden und was die stark belastenden Strahlen betrifft, stimmen die Ergebnisse meist überein.

Von großer Bedeutung ist, dass der Rutengänger mindestens so sensibel sein muss, wie der Mensch, um den er sich kümmert.

Zusammenfassung

Bei den energetischen Feldern geht es hauptsächlich um die Belastung durch Spiegel- und Erdstrahlen bzw. elektromagnetische Felder am Schlafplatz. Dort dringen die Belastungen durch die Entspannung des Körpers ungehindert auf ihn ein. Er muss dann die ganze Nacht sein eigenes Energiefeld verteidigen. Menschen, die einen belasteten Schlafplatz haben, wachen am nächsten Morgen zerschlagen auf. Sie haben das Gefühl, als ob sie die ganze Nacht gearbeitet hätten, oder ob sie einen 10.000-Meter-Lauf gemacht hätten, was ja im übertragenen Sinn stimmt. Der Organismus musste seine ganze Energie aufwenden, das eigene Energiefeld aufzubauen. Manche Menschen brauchen lange, bis sie wieder auf Touren kommen und bezeichnen sich als Spätstarter. Hinweise auf den Schlafplatz können Sie in den ergänzenden Informationen (s. S. 168) nachlesen.

Es gibt ein sehr umfassendes, empfehlenswertes Buch von Manfred Fritsch, welches auch Aufschluss über weiter gehende Belastungen im Bereich des Bauens gibt: „Handbuch gesundes Bauen und Wohnen".[67] Die Informationen reichen von Asbest bis Zentralheizung.

Manchmal wird von Menschen behauptet, dass ihnen Strahlen nichts anhaben können, außerdem würden sie diese gar nicht spüren. Es ist aber ein Unterschied, ob jemand von

---

[67] Fritsch, M.: Handbuch gesundes Bauen und Wohnen. DTV, München 1996.

Energiefeldern etwas spürt, oder ob sie sich auf den Körper auswirken. Sie entleeren auch im Nichtsensiblen die Speicher und es werden Hypotheken geschaffen, die irgendwann einmal eingelöst werden müssen. Oftmals entsteht großes Erstaunen, wenn auf einmal die Gesundheit ohne vorherige Warnsignale bzw. Anzeichen verloren geht, oder jemand von einem seelisches Tief überrascht wird, mit dem er nie gerechnet hat. Weil es dann überhaupt keine Vorbereitungsmöglichkeit gegeben hat, ist die Unfähigkeit sehr groß, mit solchen Krisensituationen umzugehen.

3.1.7 Seelische Vergiftung

Was die Menschen oft übersehen, ist, dass auch seelische Belastungen, vor allem aber Vergiftungen, wie sie unter anderem durch den seelischen Umweltmüll des Fernsehens in die menschliche Seele einströmen, auf der körperlichen Ebene Mineralstoffe, auch Entgiftungsstoffe verbrauchen. Manche Menschen machen sich, ohne es zu wissen, tragischerweise mit allen damit verbundenen Auswirkungen, zu einer Müllhalde, auf der alles abgeladen werden darf, was die Medien so produzieren.

Beobachtet man ein sensibles Kind während einer aggressiven, bedrohlichen, harten Szene eines Filmes, lassen sich starke Veränderungen an der Körperhaltung feststellen. Dasselbe kann jeder auch bei sich beobachten, wenn man sich einem spannenden Film aussetzt.

Der Puls verändert sich, der Körper beginnt vielleicht zu schwitzen, die Muskeln verspannen sich, Hände und Füße werden kalt und die Zähne werden zusammengebissen. Alle diese Vorgänge verbrauchen Betriebsstoffe, abgesehen vom notwendigen Abbau der Angst- und Stressstoffe, welche während der Zeit, in der der Film betrachtet wird, in den Körper ausgeschüttet werden. Er belastet den Körper zusätzlich.

Außerdem muss bei der gesamten Problematik noch die seelische „Verdauungszeit" berücksichtigt werden. Diese beträgt wegen der Dichte der Darstellung in den Filmen für eine halbe Stunde fernsehen einige Stunden seelischer Verarbeitungszeit.

Es genügt, einem sensiblen Kind nach einem solchen Film beim Schlafen zuzusehen. Da reicht oft schon ein aufregender Film, dass er Auswirkungen bis in die Nacht, in den Schlaf hinein hat. Die Muskeln zucken, das Kind rollt sich unruhig von einer Seite auf die andere, spricht unter Umständen im Schlaf und dgl. mehr. Vor allem ist es am Morgen unausgeschlafen, gereizt und explosiv.

Dazu Stephano Sabetti in „Lebensenergie":

„Bei New Yorker Kindern wurde ein Zusammenhang zwischen der Fernsehstrahlung und allgemeinen Krankheitserscheinungen entdeckt, verbunden mit Symptomen wie Nervosität, Müdigkeit, Kopfschmerzen, Schlaflosigkeit und Erbrechen; ohne Fernsehen waren alle diese Symptome nach zwei Wochen verschwunden."[68]

Allein diese wenigen Zeilen zeigen, wie das Fernsehen in den Menschen eine große Spannung hineinbringt, wodurch es zu einem intensiven Einsatz an Betriebsstoffen kommt. So darf es nicht verwundern, wenn die Mineralstoffvorräte auf der Ebene der Betriebsstoffe im Körper überdurchschnittlich abnehmen.

3.1.8 Gedankenarbeit

Intensive Gedankenarbeit verlangt außerordentlich viele Betriebsstoffe für das Gehirn. Es entstehen auch entsprechende Abfallstoffe. Durch negative Gedanken entstehen jedoch besonders viele belastende Abfallstoffe, auch in Form von Säuren, die die körperliche Gesundheit sehr belasten. Negatives Denken ist

---

68 Sabetti, S.: Lebensenergie. Scherz, München 1985. S. 225.

mit Angst gekoppelt und spannt dementsprechend das Muskelgeflecht an, was einen weiteren hohen Verschleiß an Mineralstoffen zur Folge hat, wodurch wiederum sehr viele Abfallstoffe entstehen.

In der Immunbiologie ist es geglückt zu fotografieren, wie ein Mensch sein Immunfeld schwächt, wenn er negativ denkt.

3.2 Umwelt

Die direkten Belastungen durch die Umwelt werden immer bedrohlicher. Dr. Bodo Kuklinski betont im Zusammenhang mit den Auswirkungen auf die menschliche Gesundheit die Zunahme von Allergien, Krebserkrankungen, steigende Kinderlosigkeit aufgrund von nachlassender Fruchtbarkeit sowie die Zunahme von frühen Alterungserscheinungen: *„Alterungserscheinungen haben sich innerhalb der letzten 20 Jahre in Richtung Jugend verschoben. Der Mensch stirbt wegen der modernen Apparatemedizin zwar später, aber er altert früher. Und mit dieser Alterung verbundene Krankheiten setzen immer eher ein. Ein Drittel unserer Bevölkerung erreicht das Pensionsalter überhaupt nicht, ein Drittel leidet an vielfältigen Krankheiten und nur ein Drittel erlebt das Alter in Gesundheit."*[69]

Vielfältig sind die Belastungen des Menschen durch Schadstoffe, die von außen in den Körper kommen und dort enormen Schaden anrichten bzw. den Betrieb immer mehr blockieren.[70]

3.2.1 Nahrungsmittel

Das Gleichgewicht zwischen den aufgenommenen Nahrungsmitteln und den ausgeschiedenen Stoffen wurde vor allem durch den industriellen Eingriff in die Nahrungsmittelproduktion gestört. Wie im Zusammenhang mit den Fetten ausgeführt, entstehen durch Denaturierung und Isolierung Nahrungsmittel, die kein körperökologisches Gleichgewicht mehr haben. Sie liefern dem Organismus im Zuge der Wärme- und Energiegewinnung nicht mehr jene Betriebsstoffe, die er für den rückstandfreien Abbau der aufgenommenen Nahrungsmittel benötigen würde.

Es gibt allerdings auch „natürliche" Belastungsstoffe, die in den Nahrungsmitteln enthalten sind (z.B. Zellulose), und die der Körper nicht aufnimmt, sondern wieder über Stuhl und Harn ausscheidet. Verdauung ist also auch Schlackenabbau, wie auch die Atmung und die Transpiration (Schwitzen). Ist der Stoffwechsel nur mit naturgemäßen Stoffen konfrontiert und werden über die Nahrung die essenziellen Mikronährstoffe zugeführt, wird der Schlackenabbau rückstandfrei erfolgen.

3.2.2 Umweltgifte

Der menschliche Organismus hat auch mit Verunreinigungen zu kämpfen. Dabei handelt es sich um Abgase, die wir einatmen, Zusatzstoffe, die die Industrie unserer Nahrung als Farb-, Konservierungs- und Schönungsmittel beifügt und sogar in Arzneimitteln als tolerierte Mindermengen enthalten sind, Verbrennungsstoffe, welche beim Rösten des Kaffees entstehen, um Gifte, die jeder auch als

---

[69] Kuklinski, B., Lunteren, I.v.: Neue Chancen zur natürlichen Vorbeugung und Behandlung von umweltbedingten Krankheiten. Zellschutz mit Antioxidanzien. LebensBaum, Kamphausen, Bielefeld 2000.
[70] Im Volksmund hat sich für solche Stoffe der Ausdruck „Schlacken" eingebürgert. Im Frühjahr wird oft eine Entschlackungskur durchgeführt. Letztlich ist dieser Ausdruck jedoch nicht klar definiert. Manche verstehen unter Schlacken eher das Ergebnis neutralisierter Säure, nämlich Salze, während wieder andere darunter Fremdstoffe verstehen, die in den Körper sozusagen importiert werden. Aus diesem Grund scheint es ratsam, den Ausdruck Schadstoffe zu favorisieren, obwohl das Wort Schlacke nicht unbedingt vermieden wird, weil er zu sehr eingebürgert ist.

passiver Raucher einatmet, um Arzneimittel, chemische Stoffe, die durch Medikamente eingenommen werden und vor allem um Belastungsstoffe, welche durch die Umweltverschmutzung in unseren Nahrungsmitteln enthalten sind, wie z.B. Pestizide oder Schwermetalle.

Auch Vegetarier sind Belastungen ausgesetzt, weil es u.U. vor allem in den Hüllen der Getreidekörner zu einer Anreicherung von Schwermetallen aus der Umwelt kommt. Die weitere Verdichtung dieser Vergiftung über die Nahrungskette ist enorm, wenn man bedenkt, dass ungefähr 15 kg Körner für 1 kg Hühnerfleisch aufgewendet werden! Dies trifft wiederum alle, die vorwiegend Fleisch als Bestandteil ihrer Ernährung haben.

3.2.3 Einflüsse von außen: die „drei Häute" des Menschen

Der stoffliche Austausch mit der Außenwelt findet über die Haut statt, wobei hier allegorisch von drei Häuten gesprochen werden kann.

Die erste ist die Körperhaut selbst, über die viele Substanzen aus der Umwelt aufgenommen werden, eine Eigenschaft, die man sich letztlich beim Auftragen von Salben usw. zunutze macht. Für eine Gesunderhaltung braucht sie auch ihre Pflege, was in der Körperhygiene berücksichtigt wird.

Als zweite „Haut" kommt die Bekleidung ins Blickfeld, die für unsere Betrachtung von Hautkrankheiten und Allergien eine große Bedeutung hat. Hierbei geht es nicht nur um die Materialien, aus denen die Kleidung gefertigt ist, sondern auch um Stoffe, mit denen die Rohmaterialien bearbeitet sind. Auch die fertigen Produkte werden oft gebleicht, gefärbt, gestärkt oder durch irgendwelche anderen Maßnahmen noch präpariert, um sie z.B. vor Schädlingen zu schützen. Ein weiteres Problem sind die vielen Waschmittel und die Weichspüler. Sie wirken auf die Haut ein und verursachen oft Probleme. Entweder werden die Stoffe lange Zeit nur aufgenommen, bis die Haut nicht mehr speicherfähig ist, oder es werden Reize ausgeübt, die die Haut nur eine gewisse Zeit beantworten kann. Danach kommt es zu heftigen bis panischen Reaktionen der Haut und u.U. des ganzen Körpers in Form von Allergien.

Die dritte „Haut" besteht aus der Wohnung bzw. dem Haus, in dem das Leben verbracht wird. Hier entstehen Belastungen durch die modernen Bauweisen mit vermehrtem Einsatz von chemischen Stoffen in Farben, Fliesenklebern, beim Holzschutz usw. Große Bedeutung haben auch die Bodenbeläge, allen voran Teppichböden, die aber immer mehr von den Holzböden zurückgedrängt werden, was im Hinblick auf Hautkrankheiten und Allergien als positiv zu bewerten ist. Alle Staubfänger sind problematisch. In diesem Zusammenhang sollte unbedingt auch auf feuchte Stellen im Haus geachtet werden, da diese Brutstätten für Bakterien und Pilze darstellen.

3.2.4 Auswirkungen auf den Stoffwechsel

3.2.4.1 Entschlackung

Der erste – und naheliegendste – Versuch des Organismus, mit den vielen verschlackenden Belastungen zurechtzukommen, besteht darin, sie im abbauenden Stoffwechsel zu verarbeiten. Dabei benötigt er das Natrium sulfuricum Nr. 10, vor allem um die Leber zu unterstützen, die die Hauptarbeit bei der Ausscheidung von fettlöslichen Schadstoffen hat. Besonders im Sommer können wir durch viele Möglichkeiten – wie frisches Obst und Gemüse –, leichte Kleidung und viel Bewegung in frischer Luft den Organismus bei dieser Entlastung unterstützen.

3.2.4.2 Deponien

Ist der Organismus nicht in der Lage, die anfallenden Schadstoffe auszuscheiden, muss er zu Notmaßnahmen greifen. Er kann diese Stoffe in Lösung halten, was eine Form von kurzfristiger Deponierung darstellt: Vorübergehend führt die zu geschwollenen Füßen, Unterschenkeln, Händen, Fingern und verschwollenen Augen. So wird zum Beispiel Alkohol in Lösung gebracht. Diese Lösung verteilt sich im ganzen Körper und schwemmt ihn auf. Damit erhöht sich auch für einige Tage das Körpergewicht, bis dieser sehr belastende Stoff langsam von der Leber abgebaut wird und auch das Gewicht wieder sinken kann. Genauso verhält es sich mit anderen Stoffen, mit denen der Organismus nicht so recht fertig wird, wie z.B. Arzneimitteln. Nach Operationen entstehen häufig Wasseransammlungen, die mit Schadstoffen bzw. Medikamentenstoffen in Zusammenhang stehen.

Versacken die in Lösung gehaltenen Schadstoffe in das Gewebe unter der Haut, treten sie bei Erwärmung (Duschen, Sonne, Sauna …) an die Oberfläche und haben einen unstillbaren beißenden Juckreiz zur Folge.

Gelöste Schadstoffe können auch im Blut auftreten, wobei dieses dann verdünnt wird. Auch Säuren haben dieselbe Wirkung wie Schadstoffe, was ihre kurzfristige Deponierung betrifft. Sie werden in Flüssigkeit verdünnt, damit sie den Körper nicht belasten und bis der Organismus in der Lage ist, diese über die Nieren auszuscheiden. So ist mit einer habituellen Stuhlverstopfung unter Umständen eine Säurebelastung verbunden. Es wird für die Säure zu viel Flüssigkeit investiert, die dann im Dickdarmbereich fehlt, was zu einer Eindickung des Darminhaltes führt.

Grundsätzlich wird bei dem Vorgang der Bindung an Flüssigkeit sehr viel von dem Mineralstoff Natrium chloratum Nr. 8 verbraucht.

Eine ernsthafte Problematik entsteht für den Organismus dann, wenn er für die belastenden Stoffe, die in den kurzfristigen Deponien zwischengelagert werden, auf keine Reserven zur Ausscheidung mehr zurückgreifen kann. Dann beginnt der Leidensweg, denn der Organismus muss die belastenden Stoffe nach innen nehmen, in langfristige Deponien. Hiervon sind auch die Zellen betroffen, in welchen die Belastungsstoffe, in diesem Falle ausschließlich Schlackenstoffe, Schicht für Schicht abgelagert werden.

Der zweite Bereich der langfristigen Deponien betrifft die Säuren, die das Bindegewebe verändern, sodass es seine Funktionen nicht mehr aufrechterhalten kann.

3.2.4.3 Folgen von Freien Radikalen

Freie Radikale sind Atome, die durch einen chemischen Prozess so verändert werden, dass sie andere Stoffwechselprodukte wie Protein- oder Fettsäuren angreifen und dabei zerstören.[71] Freie Radikale werden im normalen Stoffwechsel laufend gebildet, doch der gesunde Organismus verfügt normalerweise über ausreichende Reparaturmechanismen. Die dazu notwendigen Vitamine und Spurenelemente müssen allerdings zugeführt werden. Durch die Minderung der Qualität der Nahrung und die Zunahme der Bedingungen, unter denen freie Radikale gebildet werden, entsteht jedoch irgendwann ein Defizit, das kaum noch gedeckt werden kann. Die Folgen stellen sich schleichend ein.

Folgende Faktoren begünstigen das vermehrte und manchmal sprunghaft ansteigende Auftreten von Freien Radikalen:

---

[71] *Freie Radikale:* Atome, die durch chemische Prozesse (z.B. ausgelöst durch UV-Einstrahlung!) aus ihrer Elektronenhülle ein Elektron abgegeben haben und dadurch in einen „instabilen" Zustand kommen. Da Stoffe bestrebt sind, einen möglichst stabilen Zustand einzunehmen, versuchen sie, diesen wieder zu erreichen, indem sie Reaktionen mit anderen Verbindungen eingehen. Diese werden dabei äußerst aggressiv angegriffen und dadurch zerstört.

- Vermehrte Umweltbelastungen: Chemikalien, Abgase, Smog, Ozon, Schwermetalle,
- Strahlungsquellen: UV-Strahlung, Solarium, Röntgenstrahlung.
- Reduzierte Qualität der Lebensmittel: Isolierung, Denaturierung, Konservierung, Präparierung, Ablagerungen, Lagerung, Transport, Bestrahlung, Pestizide, Herbizide usw.
- Verstärkend insgesamt wirkt Stress, physischer wie psychischer, am Arbeitsplatz, in der Familie oder im weiteren sozialen Umfeld.
- Mögliche persönliche Belastungen: Amalgambelastung, Erkrankungen, orale Verhütungsmittel, Medikamente, Schmerzmittel, Chemotherapie, Säurebelastung, Alkohol, Nikotin, hohe Zufuhr von Genussmitteln und lange Sonnenbäder.

Wenn wir nun die konkreten Auswirkungen dieser freien Radikale betrachten, dann stellen wir fest, dass kaum ein Bereich der Krankheit verursachenden Belastungen des modernen Menschen fehlt. Betroffen sind chronische Müdigkeit, chronisch entzündliche Erkrankungen wie Bronchitis oder gar Colitis ulcerosa, Ekzeme, Asthma, Allergien als sehr naheliegende Folge, Arteriosklerose, Infarkte, Rheuma, Gicht, ungeklärte Schmerzattacken oder chronische ungeklärte Schmerzsyndrome, Leber- und Nierenschäden, Karzinome, Tumoren, Grauer Star, Arthrose, Thrombosen, neurodegenerative Erkrankungen wie Multiple Sklerose, Alzheimer oder frühzeitige Demenz.

3.2.4.3 Oxidativer Stress und Antioxidanzien

Das vermehrte Auftreten von Freien Radikalen bezeichnet man als oxidativen Stress. Ist dieser zu hoch, wandern Schadstoffe durch die Schädigung von Biomembranen unkontrolliert ins Innere der Zellen. Es kommt dort zu weiteren nachhaltigen Zerstörungen, zu Mutationen und zum frühzeitigen Zelltod. Deshalb ist oxidativer Stress auch „*ursächlich an allen wichtigen Alterungsvorgängen beteiligt*"[72].

Oxidativer Stress kann sich auch „schleichend" einstellen. Man sollte immer auch daran denken, besonders bei länger anhaltenden Störungen wie unerklärlicher Müdigkeit, die unser Wohlbefinden stört und nicht abgestellt werden kann. Meist ist es besonders das Gefühl, sich nicht mehr wohl zu fühlen und oft kann medizinisch kein Befund erhoben werden. Ein Abfall der Leistungsfähigkeit, psychisch und physisch, rasch fortschreitende Hautalterung, evtl. Nahrungsmittel-Unverträglichkeiten, Alkoholintoleranz können auffallen. Aber auch manifeste körperliche Erkrankungen wie Allergien, rheumatische Erkrankungen kommen in Frage.

Eindeutig abgeklärt werden kann eine Belastung durch freie Radikale im Labor, was auch geschehen sollte, damit man weiß, wo man intervenieren muss.

Als so genannte Radikalfänger wirken Antioxidanzien, das sind Stoffe, die in der Lage sind, überschüssige Freie Radikale abzufangen und zu neutralisieren. Ihre Bildung muss durch spezielle Ernährung und durch weitere zusätzliche Zufuhr von Vitaminen und Spurenelementen unterstützt werden. Besonders wirksame Antioxidanzien, die sich bewährt haben, sind Vitamin E, Vitamin C, Beta-Karotin, Selen, die B-Vitamine und Zink. Die Flavonoide, bestimmte Vitaminbegleitstoffe in Obst und Gemüsen, gehören ebenso dazu.

---

72 Friedrichsen, H.P.: Oxidativer Stress als Pro-Aging-Faktor. OM, Zeitschrift für Orthomolekulare Medizin, Heft 1, 2. Jahrgang, März 2004, S. 16.

3.2.9.3 Antioxidanzien-Mischung in der Biochemie nach Dr. Schüßler

Auch die Mineralstoffe nach Dr. Schüßler können mit erstaunlicher Wirksamkeit als Antioxidanzien eingesetzt werden. Dabei fallen Anwender von Schüßler-Salzen bei Tests, die den oxidativen Stress anzeigen, generell durch sehr niedrige Werte auf.

Antioxidanzienmischung

Ferrum phosphoricum Nr. 3, Kalium sulfuricum Nr. 6, Natrium sulfuricum Nr. 10, Manganum sulfuricum Nr. 17, Cuprum arsenicosum Nr. 19, Zincum chloratum Nr. 21 und Selenium Nr. 26.

Ferrum phosphoricum Nr. 3 D12: Wenn wir uns die 12 Grundmittel vor Augen halten, dann ist *der* antioxidativ wirkende Mineralstoff vor allem Ferrum phosphoricum Nr. 3 D12. Es ist das Eisenpräparat in der Biochemie nach Dr. Schüßler. Es trägt wesentlich zur Regeneration zellschützender Enzymsysteme bei sowie zur Neutralisation zellschädigender Radikale. Die antioxidativen Eigenschaften des Eisens sind lebensnotwendig.

Kalium sulfuricum Nr. 6 D6: Dieses ist für die Energiegewinnung der Zelle bedeutungsvoll. An diesen Stoffwechselreaktionen sind viele Enzyme beteiligt, die auch Schwefel (Kalium sulfuricum Nr. 6, Natrium sulfuricum Nr. 10, Calcium sulfuricum Nr. 12, Calcium sulfuratum Nr. 18, Kalium Aluminium sulfuricum Nr. 20), Eisen (Ferrum phosphoricum Nr. 3) und Kupfer (Cuprum arsenicosum Nr. 19) enthalten. Wichtig ist, dass für die Stoffwechselvorgänge ausreichend Atmungssauerstoff vorhanden ist, da es sonst zum Abbruch von Reaktionen kommen kann, die verstärkt Freie Radikale freisetzen und damit zu oxidativem Stress führen.

Natrium sulfuricum Nr. 10 D6: *Der* Entschlackungsmineralstoff, der die Leber dabei unterstützt, mit Hilfe von schwefelabhängigen Reaktionen belastende Stoffe auszuscheiden. Während die Kalium sulfuricum Nr. 6 die Schlacken aus den Zellen holt, wird über Natrium sulfuricum Nr. 10 diese Schlackenflut über den Dickdarm ausgeschieden. Neben Selen (Selenium Nr. 26) hat auch Zink (Zincum chloratum Nr. 21) eine große Bedeutung für den Leberstoffwechsel. Selen wird vornehmlich in der Leber gespeichert.

Manganum sulfuricum Nr. 17 D12: Mangan schützt gemeinsam mit Zink (Zincum chloratum Nr. 21) und Kupfer (Cuprum arsenicosum Nr. 19) Membranen vor oxidativer Zerstörung. Besonders im Zusammenhang mit entzündlichen, vor allem auch rheumatischen Erkrankungen, hat dieser Mineralstoff große Bedeutung, da er gemeinsam mit Natrium chloratum Nr. 8 D6 den Knorpelstoffwechsel steuert. Rheumatische Erkrankungen werden in ihrer Entstehung und ihrem Fortschreiten erheblich über die Anwesenheit Freier Radikale verstärkt. Zink (Zincum chloratum Nr. 21 D12), Kupfer (Cuprum arsenicosum Nr. 19 D12) und Selen (Selenium Nr. 26 D12) verringern zusätzlich die Entzündungsaktivität.

Cuprum arsenicosum Nr. 19 D12 ist in der Biochemie der Zugang zur intrazellulären und hoch verdünnten Kupfer-Substitution. Kupfer ist für die Bindung von Eisen an Transportmoleküle erforderlich und für dessen Bereitstellung bei der Blutbildung. Deshalb ist der gesamte Eisenstoffwechsel im Körper eng an den Kupfergehalt gekoppelt. Kupfer ist auch Bestandteil antioxidativ wirkender Enzyme, die vor Membranzerstörung schützen und ein wichtiger Faktor für die Energiegewinnung der Zelle.

Zincum chloratum Nr. 21 D12: Alle Umweltgifte wie z. B. Schwermetalle entwickeln ihre schädigende Wirkung auch über die Bildung Freier Radikale. Giftige Metallionen können im Austausch mit Zink gebunden werden, wodurch eine Schwermetallausscheidung über die Niere möglich wird. Zink ist also ein echtes Antidot (Gegenmittel) für Belastungen mit Quecksilber, Cadmium und Blei.

Selenium Nr. 26 D12: Dies ist ein Wachstumsfaktor für fast alle Zellen und ein hoch wirksamer antioxidativer Zellschutz als Bestandteil der wichtigsten Radikalfänger im Körper, besonders in unserer größten und stärksten Entgiftungszentrale, der Leber.

Insgesamt ist besonders in Zusammenhang mit den antioxidativen Wirkungen der Mineralstoffe ein Zusammenwirken der Biochemie und der Orthomolekularen Medizin sehr segensreich und zu empfehlen, weil die einzelnen Maßnahmen schneller greifen.

3.3 Der Säure-Basen-Haushalt

Das Gleichgewicht zwischen Säuren und Basen wird im Körper durch fein aufeinander abgestimmte Systeme hergestellt. Wegen der inzwischen verbreiteten Sorge vor einer „Übersäuerung" unseres Körpers besteht jedoch schon die Gefahr, dass Säuren grundsätzlich als etwas für den Körper Belastendes aufgefasst werden. Der Körper ist aber essenziell auf die Anwesenheit von Säuren angewiesen, das Problem ist nur ein Zuviel. Jedoch sollte dann nicht mit dem Versuch einer Reduzierung der Säuren reagiert werden, sondern mit einer Regulierung, wie sie durch die Biochemie nach Dr. Schüßler möglich ist.

Der Säure-Basen-Haushalt wird über den pH-Wert gemessen und im Körper über verschiedene Regelkreise aufrechterhalten und reguliert:
- Lungen: Ausscheidung von CO_2 (so genannte respiratorische Ausscheidung),
- Haut: Ausscheidung von Säuren und Schlacken über den Schweiß,
- Leber: durch die Harnstoffsynthese wird Ammoniak abgebaut, das durch den bakteriellen Abbau von Harnsäure im Darmbereich entsteht,
- Galle und Darm: Ausscheidung von belastenden Stoffen über den Stuhl,
- Nieren, Urin: 80% der Säure wird über den Harn ausgeschieden.

3.3.4 Bindegewebsazidose

Medizinisch spricht man bereits bei einem pH-Wert unter 7,35 von einer Azidose (Übersäuerung), was chemisch noch immer „basisch" ist. Bei einer Überlastung der Puffersysteme verschiebt sich die Zusammensetzung des Bindegewebes im Laufe des Lebens hin zu einem höheren Kollagen-Aminosäureanteil, wofür Prof. Wendt den Ausdruck der Eiweißspeicherkrankheit geprägt hat, was im Zusammenhang mit Calcium phosphoricum Nr. 1 noch von besonderer Bedeutung sein wird (s. Kap. 5.7.1, S. 212). Die Überladung des Bindegewebes mit Proteinstrukturen führt zu einer Eiweiß-Säureverschlackung und daher zu einer Einschränkung der Elastizität des Bindegewebes. Zusätzlich bindet das Bindegewebe viele andere Stoffwechselsäuren, schwerlösliche Metallkomplexe und Antigen-Antikörper-Komplexe. Die Übersäuerung des Bindegewebes ist letztlich nicht alleine durch ein gestörtes Säure-Basen-Gleichgewicht erklärbar, sie ist multifaktoriell. Hauptverursacher ist die Zelle mit einer zu geringen Enzymaktivität.

Anzeichen für eine Bindegewebsazidose sind z.B. eine belegte Zunge, Neigung zu Pilzkrankheiten, Fußpilz, Parodontose, Kurzmigkeit, Rheuma, Gelenkschmerzen, Krampfneigung, unregelmäßiger Stuhlgang.

Als Ursachen einer Bindegewebsazidose kommen in Frage:
- Übermäßiger Konsum von raffinierten Kohlenhydraten (nur, wenn ausreichend Vitamine und Mineralstoffe vorhanden sind, kann der Stoffabbau gänzlich zu Energie, Wasser und CO_2 erfolgen. Ist dies nicht der Fall, entstehen saure Zwischenprodukte),
- Industrieöle und -fette (gesättigte Fettsäuren sind kein biologisches Baumaterial und bilden saure Zwischenstufen, siehe dazu den Abschnitt „Fette, Öle, Essenzielle Fettsäuren" S. 41),
- zu hohe Zufuhr von Proteinen (ein erhöhter Proteinabbau verursacht die Bildung saurer Stoffwechselschlacken mit Folgeerkran-

kungen wie Bluthochdruck, Arteriosklerose, Gehirnschlag, Herzinfarkt, Parodontose, Rheuma, Immunerkrankungen, Cellulite, Durchblutungsstörungen, Gicht, Gewichtsprobleme, Diabetes Typ II),
- zu wenig basenbildende Lebensmittel (diese können u.a. durch den Gehalt an basischem Natrium, Kalium, Calcium und Magnesium die im Bindegewebe abgelagerten Säuren neutralisieren, s. dazu auch den Abschnitt über die Gemüsebrühe S. 69),
- mangelnde Zufuhr von Flüssigkeit (die ausreichende Durchsaftung des Bindegewebes ist wesentlich für die Entschlackung, die gefördert wird durch Quellwasser, basisches Mineralwasser, Pflanzensäfte, dünn zubereitete Kräutertees, s. dazu den Abschnitt über Flüssigkeitszufuhr und das Trinken von Tees S. 173f.),
- mangelnde körperliche Betätigung (über Anstrengung wie Sport kann durch den Schweiß, aber auch durch die vermehrte Abatmung von Kohlendioxid die Belastungssituation des Körpers wesentlich entschärft werden, auch das passive Ausscheiden wie in der Sauna ist hilfreich),
- Stressfaktoren (neben dem optischen, akustischen und psychischen Stress gibt es für den Körper auch noch den Stress durch körperfremde Schadstoffe, s. dazu den Abschnitt zur Umwelt, S. 55).

3.4 Der übersäuerte Mensch

Wenn durch die vorgenannten Punkte die Vorräte der Mineralstoffe extrem abnehmen, ist der Organismus nicht mehr in der Lage, die entstehenden Säuren zu neutralisieren und auszuscheiden. Es entsteht eine Übersäuerung mit entsprechenden Folgen, welche sich in drei Sammelbegriffen zusammenfassen lassen:
- **Entmineralisierung des Körpers**
  Probleme an den Haaren und Nägeln, Bindegewebsschwäche, Zahnkaries, Schädigung der Blutgefäßwandungen wie Krampfadern und Hämorrhoiden, offene Beine (weil sich der Organismus einen Ausgang bildet, um die belastenden Stoffe loszuwerden), Osteoporose, Altersknochenbrüche, Leistenbrüche, Bandscheibenschäden usw.
- **Ablagerung von Stoffen**, die normalerweise ausgeschieden werden
  Alle Ablagerungsstoffe verbrauchen, damit sie überhaupt lagerfähig sind, zur chemischen Bindung viele wertvolle Betriebsstoffe. Rheuma, Arthritis, Gicht, alle Steinablagerungen (Galle, Niere); durch die dauernde Überforderung der Niere, weil sie die Harnsäure nicht so gut ausscheiden kann, entsteht eine Reduzierung der Filtrationsfähigkeit, wodurch die auszuscheidenden Belastungsstoffe im Körper abgelagert werden. Dies ist ebenfalls der Ausgangspunkt verschiedener Krankheiten, weil bestimmte Organe besonders empfindlich auf die Verunreinigung reagieren. Auf sie wirken sich die in Lösung befindlichen Belastungsstoffe besonders stark aus. Außerdem leiden sie daran, dass die eigenen Abfallstoffe, welche durch den alltäglichen Betrieb produziert werden, nicht abtransportiert werden können. Zu den Folgen gehören Kreislaufstörungen, Schädigung des Seh- und Hörvermögens, Starkrankheiten, Arteriosklerose mit Endstation: Herzinfarkt und Schlaganfall.
  Die Gefäßwandungen leiden besonders an der chronischen Säureüberladung des Blutes.
- **Schwächung des Immunfeldes**
  Es entsteht eine Anfälligkeit gegenüber allen Infektionskrankheiten, angefangen von der simplen Erkältung bis zu den verschiedensten schwersten Infektionen.

Es wäre jedoch falsch, der Säure gegenüber ein Feindbild aufzubauen, nur deshalb, weil viele Menschen übersäuert sind. Die Säuren im menschlichen Körper sind sehr wichtig, teilweise überlebensnotwendig. Wie immer geht es um das wohlausgewogene Gleichgewicht zwischen Säuren und Basen.

3.4.1 Ein kleiner Ausflug in die „saure" Nahrung

Was die Nahrung anbelangt, gibt es so manches Missverständnis: Manchmal werden z.B. einseitige Ernährungsformen oder Diätvorschriften als „gar so gesund" angepriesen, entpuppen sich aber unter Umständen nach folgenschwerer Auswirkung als verhängnisvoller Umweg auf dem Weg zur Gesundheit. Unter diesem Gesichtspunkt sind die folgenden Abschnitte zu verstehen.

3.4.1.1 Obst

Einen großen Anteil an der Übersäuerung des Menschen hat die Nahrung und hier vor allem das Obst! Es wird den Leser wahrscheinlich sehr überraschen, dass in einem Buch, das sich mit der Gesundheitsförderung des Menschen auseinander setzt, vor dem Obst gewarnt wird. Doch lassen wir die Argumente für sich wirken.

Das heutige rohe Obst, das in den Handel kommt, wird zu 90% unreif geerntet. Anders würde es sonst die Lagerung und den Transport nicht überstehen. Außerdem wurden die Gewohnheiten der Konsumenten so gesteuert, dass fast nur mehr optisch einwandfreies, oftmals geschöntes Obst angenommen und gekauft wird.

So mancher Leser, vielleicht auch manche Leserin, wird sich noch daran erinnern, dass er als Kind irgendwo einen unreifen Apfel stibitzt, gegessen und später Bauchweh oder gar Durchfall bekommen hat. Jammern war wahrscheinlich zu Hause ja deswegen nicht möglich, denn sonst wäre doch nur der Vorwurf zu hören gewesen: „Du weißt doch, dass man kein unreifes Obst isst!" Und wie sieht es heute aus? Das Obst wird unreif gepflückt, kommt ins Lagerhaus und wird oftmals noch chemisch behandelt. Nach der Lagerung kommt das Obst dann in den Handel. Es ist aber noch genauso unreif wie beim Pflücken.

Eine natürliche Reifung gibt es für die Früchte nur am Baum!

Unreifes Obst ist sehr stark säurehaltig. Selbst für einen guten Magen ist schon eine reife Frucht am Tag, am besten am Vormittag, die stärkste Belastung, die er noch gut verarbeiten kann. Dies ist dann nach dem Reizgesetz von Arndt-Schulz beschrieben ein Reiz, der die Lebenskraft fördert. Selbstverständlich verträgt ein Körper auch mehr Belastungen, sodass auch viel mehr Obst gegessen werden kann, nur darf die dabei entstehende Beanspruchung des Mineralstoffhaushaltes nicht übersehen werden.

Dies ist für Menschen mit einem belasteten Stoffwechsel von großer Bedeutung. Menschen mit einem intakten Stoffwechsel können auch aus einem säurehaltigen Nahrungsmittel die Basen freisetzen, weil sie die Säuren neutralisieren können.

Es sollte auch, wie schon auf den ersten Seiten des Buches beschrieben, nicht die Angst die Ernährungsgewohnheiten bestimmen. Wir wollen hier jedoch immer wieder darauf hinweisen, was den Mineralstoffhaushalt belastet. Der Leser soll ja in der Lage sein, diese Belastungen zu erkennen und nach eigenem Ermessen diese Kenntnisse in sein Leben einbauen. Nach erfolgten Belastungen lässt sich mit Hilfe der Mineralstoffe nach Dr. Schüßler die Säure immer wieder ausgleichen, wodurch der Organismus in einem guten Säure-Basen-Gleichgewicht gehalten werden kann.

Nicht zu unterschätzen sind heute die Unmengen von Spritzmitteln, mit denen das Obst behandelt wird. Von der Blüte bis zur Ernte wird es durchschnittlich 18–25mal gespritzt. Unter den Bäumen wächst oft kein Gras mehr. Diese Gifte bleiben nicht nur an der Schale haften, sondern dringen auch bis in die Frucht vor. Bei Allergien ist auf diesen Gesichtspunkt besonders zu achten. So werden heute große und fleckenlose Früchte produziert, die aber im Geschmack meistens fade und nichtssagend sind. Das Aroma von früher haben sie verloren. Nur Obst aus biologischem

Anbau, das ausgereift ist, hat noch ein gutes Aroma.

Gekochte Früchte haben als Kompott nur noch ungefähr 10% der Säure, was für den Basenhaushalt eine enorme Entlastung darstellt. Säureempfindliche Menschen können auf diese Weise Obst gut vertragen.

Bananen werden wie das meiste andere Obst unreif gepflückt. Sie enthalten aber nur wenig Säure und sind deshalb nicht so belastend. Allerdings werden die Bananen intensiv chemisch behandelt, sodass der Genuss nicht unbedingt empfohlen werden kann. Wenn es möglich ist, sollte man sich um biologische Bananen bemühen. Der Unterschied im Aroma und Geschmack überzeugt.

Was für das rohe Obst gilt, trifft in verstärktem Maße auf die Zitrusfrüchte zu. Sie werden unreif gepflückt, in Kisten verpackt und verschickt. Ausgereift würden sie den Transport nicht gut überstehen.

Auf der Reise in unsere Länder „reifen" sie dann nach, das heißt durch den Nachreifungsprozess kommen sie zu ihrer Farbe, auch bauen sich manche Säuren um, aber wahrscheinlich nicht ab. Reif werden können die Früchte eigentlich nur am Baum.

3.4.1.2 Vitamin C

Damit die Ascorbinsäure als Vitamin wirksam ist, muss sie als L-Ascorbinsäure vorliegen, aus der nach Oxidation die L-Dehydroascorbinsäure gebildet wird.

Die Anwesenheit von Vitamin C ist bedeutungsvoll für den Stoffwechsel im Gehirn, in der Bauchspeicheldrüse, in der Milz, Lunge, im Herz, der Thymusdrüse und für das Auge. Es ist auch beteiligt bei der Knorpel-, Knochen- und Zahnbildung. Damit das Vitamin seine Aufgaben erfüllen kann, ist die Anwesenheit von Mineralstoffen unerlässlich.

Die Deutsche Gesellschaft für Ernährung (DGE) empfiehlt für den männlichen und weiblichen Erwachsenen pro Tag 75 mg Vitamin C. Diese Menge wird mit unserer heutigen Nahrung sehr leicht erreicht. Schon 100 g Grünkohl roh haben 105 mg Vitamin C, 100 g Kiwi schon 100 mg und 100 g schwarze rohe Johannisbeeren sogar 189 mg.[73]

Es ist ein großer Irrtum zu glauben, dass der Bedarf an Vitamin C nur durch den Konsum von Zitrusfrüchten allein gedeckt werden könne. Werden diese Früchte aus dem Speisezettel weggelassen, wird kein wertvoller Stoff fehlen. Im Gegenteil, dem Verdauungsapparat und damit dem Organismus wird ein großer Dienst erwiesen. Er hat so viel weniger Säure zu verarbeiten, wodurch der Verschleiß von wertvollen Mineralstoffen reduziert wird.

Es wird dann mit Recht gefragt, woher soll der Organismus das Vitamin C nehmen? In diesem Zusammenhang sollte auch darauf verwiesen werden, dass wir leider den Rhythmus in der Nahrung im Jahresverlauf verloren haben[74]. Wir haben heute, wie schon weiter oben erwähnt, kaum Probleme mit zu wenig Vitaminen. Wir bekommen genügend Vitamine durch die Lebensmittel, die es auch schon

---

73 Die Angaben wurden entnommen aus: Elmadfa, I.: Die Große GU Vitamin- und Mineralstoff-Tabelle. Gräfe und Unzer, München 1994.
74 Die Nahrung sollte dem Jahresablauf mit seinen abwechselnden Bedingungen angepasst sein. Im Sommer müsste dann die Versorgung anders ausschauen als im Winter, wo der Körper auf mehr Brennmaterial für den Wärmegewinn angewiesen ist. Außerdem gibt es im Brauchtum genügend Hinweise auf die Ernährungsgewohnheiten während der einzelnen Jahreszeiten. Und da sind die Martini-Gans und die Bratäpfel nicht der einzige Hinweis.
Auch können Früchte in der warmen Jahreszeit oder in einem warmen Klima bedeutend besser vertragen werden. Das kommt daher, weil bei höheren Temperaturen die Fruchtsäuren wesentlich besser neutralisiert werden können als bei niedrigen.
Gibt es eine Spezialität für eine bestimmte Jahreszeit, wie die Faschingskrapfen oder Sauerkrautgerichte im Winter, werden sie bald das ganze Jahr angeboten. So wird ein Jahreseintopf gegessen, alles gibt es immer, jahraus, jahrein, und der Rhythmus verliert sich in einem Jahresallerlei ohne Spannung und jeglichen Höhepunkt.
Den Rhythmus haben die Menschen aber nicht nur in der Nahrung verloren. Auch in der Kleidung. So kleiden sich viele Menschen, vor allem die Jugend, das ganze Jahr gleich, obwohl im Winter die Temperaturen tiefer liegen. Es sollte auch

zu früheren Zeiten gab: Kartoffeln, Sauerkraut, Gemüse (möglichst roh, als Salat), Petersilie, Beeren, Sanddorn u.a.m.

Die oben angeführten Beispiele sollen klarstellen, dass heutzutage kaum noch die Gefahr eines Vitamin-C-Mangels besteht. Eher ist das Gegenteil der Fall, nämlich ein Überschuss. Dann allerdings benötigt der Organismus viele Mineralstoffe, um die überschüssige Ascorbinsäure neutralisieren und ausscheiden zu können.

Außerdem soll hier mit allem Nachdruck darauf verwiesen werden, dass das Vitamin C durch die verschiedenen Zubereitungsarten wie Backen, Braten oder Kochen nicht total zerstört wird. Es ist ein völliger Irrglaube, dass die solcherart zubereiteten Speisen kein Vitamin C mehr enthalten würden. So verliert die Kartoffel beim Backen 33–48%, beim Braten 46–58% und beim Kochen 13–38% des Vitamin C in der Trockensubstanz.[75]

3.4.1.3 Vitaminpräparate

Besonders problematisch sind die vielen Vitaminpräparate, die in letzter Zeit in Mode gekommen sind. In der Abteilung Gesundheit/Umwelt/Wissenschaft steht in den Salzburger Nachrichten[76] unter dem Artikel „Gemüse- und Obstkonsum reichen für die Vitaminversorgung", dass viele Menschen lieber zu Vitaminpillen greifen, als zum „beschwerlicheren" Essen von Gemüse und Obst Zuflucht zu nehmen. Es wird weiter ausgeführt, dass in großen Versuchen die positive Wirkung von bestimmten Vitaminpillen nicht nachgewiesen werden konnte, sondern im Gegenteil von schädigenden Einflüssen bei Überdosierungen berichtet werden muss.

3.4.1.4 Die Wirkung der Säure im Körper

Dr. Worlitschek weist in seinem Büchlein „Der Säure-Basen-Haushalt"[77] eindringlich auf die Notwendigkeit der Basenzufuhr in der Nahrung hin und zitiert Ragnar Berg, der schon im Jahre 1920 darauf hingewiesen hat, dass die zugeführte Nahrung zu 80% aus basischen und nur zu 20% aus sauren Nahrungsmitteln bestehen soll.

Es gibt auch Meinungen, wonach saure Substanzen, wie zum Beispiel der Zitronensaft oder Früchtetees im Körper „basisch" wirken sollen. Wahrscheinlich ist dies für Menschen mit einem gestörten Säurestoffwechsel ein großer Irrtum. Der Organismus muss nämlich seine eigenen Mineralstoffe aus den Speichern einsetzen, um die zugeführten Säuren neutralisieren bzw. binden zu können. Die vermutete „basische" Wirkung bestünde dann nur darin, dass der Organismus eine Mineralstoffkonzentration herbeiführt, um die Säuren in ihrer Wirkung unschädlich zu machen, also zu neutralisieren, was hauptsäch-

---

Fortsetzung Fußnote 74:
    darauf geachtet werden, dass in der Kleidung wenig Kunststoffe verarbeitet sind, damit keine unnötigen Belastungen entstehen. Auch die Schuhe haben eine große Bedeutung. Gut atmende, natürliche Produkte lassen den Organismus den Kontakt zur Erde nicht verlieren, außerdem wird dadurch eine reibungslose Ausscheidung garantiert, wodurch es zu keinen Rückständen kommt.
    Im Winter wird normalerweise mehr Kleidung getragen, was die Ausscheidung über die Haut reduziert. Deshalb wäre es von großer Bedeutung, die Weisheit der Religionen zu beachten, die am Anfang und am Ende des Winters Fastenzeiten angesetzt haben. Auch der Advent galt ursprünglich als Fastenzeit. Durch die Verringerung der Nahrungsmittelzufuhr würde auch die Zufuhr von Belastungsstoffen reduziert, wodurch der Organismus leichter über den Winter käme, weil er für ihn eine Zeit der Belastung darstellt. Wegen der ungenügenden Entgiftung kommt es in dieser Zeit viel häufiger zu Entschlackungs- bzw. Reinigungskrankheiten wie zum Beispiel dem Schnupfen oder dem grippalen Infekt als in den übrigen Jahreszeiten.
    Wenn der Jahresrhythmus nicht wahrgenommen wird, isst der Mensch im Winter belastend, was ihm nicht gut tut.
75 Elmadfa, I.: Die große GU-Vitamin- und Mineralstoff-Tabelle. Gräfe und Unzer, München 1994, S. 27.
76 Salzburger Nachrichten vom Mittwoch, 13. 3. 1996. S. 21.
77 Worlitschek, M.: Der Säure-Basen-Haushalt. Karl F. Haug, Heidelberg 1995. S. 41.

lich durch Natrium phosphoricum Nr. 9 geschieht. Das erklärt dann die hochkonzentrierte Anwesenheit von Mineralstoffen, die aus den Speichern abgerufen, die Säure gepuffert haben. Das Ergebnis ist dann ein versäuerter Körper mit entsprechenden Symptomen. Zu diesem Punkt beachten Sie bitte auch den Abschnitt über versäuernde und basisch wirksame Nahrung.

Der Leser würde diesen Abschnitt falsch verstehen, wenn er glaubt, diese stark säurehaltigen Nahrungsmittel seien grundsätzlich belastend. Sie stellen für den gesunden Menschen einen durchaus lebensfördernden Impuls dar. Nur der in seiner Widerstandskraft geschwächte Mensch muss auf solche Belastungen Rücksicht nehmen. Beim gesunden Menschen geht es darum, dass er solche Reize nicht übertreibt und dadurch den Organismus belastet. Daraus lässt sich folgender wichtiger Merksatz ableiten:

Beim kranken Menschen geht es darum, den Organismus durch die verminderte Zufuhr von Säure zu entlasten, um dadurch eine schnellere Besserung seines Zustandes zu erreichen.

3.4.1.5 Säure und Verdauung

Unser Verdauungstrakt ist durch jahrelange falsche Behandlung verkümmert. Er reagiert oft nicht mehr ablehnend, wenn ihn etwas belastet. Im Gegensatz zum Säugling. Oft genug kommt es vor, dass ein Neugeborenes plötzlich starken Durchfall hat. Meistens liegt die Ursache bei der falschen Ernährungsweise der Mutter. Sie hat unter Umständen zu viel Obst gegessen oder Säfte getrunken. Die Muttermilch veränderte sich in der Zusammensetzung, und der empfindliche Stoffwechsel des Neugeborenen reagiert sofort darauf. Er stößt die belastenden Stoffe sofort als unbrauchbar ab, wodurch es zur „Störung" kommt! Allerdings muss abgeklärt werden, ob dieser Durchfall wirklich nur im Diätfehler (Stilldiät) der Mutter begründet liegt. Starke Durchfälle können für Säuglinge lebensbedrohlich sein! Ärztlicher Rat ist unbedingt einzuholen!

Erwachsene, die sich noch ein sehr ursprüngliches Empfinden bewahrt haben, bekommen auch meist nach dem Genuss von sehr viel säurehaltiger Nahrung Durchfall. Der Darm verschließt sich vor so viel Belastung, und der Nahrungsbrei verlässt ohne Eindickung den Körper.

3.4.1.6 Säuregehalt von Wein

Eine weitere schwere Belastung bezüglich der Säure stellt der Weißwein dar. Im Gegensatz zum Rotwein, bei welchem der gepresste Traubensaft von den Beeren nicht getrennt wird, wird beim Weißwein nur der Traubensaft ohne das Fruchtfleisch und die Schale gekeltert. Dadurch entfallen wertvolle Stoffe, die im Rotwein enthalten sind. Durch Konsum von Weißwein werden durch die intensiven Säuren immer wieder Rheuma- und Gichtschübe ausgelöst. Derselbe Vorgang kann auch beim Genuss großer Mengen von Apfelsaft oder Most beobachtet werden. Die Fruchtsäure des Apfels ist eine der intensivsten überhaupt.

Aus der Praxis:
So hat der leider schon verstorbene, außerordentlich begabte, naturheilkundige Hans Neuner bei einem Eisenmangel Folgendes empfohlen. Man sollte in einen Apfel einige Nägel aus Eisen stechen und über Nacht stehen lassen. Die aggressive Fruchtsäure des Apfels hat es geschafft, in dieser Zeit Eisenmoleküle aus den Nägeln zu lösen. Wenn man am nächsten Tag den Apfel gegessen hat, wurden dem Körper nicht nur die benötigten Eisenmoleküle zugeführt, sondern zusätzlich das für die Aufnahme des Eisens wichtige Vitamin C.

3.4.2 Die Säureschaukel

Wird der Körper mit viel Säure belastet, baut der Organismus in einer Reaktion einen chemischen Mechanismus auf, mit dem er imstande ist, diese Belastung auszugleichen. Je stärker die Belastung, umso stärker muss der Organismus arbeiten, damit er mit der anfallende Säure irgendwie zurechtkommt. Wenn dann plötzlich durch Veränderungen in der Lebensweise und der Ernährung nur noch wenig Säure zugeführt wird, schreit der aufgebaute chemische Apparat nach mehr Säure.

Das ist die Ursache, warum ein Patient, der schon einen Herzinfarkt hinter sich hatte und dessen Silicea-Vorrat schon sehr angegriffen war, noch immer zu einem eher sauren Wein greift. Er war und ist nicht in der Lage, die Schaukel zu durchbrechen, da er den Regulationsmechanismus nicht durchschaut und glaubt bei entsprechenden Hinweisen, man würde ihm den Wein nicht vergönnen.

Diese Schaukel, die ja dann einmal in der Sucht endet, wenn der aufgebaute Neutralisierungsapparat eine Eigendynamik entwickelt hat, kennen wir auch als Koffeinschaukel, Nikotinschaukel, eventuell auch bei Schokolade, Süßigkeiten, Geräuchertem und bei Kochsalz.

Es gibt Menschen, die im Gasthaus, noch bevor sie die Suppe gekostet haben, schon den Salzstreuer in der Hand haben und kräftig nachsalzen.

3.4.3 Die Sprache des Körpers

Es ist von großer Bedeutung, in diesem Zusammenhang auf einen Satz aufmerksam zu machen, der den Menschen in die Irre führen könnte. Es wird nämlich manchmal behauptet, dass der Organismus zeigt und sagt, was er braucht. Man müsse nur seinem Gespür nachgehen.

Da wir gelernt haben, unser Gespür möglichst nicht zu beachten, sind Hinweise auf den „wissenden" Körper („Der Körper weiß, was ihm fehlt") nicht mehr zielführend. Ja, sie sind sogar eher gefährlich, wenn wir uns den Mechanismus der Säureschaukel oder eines Suchtverhaltens ansehen.

Hinter so manchem sehn„süchtigen" Verhalten steckt nämlich oft ein Mineralstoffmangel, der „nur" entziffert werden müsste. Wir verstehen die Sprache des Körpers nicht mehr. Wenn er „wörtlich" verstanden wird, und die Nahrungsmittel zugeführt werden, wonach „man sich sehnt", verschärft sich die Problematik und die Not wird immer größer.

Das Missverhältnis zwischen den Mineralstoffen innerhalb und außerhalb der Zellen wird immer größer. Der Organismus schreit nach Mineralstoffen, die er in die Zellen einbauen kann, nach der Schüßler'schen Bezeichnung schreit er nach Funktionsmitteln. Wenn diese Signale nicht verstanden werden, bekommt der Organismus sehr oft die falschen Stoffe zur Verfügung gestellt, was die Not immer mehr verschärft.

Erst mit wachsendem Verständnis kann entsprechend auf den Bedarf geantwortet werden. Wird dann der Mangel abgestellt, verschwindet das Bedürfnis von selbst.

Das ist an vielen Menschen zu erleben. Werden die Mineralstoffe nach Dr. Schüßler längere Zeit eingenommen, werden auf einmal keine Süßigkeiten mehr gekauft, keine Schokolade mehr, oder doch nur ganz wenig und dann nur mehr für den Genuss. Das Salz ist auf einmal nicht mehr so notwendig, der Hunger nach Geräuchertem verliert sich und manches andere mehr.

Im dritten Teil dieses Buches (Anwendungen, s. S. 431) wird darauf im Stichwort „Verlangen nach" ausführlich eingegangen.

3.4.4 Säurewerte

Mit den im Kapitel über den pH-Wert genannten Messstreifen kann nicht nur der pH-Wert des Harns gemessen werden. Alle Nahrungsmittel können – sofern sie nicht selber schon flüssig sind – in abgekochtem Wasser, besser wäre destilliertes Wasser, verdünnt werden, sodass die Messung mit dem Messstreifen möglich wird. Für die säurehaltigen Nahrungs- bzw. Genussmittel müssen wertvolle Mineralstoffe zur Neutralisierung eingesetzt werden.

Aus der Praxis:
Eine chemisch-technische Assistentin hat mit ihren Messstreifen unter anderem folgende Werte ermittelt:

Leitungswasser	6–7
Mineralwasser (Rietenauer)	5–6
Honig	4
Weißwein (pikant – säurebetont)	3
Orangenlimonaden	3
Cola-Getränke	2–3
Zitronensäure (ausgedrückte Zitrone)	2

3.4.5 Säurebildende, saure und basische oder basenbildende Speisen

Dieses Kapitel stammt aus dem in der Fußnote zitierten Buch[78], das in einer sehr anschaulichen Weise die Zusammenhänge bezüglich der Säuren und Basen im Körper aufzeigt.

„Wer an Beschwerden der Übersäuerung und Demineralisation leidet, darf sich nicht damit begnügen, den Zusammenhang zwischen Ernährung und Gesundheit erkannt zu haben. Er muss auch unterscheiden können zwischen Speisen, die zum Säuregehalt und solchen, die zum Basengehalt des Milieus beitragen.

Man sollte meinen, dass die Lebensmittel direkt aufgrund ihrer Wirkung auf den pH-Wert des Urins in säure- und basenbildende Produkte eingeteilt werden können. Leider ist dies nicht der Fall. Bei manchen Menschen treten nach dem Verzehr von sauren Speisen gleichzeitig basische pH-Werte im Urin und parallel dazu Symptome der Übersäuerung auf – das genaue Gegenteil des theoretischen Normalfalls, nach dem ein basischer Urin auf einen basischen Organismus und ein saurer auf einen übersäuerten Organismus schließen lässt. Auf diesen Zusammenhang sind wir schon im Kapitel über den pH-Wert eingegangen.

Der Widerspruch ist darauf zurückzuführen, dass ein gestörter Säurestoffwechsel diese Säuren anders metabolisiert[79] als ein gesunder.

Nimmt eine Person mit einem intakten Säurestoffwechsel ein stark säurehaltiges Nahrungsmittel wie eine Frucht oder Zitronensaft zu sich, werden die Säuren oxidiert[80] und die basischen Mineralstoffe der Frucht freigesetzt. Die Frucht oder der Zitronensaft wirken sich in diesem Fall positiv aus und führen zur Bildung von Basen.

Bei Personen mit einem gestörten Säurestoffwechsel hingegen werden die Säuren derselben Früchte weder oxidiert noch umgewandelt. Sie bleiben als Säuren im Organismus bestehen. Die im Urin auftretenden Basen stammen somit nicht von den Früchten, sondern wurden zur Aufrechterhaltung des normalen pH-Wertes dem eigenen Körpergewebe entnommen. Auch dieser Vorgang führt zu einem basischen Urin, doch bewirken die Früchte hier auf Kosten des Organismus eine Verarmung an Mineralstoffen.

Ob ein Nahrungsmittel in einem bestimmten Organismus säure- oder basenbildend wirkt, ist vom Stoffwechsel der betreffenden Person abhängig. Nahrungsmittellisten, bei deren Zusammenstellung der pH-Wert des Urins den Ausschlag gab, entsprechen daher der Wirklichkeit nur bedingt und gelten nur für Menschen mit einem einwandfrei funktionierenden Säurestoffwechsel. Gerade sie haben jedoch diese Listen nicht nötig, da sie nicht unter den entsprechenden Beschwerden leiden.

Unser Interesse gilt nun in erster Linie einer Zusammenstellung, die auf Menschen mit einem gestörten Säurestoffwechsel abgestimmt ist. Sie sind auf diese Information angewiesen, um ihre Gesundheit positiv beeinflussen zu können.

---

78 Vasey, C.: Das Säure-Basen-Gleichgewicht. 2. Aufl. Midena Verlag, München 1996, S. 68–77.
79 Umgewandelt, verändert.
80 *Oxidation:* elementare, Energie liefernde stoffliche Umsetzung von Stoffen.

Die angegebenen, als ‚säurebildend' oder ‚basenbildend' bezeichneten Speisen zeigen diese Wirkung in jedem Organismus. Die als ‚sauer' eingestuften Lebensmittel hingegen führen nur in einem Organismus mit einem gestörten Säurestoffwechsel zu einer vermehrten Säureproduktion, obschon die Lebensmittel selbst zahlreiche Säuren enthalten. Bei allen anderen Personen ist ihre Wirkung genau umgekehrt: Sie führen dem Körper Basen und Mineralstoffe zu ..."

3.4.5.1 Säurebildende Speisen

„Säurebildende Speisen enthalten ursprünglich keine Säure, produzieren jedoch im Verlauf des Verdauungsprozesses und bei ihrer Aufnahme und Weiterverwendung durch die Zellen saure Substanzen. Diese Säureproduktion ist also ein natürlicher, unvermeidlicher Vorgang, der sowohl bei säureempfindlichen wie bei diesbezüglich unempfindlichen Menschen stattfindet. Wir bezeichnen diese Nahrungsmittel als säurebildende Speisen. Dazu gehört zum Beispiel das Fleisch. Die Verdauung und Umsetzung von Eiweiß (Proteinen) führt zwangsläufig zur Produktion von Säuren, von denen die Harnsäure am besten bekannt sein dürfte.

Bei den ‚säurebildenden Speisen' handelt es sich um Grundnahrungsmittel. Wir können sie deshalb nicht einfach beiseitelassen mit der Begründung, dass sie unser Milieu übersäuern. Die Lösung besteht darin, ihren Konsum einzuschränken. Denn wenn auch bei einer beschränkten Einnahme dieser Lebensmittel eine leichte Säurezufuhr normal und unvermeidlich ist, so kann diese Zufuhr doch bei einem erhöhten Konsum beachtliche Ausmaße annehmen. Bedrohlich wird dieses Ausmaß dann, wenn solche Speisen im Übermaß verzehrt werden. Wann dieses Übermaß erreicht ist, hängt vom Stoffwechsel ab und bedeutet für jeden Einzelnen etwas anderes.

Zusammenstellung säurebildender Speisen

- Fleisch, Geflügel, Wurstwaren, Fleischextrakt, Fisch
- Eier
- Käse (rezente Sorten produzieren mehr Säure als milde)
- Milchprodukte mit einem hohen Molkeanteil: Joghurt, Sauermilch, Weißkäse, Kefir, usw.
- tierisches Fett (gesättigte Fettsäuren)
- Erdnussöl sowie gehärtete oder raffinierte pflanzliche Öle
- Getreide, auch Vollkorngetreide: Weizen, Hafer usw., vor allem Hirse
- Brot, Teigwaren, Flocken und andere Nahrungsmittel auf Getreidebasis
- Hülsenfrüchte: Erdnüsse, Sojabohnen, weiße Bohnen, Saubohnen usw.
- raffinierter weißer Zucker
- Süßigkeiten: Sirup, Konfekt, Schokolade, Bonbons, Konfitüre, kandierte Früchte usw.
- Ölfrüchte: Walnuss, Haselnuss usw., ausgenommen Mandeln
- Kaffee, Tee, Kakao, Wein ..."

3.4.5.2 Saure Speisen

„Saure Speisen enthalten zahlreiche Stoffe in Form von Säuren, sodass sie an ihrem Geschmack leicht zu erkennen sind. Dazu gehören unter anderem Zitronen, Rhabarber oder Essig.

Saure Speisen wirken säure- oder basenbildend, je nachdem, wie der Stoffwechsel der betreffenden Person funktioniert. Empfindliche Menschen müssen mit dieser Produkt-Kategorie besonders sorgsam umgehen, da sie bei ihnen stets zur Säurebildung führt. Mit Ausnahme von Früchten sind die sauren Nahrungsmittel im Unterschied zu den säurebildenden für den Körper kein Muss. Der weitgehende oder vollständige Verzicht auf saure Speisen ist deshalb nicht nur notwendig, sondern auch durchführbar.

3.4 Der übersäuerte Mensch

Zusammenstellung saurer Speisen

- mehrere Stunden alte Molke (Joghurt, Sauermilch, Kefir, schlecht abgetropfter Weißkäse usw.)
- unreife Früchte (je unreifer eine Frucht ist, desto saurer ist sie)
- saure Früchte wie Beeren: Stachelbeeren, Johannisbeeren, Himbeeren
- Zitrusfrüchte: Zitronen, Mandarinen, Grapefruits, Orangen usw.
- bestimmte Sorten Äpfel (Glockenäpfel), Kirschen (Weichselkirschen), Zwetschgen, Aprikosen
- ein Übermaß an süßen Früchten
- saures Gemüse: Tomaten, Rhabarber, Sauerampfer, Kresse
- Sauerkraut
- Fruchtsäfte (vor allem Zitronensaft, auch in der Salatsauce!)
- industriell hergestellte gesüßte Getränke: Limonaden und Getränke auf Colabasis usw.
- Honig
- Essig ..."

3.4.5.3 Basische oder basenbildende Speisen

„Diese Nahrungsmittel sind reich an Basen und enthalten nur wenig oder gar keine Säure. Sie produzieren auch bei der Umwandlung und Weiterverwendung durch den Körper keine Säuren, sodass sie in jedem Milieu Basen bilden, unabhängig davon, ob sie in großen oder kleinen Mengen genossen werden. Diese Eigenschaft kommt allen zugute und entfaltet sich sowohl in einem intakten wie in einem gestörten Säurestoffwechsel. Personen, die unter Übersäuerung leiden, müssen sich vor allem an diese Kategorie Nahrungsmittel halten. Natürlich umfasst ihre Kost auch die für den Körper notwendigen, aber mit großer Sorgfalt zu dosierenden Mengen an säurebildenden Speisen. Saure Speisen schließlich dürfen nur hie und da eingenommen werden; und zwar umso sparsamer, je schlechter der Säurestoffwechsel funktioniert.

Zusammenstellung basenbildender Speisen

- Kartoffeln
- grünes Gemüse, gekocht und roh: Blattsalat, Lattich, grüne Bohnen, Kohl usw.
- farbiges Gemüse: Karotten, Randen (Rote Bete, rote Rüben), Fenchel, Sellerie, Kürbis, Zucchini usw. (ausgenommen Tomaten)
- Milch, Milchpulver, gut abgetropfter Quark, Rahm (Sahne)
- frische Molke
- aus frischer Molke hergestelltes Molkenpulver
- Bananen, Melone, Birnen (Achtung auf die Menge)
- Mandeln, Paranuss
- Kastanie
- Dörrfrüchte in kleinen Mengen (ausgenommen Aprikosen)
- basisches Mineralwasser
- Getränke auf der Basis von Mandeln."

Der Auszug aus dem auf Seite 67 angeführten Buch ist wegen seiner großen Bedeutung für das Leben des Menschen so lang.

3.4.5.4 Die basische Gemüsebrühe

Um den Säure-Basen-Haushalt günstig zu beeinflussen wird vielfach empfohlen, eine basische Gemüsebrühe zu sich zu nehmen. Wir empfehlen Ihnen das folgende in der Praxis oftmals bewährte Rezept:

Zutaten

- 250 g Kartoffeln, klein geschnitten mit Schale
- 50–100 g Gemüse entsprechend der Jahreszeit (Petersilienwurzel, Sellerieknollen, Karotten, Liebstöckl, Krautblätter, Fenchel, Löwenzahn, Brennnessel)

- *Gewürze*: Lorbeerblätter, Gewürznelken, Wacholderbeeren, Muskatnuss, Majoran, Kümmel, Zwiebel, Knoblauch (die Auswahl erfolgt nach der persönlichen Geschmacksrichtung)

Zubereitung

- Kartoffeln, Gemüse und die weiteren Zutaten werden gut gesäubert und mit einem Liter Wasser in einem genügend großen Topf erhitzt.
- Nachdem die Gemüsebrühe insgesamt 10 Minuten gekocht hat, werden die festen Bestandteile abgeseiht.

Das ausgekochte, ausgelaugte Gemüse hat keine Mineralstoffe mehr und ist für den Organismus ein Säurespender, deshalb wird es nicht mehr verwendet.

Die Menge lässt sich beliebig variieren, indem man jeweils Gemüse und Wasser vermehrt oder vermindert.

Die Gemüsebrühe wird langsam getrunken; eventuell eine Tassse auf nüchternen Magen. Da sie sehr intensiv ist, kann eine Tasse am Tag schon genügen. Man muss bei Verwendung der Basenbrühe auf die eigenen Wahrnehmungen achten und sollte sich von diesen leiten lassen. Es wäre schade, wenn eine Ablehnung entstünde, weil zu viel davon eingenommen wurde. Zur Aufbewahrung wird die Gemüsebrühe in den Kühlschrank gestellt.

Die Gemüsebrühe kann auch zur Geschmacksaufbesserung der Speisen verwendet werden. Wenn Gemüse gekocht wird, sollte das Gemüsewasser immer für die weiteren Speisen verwendet werden, denn darin sind die für den Organismus so wertvollen Mineralstoffe enthalten.

3.4.6 Die Bedeutung einer gesunden Verdauung

Die Verdauung beginnt im Mund. Die Speicheldrüsen sondern pro Tag ca. 1 Liter Speichel und Schleimsubstanzen ab. Darin enthalten sind Natriumchlorid, Natriumhydrogenkarbonat und ein Stärke abbauendes Enzym, das Ptyalin. Der gesunde Speichel ist leicht alkalisch, basisch. Es werden Kohlenhydrate und Stärke noch im Mund abgebaut.

Der Nahrungsbrei kommt vom Mund in den nächsten Sammelraum, den Magen. Hier kommt es zu einer pH-Wert-Änderung. Magensäure wird von den Mucosazellen der Magenschleimhaut ausgeschieden. Im Magen wird die eiweißhaltige Nahrung aufgespalten. Deshalb sondern Magendrüsen eiweißspaltende Enzyme ab, die nur im sauren Milieu wirken. Zum Schutz der Magenwand bauen Becherzellen eine Schleimschicht auf, die eine Selbstverdauung durch die Magensäure verhindert. Fette werden hier nicht verdaut.

Der Pförtner öffnet sich und lässt den Nahrungsbrei portionsweise in den Zwölffingerdarm passieren. Dieser ist der Beginn des Dünndarms, der aus den drei Abschnitten Zwölffingerdarm, Leer- und Krummdarm besteht. Insgesamt ist er für die Hauptarbeit im gesamten Verdauungsgeschehen zuständig.

In den Zwölffingerdarm münden Pankreas (Bauchspeicheldrüse) und Gallengang. Das Gallensekret der Leber enthält keine Enzyme, sondern wirkt durch die Gallensäure emulgierend[81] auf die Fette. Die Bauchspeicheldrüse sondert Enzyme ab: Trypsin, Chymotrypsin und Pankreaspepsin. Durch diese Enzyme werden Polypeptide (Eiweiß) zu Aminosäuren abgebaut. Im Zwölffingerdarm wird der pH-Wert durch Bikarbonatausscheidung von sauer auf basisch umgestellt. Lipasen, fettspaltende Enzyme, zerlegen die emulgierten Fette. Kohlenhydrate werden durch Karbohydrasen, spezielle Enzyme, in Monosaccharide aufgespalten.

---

81 Tröpfchenweise, fein verteilend.

3.4 Der übersäuerte Mensch

Der gesamte Darm muss pro Tag insgesamt 10 l Flüssigkeit resorbieren, davon:

- 1,5 l Speichel
- 3 l Magensaft
- 2 l Pankreassekret
- 0,7 l Galle
- 1,5 l aus der Nahrung u.a.

Diese enorme Flüssigkeitsmenge ist nur durch die Oberflächenvergrößerung zu bewältigen. Durch die Faltung, Bildung von Zotten, Villi und Mikrovilli wird die innere Oberfläche fast verzehnfacht.

Monosaccharide, Aminosäuren und Mineralstoffe gelangen durch aktiven Transport in die Darmzellen, von wo sie dem Konzentrationsgefälle folgend durch Diffusion ins Blut weitergeführt werden.

In den Darmepithelzellen kommt es zur Synthese von Fetten und höhermolekularen Polypeptiden, das sind Eiweißsubstanzen, die in die darunter liegenden Lymphgefäße abgegeben werden. Rhythmische Pumpbewegungen der Darmzotten sorgen für die Entleerung der Lymphsäcke in das Lymphgefäßsystem.

Der Dickdarm ist reich an Colibakterien, die eine wichtige Rolle bei der Gewinnung einiger Vitamine spielen. Ein Teil des Dickdarms ist der Blinddarm mit seinem Wurmfortsatz. Dieser ist voll gepackt mit Lymphsäcken und hat eine ähnliche Funktion wie die Mandeln, weshalb er auch Dickdarmmandel genannt wird.

Im Dickdarm wird der Stuhl eingedickt und durch peristaltische Bewegungen in den Mastdarm befördert.

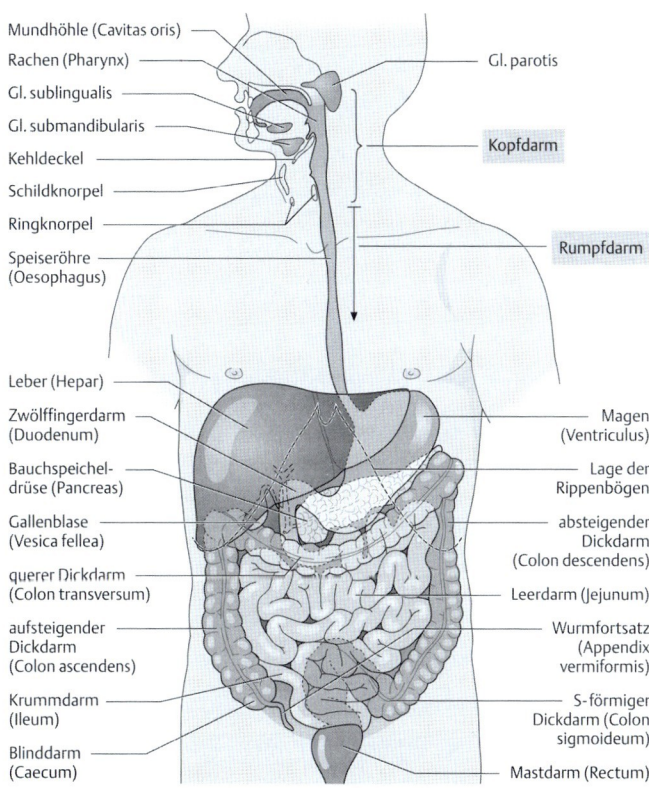

Abb. 4: Verdauungsorgane des menschlichen Körpers.
Aus: Faller, A.; Schünke, M.: Der Körper des Menschen. 14. Aufl. Thieme, Stuttgart 2004.

4 Die Bedeutung der Mineralstoffspeicher im Körper

Um die Zusammenhänge im Mineralstoffhaushalt des Körpers verstehen zu können, ist es unbedingt notwendig, die Aufgaben der Speicher zu betrachten. Sie sind dafür zuständig, dass der Körper nicht bei der kleinsten Belastung an die Grenzen seiner Möglichkeiten kommt, weil sie den Organismus in die Lage versetzen, eine Belastung aufzufangen bzw. abzupuffern. Ohne diese Auffangmöglichkeit wäre das Leben sehr eng, wie es eben dann auch für jene ist, deren Speicher weitestgehend erschöpft sind.

4.1 Der Körper – ein Vorsorgewesen

Wir unterscheiden verschiedene Arten von Speichern im Körper:
- Der Speicher der Funktionsmittel in der Zwischenzellflüssigkeit und im Blut stellt den so genannten Arbeitsspeicher dar. Er ist der aktuelle, der unmittelbar zur Verfügung steht. Durch ihn werden die laufend anfallenden Anforderungen an den Körper aufgefangen.
- Das sind vor allem die freien Ionen in den Körperflüssigkeiten wie Blut, Lymphe, Bindegewebsflüssigkeit, die sehr rasch zur Verfügung stehen und Steuerungsfunktionen im Körper übernehmen, besonders im aktuellen Stoffwechselgeschehen. Mit diesen Ionen werden die Zellen versorgt und sie liegen fein verteilt, also auf der Mikro-Ebene vor. Diese Mikro-Mineralien sind auch in Organgeweben angereichert und haben am Gesamtstoffwechsel teil. Aus diesen werden die Mikro-Mineralstoffe im Organismus „in Umlauf" gebracht. Dazu gehören die Knochen für die Nr. 1 und für die Nr. 2, das Blut für die Nr. 3, das Bindegewebe und die Drüsen für die Nr. 4, die Nervensubstanz und Milz für die Nr. 5, die Bauchspeicheldrüse für die Nr. 6, Knochen und Herz für die Nr. 7, die Niere für die Nr. 8, die Lymphe für die Nr. 9, die Leber für die Nr. 10, das Bindegewebe für die Nr. 11 und für die Nr. 12.
- Die Speicher für die Funktionsmittel in den Zellen bestehen in einer optimalen Auffüllung bzw. Aufladung der Zelle mit Mineralstoffen, über den Betriebsbedarf hinaus, und stellen den Langzeitspeicher dar. Auf diesen Speicher greift der Organismus zu, wenn nach einer längeren Zeit der Belastung der erschöpfte Arbeitsspeicher wieder aufgefüllt werden muss. Dies ist nur dann notwendig, wenn die fehlenden Mineralstoffe nicht anderweitig zur Verfügung gestellt werden. Langzeitspeicher sind Speicher für Moleküle, die weder für den Betrieb noch für den Aufbau von Gewebe bzw. Struktur im Einsatz sind. Ihr Vorhandensein und ihre Bereitstellung ist deshalb kein Luxus, weil der Organismus in weiser Voraussicht ein System aufbaut, um stärkere außergewöhnliche Belastungen abfedern zu können.

Mängel im Langzeitspeicher zeigen uns den Bedarf an Mikro- und Makro-Mineralien an. Wenn der Mangel zu stark und/oder chronisch ist, muss eine Makro-Versorgung mit einbezogen werden. Nachdem der Arbeitsspeicher erschöpft wurde, geht der Körper daran, aus dem Langzeitspeicher seinen Arbeitsspeicherbedarf aufzufüllen, um den Stoffwechsel möglichst optimal zu gestalten. Werden die Langzeitspeicher gesenkt (der Körper leert den gesamten Langzeitspeicher nicht, solange er das Stoffwechselgeschehen halbwegs bewältigen kann), muss der Organismus auch Gewebe zerlegen, um an die fein verteilten Mineralstoffe heranzukommen. Wir erkennen diese Mängel auch in der Antlitzanalyse.

- Jene Funktionsmittel, die in den Zellen für den Betrieb bzw. im Gewebe für den Aufbau zuständig sind, ihn steuern, bilden die Substanz, auf die der Organismus nur im äußersten Notfall zurückgreift. Sinkt der feinstoffliche Mineralstoffspiegel, ist der Organismus immer öfter gezwungen, lebensnotwendige Substanz abzubauen. Eine gute Substanz ist als so genannte „Grundkonstitution" lebensnotwendig.

4.2 Substanz

„Das hat mich Substanz gekostet" – darunter verstehen wir, dass der intrazelluläre (Mikro-) Gehalt an Mineralstoffen so abgesenkt werden musste, dass auf der Makro-Ebene der entsprechende Mineralstoff seinen Halt verliert und entweder abgelagert oder ausgeschieden wird. Der Organismus baut Substanz ab, „es geht an die Substanz", was eine enorme Schwächung des Systems Mensch bedeutet. Im Alter sehen wir das an einem Schwund der Muskelmasse, der Knochenmasse, des Bindegewebes, diversen Alterserscheinungen/Abnutzungserscheinungen.

Die Baustoffe werden von den feinstofflichen Mineralstoffen, den Funktionsmitteln gesteuert und bilden das Gewebe. Diese verlieren, wenn die Funktionsmittel in einem ausreichenden Maß nicht mehr anwesend sind, ihren Halt und werden abgelagert oder ausgeschieden, wodurch es zu einem Gewebe- bzw. Substanzverlust kommt.

Bei Menschen mit schweren, lebensbedrohlichen Belastungen sind keine Mineralstoffe mehr frei verfügbar. Sie leben „von der Hand in den Mund", wie es das Sprichwort treffsicher ausdrückt. Das heißt, dass der Organismus bei der Zufuhr von überlebensnotwendigen Mineralstoffen diese nicht in den Speicher ablagert, sondern gezwungen ist, sie sofort einzusetzen, um zerstörtes Gewebe wieder aufzubauen und um die wichtigsten Lebensfunktionen im Körpers aufrechtzuerhalten. Damit bleiben auch die schweren Zeichen im Antlitz des Menschen so lange unverändert, als der beschriebene Vorgang erhalten bleibt. Erst wenn es dem Organismus möglich ist, Reserven anzulegen, wenn sie am Anfang auch sehr gering sind, verändern sich die antlitzanalytischen Zeichen, wie sie von Kurt Hickethier gefunden wurden.

Konsequenzen eines Mangels

Sollten auch die Langzeitspeicher bis an die Grenzen ausgeschöpft werden, muss der Körper Gewebe abbauen, was sich in schweren Betriebsstörungen, also Krankheiten, bemerkbar macht. Diese halten so lange an, als der Organismus unter Ausnützung der verbleibenden Mineralstoffe einen minimalen Betrieb aufrechterhalten kann. Im weiteren Verlauf ergeben sich zwei Möglichkeiten:
- Entweder der Organismus sieht ab einem gewissen Zeitpunkt keine Möglichkeit mehr, den Betrieb auf längere Zeit organisieren zu können und verzichtet auf ein längerfristiges Weiterbestehen des Körpers, wodurch die letzten Reserven aus den Speichern freigegeben werden. Der Kranke „blüht noch einmal auf", wie es oft genug kurz vor dem Tode eines schwer kranken Menschen beobachtet werden kann.
- Oder die notwendigen Stoffe werden dem Körper zugeführt, und „es geht dann wieder aufwärts".

Das Auffüllen der Speicher

Das Bestreben des Organismus ist immer da nach ausgerichtet, die Speicher möglichst angefüllt zu haben.

Kurz ein einfaches Beispiel: Geht jemand in der kalten Jahreszeit mangelhaft bekleidet ins Freie, verbraucht der Organismus, weil die Kälte ungehindert an die Hautoberfläche gelangen kann, für die Wärmeregulierung enorm viele Moleküle von Natrium chloratum Nr. 8. Die Moleküle werden aus dem aktuellen Speicher, den

Säften, entnommen. In diesen entsteht natürlich ein Defizit, das der Organismus wieder ausgleichen will.

Werden nun die Mängel nicht aufgefüllt, indem man zum Beispiel Mineralstoffe nach Dr. Schüßler zu sich nimmt, werden die Mineralstoffe aus den längerfristigen Speichern geholt. Man kann sie auch die konstitutionellen Speicher nennen. In der Umgangssprache heißt es dann: „Das ging an die Substanz. Ich hab schon von meiner Substanz gezehrt!" Der aktuelle Speicher muss für besondere Belastungen womöglich immer aufgefüllt sein. Er ist der Puffer, mit dem überraschende Belastungen aufgefangen werden können.

Der Speicher für die Nr. 8, Natrium chloratum, sind die Schleimhäute, besonders die Nasenschleimhäute. Die Moleküle sind mit dem Schleimstoff verbunden, verknüpft. Wenn die Mineralstoffmoleküle nun für den aktuellen Speicher abgerufen werden, fällt der Schleimstoff als Abfall, als Nasensekret, an. Das ist der uns sehr bekannte „Rotz" beim Schnupfen. Der Schnupfen tritt erst 1 oder 2 Tage nach der Belastung auf. Es heißt dann: „Gestern habe ich mich verkühlt."

Die Menschen sagen dann, sie hätten sich verkühlt, weil sie einen Schnupfen haben. Tatsächlich aber ist es ein Mangel an einem bestimmten Mineralstoff, der sich auf diese Weise zeigt. Es wird dabei der kurzfristige, aktuelle Speicher aus den Langzeitspeichern, den konstitutionellen Speichern, wieder versorgt. Für den längerfristigen Speicher hat der Organismus Zeit. Ihn kann er auffüllen, wenn sich die Gelegenheit ergibt, weil dieser nicht den aktuellen Belastungen unterliegt.

Speicher und Gesundheit

Die Speicher und die Gesundheit stehen in einem sehr engen Kontakt. Bei gefüllten Speichern herrscht ein Wohlgefühl vor, verbunden mit einer großen Spannkraft. Gesundheit ist mehr als nur die Abwesenheit von Krankheit, sie besteht in einer guten Grundkonstitution und die hat zur Voraussetzung, dass die Speicher gut gefüllt sind.

Werden die Speicher jedoch durch verschiedene Beanspruchungen nicht nur nicht mehr aufgefüllt, sondern sogar abgebaut, kommt ein Müdigkeitsgefühl auf, das sich nicht so leicht abschütteln lässt. Man fühlt sich ausgelaugt, verbraucht, erschöpft, nicht wohl, einfach ausgebrannt, abgespannt.

Je geringer die Speicher gefüllt sind, umso mehr wird der Betrieb eingeschränkt. Die Lebendigkeit und die Leistungsfähigkeit werden weniger. Der Organismus stellt fest, welchen Aktionsradius die verringerten Speicher zulassen. Es kommt zu Einschränkungen im Bereich der Verdauung, Leistung, Bewegung und Entgiftung, was schließlich im Bereich der Reaktionen seine Auswirkung hat. Bevor allerdings der Speicher voll ausgeschöpft wird, greift der Organismus zu Notmaßnahmen. Je mehr sich der Speicher seiner Entleerung nähert, umso mehr Betriebsstörungen tauchen auf. Es ist nicht so, dass der Organismus die Speicher wahllos abbaut und dann *plötzlich* nichts mehr geht. Er entscheidet sehr wohl, einerseits welche Rangordnung dem fast ausgeschöpften, entleerten Speicher und andererseits dem nur mehr mangelhaft möglichen Betrieb des Körpers zukommt. Es wird laufend eine feine Balance zwischen beiden aufrechterhalten.

So ist der Organismus unter allen Umständen bemüht, sich eine Reserve zu erhalten, damit schwere Notfälle noch abgefangen werden können. Nur im äußersten, schlimmsten Fall ist der Organismus bereit, auch seine letzten Reserven einzusetzen, zu opfern. Dann ist aber auch das Leben schwer gefährdet.

Ein Beispiel soll dies erläutern: Die Kieselerde ist ein sehr bedeutender Mineralstoff für den Körper. Nimmt sein Vorrat ab, wird der Betrieb nach Dringlichkeit reduziert. Zuerst sind bei den Haaren, den Nägeln und beim äußeren Bindegewebe der Haut Veränderungen festzustellen. Es kommt zu Gewebsrissen, wie zum Beispiel Schwangerschaftsrissen oder den Leistenbrüchen. Die nächste Schicht sind dann die Binde-

gewebsschichten in den Adern, es kommt leicht zu blauen Flecken. Es sind dies Blutergüsse, bei denen Blut ins Gewebe austritt, weil auch schon bei einem leichten Stoß kleine Adern platzen.

Der Abbau des Bindegewebes im Herzen ist erst ganz am Schluss dran, wenn die Not, der Mangel nichts anderes mehr zulässt. Dann sinkt die Leistungsfähigkeit rapide. Außerdem senkt der Organismus die Leistungsfähigkeit auf jeden Fall, damit die geschwächten Muskeln, Adern usw. nicht überfordert werden. Ganz am Schluss kommt der Zusammenbruch, vielleicht als nervlicher Zusammenbruch oder gar als Herzinfarkt.

Nimmt der Mensch, der an einem derart starken Mangel leidet, die Nr. 11, Silicea (Kieselerde), ein, darf er nicht erwarten, dass die Haare sofort wieder schön werden. Der Organismus baut nach den Notwendigkeiten die geschädigten Gewebe wieder auf, füllt parallel dazu zugleich die ausgeschöpften Speicher und erst sehr spät kommen dann auch die Haare wieder in Ordnung.

Wird der Körper auf diese Weise versorgt, ist es nicht möglich, dass Probleme, die schon lang vorhanden waren, schnell verschwinden. Es erfordert viel Geduld, dem Organismus die Zeit zu geben, sich selbst wieder in Ordnung zu bringen und die Lebensvorgänge wieder befriedigend zu organisieren. Diese Haltung ist dem heutigen Menschen eher schon fremd geworden. Aber sie ist unbedingt wieder einzuüben, will man auf längere Sicht ein gesunder Mensch werden und bleiben.

Je mehr der Speicher entleert wird, umso größer werden die Betriebsstörungen (Krankheiten), aber auch der mangelhaft gefüllte Speicher stellt für sich eine Betriebsstörung dar, wie schon dargestellt wurde. Werden nämlich „seine" Mineralstoffe, die des Speichers, in einem größeren Maße beansprucht, zum Beispiel bei einer besonderen Belastung, so kann er sie nicht zur Verfügung stellen. Es kommt zur Panik, zur Allergie oder zum Zusammenbruch. Bevor das eintritt, wird der Mensch von den Situationen fern gehalten, in denen er mit Stoffen in Berührung kommt, die er nicht verträgt. Er kann z.B. bestimmte Nahrungsmittel nicht mehr essen, reagiert auf Blütenpollen allergisch, oder er verträgt die Anwesenheit verschiedener Tiere nicht mehr.

Auf diese Art und Weise wird das Leben immer enger. Die Lebensqualität nimmt immer mehr ab. Je enger es wird, umso mehr zeigt sich, wie sehr die Speicher im Körper ausgelaugt sind und der Betrieb eingeschränkt ist. Je geringer der Vorrat, umso heftiger ist die Reaktion, bis nichts mehr geht und es zum oben schon erwähnten Zusammenbruch kommt. Das ist auch das Kennzeichen, dass dem Organismus für die Organisation des Betriebes viele Betriebsstoffe und manche fast zur Gänze fehlen.

Bei der Einnahme von Mineralstoffen nach Schüßler ist der Zusammenhang zwischen Betriebsstoffen und ihrem Speicher unbedingt zu berücksichtigen, weil sonst ein wesentlicher Bestandteil einer wirklichen Heilung nicht erkannt würde.

4.3 Die Notwendigkeit des Auffüllens von Speichern

Grundsätzlich steht bei der Substitutionsheilweise das Auffüllen der Speicher im Vordergrund. Es wird dem Organismus vertraut, dass er die verschiedenen Mineralstoffe unterscheiden kann und in die entsprechenden Speicher einlagert.

Bestehen nun größere Mängel und entsprechende gesundheitliche Probleme, so füllt der Körper nach und nach die Speicher auf und es verschwinden nach und nach die einzelnen Symptome. Der Organismus entscheidet jeweils, was von größerer Bedeutung ist. Nämlich das weitere Auffüllen des Speichers oder die Bearbeitung eines anstehenden gesundheitlichen Problems.

Üblicherweise wird angenommen, dass der Organismus zuerst die Betriebsstörungen bearbeiten würde. Es ist jedoch der noch nicht gut aufgefüllte Speicher ebenso eine Betriebsstörung, weil auf die verschiedenen Belastungen nicht entsprechend geantwortet werden kann. Es ist spannend zu beobachten, wenn bei solcher Behandlungsweise, der Mensch langsam seine Probleme los wird, aber zugleich auch immer stärker und widerstandsfähiger wird.

Kurz zusammengefasst lässt sich Folgendes feststellen: Es kann sein, dass sich bei der Einnahme von Mineralstoffen nach Dr. Schüßler nicht sofort der gewünschte Erfolg einstellt. Es waren eben dann noch andere nicht sichtbare oder spürbare Probleme vorhanden, oder es war die weitere Auffüllung des Speichers für den Organismus vordringlicher.

Eine besondere Bedeutung hat die Berücksichtigung der Speicher im Verlaufe einer Schwangerschaft und vor allem unmittelbar nach der Geburt, wenn die Ausbeutung des Körpers der Mutter voll durchschlägt. Auch der Zeit des Stillens gehört besondere Beachtung gewidmet.

Zusammengefasst kann festgestellt werden, dass die Mineralstoffe nach Dr. Schüßler einen idealen Beitrag zur Krankheitsvorsorge und Gesundheitspflege leisten.

Gegenüberstellung von Heilweisen

Verschiedene Heilweisen haben nicht nur einen unterschiedlichen Ansatz bezüglich der Ursache von Krankheiten, sondern auch darin, wie die Interventionen gesetzt werden. Das heißt aber auch, dass dabei verschiedene Einstellungen notwendig sind, die für die jeweilige Heilweise charakteristisch sind. Das ist vor allem im Hinblick auf den Satz von Dr. Schüßler von großer Bedeutung, der sagt, dass die Absicht, in der ein Heilmittel verabreicht wird, großen Einfluss auf die Wirkung hat.

Grundsätzlich sei aber noch betont, dass jeder der angeführten Ansätze seine Berechtigung hat. Vor allem sollte keine Einstellung gegen eine andere ausgespielt werden. Jede Sichtweise hat ihre Berechtigung zu ihrer Zeit!

5.1 Die herkömmliche medizinische Heilweise

Die Medizin ist auf einer so fantastischen Stufe ihrer Entwicklung, dass eine Steigerung fast nicht mehr vorstellbar ist. In ihrem Bereich ist sie unübertrefflich. Bedenklich wird es nur, wenn sich die Medizin für „allmächtig" erklärt. Es geht um ihre Einordnung in ein umfassendes Gebäude von der Begleitung und Betreuung des Menschen auf seinem Lebensweg.

Die übliche Auffassung der Menschen von der Medizin ist nämlich die, dass sie die Erscheinung von Problemen zu verhindern oder zu verdrängen hat. Es werden die Symptome weggedrängt, weggedrückt und die Schmerzen unterdrückt. Die Krankheit ist bei dieser Auffassung ein Feind des Menschen, die der Mediziner zu bekämpfen hat und der Patient sollte sich möglichst nicht einmischen, denn er versteht ja doch nichts davon.

Stefan Zweig hat diesen Sachverhalt in seinem Buch „Heilung durch den Geist" folgendermaßen dargestellt: *„Die wissenschaftliche Medizin betrachtet den Kranken und seine Krankheit als Objekt und weist ihm beinahe verächtlich die Rolle absoluter Passivität zu; er hat nichts zu fragen und nichts zu sagen, nichts zu tun als den Anforderungen des Arztes gehorsam und sogar gedankenlos zu folgen und sich selbst möglichst aus der Behandlung auszuschalten."*[82]

Bei dieser Betrachtungsweise der Medizin und des Kranken beziehungsweise des Arztes sind die Medikamente die Kampfmittel gegen die Krankheit. Der Arzt ist der Fachmann, der Patient der Zuschauer und die Krankheit der Feind. Abgesehen vom wirklich notwendigen Einsatz verschiedener Medikamente, wird oft unnötigerweise viel zu scharf geschossen, nur damit eine Störung möglichst rasch beseitigt ist.

Wie groß die Entfernung des Arztes zum Menschen schon geworden ist, schreibt sehr eindringlich und anschaulich Viktor E. Frankl in seinem Buch „Die Sinnfrage in der Psychotherapie":

„Gewiß, dem Arzt liegt die Sachlichkeit, die ärztliche Einstellung zum Kranken ist notwendigerweise voll innerer Distanz. Denken wir doch nur daran, wie eine ärztliche Visite in einem Spital vor sich geht. Man hat jeweils nicht den Menschen, sondern den Fall vor Augen. Der Assistent, der den Chef bei der Visite führt, stellt ihm die Kranken vor als je einen Fall von dieser oder jener Krankheit. Im Allgemeinen neigt der Arzt auch dazu, die Krankheit zu behandeln, und nicht den Kranken, nicht den kranken Men-

---

82 Zweig, S.: Die Heilung durch den Geist. Fischer Taschenbuch, Frankfurt/Main 1983. S. 19.

schen. Und immer wieder hört man den Ausdruck das ist ein Fall von .... Bemerken Sie: Das – also nicht der, nicht dieser Mensch da; weiter: Ist, also nicht hat – also ist nicht die Rede von einer Krankheit, die dieser Mensch hat, sondern nur von dem Fall, der dieser Mensch ist; dann: Ein Fall, also ein beliebiger, der bloße Repräsentant einer bestimmten Krankheit – oder vielleicht der Fall Nummer soundsoviel aus einer Reihe, genannt das Kranken-Material. Mit diesen Redewendungen, die sich unbewusst in den ärztlichen Jargon einschleichen, ist zur Genüge gekennzeichnet, wie tief und weit diese Distanzierungstendenz seitens des Arztes, dessen Verdinglichung von Menschen geht."[83]

Es wäre aber falsch, ein Feindbild der Medizin gegenüber aufzubauen! Es ist tragisch, wenn Menschen zu spät zu einer notwendigen medizinischen Versorgung kommen, nur weil sie allzu lange auf Methoden und Möglichkeiten gebaut haben, die für ihr Problem nicht angemessen waren. Wer allzu lange die Grundsäulen der Gesundheit missachtet hat, bei dem werden sanfte Methoden nicht mehr greifen.

Der Patient wird viel zu wenig auf seine Eigenverantwortlichkeit aufmerksam gemacht. Dadurch wird das Augenmerk kaum auf die Gesundheitsvorsorge gelenkt, für die jeder Einzelne selbst zuständig ist. Dabei könnte aber so manche schwere Erkrankung schon in den Anfängen aufgefangen werden und viel Leid bliebe erspart.

> Die klassische medizinische Heilweise ist auf jeden Fall angebracht, wenn sich der Mensch auf der körperlichen Ebene aus eigener Kraft nicht mehr zufrieden stellend organisieren kann.

Solange das nicht der Fall ist, sind ausschließlich Beratung und Information über jene Maßnahmen zu geben, die der Patient für sich braucht, um mit den anstehenden Problemen aus sich heraus zurechtzukommen. Es besteht nur eine hauchfeine Grenze zwischen Entmündigung, einer angemessenen Beratung bzw. Begleitung und einer not-wendenden Behandlung.

5.2 Die Reizheilweise

Sie will mit einem Reiz die Selbstheilungskraft des Organismus herausfordern, sodass dieser aus sich heraus, aus eigener Kraft, mit der Krankheit zurechtkommt. Diese Heilweise ist wunderbar, wenn die Reize dem Menschen und dem Leiden entsprechend gesetzt werden und der Organismus fähig ist, auf die Reize zu antworten.

Bezüglich der Reize ist es notwendig, das Arndt-Schulz'sche Reizgesetz zu kennen.

Es besagt, dass leichte Reize die Lebenskraft anfachen, mittlere Reize die Lebenskraft stärken, starke Reize die Lebenskraft schwächen und stärkste Reize die Lebenskraft lähmen. Berücksichtigt man diese Regeln, ist zu erkennen, wie falsch der Grundsatz ist: „Je stärker, je härter, je fester usw. umso besser."

Es ist falsch, wenn beim Zubereiten von Tee ein Löffel auf eine Tasse gegeben wird; es ist falsch, wenn bei der Massage gesagt wird, es müsse so richtig wehtun; es ist falsch, wenn bei der Elektrotherapie so weit aufgedreht wird, dass man es gerade noch aushält; es ist auf allen medizinischen Gebieten falsch, wenn es lediglich darum geht, eine Störung möglichst rasch zu beseitigen, ohne der Ursache auf den Grund zu gehen.

Jene Ärzte sind zu bewundern, die beispielsweise das Fieber nicht mehr unterdrücken, sondern es langsam abklingen lassen, sofern es verantwortbar ist, oder auch Schmerzen nicht sofort unterdrücken – sie sind ja ein Hilfeschrei des Körpers und für die Diagnose oft wichtig.

Wird der Organismus mit Reizen konfrontiert oder belastet, mit welchen auch immer, muss berücksichtigt werden, dass Betriebs-

---

[83] Frankl, V.: Der Mensch vor der Frage nach dem Sinn. 10. Aufl. R. Piper, München 1995. S. 113.

stoffe verbraucht werden. Das muss auch im Hinblick auf unsere Reizgesellschaft gesehen werden, in der die Überflutung so stark ist, dass immer öfter Abstumpfung die Antwort darauf ist. Das ist nichts anderes als die vierte Stufe vom Reizgesetz, also die Lähmung.

Durch die starken und vielen Reize wird die Lebenskraft gelähmt. Die Umwelt kann oft nur noch sehr schwer wahrgenommen werden, die Verbindung zur Außenwelt wird immer dünner, und der Mensch richtet sich immer mehr auf sich selbst aus, was zur Vereinzelung[84] (Vereinsamung) führt.

Es ist wie bei einer Schnecke. Zuerst zieht sie ihre Fühler zurück, im ersten Erschrecken eines zu starken Reizes, dann zieht sie sich in ihr Haus zurück. Die Kontakte nach außen sind damit abgebrochen. Auch noch so sensible Bemühungen prallen dann am Panzer, dem Gehäuse ab. In der Zeit des Zurückgezogenseins gibt es für die äußere Welt, die Umgebung, nur die Möglichkeit des Wartens, bis das Wesen von innen her wieder die Kraft und das Vertrauen bekommt, nach außen zu treten. Die Schale schützt die Schnecke, hindert sie aber auch zugleich, so ohne weiteres wieder aus sich heraustreten zu können.

Um aber auf Reize antworten zu können, muss der Betrieb des Organismus in Ordnung sein, das heißt auch, er muss genügend Betriebsstoffe zur Verfügung haben. Die Betriebsstoffe sind die Mineralstoffe. Es gibt überhaupt keinen Vorgang im Körper, der nicht Betriebsstoffe, also Mineralstoffe verbraucht, wie auch schon an anderer Stelle betont wurde.

Wenn also durch Teetrinken (nicht jeder Tee ist ein Reiz), Phytotherapie[85], Homöopathie, Duftstoffe, Nosoden, oder was immer an Reizen[86] oder Reizstoffen an den Körper heran bzw. in den Körper hineingebracht wird, dann muss dieser auf den Reiz antworten, er muss seinen Betrieb in Gang setzen, was nur so lange möglich ist, so lange Betriebsstoffe zur Verfügung stehen. Ist das nicht mehr der Fall, versucht der Organismus den Reizen aus dem Weg zu gehen, wie das bei vielen Menschen der Fall ist, wie in der Fußnote ausgeführt, die sagen, dass sie keine Sonne mehr vertragen.

Auf viele Reize kann der Organismus auch nicht mehr antworten, obwohl sie ihm in Form von Arzneimitteln zugeführt werden. Ein homöopathischer Arzt hat das Problem der fehlenden Betriebsstoffe einmal so formuliert: „Die Homöopathie will etwas bewegen, aber manchmal lässt sich nichts mehr bewegen."

Beispiel: Ein müdes, klappriges, geschundenes Pferd zieht abgestumpft dahintrottend einen Karren. Der Kutscher gibt ihm, weil er vom langsamen Trott genug hat, die Peitsche. Die spannende Frage, die sich jetzt stellt, heißt: „Wie reagiert nun das Pferd?"

Wird diese Frage in Ausbildungskursen gestellt, gibt es zuerst eine nachdenkliche Pause. Dann kommen meistens Wortmeldungen wie: „Es wird zusammenbrechen." Oder: „Es

---

84 Es stellt sich die Frage, ob in diesem Falle eine Reizheilweise überhaupt noch angebracht ist!
85 Wissenschaft von der Heilbehandlung mit pflanzlichen Substanzen.
86 Ein besonders starker Reiz sind die Sonnenstrahlen für den Organismus. Wenn sich jemand in die Sonne legt, muss der Organismus ebenso viel leisten, um den Reiz auszugleichen, wie bei der Tätigkeit des Holzhackens. Es ist dies eine der schwersten Arbeiten und der Vergleich zeigt auf, welche enormen Aufwendungen der Organismus zu tätigen hat, mit den anfallenden Belastungen zurechtzukommen. Es muss die Wärme reguliert werden. Die Oberhaut muss verstärkt werden, indem ein stärkerer Filter aufgebaut wird, was wir als Bräunung verstehen. Der Stoffwechsel wird enorm beschleunigt, das Herz schlägt schneller und unter Umständen steigt sogar die Körpertemperatur. Für die Besorgung dieser Vorgänge wendet der Organismus enorm viele Mineralstoffe auf, um einigermaßen über die Runden zu kommen. Hauptsächlich wird während der akuten Belastung ungeheuer viel phosphorsaures Eisen (Nr. 3) für die anfallenden Transporte und die Sauerstoffversorgung verbraucht. Hat jemand einen größeren Mangel an diesem Mineralstoff, kann er es sich nicht mehr leisten (der Körper kann den Ausgleich der Belastung nicht mehr *leisten*), in der Sonne zu liegen. Er wird die direkte Sonneneinstrahlung meiden und behaupten: „Ich vertrage die Sonne nicht mehr." Er weist damit indirekt auf den Mangel hin.

wird schneller werden." Kaum jemand gibt die Antwort: „Es wird sich nichts ereignen. Das Pferd wird, da es unempfindlich gegen diese Schläge der Peitsche geworden ist, richtiggehend abgestumpft, einfach im gleichen Trott weiter trotten." Natürlich kann es auch zu den beiden ersten Reaktionen kommen, doch sie sind eher unwahrscheinlich, was auch Fachleute bestätigen.

So ist es auch beim Menschen, wenn er völlig erschöpft, auf „Sparflamme" gesetzt, Impulse bekommt. Er kann sie entweder gar nicht wahrnehmen oder zumindest sich nicht mehr auf sie einstellen.

Bei dem Pferd gibt es letztlich nur eine mögliche Therapie: Es gehört vom Karren abgekoppelt und auf die Weide geführt, damit es sich erholen kann.

Beim Menschen ist das nicht anders. Die Versorgung mit den notwendigen Betriebsstoffen ist dann die einzig mögliche, weil angemessene Antwort auf die Unfähigkeit des Organismus, auf Reize zu antworten.

5.3 Die physiologische[87] Heilweise

Diese körpergerechte, den Anforderungen des Organismus gerecht werdende Heilweise hat grundsätzlich die Not, das Defizit des Menschen im Blickfeld. Von dieser Not aus, nämlich dem zugrunde liegenden Mangel, werden dann die Interventionen gewählt.

- Es kann durchaus erforderlich sein, dass jemand eine längere Zeit der Erholung benötigt, weil er zu lange nicht ausgespannt hat.
- Leidet jemand an Unterkühlung, braucht er keinen Reiz, um Wärme zu produzieren; das ist ihm nicht möglich. Er benötigt dringend Zufuhr von Wärme.
- Bei Energiemangel kann es einfach notwendig sein, Energie zuzuführen; auf welche Art auch immer, aber auf jeden Fall verantwortungsvoll. Bei einem „Zuviel", einer Überladung braucht der Mensch eine Entladung der überschüssigen Energie.
- Wenn die Energie in kräfteraubende Strukturen investiert wird, kommt es zu großer Erschöpfung. Hier ist es angebracht, auf die Fixierungen und zwanghaften Strukturen hinzuweisen und wie mit ihnen umgegangen werden kann. Es fehlt Information, wie das geht. Das ist kein Reiz, sondern eine Versorgung auf der richtigen Ebene.
- Wenn Menschen an großer Einsamkeit leiden, dann brauchen sie sicher kein Beruhigungsmittel, sondern Gespräche und auch Anleitungen, Hilfestellungen dafür, wie man Beziehungen knüpft, wie es möglich ist, Gemeinschaften zu finden und Berührungsängste abzubauen.
- Entwickelt jemand durch extreme, einseitige Charaktereigenschaften einen großen Mangel an bestimmten Mineralstoffen, sollte er auch an diesen Strukturen arbeiten und nicht nur die Mineralstoffspeicher auffüllen.
- Umgekehrt, sollte jemand durch einen Mangel an einem bestimmten Mineralstoff intensive, belastende Gefühle erleiden, so ist es notwendig, die Mängel aufzufüllen und nicht unnötigerweise nach scheinbar damit verbundenen belastenden, krankhaften Charakterstrukturen zu suchen (*Somatopsychologie*).
- Manchmal ist es auch notwendig, eine Ortsveränderung vorzunehmen, wenn jemand durch eine allzu lange Nebelphase an einer Depression erkrankt. Für ihn ist das Sonnenlicht mit all seiner Farbenfülle dann die „Not-wendende" Versorgung.
- Die Biochemie nach Dr. Schüßler ist von ihrem Wesen her eine reine physiologische Heilweise, da sie die Mängel auffüllt. Bei einem Mangel werden die entsprechenden Mineralstoffe aufgefüllt und erst nachher nach weiteren tieferen Ursachen geforscht.

---

[87] *Physiologisch*: die Lebensvorgänge im Körper betreffend.

Die Biochemie nach Dr. Schüßler ist physiologisch, weil die einzelnen Salze (Mineralstoffkombinationen) dem Körper nicht fremd sind, sondern er sie selbst permanent in jeder Zelle, im Gewebe und in den Flüssigkeiten enthält.

Da immer auf das geschaut wird, was dem Organismus fehlt, oder wessen er bedarf, können als Antwort nur dem Körper und seinen Anforderungen gerecht werdende Maßnahmen ergriffen werden. Alles, was nicht dem Körper entspricht, also als heterogen bezeichnet wird, dem Körper fremd ist, hat in dieser Heilweise keinen Platz.

Dr. Schüßler schreibt in der „Abgekürzten Therapie": *„Die Biochemie erreicht direkt ihr Ziel: Deckung eines Deficits; die anderen Heilmethoden, welche Mittel anwenden, die den, den menschlichen Organismus konstituierenden Stoffen heterogen[88] sind, erreichen das Ziel indirekt."*[89]

Die physiologische Heilweise wird in ihren Bemühungen ausschließlich homogene, dem Körper gleichartige Wirkstoffe verwenden bzw. dem Körper adäquate.

Da aber die Physiologie auch die Wissenschaft von den Grundlagen des allgemeinen Lebensgeschehens ist, erfasst die physiologische Heilweise alle Ebenen des Menschen mit all den entsprechenden Bedürfnissen.

5.4 Die Substitutionsheilweise

Die Substitutionsheilweise[90] ist bemüht, dem Organismus zur Verfügung zu stellen, was er braucht. Substitution heißt Ersatz, und in unserem Sinne wird der Mangel durch die Auffüllung bzw. Deckung ersetzt.

Sie entspricht von ihrem Wesen her nicht mehr der Leistungsgesellschaft. Es ist nichts zu leisten, damit sich die Gesundheit wieder herstellt.

Es wird versorgt, bis Leistung wieder möglich ist. Leistung meint hier auch die Regenerations- und Entschlackungsarbeit, denn auch zu dieser „Leistung" ist dann der Organismus nicht mehr fähig, wenn entsprechende, notwendige Mineralstoffe fehlen. Wird der Organismus mit genügend Entgiftungs- und Entschlackungsstoffen versorgt, kann er diese Bereiche wieder durchführen, wodurch sich der Körper in Richtung Heilung und Gesundheit bewegt.

Es wird in der Schüßler'schen Heilweise ein Aufbau von innen her angestrebt, eine Stärkung des Organismus, damit dieser von sich aus befähigt ist, mit dem normalen Betrieb, aber auch mit Belastungen, Schwierigkeiten und Problemen wieder besser fertig zu werden. Damit passt sie genau in die Beschreibung der Substitutionsheilweise.

Sehr gut passt in diesem Zusammenhang der Satz: „Du sollst nicht den anderen ihre Lasten abnehmen, denn dann bist du schnell überfordert. Du sollst dich bemühen, dass die Menschen wieder fähig sind, ihre Lasten besser zu tragen, beziehungsweise wieder besser damit umgehen können."

Ein kleines Problem, das sonst keine Mühe macht, es zu bewältigen, solange es einem gut geht, wird zur unüberwindbaren Hürde, wenn der Lebensmut, und die Kraft zu leben, auf ein Minimum geschrumpft sind. Ebenso ist es auch bei gesundheitlichen Belastungen. Je schwächer der Körper ist, umso eher schlagen gesundheitliche Belastungen in Form von Krankheiten durch. Daher kann es nicht um die Bekämpfung von Krankheiten gehen, sondern nur um die Stärkung des Organismus. Dieser kommt von sich aus dann mit den Belastungen wieder zurecht, wenn er nicht zu stark geschädigt ist.

---

88 *Heterogen*: Anders geartet, ungleichartig, fremdstoffig.
89 Schüßler, W.H.: Abgekürzte Therapie. 31. Aufl. Schulzesche Hofbuchhandlung und Hofbuchdruckerei, Oldenburg und Leipzig 1904. S.9.
90 Kurt Hickethier bezeichnet diese Heilweise als die „Befriedigungsheilweise", worauf noch in einem späteren Kapitel eingegangen wird.

5.5 Die Biochemie nach Dr. Schüßler im Hinblick auf die Substitutionsheilweise

Wenn der Organismus Mängel erleidet, und diese vor allem innerhalb der Zelle, dann kommt es zu Betriebsstörungen, die wir als Krankheiten bezeichnen. Auf diese Erkenntnis hat Schüßler, wie schon erwähnt wurde, mit dem bekannten Satz geantwortet: *„Dann muss die Gesundheit der Zelle und damit des Körpers entstehen durch Deckung des Verlustes."*

Schüßler wusste aber als Arzt, dass die Mineralstoffe, wenn sie pur gegeben werden, für den Körper eine Belastung darstellen können. Das wissen wir, wenn wir an die Nebenwirkungen der üblichen Eisen- und Magnesium oder Calciumpräparate denken, wenn sie zu lange und unkontrolliert genommen werden.

Dr. Schüßler hat auf diesen Tatbestand, wie schon mehrfach aufgezeigt, hingewiesen: *„Um Schaden zu verhüten und um die Mittel aufnahmefähig für die Zelle zu machen, müssen dieselben (Mineralstoffe) verdünnt werden!"*[91]

Er lässt also die Mineralstoffe so verdünnen, dass sie auch durch die winzigen Öffnungen der Zellwand hindurch können. Dazu gibt es ganz neue Forschungen, dass der Austausch von Mineralstoffen zwischen der Zelle und der sie umgebenden Flüssigkeit nur im Molekular-bereich möglich ist. Wenn die Mineralstoffe so weit verdünnt sind, dass die Moleküle einzeln vorhanden sind und dazu noch in einer Zusammensetzung, in der sie der Körper braucht, gehen sie sofort in die Zellen ein oder werden in die Speicher eingelagert. Durch die Verdünnung besteht dann auch keine Gefahr mehr, dass zu viel genommen wird.

Bei der Homöopathie geht es darum, Ähnliches mit Ähnlichem zu heilen. Eine Krankheit wird durch Gaben potenzierter Mittel behandelt, die von sich aus ähnliche Reaktionen im Körper hervorrufen, wie die zu behandelnde Krankheit selbst. (Vergleiche auch die einleitenden Hinweise zur Homöopathie im Anwendungsteil, s. S. 435.)

Zur Abgrenzung gegen die Homöopathie beschreibt Schüßler in einer der Schriften das Wesen seiner Biochemie: *„Ist in irgendeinem Körperteile ein Defizit an Molekülen eines der erwähnten 12 Mineralstoffe entstanden, so entwickelt sich eine Krankheit, deren Heilung sich in dem Maße vollzieht, wie mittels Zufuhr an homogenen Molekülen jenes Defizit gedeckt wird. Da das Defizit ein molekulares ist, so muss der Ersatz ebenfalls ein molekularer sein.*

Die durch die Verdünnung frei gewordenen Moleküle der therapeutisch angewandten Mineralstoffe gelangen auf dem schnellsten Wege, dem der Diffusion, nach ihrem Bestimmungsorte. Die Bewegung der Moleküle vollzieht sich umso schneller, je weniger Moleküle in der Verdünnungsflüssigkeit enthalten sind. Die Zahl der Moleküle der zu therapeutischen Zwecken anzuwendenden Mineralstoffe muss aber groß genug sein, um den zur Deckung des Defizits erforderlichen Ersatz zu liefern."

Ergänzend ist hier anzufügen, dass es auch Krankheiten gibt, die nicht durch Mängel an Betriebsstoffen entstehen und deshalb auch nicht mit Mineralstoffen nach Dr. Schüßler beeinflusst werden können, daher andere Maßnahmen erfordern.

Aus den Überlegungen zur physiologischen Heilweise geht natürlich von selbst die Erkenntnis hervor, dass diese als Unterstützung aller anderen Behandlungsweisen besonders gut geeignet ist. Es lässt sich leicht erkennen, dass die Substitutionsheilweise den Erfolg der anderen Heilweisen unterstützt, ja dass die Versorgung des Organismus mit den entsprechenden Mineralstoffen sogar die Voraussetzung für die Möglichkeit von Interventionen, von Behandlungen im Körper überhaupt ist.

---

[91] Dieser Satz ist eine der zentralen Aussagen Dr. Schüßlers und wird an den entsprechenden Stellen immer wieder gebracht, um den Tatbestand besonders zu unterstreichen.

5.5 Die Biochemie nach Dr. Schüßler im Hinblick auf die Substitutionsheilweise

Wenn an den Körper Gifte, chemische Stoffe oder Reize – auch Heilungsreize sind damit gemeint – herangebracht werden, muss er sich darauf einstellen und darauf antworten, was einen verstärkten Betrieb zur Folge hat. Dazu braucht er in einem sehr großen Ausmaß Mineralstoffe, die ihm durch die Mineralstoffe nach Dr. Schüßler zur Verfügung gestellt werden.

Wenn der homöopathische Arzt formuliert hat: „Die Homöopathie möchte etwas bewegen, und manchmal lässt sich einfach nichts mehr bewegen.", dann kann man als Anhänger der Substitutionsheilweise formulieren: „Vorrang hat das Bemühen, dass sich etwas bewegen lässt."

Wünschenswert wäre eine integrierende und ergänzende Medizin, die allen Heilweisen ihren Platz lässt und den Patienten und seine Gesundheit ins Zentrum des Bemühens stellt.

Dr. med. J. Schneider schreibt 1920 in seinem Buch „Biochemischer Hausarzt" dazu Folgendes:

„Es findet ein beständiger Stoffwechsel im Körper statt. Durch die Ernährung kommt neues Ernährungsmaterial in den Körper, und die Exkrete führen unbrauchbare und zerstörte alte Zellen fort. Ununterbrochen findet Aufbau und Zerfall im Körper statt. Bei Krankheiten versuchen die Zellen das Übel spontan zu heilen, sie arbeiten stärker als in gesunden Tagen (daher oft Fieber!) und geben sich alle Mühe, des Feindes Herr zu werden. Die verstärkte Arbeit hat nach Dr. Schüßler zur Folge, dass die Zellen einen Teil ihrer mineralischen Stoffe, die zu ihrer Funktion so notwendig sind, verlieren und somit widerstandsunfähiger, schwächer, mit anderen Worten krank werden. Gibt man nun den Zellen diese anorganischen Stoffe, welche sie im Kampfe mit der Krankheit verloren haben, wieder, so werden dieselben wieder gesunden und die Krankheit wird behoben werden.*

*Dieses ist der Grundgedanke der biochemischen Heilmethode nach Dr. Schüßler und er hat dieselbe anfangs auch nicht als homöopathische bezeichnet, weil die Mittelwahl nicht nach dem Ähnlichkeitsprinzip erfolgt, sondern nach physiologisch-biologischen Gesetzen, weil sie nicht indirekt durch heterogene Mittel die Heilung erstrebt, sondern **direkt ihr Ziel erreicht durch Deckung eines Defizits**.*

Aber gemeinsam mit der Homöopathie hat die biochemische Methode die Verabreichung der Gaben in sehr kleiner Dosis."[92]

Auch Wilhelm Scharff zitiert in seinem Buch „Alphabetisches Repertorium zu Dr. Schüßler's Abgekürzte Therapie", dessen erste Auflage 1899 beim selben Verlag erschien, bei dem auch Dr. Schüßler seine Schriften veröffentlichte, nämlich der Schulzeschen Hof-Buchdruckerei und Verlagsbuchhandlung, Dr. Schüßler ausdrücklich:

„Die Biochemie bezweckt also die Korrektion (Richtigstellung) der von der Norm abgewichenen physiologischen Chemie (Chemie der natürlichen Lebenserscheinungen). Sie erreicht ihr Ziel: Deckung des Defizits, direkt (unmittelbar); die anderen Heilmethoden, welche Mittel anwenden, die den den menschlichen Organismus konstituierenden (bildenden) Stoffen heterogen (ungleichartig) sind, erreichen ihr Ziel indirekt (auf Umwegen, mittelbar).

***Die biochemischen Mittel, nach richtiger Wahl angewendet, genügen zur Heilung aller durch innerliche Mittel heilbaren Krankheiten.*"**

Scharff bringt hier folgende Anmerkung: *„Ein Defizit der anorganischen Stoffe an den betreffenden Stellen des menschlichen Organismus bedingt also nach Schüßler eine Funktionsstörung, d.h. die verschiedenen Krankheitszustände desselben; die Ausgleichung dieses Defizits durch Zufuhr der fehlenden anorganischen Salze bewirkt ihre Heilung und dadurch Wiederherstellung der Gesundheit."*[93]

---

92 Schneider, J.: Biochemischer Hausarzt. 3. unver. Aufl. Dr. Willmar Schwabe, Leipzig 1920. S. 5.
93 Scharff, W.: Alphabetisches Repertorium zu Schüßler's „Abgekürzte Therapie". 10. Aufl. Schulzesche Hof-Buchdruckerei und Verlagsbuchhandlung, Oldenburg und Leipzig 1899. 1. Aufl., 1922. S. 2f

5.6 Die integrierende Heilweise

Dem Menschen ist es nicht möglich, das ganze Wissen, welches für eine Gesunderhaltung notwendig ist, immer zur Verfügung zu haben. Dabei handelt es sich nicht nur um ein Wissen allein über den Körper, sondern wie schon in der Einleitung aufgezeigt, über alle Ebenen, welche den Menschen ausmachen, eben den Menschen als Ganzes.

Die integrierende Heilweise geht davon aus, dass Unwissenheit über das Leben und seine Grundlagen, sowie über die Bedingungen für eine Gesunderhaltung auf Dauer zu Engstellen, Problemen, Krisen oder sogar Erkrankungen führen kann.

Verharrt der Mensch zu lange auf einem Standort, wenn sich also das Leben von ihm wegbewegt, wenn es weitergeht und der Mensch bleibt zurück, kann er auf die anstehenden Probleme keine angemessenen Antworten geben. Diese beanspruchen, weil sie den Anforderungen des Hier und Jetzt entspringen, eine lebendige Einstellung zum Leben.

Ist ihm das nicht möglich, dann gibt er Antworten, die seiner Beharrung oder gar Erstarrung entspringen, nicht jedoch sein Leben fördern. Versucht er auf die Fragen, welche ihm das Leben stellt, mit alten Antworten, welche früher einmal gut waren, zu antworten, steht er daneben. Er ist aus dem Fluss des Lebens, seines Lebens herausgefallen, was letztendlich zu großen Problemen führt.

Der Fluss des Lebens verlangt immer wieder eine Neuorientierung. Der Mensch ist dann mit seinen, ihm durch seine Entwicklung und sein Alter zugewachsenen Möglichkeiten imstande, Antworten auf die Fragen zu geben, die ihm das Leben stellt.

Die integrierende Heilweise geht davon aus, dass dem Menschen in seinen Problemen die entsprechenden Informationen fehlen. Dadurch kann er seine Schwierigkeiten nicht entsprechend bearbeiten und lösen, damit er sich wieder im Fluss des Lebens bewegen kann.

In der genannten Heilweise geht der Begleiter davon aus, dass der Klient, der Suchende, die gegebenen Informationen, welche ihm vermittelt werden, unmittelbar in seinen Lebenskreis einbaut und aus dieser Erweiterung seiner Sichtweise, seines Lebenskreises, sein Problem bearbeiten und damit lösen kann. Eine Vorbedingung für die Wirksamkeit aller Beratungen ist grundsätzlich der Aufbau eines gewissen Vertrauens, durch das der Ratsuchende ermutigt wird, die angebotenen Möglichkeiten auch zu verwirklichen.[94]

Oft ist es notwendig, den Suchenden auf seine Fragen, die ihn bewegen, hinzuführen. Er weiß oft gar nicht, welche Fragen sich für sein Leben überhaupt stellen. In einer behutsamen Arbeit kann der Klient seine Probleme erkennen, die dazu passenden Fragestellungen erarbeiten und dann entsprechende Aufklärung über seine Problematik begehren. Es nützt dem Ratsuchenden gar nichts, wenn der Berater, Begleiter oder Therapeut ihm Antworten auf Fragen gibt, die er gar nicht hat. Alles, was sich nicht in diesem Feld bewegt, ist für den Hilfesuchenden umsonst.

In der integrierenden Heilweise besteht die Kunst darin, festzustellen, wo der Informationsmangel liegt, wo die Engstelle in der Organisationsfähigkeit des Menschen sich befindet und darüber aufzuklären. Die beschriebene Heilweise geht von der Urhaltung des Menschen aus, dass er an seinem eigenen Leben grundsätzlich interessiert ist. Sie befähigt den Hilfesuchenden, aus eigenem Können die anstehenden Probleme zu bewältigen. Wahrscheinlich sind jedoch nicht alle Menschen zu einer solchen Haltung bereit oder gar fähig, so dass das Augenmerk in der Begleitung von Menschen immer mehr darauf gerichtet sein sollte.

Die integrierende Heilweise ist bemüht, dem Menschen das Modul, den Baustein, die

---

[94] Dazu Konrad Lorenz: „Gesagt ist nicht gehört, gehört ist nicht verstanden. Verstanden ist nicht einverstanden. Einverstanden ist nicht durchgeführt. Durchgeführt ist nicht beibehalten."

5.6 Die integrierende Heilweise

Information zu geben, die gerade ansteht. Diese kann er in sein System integrieren, weil es Nahtstellen, Anschlussstellen gibt. Sie vertraut auf das grundsätzliche Wollen des Menschen in einer immer freieren Art und Weise, sein Leben bewältigen zu wollen.

Entscheidend ist die Kunst, zum richtigen Zeitpunkt genau den richtigen Baustein anzubieten, damit die Engstelle beim Ratsuchenden erkennbar wird und zu bewältigen ist. Die genannte Heilweise hat ihre Grenzen in der Kompetenz, was Krankheiten anlangt, für die ein Laie nicht zuständig sein kann. Allerdings werden sich wahrscheinlich bei einem Menschen, der auf die beschriebene Art und Weise immer an der Nahtstelle der Entwicklung seines Lebens sich bewegt, sich überhaupt keine gröberen gesundheitlichen Probleme aufstauen.

Die genannte Heilweise geht davon aus, dass der Mensch die für seinen Entwicklungsstand erforderlichen Kenntnisse bekommt. Dadurch entsteht kein Rückstau an Entwicklungserfordernissen und er ist immer sehr nahe auf der Höhe seiner Entwicklungsmöglichkeiten.

Die integrierende Heilweise hat mit der Entwicklung des Menschen sehr viel zu tun. Einige Sprichwörter verdeutlichen diesen Zusammenhang, wie z.B.: „Wer nicht hören will, muss fühlen."

Aus dem chinesischen Bereich stammt ein weiser Spruch über das Lernen bei Erwachsenen: „Lernen durch Nachahmung ist der einfachste, aber auch der simpelste und mit der Zeit unbefriedigendste Weg, etwas zu lernen. Lernen durch Erfahrung ist der bitterste. Lernen durch Nachdenken, Überlegung, Besinnung und Meditation der edelste." Es wird immer wieder zu einer Mischung der drei Wege kommen, aber letztlich sollte der dritte Weg das Ziel werden.

Grundsätzlich hat die genannte Heilweise etwas mit der Frage nach der Lebendigkeit des Menschen zu tun.

6 Die Mineralstoffe nach Dr. Schüßler

6.1 Zur Person Dr. Schüßler[95]

Wilhelm Heinrich Schüßler wurde am 21. August 1821 in Zwischenahn im Großherzogtum Oldenburg (heutige Bundesrepublik) geboren und verlebte dort seine Kindheit.

Schüßler war äußerst sprachbegabt. Er sprach Italienisch, Spanisch und Französisch und besaß Kenntnisse in Griechisch und Latein. In späteren Jahren beschäftigte er sich sogar mit Sanskrit. Dies belegt der Bestand an Büchern in seinem Nachlass.

Da seine Familie sehr arm war, kamen ihm diese Kenntnisse zu gute, denn vermutlich musste sich Wilhelm Heinrich mit Sprachunterricht und als Hauslehrer durchschlagen. Erst im Alter von dreißig Jahren konnte er mit dem Studium beginnen. Dieses wurde von seinem ältesten Bruder Ernst Georg finanziert, was wahrscheinlich mit der Auflage verknüpft war, später als homöopathischer Arzt tätig zu sein.

Schüßler studierte zuerst ein Jahr in Paris, dessen medizinische Fakultät zu dieser Zeit einen besonders guten Ruf genoss. Danach setzte er seine Studien in Berlin fort, wo er den Beginn des Umbruchs von einer naturphilosophisch zu einer naturwissenschaftlich begründeten Medizinauffassung erlebte: Erkenntnisse von Wesen, Gesetzen, Formen und Erscheinungen der sichtbaren Natur wurden nicht mehr durch philosophische Betrachtungen gewonnen, sondern durch die Ergebnisse von empirischen Experimenten, exakten Beobachtungen, Messungen und Vergleichen. Justus von Liebig und Rudolf Virchow, die beide zu dieser Zeit in Berlin lehrten, beeinflussten ihn mit ihren Forschungen entscheidend. Dennoch hielt es ihn auch in Berlin nicht länger als ein Jahr, von dort ging er nach Gießen, setzte seine Studien fort und promovierte schließlich.

Um sein Wissen zu erweitern, zog Schüßler aus zwei Gründen nach Prag. Einmal der gute Ruf der medizinischen Fakultät überhaupt, und zum anderen die Tatsache, dass dort die Homöopathie durch gute Lehrer vertreten war. Dieses Fach wurde durch Elias Altschul und den Dozenten Hofrichter vorgetragen. Bereits nach einem Semester Aufenthalt reichte er bei der Großherzoglichen Regierung ein Gesuch auf Zulassung zum medizinischen Staatsexamen ein. Dieses Gesuch wurde von der Regierung abgelehnt. Einerseits, weil er das geforderte Abiturzeugnis nicht vorlegen konnte, da er das Gymnasium nicht bis zu Ende besucht hatte. Andererseits konnte er die vollen vier Jahre Studium nicht vorweisen, welche nach einer Oldenburgischen Verordnung vom 30.4.1831 verlangt wurden.

Nachdem er das Abitur am „Alten Gymnasium" in Oldenburg nachgeholt hatte, bittet Schüßler im Jahre 1857 erneut um die Zulassung zum Staatsexamen. Diesmal konnte er alle erforderlichen Unterlagen für die Zulassung zum Staatsexamen vorlegen, und es wurde ein Termin angesetzt: Am 14. August 1857 hatte er das mehrtägige medizinische Staatsexamen abgeschlossen.

Das Collegium medicum, das Großherzoglich Oldenburgische Gesundheitsministerium, war am 14. September 1818 eingerichtet worden zur Prüfung angehender Ärzte, Wundärzte, Apotheker, Hebammen und Tierärzte. Außerdem wurde es (oder einzelne Mitglieder) zur Erstellung von Gutachten herangezogen.

---

95 Die Angaben sind zusammengefasst folgendem Buch entnommen:
Lindemann, G.: Dr. med. Wilhelm Heinrich Schüßler: Sein Leben und Werk. Isensee, Oldenburg 1992.

So musste das Ministerium auch über die Zulassung Schüßlers als homöopathischer Arzt entscheiden. Samuel Hahnemann (1755–1843), der Begründer der Homöopathie, lebte zu dieser Zeit noch. Seine neue Heilweise war bei den Ärzten sehr umstritten und wurde häufig bekämpft. In den Ärztevereinen wurden keine Homöopathen zugelassen, und einem Arzt, der sich der Homöopathie zugewandt hatte, wurde die ärztliche Qualifikation regelrecht abgesprochen, indem man über ihn schrieb „der frühere Arzt". Deswegen gab es nur wenige homöopathische Ärzte.

Trotz dieser Ablehnung fand die Homöopathie in der Bevölkerung begeisterte Aufnahme, denn das Vertrauen in die herkömmliche medizinische Heilweise war damals schon erschüttert. Viele Menschen wandten sich der Homöopathie wegen ihrer Erfolge zu, aber auch andere Richtungen hatten großen Zulauf wie z.B. die Methoden von Pfarrer Sebastian Kneipp.

Nachdem Schüßler um seine Approbation als homöopathischer Arzte gebeten hatte, reichten 309 Oldenburger Bürger nun ihrerseits beim Ministerium ein Gesuch um die Zulassung eines homöopathischen Arztes ein. In ihrem Schreiben wiesen sie auf den jungen Dr. med. W.H. Schüßler hin, der „kürzlich das Examen wohlbestanden und sich hierselbst zur Ausübung der Homöopathie bereit erklärt habe". Die Erlaubnis zur Niederlassung wurde am 2. Januar 1858 ausgestellt.

Schüßler nahm seinen Wohnsitz in Oldenburg. Trotz seiner niedrigen Honorare war er schon 1877 in der Lage, einen Bauplatz zu kaufen und mit dem Bau seines Hauses zu beginnen, das er 1880 bezog und bis zu seinem Tod bewohnte.

Über sein Privatleben findet man nur spärliche Angaben, was in erster Linie damit zusammenhängt, dass er es immer abgelehnt hat, biografische Notizen zu machen. Sein privates Leben scheint so still und ohne jedes besondere Auftreten in der Öffentlichkeit abgelaufen zu sein, dass es in der Tat schwer ist, darüber zu berichten. Wir wissen, dass er es in seiner Jugend nicht leicht hatte. Vielleicht prägte ihn diese Situation derart, dass er in seinem Wesen verschlossen und in sich gekehrt blieb. Vielleicht ist dies auch einer der Gründe dafür, warum er unverheiratet blieb. Nachdem Schüßler erst einmal seine Biochemie erarbeitet hatte, gab es für ihn nichts anderes mehr als die Verbesserung seiner Lehre.

Schüßlers Weg zum Biochemiker

Nach seiner Zulassung als homöopathischer Arzt in Oldenburg konnte Schüßlers Weg als Arzt endlich beginnen. Noch war er Homöopath und von der Biochemie keine Rede, das kam erst 15 Jahre später.

Schüßler war auf der Suche nach einer überschaubaren Heilweise. Zu seiner Zeit waren in der Homöopathie ca. 200 verschiedene Mittel in Anwendung. Seine Beschränkung auf anfangs 12 Mineralstoffe, von denen er behauptete, dass „*alle Krankheiten, welche überhaupt heilbar sind, geheilt werden können*", erzeugte großen Widerstand. Auch kam er mit seiner Heilweise in direkten Gegensatz zur Homöopathie, was das Verständnis der Wirksamkeit der anzuwendenden Mittel betraf. Es wurde ihm die Bezeichnung einer „homöopathischen Therapie" verweigert, obwohl seine erste Veröffentlichung in der „Allgemeinen Homöopathischen Zeitung" im 12. Heft des 86. Bandes mit der Überschrift „Eine abgekürzte homöopathische Therapie" versehen war. Erst im Jahre 1874 erscheint die „Abgekürzte Therapie", womit der Siegeszug der biochemischen Heilweise nach Dr. Schüßler begann.

Drei Wissenschaftler sind zu erwähnen, deren Forschungen die Grundlage für Schüßlers Lebenswerk gewesen sind.

Der Niederländer **Jacob Moleschott** lehrte in Heidelberg, Zürich und Turin physiologische Chemie. Er stellte die Gesamtheit aller biochemischen Vorgänge, die in einer Zelle oder dem Körper ablaufen, mit all den möglichen Zwischenstufen im Stoffwechsel, in den

Mittelpunkt seiner Arbeiten. Sein Buch „Kreislauf des Lebens", dessen erste Ausgabe 1852 erschien, hat Schüßler wertvolle Impulse vermittelt, auf die er im Wesentlichen seine spätere Heilmethode aufbaut.

Schüßler hat auch die Stelle aus Moleschotts Werk überliefert, die für ihn ein Leitmotiv war:

„Der Bau und die Lebensfähigkeit der Organe sind durch die notwendigen Mengen der anorganischen Bestandteile bedingt. Und darin ist es begründet, dass die in den letzten Jahren erwachte Würdigung des Verhältnisses der anorganischen Stoffe zu den einzelnen Teilen des Körpers, die Würdigung, welche weder hochmütig verschmäht, noch überschwänglich hofft, der Landwirtschaft und der Heilkunde eine glänzende Zukunft verspricht.

Es lässt sich angesichts der eingreifenden Tatsachen nicht mehr bestreiten, dass Stoffe, die bei der Verbrennung zurückbleiben, die so genannten Aschenbestandteile, zu der inneren Zusammensetzung und damit zu der formgebenden und artbedingten Grundlage der Gewebe ebenso wesentlich gehören, wie die Stoffe, welche bei der Verbrennung verflüchtigen. Ohne leimgebende Grundlage kein wahrer Knochen, ebenso wenig ein wahrer Knochen ohne Knochenerde, ein Knorpel ohne Knorpelsalz; oder Blut ohne Eisen, Speichel ohne Chlorkalium."[96]

Zu diesen Worten Moleschotts bekennt sich Schüßler ausdrücklich im Jahre 1879: *„Obige Worte haben vor reichlich 6 Jahren in mir die Idee erregt, die betreffenden anorganischen Salze – und nur diese – zu Heilzwecken zu verwenden."*

Rudolf Virchow, ein seit 1876 in Berlin tätiger Wissenschaftler, hat mit seinem Buch von der „Cellularpathologie" einen großen Einfluss auf die Entstehung der Schüßler'schen Biochemie gehabt. Dieses Buch, eine fundamentale Krankheitslehre, das 1858 erschien, hat einen Einfluss auf die Medizin, der bis in die heutige Zeit reicht.

Justus von Liebig ist der dritte Wissenschaftler, dessen Forschungen großen Einfluss auf das Wirken Schüßlers hatte. Er lehrte in Gießen und hat vor allem auf dem Gebiet der Pflanzen und Tiere geforscht, er verwendete auch den Ausdruck „Nährsalze". Sein Einfluss auf Schüßler ist aus folgenden Texten gut ersichtlich.

In seiner Schrift „Die anorganischen Gewebebildner" (Oldenburg 1875) sagt Schüßler im Vorwort: *„Für die Landwirtschaft haben die anorganischen Stoffe der Pflanzen durch die Agriculturchemie bereits ihre Verwertung gefunden. Ich habe es unternommen, die Chemie der Gewebe des animalischen Organismus auf das therapeutische Gebiet zu übertragen."*

Und 1879 sagt Schüßler in seiner Broschüre „Die Heilung der Diphteritis auf chemischem Wege" zum gleichen Thema: *„Danach ist meine Therapie ein Analogon der Agriculturchemie. So, wie man – was jeder rationelle Landmann weiß – kränkelnde Pflanzen durch Begießen mit einer Lösung des ihnen entsprechenden Salzes zum Gedeihen bringen kann, so curire ich die erkrankten animalischen Gewebe mittels Verabreichung von Molekülen eines anorganischen Salzes, welches demjenigen homogen ist, durch dessen Funktionsstörung die betreffende Krankheit bedingt ist."*

Ab dem Jahre 1872 hat sich Schüßler nun intensiv mit seiner neuen Heilweise beschäftigt und hat in seiner Praxis nur mehr die neuen Funktionsmittel verwendet. Er hat seine Erkenntnisse im März 1873 erstmalig in der „Allgemeinen Homöopathischen Zeitung" unter dem Titel einer „abgekürzten homöopathischen Heilweise" veröffentlicht. Vor allem die älteren Homöopathen reagierten vorsichtig, ja sogar skeptisch auf diese erste Kundmachung. Schüßler wurde aufgefordert, ein Indikationsschema (Anwendungsmöglichkeiten) und einige ausführliche Krankengeschichten zu liefern, damit Versuche zur Überprüfung der Wirksamkeit der Mittel angestellt werden könnten.

---

96 Lindemann, G.: Dr. med. Wilhelm Heinrich Schüßler. Sein Leben und Werk. Isensee, Oldenburg 1992. S. 52f.

6.1 Zur Person Dr. Schüßler

Es ist von großer Bedeutung, hier darauf hinzuweisen, welch große Umwälzungen Schüßlers neue Erkenntnisse hervorriefen, ja, welche Revolution, welchen Aufruhr sie ausgelöst haben. Die Homöopathen mussten nämlich für ihr Studium unzählige Aznzeimittelbilder lernen. Außerdem waren viele hervorragende Forscher an der Erstellung dieser Arzneimittelbilder tätig gewesen. Nun sollte es aber möglich sein, mit nur 12 Mitteln für alle heilbaren Krankheiten auszukommen. Das war einfach unvorstellbar.

Schon als homöopathischer Arzt war Dr. Schüßler Kritik und herausfordernden Stellungnahmen ausgesetzt. Als er sich nun mit seiner biochemischen Heilweise auch noch von der homöopathischen Richtung absetzte, stand er noch viel mehr im Brennpunkt der Auseinandersetzungen und kritischen Anfechtungen. Er wurde nicht müde, seinen Standpunkt immer wieder zu vertreten und darzulegen.

Im Jahre 1874 erschien zum ersten Mal die Arbeit Dr. Schüßlers als „Abgekürzte Therapie" in Form einer Broschüre.

In ihr führte er auch die von ihm ausgewählten Mineralstoffe an, damals noch in einer uns ungewohnten Reihenfolge:

1. Ferrum phosphoricum
2. Kali sulphuricum
3. Kali phosphoricum
4. Magnesia phosphorica
5. Calcarea phosphorica
6. Natrium sulphuricum
7. Natrium muriaticum
8. Kalium chloratum
9. Natrium phosphoricum
10. Silicea
11. Calcarea sulphurica
12. Ca.Fl.

Damit begann der eigentliche Siegeszug der „Biochemischen Heilweise nach Dr. med. Schüßler". Dieses schmale Heftchen von nur 16 Seiten sollte Medizingeschichte machen und in erweiterter Form 52 Auflagen erreichen. Schon die zweite Auflage, die bereits nach einem Jahr notwendig wurde, umfasste aufgrund der notwendigen Erweiterungen durch Anregungen und Beantwortung von Anfragen 48 Seiten.

Obwohl die Behandlungsmethode sehr umstritten war, verbreitete sie sich rasch und traf auch auf großes Interesse bei den Ärzten. Sehr schnell waren die Funktionsmittel auch im Ausland bekannt, und es gab bald Übersetzungen der Veröffentlichung Schüßlers über die Funktionsmittel in allen bedeutenden Sprachen.

Es ist nur Schüßlers Willensstärke und seiner Überzeugungskraft zu verdanken, dass wir heute seine biochemische Therapie kennen, anwenden und weiterverbreiten können. Er war ein Mann, der mutig zu dem stand, wovon er überzeugt war. Er verteidigte seine Heilweise bei jedem Angriff, und im Zuge dieser Auseinandersetzungen wurden immer wieder neue Argumente gebracht, was sehr wertvoll war.

Seine vielen Anhänger, die er in Oldenburg hatte, gründeten schon im Jahre 1885 den ersten biochemischen Verein. Später wurden die vielen biochemischen Vereine, die in Folge entstanden, im Biochemischen Bund Deutschlands zusammengefasst. Er besteht heute noch und beweist durch seine hohe Mitgliederzahl das Interesse an der Biochemie auch in der heutigen Zeit.

In allem, was seine Person betraf, war er sehr zurückhaltend und äußerst bescheiden. Dr. Schüßler wurde am 14. März 1898 von einem Schlaganfall getroffen, von dem er sich aber schnell erholte, sodass er imstande war, die letzten Korrekturen an der 25. Auflage seiner „Abgekürzten Therapie" zu erledigen. Am 30. März 1898, im 77. Lebensjahr, entschlief er sanft.

Dr. Wilhelm Heinrich Schüßler hinterließ uns eine Heilweise, die uns ermöglicht, ganzheitlich auf das Leben des Menschen auf der körperlichen Ebene einzugehen, Vorsorge für die Gesundheit zu treffen und sie zu pflegen sowie bei Störungen des Betriebes die „Notwendigen" Maßnahmen zu ergreifen.

6.2 Die Mineralstoffe des Lebens

Die Mineralstoffe nach Dr. Schüßler sind für die Aufgaben der verschiedenen Zellen im menschlichen Körper von allergrößter Bedeutung. Wichtig sind dabei ganz bestimmte Mineralstoffverbindungen sowie deren spezielle Zubereitung. Wenn es dem menschlichen Organismus aufgrund der Mineralstoffmängeln nicht mehr möglich ist, sich ausreichend zu organisisieren, kann durch diese speziellen Mineralstoffe Abhilfe geschafft werden.

6.2.1 Wie fand Dr. Schüßler die Mineralstoffe, die für den Menschen von Bedeutung sind?

Schüßler schreibt selbst in der ersten Auflage seiner „Abgekürzten Heilweise":

„Die Grundlage meiner Forschung waren Histologie[97]*, die darauf bezügliche Chemie, die anorganischen Bestandtheile der Gewebe und die physiologischen Wirkungen oder Functionen dieser Bestandtheile."*

„Die Gebiete der anorganischen Funktionsmittel sind von mir auf den parallelen Wegen der Theorie und Praxis gefunden worden."[98]

Aufgrund der Forschungen stellte er jene 12 anorganischen Substanzen zusammen, welche im „animalischen Organismus" (Formulierung Schüßlers) enthalten sind. Später ließ er das zwölfte Salz weg, weil er es durch die Nummern 9 und 11 ersetzte.

Er legte sich auf folgende Mineralstoffe fest. Sie werden in der uns heute gewohnten Reihenfolge angeführt:

Calcium fluoratum Nr. 1
Calcium phosphoricum Nr. 2
Ferrum phosphoricum Nr. 3
Kalium chloratum Nr. 4
Kalium phosphoricum Nr. 5
Kalium sulfuricum Nr. 6
Magnesium phosphoricum Nr. 7
Natrium chloratum Nr. 8
Natrium phosphoricum Nr. 9
Natrium sulfuricum Nr. 10
Silicea Nr. 11
Calcium sulfuricum Nr. 12

Joachim Broy schreibt dazu in seinem Buch „Die Biochemie nach Dr. Schüßler" Folgendes:

„Schüßler war in der Auswahl seiner Funktionsmittel sehr vorsichtig. Er wollte vermeiden, dass unsichere oder schlecht geprüfte Mittel in seine Reihe Einzug hielten. Schließlich hatte er seine Heilmethode ursprünglich gerade aus diesem Grunde erstellt.

Als Untersuchungen bekannt wurden, die diese Anforderung für sein Mittel Calcium sulfuricum in Frage stellten, entfernte er es sofort aus seiner Reihe. Daraufhin enthielt diese nur noch elf Mittel. Schüßler schlug als Ersatz die Kombination Natrium phosphoricum und Silicea vor. Dennoch gingen wichtige Indikationen wegen dieser Kürzung verloren."[99]

Wie sich Dr. Schüßler mit diesem Problem auseinander setzt, kann in der Letzten von ihm selbst überarbeiteten Auflage der „Abgekürzten Therapie" nachgelesen werden:

„In Moleschotts ‚Physiologie der Nahrungsmittel' ist der schwefelsaure Kalk als Nahrungsstoff aufgeführt. Das betreffende Werk ist im Jahre 1859 erschienen. Seitdem hat manche Anschauung eine Berichtigung erfahren.

In Bunges Lehrbuch der physiologischen und pathologischen Chemie, welches im Jahre 1887 erschienen ist, findet sich der schwefelsaure Kalk nur in Gallenanalysen, und zwar in zwei Analysen, in zwei anderen nicht.

In seinem Lehrbuch sagt Bunge vom Schwefel: ‚Hauptsächlich in der Form des Eiweißes gelangt er in den Tierkörper und geht von dort aus der Spaltung und Oxidation des Eiweißes zum größten Teil wiederum in der höchsten Oxidationsstufe als Schwefelsäure hervor. In dieser Form an Alkalien gebunden, verlässt er den

---

[97] Wissenschaft und Lehre vom Feinbau (u. der Funktion) der Körpergewebe.
[98] Schüßler, W.H.: Abgekürzte Therapie. 1. Aufl. Schulzesche Buchhandlung, Oldenburg 1874. S. 3.
[99] Broy, J.: Die Biochemie nach Dr. Schüßler. Klaus Foitzick, München 1992. S. 62.

Tierkörper, um den Kreislauf aufs Neue zu beginnen.'

An ‚Alkalien', d.i. an Kalium und Natrium, also nicht an Erden: Calcium und Magnesium, ist die Schwefelsäure gebunden.

Der schwefelsaure Kalk ist zwar gegen manche Krankheiten [Eiterungsprozesse, Haut- und Schleimhautaffektionen] mit Erfolg angewendet worden; da er aber, wie aus obigem ersichtlich, nicht in die konstante Zusammensetzung des Organismus eingeht, so muss er von der biochemischen Bildfläche verschwinden.

Statt seiner kommt Natrium phosphoricum und Silicea in Betracht."[100]

6.2.2 Erweiterungsmittel

In der Zwischenzeit ist die Forschung mit Riesenschritten weiter vorangeschritten. Durch feinere Analysemethoden war es möglich, noch weitere Stoffe zu entdecken, welche zum konstanten Bestand des menschlichen Körpers gehören. Es ist darauf zu vertrauen, dass Dr. Schüßler auch diese neuen Erkenntnisse auf seine geniale Weise in seine Schau eingebaut und zielführend in das von ihm entwickelte System integriert hätte.

Die Nr. 12 wurde von manchen Nachfolgern wieder in die Reihe aufgenommen, andere ließen sie wiederum endgültig weg.

Schüßler selbst hatte eine sehr offene Einstellung gegenüber Veränderungen seiner Heilmethode, was er auch schriftlich bekannte:

„Die Biochemie ist noch nicht perfekt, sie ist aber perfektibel[101] und wird mit der Zeit perfekt werden.

Wenn Ärzte, die auf den Gebieten der physiologischen Chemie und pathologischen Anatomie sich gründliche Kenntnisse erworben haben, mir beim Ausbau meines Werkes behilflich sein wollten, so würden ihre Beiträge mir sehr willkommen sein."

Im Laufe der hundert Jahre, die seit dem Tode Dr. Schüßlers ungefähr vergangen sind, wurde eine Reihe weiterer Mineralstoffverbindungen im menschlichen Körper gefunden, welche nicht nur vorübergehend in der Zusammensetzung vorhanden sind, sondern konstant. Sie erweitern den Bestand der 12 von Dr. Schüßler in Anwendung gebrachten Mineralstoffverbindungen auf insgesamt 24. Hauptsächlich finden allerdings die ursprünglichen 12 bzw. 11 biochemischen Mittel nach Dr. Schüßler Verwendung. Sie stellen die Grundmittel der Biochemie nach Dr. Schüßler dar.

„In meiner Praxis wende ich durchschnittlich die 6. Dezimalverreibung an. Ferrum phosphoricum, Silicea und Fluorcalcium verabreiche ich in der 12. Verreibung. In akuten Fällen nehme man stündlich oder zweistündlich, in chronischen drei bis viermal täglich ein erbsengroßes Quantum von der Verreibung, entweder trocken oder in einem Theelöffel voll Wasser gelöst."[102]

6.3 Die Zubereitung der Mineralstoffe durch Dr. Schüßler

Durch die Homöopathie und das Arndt-Schulz'sche Reizgesetz wusste Dr. Schüßler, wie bedeutungsvoll die Zubereitung der Mineralstoffe ist. Außerdem erkannte er durch die damals ganz moderne Zellforschung, dass nur einzelne Moleküle in die Zelle eindringen können. So konnte er auf das Wissen und Können, das er sich als homöopathischer Arzt angeeignet hatte, zurückgreifen.

Die Mineralstoffe werden also deshalb potenziert, damit sie einzeln, vereinzelt, in der Trägersubstanz, dem Milchzucker, vorhanden

---

100 Schüßler, W.H.: Abgekürzte Therapie. 31. Aufl. Schulzesche Hofbuchhandlung und Hofbuchdruckerei, Oldenburg und Leipzig 1904. S. 25.
101 Das heißt, er meinte, dass sie noch verfeinert oder erweitert werden könne.
102 Schüßler, W.H.: Abgekürzte Therapie, 31. Aufl. Schulzesche Hofbuchhandlung und Hofdruckerei, Oldenburg und Leipzig, 1904, S. 12.

sind. Auf diese Weise können sie unmittelbar in den Bestand der einzelnen Zellen eingehen.

> Drei Mineralstoffe werden dabei in D12, d.h. besonders stark potenziert, weil sie vom Körper schwer aufgenommen werden:
> Calcium fluoratum Nr. 1, Ferrum phosphoricum Nr. 3, Silicea Nr. 11.
> Die übrigen Mineralstoffe werden nicht so stark potenziert, es genügt die sechste Dezimalverreibung, D6.
> In besonderen Fällen können auch andere Potenzierungen sinnvoll sein. Dafür sind aber spezielle, fachliche Kenntnisse notwendig.

Das Ausweichen auf tiefere Potenzen ist nicht empfehlenswert. Besser ist es, mehr von den Tabletten in der höheren Potenzierung zu nehmen, weil sie vom Organismus besser aufgenommen werden können. Die Mineralstoffe nach Dr. Schüßler sollten ausdrücklich als solche verlangt werden und immer in der von Dr. Schüßler empfohlenen Verdünnung.

Dr. Schüßler gibt bezüglich der Potenzierung in der 25. Auflage der „Abgekürzten Therapie" eindeutige Hinweise: *„Alle in Wasser unlöslichen Stoffe (Ferrum phosphoricum, Calcarea fluorica, Silicea) müssen bis auf mindestens die 6. Stufe der dezimalen Verdünnungs-Skala gebracht werden; die in Wasser löslichen können auch in niedrigeren Verdünnungen durch die erwähnten Epithelzellen treten."*[103]

Für Dr. Schüßler war die Verwendung verschiedener Potenzen selbstverständlich, war er doch ausgebildeter Homöopath. Er legt sich nicht unbedingt auf bestimmte Potenzen fest, gibt aber Mindestpotenzierungen für die drei unlöslichen Mineralstoffverbindungen an. Tatsächlich besteht in der Wahl der Potenzierung von Dr. Schüßler her eine große Freiheit, wie sie auch von Dr. Schneider in seinem Buch formuliert wird. Die in dem nachfolgenden Zitat beschriebene Wahlmöglichkeit der Potenzierungen ist aber unseres Erachtens eher dem ausgebildeten Fachmann, in diesem Falle einem ausgebildeten Homöopathen vorbehalten.

Für all jene, welche sich in diesem Fachgebiet keine besonderen Kenntnisse erworben haben, empfiehlt es sich, jene Potenzierungen beizubehalten, welche von Dr. Schüßler allgemein empfohlen wurden. Diesen Standpunkt vertritt auch Kurt Hickethier, wie das weitere Zitat aufzeigen wird.

Dr. Schneider setzt sich wie Dr. Schüßler in der „Abgekürzten Therapie" in seinem schon zitierten Buch „Biochemischer Hausarzt" mit der Potenzierung der Mineralstoffe in folgender Weise auseinander:

„Die biochemischen Funktionsmittel sind daher nicht nach dem Ähnlichkeitsprinzip gewählt wie die homöopathischen Arzneien im weiteren Sinne, sondern chemisch reine Salze, welche den Mineralstoffen der Zellen des Körpers homogen sind, zu diesen in physiologisch-chemischer Wirkung stehen und die Störungen der Moleküle der Zellen direkt auszugleichen imstande sind, indem sie ersetzen, was den Zellen während der Krankheit verloren gegangen ist. Dadurch kommen sie dem natürlichen Heilbestreben des Körpers in angemessener Weise zu Hilfe, ihre Molekularbewegungen sympathisieren mit jenen der gleichartigen Elemente der kranken Zellen und Letztere ziehen die Salze an und erneuern damit ihre Struktur. Die kranken Zellen werden so wieder gesund und sind nun imstande, der Krankheit Herr zu werden.

So fehlt z.B. bei Rachitis den Knochenzellen die Fähigkeit, neue Knochen zu bilden. Die Knochen bleiben weich und schwach. Gibt man phosphorsauren Kalk, an welchem es den Knochenzellen mangelt, so sind diese in den Stand gesetzt, wieder in normaler Weise gesunden, festen Knochen zu bilden.

Die Gesamtmenge der Salze ist im Körper eine geringe, wie folgendes Beispiel zeigt.

*In 1 g Blutzelle sind an Salzen enthalten:
0,000 998 g Eisen*

---

103 Schüßler, W.H.: Abgekürzte Therapie. 31. Aufl. Schulzesche Hofbuchhandlung und Hofbuchdruckerei, Oldenburg und Leipzig 1904. S. 13.

6.3 Die Zubereitung der Mineralstoffe durch Dr. Schüßler

0,000 060 g Magnesiumphosphat
0,000 094 g Calciumphosphat
0,000 132 g Kaliumsulfat
0,000 633 g Natriumphosphat
0,002 343 g Kaliumphosphat
0,003 079 g Chlorkalium

Es sind dies Verdünnungsstufen, welche der 3., 4. und 5. Dezimalverdünnung entsprechen. Dies ist der Grund, weshalb wir abweichend von Dr. Schüßler außer der 6. auch die niedrigen Verdünnungen empfehlen."[104]

Bei Dr. Schneider zeigt sich ein sehr eigenständiger Standpunkt, auch bezüglich der Verdünnungen, den er von sich aus gut vertreten kann. Er beschreibt auch die Wirkung der Calcium-phosphoricum-Moleküle, welche die knochenbildenden Zellen befähigen, ihren Calciummantel wieder aufzubauen und damit einen festen Knochen zu bilden. Nicht jeder, der Mineralstoffe nach Dr. Schüßler anwendet, hat jedoch ein solch qualifiziertes Wissen über die Zusammenhänge und ist auf einfache Vorgaben angewiesen.

6.3.1 Ausweichen auf niedrige Potenzierungen

Kurt Hickethier vertritt in seinem Buch „Lehrbuch der Biochemie" eher den Standpunkt, die von Dr. Schüßler angegebene Potenzierung nicht zu verlassen.

„Bei hitzigen Krankheiten sind die Mittel in kurzen Abständen von 10 oder 5 oder gar 3 Minuten zu geben. Es ist angebrachter, 10 Gaben der sechsten Dezimale zu verwenden, als eine einmalige Gabe der D5 zu nehmen. Ich möchte sogar behaupten, dass drei Gaben D6 auch in eiligen Fällen den Mangel besser decken als eine Gabe D5, trotzdem die D5 nicht nur eine dreifache, sondern eine zehnfache Menge an Lebenssalz gegenüber der D6 aufzuweisen hat. Aus dieser Erwägung heraus betone ich nochmals: Verwenden Sie lieber eine höhere Verdünnung in öfteren Gaben als eine niedrigere Verdünnung in selteneren Gaben. In schweren Fällen und bei großen Mängeln erscheint es gerechtfertigt, kurze Zeit hindurch alle Minuten eine Gabe der üblichen Verdünnung zu reichen, um eine Abweichung zu vermeiden. Dr. Schüßler sagt auf Seite 13 seiner Therapie: ‚Die Dosis eines zu biochemischen Zwecken verordneten Salzes darf eher zu klein als zu groß sein. Ist sie zu klein, so führt die Wiederholung derselben zum Ziele; ist sie zu groß, so wird der beabsichtigte Zweck ganz verfehlt! Der Satz ‚Viel hilft viel' beruht auf einem traditionellen Irrtum, welches mittels seiner Konsequenzen verderblich sein kann."[105]

Nun wäre es leicht möglich, dass jemand einwendet, eine Gabe jede Minute, wie sie von Kurt Hickethier empfohlen wurde, sei viel zu viel. Das sei dann genau nach dem Satz: „Viel hilft viel", den er selber als unpassend ablehnt. Dazu kann folgender Hinweis sehr hilfreich sein:

Die Mineralstoffe nach Dr. Schüßler werden auch in der D3 angeboten. Weicht jemand von der D6 nach D3 aus, so enthält jede Tablette in der D3 so viele Mineralstoffmoleküle wie *tausend* Tabletten in der D6. Der Laie, welcher vielleicht eine Tablette in der D3 zu sich nimmt, ist sich dieses Sachverhaltes nicht im Klaren und vergleicht alleine die Anzahl der Tabletten, welche verordnet werden, womit ein großes Missverständnis dem Anwender gegenüber entsteht, der lieber eine größere Anzahl von Tabletten in der D6 verabreicht. In dieser Potenzierung ist es dem Organismus leichter, die angebotenen Mineralstoffverbindungen in seinen eigenen Bestand zu integrieren bzw. einzubauen.

6.3.2 Verteilung der Moleküle

Weicht jemand von der zwölften Dezimalverreibung in die Sechste aus, dann sind in diesen Tabletten so viele Wirkstoffe enthalten, wie in

---

104 Schneider, J.: Biochemischer Hausarzt. 3. unver. Aufl. Dr. Willmar Schwabe, Leipzig 1920. S. 10f.
105 Hickethier, K.: Lehrbuch der Biochemie. 6. Aufl. Selbstverlag, Kemmenau 1984. S. 50.

einer *Million* Tabletten der zwölften Dezimalverreibung. Insofern kann es also nicht um die Zahl der Tabletten gehen, sondern nur um die Aufnahmefähigkeit des Organismus. Dabei werden nicht die Potenzierungen betrachtet, sondern einzig und allein die Versorgung des Körpers mit fehlenden Mineralstoffmolekülen.

Allein aus diesem Zusammenhang heraus ist auch Hickethiers Einspruch auf das Ausweichen in niedrigere Potenzen zu verstehen. Er sieht ausschließlich die Menge der angebotenen Mineralstoffmoleküle und nicht die Anzahl der Tabletten. Das ist in der Sichtweise der Substitution, also des Auffüllens von fehlenden Molekülen, der einzig vertretbare Standpunkt. Es gibt dabei nicht nur von ihm Überlegungen, wie viele Wirkstoffmoleküle in den einzelnen Potenzierungen enthalten sind.

„Wird die erbsengroße Menge noch so klein abgeschätzt, so haben wir es mit vielen Trillionen, meist sogar mit einer oder mehreren Trilliarden Molekülen zu tun.

Nehmen wir rund eine Trilliarde = tausend Trillionen = 1.000.000.000.000.000.000.000 an, dann haben wir in der sechsten Dezimalverreibung, weil darin das Salz 1/1.000.000 der Gesamtmenge ausmacht, immer noch tausend Billionen = 1 Billiarde Moleküle Salz. In der zwölften Dezimalverreibung sind es noch tausend Millionen (eine Milliarde). Halten wir uns nun vor Augen, dass der menschliche Körper rund 30 Billionen Zellen enthält und davon doch immer nur ein kleiner Teil erkrankt ist, dann sehen wir, dass auf jede kranke Zelle doch immerhin noch eine stattliche Schar von Lebenssalzteilchen entfällt."[106]

Auch Dr. Schüßler hat sich in seiner „Abgekürzten Therapie" mit diesem Thema auseinander gesetzt: *„Ein Milligramm Stoff soll durchschnittlich 16 Trillionen Moleküle enthalten, demnach enthält die 6. Decimal-Verreibung deren ungefähr sechzehn Billionen. Diese Summe ist mehr als hinreichend, um Molekularbewegungsstörungen in den Geweben auszugleichen."*[107]

Auch Dr. Schneider stellt in seinem Buch „Biochemischer Hausarzt" Überlegungen zu diesem Thema an:

„Auf 1 g Kalium sulfuricum in 6. Dezimalpotenz kämen also 0,000001 g = 1 Millionstel Gramm Kalium sulfuricum. Diese Menge scheint allzu gering. Aber man bedenke, dass nach wissenschaftlicher Schätzung auf ein Milligramm Stoff etwa 16 Trillionen Moleküle kommen, dass also die 6. Dezimalverreibung dann immer noch 16 Billionen Moleküle enthält, dass ferner der Gehalt der Zellen an Salzen so klein ist, dass ein rotes Blutkörperchen etwa den billionten Teil eines Grammes Chlorkalium enthält. Ein Gramm der 6. Dezimalverreibung von Chlorkalium würde also einer Million roter Blutkörperchen den ganzen Chlorkaliumgehalt decken. Aber es fehlt ja Chlorkalium nicht im ganzen Körper, sondern ist nur vermindert."[108]

Der oben ausgeführte Standpunkt kommt aber in Widerspruch zur Reizheilweise. Für die Homöopathen sind die vielen Substanzen Grundlage von verschiedenen Heilmitteln, welche als Reize die Selbstheilungskraft des Organismus ermöglichen bzw. fördern sollen. Außerdem können die verschiedenen Potenzen ein und desselben Mittels ganz verschiedene Wirkung haben.

Unter anderem berichtet Dr. Schneider in seinem schon öfter zitierten Buch „Biochemischer Hausarzt": *„Sublimat, das in einer Verdünnung von 1 promille ein Gift für die Bakterien und Pilze ist, fördert in einer Verdünnung von 1 zu 500.000 das Wachstum der Hefezellen."*[109] In der dritten Dezimalverreibung, was

---

106 Hickethier, K.: Lehrbuch der Biochemie. 6. Aufl. Selbstverlag, Kemmenau 1984. S. 21.
107 Schüßler, W.H.: Abgekürzte Therapie. 31. Aufl., Schulzesche Hofbuchhandlung und Hofbuchdruckerei, Oldenburg und Leipzig 1904. S. 12.
108 Schneider, J.: Biochemischer Hausarzt. 3. unver. Aufl. Dr. Willmar Schwabe, Leipzig 1920. S. 6.
109 Schneider, J.: Biochemischer Hausarzt. 3. unver. Aufl. Dr. Willmar Schwabe, Leipzig 1920. S. 7.

einem Tausendstel, also einem Promille entspricht, wirkt der Stoff als Gift, in der fünften Dezimalverdünnung als lebensförderliches Mittel.

Dieser Auseinandersetzung hat Hickethier ein ganzes Buch gewidmet und nannte es: „Heilwissen alter und neuer Schule", in dem er ausführlich über die „Befriedigungsheilweise" schreibt, worunter er die Versorgung mit Fehlendem verstanden hat, also die Substitutionsheilweise.

6.3.3 Auch homöopathische Mittel enthalten Mineralstoffe

Im Kapitel über den pH-Wert wurde schon ausgeführt, dass sehr viele Pflanzen in erster Linie Mineralstofflieferanten sind, vor allem als Heilkräuter. Dasselbe lässt sich auch für homöopathische Mittel feststellen, wie Dr. Schneider im „Biochemischen Hausarzt" feststellt:

„Es ist nicht zweifelhaft, dass die Wirkung mancher gut angezeigter homöopathischer Mittel aus dem Pflanzenreiche auf dem hohen Gehalt derselben an Salzen beruht. So haben wir z.B. Silicea im Schachtelhalm, in Secale cornutum und in Cimicifuga; Eisen in China, Arnica, Aconit, Rhus, Veratrum, Gelsemium; Fluorcalcium in Phytolacca; Magnesiumphosphat in Belladonna, Stramonium, Colocynthis; Natriumphosphat in Rheum, Hamamelis; Kaliumphosphat in Digitalis, Pulsatilla; Calciumphosphat in Viburnum prunifolium, China; Chlornatrium in Secale cornutum, Cedron, Ailanthus; Chlorkalium in Sanguinaria, Stillingia, Asclepias; Natriumsulfat in Lycopodium, Nux vomica, Chelidonium, Iris versicolor, Podophyllum, Bryonia, Apocynum; Kaliumsulfat in Viburnum prunifolium, Myrica cerifera; Calciumsulfat in Ailanthus, Apocynum."[110]

Es ist durchaus möglich, dass so manches homöopathisch verordnete Mittel in sehr tiefer Potenz als versorgendes wirkt, ganz im Sinne von Dr. Schüßler und aller Anhänger seiner biochemischen Methode als Versorgungsheilweise.

6.3.4 Was heißt „potenzieren"?

Beispiel: Ein Gramm (= ein Teil) Wirkstoff (z.B. Magnesium phosphoricum) wird mit 9 Gramm (= 9 Teile) Milchzucker vermischt.

Diese Mischung wird sehr lange mit dem Mörser nach vorgeschriebenen, festgelegten Anordnungen verrieben, damit sich die Moleküle des Wirkstoffes im Milchzucker verteilen. Wenn dieser Vorgang abgeschlossen ist, spricht man von D1, der ersten Dezimalverreibung. Sie besagt, dass ein Zehntel der vorliegenden Menge aus Wirkstoff besteht.

9 Teile   1 Teil

Abb. 5: D1-Verreibung

Von dieser Verreibung wird wiederum ein Gramm mit 9 Gramm Milchzucker verrieben, wodurch die zweite Dezimalverreibung entsteht, D2. Wird dieser Vorgang wiederholt, entsteht die dritte Dezimalverreibung, nämlich D3. In der sechsten Dezimalverreibung steht das Verhältnis Wirkstoff zu Milchzucker 1 : 1.000.000.

Die Menge des Wirkstoffes ist vom Gewicht her sehr gering. Eine Tablette wiegt 0,25 Gramm. In einer Tablette sind in der sechsten

---

110 Schneider, J.: Biochemischer Hausarzt. 3. unver. Aufl. Dr. Willmar Schwabe, Leipzig 1920. S.9.

Dezimalverreibung 1/4 Mikrogramm Wirkstoff (der vierte Teil eines Millionstel Gramms). Es geht aber bei den Mineralstoffen nach Dr. Schüßler nicht nach der Menge, nach dem Gewicht, sondern um die vereinzelten, eben potenzierten, einer physiologischen[111] Verteilung entsprechenden Moleküle, die auch bis in die Zelle eindringen können.

In der zwölften Dezimalverreibung sind in einer Tablette der vierte Teil von einem Billionstel Gramm als Wirkstoff enthalten. Die Angaben erfolgen aus dem Grund, weil immer wieder behauptet wird, von diesen Mineralstoffen könnte zu viel eingenommen werden. Für jene, die gerne in eine niedrige Potenz ausweichen, sei aufgezeigt, dass eine Tablette in der D3 so viel Wirkstoffe enthält, wie 1.000 Tabletten in der D6. So darf es nicht verwundern, dass 50, 70 oder mehr Stück Mineralstofftabletten an einem Tag in der Substitutionsheilweise keine Seltenheit sind (siehe Zeichnung).

Diese Menge wird von einem Homöopathen als sehr problematisch gesehen! Das kann vom Standpunkt der Reizheilweise aus verstanden werden. Dieser darf aber nicht der Einzige sein, den Berater, Homöopathen oder Therapeuten einnehmen. Es kann durchaus angebracht sein, aber eben nur in jenen Fällen, wo es passt und nicht grundsätzlich, oder gar dogmatisch.

Wie wenig Wirkstoffe tatsächlich in den Mineralstoffen nach Dr. Schüßler enthalten sind, soll folgender Vergleich verdeutlichen. Bei Mineralwässern ist der Gehalt an gelösten Mineralstoffen angegeben. Er wird meistens in Milligramm angeführt. Handelt es sich zum Beispiel um ein Mineralwasser in dem in jedem Liter 2.500 mg, also 2,5 g gelöste Mineralstoffe enthalten sind, muss man, wenn jemand über die Schüßlerschen Mineralstoffe so viel zu sich nehmen will, wie in einem Liter eines solchen Mineralwassers enthalten ist, 2.500 kg, also 2,5 Tonnen Mineralstoffe nach

Dr. Schüßler zu sich nehmen. Es handelt sich bei der Substitution niemals um die Menge der Mineralstoffe (Quantität), sondern ausschließlich um die Mineralstoffe, welche sich in feineren Verdünnungen im Körper vorfinden (Qualität), vor allem innerhalb der Zellen.

6.4 Die Auswirkung von Betriebsstoffmängeln

Ein bezeichnender Satz, der den allgemeinen Mangel an Mineralstoffen drastisch ausdrückt, lautet: „Mit dem Alter habe ich damals schon zu kämpfen gehabt."

Der allgemeine Abbau der Mineralstoffe zeigt sich in einem schnellen Altern des Körpers, wenn also das biologische Alter nicht mit dem Lebensalter übereinstimmt. Menschen formulieren dann wie folgt: „Er (oder sie) schaut aber schon ziemlich alt aus für sein (ihr) Alter". Das Bestreben besteht in einem Auffüllen der Speicher, wodurch die Organe wieder gut arbeiten können sowie die Gewebe in ihrer gesunden Struktur wiederhergestellt werden.

Das Ziel besteht darin, dass zumindest das Lebensalter dem biologischen Alter entspricht. Wünschenswert wäre, dass jemand jünger aussieht, als es seinem Lebensalter entspricht. Allerdings müssen dabei auch noch andere Bereiche als nur die körperliche Ebene berücksichtigt werden. Schaut jemand älter aus, als sein Lebensalter es angebracht erscheinen lässt, wird von Degeneration, dem vorzeitigen Abbau der Lebensgrundlagen, gesprochen.

Die Entfremdung von einem natürlichen Leben ist allgemein leider sehr groß. Wir müssen uns wieder ein gutes Gespür für den Körper, die Natur und das Leben erwerben. Der jahrzehntelange Verzehr von denaturierter Nahrung über Generationen hinweg, in der auch die wichtigen Mineralstoffe entfernt

---

111 Einer dem Körper gerechten Zubereitung.

wurden, zeigt sich hauptsächlich am Gebissverfall, bei Krankheiten der Verdauungsorgane, Gallensteinen, Herz- und Kreislauferkrankungen, Rheuma, Fettsucht, Arthrose, Diabetes, Arteriosklerose, an den so genannten Zivilisationskrankheiten.

Wenn durch den Mangel an Betriebsstoffen die Organe oder andere Teile des Körpers leiden, sind diese noch lange nicht krank, das heißt beschädigt. Trotzdem wird oft an den durch den Mangel veränderten Organen und Körperteilen infolge der Unkenntnis der Zusammenhänge interveniert, anstatt den fehlenden Betriebsstoff nachzufüllen.

6.5 Homöopathische Vergleichsmittel

In der Homöopathie werden für alle Mittel Vergleichsmittel angegeben, so auch für die Schüßler'schen Funktionsmittel. Allerdings werden sie in der Homöopathie als Reizmittel gesehen. Auf diesen Punkt werden wir im Kapitel „Überlegungen zur Wirkungsweise" (s. S. 104) noch näher eingehen.

Das im Karl F. Haug Verlag in Heidelberg erschienene Buch[112] über die „Homöopathische Arzneimittellehre" von Albert von Fellenberg-Ziegler gibt für die einzelnen Mineralstoffe nach Dr. Schüßler folgende, ähnlich wirkende Mittel an:

Tab. 2: Homöopathische Vergleichsmittel

Calcium fluoratum	Acidum hydrofluoricum, nitricum; Arnica, Graphites, Hamamelis, Hepar sulfuris, Pulsatilla, Silicea, Staphisagria, Conium, Aurum, Asa foetida, Sepia
Calcium phosphoricum	Acidum phosphoricum, Calcium hypophosphorosum, China, Ferrum, Silicea, Avena sativa, Barium carbonicum, Kalium carbonicum
Ferrum phosphoricum	Aconitum, Belladonna, Arnica, Gelsemium, Veratrum viride
Kalium chloratum	Sulfur, Bryonia, Lycopodium, Kalium jodatum, Pulsatilla, Carbo vegtabilis, Mercurius, Hydrastis, Arnica, Calcium phosphoricum
Kalium phosphoricum	Acidum phosphoricum, Phosphorus, Lycopodium, Arnica, Kalium carbonicum, Anacardium, China, Gelsemium, Silicea, Baptisia, Acidum picrinicum, Colchicum
Kalium sulfuricum	Pulsatilla, Hydrastis, Rhus, Urtica, Hepar sulfuris, Cyclamen, Aurum
Magnesium phosphoricum	Belladonna, Altropinum sulfuricum, Cuprum, Colocyntis, Chamomilla, Caulophyllum, Cimicifuga, Dioscorea, Veratrum, Gelsemium, Sepia, Kalium carbonicum, Zincum
Natrium chloratum (Natrium muriaticum)	Antimonium crudum, Aluminium, Sepia, Kalium carbonicum, Lycopodium, Pulsatilla, Arsenicum, Bryonia, Sulfur, China, Apis, Eupatorium perfoliatum, Nux vomica
Natrium phosphoricum	Robinia, Capsicum, Chelidonium, Lycopodium, Magnesium carbonicum, Rheum, Dioscorea, Colchicum
Natrium sulfuricum	Sulfur, Aloe, Podophyllum, Dioscorea, Dulcamara, Calcium phosphoricum, Bryonia, Nux vomica, Thuja, Magnesium muriaticum

---

112 Fellenberg-Ziegler, A. von: Homöopathische Arzneimittellehre. 25. Aufl. Karl F. Haug, Heidelberg 1998.

Tab. 2: Fortsetzung

Silicea	Calcium carbonicum, Hepar sulfuris, Phosphorus, Acidum phosphoricum, Graphites, Sepia, Antimonium crudum, Calcium fluoratum, Barium, Lycopodium, Thuja, Sulfur
Calcium sulfuricum	Hepar sulfuris, Silicea

6.6 Die vermuteten Speicher der einzelnen für Dr. Schüßler bedeutsamen Mineralstoffe

Tab. 3: Mineralstoffspeicher

Nr. 1	Calcium fluoratum	Zahnschmelz, Knochenhülle, Oberhaut (Epidermis), alle elastischen Gewebe, in denen Hornstoff (Keratin) eingelagert ist.
Nr. 2	Calcium phosphoricum	Knochen, Zähne
Nr. 3	Ferrum phosphoricum	Nasenwurzel innen – bei einem chronischen Mangel ensteht ein schmaler Steg.
Nr. 4	Kalium chloratum	Bronchien, Schleimhäute
Nr. 5	Kalium phosphoricum	Schläfen
Nr. 6	Kalium sulfuricum	Bauchspeicheldrüse
Nr. 7	Magnesium phosphoricum	In allen Fasern der unwillkürlichen Muskeln, auch Herz.
Nr. 8	Natrium chloratum	Schleimhäute, vor allem Nasenschleimhaut.
Nr. 9	Natrium phosphoricum	Lymphe
Nr. 10	Natrium sulfuricum	Leber
Nr. 11	Silicea	Bindegewebe

6.7 Charakteristik einzelner Mineralstoffgruppen

Der schon öfter erwähnte Dr. Schneider stellt in seinem Buch „Biochemischer Hausarzt" die Kaliumsalze den Natriumsalzen gegenüber. Dabei stellt er eine gewisse Charakteristik der jeweiligen Gruppen fest, die an dieser Stelle nicht unerwähnt bleiben soll!

„Kaliumphosphat kommt in der Blutflüssigkeit, in den Gewebeflüssigkeiten, in den Gehirn-, Nerven-, Muskel- und Blutzellen vor. Es ist bemerkenswert, dass in der Verteilung der Natriumsalze und der Kaliumsalze im Körper eine gewisse Gesetzmäßigkeit existiert. Die Kalisalze überwiegen in den festen Geweben wie in den Muskeln und in den roten Blutkörperchen, ebenso in der Milch und in den Eiern. Gleichzeitig mit ihnen ist die Neigung zu Säurebildung vorhanden. Die Natriumsalze aber finden sich zahlreicher in den zirkulierenden Säften, in der Blutflüssigkeit und bringen vorwiegend alkalische Reaktionen mit sich. Die Natriumsalze passieren daher häufiger den Körper, werden ausgeschieden und in der Fleischkost reichlich wieder eingeführt. Die Kaliumsalze sind dagegen stabiler, verlassen nicht so rasch den Körper und bedürfen nicht so schnell des Ersatzes, den wir in der Pflanzenkost reichlich finden. Der Körper sucht sich daher einen Überschuss an Säuren an Kalisalzen und Säuren schnell fortzuschaffen, teils durch die Magensäure und den sauren Urin, teils indem er mehr Flüssigkeit überhaupt ausscheidet und mit dieser die Kalisalze. Auf letzterer Eigenschaft beruht die harntreibende, Wassersucht beseitigende Eigenschaft der Kalisalze, die übrigens in großen Gaben lähmende Gifte, besonders Herzgifte sind."[113]

Die großen Gaben beziehen sich jedoch auf grobstoffliche Gaben, wie aus dem Zusammenhang zu erkennen ist, aber trotzdem noch einmal betont wird!

6.8 Ist die Therapie nach Dr. Schüßler eine Heilweise?

Wenn die Gesundheit Gegenstand der Überlegungen wird, muss unbedingt berücksichtigt werden, dass die verschiedenen Ebenen im Menschen jeweils ihre Rolle spielen. Manche Menschen sind schon zufrieden, wenn ihr Körper keine Störungen meldet. Das ist für sie Grund genug, zu sagen, sie seien gesund.

Allerdings lassen sich bei einer solchen Betrachtungsweise viele Probleme, die sich im Leben des Menschen stellen, nicht einordnen. Außerdem beschränkt sich diese Sichtweise ausschließlich auf Störungen des Körpers. Viele Krankheiten bahnen sich aber eine gewisse Zeit unbemerkt ihren Weg. Diese ersten Anzeichen haben eine so geringe Wirkung im Körper, sodass sie meistens nicht wahrgenommen werden. Wenn die Krankheit dann ausbricht, hat sie sich schon lange vorbereitet, ohne dass es der Betreffende gemerkt hat. Es ist also wichtig zu überlegen, wann von Krankheit überhaupt gesprochen werden kann.

Ist der Mensch noch gesund, nur weil er die ersten Anzeichen einer sich anbahnenden Krankheit nicht spürt? Ist er noch gesund, obwohl er innerlich schon längst eine „gesunde" Einstellung zum Leben verlassen hat? Oder wenn er keinen „gesunden" Schlafplatz hat und damit rechnen muss, dass sich seine energetische Ebene, aber auch seine körperliche in einem Bereich bewegen, der nicht mehr einem gesunden Zustand entspricht?

Zum Abschluss eine vielleicht verblüffende Frage: Gibt es eine „gesunde Krankheit"? Bedenkt man, dass vor allem Kinder nach einer Krankheit oft mit einem ungeheuren Entwicklungsschub reagieren, dann ist diese Frage gar nicht so abwegig!

Kommt es zu Störungen im Gesamtgefüge des Menschen, in einer der Ebenen seiner Existenzweise, so kommt es über kurz oder lang zur Krankheit. Ein bezeichnendes Sprichwort in diesem Zusammenhang, welches aber noch vom alten Menschenbild ausgeht, heißt: „Was die Seele nicht bearbeiten will, daran muss der Körper leiden." Diese Formulierung geht also immer von einer tieferen bzw. feineren Ebene als der des Körpers aus, auf der die Störung liegen muss. Damit ist auch schon ein Hinweis auf die ganzheitliche Methode der Krankheitsbehandlung gegeben, in der nicht nur der gesamte Körper, sondern alle Ebenen des Menschen und ihr Zusammenspiel bzw. Zusammenwirken gesehen werden.

Umgekehrt kann dieser Satz auch eine arge Zumutung sein, denn er sagt, dass der Kranke eben nicht an seinem Problem arbeiten will. Er ist also immer selber schuld, was aber von der systemischen Betrachtung her auf keinen Fall richtig ist. Auf der anderen Seite gibt es den Satz bzw. die Einstellung: „Du Doktor, hilf mir, aber verändere mich nicht!"

Ziel ist die Integration aller Ebenen in das Lebensgeschehen. Wer etwas oder eine Ebene aus dem Leben ausklammert, wird Störungen meistens aus der beiseite geschobenen Ebene erleben. Somit geht es insgesamt um den Fluss innerhalb der Ebenen und um den Fluss zwischen dem Menschen und der Außenwelt, also um den Fluss des Lebens schlechthin.

Das, was mir im Leben dazwischenkommt, ist manchmal das Leben!

---

113 Schneider, J.: Biochemischer Hausarzt. 3. unver. Aufl. Dr. Willmar Schwabe, Leipzig 1920. S. 15.

Gesundheit ist wesentlich mehr als nur die Abwesenheit von körperlichen Störungen. Sie umfasst auf der körperlichen Ebene vor allem auch das weitestgehende Freisein von Belastungsstoffen, Stoffwechselrückständen und Giften. Eine allgemeine Alterung ist nicht als eine Krankheit zu bezeichnen. Sie ist die Erscheinung des Lebens, im tiefsten Sinne als Veränderung der Erscheinungsweise.

Heilung von einer Krankheit bedeutet, dass der Erkrankte wieder in den Fluss des Lebens zurückkehrt. Er ist auch dann geheilt, wenn er im Verlauf der Krankheit irreparable und irreversible, unumkehrbare Schäden davongetragen hat. Er kann dann vielleicht nicht mehr gesund im körperlichen Sinne werden, aber geheilt im Sinne einer lebensbejahenden Einstellung.[114]

Eine Heilung ist nur durch den Menschen selbst möglich. „Natura sanat, sed medicus curat morbus!" (Die Natur heilt die Krankheit, der Arzt pflegt und sorgt!) Der „innere Arzt", der in jedem Menschen anwesend ist, besorgt die Korrektur des aus den Fugen geratenen Körpers. Allerdings braucht der Organismus dabei Hilfen, die ihm in Form von verschiedenen Möglichkeiten zur Verfügung gestellt werden. Entscheidend ist die Tatsache allein, ob der Einzelne bereit ist, die entsprechenden Schritte zu gehen.

Allerdings muss in diesem Zusammenhang ausdrücklich darauf hingewiesen werden, dass zwischen „reparieren" und „heilen" unterschieden werden muss! Welche Ebenen berücksichtigt werden bzw. welchen Anspruch der Kranke an dieses Geschehen richtet, hängt hauptsächlich von seiner Einstellung ab! Es ist sehr viel auf diesem Gebiete möglich: von der schon erwähnten Reparatur über das Anbieten von Krücken, von Stützen bis hin zur Befreiung. Meistens bleiben die Menschen bei der Anwendung von Krücken hängen und kommen so nie zu einem leichten, freien, aufrechten Gang in ihrem Leben im weiten Land (im übertragenen Sinne).

Auch die Mineralstoffe nach Dr. Schüßler sind in gewisser Weise Krücken bzw. Stützen. Sie ermöglichen wie immer das Auffüllen der Speicher, wodurch sich der Organismus wieder zufrieden stellend organisieren kann. Sie bewirken indirekt Veränderungen auf der Ebene des Körpers, des Gemütes, des Gefühles, der Energie und der Farben. Grundsätzlich sind diese Mineralstoffe wie viele andere Interventionsmöglichkeiten das Angebot zum Gesundwerden. Das Leben ergreifen muss der Kranke selbst; mit der damit erlangten Lebendigkeit besteht die Chance, die Blockaden zu bearbeiten. Damit ist er gerüstet, sich wieder dem Fluss des Lebens anzuvertrauen.

Eigentlich ist der Erkrankte der Hauptdarsteller in dem ganzen Geschehen, ohne den auf Dauer gar nichts geht. Oft genug erreichen verschiedene Interventionen vorübergehende Erfolge, aber nach einer mehr oder weniger langen Zeit stellt sich das Übel wieder ein. Der Erkrankte hatte sich innerlich nicht von der Stelle bewegt, oder es wurden die ihn umgebenden Bedingungen nicht ausreichend verändert. Auch diese Veränderungen bedürfen zumindest der Zustimmung des Erkrankten.

---

114 Vergleiche dazu: Schellenbaum, P.: Nimm deine Couch und geh! Kösel, München 1992. Ungekürzte Ausgabe 1994, dtv (TB 35081).

115 *Epithe*l [griech.] (Epithelgewebe, Deckgewebe), ein- oder (v.) a. bei Wirbeltieren) mehrschichtiges, flächenhaftes Gewebe, das alle Körperober- und -innenflächen der meisten tier. Vielzeller bedeckt. Nach ihrer Form unterscheidet man: 1. *Platten-E.* aus flachen, plattenförmigen Zellen; kleidet u.)a. Blut- und Lymphgefäße aus; 2. *Pflaster-E.* aus würfelförmigen Zellen; kleidet die Nierenkanälchen aus; 3. *Zylinder-E.* aus langen, quaderförmigen Zellen; kleidet u. a. das Innere des Magen-Darm-Kanals aus. Nach der jeweiligen hauptsächl. Funktion unterscheidet man: *Deck-E.* (Schutz-E.) mit Schutzfunktion; *Drüsen-E.* mit starker Sekretausscheidung; *Sinnes-E.* (Neuro-E.), aus einzelnen Sinneszellen bestehend (z.B. Riech-E.); *Flimmer-E.*, dessen Zellen Wimpern tragen, die entweder einen Flüssigkeitsstrom erzeugen (z.B. Flimmer-E. der Bronchien) oder, außen am Körper liegend, der Fortbewegung dienen. (Aus der CD Meyers Lexikondienst)

6.9 Die Wirksamkeit der Mineralstoffe nach Dr. Schüßler

Dr. Schüßler schreibt in seiner „Abgekürzten Therapie": *„Das Mittel muss so verdünnt sein, dass seine frei gewordenen Moleküle durch das Epithel*[115] *der Mundhöhle, des Schlundes und der Speiseröhre und durch die Wandungen der Kapillaren in das Blut treten können."*[116]

Dieser Hinweis in der Schrift Schüßlers ist auch der Hintergrund für die Anweisung, die Mineralstoffe möglichst lange im Mund zu behalten. Dann können die Wirkstoffe ungehindert in den Körper eindringen, ihn durchdringen bzw. diffundieren, wie der spezifische Ausdruck dafür heißt.

Auch der schon öfter zitierte Dr. Schneider gibt einen diesbezüglichen Hinweis, der auf den Einfluss der Magensäure hinweist, sollten die Mineralstoffe geschluckt werden:

„Auch die Resorption[117] veranlasst zu homöopathischen Dosen. In größeren Dosen verabreicht, gelangt die Arznei in den Magen. Dort wird sie aber unter dem Einfluss der Magensäure verändert; aus phosphorsaurem Eisen entsteht dann salzsaures Eisen. Auch die übrigen biochemischen Mittel, die ja alle Salze sind, müssen sich unter dem Einflusse der Salzsäure des Magens zu salzsauren Salzen umsetzen. Geben wir aber eine homöopathische Verreibung, so findet die Aufsaugung bereits in der Mundhöhle und im Schlunde statt. Das Mittel gelangt unverändert in die Blutbahn, das Blut trägt es durch den ganzen Körper, lagert es aber nicht willkürlich irgendwo ab, sondern die überempfindlichen kranken Zellen nehmen die Anwesenheit des Mittels wahr und ziehen es aktiv an sich."[118]

Die Wirksamkeit der Mineralstoffe nach Dr. Schüßler hat seit ihrer ersten Veröffentlichung die Geister bewegt. Es kam des Öfteren zu Auseinandersetzungen, vor allem auch schon durch Dr. Schüßler und seine Widersacher. Das ist der Grund, warum auch wir uns mit dieser Thematik beschäftigt haben.

Es wurde schon darauf hingewiesen, dass auch die verschiedenen Potenzierungen ein und desselben Mittels verschiedene Wirkungen haben können. Deshalb ist es für einen Homöopathen gar nicht egal, welche Potenzen er bei den verschiedenen Stoffen verwendet. Das betrifft auch die Mineralstoffe nach Dr. Schüßler.

Nach verschiedenen Forschungen verschließt sich die Zelle, wenn ihre Umgebung zu hohe Mineralstoffkonzentrationen aufbaut. Wie allerdings dann die feiner zubereiteten Mineralstoffe nach Dr. Schüßler an diesen Konzentrationen vorbei in die sich verschließenden Zellen gelangen können, gibt Anlass zu Spekulationen.

Ein sehr nahe liegender Schluss besteht darin, dass den verschiedenen Konzentrationen jeweils eigene „Schlüssel" dienen, um in die Zelle Eingang zu finden. Ein einfacher Vergleich möge den Zusammenhang näher erläutern. Das Wasser kennen wir in den drei Aggregatzuständen fest als Eis, flüssig und gasförmig als Dampf. Setzt man die verschiedenen Aggregatzustände mit den verschiedenen Konzentrationen der Stoffe gleich, dann wird ersichtlich, dass nicht jede Form des jeweiligen Stoffes andere durchdringen kann. Wohin das Eis nie gelangen könnte, dahin fließt das Wasser ganz leicht. Wohin aber das Wasser wegen seiner doch relativ großen Dichte nicht mehr gelangt, dorthin kann es in der Form des Dampfes immer noch gelangen.

---

116 Schüßler, W.H.: Abgekürzte Therapie. 31. Aufl. Schulzesche Hofbuchhandlung und Hofbuchdruckerei, Oldenburg und Leipzig 1904. S. 13.
117 Aufnahme.
118 Schneider, J.: Biochemischer Hausarzt. 3. unver. Auflage. Dr. Willmar Schwabe, Leipzig 1920. S. 7.

6.10 Ist eine vollwertige, verantwortungsbewusste Ernährung ausreichend?

Immer wieder wird von Menschen, die sich vollwertig ernähren, die Frage gestellt, ob eine qualitativ hochwertige Ernährung ausreicht, um keine Mängel zu haben!

Im Kapitel über die Entstehung von Mängeln haben wir im Abschnitt über die Ernährung (s. S. 35) auf folgenden Sachverhalt hingewiesen: Dr. Schüßler musste sich zu seiner Zeit mit industriell veränderten Nahrungsmitteln noch nicht auseinander setzen. Er konnte davon ausgehen, dass die Menschen mit einer vernünftigen Ernährung auch die notwendigen Mineralstoffe zu sich nehmen werden. Das ist bis heute noch genauso!

Wenn Menschen heutzutage durch eine unvernünftige Ernährung unter Betriebsstörungen zu leiden haben, dann sind das nicht jene Leiden, die durch die Mineralstoffe nach Dr. Schüßler zu behandeln sind. Diese Probleme sind durch eine ausgewogene, vernünftige, vollwertige[119] Ernährung wieder zu beheben, weshalb bei vollwertiger Ernährung solche Störungen kaum auftreten. Im Gegenteil, diese Menschen sind sehr gesund und haben durchwegs eine gute Grundkonstitution.

Wenn es sich um Betriebsstörungen bzw. Krankheiten handelt, welche aus einem anderen Grunde entstehen, nämlich einem feinstofflichen Mangel in der Zelle, dann ist dieser nur bedingt durch eine gute Ernährung zu beheben. Die entsprechenden Mängel entstehen meistens nicht auf der körperlichen Ebene, wie aus dem im Einleitungskapitel erklärten Verständnis vom Menschen verständlich wird. Mit ihnen hat sich Dr. Schüßler zu seiner Zeit auseinander gesetzt und wir müssen uns heute noch immer damit auseinander setzen.

Er stellte sich in seiner Schrift: „Allopathie, Biochemie und Homöopathie" diesem Thema folgendermaßen:

„Ausführliches über die Wirkungen der in Obigem erwähnten Mineralien findet man in meiner biochemischen Therapie, welche unter dem Titel „Eine abgekürzte Therapie" vor Kurzem in 22. Auflage erschienen ist.

Die eben genannten Mineralien müssen, wenn sie als Heilmittel in Anwendung gebracht werden sollen, in Molekularform verabreicht werden. Die freien Moleküle treten durch das Epithel der Mund- und Schlundhöhle und durch die Wandungen der dort befindlichen Capillaren in's Blut und diffundiren[120] alsdann überall hin im Organismus. Ein Theil der diffundirten Moleküle gelangt in den Krankheitsherd und bewirkt daselbst die Deckung eines Defizits, welches die Ursache der betr. Krankheit ist.

Diejenigen Heilungen, welche mittels Moleküle der oben erwähnten Mineralien sich vollziehen, sind biochemische.

Die Biochemie bezweckt die directe Correction der von der Norm abgewichenen physiologischen Chemie.

Einige Ärzte haben gegen das biochemische Heilverfahren einen Einwurf erhoben, durch welchen sie ein glänzendes Zeugniss von ihrer Denkfaulheit abgelegt haben.

Sie sagen: ‚Da alle Mineralstoffe, deren die Biochemie sich bedient, in den Nahrungsstoffen enthalten sind, welche der Mensch in seinen Magen und Darm einführt, so sind die biochemischen Mittel ja überflüssig, es müssen ja die in den Nahrungsmitteln enthaltenen Mineralien die Krankheiten heilen können, umso mehr, als die Kranken große Quantitäten davon bekommen.'

Wer so denkt, lässt die folgenden Verhältnisse außer Acht:
1. Die in den Nahrungsmitteln naturgemäß

---

[119] Vollwertig heißt auf keinen Fall nur Verzehr von Körnern, sondern dass die Lebensmittel möglichst mit ihrem vollen Wert dem Körper zugeführt werden, das heißt möglichst unverfälscht und unzerstört. Dabei handelt es sich um Gemüse, Salate und Obst, die im biologischen Anbau gezogen wurden, genauso wie um naturbelassene Fette und kaltgepresste Öle und möglichst frisch gemahlenes Getreide.

[120] Wörtlich – alte Schreibweise!

6.10 Ist eine vollwertige, verantwortungsbewusste Ernährung ausreichend?

enthaltenen Mineralien sind mit den Eiweißkörpern derselben organisch verbunden.
2. Die Eiweißkörper und die damit organisch verbundenen Mineralien gelangen vom Darm aus auf dem Wege der Pfortader und der Leber in's rechte Herz usw.
3. Vom arteriellen Blut aus in die Gewebe gelangt, dienen sie den *gesunden jungen* Zellen als Material zum Wachsthum.
4. Die *freien* Moleküle eines zu therapeutischem Zwecke verabreichten Mineralstoffes gelangen, wie oben angegeben, auf dem kürzesten Wege ins Blut, um in den pathogen veränderten Zellen die Deckung eines Defizites an dem betr. Mineralstoffe zu bewirken."[121]

In diesem Abschnitt gibt Dr. Schüßler eine kurze Zusammenfassung seiner gesamten Heilweise, wie sie für uns auch heute durchaus noch Gültigkeit hat.

Die Heilweise Dr. Schüßlers beschäftigt sich mit Mineralstoffmängeln innerhalb der Zellen, unabhängig davon, aus welchen Gründen sie entstanden sind. Die körperliche Ebene ist nicht die einzige.

Was Dr. Schüßler allerdings noch nicht berücksichtigen musste, sind die Mängel außerhalb der Zellen, die hauptsächlich durch die industrielle Zubereitung unserer Lebensmittel verursacht werden. Heutzutage müssen wir daher die Mängel innerhalb *und* außerhalb der Zelle beachten. Angelehnt an unsere heutige Sprache bezeichnen die Autoren diese als *Mikro- und Makromineralien*.[122]

Als Mikromineralien sind sie zuständig für das Innere der Zelle (von Dr. Schüßler als Betriebsstoffe bzw. Funktionsstoffe bezeichnet), als Makromineralien für den Bau des Körpers (von Dr. Schüßler Baustoffe genannt).

Heutzutage muss man leider feststellen, dass die Nahrung die benötigten Mineralstoffe zur Versorgung der gesunden jungen Zellen nicht mehr beinhaltet. Die Menschen erleiden also durch die mangelhafte Ernährung Schäden in beiden Bereichen, im Makrobereich ebenso wie im Mikrobereich.

Und das, obwohl sie versuchen, sich vollwertig zu ernähren. **Trotz einer gesunden Ernährung können Mängel entstehen.**

Oft hören Mineralstoffberater als Anwender der Biochemie nach Dr. Schüßler: „Ich ernähre mich gesund, dann kann ich doch auch keine Mängel haben!" und vielleicht haben Sie sich auch schon in dieser Richtung Gedanken gemacht. Darauf muss Folgendes festgestellt werden:

- Durch die Umweltbelastung gibt es keine tatsächliche vollwertige Ernährung mehr.
- Die energetischen Belastungen als Ursachen für Mängel haben drastisch zugenommen.
- Durch die wachsende Menge von Giftstoffen in Umwelt und Nahrung ist der Organismus außerordentlich belastet.
- Durch die Vergiftung der „seelischen" Umwelt in den Massenmedien (Gewalt und Verbrechen herrschen vor) wird auch die körperliche Ebene sehr belastet.
- Zwanghafte Strukturen in der charakterlichen Ebene zehren ebenso an der körperlichen Substanz.
- Der moderne Stress verlangt ein hohes Maß an Bereitstellung von Energie und körperlicher Leistungsfähigkeit.
- Für das hohe Alter, das viele Menschen erreichen, müssen die Mineralstoffvorräte viel länger reichen als bis jetzt (Vorsorge).

---

121 Allopathie, Biochemie und Homöopathie. Besprochen von Dr. med. Schüßler. Zweite, theilweise umgearbeitete Aufl. Schulzesche Hofbuchhandlung und Hofbuchdruckerei, Oldenburg 1895.
122 Obwohl im Englischen meist die Begriffe „Schuessler tissue salts" oder „Biochemic tissue salts" verwendet werden, plädieren die Autoren aus inhaltlichen Gründen für „Schuessler microminerals" und bei den Baustoffen für „macrominerals".

7 Überlegungen zur Wirkungsweise der Mineralstoffe nach Dr. Schüßler

Dieser Teil ist eher für jene Leser bestimmt, die sich auch für die Theorie der Wirksamkeit der Mineralstoffe nach Dr. Schüßler interessieren. Praktiker können diesen Teil ohne weiteres überblättern, ohne einen Nachteil zu haben.

Es werden immer wieder Theorien über die Wirksamkeit der Mineralstoffe angestellt. Wir wollen mit diesem Beitrag Möglichkeiten für solche Erklärungen aufzeigen, können letztlich aber auch keine allgemein gültige Lehre aufstellen. So bleibt auch unser Bemühen ein Versuch, die Wirkungsweise auf verschiedenen Ebenen zu verstehen. Es gibt viele Mineralstoffberater[123], die sich die Wirkungsweise auf ihre Art erklären. Immer wieder kann aber auch im eigenen Leben festgestellt werden, dass Erklärungen nur vorläufig sind. Sie halten nur so lange, bis sich wieder ein neuer Horizont auftut, der dann alte Deutungen hinter sich zurücklässt.

Wird die Wirksamkeit der Mineralstoffe nach Dr. Schüßler betrachtet, bekommt ein Satz von ihm, den er in der 25. Auflage seiner „Abgekürzten Therapie" veröffentlicht hat und der vielleicht zu wenig beachtet wird, enorme Bedeutung: *„Der Grundsatz, nach welchem ein Mittel gegeben wird, drückt diesem sein Gepräge auf."*

Ist es tatsächlich möglich, dass es einen Einfluss auf die Wirkung der Mittel hat, wie sie gesehen werden? Es ist durchaus denkbar, dass die Energie der Information, welche durch den Berater, Therapeut oder sonst wen über die Mittel weitergegeben wird, auch auf die Wirkung des verabreichten Mittels einen Einfluss hat!

Hermann Deters schreibt in seinem Handbuch zu den Überlegungen über die Wirkungsweise der Mineralstoffe nach Dr. Schüßler: *„Schließlich ist auch die wissenschaftliche Frage für den Laien und den Praktiker eine solche zweiter Ordnung; denn ihm und seinen Patienten kommt es in erster Linie darauf an, dass Erfolge erzielt werden. Albu und Neuberg sagen in dem schon erwähnten Werk: ‚In der Therapie entscheidet im letzten Grunde niemals das theoretische Raisonnement, sondern einzig und allein die Empirie (Erfahrung).'"*[124]

So bitten wir den Leser, die folgenden Überlegungen mit Interesse zu betrachten. Vielleicht ist der eine oder andere Gesichtspunkt dabei, der sich in das eigene Konzept gut einbauen lässt.

7.1 Ist die Mineralstofftherapie nach Dr. Schüßler eine Versorgung oder ein Reiz?

Die Auseinandersetzung zu diesem Thema ist nicht neu. Viele Autoren haben sich schon damit beschäftigt. So darf es den Leser nicht verwundern, wenn in diesem Abschnitt eine ganze Reihe von Zitaten gebracht wird. Vielleicht können diese den Eindruck erwecken, als ob die einzelnen Autoren miteinander in einem ernsthaften Gespräch zu ergründen versuchen, wie denn die endgültige oder doch eher wieder einmal vorläufige Antwort ausschauen könnte.

---

123 Ein Mineralstoffberater ist in der Heilweise nach Dr. Schüßler kundig und entsprechend ausgebildet. Informationen über diese Kurse erhalten Sie bei den Autoren! (s. S. 634)
124 Deters, H.: Handbuch der Dr. Schüßler'schen Biochemie. Dr. Madaus, Radeburg 1926. S. 50.

7.1 Ist die Mineralstofftherapie nach Dr. Schüßler eine Versorgung oder ein Reiz?

7.1.1 Entweder – oder

Als Samuel Hahnemann, der Begründer der Homöopathie, 1843 starb, hatte sich seine Therapie schon längst etabliert. Sie war eine weit verbreitete Heilweise, der viele Menschen nachfolgten. Die Einarbeitungszeit in die Homöopathie ist eine sehr lange und die Therapeuten haben als Homöopathen eine jahrelange Aufbauarbeit und Einarbeitungszeit hinter sich. Ist doch ein wesentlicher Teil dieser Heilweise auch, wie in der Biochemie nach Dr. Schüßler, auf die persönliche Erfahrung des Behandlers angewiesen.

Eine große Gruppe von Anhängern derselben Sichtweise entwickelt ein Zusammenhangsgefühl. Es entwickeln sich Binnenströmungen und es besteht die Möglichkeit, dass sie sich fast nur mehr in den eigenen Kreisen bewegt. Wird ihr Selbstverständnis, der Hintergrund, welcher sie zusammenhält, in Frage gestellt, kommt es zu Abwehrreaktionen. Es hängt wohl vom Temperament des Einzelnen ab, aber die dem Widersacher gegenüber empfundenen Gefühle können lästig bis bedrohlich, ja sogar existenzbedrohend sein.

Daraus resultieren folgende Handlungen. Entweder gelingt es, den Revolutionär mit seinen neuen Ideen in das bestehende System einzugliedern oder er wird ausgestoßen. Ist er nicht bereit, sich einzugliedern, kommt es zur Polarisierung und der Gefahr der gegenseitigen Bekämpfung. Steht der solchen Anfeindungen Ausgesetzte dem Druck nicht stand, ist das neue Element, das zum Leben hätte kommen können, vom Untergang bedroht. Starke vorherrschende Lehrmeinungen sind immer in Gefahr zu erstarren, weil sie sich zu wenig mit Alternativen auseinander setzen, sondern eher immer wieder mit Rechtfertigung und Untermauerung des eigenen Standpunktes beschäftigt sind.

So darf es nicht verwundern, dass in der Umgebung von Dr. Schüßler Versuche gestartet wurden, seine Heilweise in das Gebäude der Homöopathie einzuverleiben. Dabei musste die neue Heilweise in die Vorstellung, in das Lehrgebäude der Reizheilweise eingegliedert werden. Einige Textbeispiele mögen diesen Vorgang aufzeigen. Wegen der großen Bedeutung der anstehenden Überlegungen sind die Zitate etwas ausführlicher.

Hermann Deters schreibt in seinem Handbuch:

„Außerordentlich interessant ist nun die Tatsache, dass fast zu gleicher Zeit mit Dr. Schüßler ein anderer, nämlich der physiologische Chemiker Hensel mit der Lehre hervortrat, dass die Krankheiten auf einen Mangel an anorganischen Stoffen zurückzuführen seien. Dr. med. Schüßler gebührt aber das unbestrittene Verdienst, an erster Stelle eine Mineral-salztherapie begründet zu haben, wie noch einmal hier hervorgehoben werden soll, weil man von anderer Seite geflissentlich diese Tatsache gern mit Schweigen übergeht. Während Schüßler, wie wir gehört haben, sich homöopathisch verdünnter Gaben bediente, wandte jedoch Hensel materielle Dosen an. Den Unterschied zwischen homöopathischer bzw. biochemischer und materieller Dosis macht Schüßler in seiner „Abgekürzten Therapie" folgendermaßen klar: ‚Will man Glaubersalz (Natrium sulfuricum) ins Blut gelangen lassen, so erreicht man diesen Zweck nicht durch Verabreichung einer konzentrierten Lösung. Diese wirkt nur innerhalb des Darmrohres, sie erregt einen wässerigen Durchfall und verlässt mit den bezüglichen Entleerungen den Organismus. Eine verdünnte Glaubersalzlösung gelangt von der Mundhöhle und dem Schlunde aus ins Blut und in die übrigen Interzellularflüssigkeiten und bewirkt vermöge der wasseranziehenden Eigenschaften des Salzes den Übertritt überschüssigen Wassers aus den Geweben in das venöse Blut und eine Vermehrung der Harnabsonderung."

Ein weiterer Unterschied beider Therapien besteht darin, dass Hensel in der Hauptsache nur einen Mangel an Mineralsalzen im Auge hat, während Schüßler auch eine Störung im Rhythmus der Moleküle in Betracht zieht, indem er sagt: ‚Wenn in den Geweben das Ernährungsmaterial in erforderlichen Quantitäten und an den richtigen Stellen vorhanden ist und keine Störung in der Bewegung der Moleküle eintritt, so gehen der Anbau neuer und die Zerstörung alter Zellen, sowie die Abfuhr unbrauchbarer Stoffe normal von statten, und das betreffende Individuum befindet sich im Zustande der Gesundheit.'

Zur Beleuchtung ein Schüßler'sches Beispiel: ‚In dem Nährboden der Knochen eines an Rachitis leidenden Kindes ist infolge einer Bewegungsstörung der Moleküle des phosphorsauren Kalkes (Calcium phosphoricum, phosphorsaures Calcium) ein Manko an diesem Salz entstanden. Das für die Knochen bestimmte Quantum phosphorsauren Kalkes, welches seinen Bestimmungsort nicht erreichen kann, würde im Blut einen Überschuss bilden, wenn es nicht mit dem Harn ausgeschieden würde.

Nachdem die Molekularbewegungsstörung in dem betreffenden Nährboden mittels minimaler Gaben phosphorsauren Kalkes ausgeglichen worden, kann der überschüssige phosphorsaure Kalk in die normale Strömung gelangen und die Heilung der Rachitis sich demgemäß vollziehen.'

Wer den letzten Absatz, der besonders von mir durch Kursivdruck hervorgehoben ist, ruhig auf sich wirken lässt, der kommt wohl gleich mir zu der Überzeugung, dass durch die ‚minimalen Gaben phosphorsauren Kalkes' zunächst ein Reiz auf die ‚pathogen veränderte Zelle' ausgeübt ist, der die ‚Molekularbewegungsstörung ausglich', und dass dann das ‚Manko' durch den ‚überschüssigen phosphorsauren Kalk' gedeckt wurde. Meines Erachtens ist die Erstwirkung der biochemischen Zellensalze stets in einer Reizwirkung auf den entsprechenden Zellenkomplex zu suchen, und als Sekundärwirkung erfolgt die Aufnahme neuer, fehlender Mineralsalze. In unserem Falle erfolgt die Ergänzung aus dem vorhandenen Überschuss. Jedoch ist in anderen Fällen auch die Möglichkeit gegeben, dass die neu gekräftigten Zellen, wenn kein Überschuss vorhanden ist, ihren Bedarf holen aus den Mineralstoffen guter, vollwertiger Nahrungsmittel."[125]

Wie gern Deters die Heilweise Dr. Schüßlers in das bestehende Gebäude der Reizheilweise, nämlich der Homöopathie, eingeordnet hätte, geht aus dem folgenden Text besonders deutlich hervor:

„Zu der Zeit übrigens, als Dr. Schüßler noch homöopathischer Arzt war, hat er die durch minimale Gaben von Calcarea (Calcium carbonicum Hahnemanni) bei verzögerter Zahnung erzielte Reizwirkung selbst zugegeben. Er sagte damals in einer Entgegnung auf Angriffe des schon erwähnten Professor Bock Folgendes: ‚Die Infinitesimalgaben (unwägbar kleine Gaben) von Kalk, welche die Homöopathie solchen Kindern verordnet, entsprechen zwar nicht, ihrer Quantität nach, dem Mangelquantum, sie regen aber den Organismus zu seiner natürlichen Tätigkeit an, aus den kalkhaltigen Nahrungsmitteln den Kalk zu entnehmen, dessen er bedarf. Die Verabreichung von Calcarea hat also auch hier eine physiologische Bedeutung.' Wenn Schüßler später, als er seine Grundsätze für die Wirksamkeit seiner biochemischen Therapie aufstellte, diese Anschauung von der Wirksamkeit seiner Mittel beibehalten hätte, so wäre ihm vielleicht manch harter Kampf um die Anerkennung seiner Lehre erspart geblieben."

Obwohl er einige Zeilen später bemerkt „Die biochemischen Zellsalze sind, wie wir gesehen haben, nicht allein als Ergänzungsmittel, sondern auch als Reizmittel zu betrachten", geht er in den praktischen Anwendungen vom Standpunkt der Reizheilweise nicht ab. Er wendet das homöopathische Prinzip der Gegenspieler an, das heißt, dass er von Reizwirkungen ausgeht, welche einander unter Umständen widersprechen, was durchaus für Reize gelten mag. Nicht aber bei der Ergänzung von Fehlendem. So schreibt er weiterhin folgendermaßen: „*Magnesium findet sich im Körper stets in Gesellschaft mit Calcium vor. Man kann deshalb im Falle des Versagens des einen das andere heranziehen. Zusammengeben darf man sie niemals, denn es sind Gegensätzler, genau so wie Kalium und Natrium.*

---

125 Deters, H.: Handbuch der Dr. Schüßler'schen Biochemie. Dr. Madaus, Radeburg 1926. S. 47f.

7.1 Ist die Mineralstofftherapie nach Dr. Schüßler eine Versorgung oder ein Reiz?

Wenn Gegensätzler zusammen (d.h.) vermischt gegeben werden, heben sie sich in der Wirkung auf."[126]

In dem ganzen Hin und Her schlägt sich Deters letztlich in der praktischen Anwendung auf die Seite der Reizheilweise, obwohl er in den allgemeinen Formulierungen beides zulassen kann.

Auch bei Dr. Kirchmann, Autor des bekannten Buches „Biochemie-Lexikon nach Dr. Schüßler" kann dieselbe widersprüchliche Haltung beobachtet werden. Er schreibt:

„*Wir haben gesehen, daß die Wirkung der biochemischen Salze darin besteht, dass der Mineralsalzmangel der Zelle, also der ‚Hunger' der Zelle (bzw. des Blutes und der Zwischenzellflüssigkeit) gestillt wird. Die Zelle hat zu wenig Mineralsalze und wird dadurch ‚funktionsuntüchtig', sie kann keine Arbeit leisten, es entstehen: Schwächen, Unterfunktion, ‚Krankheiten'. Durch Zuführung des oder der fehlenden Salze vollzieht sich dann die Wiederherstellung des normalen Zustandes, des Sättigungszustandes der Zelle: Sie wird wieder funktionstüchtig, d.h. es tritt der Zustand der normalen Tätigkeit der Zelle, der ‚Gesundheit' wieder ein. Nun enthalten aber nicht alle Zellen die Mineralstoffe in gleicher Menge; z.B. Knochenzellen enthalten vorwiegend Kalk, die Zellen des Muskelgewebes vorwiegend Eisen usw. Infolgedessen kommt jedem der elf Salze ein ganz bestimmtes bevorzugtes Wirkungsgebiet zu.*

Obgleich also die Biochemie nach Dr. Schüßler als Heilmittel nur elf Salze kennt, ist die Anwendung derselben durchaus nicht so ganz einfach."[127]

An dieser Stelle hat Dr. Kirchmann eine Fußnote im Text angebracht, in der er den homöopathischen Grundsatz des Antagonismus als für die Biochemie nach Dr. Schüßler für gültig erklärt. Damit nimmt er ganz eindeutig Stellung für eine homöopathische Sichtweise bzw. Haltung, wodurch es zu komplizierten Einnahmeplänen kommt, wie noch darzustellen sein wird. Er schreibt:

„*Ganz schlaue und geschäftstüchtige Fabrikanten haben versucht, folgendermaßen zu argumentieren:*

Wenn 11 Salze zur Heilung aller Krankheiten genügen, dann braucht man ja nur dem Körper alle 11 Salze auf einmal in einem einzigen Präparat zuzuführen, und die Zelle wird dann schon auf Grund ihres ‚Hungers' und auf Grund ihres ‚Auswahlvermögens' die Salze, an denen sie gerade Mangel hat, sich heraussuchen; dann müsse automatisch die Gesundheit eintreten. Bei solcher Betrachtung ergebe sich also, daß wir gar keine Diagnose zu stellen brauchten und daß jeder Arzt überflüssig werde.

Eine derartige Beweisführung ist grundfalsch, und solche Handlungsweise ist eine äußerste Gefährdung für den Körper. Denn die einzelnen biochemischen Mittel stehen zueinander in einem Verhältnis der ‚Gegensätzlichkeit', des Antagonismus (ein solcher Antagonismus besteht z.B. bei Calcium einerseits und Natrium anderseits). Wenn man nun dem Körper alle 11 Mittel auf einmal (oder auch hintereinander in kurzen Abständen, wie manche Fabrikanten ‚verordneten') wahllos zuführt, dann kann begreiflicherweise die spezifische Wirkung des einen Mittels sich nicht im Sinne der Heilung entfalten, da sie durch die entgegengesetzte Wirkung eines anderen Salzes aufgehoben wird. ... Allerdings ist nichts dagegen einzuwenden, wenn zur Vorbeugung alle 11 Mittel der Reihe nach eingenommen werden, man muß aber dann mit den einzelnen Mitteln täglich, noch besser alle zwei Tage, abwechseln."

Dr. Kirchmann lässt also nur ein Mittel an einem Tage zu, was bei ihm so weit führt, dass er Einnahmepläne für eine ganze Woche macht, was aber das Anwenden der Mineralstoffe nach Dr. Schüßler sehr verkompliziert. So verschreibt er[128] z.B. bei Gelenkgicht, Gelenkrheumatismus:

---

126 Deters, H.: Handbuch der Dr. Schüßler'schen Biochemie. Dr. Madaus, Radeburg 1926. S. 79.
127 Kirchmann, K.: Biochemie Lexikon nach Dr. Schüßler. 6. Aufl. Kirchmann, Hamburg 1995. S. 52.
128 Kirchmann, K.: Biochemie Lexikon nach Dr. Schüßler. 6. Aufl. Kirchmann, Hamburg 1995. S. 178.

Tab. 4: Einnahmeempfehlung für Gelenkgicht, Gelenkrheumatismus.

	Bei gleichzeitiger Blutarmunt	Bei nervöser Disposition	Bei Empfindlichkeit gegen Witterungsumschlag
Montag	Calcium fluoratum	Calcium fluoratum	Calcium fluoratum
Dienstag	Calcium phosphoricum	Kalium phosphoricum	Natrium sulfuricum
Mittwoch	Natrium chloratum	Natrium phosphoricum	Natrium phosphoricum
Donnerstag	Natrium phosphoricum	Silicea	Silicea
Freitag	Silicea	Kalium phosphoricum	Natrium sulfuricum
Samstag	Calcium phoshoricum	Calcium fluoratum	Calcium fluoratum
Sonntag	Natrium chloratum	Natrium phosphoricum	Natrium sulfuricum
		Nerventee	Leber- und Gallentee

Uwe Siebler hat in seinem Büchlein „Fit durch Salze"[129] die Sichtweise von den Antagonisten übernommen, wodurch auch bei ihm ähnliche Einnahmepläne entstehen, wie z.B. für die Krampfadern:

Tab. 5: Einnahmeempfehlung für Krampfadern.

	Allgemeine Einnahme		Bei starken Schmerzen und Entzündungen
Montag	Nr. 1 Calcium fluoratum	Montag	Nr. 3 Ferrum phosphoricum
Dienstag	Nr. 11 Silicea	Dienstag	Nr. 1 Calcium fluoratum
Mittwoch	Nr. 9 Natrium phosphoricum	Mittwoch	Nr. 3 Ferrum phosphoricum
Donnerstag	Nr. 1 Calcium fluoratum	Donnerstag	Nr. 1 Calcium fluoratum
Freitag	Nr. 11 Silicea	Freitag	Nr. 11 Silicea
Samstag	Nr. 1 Calcium fluoratum	Samstag	Nr. 3 Ferrum phosphoricum
Sonntag	Nr. 9 Natrium phosphoricum	Sonntag	Nr. 1 Calcium fluoratum
	Alle 3 Stunden 2 Tabl. ½ Stunde v. d. Essen		Alle 3 Stunden 2 Tabl. ½ Stunde v. d. Essen

Es wird ersichtlich, wie eine fixierte, festgelegte Sichtweise die Auswahl und Anordnung der biochemischen Mittel bestimmt. Damit ist ein einseitiger Standpunkt auf Grund einer Lehre festgelegt worden. Somit gerät der Kranke mit seinen unmittelbaren Bedürfnissen aus dem Blickfeld und ein theoretischer Hintergrund bestimmt das Geschehen.

Der Kranke wird auf Fixierungen beschränkt, obwohl man betrachten sollte, dass Zwanghaftigkeit, Enge der Lebensgestaltung, Intoleranz und Ängste selbst ja auch Aus-

---

129 Siebler, U.: Fit durch Salze. Uwe Siebler, Velbert 1993. S. 118.

7.1 Ist die Mineralstofftherapie nach Dr. Schüßler eine Versorgung oder ein Reiz?

gangspunkt der Krankheit selbst sein könnten. Damit wird ein Teufelskreis angekurbelt, aus dem schwer zu entkommen ist.

Manchmal entsteht der Eindruck, dass die Biochemie Dr. Schüßlers bei manchen Anwendern eine Reizheilweise sein **muss**, als eine solche zu identifizieren sei, sonst ist sie für sie nichts, oder nichts wert. Oder anders formuliert, es ist diesen Anwendern unmöglich, anders zu denken als in der Sichtweise der Reizheilweise. Die speziellen, manchmal sogar umständlichen und verwirrenden Anordnungen der einzelnen Mineralstoffe in den Einnahmeplänen resultieren daraus. Allerdings kann nicht geleugnet werden, dass auch über diese Verordnungen für viele Menschen Unterstützung in ihrem Gesundheitsgeschehen möglich war und ist. Für viele sind sie allerdings bedauerlicherweise ein zu kompliziertes Hindernis, um zu den Segnungen der Schüßler'schen Heilweise vorzustoßen und sie wenden sich enttäuscht ab.

Kurt Hickethier hat in seinem Lebenswerk die Auffüllung eines Mangels an die erste Stelle gestellt. Damit geriet er auch in das Kreuzfeuer der Kritik und wurde angefeindet. Allerdings verliert sich bei ihm der Gesichtspunkt des Reizes völlig zugunsten einer Substitution. Bedauerlich ist sein relativ enger Standpunkt in vielen Formulierungen, vor allem was die Lebensführung und Ernährung anlangt. Allerdings muss festgestellt werden, dass sein Buch „Lehrbuch der Biochemie", obwohl es 1924 zum ersten Mal erschienen war, zum Teil sehr anregende Impulse auch noch für heute enthält. Wie Dr. Kirchmann vertritt er ebenfalls die Meinung, dass eine „echte Biochemie nach Dr. Schüßler" nur 11 Mittel umfassen kann.

Dies ist eine sehr dogmatische Haltung, welche keine Auseinandersetzung in der Zahl der anzuwendenden Mittel mehr zulässt. Damit ist eine Modifizierung, eine mit den gegebenen Verhältnissen, seien es zeitliche, klimatische oder geographische, erfolgte Auseinandersetzung nicht mehr möglich. Das Ergebnis ist ein starres Gebilde, welches durch seine Erstarrung, weder auf die Zeit, auf den Ort, auf die Umstände, noch auf den speziellen Menschen eingehen kann.

Aus der Praxis:
Im Seminar eines Mineralstoffberaters war unter den Teilnehmern auch ein Zahnarzt, der interessiert den Ausführungen folgte. Als es um die Auseinandersetzung um die Erweiterungsmittel ging, hat er sowohl Hickethier als auch Dr. Kirchmann zitiert. Als der Referent bei der Betrachtung der Nr. 15 Kalium jodatum darauf hinwies, dass Dr. Schüßler in Oldenburg gelebt hatte, warf der Zahnarzt ganz spontan ein: „Ja, und dort gibt es auch keine Kröpfe!" Er hat im weiteren Gespräch ausgeführt, ganz im Sinne des Referenten, dass der Jodmangel, aber vor allem der feinstoffliche, in der Nähe des Meeres nicht vorhanden ist. Je weiter der Mensch vom Meer entfernt lebt, umso weniger bekommt er von diesen Stoffen ab, da sich bis dort hin die Wolken schon längst von diesen Stoffen entleert haben. Deshalb ist auf diesen Gesichtspunkt vor allem im Gebirge zu achten, denn da kommt noch eine weitere Belastung auf die Menschen zu, nämlich der Druck der Berge, welcher zum Teil auch auf der Schilddrüse lastet.

Bei Kurt Hickethier ist es allerdings ohne weiteres möglich, dass nicht nur alle Mittel nebeneinander nach dem jeweiligen Bedarf Platz haben, sie können auch an einem Tage gegeben werden. Er geht ohne Prinzipien diesbezüglich an die Anwendung heran und kommt zu sehr praktikablen und praktischen Ergebnissen.

Grundsätzlich kann also zusammenfassend zwischen den zwei Grundhaltungen des Reizes und der Substitution (Ergänzung des Fehlenden) unterschieden werden. Wenn der Satz Schüßlers stimmt, dass „der Grundsatz, nach welchem ein Mittel gewählt wird, diesem sein Gepräge aufdrückt", dann hätte jede der beiden Seiten Recht. Beide Grundsätze haben viel für sich. Sie sind nicht so ohne weiteres gefasst und vertreten worden, sondern oft nach vielen Jahren der Erprobung und Erfahrung.

Dr. Schüßler hatte sicher große Mühe, seinen eigenen Stand zu entwickeln, musste er sich doch auch selbst aus dem homöopathischen Lehrgebäude heraus entwickeln und ein Neues aufbauen. Der gegenseitige Kampf wird wegen des „entweder-oder" so vehement geführt.[130] Schüßler musste sich gegen die „Homöopathisierung", wie Joachim Broy es nennt, zur Wehr setzen. Die eigenständige Position ist nur in der Situation als Gegensatz zu sehen. Ist es möglich, sie aufzulösen, Distanz zu gewinnen, kann dann ein umfassender Standpunkt eingenommen werden. Voraussetzung ist, dass die Ebene der Auseinandersetzung gewechselt wird.

7.1.2 Sowohl – als auch

Lassen wir zu Beginn der Überlegungen noch einmal Dr. Schüßler selbst zu Wort kommen. Er schreibt in der Letzten von ihm bearbeiteten Auflage der „Abgekürzten Therapie":

„Wenn ein pathogener Reiz eine Zelle berührt, so wird ihre Funktion dadurch anfangs verstärkt, weil sie sich bemüht, den Reiz abzustoßen. Verliert sie infolge dieser Tätigkeit einen Teil ihrer mineralischen Funktionsmittel, so ist sie pathogen (krankhaft) verändert.

Die pathogen veränderten Zellen, d.h. die Zellen, welche ein Defizit (Verlust) an einem ihrer Mineralien erlitten haben, bedürfen einer Deckung mittels eines homogenen (gleichartigen) Mineralstoffes.

Eine solche Deckung kann spontan (von selbst), d.h. durch das Heilbestreben der Natur sich vollziehen, indem aus den Zwischenräumen der Zellen die erforderlichen Stoffe in die Zelle eintreten.

Zögert die spontane Heilung, so ist eine therapeutische (ärztliche) Hilfe notwendig. Zu diesem Zwecke verabreicht man die betr. Mineralstoffe in Molekularform (in Form von kleinsten, unwägbaren Teilchen).

Die Moleküle treten durch das Epithelium (oberflächliche Zellschicht) der Mund- und Schlundhöhle in das Blut und diffundieren (sich ausbreiten) nach allen Richtungen. Diejenigen Moleküle, die in den Krankheitsherd gelangen, vollziehen daselbst eine lebhafte Molekularbewegung, in welche gleichartige Stoffe aus der Nachbarschaft treten. Diese Stoffe gelangen in die pathogen veränderten Zellen, und somit kommt Heilung zustande.

Das biochemische Heilverfahren liefert dem Heilbestreben der Natur die demselben an betreffenden Stellen fehlenden natürlichen Mittel, die anorganischen Salze."[131]

Wenn jemand unbedingt Reize sehen will, weil er das vorliegende Werk Schüßlers mit der Homöopathie vergleicht, wird er entsprechende Formulierungen als Begründung verwenden, wie die Folgende: *„Diejenigen Moleküle, die in den Krankheitsherd gelangen, vollziehen daselbst eine lebhafte Molekularbewegung, in welche gleichartige Stoffe aus der Nachbarschaft treten."* Mit anderen Worten, die verabreichten Mineralstoffe nach Dr. Schüßler üben auf andere Moleküle einen Reiz aus, weil sie auf diese eine Wirkung haben. Nach Werner Heisenberg, dem berühmten Physiker, ließe sich formulieren: „Es wurde gefunden, was gesucht wurde!"

Auch Dr. Schneider schreibt im „Biochemischen Hausarzt" davon, dass die Zellen angeregt werden. Für ihn besteht der Reiz darin, dass die Zellen einen Impuls bekommen, eine Anregung:

„Auf die Tätigkeit der Zelle hat Dr. Schüßler sein „abgekürztes Heilverfahren" gegründet und damit der Heilkunde einen natürlichen, in jeder Beziehung unschädlichen und gleichwohl

---

130 Irgendwie ähnelt die Auseinandersetzung derjenigen in der Physik, als es um die Klärung ging, ob das Licht rein aus Wellen, also aus reiner Energie oder doch auch aus Korpuskeln besteht. Überraschenderweise wurde der Konflikt für alle Beteiligten so gelöst, dass der Grundsatz vom „Entweder – oder" aufgegeben wurde. Es wurde festgestellt, dass das Licht beides ist, sowohl eine energetische Welle als auch aus Korpuskeln bestehend.
131 Schüßler, W.H.: Abgekürzte Therapie. 31. Aufl. Schulzesche Hofbuchhandlung und Hofbuchdruckerei, Oldenburg und Leipzig 1904. S. 7.

7.1 Ist die Mineralstofftherapie nach Dr. Schüßler eine Versorgung oder ein Reiz?

richtigen Weg gewiesen. Ausgehend von der Tatsache, dass die Salze, welche bei der Verbrennung als Asche zurückbleiben, einen wesentlichen Bestandteil einer jeden Zelle bilden, mag ihre Menge daselbst auch noch so gering sein, und dass eine Abweichung derselben oder eine stärkere Verringerung Krankheit verursacht, indem ohne dieselben die Zellen ihre normale Funktion nicht ausüben können, schlug er vor, das Defizit an diesen Salzen dem Körper in homöopathischer Dosis wieder zuzuführen, damit die kranken Zellen, welche in ihrem kranken Zustande umso empfindlicher für die Anwesenheit ihrer Salze sind, dadurch angeregt werden, die für sie nötigen anorganischen Stoffe aus der Nahrung wieder aufzunehmen."[132]

Im 1989 erschienenen „Simile-Biochemie-Buch" wird im direkten Widerspruch zu Dr. Schüßler formuliert: *„Schüßler, beheimatet in der Homöopathie, verstand die Zuführung des fehlenden Mineralstoffes nicht als Substitution, sondern vielmehr als Reiz, der die Zellen zur Normalisierung in der Mineralstoffaufnahme anregen sollte."*[133]

Dr. Schüßler hat sich jedoch vehement und ausdrücklich gegen die „Homöopathisierung" (Joachim Broy) zur Wehr gesetzt. Er formuliert in der „Abgekürzten Therapie":

„Mein Heilverfahren ist aber kein homöopathisches, denn es gründet sich nicht auf das Ähnlichkeitsprinzip, sondern auf die physiologisch-chemischen Vorgänge, welche im menschlichen Organismus sich vollziehen. Durch mein Heilverfahren werden Störungen, welche in der Bewegung der Moleküle der unorganischen Stoffe des menschlichen Organismus entstanden sind, mittels homogener Stoffe direkt ausgeglichen, während die Homöopathie ihre Heilzwecke mittels heterogener Stoffe indirekt erreicht. ...

Es ist die Möglichkeit ausgeschlossen, dass mit der Zeit die **Homöopathizität** der biochemischen Therapie ans Licht treten wird."[134]

Es wird sich zeigen, ob es gelingen kann, die Schüßler'sche Heilweise wieder aus dem Bannkreis der Homöopathie so weit zu lösen, dass sie für sich als eine eigenständige Therapie gesehen werden kann.[135] Vielleicht stellt die homöopathische Zubereitung der Mittel ein gewisses Hindernis dafür dar. Jochen Schleimer schreibt in seinem Vorwort zum Buch „Salze des Lebens":

„Die Behandlung mit Schüßler-Mitteln scheint bei uns – im Heimatland von Schüßler – zu Unrecht etwas in Vergessenheit zu geraten. In anderen Ländern ist dem nicht so. In Indien beispielsweise ist die Schüßler'sche Biochemie neben der Homöopathie und Ayurveda-Medizin längst fester Bestandteil der medizinischen Versorgung dieses Landes mit der zweithöchsten Bevölkerungszahl der Erde."[136]

Wie sehr die Eingliederung bzw. Einverleibung der Biochemie nach Dr. Schüßler in die Homöopathie sich als schädlich erwiesen hat, darauf geht Joachim Broy kurz ein:

„Schüßler und die frühen Biochemiker bezogen einen erheblichen Teil ihres Wissens um die physiologische Chemie aus ihren Erfahrungen

---

132 Schneider, J.: Biochemischer Hausarzt. 3. unver. Aufl. Dr. Willmar Schwabe, Leipzig 1920. S. 5.
133 Lorenz, U.: Das Simile Biochemie-Buch nach Dr. Schüßler. Simile homöopathische Arzneimittel GmbH, Baden-Baden 1989. S. 6.
134 Schüßler, W.H.: Abgekürzte Therapie. 31. Aufl. Schulzesche Hofbuchhandlung und Hofbuchdruckerei, Oldenburg und Leipzig 1904. S. 4.
135 Es stellt sich auch die ernsthafte Frage, ob es der Schüßler'schen Heilweise dienlich ist, wenn in einem neueren Buch, wie bei dem im Jahre 1997 im AT-Verlag erschienen „Mineralstoffe nach Dr. Schüßler" von Kellenberger-Kopsche Mittelbilder mit den Mineralstoffen nach Dr. Schüßler in Verbindung gebracht werden, welche aus der Homöopathie stammen. Dazu schreibt Thomas Rau in seinem Vorwort auf Seite 9: *„Es ist das große Verdienst des Autors, meines Freundes und Kollegen Richard Kellenberger, dass er erstmals diese Aspekte der psychischen Befindlichkeit einbezogen hat. Wohl bestehen sie in den Beschreibungen der homöopathischen Wesensbilder, nie aber wurden sie zu den Schüßlersalzen und der Antlitzdiagnostik in Beziehung gesetzt."*
Diese Verbindung bringt eher eine weitere Verschmelzung, als eine eigenständige Darstellung, welche sich von der Homöopathie abhebt.
136 Schleimer, J.: Salze des Lebens. Johannes Sonntag, Regensburg 1984. S. 7.

am Krankenbett, eine zu damaliger Zeit durchaus akzeptable und keineswegs unwissenschaftliche Methode. Nach und nach aber wurde das biochemische Mittel immer mehr nach einzelnen Krankheitssymptomen verordnet, wobei zu seiner Findung die deckungsgleiche Symptomatik im Vordergrund stand, ein Verfahren, wie es der Homöopathie eigentümlich ist.

Diese Art der Mittelfindung allein wird jedoch der Biochemie nicht gerecht. Darum ist es nicht verwunderlich, dass mit fortschreitender „Homöopathisierung" die Erfolgsquoten zurückgingen und schließlich denen anderer biologischer Heilmethoden weit nachstanden. Kennzeichnend dafür ist auch die Tatsache, dass anstatt des Schüßler'schen Terminus ‚Charakteristik' für den Wirkungsmodus des einzelnen Mittels sich die homöopathische Bezeichnung ‚Mittelbild' einbürgerte.

Dem Biochemiker darf die Symptomatik nur dazu dienen, den pathologischen Biochemismus des individuellen Elektrolyt-Haushalts zu ermitteln, umso das geeignete biochemische Mittel aufzufinden. Dabei kann sich unter Umständen ein ganz anderes Mittel als notwendig erweisen als das für das gegebene Symptom zunächst nahe liegende.

Der Symptomenkomplex, der auch das Heilmittel kennzeichnet, erarbeitet in sorgfältigen, speziellen Arzneimittelprüfungen, ist das besondere Kennzeichen der Homöopathie.

Da es sich bei biochemischen Mitteln um stets gegenwärtige, körpereigene Substanzen handelt, meldete Schüßler Zweifel an, dass diese typische Symptome im gesunden Organismus hervorzurufen in der Lage sind, wie es für die Erstellung eines homöopathischen Mittelbildes unabdingbar wäre."[137]

Erst wenn die Umklammerung der zwanghaften Gegensätzlichkeit zwischen den beiden Heilweisen nachlässt, kann das Umfeld genauer erfasst werden. Dann ist es unter Umständen möglich, zwei Standpunkte nebeneinander stehen lassen zu können.

Aus dem bisher Erörterten erhebt sich die ernsthafte Frage, ob „homogene", „physiologische", also im menschlichen Körper dauerhaft befindliche Stoffe grundsätzlich überhaupt einen Reiz auslösen können. Der Reiz, welcher in einem eigenen Kapitel noch extra behandelt wird, stellt im Grunde eine Störung dar. Können dem Körper eigene Mineralstoffe, wie es die Mineralstoffe nach Dr. Schüßler darstellen, eine Störung auslösen?

Diese Frage kann noch exakter auf den Punkt gebracht werden: Stellen sie tatsächlich eine Störung dar, auch wenn diese Mineralstoffe so verdünnt werden, dass sie nicht nur in der Zusammensetzung, sondern auch in ihrer Konzentration bzw. Verteilung, Verdünnung oder Potenzierung dem körperlichen Bestand entsprechen?

Kann ein Impuls, wie ihn die Mineralstoffe auslösen, mit einem Reiz gleichgesetzt werden? Schließlich und endlich sind die Mineralstoffe laut Dr. Schüßler in der Lage, *„Störungen, welche in der Bewegung der Moleküle der unorganischen Stoffe des menschlichen Organismus entstanden sind, mittels homogener Stoffe direkt auszugleichen."*

Für Dr. Schüßler war es von außerordentlicher Bedeutung, dass die Mineralstoffverbindungen, welche er verwendet, sich im dauernden Bestand des Körpers befinden. Es stellt sich dabei automatisch die Frage, wie diese Mineralstoffverbindungen gegeneinander wirken sollen und sich sogar in ihrer Wirkung aufheben können? Dass dies nicht möglich ist, wird jedem einleuchten, denn dann könnte der Organismus seinen Betrieb nicht aufrechterhalten. Es kann um keine ausgeklügelte Lehre von Unverträglichkeiten von Mineralstoffverbindungen gehen, wenn sie sich zur gleichen Zeit im Körper, ja sogar in der Zelle befinden. Außerdem darf jeder Mensch der Weisheit der ihn am Leben erhaltenden geistigen Ebene vertrauen, dass sie die einzelnen Mineralstoffverbindungen sehr wohl unterscheiden und entsprechend einsetzen kann.

---

137 Broy, J.: Die Biochemie nach Dr. Schüßler. Klaus Foitzik, München 1993. S. 49f.

7.1 Ist die Mineralstofftherapie nach Dr. Schüßler eine Versorgung oder ein Reiz?

Wenn durch die Mineralstoffe nach Dr. Schüßler die Zelle in ihrem Mineralstoffbestand wieder aufgefüllt wird, sie also wieder in ein gesundes Energiefeld, bzw. Schwingungsfeld gelangt, wird durch die „Ausstrahlung der Zelle" auch der so genannte „grobstoffliche", außerzelluläre Bestand an Mineralstoffen wieder in Ordnung kommen. Je mehr also die Zelle aufgeladen ist, im wahrsten Sinne des Wortes nicht nur mit den Mineralstoffen, sondern durch sie auch energetisch in einem Spannungsfeld, umso besser können die grobstofflichen Bereiche ausgesteuert werden. Die Auflading der Zelle ist in diesem Zusammenhang nicht die Konsequenz eines Reizes, sondern die Folge einer Befähigung. Diese besteht in zweierlei Hinsicht:

Durch die spezielle Zubereitung in der Biochemie nach Dr. Schüßler gelangen die Mineralstoffe direkt in das Innere der Zelle, weil sie das Gewebe diffundieren, durchdringen. Die Mittelgabe in dieser Heilweise vertraut trotz der Belastung oder krankhaften Veränderung der Zelle, dass sie imstande ist, die fehlenden Mineralstoffe an sich zu ziehen.

Andererseits wird die Zelle durch die zunehmende, kontinuierliche Auflading befähigt, ihre Umgebung mehr und mehr in ein gesundes Milieu zu bringen. Die Auflading der Zelle geschieht in dem Maße, als es die feinen Kanäle der Gewebe und der Zellenöffnungen zulassen.

Die Auseinandersetzung mündet in der Frage, ob eine Versorgung und der damit verbundene Impuls, welchen die Versorgung mit Mineralstoffen nach Dr. Schüßler darstellt, einem Reiz gleichgesetzt werden kann. Damit wären wir bei einer Definitionsfrage angelangt:
- Diese muss insofern hier nicht beantwortet werden, als sie einerseits an einer späteren Stelle erfolgt,
- andererseits es notwendig erscheint, die Fragestellung konsequenterweise auch einmal umzudrehen!

Ist nicht die Homöopathie manchmal, oder vielleicht sogar öfter als angenommen, eine Substitutionsheilweise? Genau auch das, was Schüßler mit seinen Mineralstoffen bezweckt? Besteht überhaupt noch der Bedarf an einem Reiz, auch wenn er gesundheitsfördernd ist, wenn sich der Organismus aufgrund einer ausreichenden Versorgung befriedigend organisieren kann?

Schon Dr. Schüßler gibt in der Einleitung der „Abgekürzten Therapie" 1898 auf diese Frage eine Antwort:

„*Ein Homöopath, welcher Silicea anwendet, verfährt unbewusst biochemisch. Die Silicea kann in gesunden Personen keine Symptome erzeugen*[138], *auf deren Grund sie nach dem Ähnlichkeitsprinzip gegen Krankheiten angewandt werden könnte. Die Homöopathen wählen sie auf Grund empirisch gewonnener Heilsymptome. So verfahren sie auch bezüglich der anderen Zellensalze, die sie vor Begründung der Biochemie angewandt haben.*"[139]

Die Frage, welche uns beschäftigt, heißt also nicht: **„Ist die Biochemie eine Reizheilweise?"**, sondern: **„Ist die Homöopathie auch eine Substitutionsheilweise?"**

Nachdem sich diese Frage vor allem für die niedrigen Potenzen vielfach bejahen lässt, erscheint eine Differenzierung der Wirkungsweise der homöopathischen Mittel angebracht. Da dies nicht Gegenstand dieses Buches ist, wird die Behandlung dieses Themas in den Bereich der Fachleute für Homöopathie verwiesen.

Auf jeden Fall ist die Wirkungsweise der homöopathischen Mittel umfangreicher als die der Mineralstoffe nach Dr. Schüßler. Er um-

---
138 Gemeint ist dabei Silicea in der von Dr. Schüßler empfohlenen Zubereitung, also mindestens in der D6.
139 Schüßler, W.H.: Abgekürzte Therapie. 31. Aufl. Schulzesche Hofbuchhandlung und Hofbuchdruckerei, Oldenburg und Leipzig 1904. S. 4.

fasst nicht nur den Bereich der Substitution in den niedrigen Potenzen, den Bereich des Reizes auf der körperlichen Ebene, den Bereich der Emotionen im Bereich der Gefühlsstoffe, den energetischen im Bereich der höheren Potenzen, welche keinen nachweisbaren Wirkstoff mehr enthalten, den Bereich der Information in den Hochpotenzen, den Bereich des Charakters aus der Sicht der Mittelbilder.

Das „Sowohl – als auch" gilt wahrscheinlich nicht für die Biochemie Dr. Schüßlers, sondern für den Bereich der Homöopathie.

7.2 Die Energie

Schon in den Erörterungen über die Zelle wurde auf die energetische Bedeutung der Mineralstoffverbindungen und der mit einer guten Versorgung verbundenen Aufladung hingewiesen. Wenn die Zelle mit einer Autobatterie verglichen wird, können viele Vergleiche angestellt werden. Nicht nur eine Batterie kann überladen werden, auch eine Zelle. Sie ist dann zu weit im Yang-Bereich und müsste abgeladen werden. Es geht im Leben des Menschen vor allem nicht um die Quantität (Stärke) der Ladung, sondern um die Qualität der Ladung. Damit ist der Fluss der Energie gemeint. Blockaden wirken sich nachteilig aus.

Die Folge einer dauernden Überladung, wie sie z.B. auf einer starken energetischen Strahlung der Erde erfolgt, führt bei einer Batterie zur Zerstörung der Speicherplatten, bei der Zelle zu einer krankhaften Veränderung des Mineralstoffhaushaltes. Dadurch wird sie in ihrer Leistungsfähigkeit eine Spannung aufzubauen zuerst geschwächt, dann aber zerstört.

Ein Zustand zu langer Entladung, in dem sich die Zelle des Körpers zu weit im Yin-Bereich befindet, belastet die Zelle ebenso! Kurzfristiges Auf- und Entladen entspricht der Lebendigkeit des Lebens, in der Batterie genauso wie in der Zelle des Körpers.

Die extremen Zustände dürfen in den Batterien nicht zu lange dauern, weil dies die Platten des Akkumulators angreift, welche die Ladung speichern. Dieses Bild lässt sich auch auf die Zelle des Körpers anwenden. Dabei handelt es sich jedoch nicht nur um vier oder sechs Zellen. Der menschliche Körper besteht aus einigen Billionen Zellen, die jede für sich einen kleinen Akkumulator, Ladungsträger und Ladungsspeicher darstellt.

Es ist also von großer Bedeutung darzustellen, welche zentrale Rolle die gesunde Mineralstoffaufladung einer Zelle für den Körper hat. Ohne eine gut versorgte Zelle mit einer optimalen Mineralstoffversorgung kann der Mensch nur wenig Energie auftanken, geschweige denn für eine gewisse Zeit speichern. Bezeichnend für einen Zustand der chronischen Entladung bzw. Abspannung ist der Satz: „Ich schaffe einfach nicht mehr viel. Wenn ich auch Arbeiten beginne, meine Ausdauer ist nicht mehr wie die von früher, als ich noch viel länger und ausdauernder arbeiten konnte." Diese Formulierung beschreibt indirekt den Abbau der Mineralstoffe in der Zelle und den damit verbundenen Abbau des energetischen Feldes.

Spannungen im Nacken mit den damit verbundenen vielfältigen Folgen (Nackenschmerzen, Migräne, kalte Hände, Ameisenlaufen in den Armen, Schmerzen in den Schultern, Ohrenschmerzen, Verringerung der Sehfähigkeit …) entstehen sehr häufig durch einen großen Energiemangel. Der Kopf wird durch Muskelkraft bzw. Zähigkeit immer noch „oben" gehalten, „über Wasser", obwohl von der Energie her die Kraft schon längst fehlt.

Mit den Mineralstoffen nach Dr. Schüßler wird auf keinen Fall der grobstoffliche Bedarf an Mineralstoffen gedeckt. Es werden die Zellen mit Mineralstoffmolekülen aufgeladen, die Zellen entnehmen die Moleküle dem Blut, ja sie „reißen" sie förmlich an sich, wodurch sie in eine optimale Schwingung kommen können. Die Zellen eines Verbandes, eines Organs, eines Gewebes, des ganzen Körpers haben dann jene Frequenz, jene Schwingung, die den Mineralstoffhaushalt im übrigen Organismus steuert. Erst wenn die Aufladung der Zelle mit den Mineralstoffen optimal ist, können im übrigen Organismus die Mineralstoffbewegungen zufrieden stellend erfolgen und damit der Auf- und Abbau der Gewebe, womit der energetische Standpunkt bezüglich der Mineralstoffe nach Dr. Schüßler ausreichend dargelegt erscheint.

Hermann Deters zitiert in seinem Handbuch bezüglich der energetischen Sichtweise aus dem Buch „Der Weg zur Selbsthilfe in gesunden und kranken Tagen" den Autor Dr. med. Winsch. Die Gesichtspunkte lassen sich heute nicht mehr alle als gültig nachvollziehen. Es sollte aber aufgezeigt werden, dass die energetische bzw. elektrische Sichtweise schon lange im Bereich der Mineralstoffe im menschlichen Körper besteht:

„*Die Mineralsalze sind die wichtigsten Nährstoffe, sie bilden, in Wasser gelöst, den Blut- und Lymphelektrolyten, das heißt die Salzlösung, aus welcher der Körper seinen Strom entnimmt. Was man bisher Nervenkraft nannte, ist weiter nichts als Elektrizität. So ist unser Körper in erster Linie ein elektrischer Betrieb, und wenn diese elektrische Maschine gut gehen soll, dann muss sie reichlich elektrischen Strom haben, und den bekommt sie aus den Blut- und Lymphelektrolyten; auch die Rückenmarks- und Gehirnhöhlenflüssigkeit ist weiter nichts als Elektrolyt, das heißt eine Salzlösung, aus welcher Gehirn und Rückenmark ihre elektrische Betriebskraft entnehmen. So ist also der Reichtum an Mineralstoffen der wichtigste Maßstab für die Güte eines Nahrungsmittels …*

Da unsere Landwirtschaft vielfach noch nicht genügend versteht, die fehlenden Mineralstoffe, namentlich das Natrium, im Boden durch künstliche Düngung zu ergänzen, so enthalten sogar unsere Kulturvollnahrungsmittel manchmal nicht die genügende Menge an Mineralstoffen, die der Körper zum vollwertigen Elektrolytbetriebe und zum Ersatz von Knochen, Zähnen usw. *braucht. Darum ist es unter Umständen gut, Mineralstoffe als künstliche Nährsalze anzuwenden.*"[140]

In der Zwischenzeit hat die Erforschung der Energiefelder im menschlichen Körper riesige Fortschritte gemacht, sodass auch feine und feinste Felder gemessen werden können. In der Elektroakupunktur z.B. werden dann die Ergebnisse dieser Forschungen angewendet.

7.3 Der Katalysator

Er gibt weitere Ansatzpunkte von Überlegungen über die Wirkungsweise der Mineralstoffe nach Dr. Schüßler. Eine davon bezieht sich auf Mineralstoffe als Katalysatoren. Katalysatoren beschleunigen chemische Vorgänge, ohne daran beteiligt zu sein, d.h. sie gehen aus dem chemischen Prozess als die Verbindung hervor, die sie vorher waren. Daher wird von den Anhängern dieser Sichtweise angenommen, dass die Anwesenheit der Mineralstoffe nach Dr. Schüßler dient, Prozesse im Körper zu beschleunigen.

Die klassischen Überlegungen sind dahingehend, dass durch ihre Anwesenheit der Organismus angeregt wird, sich die benötigten Mineralstoffe wieder aus der Nahrung zu ziehen.

Dr. Schneider schreibt diesbezüglich:

„*… schlug er vor, das Defizit an diesen Salzen dem Körper in homöopathischer Dosis wieder zuzuführen, damit die kranken Zellen, welche in ihrem kranken Zustande umso empfindlicher für die Anwesenheit ihrer Salze sind, dadurch angeregt werden, die für sie nötigen anorganischen Stoffe aus der Nahrung wieder aufzunehmen.*"[141]

Dr. Schüßler selbst beschreibt denselben Vorgang, als er noch homöopathischer Arzt war, in einer Entgegnung auf Angriffe eines Professor Bock: „*…. sie regen aber den Organis-*

---

140 Deters, H.: Handbuch der Dr. Schüßler'schen Biochemie. Dr. Madaus, Radeburg 1926. S. 49.
141 Schneider, J.: Biochemischer Hausarzt. 3., unver. Aufl. Dr. Willmar Schwabe, Leipzig 1920. S. 5.

mus zu seiner natürlichen Tätigkeit an, aus den kalkhaltigen Nahrungsmitteln den Kalk zu entnehmen, dessen er bedarf."

Im Denken vor der Jahrhundertwende war es noch möglich, von einem unbeteiligten Katalysator zu sprechen. Dieses Denken hat sich festgesetzt und bis heute in vielen Menschen fortgesetzt, da die Formulierungen unserer „alten Meister" zu wenig in Frage gestellt bzw. nicht den neuen Erkenntnissen angepasst wurden.

Das Denken, dass es einen unbeteiligten Stoff in einem chemischen Prozess geben könnte, ist seit Werner Heisenberg nicht mehr möglich. Seit damals gibt es auch den unbeteiligten Zuschauer nicht mehr. Auch wurde der Anspruch von Objektivität in der Wissenschaft fallen gelassen. Es gibt keine Situation, in der Betrachter und Objekt voneinander unabhängig gesehen werden können. Heisenberg hat nachgewiesen, dass die Betrachtung eines Objektes dieses schon wieder verändere, es also durch die Betrachtung in einen Prozess eingebunden ist. Dieser Vorgang ergreift auch den Betrachter, sodass auch er kein Unbeteiligter mehr ist und durch seine Einstellung auf einen Gegenstand seiner Auseinandersetzung ihn selbst verändere. Auch die Art des Gegenstandes, auf den er sich ausrichtet, hat eine spezifische Rückkopplung auf ihn.

In der Philosophie wurde die Subjekt-Objekt-Spaltung vor allem durch Martin Heidegger überwunden und die philosophische Richtung der Phänomenologie entwickelt. Sie wurde unter anderem durch Michel Henry und Emanuel Levinass weiterentwickelt.

Es ist anzunehmen, dass die Mineralstoffe an vielen chemischen Reaktionen (Hormone, Herztätigkeit, Bildung von Thrombin, usw.) beteiligt sind und diese durch die Katalyse (Herbeiführung, Beschleunigung oder Verlangsamung einer chemischen Reaktion) vor sich gehen. Vielleicht hat auch die Enzymaktivität mit der Anwesenheit von Mineralstoffen zu tun? Durch enzymatische Reaktionen werden nämlich Energien für den Körper gewonnen (Schaltstelle des Körpers: Schloss> <Schlüssel Reaktion).

Das Wesen eines Katalysators besteht nicht ausschließlich in dem Unbeteiligtsein, sondern dass er als die chemische Verbindung aus dem Vorgang hervorgeht, die er vorher war, während sich die anderen chemischen Verbindungen, die daran beteiligt waren, verändert haben (Reaktionspartner). Es laufen dabei chemische Reaktionen ab, die entweder Energie verbraucht haben oder wobei Energie gewonnen wurde. Im Körper wirken Biokatalysatoren, wie z.B. die Biofermente (Biochemie). Sie wirken in derartig komplizierten Wasserstoffübertragungsreaktionen, dass für einen „Normalsterblichen" die traditionelle Definition des Katalysators leichter ist.

Katalysatoren beschleunigen (beeinflussen) stets Reaktionen nach beiden Seiten: Aufladung und Abladung. Für die Abläufe im Körper sind die Biokatalysatoren (Enzyme, Fermente) ungeheuer wichtig, weil sie das Energiepotenzial auf jenes herabsetzen, das notwendig ist, damit eine Reaktion ablaufen kann. Sie helfen dem Körper, Energie zu sparen. Die Reaktionen werden durch die Änderung des pH-Wertes, durch Temperaturänderung usw. ausgelöst und laufen dann in Redox-Vorgängen[142] ab, d.h. ein und derselbe Katalysator baut ein Reduktions-Oxidations-System auf und durch Veränderung des Milieus wird dann das Gleichgewicht auf die jeweils benötigte Seite verschoben. Während der Reaktion ist der Katalysator Überträger von H_2-Gruppen (also jedenfalls beteiligt) und wird nach der Reaktion, wenn also die Wasserstoffgruppe übertragen ist, für die nächste Reaktion wieder frei.

---

[142] Redox ist eine Abkürzung für: Reduktion – Oxidation.

7.4 Die Kybernetik

Ein weiterer Gesichtspunkt ist der kybernetische. Er bewegt sich, wenn er die Wirkung der Mineralstoffe beschreibt, auf der rein körperlichen Ebene und versucht die Vorgänge, die ablaufen, zu beschreiben. Die Kybernetik wurde von Norbert Wiener begründet und ist durch ihre mathematisierende Methode gekennzeichnet. Ihr Begriffssystem ist unabhängig von den Untersuchungsgegenständen.

Joachim Broy verwendet in seinem schon zitierten Buch: „Die Biochemie nach Dr. Schüßler" die Kybernetik als Erklärungsmodell für sein Verständnis von den Mineralstoffen nach Dr. Schüßler. Er schreibt:

„*Der kybernetische Denkstil wird in Zukunft noch mehr als heute neue Aspekte der Physio-Pathologie erschließen. Auch das richtig gewählte biochemische Funktionsmittel muss als ein arzneiliches Signal (Impuls – im Sinne von Anstoß) angesehen werden, das eine Bewegung oder Zustandsänderung in Gang setzt. Auf der Ebene der Gewebe und Zellen sind es in erster Linie Ionenfelder mit streng determinierten Potenzialdifferenzen, die das bewirken.*"[143]

Dem Determinismus, also einer strengen Festgelegtheit, folgt aber das Leben nicht nach! Dazu Robert Jungk, Philosoph und Wissenschaftler, in „Natur" 1/89:

„*Die Wissenschaften haben in ihren Versuchen, Entwicklungen vorauszusagen, lange nicht begriffen, dass die Wirklichkeit, in der wir leben, vorwiegend aus ‚offenen Systemen'*[144] *besteht, die von zahlreichen überraschenden, nicht vorhersagbaren Ereignissen bestimmt sind. Wer biologische und gesellschaftliche Systeme, in denen es ständig Veränderungen gibt, durch feste, angeblich unbeeinflussbare Faktoren wie Erbanlagen zu erklären versucht, muss scheitern, weil er das Lebendige auf Mechanistisches reduziert und es damit vergewaltigt.*"

Das Ende von engen, deterministischen Denkmodellen ist abzusehen, oder es muss der Bereich definiert bzw. angegeben werden, für den sie gelten sollen. In geschlossenen Systemen, in abgegrenzten Bereichen lassen sich ziemlich genaue Beschreibungen für allfällige Vorgänge und Prozesse geben. Wird das Modell auf ein Wesen angewendet, in der eine Ebene, wie die körperliche, in viele andere Ebenen eingebettet ist, verliert die Aussagekraft, weil die gegenseitige Beeinflussung der Ebenen unberücksichtigt bleibt. Jedoch sind die gewonnenen Erkenntnisse von großer Bedeutung, weil manchmal der Gesamtzusammenhang zu komplex ist. Von Bedeutung ist hier, dass der Standpunkt nicht zu dogmatisch vertreten wird.

Dazu ein Beispiel: Verliert jemand durch zwanghafte einseitige Strukturen im Charakter auf der körperlichen Ebene z.B. sehr viel Calcium phosphoricum und hat dadurch Muskelkrämpfe, bleibt eine Versorgung mit Mineralstoffen nach Dr. Schüßler auf Dauer eine vorläufige Maßnahme. Der Versuch, den Mangel auf diese Art und Weise auszugleichen, gleicht jenem Autofahrer, der ein Loch im Tank, durch das er Benzin verliert, dadurch auszugleichen versucht, indem er mehr nachfüllt.

7.5 Der Reiz

Im Kapitel 5 (s. S. 78) wurde schon ausführlich über die Reizheilweise geschrieben. Zusammenfassend sei hier noch einmal festgestellt, dass bestimmte, gezielte Reize die Selbstheilungskraft des Organismus herausfordern, so dass er von sich aus mit der Krankheit bzw. Betriebsstörung zurechtkommt. Doch sollen hier noch einige Überlegungen zu diesem wichtigen Thema angeführt werden.

Auch in neueren Büchern, wie z.B. in „Die Dr. Schüßler Mineraltherapie" von Dr. Günter Harnisch, erschienen 1996, wird weiterhin

---

143 Broy, J.: Die Biochemie nach Dr. Schüßler. Klaus Foitzik, München 1993. S. 16.
144 Katalytische Redox-Systeme, wie oben beschrieben, sind offene Systeme!

festgestellt, dass die Schüßler'sche Heilweise eine Reizheilweise darstelle: „*Auf keinen Fall gilt der Grundsatz: Viel hilft viel. Im Gegenteil: Bei der Schüßlertherapie wirken, wie in der Homöopathie allgemein, wiederholte schwache Reize heilsamer als zu häufige starke Impulse. Schwache Reize fachen die Selbstheilungskraft an, starke Reize hemmen sie eher.*"[145]

Kurt Hickethier beschäftigt sich in seinem Buch „Heilwissen alter und neuester Schule" ausführlich mit der Reiztherapie und der Befriedigungsheilweise, die wir als physiologische Heilweise bzw. Substitutionsheilweise bezeichnen. Er schreibt:

„Dem Heilungsbestreben mittels Reizen huldigen fast alle Heilweisen. Nur die Biochemie[146] macht eine Ausnahme. Schüßler's Heilgrundsatz ist die Auffüllung des ungedeckten Bedarfs. Er schuf also im Gegensatz zu allen anderen eine Defizittherapie. …

Folgen wir vorerst den Ausführungen eines Mediziners, Schulz, in seinem Kolleg über organische Arzneistoffe, in dem er später auch die Erfolge der Lehren Schüßler's und Hahnemann's anerkennt:

‚Jeder Umstand, der das physiologische Gleichgewicht einer einzelnen Zelle oder eines großen Gemeinwesens von Zellen, eines Organes oder eines Organismus stört, wirkt als Reiz. Danach werden unsere Organe es auch als einen Reiz empfinden müssen, wenn sie eine Einbuße erleiden an einem ihnen notwendig angehörenden, unorganischen Bestandteile. Umgekehrt unterliegen dieselben Organe einer Reizwirkung, wenn sie mit einer zu großen Menge ihnen an und für sich eigenen, unorganischen Materials belastet werden. Handelt es sich gar um das Herantreten ganz körperfremder Stoffe, so erscheint die Reizwirkung womöglich noch selbstverständlicher. Ich brauche wohl nicht darauf hinzuweisen, dass das bisher gesagte nicht nur ausschließlich für die unorganischen Stoffe Geltung hat. Die organischen Zellenbestandteile unterliegen genau demselben Gesetze, das wir uns bisher entwickelt haben. Es existiert in dieser Hinsicht kein Unterschied zwischen Organischem und Unorganischem. Da wir in der Folge ausschließlich mit Letzterem uns zu beschäftigen haben werden, so wird von organischen Zellenbestandteilen fernerhin nicht mehr die Rede sein.

Die Organe antworten auf jeden Reiz, der sie trifft und ein gewisses Maß von Intensität besitzt, durch Veränderungen ihrer Tätigkeit. Den wechselnden Charakter der jedesmaligen Beantwortung einer Reizwirkung hat Rudolf Arndt, der frühere Greifswalder Psychiater, zusammengefasst in dem von ihm zuerst aufgestellten ‚biologischen Grundgesetze'[147]:

Schwache Reize fachen die Lebenstätigkeit an, mittelstarke fördern sie, starke hemmen sie und stärkste heben sie auf. Aber durchaus individuell ist, was sich als schwacher, mittelstarker, starker oder stärkster Reiz wirksam zeigt.

Arndt hatte sein Gesetz wesentlich im Hinblick auf die unter normalen Verhältnissen in der belebten Natur sich abspielenden Vorgänge aufgestellt. Es gelang mir[148], Mitte der achtziger Jahre den Beweis zu führen, dass auch die mannigfaltigen Erscheinungen, die wir beim Studium der Arzneiwirkungen auftreten sehen, demselben Gesetze sich zwanglos unterordnen. Nur ist dabei ein Punkt zu bedenken, der von Arndt allerdings auch schon angedeutet wird, wenn er von der Bedeutung des Individuums für die Wertschätzung der Reizwirkung spricht. Bei der praktisch betätigten Arzneiwirkung handelt es sich um kranke Organe und Organismen. Diese befinden sich von vornherein in einem, vom physiologischen abweichenden Erregungszustand. Sie können schon auf Reize reagieren, die unter normalen Verhältnissen, bei voller Gesundheit, kaum oder gar nicht empfunden werden.'

Die Wahl der oft verwendeten Reizmittel erzeugen einen hohen Blutandrang, sodass dadurch die Krankheitskeime leichter abgestoßen

---

145 Harnisch, G.: Die Dr. Schüßler-Mineraltherapie. Turm, Bietigheim 1996. S. 52.
146 Gemeint ist die Biochemie nach Dr. Schüßler!
147 Dieses Gesetz wird hier noch einmal wiederholt, obwohl es an anderem Ort schon zitiert wurde.
148 Dem Mediziner Schulz, im vorigen Jahrhundert.

werden können. Ein Moment der geistigen Heilweise wird Aufmerksamkeit und der Heilwille werden von dem Reiz in recht nachhaltiger Weise auf die kranke Stelle gerichtet, was die geistigen Kräfte in Tätigkeit setzt. Nun vermag man aber nicht an alle Krankheitsherde so leicht heranzukommen."[149]

So weit Kurt Hickethier und der „Mediziner Schulz"[150] in der Beschäftigung mit der Reizheilweise. Das Zitat ist deshalb so lang ausgefallen, weil in der Schüßler'schen Heilweise die entscheidende Auseinandersetzung darüber stattfindet, ob sie der Reizheilweise angehört, wie viele behaupten, auch Verfasser von Büchern, die erst in den letzten Jahren (1990 und später) erschienen sind.

Oder ist sie doch eine ganz eigene, neue, auch für unsere Zeit sehr bedeutungsvolle Heilweise, die sich in die Reizheilweise nicht einordnen lässt? Diese Frage wurde in den vorangegangenen Kapiteln ausführlich und überzeugend behandelt, wodurch auch der Standpunkt der Verfasser des vorliegenden Buches klar ausgedrückt ist.

Die Mineralstoffe nach Dr. Schüßler „stören"[151] den Organismus nicht als ein Reiz, sondern erfüllen, was die Not des Organismus gebietet: Die Auffüllung eines Mangels, der sich durch welche Umstände immer im Organismus eingestellt hat.

So stellt die angemessene Ruhe nach anstrengender Tätigkeit gewiss keinen Reiz dar, genau so wenig wie das Essen, das den vorhandenen Hunger stillt. Auch kann man die Wärme, die man dem Organismus nach erfolgter Unterkühlung zuführt, nicht als einen Reiz bezeichnen. Sehr wohl war die Kälte, mit der der Körper konfrontiert war, ein starker Reiz, der die Lebenskraft auch hätte lähmen können. Es gibt noch viele andere Beispiele der Erfüllung von Notwendigkeiten des Organismus, die sich deutlich von Reizen unterscheiden. Die Reihe kann für sich selbst weiterführen, wer will.

Abschließend sei festgestellt, dass wir die Reize für lebensnotwendig erachten. Sie erzeugen eine Spannung zwischen dem Organismus und der Welt, sodass sich der Einzelne mit der Welt auseinander setzen muss und eine Antwort darauf zu finden hat, durch die er lebensfähig wird. Wenn allerdings ein Reiz zu stark war, hat er die Lebensmöglichkeiten so geschwächt, dass wir dem Organismus zur Seite stehen wollen, dass er auf die lebenserhaltenden Reize wieder in einer befriedigenden Art und Weise antworten kann. Dies führt uns automatisch zur Problematik der Reizüberflutung, die aber unseren Rahmen hier sprengen würde.

7.6 Der Gegner

In der Gegenüberstellung der Heilweisen wurde festgestellt, dass die klassische Medizin die Krankheit als einen Feind des Menschen betrachtet. Deshalb sind Fragestellungen, wie: „Was nehme ich gegen … ?" sehr geläufig. Bedauerlich ist es aber, wenn diese Sichtweise auch in alternative Heilweisen, wie es die Schüßler'sche Heilweise darstellt, Platz greift und solche Formulierungen Einzug halten.

Dazu sei noch einmal Dr. Harnisch zitiert:

„In der Tat wenden viele Behandler mehrere Schüßler-Mineralstoffe nebeneinander an. Im Ausland sollen sogar Präparate im Handel sein, die alle 11 Schüßlersalze in einer Tablette gemischt enthalten. Selbstverständlich erleichtert das die Anwendung. Wer alle Salze nimmt, kann nicht viel falsch machen. Nach dem ‚Schrotflintenprinzip' erhöht sich mit der Zahl der Kugeln, die auf die Krankheit abgeschossen werden, zugleich die Wahrscheinlichkeit, einen Treffer zu landen."[152]

---

149 Hickethier, K.: Heilwissen alter und neuester Schule. Selbstverlag, Kemmenau 1982. S. 6f.
150 Von Kurt Hickethier in dieser Form zitiert.
151 Nach Dr. Schulz formuliert.
152 Harnisch, G.: Die Dr. Schüßler-Mineraltherapie. Turm, Bietigheim 1996. S. 50

Vielleicht wird es noch lange dauern, bis erkrankte Menschen formulieren werden: „Was nehme ich ein **für** meinen erkrankten Körper, damit er mit der Störung besser zurechtkommt?"

Es ist von großer Bedeutung, wohin der Mensch seine Aufmerksamkeit richtet, worauf hin er seine innere Energie wendet! Solange er eine Krankheit bekämpft, richtet er sein Augenmerk auf das zu Bekämpfende. Damit führt er dem Problem immer mehr Energie zu, sodass es sehr stark wird. So behindert er die eigenen Heilkräfte.

Wendet er sich der Fähigkeit des Organismus zu, den Körper mit seinen Entgleisungen wieder in die rechte Ordnung zu bringen, so bekommt die Bewegung in Richtung Heilung enormen Schwung, der dieselbe auch entsprechend fördert.

7.7 Die Psychologie

Ein weiterer Ansatzpunkt ist der psychologische. Wenn die Übersetzung von Psychologie als dem „Wort (Lehre) von der Seele" gültig ist, dann erhebt sich sofort die dringende Frage, was denn unter Seele zu verstehen sei. Es ist dies ein Wort, das viel zu wenig genau festgelegt bzw. definiert ist, in das man viel zu viel hineinlegen kann. Gehört zur Seele das Gefühl, das Gemüt, das Energiefeld, die Farbenwelt des Menschen, oder mehr seine Gedanken oder gar nur sein Charakter? Oder gehören zur Seele vielleicht alle diese Ebenen, die im Menschen vorzufinden sind? Viel zu oft wird das Wort von seelisch-geistigen Zusammenhängen strapaziert, ohne dass genaue Abgrenzungen sichtbar werden oder verdeutlicht werden können.

Auch an den Universitäten ist der Widerspruch nachzuvollziehen. Auf der einen wird die Psychologie mehr in der geisteswissenschaftlichen Richtung gesehen, auf einer anderen herrscht wieder mehr die einer naturwissenschaftlichen Betrachtungsweise vor.

Wenn man in der Psychologie von der Ebene des Bewusstseins ausgeht, dann hat sie sicher viel mit Lernen und Deuten zu tun. So ist es auch möglich, Impulse, die an den Menschen herangetragen werden, als Lernaufgaben zu sehen. Dann ist es auch möglich, die Mineralstoffe nach Dr. Schüßler als Lernaufgaben zu interpretieren. Es wäre dann von großer Bedeutung, darzustellen, wie die verschiedenen Ebenen im Menschen zusammenhängen und wie sie einander beeinflussen.

7.8 Die Informatik

Sie ist die Wissenschaft von der Übermittlung von Information, von der Wissensvermittlung. Bei der informatorischen Betrachtungsweise geht man davon aus, dass der Organismus die Information über bestimmte Stoffe bzw. Vorgänge verloren habe und sie ihm in Form von Informationen wieder zur Verfügung gestellt werden müssten. Diese Betrachtungsweise ist insofern ein wenig problematisch, weil im Sinne des Holismus die ganze Information über das Leben und den Kosmos in jedem Einzellebewesen, ja sogar in jeder Zelle vorhanden ist. Was nun beim einzelnen Lebewesen vielleicht nicht mehr vorhanden ist, ist die Energie der Information. Es besteht in dieser Sichtweise die Hilfe wahrscheinlich darin, Lebenspotenziale (Lebensmöglichkeiten) durch Zufuhr von Informationsenergie konkret verwirklichbar zu machen.

7.9 Das Phänomen

Die Kunst, ohne Voreingenommenheit an etwas heranzugehen, verlangt, dass keine vorgefassten Meinungen, Lehrinhalte, Theorien oder Behauptungen an den Gegenstand der Beobachtungen herangebracht oder ihm gar übergestülpt werden. Es gilt, ausschließlich das Phänomen, das es zu beobachten gibt, wahrzunehmen. Das Ergebnis kann keine

Deutung sein, genau so wenig wie ein Vergleich, eine Spekulation oder gar eine Bewertung, auf keinen Fall der Versuch, das Beobachtete in ein System einzuordnen. Allein die Wahrnehmung zählt. Diese Haltung kommt den spielenden Kindern sehr nahe, welche „unbekümmert", ohne Kummer, an etwas herangehen können. Auch Schiller sagt vom Menschen, dass er gerade dort und vor allem dann Mensch ist, wenn er ein Spielender ist.

Es ist sehr gut verständlich, dass bei Störungen im Gesundheitsgeschehen das Spiel nicht am Platze ist. Doch das hängt wiederum von dem Grad der Störung ab. Da ließe sich das Wort Spiel mit dem Wort Empirie vertauschen. Der Begründer und auch die ersten Nachfolger der Schüßler'schen Heilweise betonten und schätzten gerade die Empirie, die Erfahrung am Krankenbett.

Verwunderlich ist, dass immer wieder versucht wurde, dem, was diese Männer unbelastet von Theorien gefunden und entwickelt haben, einen theoretischen Hintergrund zu verpassen. Mancher Anwender würde vielleicht gut daran tun, die Erfahrungen von Dr. Schüßler und seinen unmittelbaren Schülern vorurteilsfrei nachzuvollziehen und damit festzustellen, ob nicht gerade in den intuitiven Anfängen der Heilweise von Dr. Schüßler mehr steckt, als ein bloßer Abkömmling der Homöopathie zu sein!

7.10 Mikro- und Makrobereich der Mineralstoffe

Ein in langer Praxis erprobtes und verifiziertes Modell vom Verständnis der Wirkungsweise der Mineralstoffe nach Dr. Schüßler geht von den beiden Bereichen innerhalb und außerhalb der Zellen, sozusagen dem Mikro- und dem Makrobereich, aus. Es gibt ein physiologisches, dem Körper eigenes Verhältnis zwischen den jeweiligen Mineralstoffen innerhalb und außerhalb der Zelle, das vom Organismus immer wieder hergestellt wird.

Wenn durch äußere oder innere Einflüsse z.B. der Bestand an Calciumionen in der Zelle abnimmt, dann verliert der entsprechende Teil außerhalb der Zellen seinen „Halt" und wird, je nachdem wie groß er ist, ausgeschieden oder im Körper abgelagert (als Kalkgicht, als Kalkbrücken zwischen den Rippen oder in Form von Steinen).

Wenn bei einer Frühjahrs- bzw. Reinigungskur der Organismus sehr viele NaCl-Moleküle verbraucht, diejenigen, die als Funktionsstoffe vorliegen, nimmt der Bestand innerhalb der Zellen ab. In der Folge kann der Körper die NaCl-Moleküle außerhalb der Zellen nicht mehr aussteuern, und diese verlieren ihren Halt. Das kann verschiedene Auswirkungen haben, z.B. dass der Körper Salz ausscheidet, als salziger Geschmack im Mund oder dass die Tränenflüssigkeit salzig brennend wird, was dann die Augen zu spüren bekommen. Desgleichen kann der Schweiß unter dem Arm mit Salzkristallen versetzt sein. Die Biochemie kennt dieses Phänomen lange und nennt es „Salzfluss".

Wie dieses physiologische gleichzubleibende Verhältnis immer wieder vom Körper ausgesteuert wird, lässt sich am besten über Beispiele erklären:

Wenn jemand eine stark gesalzene Suppe isst, so verschiebt sich der Salzgehalt enorm in Richtung außerhalb der Zelle. Die hohe Konzentration von Salz außerhalb erzeugt ein starkes Durstgefühl. Durch das Trinken von Wasser wird die Konzentration außerhalb der Zelle gesenkt und das physiologische Konzentrationsverhältnis ist wieder hergestellt. Nimmt derjenige hingegen einige Tabletten von Natrium chloratum Nr. 8 zu sich, dann verschwindet das Durstgefühl ebenfalls. Der Gehalt an Natrium chloratum innerhalb der Zellen wurde so stark angehoben, dass ebenfalls das physiologische Verhältnis in der Mineralstoffkonzentration innerhalb und außerhalb der Zelle geschaffen wird.

Ein weiteres Beispiel betrifft die Ablagerung von Calcium in Form von Steinen im Körper:

Wenn durch eine starke Übersäuerung die Notwendigkeit der Neutralisierung besteht, dann geschieht diese häufig über den Calciumhaushalt. Von diesem Mineralstoff steht im Körper der größte Vorrat zur Verfügung. Für die Neutralisierung werden allerdings vereinzelte Calciummoleküle verwendet, wie sie die Zelle für ihren Betrieb benötigt.

Das physiologische Verhältnis der Calciummoleküle innerhalb und außerhalb der Zelle ist gestört. Die Calciumkonzentration außerhalb der Zelle ist zu hoch und wirkt sich als Ablagerung auch in Form von Steinen aus, da der Organismus mit einem Zuviel an Calciumionen außerhalb der Zelle überfordert ist.

Bekommt der durch solche Steine belastete Mensch vom Mineralstoffberater Calcium phosphoricum Nr. 2 empfohlen, dann lässt sich das nur über diesen Zusammenhang verstehen. Der Calciumhaushalt innerhalb der Zellen wird aufgefüllt, wodurch es dem Organismus wieder möglich ist, jene Calciummoleküle, die durch den Verlust in Steinen abgelagert wurden, wieder „in den Griff" zu bekommen. Ohne das Erkennen dieses Zusammenhanges wird es jedem Schulmediziner unverständlich bleiben, dass in diesem Fall Calcium phosphoricum Nr. 2 verabreicht wird – er wird eher schärfstens gegen diese Verabreichung protestieren.

Ein drittes Beispiel zeigt das notwendige Zusammenwirken von Medizin und Biochemie nach Dr. Schüßler:

Eisenpräparate sind für den Körper relativ schwer aufzunehmen. Oft ist der Eisenspiegel nur während der Einnahme einigermaßen in Ordnung, um nach Beendigung der Kur wieder abzusinken. So war es auch bei der Mutter einer Frau, die sich intensiv mit der Biochemie nach Dr. Schüßler auseinandersetzt.

Die Mutter bekam nach einer Blutuntersuchung ein Eisenpräparat verschrieben, weil der Eisenwert im Blut außerordentlich gering war. Während der Einnahme war er einigermaßen in Ordnung, nach Beendigung der Kur jedoch wie vorher, denn sie hatte nur den Eisenhaushalt außerhalb der Zelle aufgefüllt.

Diesem Eisen stand aber nicht genügend Eisen innerhalb der Zellen gegenüber, sodass das eingenommene Eisen in der Zelle kein physiologisches Gegenüber hatte, damit es dem Verhältnis eines gesunden Organismus an Eisen entsprach. Der Organismus konnte das Eisen nicht „festhalten" und verlor es wieder.

Als der praktische Arzt ihr eine zweite Packung verschrieb, sagte ihre Tochter, dass sie gleichzeitig Ferrum phosphoricum Nr. 3 einnehmen müsse, damit der Organismus das Eisen im Körper behalten könne. Sie nahm jeden Tag 20 Stück Ferrum phosphoricum Nr. 3 parallel zum Eisenpräparat, wodurch der Eisenhaushalt auch innerhalb der Zellen aufgefüllt wurde. Nach der zweiten Kur war der Eisenspiegel innerhalb des Grenzwertes. Als der Arzt ihr eine dritte Packung verschrieb, sagte er: „Aber die Mittel von Ihrer Tochter, die nehmen Sie mir dazu!" Er wusste ja, dass sie schon lange mit Mineralstoffen nach Dr. Schüßler arbeitete und immer wieder überraschende Erfolge hatte. Nach der dritten Kur war der Eisenwert ideal und blieb es auch. Ein physiologisch richtiges Verhältnis an Eisen innerhalb und außerhalb der Zelle war geschaffen.

Ein sehr bedeutungsvolles Beispiel betrifft den Mineralstoff Magnesium:

Viele Frauen bekommen wegen ihrer Muskelkrämpfe während der Schwangerschaft, die vor allem als Wadenkrämpfe auftreten, Magnesium verordnet. Wie wir aus der Biochemie nach Dr. Schüßler wissen, entstehen diese Krämpfe durch einen Mangel an Calcium phosphoricum Nr. 2, welches für den Aufbau des heranwachsenden Kindes benötigt wird. Auch Ärzte wissen, dass das verabreichte Magnesium die Muskeln erschlaffen lässt, wodurch die Muskelkrämpfe meistens abklingen. Allerdings hilft dies in vielen Fällen nicht, was zu denken geben sollte! Wenn Magnesium zu lange gegeben wird, dann wird der Geburtstermin häufig überschritten, wie eine Frauenärztin bestätigte. Das heißt, die dämpfende, erschlaffende Wirkung auf die Muskeln hatte auch seine Wirkung auf die

Muskeln der Gebärmutter, wodurch die Wehen nicht eintreten können. Daher wird das Magnesium spätestens 6 Wochen vor dem Geburtstermin abgesetzt.

Für einen Mediziner ist es völlig unverständlich, dass in der Biochemie nach Dr. Schüßler vor allem im neunten Monat das Hauptaugenmerk in einer ausreichenden Versorgung mit Magnesium phosphoricum Nr. 7 liegt, damit ausreichend starke Wehen eine rasche Geburt ermöglichen.

Schwangere Frauen sind bekannt für ihre roten Wangen, vor allem in den letzten Monaten, und den kaum zu beherrschenden Schokoladenhunger, beides Zeichen für einen großen Magnesiummangel. Jedoch ist das intrazelluläre Magnesium gefragt, damit dann auch das Verhältnis zwischen der Konzentration innerhalb und außerhalb der Zellen wieder ausgeglichen ist.

Das Modell vom Mikro- und Makrobereich hat sehr viel für sich und ist durch Erfahrung gewachsen. Als Erfahrungsheilweise hat die Biochemie nach Dr. Schüßler ihren Hintergrund in einem sehr gut anwendbaren Modell gefunden, das immer wieder durch Erfolge bestätigt wird. Wissenschaftliche Untersuchungen bzw. Studien dazu gibt es leider noch keine, denn durch sie könnte der substituierende Charakter der Biochemie nach Dr. Schüßler innerhalb der Zelle bewiesen werden – was auch im Sinne der Autoren wäre.

7.11 Anwendungspraxis der Biochemie nach Dr. Schüßler[153]

In den letzten Jahren erlebt die Biochemie nach Dr. Schüßler eine zunehmende Beachtung in der Öffentlichkeit, was sich auch an der steigenden Anzahl von Veröffentlichungen zu diesem Thema ablesen lässt. Man stellt dabei sehr schnell fest, dass es bei den Vertretern der Biochemie sehr unterschiedliche Auffassungen gibt bezüglich der Art der Anwendung biochemischer Mittel, insbesondere was die Häufigkeit der Gaben und die Zahl der verordneten Mittel angeht. Schüßlers Ansatz wird dabei sehr verschieden ausgelegt bzw. weiter verfolgt.

Es soll daher eine kleine Übersicht vorgestellt werden über die Richtungen der Biochemie und ihre jeweiligen theoretischen Begründungen.

Die Gruppe der – wie ich sie nennen möchte – homöopathisch arbeitenden Biochemiker trägt mehr oder weniger bewusst homöopathische Regeln an die biochemische Verordnungsweise heran. Hier wird im Grunde eine Homöopathie mit den klassischen 11 (12) Mineralsalzen und evtl. einigen Ergänzungssalzen betrieben.

Ein etwas modifiziertes theoretisches Modell geht auf Joachim Broy und den „Arbeitskreis für praktische Biochemie" zurück, der die Mineralsalze als Informationsträger betrachtet. Dr. Kurt Hickethier begründete die Antlitzdiagnose und spricht von einer wirklichen materiellen Versorgung der Zelle mit Mineralstoffen. Dieser Ansatz wurde von Thomas Feichtinger weiterverfolgt.

Friedrich Barthelmeyer, ein Vertreter der Richtung der Biochemie, die die ursprüngliche Lehre Dr. Schüßlers bewahren möchte, spricht von „Klassischer Biochemie" und legt Wert auf die Unterscheidung zur Homöopathie: *„Während die Homöopathie nach der Ähnlichkeitsregel (Similia similibus curentur) die Mittel auswählt, richtet sich die Biochemie nach den Symptomen und der Antlitz-Diagnose. Die Homöopathie benutzt Mittel aus dem Tierreich, der Pflanzenwelt und der Erde. Die Biochemie geht an den Ursprung, an die Quelle allen Lebens, darum entnimmt sie die Mineralstoffe den Quellen oder dem Erdreich ..."*[154] Obwohl Bartelmeyer sich von der Homöopathie abgrenzt, gibt er entscheidende Grundsätze

---
153 Reinhard Schaub, Heilpraktiker, Kassel.
154 Bartelmeyer, F.: Dr. Schüßlers Biochemie. Freiburg 1993 (Selbstverlag) S. 15f.

Hahnemanns nicht auf, nämlich die Gabe ausschließlich von Einzelmitteln, die Auswahl der zutreffenden Mineralsalze durch Symptomenvergleich, bis nur ein Funktionsmittel übrig bleibt und schließlich die Betrachtung der Biochemie als reine Reizheilweise. Dabei besteht die Übereinstimmung mit Dr. Schüßler eigentlich darin, dass auch dieser gewöhnlich die Mineralsalze einzeln oder im Wechsel verabreichte.

Auch der „Wegweiser zur biochemischen Mittelfindung" von Konrad Thome[155] mit einem biochemischen Fragebogen geht letztendlich den homöopathischen Weg der Mittelfindung durch Symptomenvergleich, um ein einziges passendes biochemisches Mittel herauszufinden. Wie die Homöopathen bezieht er auch Gemütssymptome mit ein.

Klarer grenzt Joachim Broy die Biochemie Dr. Schüßlers von der Homöopathie ab: *„Dem Biochemiker darf die Symptomatik nur dazu dienen, den pathologischen Biochemismus des individuellen Elekrolyt-Haushalts zu ermitteln, um so das geeignete biochemische Mittel zu finden. Dabei kann sich unter Umständen ein ganz anderes Mittel als notwendig erweisen als das für das gegebene Symptom zunächst naheliegende."*[156]

Ganz andere Überlegungen beschreibt Dr. Kurt Hickethier, der Begründer der Antlitzdiagnose: *„Durch die Verreibung erreichen wir, dass jedes einzelne Molekül durch Milchzucker von dem anderen isoliert wird … Hierdurch kann das Molekül, das in der konzentrierten Masse durch Zusammenhangskräfte (Kohäsionskräfte) zur scheinbaren Leblosigkeit verdammt war, seine ihm eigene Kraft entfalten… Aus diesen ultra-mikroskopischen Beobachtungen, die Schüßler und Hahnemann nicht zur Verfügung standen, erhellt zur Genüge, wie wichtig es ist, die Salze nur in Molekularform zu reichen…"*[157] Hickethier entwickelt Schüßlers Therapie auch insofern weiter, als er die Verabreichung mehrerer Mittel im Wechsel erlaubt. Er folgte Dr. Schüßler aber in der Verordnung von ausschließlich 11 Mineralsalzen, ohne Ergänzungssalze. Er sprach von „Befriedigungsheilweise", um damit zum Ausdruck zu bringen, dass für ihn die Zelle wirklich materiell, wenn auch sehr feinstofflich mit Mineralsalzen versorgt wird, und grenzte sich damit eindeutig von der „Reizheilweise" ab, wozu er fast alle anderen Heilweisen rechnete.

Dieser Ansatz wurde dann von Thomas Feichtinger weiterentwickelt, indem der Autor Beobachtungen über den Zusammenhang von grobstofflicher und ionisierter Mineralstoffversorgung anstellte und die Antlitzdiagnose zur Antlitzanalyse weiterentwickelte, wobei auch die Nr. 12 und die Ergänzungssalze, insbesondere die Nr. 15 und 22, einbezogen wurden.[158]

Auch Dr. Kirchmann geht von einer Versorgung der Zelle mit Mineralsalzen aus, allerdings betrachtet er hauptsächlich die mengenmäßigen Anteile der Mineralsalze im Blut. Seine Anweisungen zur Verordnung orientieren sich aber an theoretischen Erkenntnissen der modernen Chemie, weshalb er verbietet, Kombinationen von Mineralstoffen gleichzeitig einzunehmen.[159]

Lässt man vorurteilsfrei die hier geschilderten Theorien und Anwendungsweisen der Biochemie auf sich wirken, bleibt erst einmal ein Gefühl der Verunsicherung zurück, und die Frage stellt sich vielleicht, wer verfügt über die sachgerechteste Theorie? Dazu sei nochmals Dr. Schüßler zitiert: *„Der Grundsatz, nach welchem ein Mittel gewählt wird, drückt ihm sein Gepräge auf. – Ein nach dem Ähnlich-*

---

155 Thome, K.: Wegweiser zur biochemischen Mittelfindung. Dormagen 2002.
156 Broy, J.: Die Biochemie nach Dr. Schüßler. München 1993: S. 49f.
157 A.a.O.: S. 21.
158 Feichtinger, T., Mandl, E., Niedan-Feichtinger, S.: Handbuch der Biochemie nach Dr. Schüßler, 2. Aufl., Karl F. Haug, Heidelberg 2002; Feichtinger, T., Niedan-Feichtinger, S.: Antlitzanalyse in der Biochemie nach Dr. Schüßler, K. F. Haug, Heidelberg 2001.
159 Kirchmann, K.: Biochemie Lexikon. Eva Kirchmann, Hamburg 1976.

keitsprincip gewähltes Mittel, ist ein homöopathisches, ein Mittel aber, welches den Mineralstoffen des Organismus homogen ist, und dessen Anwendung sich auf die physiologische Chemie gründet, ist ein biochemisches."[160]

Letztendlich entscheidet sich in der praktischen Erfahrung immer wieder, was funktioniert, was nicht. Die Erfahrung zeigt, dass homöopathisch richtig gewählte Mittel, ob Mineralsalze oder nicht, erstaunliche Wirkungen haben können.

7.12 Schlussfolgerung

Der Gesichtspunkt, unter dem die Mineralstoffe nach Dr. Schüßler verabreicht werden, beeinflusst die Wirkung. Außerdem erfolgt dann auch die Dosierung entsprechend, wodurch den Erfolgen von vornherein enge Grenzen gesetzt werden. Unbefangene Menschen, welche sich mit den Mineralstoffen nach Dr. Schüßler auseinander setzen, haben manchmal erstaunliche Erfolge. Sie hatten sich nach keiner vorformulierten Lehre gerichtet, sondern einzig und allein nach dem Leben, wie es sich zeigt und was es verlangt.

Alle Erklärungsmodelle haben etwas gemeinsam. Sie sind Ausschnitte, Fragmente der Wirklichkeit. Niemand kann die gesamte Wirklichkeit erfassen. So wird jedem Deutungsversuch etwas Wahres anhaften, aber jeder ist für sich nur begrenzt aussagekräftig. Die Aussagekraft hängt jeweils von der Ebene ab, auf der die Erkenntnisse, die Deutungen gewonnen wurden. Die Ebene bestimmt wesentlich die Folgerungen, die gezogen werden können und dürfen. Es ist immerhin ein Unterschied, ob der Mensch als ein chemisch-physikalisches Reaktionsbündel beschrieben wird, oder in ihm unter anderem auch ein gefühlsbegabtes Wesen mit einem Charakter gesehen wird.

Wenn alles „Wissen" im Menschen schon vorhanden ist, dann geht es eher darum, die jeweils eigenen Lebensmöglichkeiten aus ihm „herauszugebären". In dieser Betrachtungsweise wäre dann derjenige, der Hilfestellungen gibt, wie die Hebamme, die hilft, dass Leben zur Welt kommt, es sich zeigen kann. So gesehen wäre dann die Begleitung eines Menschen Geburtshilfe. Aber leben muss jeder selbst.

Letztlich können wir uns nur am Phänomen selbst, dem Ereignis Leben orientieren. So hat Schüßler aufgrund eines einmaligen Beobachtungstalentes die Wirksamkeit der körpereigenen Mineralstoffe in einer bestimmten Zubereitung beobachtet und erforscht. So gesehen wird es nicht auf ein bestimmtes Erklärungsmodell ankommen, sondern ob sie in der angegebenen Weise wirken. Außerdem wird es nicht statthaft sein, in die Mineralstoffe nach Dr. Schüßler Fähigkeiten und Möglichkeiten „hineinzusehen", die nicht im Sinne des „Erfinders" lagen. Wir dürfen nicht vergessen, dass ein ganzes Jahrhundert Psychoanalyse und den daraus folgenden psychotherapeutischen Schulen unser Denken und unsere Vorstellungen wesentlich beeinflusst haben.

Schüßler hat als Arzt zum Wohle der Menschen gehandelt und seine Absicht war es, das Leiden der Menschen mit einer einfachen übersichtlichen Heilweise zu lindern. Zur Wiederholung deshalb noch einmal die entscheidenden Sätze Dr. Schüßlers bezüglich der Wirkung der potenzierten Mineralstoffe:

„Ist in irgendeinem Körpertheile ein Defizit an Molekülen eines der erwähnten 12 Mineralstoffe entstanden, so entwickelt sich eine Krankheit, deren Heilung sich in dem Maße vollzieht, wie mittels Zufuhr an homogenen Molekülen jenes Defizit gedeckt wird. Da das Defizit ein molekulares ist, so muss der Ersatz ebenfalls ein molekularer sein.

---

160 Dr. med. Schüßler, Eine Abgekürzte Therapie. Oldenburg und Leipzig 1898, S. 4.

Die durch die Verdünnung frei gewordenen Moleküle der therapeutisch angewandten Mineralstoffe gelangen auf dem schnellsten Wege, dem der Diffusion[161], nach ihrem Bestimmungsorte. Die Bewegung der Moleküle vollzieht sich umso schneller, je weniger Moleküle in der Verdünnungsflüssigkeit enthalten sind. Die Zahl der Moleküle der zu therapeutischen Zwecken anzuwendenden Mineralstoffe muss aber groß genug sein, um den zur Deckung des Defizites erforderlichen Ersatz zu liefern."

Tab. 6: Übersicht Homöopathie – Biochemie.[162]

	Homöopathie	Biochemie
Begründer	Dr. Samuel Friedrich Christian Hahnemann (1755–1843)	Dr. Wilhelm Schüßler (1821–1898)
Hauptwerk	*Organon der Heilkunst*, 6. Auflage	*Abgekürzte Therapie*, 25. Auflage
Verständnis von Gesundheit und Krankheit	Krankheit ist „die Gesamtheit der Symptome", „alle Veränderungen im Befinden des Leibes und der Seele … oder alle Abweichungen vom gesunden Zustande"	„Krankheit des Körpers ist gleich Krankheit der Zelle" (Virchow). „Die Krankheit der Zelle entsteht durch Verlust anorganischer Salze" (Moleschott). „Dann muss die Gesundheit der Zelle und damit des Körpers wiederhergestellt werden durch Deckung des Verlusts" (Dr. Schüßler).
Ansatzpunkt der Behandlung	„Lebenskraft", Lebensenergie, die Heilmittel werden potenziert (verdünnt und verschüttelt), um als feinste Reize auf die Störungen der Lebensenergie zu wirken.	Die Zelle; die Heilmittel werden so weit verdünnt (potenziert), dass sie in die Zelle hineingelangen können.
Verwendete Heilmittel	Diese werden aus Mineralien, Pflanzen, Tieren und Krankheitsprodukten (Nosoden) gewonnen. Der Einsatzbereich wird mittels *Arzneimittelprüfungen* am Gesunden und Erfahrungen, die sich aus der praktischen Anwendung ergeben, gewonnen. Gebräuchlich sind niedrige Potenzen D 4/D 6 bis sehr hohe Potenzierungen wie z.B. D 1000.	12 (27) anorganische Mineralsalze, die in den Zellen vorkommen. Es finden keine *Arzneimittelprüfungen* statt. Gebräuchliche Potenzen sind D 6 bzw. D 12. Sie versorgen die Zelle (Mikrobereich) mit Mineralstoffen. Der Makrobereich muss zusätzlich beachtet werden.
Dosierung	Bei akuten Störungen häufige Arzneigaben bis zur Besserung, dann aufhören; bei chronischen Beschwerden Einzelgaben mit langer Nachwirkungszeit. Abwarten!	Mehrere Mineralstoffe werden in hoher Dosierung auch nach Abklingen der Beschwerden weitergenommen, um die Mineralstoffdepots an Funktionsmitteln aufzufüllen und Rückfälle zu verhüten.
Therapeutisches Vorgehen	Ermittlung der charakteristischen Zeichen und Befindensveränderungen. Dabei spielt das ausführliche Gespräch (Anamnese) und die Untersuchung des Patienten eine Rolle. Auswahl eines passenden Heilmittels nach der Ähnlichkeitsregel *(Similia similibus curentur)*, Reiztherapie.	Ermittlung des Defizits an Mineralsalzen in der Zelle im Gespräch und mittels der *Antlitzanalyse*.
Nebenwirkungen	Evtl. Erstverschlimmerung, auch so genannte Arzneimittelsymptome sind möglich; Reaktionen im Sinne der *Hering'schen Regel*.	Keine, aber Reaktionen auf die Einnahme im Sinne der *Hering'schen Regel*.
Äußere Anwendung	In der klassischen Homöopathie nicht üblich.	Wichtige, unverzichtbare Ergänzung

---

161 *Diffusion:* 1) Streuung, 2) das auf eine gleichmäßige Verteilung (Durchmischung) im Raum gerichtete Sichausbreiten von Molkülen, Ionen zum Ausgleich des Konzentrationsunterschiedes.
162 Reinhard Schaub, Heilpraktiker, Kassel.

Dosierung und Einnahme der Mineralstoffe nach Dr. Schüßler

Dieses Kapitel ist der praktischen Arbeit mit den Mineralstoffen nach Dr. Schüßler gewidmet. Eine gute Unterlage dafür bietet auch das Buch „Schüßler-Salze, kurz und bündig" (s. S. 639). Beachtlich ist die Vielzahl der Anwendungungsformen, die allgemein praktiziert wird. Was überrascht, ist die Tatsache, dass die meisten von ihnen auch Erfolge aufweisen können. Trotzdem wird es für den Anwender von Bedeutung sein, die für ihn besten Anwendungsformen zu finden. Vor allem geht es auch um die jeweils optimale Art, wie die benötigten Mineralstoffe festgestellt werden.

Hat jemand ein System gefunden, das ihn anspricht und mit dem er auch Erfolg hat, muss es nicht unbedingt für einen anderen praktikabel sein. So gesehen wird jeder nach seinem eigenen Weg und seinen Möglichkeiten einen Zugang zu diesen Mineralstoffen finden. Allerdings sollte dieser Weg von großer Achtsamkeit und einem hohen Qualitätsanspruch gekennzeichnet sein.

8.1 Wo erhält man die Mineralstoffe nach Dr. Schüßler?

Die Mineralstoffe nach Dr. Schüßler sind in jeder Apotheke, vor allem in jenen, welche homöopathische Arzneimittel führen, erhältlich. Wenn sie nicht vorrätig sind, können sie bestellt werden. Es gibt auch Firmen, bei denen die Mineralstoffe nach Dr. Schüßler als Biopastillen verkauft werden. Weitere Vertreiber haben durch die Kennzeichnung als Nahrungsergänzungsmittel, in dem die Inhaltsbestandteile ihrer Menge nach angegeben sind, die Möglichkeit, sie preisgünstig an die Abnehmer abzugeben.

Grundsätzlich ist von Bedeutung, dass die Tabletten der verschiedenen Hersteller verglichen werden. Erst dann kann der Suchende feststellen, welche Tabletten ihm am besten zusagen. Es handelt sich bei den Verschiedenheiten vor allem um den Zusatz für die Pressung, damit die Tablette ihre Form bewahrt, um gesetzlich erlaubte Mindermengen von Zuschlägen, welche zum Teil für die Schmierung der Maschinen notwendig ist und um verschiedene Härtegrade, wodurch sich die Tabletten verschieden schnell im Mund oder im Glas Wasser auflösen.

Für Menschen mit einer Weizenallergie sind Mineralstofftabletten, die Weizenstärke enthalten, sehr problematisch, weil die Allergie unter Umständen verstärkt wird. Für Menschen mit Zöliakie sind sie völlig undenkbar. Außerdem ist das oft als Schmiermittel verwendete Magnesiumstearat für viele belastend, vor allem ist sein Geschmack unangenehm. Aus diesen Gründen ist es verständlich, warum die Autoren zu einer gründlichen Prüfung der Mineralstofftabletten auffordern. Diese kann jeder für sich durchführen, indem er die jeweilige Geschmacksqualität der einzelnen Tabletten feststellt.

8.2 Wie werden die Mängel festgestellt?

Für das Feststellen der Mängel und die daraus folgende Menge der einzunehmenden Mineralstoffe gibt es mehrere Wege, die beschritten werden können.

- Die beste Möglichkeit ist wohl jene, bei der ein erfahrener Berater, der auch die Antlitz-

diagnose[163] (s. S. 128) beherrscht, zur Verfügung steht. Er wird den Hilfesuchenden so lange begleiten, bis er alleine zurecht kommt.
- Eine weitere Möglichkeit besteht darin, dass anhand des Anwendungsteiles aufgrund der anstehenden Probleme (Betriebsstörungen) die entsprechenden Mineralstoffe gesucht werden, welche nötig sind. Die Einnahme ist deshalb ohne Gefahr möglich, weil die Mineralstoffe keine Nebenwirkungen haben. Vielleicht wird auch ein Beispiel gefunden, das dem eigenen Problem ähnlich ist. Es ermöglicht die Umsetzung der aus dem Beispiel gewonnenen Erkenntnisse in das Leben bzw. die Anwendung auf die eigene Situation.
- Eine Möglichkeit besteht auch darin, dass die Beschreibung der einzelnen Mineralstoffe gut erarbeitet wird und von diesem Wissen und Verständnis her der eigene Organismus betrachtet wird. Das Erkennen der einzelnen Mangelerscheinungen und ihrer Ursachen lässt dann auf die Mineralstoffe schließen, die benötigt werden.
- Eine wichtige Möglichkeit, die für die Feststellung des Bedarfes nicht außer Acht gelassen werden sollte, ist die Feststellung von bestimmten Neigungen, Vorlieben bei der Nahrungsaufnahme. Bei besonderen Merkmalen auf diesem Gebiet (wenn es sich gar schon in Richtung „Sucht" bewegt) erschließt sich der einzunehmende Mineralstoff relativ schnell.
- Je dringender Mineralstoffe im Körper benötigt werden, umso schneller zergehen sie. Je dringender sie benötigt werden, umso süßer schmecken sie. Beide Vorgänge können auch zugleich auftreten. Allerdings müssen alle getesteten Mineralstofftabletten vom gleichen Hersteller sein!

- Es gibt noch weitere Möglichkeiten, die benötigten Mineralstoffe festzustellen, wie z.B. die Kinesiologie.
- Beim Pendeln ist immer wieder festzustellen, dass die Fragestellung unglücklich gewählt wird. Meistens heißt die Frage, die sich der Pendelkundige stellt: „Was braucht der Mensch, der jetzt bei mir ist, um Hilfe zu bekommen." (Kurz formuliert: Was braucht er? Wie viel braucht er?) Die Antwort besteht meistens in der Angabe der verschiedenen Mittel und ihrer Zahl, welche den Status quo, also den gegenwärtigen Zustand zufrieden stellend organisiert. Damit wird der momentane Zustand eher fixiert als verändert.
- Die Frage, welche eine lebendige Veränderung des Ratsuchenden im Auge hat, heißt ungefähr so: „Welche Mittel bzw. wie viele Tabletten braucht er, damit eine Veränderung des momentanen Zustandes möglich wird?" (Damit ein Heilungsprozess in Gang kommt?) Die Antworten sind unter Umständen sehr verschieden, vor allem was die Anzahl der einzunehmenden Tabletten betrifft.

> Wenn Sie Rat und Hilfe benötigen, weil Sie bezüglich der Mineralstoffe Fragen haben, weil Sie nicht zurechtkommen und noch zusätzliche Informationen benötigen, wenden Sie sich bitte an eine der am Ende des Buches angegebenen Adressen.

8.2.1 Die Antlitzanalyse[164]

Es ist das Lebenswerk und das Verdienst Kurt Hickethiers, die Antlitzanalyse entwickelt zu haben. Bei der Antlitzanalyse werden aus den

---

163 Die Antlitzdiagnose nach Kurt Hickethier befähigt den Berater, die Mängel an den Mineralstoffen aus dem Antlitz abzulesen. Dabei werden die Farbe, die Form, die Falten und der Glanz im Antlitz des Menschen berücksichtigt. Thomas Feichtinger hat diese Methode nicht nur weiterentwickelt, sondern den Namen aus sachlichen und vor allem fachlichen Gründen auf Antlitzanalyse umgeändert.
164 Zur Antlitzanalyse ist von Feichtinger/Niedan-Feichtinger das Buch erschienen: „Antlitzanalyse in der Biochemie nach Dr. Schüßler", 3. Aufl., Karl F. Haug, Stuttgart 2007.

8.2 Wie werden die Mängel festgestellt?

Farben, den Falten und verschiedenen Formen wie Höhlen und Einbuchtungen, aus dem Glanz und den Ausscheidungen der Haut im Gesicht die *Mängel* der verschiedenen Mineralstoffe abgelesen – und das lange bevor es zu Betriebsstörungen (Krankheiten) kommt. Näheres im Bildatlas zur „Anlitzanalyse in der Biochemie nach Dr. Schüßler" (s. Fn. 164).

Dabei kann keine Aussage über eine *Krankheit* gemacht werden, es handelt sich daher auch um keine Diagnose im eigentlichen Sinne.

Die Mängel betreffen die Speicher im Körper und so mancher Mensch, der sich gesund glaubt, kann einen beträchtlichen Mangel an bestimmten Mineralstoffen haben. Das heißt aber noch lange nicht, dass sich das als Betriebsstörung auswirken *muss*. Erst wenn der Mangel eine bestimmte Schwelle überschreitet, kommt es zu Störungen. Aus diesem Grunde ist die Antlitzanalyse eine der besten Möglichkeiten, eine qualitativ hoch stehende Gesundheitsvorsorge zu treffen.

Aus Unwissenheit wird die Antlitzanalyse manchmal mit der Irisdiagnose gleichgesetzt. Es kann vom Laien jedoch nicht erwartet werden, dass er von vornherein das Wissen über diese Zusammenhänge besitzt. Bei der Irisdiagnose kann festgestellt werden, wo im Körper Störungen vorliegen, bzw. wo im Laufe des Lebens Störungen oder gar Verletzungen vorgelegen sind.

Es wäre nicht gut, diese beiden Möglichkeiten gegeneinander auszuspielen. Jede hat etwas für sich, je nachdem was gebraucht wird.

> Die Antlitzanalyse kann auch Laien helfen, Mängel an Mineralstoffen festzustellen, selbst wenn diese noch zu keinen Betriebsstörungen (Krankheiten) geführt haben. Durch die Einnahme der entsprechenden Mineralstoffe ist dann eine einfache und zugleich höchst effiziente Gesundheitsvorsorge möglich.

Bei schwerwiegenderen Störungen ist jedem anzuraten, die medizinische Versorgung in Anspruch zu nehmen!

8.2.2 Abstufung der Mängel

Wir unterscheiden im Bereich der Mineralstoffe nach Dr. Schüßler verschiedene Stufen, was die Dosierung anlangt und vielleicht liegt auch hier eine Quelle für den Versuch, die Biochemie Schüßlers in die Reizheilweise einzugliedern:

1. Die erste Stufe besteht darin, dass eine nur geringfügige Abweichung in der Aussteuerung der Moleküle vorliegt und einige wenige Gaben der Mineralstoffe ausreichen, die Zellen zu befähigen, das gesunde Milieu wieder herzustellen. Allerdings darf die Wirkung dieser geringen Gaben nicht dahingehend verallgemeinert werden, dass ausschließlich geringe Dosierungen sinnvoll sein könnten. Diese geringe Dosierung gilt für schwache Störungen und für besonders sensible Menschen, unter Umständen auch für besonders kranke Menschen, wenn die Veränderungen nur mehr langsam vonstatten gehen können, als Anfangsdosierung. Dies stellt eine so genannte einschleichende Methode dar, welche erst mit der Zeit höhere Dosierungen erlaubt.

2. Eine mittlere Stufe besteht darin, dass die erstarkten Zellen befähigt sind, sowohl das umgebende Milieu als auch den inneren Bestand aus weiteren Molekülen aus der aus den Fugen geratenen Umgebung abzudecken. Dazu sind Mengenbereiche von 3–7 Stück täglich von jeweils einem Mineralstoff notwendig.

3. Eine höhere Stufe im Mangel besteht darin, dass weitere Moleküle in der Umgebung der pathogenen, krankhaft veränderten Zellen nicht zur Verfügung stehen und aus entfernter liegenden Bereichen des Körpers herangeschafft werden müssen. Dazu sind Dosierungen ab 7 Stück und höher täglich angebracht.

4. Eine dramatische Stufe im Mangel liegt dann vor, wenn die fehlenden Mineralstoffe im Körper nicht mehr vorhanden sind und aus der Nahrung entnommen werden müssen. Dazu ist ein relativ hoher Energie-

aufwand notwendig, und bis zur entsprechenden Nahrungsaufnahme muss durch die eingenommenen Mineralstoffe die Not überbrückt werden. In der Dosierung sind dann keine Grenzen gesetzt, außer in der Aufnahmefähigkeit des Organismus durch die feinen Kanäle bedingt. Dabei wird die Dosierung nach vielfältigen Erfahrungen mit einer ungefähren Stückzahl von 200 Tabletten in der Potenzierung nach Dr. Schüßler begrenzt sein, was so genannten Stoßtherapien von bis zu 1000 (!) Stück pro Tag, wie sie mancherorts gepflegt werden, die Grundlage einer glaubwürdigen Wirksamkeit entzieht.

Bei all der Diskussion über die Wirksamkeit der Mineralstoffe nach Dr. Schüßler darf die Sichtweise von den Speichern nicht außer Acht gelassen werden. Bei dieser fällt nämlich der Gesichtspunkt der Wirksamkeit überhaupt weg. Es wird ausschließlich auf das Auffüllen der körpereigenen Speicher geachtet und darauf vertraut, dass der Organismus erstens die einzelnen Mineralstoffe unterscheiden kann, zweitens in die entsprechenden Speicher einlagert und drittens von diesen her den Betrieb des Körpers optimal organisiert.

8.2.3 Die Aufnahmefähigkeit des Körpers

Die Mineralstoffe nach Dr. Schüßler werden grundsätzlich über die Mundschleimhaut, Rachen und Schlund aufgenommen. Manche Berater betonen dabei noch, dass sie nur unter der Zunge (sublingual) einzunehmen wären. Es ist aber nicht gut, wenn die Vorschriften sehr einengend sind. Die Mineralstoffe nach Dr. Schüßler wirken selbstverständlich auch, wenn sie sich im übrigen Mundraum auflösen. Sie wirken sogar, wenn sie gegen alle Vorschrift zerkaut und sofort geschluckt werden, leider nur noch sehr eingeschränkt. Es geht also im Grunde darum, den Menschen auf seine Verantwortung aufmerksam zu machen, und

ihm zu helfen, die für ihn optimalste Form zu wählen.

> Grundsätzlich gibt es keine „richtige" Dosierung bezüglich der Menge, es gibt nur eine dem Organismus entsprechende, angemessene Dosierung. Der einzige Maßstab, der hier angewendet werden darf, ist die Geschwindigkeit, in der der einzelne Mensch fähig ist, die Mineralstoffe aufzunehmen.
> Eine wichtige Regel für die Einnahme der Mineralstoffe lautet:
> Je dringender der Organismus die einzelnen Mineralstoffe benötigt, umso schneller zergehen sie, oder umso süßer schmecken sie. Es ist auch möglich, dass beide Empfindungen zugleich auftreten.

Will man das beobachten, müssen natürlich die verschiedenen Mineralstoffe vom gleichen Hersteller stammen.

Wir kommen hier in einen sehr sensiblen Bereich, denn nicht jeder Mensch hat seine Sinnesorgane gleich gut geübt und vor allem geht jeder von verschiedener Sensibilität seiner Empfindungsmöglichkeit aus. Also kann dieser Hinweis kein absoluter sein, und deshalb kann sich nicht jeder einfach blindlings darauf verlassen, dass er spürt, welchen Mineralstoff er dringend braucht und welchen nicht. So ist es am Beginn der Einnahme von Vorteil, einen fachkundigen Berater zu haben. Im Laufe der Beschäftigung mit den Mineralstoffen, aber auch in der Auseinandersetzung mit dem eigenen Leben wird die Sensibilität intensiver und das Vertrauen in das eigene Gespür wächst. Der Weg in die Eigenständigkeit steht offen.

Die Geschwindigkeit, in der die Mineralstoffe aufgenommen werden, hängt also damit zusammen, von welchem Hersteller die Mineralstoffe sind, wie sie von diesem produziert wurden, wie schwerwiegend der Mangel ist und wie flexibel, also innerlich beweglich der Mensch ist. Denn die charakterlich-emotionale Verfassung des einzelnen Menschen spielt ebenfalls eine Rolle, vielleicht sogar die vordringlichste.

8.2.4 Die verschlüsselte Sprache des Organismus

Wenn die Mineralstoffe nach Dr. Schüßler genommen werden, kann ein richtiges Verlangen nach ihnen entstehen, und das Bedürfnis ist nach der Einnahme der empfohlenen Menge noch immer sehr stark. Ja, es kann zu einer richtigen Gier nach diesen Mineralstoffen kommen, weil der Organismus spürt, dass er bekommt, was er braucht.

Manche Menschen bekommen dann sogar Angst vor einer Sucht, vor einer Abhängigkeit, die sie dann nicht mehr in den Griff bekommen könnten. Sie haben zu wenig Vertrauen in ihren eigenen Körper, dass das Bedürfnis zu Ende geht, wenn der Mangel aufgefüllt ist. Sie haben meistens auch nur wenig Mut, zu ihren eigenen Empfindung zu stehen, und die Dosis von sich aus zu erhöhen und die doppelte oder dreifache Menge der empfohlenen Dosis zu nehmen.

Oder es entsteht nach einer bestimmten Zeit der Einnahme eine Ablehnung, weil vielleicht eine Reduzierung der Menge, eine Änderung der Zusammenstellung oder eine Pause in der Einnahme angebracht ist. Hält sich jemand zu sehr an die empfohlene Dosierung, ist er zu sehr an den Vollzug von Empfehlungen gebunden, hat jemand wenig Mut zum Eigenen, dann besteht allerdings die Gefahr, dass er die empfohlene Menge gegen seine eigene Empfindung einnimmt, ohne sich neu mit seinem Berater abzusprechen.

Es kann auch sein, dass die Mineralstoffe vergessen werden, was ein deutliches Zeichen für die Notwendigkeit einer Veränderung der Menge, der Zusammenstellung oder einer Pause ist.

8.2.5 Ablehnung der Mineralstoffe nach Dr. Schüßler

Wenn sich das Problem, das ansteht, nicht auf der körperlich, materiellen Ebene befindet, kann es von den Mineralstoffen her nicht bearbeitet werden. Das spürt der Organismus und lehnt die Einnahme der Mineralstoffe ab. Es entsteht ein Widerstand und sie werden daher nicht mehr genommen. Sie werden vergessen! – Es gibt also mehrere Gründe dafür, dass die Mineralstoffe nicht mehr genommen werden. Auf jeden Fall sollte man jeweils den Ursachen nachgehen, um die Hintergründe aufzudecken und eine angemessene Einstellung zu erlangen.

Kurz zusammengefasst gibt es folgende Gründe, wenn die Mineralstoffe nicht mehr gerne genommen werden:
- Die Menge ist zu groß und muss reduziert werden.
- Die Zusammenstellung stimmt nicht mehr und muss verändert werden.
- Eine Pause in der Einnahme ist angezeigt, angebracht.
- Die Jahreszeit wirkt sich aus (im Sommer sind nicht so viele oder keine nötig).
- Die Mineralstoffe können das anstehende Problem nicht bearbeiten, weil es auf einer anderen Ebene liegt.
- Am Höhepunkt einer Krankheit will der Organismus nicht mehr mit der Aufnahme von Mineralstoffen belastet werden, wenn ihm genügend Betriebsstoffe zur Bearbeitung der Krankheit zur Verfügung stehen.

8.3 Einnahmeformen

Die Mineralstoffe nach Dr. Schüßler können auf vielerlei Arten eingenommen werden. Wichtig ist dabei, dass der Suchende jene Form findet, die ihm am besten entspricht. Dabei sollte er sich ausschließlich nach seinem Empfinden richten und nicht nach vorgegebenen Normen oder Vorschriften. Verschiedene Umstände können jeweils eine bestimmte Einnahmeform nötig machen, so dass man diese unbedingt berücksichtigen muss, wie z.B. bei der Zuckerkrankheit.

8.3.1 Das Mischen der einzelnen Mineralstoffe

Zu Beginn eine kurze Zusammenfassung: Die Heilweise Schüßlers wurde am Anfang ja sogar von ihm selbst als eine abgekürzte homöopathische bezeichnet. Er hat sie später von der Homöopathie abgegrenzt und sie Biochemie genannt. Es darf aber nicht verwundern, dass durch Nachfolger Schüßlers, die selbst Homöopathen waren, Betrachtungsweisen aus der Homöopathie in die biochemische Heilweise Einzug hielten. So ist es dazu gekommen, dass einzelne Mineralstoffe als Gegenspieler gesehen werden. Darunter wird verstanden, dass manche Mineralstoffe nach Dr. Schüßler gegensätzliche Wirkung haben sollen, ja dass sich ihre Wirkung unter Umständen sogar aufheben könnte. Nach den Betrachtungen der Biochemie nach Dr. Schüßler, der sie als Defizitbehebung ansieht, ist diese Ansicht wohl unhaltbar.

Das Denken in Gegenspielern, wie es in der Reizheilweise selbstverständlich ist, weil sich tatsächlich zwei Reize aufheben können, entspricht auf keinen Fall den Absichten Dr. Schüßlers, der eine ganz andere Heilweise beabsichtigt hat. Er wollte den Organismus mit den notwendigen Mineralstoffen auf der molekularen Ebene versorgen, damit sich dieser wieder ausreichend organisieren kann. Vergleiche dazu die Ausführungen über die Wirkungsweise.

Wenn wir also dem Körper die verschiedenen Mineralstoffe zuführen, dann dürfen wir zutiefst darauf vertrauen, dass er fähig ist, die Mineralstoffe zu unterscheiden und in die entsprechenden Speicher einzubauen.

Er kann die verschiedenen Mineralstoffe auch bei der Zerlegung einer Kartoffel, bei der Verarbeitung von Mineralwasser, bei der Verdauung einer Gemüsesuppe oder von Salaten unterscheiden, um sie für seinen Gebrauch zu kombinieren.

Es ist die Tragik in einer Zeit des Rationalismus, dass sich der menschliche Verstand über die Weisheit des dem Menschen innewohnenden Lebens stellt. Könnten wir mehr auf diese Weisheit vertrauen und aus ihr heraus leben, wäre das Leben geradliniger und wir müssten nicht so viele Korrekturen in unserem Leben vornehmen.

Wenn Mineralstoffe nach Dr. Schüßler eingenommen werden, können diese grundsätzlich alle untereinander gemischt und so dem Körper zugeführt werden.

Aus der Praxis:
Ein Mann, welcher an der Parkinsonschen Krankheit leidet, wandte sich an einen Mineralstoffberater. Durch die Veränderung des Schlafplatzes und die regelmäßige Einnahme der Mineralstoffe nach Dr. Schüßler, konnte er Krämpfe, welche ihn immer wieder plagten, loswerden. Damit ist nicht das unwillkürliche Muskelzittern gemeint, das die Schüttellähmung kennzeichnet, sondern regelrechte Muskelkrämpfe.
Durch Hinweise von „guten" Bekannten, die sich auch mit den Mineralstoffen nach Dr. Schüßler beschäftigten, ging er von seiner bisherigen Einnahmeform ab. Er hatte alle Mineralstoffe zusammengegeben, durcheinandergemischt und den Tag über gelutscht. Nun glaubte er, dass er die verschiedenen Sorten nicht miteinander vermischen dürfe und nahm sie jeweils nacheinander, mit der Folge, dass sich die Krämpfe wieder einstellten. Nach einem klärenden Gespräch mit dem Mineralstoffberater ging er wieder auf die ursprüngliche Einnahmeform zurück, wodurch sich die Krämpfe wieder lockerten und schließlich verschwanden.
Durch das Einnehmen der Mineralstoffe, indem sie miteinander vermischt werden, wurde der Körper mit jenen Mineralstoffen regelmäßig versorgt, welche er in hoher Dosierung benötigt, gleichmäßig über den Tag verteilt.

8.3.2 Einnahme der Mineralstoffe nach der Organuhr

Um auf diesen Punkt näher eingehen zu können, soll zuerst geklärt werden, was die Organuhr[165] eigentlich ist. Nach Erkenntnissen, die vor allem aus dem chinesischen Raum stammen, wird jedes Organ während eines bestimmten zweistündigen Zeitraumes im Ablauf von 24 Stunden verstärkt mit Energie versorgt. Treten während dieser verstärkten Energieversorgung regelmäßig Beschwerden auf, so kann dieses Alarmsignal ein Hinweis auf eine Störung des Organs sein. Es ist natürlich auch möglich, dass sich in dieser Zeit ein Mangel an einem bestimmten Mineralstoff als Betriebsstoff besonders meldet, weil dem Organ mehr Energie als sonst zur Verfügung steht und sich ein Betriebsstoffmangel als ein Hindernis für die verstärkte Tätigkeit auswirkt.

Wenn zu bestimmten Zeiten immer die gleichen Beschwerden auftreten, so darf nicht zwangsläufig nach der Organuhr vorgegangen werden. Allerdings lässt sich ein Zusammenhang zwischen den Jahreszeiten und saisonbedingten Beschwerden feststellen. Näheres dazu in „Gesund durchs Jahr mit Schüßler-Salzen" (s. S. 703). Es gibt noch genug andere mögliche Ursachen für spezielle Probleme. Die Organuhr ist nur eine der vielen möglichen Erklärungen für Schwierigkeiten zu bestimmten Zeiten. **Bei ernsten Beschwerden ist immer eine ärztliche Abklärung anzuraten!**

Nach der chinesischen Anschauung werden die Organe zu den angeführten Zeiten besonders aktiv (s. Tab. 7).

Diese Erkenntnisse lassen sich auch für die Einnahme der Mineralstoffe nach Dr. Schüßler nutzen. Die Einnahme dieser Mittel kann auch nach der inneren Uhr erfolgen. Sie werden dann von den einzelnen Organen sofort für den Betrieb des Körpers ausgewertet.

Tab. 7: Organuhr

morgens	7–9 Uhr	Magen
	9–11 Uhr	Milz und Bauchspeicheldrüse
	11–13 Uhr	Herz
mittags	13–15 Uhr	Dünndarm
	15–17 Uhr	Blase
	17–19 Uhr	Niere
abends	19–21 Uhr	Kreislauf
	21–23 Uhr	Innere Organsteuerung
nachts	23–1 Uhr	Gallenblase
	1–3 Uhr	Leber
	3–5 Uhr	Lunge
	5–7 Uhr	Dickdarm

Die physiologische Heilweise bzw. Substitutionsheilweise bevorzugt das Auffüllen der Speicher des Körpers vor allem schon zuzeiten, in denen der Körper noch keine Schwierigkeiten in seiner Organisation hat. Wenn dann allerdings zu lange mit der Auffüllung der Speicher gewartet wird, die Betriebsstörungen schon eintreten, kann es auch einmal sinnvoll sein, die Mineralstoffe nach Dr. Schüßler nach der Organuhr einzunehmen.

Es ist dies aber nicht die grundsätzlich empfohlene Einnahmeart, weil sie die Einnahmemöglichkeit unnötigerweise verkompliziert. Außerdem ist zu bedenken, dass in dringenden Fällen nicht das Organ die Notwendigkeit des Mineralstoffes aufzeigt, sondern das in Erscheinung tretende Problem, die Krankheit, die Betriebsstörung. Unter einem Mangel

---

[165] Grundsätzlich ist dazu festzustellen, dass die Organuhr in der chinesischen Medizin ihren festen und guten Platz hat. Sie geht davon aus, dass die verschiedenen Meridiane zu ihren Zeiten den Körper optimal mit Energie versorgen. Da aber in der westlichen Medizin nach anderen Gesichtspunkten betrachtet und gehandelt wird (auch das Leben stellt sich uns anders dar), ist es sicher nicht unbedingt vorgesehen, westliches Gedankengut mit östlicher Betrachtungsweise zu beladen, weil es desorientiert und unnötig verkompliziert.

haben nämlich nicht nur Organe zu leiden, sondern auch die Gewebe, wie die Knochen, die Aderwände, das Bindegewebe und vor allem auch das Knorpelgewebe, auch die Schleimhäute etc. Von dieser Sicht her wäre eine Einnahme, die nur die Organe berücksichtigt, sogar als einseitig und kurzsichtig zu bezeichnen.

Nach der Organuhr werden folgende Einnahmezeiten für die einzelnen Mineralstoffe empfohlen:

Tab. 8: Einnahmezeiten nach der Organuhr.

morgens	Calcium phosphoricum Nr. 2
	Ferrum phosphoricum Nr. 3
	Natrium chloratum Nr. 8
	Silicea Nr. 11
vormittags	Natrium sulfuricum Nr. 10
nachmittags	Kalium chloratum Nr. 4
	Kalium phosphoricum Nr. 5
nach 17 Uhr	Kalium sulfuricum Nr. 6
nach 18 Uhr	Calcium sulfuricum Nr. 12
nach 19 Uhr	Calcium fluoratum Nr. 1
	Magnesium phosphoricum Nr. 7
	Natrium phosphoricum Nr. 9

Tab. 9: Einfacher Einnahmeplan nach der Organuhr.

Mineralstoff	Stück/Tag	
Calcium fluoratum Nr. 1		nach 19 Uhr
Calcium phosphoricum Nr. 2		morgens
Ferrum phosphoricum Nr. 3		morgens
Kalium chloratum Nr. 4		nachmittags
Kalium phosphoricum Nr. 5		nachmittags
Kalium sulfuricum Nr. 6		nach 17 Uhr
Magnesium phosphoricum Nr. 7		nach 19 Uhr
Natrium chloratum Nr. 8		morgens
Natrium phosphoricum Nr. 9		nach 19 Uhr
Natrium sulfuricum Nr. 10		vormittags
Silicea Nr. 11		morgens
Calcium sulfuricum Nr. 12		nach 18 Uhr

Wenn jemand für sich die optimale Einnahmeart finden will, ist die Berücksichtigung der Organuhr auch ein wichtiger Gesichtspunkt, darf aber nie zum alleinigen werden. Es ist immer wieder möglich, von einem anderen Zugang her, zu anderen Einnahmerichtlinien zu kommen. Es ließen sich auch die Mondphasen berücksichtigen, oder auch der Biorhythmus.

So sind wir wieder bei dem Punkt angelangt, an dem festgestellt werden muss, dass es keine Regel für den Menschen gibt. Es kann sogar der Fall eintreten, dass zu verschiedenen Zeiten verschiedene Einnahmemöglichkeiten für den gleichen Menschen die „richtigen", die zum jeweiligen Zeitpunkt passenden sind. Das trifft, nebenbei bemerkt, auch für die Menge der einzunehmenden Mineralstoffe zu.

8.3.3 Führt die Einnahme von Komplexmitteln zum Erfolg?

Unter Komplexmitteln versteht man eine Mischung von bestimmten Mineralstoffen in einer Tablette. Diese Mischungen werden für spezielle Probleme zusammengestellt und können dann für diese genommen werden. Bei manchen Herstellern gibt es eine ganze Reihe von diesen Komplexmitteln wie zum Beispiel ein Knochenmittel, eines für die Aderwände, eines für das Bindegewebe oder auch für den Stoffwechsel, die Gicht, die Haare usw.

Da bei diesen Mitteln die verschiedenen Mineralstoffe zu gleichen Teilen gemischt sind, ist eine Berücksichtigung besonders notwendiger Mittel nicht mehr möglich. Bei jedem Menschen stellen sich aber die Mängel in der jeweiligen einmaligen Situation dar, in der sich der Mensch befindet. Die Komplexmittel haben sicher eine gute Wirkung, wenn sie sinngemäß eingesetzt werden. Der persönliche Bedarf kann aber nur in einer der jeweiligen Situation angemessenen Zusammenstellung berücksichtigt werden, sodass dieser der Vorzug gegeben werden sollte.

8.4 Einnahmemöglichkeiten

Zuerst werden alle Mineralstoffe entsprechend dem Bedarf aus den Behältern herausgezählt. Empfehlenswert ist es, die Mineralstoffe in einem Glas mit Schraubverschluss aufzubewahren. Ein Papierbeutel, in dem sie eventuell geliefert wurden, wird mit der Zeit unhygienisch.

> Die Tabletten werden durcheinandergemischt und nicht in einer bestimmten Reihenfolge oder gar nach bestimmten Uhrzeiten genommen. Es geht um die Versorgung des Körpers und der entsprechenden Speicher mit den notwendigen Betriebsstoffen.

Bei dieser Einnahmeform werden auch die verschiedenen Ionenkanäle der Zelle berücksichtigt, denn es sollte nicht nur einer allein bedient werden, außer in dramatischen Fällen (bei extremen Bedürfnissen). Eine Berücksichtigung der Organuhr oder anderer einschränkender Vorschriften ist dabei nicht unbedingt notwendig.

Wir dürfen dem Organismus vertrauen, dass er die einzelnen Mineralstoffe unterscheiden kann, ihre Wirkungsweise weiß, und sie entsprechend einsetzt.

Es gibt keine richtige Einnahmeart, sondern nur eine dem jeweiligen Menschen entsprechende, die ihm gut tut.

> Werden die Mineralstoffe wegen bestimmter Probleme eingenommen, ist die Reihenfolge der verschiedenen Mineralstoffe ebenfalls nicht von besonderer Bedeutung. Allerdings ist darauf zu achten, dass die besonders dringend benötigten Mineralstoffe, die „Hauptmittel", tatsächlich entsprechend oft hintereinander genommen werden. Die „Nebenmittel" werden daruntergemischt, sind aber von geringerer Bedeutung.

Durch die hohe Dosierung der „Hauptmittel" und die geringe der „Nebenmittel" wird der Organismus „automatisch" seinen Bedürfnissen entsprechend versorgt.

8.4.1 Die Tabletten im Mund zergehen lassen

Die gemischten Mineralstoffe werden über den Tag verteilt eingenommen, indem man sie im Mund zergehen lässt. Die Wirkstoffe werden über die Mundschleimhaut aufgenommen. Empfehlenswert ist es, sie einzeln zu nehmen, aber auch die Einnahme von mehreren Tabletten auf einmal reduziert die Wirkung nicht wesentlich. Damit die Mundschleimhaut aufnahmefähig ist, sollten die Tabletten nicht zu knapp nach dem Essen gelutscht werden.

8.4.2 Die Tabletten auflösen und trinken

Schon in der ersten Ausgabe der „Abgekürzten Therapie" gibt Schüßler Hinweise für die Einnahme:

„Die oben genannten Mittel wende ich durchschnittlich in der 6. Verreibung an. In acuten Fällen gebe ich alle 2 Stunden, in chronischen Fällen 2–3mal täglich eine Gabe in Wasserlösung.

In den Krankheitsfällen, wo eine äußere Applikation möglich ist, also bei Quetschungen, Verbrennungen, Frostbeulen, Wildfleisch, Augenentzündungen u.s.w. ist neben dem inneren Gebrauch die äußere Anwendung (bei Tripper und Weißfluss Einspritzungen) sehr zweckdienlich."[166]

Es ist also keine Rede davon, dass man die Tabletten unbedingt im Mund zergehen lassen müsste, ansonsten keine Wirkung möglich sei. Manche dogmatische Anwender haben den Versuch unternommen, eine einzige Einnahmeart, nämlich das Zergehenlassen im Mund, als die einzig erlaubte oder einzig wirksame hinzustellen.

Der Erfolg jener Anwender, welche auch andere Einnahmemöglichkeiten zugelassen haben, stellt solche dogmatische Behauptungen in Frage. Allerdings muss zugestanden werden, dass sich beim Auflösen die Wirkung ein wenig abschwächt.

Insgesamt muss berücksichtigt werden, dass Dr. Schüßler kaum mehr als ein Mittel gleichzeitig zur Anwendung brachte. Diese Einstellung hat sich mit der Zeit in den biochemischen Gruppen und Vereinen verschiedenartig ausgewirkt. Einige blieben bei der Forderung Dr. Schüßlers, dass nur ein Mittel genommen werden dürfe. Sie suchten einen Ausweg darin, dass nur ein Mittel an einem Tag gegeben wird, was sehr eigenartige Einnahmepläne zur Folge hat, wie schon ausgeführt wurde.

Einer seiner Nachfolger, Kurt Hickethier, welcher sich sehr intensiv mit den Mineralstoffen auseinander gesetzt hat, hat diese Forderung fallen gelassen und bemerkt zur Einnahme: *„Die Mittel dürfen in verschiedener Form eingenommen werden, entweder als Pulver ein erbsengroßes Quantum, geformt als Tabletten, oder in Wasser aufgelöst. Wenn es darauf ankommt, die Flüssigkeitszufuhr auszuschalten, dann genügt es, wenn die Lösung nur kurze Zeit im Mund behalten und dann wieder ausgespien wird."*[167]

In dem Buch „Salze des Lebens" von Jochen Schleimer wird empfohlen, die Mineralstoffe alle in aufgelöster Form einzunehmen. Allerdings ist die angegebene Menge für unsere heutigen Verhältnisse sehr gering, jedoch werden sehr niedrige Potenzen verwendet, nämlich D3, was die Zahl der eingenommenen Mineralstoffmoleküle deutlich erhöht.[168] Es ist zu berücksichtigen, dass die Erfahrun-

---

166 Schüßler, W.H.: Abgekürzte Therapie. Schulzesche Buchhandlung 1874. S. 16.
167 Hickethier, K.: Lehrbuch der Biochemie. 6. Aufl. Selbstverlag, Kemmenau 1984. S. 52.
168 Eine Tablette in der D3 entspricht 1.000 Tabletten in der D6, was die Mineralstoffmoleküle anbelangt.

gen für die Einnahmeempfehlungen, die im Buch angeführt werden, durch einen Inder namens B.S. Darbari in seiner Heimat gemacht wurden. Er hat in unkonventioneller Weise die ihm zur Verfügung stehenden Möglichkeiten kombiniert und dort, wo ihm Mittel aus der Homöopathie wirksamer erschienen sind, diese verwendet. Außerdem hat er Elemente der Ayurveda-Medizin in seine Unterlagen aufgenommen, welche vom Herausgeber des Buches gestrichen wurden. Bei Jochen Schleimer steht: *„Man löse jeweils eine Tablette der entsprechenden Salze in einem Glas lauwarmen Wassers auf und nehme davon in chronischen Fällen etwa alle 2–3 Stunden einen Teelöffel voll ein."*[169]

Nun wird von einigen Anwendern immer wieder betont, dass die Mineralstoffe in solchen Lösungen durch chemische Reaktionen unwirksam werden. Deshalb sollten sie wenigstens innerhalb einer Viertelstunde getrunken werden. Dem ist entgegenzuhalten, dass es für diese Behauptungen keine Beweise gibt, sie bewegen sich auf der Ebene der Vermutungen.

In Naturheilverfahren sind die Anwender jedoch oft auf den Weg der Empirie, der Erfahrung angewiesen, weil sich manches naturwissenschaftlich einfach nicht beweisen lässt. So auch hier! Immer wieder hat sich nämlich gezeigt, dass die Einnahme der Mineralstofflösungen, die den ganzen Tag über gestanden sind und schluckweise verabreicht wurden, sehr wohl zum Erfolg geführt hat. Es kann nicht behauptet werden, dass nicht doch einige Wirkstoffe durch chemische Reaktionen verloren gehen. Dieser geringe Verlust stünde, wenn überhaupt vorhanden, aber in keinem Verhältnis zum Gewinn, der aus der Einnahme der Mineralstoffe nach Dr. Schüßler unzweifelhaft gezogen werden kann![170]

Der Milchzucker, der als Satz am Boden liegen bleibt, muss nicht unbedingt eingenommen werden. Er hat eine leicht abführende Wirkung, sodass er für Menschen mit Verstopfungsproblemen eine sehr günstige Wirkung hat. Diese sollten vor jedem Schluck den Milchzucker kurz aufrühren.

Werden die Mineralstoffe in einem Glas Wasser aufgelöst, gehen die Wirkstoffe in das Wasser über. (Wird ein Mineralwasser verwendet, dann nur eines mit sehr wenig eigenen Mineralstoffen! Außerdem: Wenn das Leitungswasser nicht trinkbar ist, das Wasser abkochen.) Es sollte nicht mit einem Metallgegenstand umgerührt werden, denn dieser leitet sehr viel von der heilenden Energie ab, die durch den homöopathischen Vorgang des Potenzierens zugeführt wurde. Empfehlenswert ist Keramik, Holz oder Glas (Stäbchen). Für die Biochemie nach Dr. Schüßler selbst ist das letztlich jedoch ohne Bedeutung, da hier das Augenmerk ausschließlich auf die enthaltenen Mineralstoffe ausgerichtet ist.

---

169 Schleimer, J.: Salze des Lebens. Johannes Sonntag, Regensburg 1984. S. 18.
170 Wie Vorurteile auch in der klassischen Naturwissenschaft manche wertvolle Erkenntnisse einfach ignorieren, beschreibt Walter J. Hollenweger in seinem Buch „Interkulturelle Theologie". Das Zitat hat deshalb großen Wert, weil der Hinweis auf die Auswirkungen von Vorurteilen von großer Bedeutung ist. Viel zu oft werden dadurch Hilfemöglichkeiten gerade auch in so genannten alternativen Bereichen eingeschränkt, wenn nicht gar blockiert:
„Pietschmann und Charon machen auf die Ablehnung der Meteoriten im 18. Jahrhundert aufmerksam. Die Augenzeugenberichte über den Fall von Meteoriten wurden damals von den französischen Gelehrten als ‚unsinnige Fantastereien' verurteilt. ‚Die Aufgeklärten des 18. Jahrhunderts glaubten an solche Ammenmärchen des Mittelalters nicht mehr und entfernten diese Steine, die vom Himmel gefallen sein sollten, aus den Sammlungen.' Meteoriten gehörten damals – so schreibt Pietschmann – zum ‚Tabu-Bereich'. Also gab es sie nicht, wenigstens nicht für die Wissenschaftler. Oder schließlich ist noch ein Beispiel aus unserer Zeit zu erwähnen. Erasto Mpempa war Schüler der Magambao Secondary School in Tansania. Er stellte fest, dass heiße Milch schneller gefror im Eisschrank als kalte Milch. Ein Freund, der Speiseeis verkaufte, bestätigte ihm, dass heiße Flüssigkeiten immer schneller zu Eis werden als kalte. Er befragte seinen Physiklehrer, der ihn lächerlich machte: ‚Nun, alles was ich sagen kann, ist, dass das Mpempas Physik ist und nicht allgemeine Physik.' Die ganze Klasse übernahm diesen Spruch. Wenn immer einer etwas falsch machte, so war das Mpempas Physik oder Mathematik. Es wäre natürlich einfach gewesen für den Physiklehrer, das Experiment nachzuprüfen. Dabei hätte er entdeckt, dass Mpempa tatsächlich Recht hatte."
Hollenweger, W.J.: Interkulturelle Theologie. Bd. III: Geist und Materie. Christian Kaiser, München 1988. S. 287f.

Werden die Mineralstoffe in aufgelöster Form eingenommen, ist es wichtig, darauf zu achten, dass die Lösung „schlückchenweise" eingenommen wird. Näheres finden Sie im folgenden Unterpunkt.

8.4.3 Die „heiße 7"

Magnesium phosphoricum ist der einzige Mineralstoff, der in bestimmten Fällen eine besondere Einnahmeform verlangt. Dabei werden 7–10 Tabletten von diesem Mineralstoff in heißem Wasser, das kurze Zeit gekocht wurde, aufgelöst und diese Lösung so heiß wie möglich „schlückchenweise" eingenommen. Deshalb kam es zur Bezeichnung „heiße 7".

Unter „schlückchenweise" ist zu verstehen, dass möglichst kleine Flüssigkeitsmengen in den Mund genommen und so lange wie möglich im Mund behalten werden, damit die Mineralstoffe über die Mundschleimhäute resorbiert werden können (Kinderlöffel – aber nicht aus Metall). Bei größeren Mengen wird das Schluckbedürfnis bald übermächtig und nachdem die Lösung geschluckt wurde, können die Mundschleimhäute die so dringend benötigten Mineralstoffe nicht mehr aufnehmen.

Magnesium phosphoricum wirkt als „heiße 7" im bestimmten Fällen besonders schnell; vor allem, wenn es sich um kolikartige oder krampfartige Schmerzen handelt. Es wird dabei immer als „heiße 7" verabreicht, weil dabei die Magnesium phosphoricum-Moleküle dem Organismsus besonders schnell zur Verfügung stehen.

Im Kapitel 289 über Magnesium phosphoricum werden die Zusammenhänge über diese Einnahmeform im Abschnitt „Ableitung von Gasen aus dem Körper" genauer erklärt (s. S. 293).

8.4.4 Ein besonderer Hinweis für Diabetiker

Wenn Diabetiker die Mineralstoffe nehmen, dann muss der Milchzucker berücksichtigt werden, in den die Mineralstoffe hineingearbeitet sind. 1 BE (Broteinheit) entspricht 12g Kohlenhydrate oder Zucker, das sind ca. 48 Tabletten.

Um den Milchzucker zu vermeiden, gibt man das Wasser zuerst in ein Glas und nachher, ohne umzurühren, die Mineralstoffe dazu. Die Wirkstoffe gehen von selbst in das Wasser über und können dann ungehindert eingenommen werden. Es sollte auf keinen Fall mehr umgerührt werden, denn Milchzucker löst sich im Wasser; je wärmer das Wasser, umso mehr Milchzucker löst sich. In besonders ernsten Fällen von Diabetes ist es nicht möglich, die Tabletten einzunehmen, dann muss auf Dilutionen ausgewichen werden. Im Kapitel „Mineralstoffe als Tropfen" (s. S. 429) gibt es weitere Hinweise, wie mit einer solchen Situation umgegangen werden kann.

Diabetiker brauchen dringend die Mineralstoffe, weil ihr Körper durch die Krankheit unter großer Belastung steht. Wie die Erfahrung zeigt, stärken sie sehr die Widerstandskraft, wodurch es nicht mehr so häufig zu Krankheiten kommt, und es werden auch die Stoffwechselprobleme geringer, auch der Zuckerhaushalt kann sich verbessern bzw. stabilisieren. Man darf aber nicht so naiv sein und glauben, eine schwere Krankheit wie Diabetes ließe sich durch die Mineralstoffe nach Dr. Schüßler so ohne weiteres heilen. Aber auch eine positive Beeinflussung des Krankheitsverlaufes ist schon wertvoll. Manchmal ist die Verhinderung einer Verschlechterung alles, was sich noch erreichen lässt, und das bedeutet auch schon viel.

8.5 Einnahmedauer

Eine Frage, der wir hier noch nachgehen wollen, ist, wie lange man die Mineralstoffe nehmen soll. Grundsätzlich sind die meisten Menschen so eingestellt und dazu erzogen worden, dass sie glauben, es genüge, wenn die Symptome verschwinden, und dann sind sie zufrieden.

Die Beschwerden und Krankheiten, die über die Mineralstoffe nach Dr. Schüßler zu beeinflussen sind, resultieren aus einem Mangel an diesen Stoffen. Wird nun durch das Einnehmen das Verschwinden der Symptome erreicht, sind die Speicher im Körper noch lange nicht ausreichend aufgefüllt. Bei der geringsten Belastung kommt es dann wieder zu einer Störung. Es heißt dann, die Mineralstoffe hätten auch nicht viel geholfen, denn sonst wäre man nicht wieder so schnell krank geworden. In Wirklichkeit hat der- oder diejenige sie viel zu kurz genommen.

Nach dem Verschwinden der Symptome geht es um die Auffüllung der körpereigenen Speicher. Diese sind der Puffer für besondere Belastungen. Treten solche auf, kann der Organismus auf die Speicher zurückgreifen. Zwar geht dies auf die Substanz, wie wir sagen, aber das ist eben die Aufgabe des Speichers. Nach einer besonderen Belastung ist gerade dafür Sorge zu tragen, dass der entstandene Mangel wieder aufgefüllt wird.

Eine auch nur annähernd gute Gesundheitsvorsorge muss sich um den Aufbau der Substanz, der Widerstandskraft, also um das Auffüllen der Mineralstoffspeicher kümmern. Dies kann Wochen, Monate, aber auch Jahre dauern, wenn jemand durch besondere Belastungen „ausgelaugt", „ausgepumpt", „verbraucht" ist. Das Nachfüllen der fehlenden Mineralstoffe geht über feine Kanäle, nämlich über die Öffnungen der Zellwände, durch die sich nur einzelne Moleküle bewegen können. So ist es verständlich, dass der dauerhafte, Belastungen standhaltende Aufbau lange dauert.

Wer laufend viel leisten muss, also einen großen Verschleiß an Betriebsstoffen erleidet, sollte die Mineralstoffe immer nehmen, damit der Körper nicht auf die Reserven (Mineralstoffspeicher) zurückgreifen muss.

> Eine weitere Regel für die Schüßler'sche Biochemie: Wer nicht den laufenden Bedarf deckt, schafft Hypotheken für die Zukunft.

Diese Schulden müssen dann irgendwann einmal eingelöst werden, indem sie entweder zu einer Krankheit führen, in der der Mensch sich ausruhen muss, weil er endlich ins Bett kommt. Oder es kommt zu einem chronischen Leiden, das nicht mehr so leicht zu beheben ist.

Eigentlich sollten die Mineralstoffe Begleiter fürs ganze Leben werden, die mit Pausen immer wieder einmal genommen werden.

Außerdem ist darauf hinzuweisen, dass die geographische Situation des Menschen einen großen Einfluss auf den Mineralstoffhaushalt wie auch auf die Dosierung der zu nehmenden Mineralstoffe hat.

8.6 Dosierung

8.6.1 Anfangsdosierung

Am Beginn der Einnahme der Mineralstoffe nach Dr. Schüßler kann es zu Anfangsproblemen kommen. Ist ein Körper durch starke Mängel gezwungen, seinen Betrieb weitestgehend einzuschränken, muss er dies auch in Form von mühselig aufrechterhaltenen Funktionen abwickeln. Die dabei entstandenen versteiften, erstarrten Formen benötigen nur eine minimale Zufuhr von Betriebsstoffen. Dadurch besteht die Aussicht, dass der Organismus trotz der Belastungen noch längere Zeit über die Runden kommt.

Solche mit großer Mühsal aufrechterhaltene Lebensformen können durch den Organismus mittels Zufuhr von Mineralstoffen, aber auch durch andere wirksame Hilfestellungen, bearbeitet bzw. gelockert werden. Allerdings kann diese Lockerung nicht plötzlich, ruckartig erfolgen, sondern muss allmählich langsam vonstatten gehen. Deshalb empfiehlt es sich, in solchen Fällen mit einer sehr niedrigen Dosierung zu beginnen.

8.6.2 Die Dosierung der Mineralstoffe

Grundsätzlich bestimmt der Mangel die Menge der jeweiligen einzunehmenden Mineralstoffe. Dabei spielt das Alter des betroffenen Menschen keine Rolle!
- In akuten Fällen alle 3–5 Minuten eine Tablette im Mund zergehen lassen.
- Bei chronischen Erkrankungen 7–10 Stück am Tag.
- In allen übrigen Fällen alle zwei Stunden eine Tablette im Mund zergehen lassen.
- Im Vorsorgefall reichen auch 3–5 Tabletten pro Tag.

Kinder haben noch ein sehr ursprüngliches Empfinden. Ihnen kann ohne weiteres zugemutet werden, dass sie so viele Tabletten einnehmen, wie sie wollen. Allerdings darf die Einnahme nicht durch eine belastete Beziehung zwischen dem Verabreicher und dem Kind gestört werden. Die Einnahme darf nicht in einen autoritären Akt entarten. Auch ein Kind darf einen eigenen Willen haben und über seinen eigenen Körper in begrenzter Weise selbst entscheiden.

Aus der Praxis:
Die verschiedenen Mineralstoffberater verwenden **Formulare**, in die die empfohlene Dosierung eingetragen wird (s. S. 148 ff.).
Es hat sich folgende Mengenempfehlung als erfolgreich herausgestellt:
Die einzelnen Mängel werden in einem Stufenschema von 1 bis 10 bewertet, wobei der Grad des Mangels zugleich die empfohlene Stückzahl pro Tag bedeutet. Werte unter 5 können vernachlässigt werden, wenn ein bestimmtes Problem berücksichtigt wird. Sie werden allerdings in der Gesundheitsvorsorge sehr wohl berücksichtigt.
Die beiden Formulare bieten die Möglichkeit, den Bedarf an Mineralstoffen nach Dr. Schüßler darzustellen. Der erste Plan wurde nach der klassischen Antlitzanalyse aufgestellt, allerdings ausgeweitet und weiterentwickelt auf alle zur Zeit verfügbaren 27 Mineralstoffverbindungen und nur für eine Antlitzanalyse geeignet. Der zweite Plan ist für eine längere Begleitung von bis zu sieben Besuchen geeignet.

8.6.3 Ist eine Überdosierung möglich?

Grundsätzlich können nie zu viele Mineralstoffe nach Dr. Schüßler genommen werden. Einzig und allein der mit eingenommene Milchzucker kann abführend wirken. Nur ganz wenige Menschen vertragen den Milchzucker nicht. Sie sollten ihn meiden und dann eine Einnahmeart wählen, bei der Sie den Milchzucker nicht zu sich nehmen brauchen (siehe Einnahmemöglichkeiten, S. 135).

Das einzige Problem, das bei der Einnahme bzw. Dosierung auftreten kann, ist, dass ein Mineralstoff, der dringend benötigt wird, übersehen wird. Als Folge „schreit" der Organismus nach diesem Mineralstoff mit den entsprechenden Kennzeichen für diesen Mineralstoff, und dann wird sehr oft von Reaktionen gesprochen, die in Wirklichkeit keine sind. Wären die Zeichen des Organismus „gelesen" beziehungsweise „entziffert" worden, wäre eine angemessene Einstellung zu den auftauchenden Zeichen möglich gewesen, und der Mangel hätte abgestellt werden können.

Es ist ja auch eine ganz spannende Frage, wie der Organismus zu uns spricht. Eigentlich ist es die Sprache, mit der eine Ebene von uns zu einer anderen Ebene von uns spricht, wie die verschiedenen Ebenen miteinander kommunizieren.

8.7 Reaktionen auf die Einnahme von Mineralstoffen nach Dr. Schüßler

Was Reaktionen auf die Einnahme von Mineralstoffen nach Dr. Schüßler betrifft, wird empfohlen, den ersten Unterpunkt im Kapitel „Ergänzende Informationen", nämlich „Vorgänge im Heilungsprozess – Reaktionen", genau zu studieren. Grundsätzlich sollten die ersten Reaktionen, die durchaus mit einer Verschlimmerung von Symptomen verwechselt werden können, durchgestanden werden, damit der Heilungserfolg auch eintreten kann.

8.7.1 Gewichtszunahme durch die Einnahme der Mineralstoffe nach Dr. Schüßler?

Eine Frage, die immer wieder gestellt wird, ist die nach einer eventuellen Gewichtszunahme durch die Mineralstoffe nach Dr. Schüßler. Um auf dieses Problem eingehen zu können, betrachten wir folgenden Sachverhalt:

Wenn im Supermarkt Fleisch in einer minderen Qualität eingekauft wird, riskiert die Hausfrau, dass es beim Braten bis auf ein Drittel des vorherigen Bestandes schrumpft. Das Fleisch hatte keine Festigkeit, bestand fast nur aus Flüssigkeit, in der Abfallprodukte eingelagert sind. Es wird dann von einem aufgeschwemmten Fleisch gesprochen, welches keinen besonderen Wert hat. Vergleicht man dieses mit dem von einem Tier, das auf einer Alm oder sonst naturnah gezüchtet wurde, so wird der Unterschied sehr schnell klar. Dieses Fleisch verliert beim Braten kaum an Substanz. Der Unterschied liegt in den besonders wertvollen Stoffen, den Mineralstoffen. Ohne diese kann der Organismus – auch der eines Tiers – sich nicht zufrieden stellend organisieren.

Beim Lesen dieses Vergleiches wird Ihnen schon der Gedanke gekommen sein, dass dies beim Menschen nicht anders ist. So ist es durchaus möglich, dass man bei der Einnahme von Schüßler'schen Mineralstoffen an Gewicht zunimmt, aber nicht an Umfang. Das Fleisch, wie auch alle anderen Gewebe, wird fester und damit nimmt das Gewicht zu. Das ist ein sehr erstrebenswerter Vorgang, der nicht sofort mit einer Panikreaktion beantwortet werden sollte.

Grundsätzlich kann man davon ausgehen, dass die Mineralstoffe nach Dr. Schüßler das Gewicht des Menschen regulieren. Ein zu hohes Gewicht wird reduziert und das zu niedrige wird erhöht.

8.7.2 Gibt es beunruhigende Reaktionen auf die Einnahme von Mineralstoffen nach Dr. Schüßler?

In den ergänzenden Informationen werden Überlegungen über Reaktionen ganz allgemein angestellt (s. S. 165).

Es ist leicht möglich, dass durch die Einnahme der Mineralstoffe nach Dr. Schüßler alte Belastungen und Störfelder wieder akut werden. Es ist dem Organismus möglich, alte „Baustellen", welche durch den Mangel an Betriebsstoffen geschlossen werden mussten, wieder in Angriff zu nehmen.
Solange sich die Reaktionen im erträglichen Rahmen bewegen, sollte die Dosierung beibehalten werden. Wenn die Reaktionen dagegen zu heftig sind, sollte man die Dosierung reduzieren.
Wenn ein wichtiger Mineralstoff übersehen wird, „schreit" der Organismus besonders nach ihm. Dabei treten die Erkennungszeichen für diesen Mineralstoff besonders deutlich zu Tage.

- Bei *Schmerzen* ist es möglich, dass man sich nur auf die Mineralstoffe für die Schmerzen, eventuell Ferrum phosphoricum Nr. 3 und Kalium phosphoricum Nr. 5, zu beschränken hat.

- Bei *Durchfall* besteht die Möglichkeit, dass der Milchzucker abführend wirkt. Eine Einnahmeform, die diesen Sachverhalt berücksichtigt, ist zu wählen (siehe Einnahmemöglichkeiten, S. 135).
- Bei *Verstopfung* ist es möglich, dass der Organismus keine Flüssigkeit mehr frei gibt, da er sie für den verstärkten Betrieb benötigt, welcher durch die Einnahme der Mineralstoffe nach Dr. Schüßler ermöglicht wird. Bei Verstopfung sollte auch überprüft werden, ob die dafür benötigten oder in Frage kommenden Mineralstoffe auch tatsächlich eingenommen werden.

8.7.3 Fragen, die immer wieder auftauchen[171]

Warum muss man die Mineralstoffe nach Dr. Schüßler im Mund zergehen lassen?

Weil die Wirkstoffe über die Mund- und Rachenschleimhaut sowie über die Schleimhaut der Speiseröhre aufgenommen werden. Im Magen werden sie durch die starke Säure des Magensaftes verändert.

Ist eine Gewichtszunahme durch die Einnahme der Mineralstoffe nach Dr. Schüßler möglich?

Es ist möglich, weil alle Gewebe im Körper wieder fester werden. Dadurch nimmt der Mensch wohl an Gewicht, aber nicht an Umfang zu.

Kann durch die Einnahme Durchfall auftreten?

Der Durchfall ist eine Reaktion des Organismus, durch den er einen längst fälligen Abbau von Belastungsstoffen aus dem Körper bewerkstelligt.

Der Milchzucker bewirkt keinen Durchfall, sondern eine weiche Konsistenz des Stuhles.

Entsteht eine Verstopfung?

Bei Verstopfung ist es möglich, dass der Organismus keine Flüssigkeit mehr freigibt, da er sie für den verstärkten Betrieb benötigt, welcher durch die Einnahme der Mineralstoffe nach Dr. Schüßler ermöglicht wird.

Außerdem sollte bei Verstopfung noch überprüft werden, ob die dafür benötigten oder in Frage kommenden Mineralstoffe auch tatsächlich eingenommen werden.

Kann ich durch die Einnahme Sodbrennen bekommen?

Wenn die Mineralstoffe nach Dr. Schüßler eingenommen werden, dann wird hauptsächlich durch die Nr. 9 Natrium phosphoricum die Säure v.a. im Magen reguliert. Ist jemand durch einen hohen Säurespiegel im Körper belastet, stellt sich der Organismus sofort auf die Entlastung ein und schüttet die überschüssige Säure in den Magen hinein aus. Es entsteht dann das Sodbrennen als Reaktion, jedoch nur solange wie im Körper ein Säureüberschuss besteht. Nach einigen Tagen verschwindet es wieder.

Verträgt sich die Mineralstofftherapie nach Dr. Schüßler mit Homöopathie?

Die Biochemie nach Dr. Schüßler unterstützt jede Heilweise, weil sie dem Organismus notwendige Betriebsstoffe zur Verfügung stellt.

Verträgt sich die Mineralstofftherapie nach Dr. Schüßler mit Medikamenten?

Auf diese Frage kann dieselbe Antwort wie auf die vorherige Frage gegeben werden. Die Mineralstoffe nach Dr. Schüßler helfen dem Organismus, mit den Inhaltsstoffen der Medikamente gut umgehen zu können, v.a. was deren Ausscheidung nach dem notwendigen Einsatz anbelangt.

---

171 Alles Wissenswerte ist auch zusammengefasst in „Schüßler-Salze, kurz und bündig" (s. S. 703).

8.7 Reaktionen auf die Einnahme von Mineralstoffen nach Dr. Schüßler

Entsteht eine Abhängigkeit?

Bei einem großen Mangel entsteht ein starkes Bedürfnis nach den Mineralstoffen nach Dr. Schüßler, das sich aber mit der Zeit durch das Auffüllen der Speicher verliert.

Was ist geschehen, wenn die Mangelzeichen eines Mineralstoffes besonders stark auftreten?

Wenn ein wichtiger Mineralstoff übersehen wird, „schreit" der Organismus besonders nach ihm. Dabei treten die Erkennungszeichen für diesen Mineralstoff besonders deutlich zu Tage.

Reichen bei einem Mangel die Mineralstoffe nach Dr. Schüßler alleine aus?

Nein! Es muss auch auf eine vollwertige Ernährung geachtet werden. Außerdem muss bei starken Mängeln im grobstofflichen Bereich darauf geachtet werden, dass entsprechende Präparate zugeführt werden. Auf diese wird bei der Besprechung der einzelnen Mineralstoffe eingegangen. Häufig sind auch Produkte aus dem Bereich der Orthomolekularen Medizin zu berücksichtigen.

Warum schmecken die einzelnen Mineralstoffe unterschiedlich und zergehen verschieden rasch?

Je rascher die Mineralstoffe zergehen, um so mehr gehen sie dem Körper ab, um so dringender benötigt er sie. Auch schmecken sie um so süßer, je größer der Bedarf ist. Es ist möglich, dass beide Empfindungen auf einmal auftreten. Zur Beurteilung dieser Beobachtungen müssen die Mineralstoffe natürlich vom gleichen Hersteller sein.

Kann es sein, dass sie auch bitter schmecken?

Wenn bei einem durch Schlacken belasteten Menschen im Mund durch die Nr. 10 Natrium sulfuricum Schlackenstoffe umgebaut werden, sodass sie ausgeschieden werden können, entsteht im Mundraum eine Entlastung an diesen Stoffen, die das „Nachschieben" von weiteren Schlacken aus dem Körper zur Folge hat, was dann bitter schmeckt. Diese Reaktion tritt nur solange auf, als ein großer Überschuss an diesen belasteten Stoffen im Körper besteht.

Beeinträchtigt der Genuss von Kaffee oder Alkohol die Wirkung?

Beides sind Genuss**gifte**, die auf den Stoffwechsel einen großen Einfluss haben. Sie belasten v.a. die Leber und damit auch den Haushalt der Nr. 10 Natrium sulfuricum. Durch den entstehenden Mangel an diesem Mineralstoff wird v.a. die Ausscheidung von Belastungsstoffen behindert, wenn nicht ganz blockiert, was eine große Belastung für den Organismus darstellt.

Wie schnell wirken die Mineralstoffe nach Dr. Schüßler?

Die Mineralstoffe nach Dr. Schüßler wirken verschieden schnell, je nachdem, um welches Problem es sich handelt. Um auf diese Frage eine Antwort zu bekommen, kann in den „Steckbriefen" der einzelnen Mineralstoffe im Buch „Praxis der Biochemie nach Dr. Schüßler" nachgelesen werden (s. S. 192).

Warum muss man von den einzelnen Mineralstoffen verschieden viel nehmen?

Weil die Mängel verschieden stark sind! Es hätte nicht dieselbe Wirkung, wenn von den einzelnen Mineralstoffen jeweils die gleiche Menge genommen würde! Außer zur Gesundheitsvorsorge.

Wenn die Mineralstoffe aufgelöst werden, muss es dann Wasser sein?

Reines Wasser (wenn möglich Trinkwasser, abgekochtes- oder destilliertes Wasser) ist das beste Lösungsmittel für die Mineralstoffe nach Dr. Schüßler überhaupt. Jede andere Flüssigkeit, in der die Mineralstoffe aufgelöst werden, beeinträchtigt die Wirkung.

Kann ein Mineralwasser die Mineralstoffe nach Dr. Schüßler ersetzen?

Mineralwasser sind meistens aus Heilquellen, die für den Ausgleich bestimmter Mängel geeignet sind und damit zur Heilung von bestimmten Krankheiten beitragen. Ist jedoch der Mangel aufgefüllt, besteht kein weiterer Bedarf an so reichhaltiger spezieller Mineralstoffzufuhr. Außerdem füllen Mineralwasser hauptsächlich den Bedarf außerhalb der Zelle auf, die Mineralstoffe nach Dr. Schüßler jedoch den Bedarf innerhalb der Zelle.

Da die Mineralwasser eine so hohe Konzentration an Mineralstoffen haben, sollten sie auch für die Zubereitung der Babynahrung nicht verwendet werden.

Die Kohlensäure ist für viele Menschen belastend, weshalb es ratsam ist, auf so genannte „stille" Wasser auszuweichen.

Können auch bei Zuckerkrankheit die Mineralstoffe nach Dr. Schüßler eingenommen werden?

Für Zuckerkranke ist wichtig zu wissen, dass 48 Mineralstofftabletten durch ihren Milchzuckergehalt einer Broteinheit (BE) entsprechen. Allerdings ist es für zuckerkranke Menschen möglich, die Tabletten aufzulösen und so dem Milchzucker auszuweichen. Auf diese Problematik wurde im Kapitel über die Einnahme eingegangen (s. S. 145).

Was tun bei Laktose-Unverträglichkeit?

Es gibt bei Laktose-Unverträglichkeit die Möglichkeit, in der Apotheke ein enzymhaltiges Mittel zu kaufen, das die Laktose spaltet und dadurch verträglich macht (z.B. Laluc-Kautabletten).

Greift der Milchzucker die Zähne an?

Der Milchzucker, die Laktose, ist die verträglichste Zuckerart und als leichtes Abführmittel verwendet. Er soll auch bei längerer Einnahme, selbst über Jahre hinweg, die Zähne nicht angreifen.

Warum ist es durch eine vollwertige Ernährung nicht möglich, genügend Mineralstoffe aufzunehmen?

Wer sich vollwertig ernährt, hat auf jeden Fall eine bessere Versorgung an Mineralstoffen. Durch die starken Veränderungen im Leben der Menschen (Stress, Hektik, unregelmäßiger Lebenswandel) besonders aber durch zwanghafte charakterliche Strukturen (!) werden Mineralstoffe aus den Zellen verbraucht, die nicht so ohne weiteres aus der Nahrung nachgefüllt werden können.

Außerdem haben unsere Lebensmittel durch mineralstoffverarmte Böden in ihrem Mineralstoffgehalt zum Teil erheblich gelitten.

Warum stellt sich trotz längerer Einnahme kein Erfolg ein?

- Zu niedrige (homöopathische) Dosierung,
- es werden die falschen Mineralstoffe genommen,
- der Schlafplatz[172] muss abgeklärt werden,
- wenn die Probleme auf Ebenen liegen, die durch Mineralstoffe nicht bearbeitet werden können,
- problematische Ernährung,
- Amalgamfüllungen, durch ständige Vergiftung im Mundraum,
- wenn die zwanghaften Strukturen nicht verändert werden,
- wenn eine zu hohe Belastung (Arbeit, Familie, soziales Umfeld) vorliegt,
- wenn eine schwere Krankheit zu weit fortgeschritten ist.

---

172 Siehe auch S. 171.

Wissen. Heilen. Leben.

Vertieft Ihr Wissen, liefert konkrete Behandlungstipps und bereichert Ihr Leben.

Jetzt 1 Ausgabe kostenlos testen!

DHZ lesen lohnt sich:

- 6-mal jährlich praxisnahe Fortbildung
- Vorzugspreis für das Forum Heilpraxis – den DHZ-Kongress
- Qualifizierung durch den Erwerb von Fortbildungspunkten
- plus Zugang zum Online-Archiv

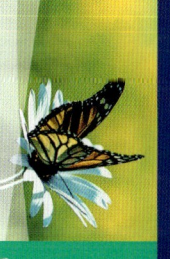

Deutsche Heilpraktiker Zeitschrift

Ängste überwinden – Seele und Körper stärken

Wie Angst und Furcht im Kopf entstehen

Craniosacrale Behandlung bei Angst

Angst vor der Angst: Psychologische Behandlungsstrategien

Im Gespräch mit Juliane Werding

Jetzt neu: Rubrik DHZ-Psych in jeder Ausgabe

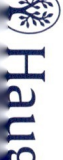

Haug

Gratistest!

Einfach Karte ausfüllen und absenden oder hier bestellen:

TEL 0711/8931-321
FAX 0711/8931-422
MAIL aboservice@thieme.de
WEB www.haug-verlag.de

Ja, ich möchte kostenlos ...

die *Deutsche Heilpraktiker Zeitschrift – DHZ* kennen lernen. Ich erhalte ein aktuelles Probeheft. Ein Brief mit Formular erinnert mich an den Ablauf des Testangebotes. Es bleibt beim Test, wenn ich auf dem Formular ein Nein ankreuze und es dem Verlag zusende. Wenn Sie nichts von mir hören, möchte ich die Zeitschrift zu folgendem Preis abonnieren:

☐ Normalpreis 2011: 56,– € [D]
☐ Preis 2011 für Heilpraktiker-Anwärter: 28,– € [D] (mit Nachweis)

Anschrift: ☐ privat ☐ dienstlich

Name, Vorname (möglichst Stempel)

Straße

PLZ, Ort

Beruf, Fachgebiet

E-Mail

Ja, ich möchte über neue Produkte und interessante Angebote aus der Thieme Verlagsgruppe informiert werden: ☐ **per E-Mail** und ☐ **per Post**

Datum   Unterschrift

Wenn ich künftig Informationen und Angebote der Thieme Verlagsgruppe nicht mehr erhalten möchte, kann ich der Verwendung meiner Daten für Werbezwecke jederzeit widersprechen.

112A29

Die Deutsche Heilpraktiker Zeitschrift – DHZ erscheint 6-mal im Jahr. Die Hefte erhalte ich direkt vom Verlag, die Berechnung erfolgt über die Buchhandlung Thieme & Frohberg GmbH, Tempelhofer Weg 11–12, 10829 Berlin. Alle Preise inkl. MwSt. zzgl. Versand (Inland 12,50 €, Europa 19,20 €). Das Abonnement läuft nach Bestelleingang mindestens ein Jahr und kann anschließend jederzeit mit dreimonatiger Frist zum Jahresende gekündigt werden.
Der Lesetest kann nicht mehrmals in Folge in Anspruch genommen und nicht mit anderen Angeboten kombiniert werden.

Vertrauensgarantie: Ich kann diese Bestellung innerhalb von 14 Tagen (Poststempel) durch eine schriftliche Mitteilung an den Verlag widerrufen.

Preisänderungen und Irrtum vorbehalten. Verlag: Sitz und Handelsregister Stuttgart HRA 13411. Komplementärin: Thieme GmbH, Sitz und Handelsregister Stuttgart HRB 15454. Geschäftsführer: Dr. Th. Scherb, Dr. W. Knüppe, Dr. A. Hauff. Buchhandlung Thieme & Frohberg GmbH: Registergericht: Stuttgart HRB 4410. Geschäftsführer: E. Straßmeir, Dr. P. Seitz.

Bitte freimachen, falls Marke zur Hand!

Deutsche Post
ANTWORT

Haug Verlag in
MVS Medizinverlage Stuttgart
GmbH & Co. KG
Leserservice
Oswald-Hesse-Str. 50
70469 Stuttgart
DEUTSCHLAND

Geben Mineralstofftabellen Auskunft darüber, welche Lebensmittel die Mineralstoffe nach Dr. Schüßler auffüllen?

Nein! Die Tabellen enthalten ausschließlich Angaben über einzelne Mineralstoffe. Es sind keine Forschungen bekannt, die Auskunft über Mineralstoffverbindungen geben, wie sie die Mineralstoffe nach Dr. Schüßler darstellen.

8.8. Notwendige, wichtige Kombinationen

Aufgrund der spezifischen Wirkungen mancher Mineralstoffe nach Dr. Schüßler erscheint es unbedingt notwendig, auf bestimmte Kombinationen hinzuweisen, damit die Anwender vor unnötigen Belastungen, wenn nicht gar Schäden, bewahrt werden können.

Einige Mineralstoffe lösen aus den Deponien Schadstoffe (Kalium sulfuricum Nr. 6) bzw. Säure (Silicea Nr. 11), Calcium sulfuricum Nr. 12 sorgt für die Durchlässigkeit des Bindegewebes, eine wichtige Voraussetzung für die Ausscheidung der belastenden Stoffe. Manchmal fallen dann aber nach der Gabe dieser Mineralstoffe schubweise zu große Schadstoffmengen an, die nur durch die kombinierte Gabe von Natrium phosphoricum Nr. 9 (Abbau der befreiten Säure) bzw. Natrium sulfuricum Nr. 10 (Abbau von Schadstoffen) ausgeschieden werden können. Daraus ergeben sich folgende bewährte Mischungen (Einzelheiten dazu finden sich bei den jeweiligen Mineralstoffen im zweiten Teil, s. S. 192 ff.):

- Kalium sulfuricum Nr. 6 und Natrium sulfuricum Nr. 10,
- Silicea Nr. 11 und Natrium phosphoricum Nr. 9,
- Calcium sulfuricum Nr. 12, Natrium phosphoricum Nr. 9 und Natrium sulfuricum Nr. 10.

8.9 Milchzucker: Einnahme von Milchzucker und seine mögliche Problematik

Laktose (Milchzucker) ist als Trägersubstanz für die Mineralstoffe nach Dr. Schüßler für uns ein besonders wichtiges Thema. Laktose ist ein Disaccharid und besteht aus zwei Zuckerbausteinen: Glucose und Galactose. Sie kommt ausschließlich in der Milch vor und wird aus Molke gewonnen. Laktose wird als Hilfsstoff in der Nahrungs- und pharmazeutischen Industrie verwendet, so z.B. in Beutelsuppen und -saucen, Gewürzmischungen, Wurstwaren, Zucker- und Backwaren, Schokoladeartikel, Tabletten und Kapseln.

Im Magen-Darm-Trakt wird Laktose durch intestinale (im Darm vorkommende) Laktase enzymatisch gespalten.

Laktose gibt es verschieden aufbereitet; je nach Kristallisationsart und dem Trocknungsprozess variieren die kristallinen und amorphen Anteile der alpha- und beta-Laktose und deren Hydratationsstadien.

Alpha-Laktose gibt es als wasserfreie Form (unhydriert) oder als Monohydrat. Beta-Laktose gibt es nur als unhydrierte Form. Die übliche Handelsform ist die des Alpha Monohydrats.

Ein Teil Laktose ist löslich in 5 Teilen Wasser, oder 2,6 Teilen kochendem Wasser. Eine 9,75%ige Laktoselösung hat dieselben osmotischen Eigenschaften wie menschliches Blut.

Folgende **Störungen** können bei der Einnahme von Laktose auftreten:

Bei einem Mangel an intestinaler Laktase (einem Enzym im Magen-Darm-Trakt) kommt es zu erheblichen Verdauungsstörungen, die man unter dem Begriff von Laktoseintoleranz zusammenfasst.

Symptome der Laktoseintoleranz:
- Bauchkrämpfe, Durchfall, Blähungen, Flatulenz.

Diese Symptome können auch auftreten, wenn zuviel Laktose eingenommen wird.

Tab. 10: Laktosegehalt

Laktosegehalt in Milch- und Milchprodukten	Laktose g/100g
Milch	4,5–5
Naturjoghurt	3,2
Sauermilch Bifidus	3,6
Kondensmilch	10,2
Eiscreme	7
Vollrahm	3,2
Kaffeerahm	3,8
Molke	5
Butter	0,6
Camembert	0,1
Hartkäse	0

Laktose **darf nicht genommen** werden bei:
- Galactosämie (sehr selten): eine genetische Erkrankung
- Laktosemaladsorptionssyndrom: die Folge des gänzlichen Fehlens der Laktase

Laktoseintoleranz entsteht beim erwachsenen Menschen durch einen Rückgang der Aktivität des Enzyms Laktase, das im Kindesalter zur Genüge vorhanden ist. Nach dem Abstillen bzw. Entwöhnen nimmt die Laktaseproduktion Jahr für Jahr ab. Der Abfall der Laktaseaktivität beginnt bei Schwarzamerikanern oder -afrikanern wie auch den Asiaten etwa ab dem zweiten Lebensjahr. Bei den Nord- und Mitteleuropäern beginnt der Abfall oftmals erst in der Pubertät. Primärer Laktasemangel, d.h. völliges Fehlen der Laktase, daher echte Laktoseintoleranz, tritt bei der weißen Bevölkerung Europas, Nordamerikas und Australiens bei ca. 5–20% auf. Afrikaner und asiatische Völkergruppen haben bis zu einem Anteil von 95% einen völligen Laktasemangel.
Die Behandlung der völligen Laktoseintoleranz ist durch die Einnahme von Beta-Galactosidase in Form von Tropfen oder Kautabletten möglich. Dabei ist darauf zu achten, dass vor jeder Zufuhr von Laktose dieses Enzym eingenommen wird.

Laktoseverdauung

Laktose wird durch Beta-Galactosidase, die im Bürstensaum des Dünndarms lokalisiert ist, aufgespalten, hydrolysiert, bei einem optimalen pH von 5–6. Die höchste Aktivität wird im Jejunum (Teil des Dünndarms) gemessen. Die Spaltprodukte sind Galactose und Glucose, die dann in den Blutkreislauf resorbiert werden. Auch Galactose wird nach Phosphorylierung in den Glycosestoffwechsel eingeschleust. Wenn zu wenig Laktase vorhanden ist, gelangt „unverdaute" Laktose in den Dickdarm, d.h. Laktose, die nicht gespalten wurde. Der hohe osmotische Druck der Laktose bewirkt, dass Wasser in den Dickdarm strömt; zusätzlich zersetzen die im Dickdarm angesiedelten Bakterien die Laktose. Dabei entstehen kurzkettige Fettsäuren, Milchsäure, die den pH-Wert des Dickdarms in den sauren Bereich verschiebt, Wasserstoff, der über die Lunge ausgeatmet wird, Kohlendioxid und Methan. Das alles kann zu den schon erwähnten Symptomen der Laktoseintoleranz führen.
Achtung ist auch für Menschen geboten, die an Morbus Crohn erkrankt sind. Hier liegt ein sekundärer Laktasemangel vor, der wieder rückgängig gemacht werden kann.

Wirkung des Milchzuckers bei Verstopfung (Obstipation)

Als normal anzusehen sind Stuhlentleerungen von zwei- bis dreimal täglich bis dreimal wöchentlich. Unter Obstipation versteht man, wenn zwei Kriterien der nachfolgenden Liste über mindestens drei Monate bestehen:
- Stuhlgang weniger als dreimal wöchentlich
- zu starkes Pressen ist notwendig
- Gefühl der unvollständigen Entleerung
- Blockadegefühl
- manuelle Defäkationshilfe ist notwendig (z.B. Darmrohr, Einlauf …)

8.9 Milchzucker: Einnahme von Milchzucker und seine mögliche Problematik

Als Ursachen kommen eine verzögerte Darmpassage, aber auch ständiges Unterdrücken des Stuhldranges in Frage. Das Unterdrücken des Stuhldranges führt zu einer Erhöhung der Stuhldrangreizschwelle, die zu einer Defäkation notwendig ist. Es können aber auch ernsthafte Erkrankungen des Gastrointestinaltraktes vorliegen oder Hypothyreose (Schilddrüsenunterfunktion), weshalb eine Abklärung durch Untersuchungen anzuraten ist. Auch die Einnahme von gewissen Arzneimitteln kann zu Verstopfung führen, z.B. Antidepressiva, Diurethika und v.a. paradoxerweise der ständige Missbrauch von Laxantien (Abführmitteln).

Psychosomatische Ursachen sind ebenfalls möglich.

Die Obstipationsbehandlung sollte vorerst auf eine Änderung der Lebensführung hinzielen: Mehr Bewegung, Vollkornprodukte, Rohkost und Obst und eine vorwiegend pflanzliche Ernährung unterstützen einen natürlichen Stuhlgang. Auch die Flüssigkeitszufuhr sollte erhöht werden. Milchzucker kann helfen, die chronische Verstopfung günstig zu beeinflussen und zu beheben.

Laktose fördert die Aufnahme von Mineralstoffen.

Die Resorption von Laktose durch enzymatische Spaltung erfolgt langsamer als bei Saccharose, sodass besonders bei höherer Zufuhr Laktose „unverdaut" in den Dickdarm gelangt und dort bakteriell gespalten wird. Die dafür verantwortlichen Keime sind Laktobacillus bifidus und Laktobacillus acidophilus. Bei der Spaltung entstehen Milchsäure, Essigsaure, Ameisensäure und Kohlendioxid. Die osmotische Aktivität des Milchzuckers bedingt auch eine Volumenzunahme des Speisebreies durch Flüssigkeitsvermehrung. Die im Dickdarm entstehende Milchsäure verstärkt die osmotische Aktivität zusätzlich, sodass die Passagezeit insgesamt verkürzt wird. Die Folge ist eine Erhöhung der Stuhlfrequenz, eine Erhöhung des Stuhlvolumens und eine weichere Stuhlkonsistenz. Zusätzlich fördert die Milchsäure das Wachstum der wichtigen Laktobazillen. Die Leber wird ebenfalls in ihrer Entgiftungsfunktion entlastet. Bei der Einnahme ist auf die oben erwähnten Kontraindikationen zu achten.

Pilzbelastung

In der Medizin wird der Milchzucker bei Pilzbelastung im Darm, wie etwa Candida, als nicht belastend eingestuft. Ja er wird sogar als für den Körper entlastend und hilfreich angesehen. Zum Unterschied von der Saccharose, die schon im Mundraum teilweise in Abbauprozesse umgebaut wird und als Säure belastend wirkt, wird der Milchzucker erst im Dünndarm durch das Ferment Laktase verarbeitet.

Es gibt keine Gewöhnung an Milchzucker. Geschmacklich ist Laktose etwa ein Drittel so süß wie Saccharose.

Zahnärzte können beruhigt sein. Die kariogene Eigenschaft des Milchzuckers ist wesentlich geringer als die der Saccharose, da ja Laktose erst im Dünndarm gespalten wird.

Wichtig für Diabetiker

Laktose kann auch von Diabetikern eingenommen werden. Sie wirkt etwas stärker blutzuckersteigernd als Fructose. Zudem muss Milchzucker als Kohlenhydrat in der Broteinheitrechnung (BE) berücksichtigt werden:

1 BE sind 12 Gramm Kohlenhydrate, das sind 48 Tabletten Mineralstoffe nach Dr. Schüßler zu 0,25 Gramm. 48 Tabletten entsprechen 45 Kcal, 1 Tablette 0,9375 Kcal. Eine Zufuhr von 1 bis maximal 3 Broteinheiten über den Tag verteilt gilt allgemein als tolerabel.

8.10 Formulare zur Erstellung einer Einnahmeempfehlung

Tab. 11: Ausführliche Antlitzanalyse.

Antlitzanalyse Datum: _____

Name: _____
Straße: _____
PLZ/Ort: _____
Geburtsdatum: _____ Geburtsort: _____

Mineralstoff		Anzeichen	Einstufung	empfohlene Anzahl (täglich)
Nr. 1	Calcium fluoratum	Karofalten		
		bräunlich-schwärzlich		
		Firnisglanz, wie lackiert		
		blaue Lippen		
		splitternde/biegsame Nägel		
		welke Haut		
Nr. 2	Calcium phosphoricum	wächsern		
		durchsichtige Zahnspitzen		
Nr. 3	Ferrum phosphoricum	bläulich-schwärzlicher Schatten		
		Ferrum-Röte (evtl. warme Ohren)		
Nr. 4	Kalium chloratum	milchig-bläulich, milchig-rötlich		
		wie gepudert		
		oberflächl. Adern (Couperose) – Besenreiser		
		Hautgrieß		
Nr. 5	Kalium phosphoricum	eingefallene Schläfen		
		aschgrau (v.a. um das Kinn)		
		Zahnfleischbluten		
		Mundgeruch		
		matte Augen (wenig Glanz)		
Nr. 6	Kalium sulfuricum	bräunlich-gelb (Kinn, Augen)		
		Lufthunger		
		Pigmentflecken		
Nr. 7	Magnesium phosphoricum	Verlegenheitsröte (kurzfristig)		
		Magnesia-Röte (konstant)		
		hektische Flecken (am Hals)		

© Feichtinger T, Mandl E & Niedan-Feichtinger S: Handbuch der Biochemie nach Dr. Schüßler. Stuttgart: Haug; 2011.

8.10 Formulare zur Erstellung einer Einnahmeempfehlung

Tab. 11: *Fortsetzung*

	Mineralstoff	Anzeichen	Einstufung	empfohlene Anzahl (täglich)
Nr. 8	Natrium chloratum	Gelatineglanz große Poren schmieriger Lidrand Platzbacken trockene Haut (feuchtigkeitsarm) Schlundbrennen		
Nr. 9	Natrium phosphoricum	Fettglanz Mitesser Fettbacken Säureflecken Säurefalten (über der Oberlippe) gerötetes Kinn (Säure im Unterleib) „trockene" Haut (fettarm) Fette/„trockene" Haare plötzliches Müdigkeitsloch		
Nr. 10	Natrium sulfuricum	grünlich-gelb (haupts. um das Kinn) bläulich-rot, „Schnapsnase" geschwollene Tränensäcke gelbliche Augäpfel stinkende Winde		
Nr. 11	Silicea	Falten, Krähenfüße Ziehharmonikafalten Glasurglanz Lidhöhlen Lichtempfindlichkeit gespaltene Haarspitzen (+Nr. 9) Nägel: in Schichten aufgelöst		
Nr. 12	Calcium sulfuricum	alabasterweiß (kreidebleich) kompaktiertes Bindegewebe		
Nr. 13	Kalium arsenicosum	nässende Ekzeme Schweißausbrüche im Wechsel		
Nr. 14	Kalium bromatum	Rastlosigkeit, Ruhelosigkeit deutlich betonte Augäpfel		

© Feichtinger T, Mandl E & Niedan-Feichtinger S: Handbuch der Biochemie nach Dr. Schüßler. Stuttgart: Haug; 2011.

Tab. 11: *Fortsetzung*

Mineralstoff		Anzeichen	Einstufung	empfohlene Anzahl (täglich)
Nr. 15	Kalium iodatum	ständiges Räuspern Druck am Hals		
Nr. 16	Lithium chloratum	nervöses Hüsteln		
Nr. 17	Manganum sulfuricum	Knorpelprobleme		
Nr. 18	Calcium sulfuratum	Gewichtsverlust Entschlackung		
Nr. 19	Cuprum arsenicosum	Pigmentierungsstörungen Krämpfe (im Gehirn)		
Nr. 20	Kalium-Aluminium sulfuricum	Blähkoliken		
Nr. 21	Zincum chloratum	weiße Flecken (Zähne, Nägel) Schleimhautprobleme		
Nr. 22	Calcium carbonicum	Schlupflider schwere, innere Erschöpfung		
Nr. 23	Natrium bicarbonicum	Übersäuerung, Sodbrennen saures Aufstoßen		
Nr. 24	Arsenum iodatum	nässende Ekzeme Heuschnupfen		
Nr. 25	Aurum chloratum natronatum	unspezifische Frauenprobleme		
Nr. 26	Selenium	Grübchen im inneren Augenwinkel		
Nr. 27	Kalium bichromicum	evtl. oranger Fleck am Oberlid		

© Feichtinger T, Mandl E & Niedan-Feichtinger S: Handbuch der Biochemie nach Dr. Schüßler. Stuttgart: Haug; 2011.

8.10 Formulare zur Erstellung einer Einnahmeempfehlung

Tab. 12: Formular zur Erstellung einer Einnahmeempfehlung.

Datum								
				Stückzahl pro Tag				

Nr. 1 Calcium fluoratum:
Karofalten, Furche, bräunlich-schwärzlich rund um die Augen, blaue Lippen, Firnisglanz – wie lackiert, splitternde/biegsame Nägel, welke Haut, Hornhaut, Elastizität, Sehnen, Bänder

Nr. 2 Calcium phosphoricum:
wächsern, durchsichtige Zahnspitzen, weiße Flecken: Zähne, Fingernägel, Muskelkrämpfe, Verspannungen, Knochen, Eiweiß, Basismittel der hormonellen Produktion

Nr. 3 Ferrum phosphoricum:
Ferrum-Röte, Schatten: bläulich-schwärzlich, Einbuchtung an der Nasenwurzel innen, evtl. warme rote Ohren, Konzentration, Immunsystem, „Erste Hilfe", klopfend, pochend, entzündet

Nr. 4 Kalium chloratum:
milchig: bläulich/rötlich/lila, oberflächliche Adern: Couperose, Besenreiser, Hautgrieß, wie gepudert, bläuliche Augäpfel, Milchbart, schleimiger Husten, Drüsen, milchige Lippen, weiße Zunge

Nr. 5 Kalium phosphoricum:
aschgrau (vor allem ums Kinn), eingefallene Schläfen, Zahnfleischbluten, -schwund, Mundgeruch, matte Augen (wenig Glanz), Erschöpfung, diffuses Hungergefühl, Nussschokolade, Lecithin, angegriffene Nerven, Weinerlichkeit

Nr. 6 Kalium sulfuricum:
bräunlich/gelblich/ocker (Kinn, Augen), Lufthunger, Pigmentflecken, Kaffeeflecken, Altersflecken, Melaninsteuerung, Hautstörungen (Schuppenflechte), Bauchspeicheldrüse, Völlegefühl

Nr. 7 Magnesium phosphoricum:
Magnesia-Röte (karmesinrot), Verlegenheitsröte (kurzfristig), hektische Flecken (am Hals), Schokoladenhunger: dunkle Schokolade, Stressschutzstoff, Herz, Nägelbeißen, Koliken, Migräne, gespannte Nerven

© Feichtinger T, Mandl E & Niedan-Feichtinger S: Handbuch der Biochemie nach Dr. Schüßler. Stuttgart: Haug; 2011.

Tab. 12: *Fortsetzung*

Datum							
					Stückzahl pro Tag		
Nr. 8	**Natrium chloratum:** Gelatine-Glanz, große Poren, schmieriger Lidrand, Platzbacken, Schlundbrennen, feuchtigkeitsarme Haut, knackende Gelenke, Allergie, Augen, Niere, Schleimhäute, Flüssigkeitshaushalt, Durst: zu viel/zu wenig						
Nr. 9	**Natrium phosphoricum:** Fettglanz, Mitesser, Pickel, Akne, Fettbacken, Säureflecken, Säurefalten: über der Oberlippe, gerötete Kinnspitze, fettarme Haut, fette bzw. spröde Haare, plötzliches Müdigkeitsloch, Sodbrennen, Säureregulierung, Süßigkeiten- oder/ und Fetthunger						
Nr. 10	**Natrium sulfuricum:** grünlich-gelblich (Kinn), bläulich-rötlich (Nase), verschwollene Augen/Tränensäcke, gelblich-grünliche Augäpfel, juckend beißend, geschwollene Füße/Unterschenkel/Hände/Finger, stinkende Winde, Sonnenallergie, Leber, Herpes						
Nr. 11	**Silicea:** Politurglanz/Glasurglanz, Hautfalten, Falten vor dem Ohr, Lidhöhlen, Ziehharmonikafalten, Krähenfüße, Lichtempfindlichkeit, gespaltene Haarspitzen (+ Nr. 9), Nägel: in Schichten aufgelöst, Säurebelastung, brüchiges Gewebe: Dehnungsstreifen, Haarausfall, gereizte Nerven						
Nr. 12	**Calcium sulfuricum:** alabasterweiß, kreidebleich, von innen her weiß schimmernd, Schneewittchengesicht, kompaktiertes Bindegewebe, Schock, Wölbung der Falten, Eiterungen, macht Wege frei						
Nr. 13	**Kalium arsenicosum:** Furchen quer zum Verlauf der Unter- und Oberlippe, Hypophyse, Haut: trockene Ekzeme, verlangsamt den Stoffwechsel, Menopause, Stress						
Nr. 14	**Kalium bromatum:** deutlich betonte Augäpfel, Rastlosigkeit, Ruhelosigkeit, Schilddrüse						
Nr. 15	**Kalium iodatum:** Druck am Hals, Schwellung am Hals, ständiges Räuspern, Schilddrüse, gefühls- und gemütsmäßige Überlastung, Weinerlichkeit vom Gemüt her						

© Feichtinger T, Mandl E & Niedan-Feichtinger S: Handbuch der Biochemie nach Dr. Schüßler. Stuttgart: Haug; 2011.

8.10 Formulare zur Erstellung einer Einnahmeempfehlung

Tab. 12: *Fortsetzung*

Datum							
				Stückzahl pro Tag			

Nr. 16	**Lithium chloratum:** Knötchen an den Endgelenken der Finger, hohes Hüsteln, Gicht der kleinen Gelenke, Niere, depressive Stimmungen	
Nr. 17	**Manganum sulfuricum:** fächerartige bräunlich-ocker bis bräunlich-schwärzliche Verfärbung der Haut vom äußeren Augenwinkel Richtung Schläfe, Knorpelbildung, Enzymaktivator, Energie, Kohlenhydratverwertung, Eisenhaushalt, Gehirnstoffwechsel	
Nr. 18	**Calcium sulfuratum:** Aussackung innerer-oberer Augenwinkel, Ausscheidung aller schwer ausscheidbarer Substanzen	
Nr. 19	**Cuprum arsenicosum:** heller Lidansatz vom inneren Augenwinkel ausgehend, Eisenhaushalt, Melaninbildung, Bindegewebsverhärtung, Quervernetzung aller elastischen Fasern	
Nr. 20	**Kalium-Aluminium sulfuricum:** Hautwulst am unteren Augenlid, Vergesslichkeit, Blähkoliken Erwachsener, Trockenheit von Geweben	
Nr. 21	**Zincum chloratum:** heller Streifen, die Lippen umrahmend, Aufbau von Haut/Haaren/Nägeln, Haarausfall, auch Wimpern und Augenbrauen, weiße Flecken: Zähne/Nägel, Immunfeld, Schwermetallausscheidung, Fertilität, Augenstoffwechsel, Zinkinsulinspeicher	
Nr. 22	**Calcium carbonicum:** Schlupflider, schwere innere Erschöpfung, Entwicklungsrückstände (der Kinder), Knochenmittel	
Nr. 23	**Natrium bicarbonicum:** Wangenwulst entlang der Magenfalte, ganzkörperliche Säurebelastung, träger Stoffwechsel, Verdauungsprobleme	
Nr. 24	**Arsenum iodatum:** schmaler Wulst entlang der Ober- und/bzw. Unterlippe (umrahmend), Allergie, Heuschnupfen, nässende Ekzeme, Reinigung/Stärkung	

© Feichtinger T, Mandl E & Niedan-Feichtinger S: Handbuch der Biochemie nach Dr. Schüßler. Stuttgart: Haug; 2011.

Tab. 12: *Fortsetzung*

Datum							
				Stückzahl pro Tag			
Nr. 25	**Aurum chloratum natronatum:** heller Fleck in der Haut auf der Nasenwurzel, Zyklusschwankungen, Kinderwunsch, Wechseljahre, Schlaf-Wach-Rhythmus: Jetlag, Melatonin, Zirbeldrüse, Schilddrüse, Fertilität, Immunstoffwechsel, Herz, arterielle Durchblutung						
Nr. 26	**Selenium:** Grübchen im inneren Augenwinkel, Leber, Herpes, antioxidativer Schutz,						
Nr. 27	**Kalium bichromicum:** senkrechte/schräge Wülstchen am unteren äußeren Rand des Oberlides/Wimpernansatz, Cholesterinstoffwechsel, Kohlenhydratstoffwechsel, Stress, zäher Schleim						

Nähere Angaben zur Person werden auf einem eigenen Karteiblatt notiert!
© Feichtinger T, Mandl E & Niedan-Feichtinger S: Handbuch der Biochemie nach Dr. Schüßler. Stuttgart: Haug; 2011.

8.11 Bewährte Einnahmepläne

Die angeführten Beispiele von Einnahmeplänen stellen jeweils eine **Möglichkeit** dar.
Die angegebenen Mengen entsprechen der durchschnittlichen Notwendigkeit, sie können jeweils variiert werden. Bei Startschwierigkeiten sollte mit einer geringeren Menge begonnen werden. Nach oben sind fast keine Grenzen gesetzt.

Tab. 13: Einnahmeempfehlung bei Heuschnupfen – akut.

Mineralstoff		Stück/Tag
Nr. 1	Calcium fluoratum	
Nr. 2	Calcium phosphoricum	
Nr. 3	Ferrum phosphoricum	10
Nr. 4	Kalium chloratum	10
Nr. 5	Kalium phosphoricum	
Nr. 6	Kalium sulfuricum	7
Nr. 7	Magnesium phosphoricum	
Nr. 8	Natrium chloratum	20
Nr. 9	Natrium phosphoricum	
Nr. 10	Natrium sulfuricum	7
Nr. 11	Silicea	
Nr. 12	Calcium sulfuricum	
Nr. 15	Kalium jodatum	
Nr. 22	Calcium carbonicum	
Nr. 24	Arsenum jodatum	5

Die Mischung kann am Tag so oft eingenommen werden, bis eine Erleichterung zu verspüren ist. Zur Vorsorge einmal am Tag.

Tab. 14: Einnahmeempfehlung bei leichter Grippe (grippaler Infekt).

Mineralstoff		Stück/Tag
Nr. 1	Calcium fluoratum	
Nr. 2	Calcium phosphoricum	
Nr. 3	Ferrum phosphoricum	10
Nr. 4	Kalium chloratum	7
Nr. 5	Kalium phosphoricum	7
Nr. 6	Kalium sulfuricum	7
Nr. 7	Magnesium phosphoricum	
Nr. 8	Natrium chloratum	10
Nr. 9	Natrium phosphoricum	
Nr. 10	Natrium sulfuricum	10–20
Nr. 11	Silicea	
Nr. 12	Calcium sulfuricum	
Nr. 15	Kalium jodatum	
Nr. 22	Calcium carbonicum	

Tab. 15: Einnahmeempfehlung bei Krampfadern.

Mineralstoff		Stück/Tag
Nr. 1	Calcium fluoratum	7
Nr. 2	Calcium phosphoricum	
Nr. 3	Ferrum phosphoricum	
Nr. 4	Kalium chloratum	7
Nr. 5	Kalium phosphoricum	
Nr. 6	Kalium sulfuricum	
Nr. 7	Magnesium phosphoricum	
Nr. 8	Natrium chloratum	
Nr. 9	Natrium phosphoricum	10
Nr. 10	Natrium sulfuricum	
Nr. 11	Silicea	7
Nr. 12	Calcium sulfuricum	
Nr. 15	Kalium jodatum	
Nr. 22	Calcium carbonicum	

Die entsprechende Salbenkombination sollte ebenfalls verwendet werden!

Tab. 16: Einnahmeempfehlung bei Lernschwierigkeiten.

Mineralstoff		Stück/Tag
Nr. 1	Calcium fluoratum	
Nr. 2	Calcium phosphoricum	
Nr. 3	Ferrum phosphoricum	10
Nr. 4	Kalium chloratum	
Nr. 5	Kalium phosphoricum	10
Nr. 6	Kalium sulfuricum	10
Nr. 7	Magnesium phosphoricum	
Nr. 8	Natrium chloratum	10
Nr. 9	Natrium phosphoricum	
Nr. 10	Natrium sulfuricum	
Nr. 11	Silicea	
Nr. 12	Calcium sulfuricum	
Nr. 15	Kalium jodatum	
Nr. 22	Calcium carbonicum	

Die Mischung kann an einem Tag so oft wie benötigt eingenommen werden.

8.11 Bewährte Einnahmepläne

Tab. 17: Einnahmeempfehlung bei Erschöpfungszuständen (ausgelaugt).

Mineralstoff		Stück/Tag
Nr. 1	Calcium fluoratum	5
Nr. 2	Calcium phosphoricum	7
Nr. 3	Ferrum phosphoricum	10
Nr. 4	Kalium chloratum	7
Nr. 5	Kalium phosphoricum	10
Nr. 6	Kalium sulfuricum	5
Nr. 7	Magnesium phosphoricum	3mal „heiße 7"*
Nr. 8	Natrium chloratum	10
Nr. 9	Natrium phosphoricum	7
Nr. 10	Natrium sulfuricum	7
Nr. 11	Silicea	5–10
Nr. 12	Calcium sulfuricum	
Nr. 15	Kalium jodatum	5
Nr. 22	Calcium carbonicum	10

* Damit ist eine bewährte Einnahmeform für Magnesium phosphoricum gemeint, die im 10. Kapitel (s. S. 286 sowie S. 293), in dem dieser Mineralstoff dargestellt wird, ausführlich beschrieben und begründet wurde. Dabei werden 7 Tabletten von der „Nr. 7" in Wasser, das kurze Zeit gekocht wurde, aufgelöst und so heiß wie möglich in kleinstmöglichen Schlucken im Mund behalten und dann getrunken.

Tab. 18: Einnahmeempfehlung bei Gelenkschmerzen.

Mineralstoff		Stück/Tag
Nr. 1	Calcium fluoratum	7
Nr. 2	Calcium phosphoricum	10
Nr. 3	Ferrum phosphoricum	
Nr. 4	Kalium chloratum	
Nr. 5	Kalium phosphoricum	
Nr. 6	Kalium sulfuricum	
Nr. 7	Magnesium phosphoricum	
Nr. 8	Natrium chloratum	10
Nr. 9	Natrium phosphoricum	10
Nr. 10	Natrium sulfuricum	
Nr. 11	Silicea	7
Nr. 12	Calcium sulfuricum	
Nr. 15	Kalium jodatum	
Nr. 22	Calcium carbonicum	5

Die entsprechende Salbenkombination sollte ebenfalls verwendet werden!
Wenn das Gelenk heiß ist oder pocht, muss zusätzlich Ferrum phosphoricum Nr. 3 verwendet werden. Mindestens 10 Tabletten!

Teil 1 – 8 Dosierung und Einnahme der Mineralstoffe nach Dr. Schüßler

Tab. 19: Einnahmeempfehlung bei Gicht.

Mineralstoff		Stück/Tag
Nr. 1	Calcium fluoratum	
Nr. 2	Calcium phosphoricum	
Nr. 3	Ferrum phosphoricum	10
Nr. 4	Kalium chloratum	
Nr. 5	Kalium phosphoricum	
Nr. 6	Kalium sulfuricum	
Nr. 7	Magnesium phosphoricum	
Nr. 8	Natrium chloratum	10
Nr. 9	Natrium phosphoricum	20
Nr. 10	Natrium sulfuricum	10
Nr. 11	Silicea	7
Nr. 12	Calcium sulfuricum	7
Nr. 15	Kalium jodatum	
Nr. 22	Calcium carbonicum	
Nr. 23	Natrium bicarbonicum	7

Tab. 21: Einnahmeempfehlung bei Lichtempfindlichkeit der Augen.

Mineralstoff		Stück/Tag
Nr. 1	Calcium fluoratum	
Nr. 2	Calcium phosphoricum	
Nr. 3	Ferrum phosphoricum	5
Nr. 4	Kalium chloratum	
Nr. 5	Kalium phosphoricum	
Nr. 6	Kalium sulfuricum	
Nr. 7	Magnesium phosphoricum	
Nr. 8	Natrium chloratum	5
Nr. 9	Natrium phosphoricum	7
Nr. 10	Natrium sulfuricum	
Nr. 11	Silicea	10–20
Nr. 12	Calcium sulfuricum	
Nr. 15	Kalium jodatum	

Tab. 20: Einnahmeempfehlung bei leichter Erkältung (bei geringem Mangel).

Mineralstoff		Stück/Tag
Nr. 1	Calcium fluoratum	
Nr. 2	Calcium phosphoricum	
Nr. 3	Ferrum phosphoricum	5
Nr. 4	Kalium chloratum	3
Nr. 5	Kalium phosphoricum	3
Nr. 6	Kalium sulfuricum	
Nr. 7	Magnesium phosphoricum	
Nr. 8	Natrium chloratum	7
Nr. 9	Natrium phosphoricum	5
Nr. 10	Natrium sulfuricum	3
Nr. 11	Silicea	
Nr. 12	Calcium sulfuricum	

8.11 Bewährte Einnahmepläne

Tab. 22: Einnahmeempfehlung bei Mitessern.

Mineralstoff		Stück/Tag
Nr. 1	Calcium fluoratum	
Nr. 2	Calcium phosphoricum	
Nr. 3	Ferrum phosphoricum	5
Nr. 4	Kalium chloratum	7
Nr. 5	Kalium phosphoricum	
Nr. 6	Kalium sulfuricum	
Nr. 7	Magnesium phosphoricum	
Nr. 8	Natrium chloratum	
Nr. 9	Natrium phosphoricum	10–20
Nr. 10	Natrium sulfuricum	
Nr. 11	Silicea	3
Nr. 12	Calcium sulfuricum	

Die angegebene Kombination sollte unbedingt zusätzlich als Cremegel verwendet werden! (Keine Salbe!)

Tab. 23: Einnahmeempfehlung bei Osteoporose.

Mineralstoff		Stück/Tag
Nr. 1	Calcium fluoratum	7
Nr. 2	Calcium phosphoricum	10–20
Nr. 3	Ferrum phosphoricum	7
Nr. 4	Kalium chloratum	
Nr. 5	Kalium phosphoricum	7
Nr. 6	Kalium sulfuricum	
Nr. 7	Magnesium phosphoricum	10–20
Nr. 8	Natrium chloratum	
Nr. 9	Natrium phosphoricum	10
Nr. 10	Natrium sulfuricum	
Nr. 11	Silicea	7
Nr. 12	Calcium sulfuricum	
Nr. 15	Kalium jodatum	7–10
Nr. 22	Calcium carbonicum	7

Sollten zusätzlich Knorpelprobleme bestehen, täglich mindestens 10 Stück von Nr. 8 Natrium chloratum zusätzlich einnehmen!
Siehe dazu auch Ausführungen zu Calcium phosphoricum im 2. Teil, S. 214.

9 Äußere Anwendung der Mineralstoffe nach Dr. Schüßler

9.1 Die Haut

Die immer bedeutsamer werdende äußere Anwendung der Mineralstoffe nach Dr. Schüßler erfolgt über die Haut[173], weshalb es zunächst erforderlich ist, sich intensiver mit ihren Aufgaben und ihrem Aufbau auseinander zu setzen.

Die Haut macht $1/7$ unseres Körpergewichtes aus und ist somit unser schwerstes Organ. Die Oberfläche an der Oberhaut beträgt zw. 1,5–2 m², sie ist somit unser größtes Sinnesorgan. In ihr liegen zudem ein hoch entwickeltes Nervengeflecht, feine Blutgefäße und die Schweißdrüsen. Hautanhangsgebilde sind Haare, Nägel und Drüsen.

Unsere Haut ist in drei Schichten aufgebaut:
- Oberhaut = Epidermis (dünnschichtig)
- Lederhaut = Korium (Bindegewebe)
- Unterhaut = Subkutis (Fettgewebe)

Auch in unserem Körperinneren verfügen wir über sehr viele Häute, die dem Austausch mit der Umwelt dienen. Wichtig ist es, dass diese Stoffaustauschflächen sehr groß sind. Deshalb bedient sich hier unser Körper der Oberflächenvergrößerung, was durch Auffaltungen, aber vor allem durch zahlreiche Flimmerhärchen geschieht, wie z.B. im Dünndarm oder in der Lunge.

9.1.2 Die Aufgaben der Haut und Mineralstoffe nach Dr. Schüßler

Eine sehr wichtige Aufgabe für unsere Haut ist der Stoffaustausch. Weitere Funktionen sind die Bildung einer flexiblen, stabilen und elastischen Hülle, der Schutz vor Kälte, Hitze, Verletzungen, Austrocknung sowie die Bildung einer Barriere gegen Giftstoffe, UV-Strahlen und Krankheitserreger. Die Haut ist also Schutzorgan und Bezugsorgan zur Welt, wodurch den beiden Mineralstoffen Calcium fluoratum Nr. 1 und Silicea Nr. 11 verbunden mit Kalium sulfuricum Nr. 6 besondere Bedeutung zukommt.

Über die Haut wird eine Reihe von Reizen aufgenommen, wie z.B. Wärme, Druck, Schall, Nässe, Trockenheit; ebenso können chemische Reize wie scharf, mild, brennend, ätzend, über die Haut empfunden werden. Das Nervenleitungssystem wird vor allem durch Silicea Nr. 11 unterstützt.

Der Kreislauf wird durch Einflüsse von stark wechselnden Temperaturen, hauptsächlich über Wasser – wie bei den Behandlungsmethoden nach Pfarrer Kneipp – gereizt. Calcium fluoratum Nr. 1, Silicea Nr. 11 und Magnesium phosphoricum Nr. 7 unterstützen das Zusammenziehen und Dehnen der Gefäßwandungen.

Über die Haut ist es dem Organismus möglich, Belastungsstoffe loszuwerden. Ist der Körper mit solchen Stoffen überladen, wird der Schweiß reichlich und beginnt zu riechen. In einer einzigen Nacht werden zwischen 1 und 1½ Liter Flüssigkeit ausgeschwitzt. Darauf ist bei der Wahl eines guten Bettes zu achten. Die Ausscheidungen werden vor allem durch Natrium chloratum Nr. 8, Natrium phosphoricum, Natrium sulfuricum Nr. 10 und Silicea Nr. 11 unterstützt.

Auch die lebensnotwendige Temperatursteuerung erfolgt über das Schwitzen, wofür vor allem Natrium chloratum Nr. 8 notwendig

---

[173] Ausführlich befasst sich folgendes Buch mit der Anwendung bei Hauterkrankungen: Feichtinger, T., Niedan-Feichtinger, S. & Schulze-Kroening, J.: Biochemie nach Dr. Schüßler bei Hauterkrankungen und Allergien. Karl F. Haug, Stuttgart 2005.

ist. Für die äußeren Anwendungen hat die Temperatur große Bedeutung: 36 °C und darunter ermöglichen dem Organismus eine Aufnahme von Stoffen, darüber wird eine Ausscheidung von Stoffen erreicht. Dies ist vor allem bei der Durchführung von Bädern von großer Bedeutung. Wenn die Körpertemperatur durch äußere Anwendung über 37 °C erhöht wird, wird der Stoffwechsel angeregt und die Ausscheidung gefördert.

Der Körper atmet auch über die Haut, was dramatisch sichtbar wird, wenn ein großer Teil der Haut für die Luft undurchlässig bedeckt oder gar durch Verbrennungen oder Verätzungen zerstört wird. Das Aufnehmen des Sauerstoffs über die Haut wird hauptsächlich durch Kalium sulfuricum Nr. 6 besorgt.

9.1.3 Die Aufgaben der Mineralstoffe in den drei Hautschichten

Die Oberhaut (Epidermis) besteht im Wesentlichen aus einem Zelltyp, für den Calcium fluoratum Nr. 1 und Kalium sulfuricum Nr. 6 bedeutungsvoll sind. Außerdem finden wir in der Oberhaut auch Melanozyten, die für die Melaninbildung und damit für die Farbstoffbildung zuständig sind: Melaninbildung Cuprum arsenicosum Nr. 19, Melaninsteuerung: Kalium sulfuricum Nr. 6.

In Verbindung mit der *Lederhaut (Korium)* tritt die Hauptaufgabe der Bindegewebszellen in den Vordergrund: Diese lagern einen so genannten Schwamm aus untereinander vernetzen kollagenen Fasern ab, was der Haut Stabilität und Elastizität verleiht. Hierfür sind Calcium fluoratum Nr. 1, Kalium chloratum Nr. 4, Silicea Nr. 11 und Calcium sulfuricum Nr. 12 zu nennen. Weiterhin finden wir in der Lederhaut Schweißdrüsen, für die Kalium chloratum Nr. 4 und Natrium chloratum Nr. 8 bedeutungsvoll sind, den Haarmuskel, der dazu dient, das Haar aufzurichten: Calcium fluoratum Nr. 1 und Calcium phosphoricum Nr. 2 (Beispiel: Gänsehaut), Talgdrüsen: Kalium chloratum Nr. 4 und Natrium phosphoricum Nr. 9, und feinste Blutgefäße, die nicht nur der Versorgung der Haut dienen, sondern auch der Wärmeregulation: Calcium fluoratum Nr. 1, Ferrum phosphoricum Nr. 3, Kalium chloratum Nr. 4 und Silicea Nr. 11.

Für die *Unterhaut (Subkutis)* ist charakteristisch, dass kein Gewebe so variabel in seiner Größe ist wie dieses. Es werden Fett – Natrium phosphoricum Nr. 9 – und Wasser – Natrium chloratum Nr. 8 – gespeichert, sowohl als Vorrat als auch zur Wärmeisolierung. Weiterhin finden wir in der Unterhaut die Haarzwiebel: Calcium fluoratum Nr. 1, Ferrum phosphoricum Nr. 3, Kalium phosphoricum Nr. 5 und Silicea Nr. 11.

9.2 Überlegungen zur äußeren Anwendung der Mineralstoffe

Der Mensch besteht aus drei Bereichen: dem oberen Bereich des Kopfes, dem mittleren Bereich der Brust und dem unteren Bereich des Bauches. Über die Gliedmaßen, über Hände und Füße, hat er eine Verbindung nach außen, zur Welt. Das ist auch der Grund, warum sich in den Händen und Füßen eine so große Anzahl von Nervenenden befinden, und wir an diesen Stellen über eine besonders feinfühlige Hautoberfläche verfügen.

In der Bioenergetik wird die Ausformung des Rumpfes einerseits und der Gliedmaßen andererseits besonders genau betrachtet. Wer einen starken Rumpf hat, aber sehr schwache Gliedmaßen, ist mehr in sich gekehrt und tut sich schwer, nach außen zu treten. Wenn dagegen die Gliedmaßen überproportional ausgebildet sind und der Rumpf nur kümmerlich bzw. unverhältnismäßig schwach ausgeformt ist, hält sich der Mensch in seinem Leben mehr „draußen" als „drinnen" auf.

Manche Menschen, wie die zuerst erwähnten, sind nur bei sich und verlieren den Kontakt zur Welt. Die anderen wiederum verlieren sich in der Welt und wissen nicht mehr, wer sie eigentlich sind.

Ein ausgewogenes Verhältnis zwischen Gliedmaßen und Rumpf zeigt von der Fähigkeit, bei sich sein zu können, ohne die Welt aus den Augen zu verlieren; aber auch in der Welt sein zu können, ohne den Kontakt zu sich zu verlieren. Als weiterführende Literatur empfiehlt sich in diesem Zusammenhang das Buch „Körperbewusstsein" von Ken Dychtwald[174].

Der Rumpf mit dem Kopf (Kopf, Herz und Bauch) umfasst die Bereiche innerhalb des Menschen. Über die Gliedmaßen tritt er nach außen und wird auf zweierlei Arten handlungsfähig.

Zu Beginn, in seiner frühen Kindheit kann er über die Gliedmaßen die wichtigen Entwicklungsimpulse aufnehmen. Er begreift die Welt und besteht die Auseinandersetzung mit der Schwerkraft. So entwickeln sich die Begriffe aus dem „Begriffenen" und seine Standfestigkeit für das Leben. Sehr bald beginnt er dann über die Hände die Welt zu gestalten und mit seinen Füßen verschiedene Stand-punkte einzunehmen.

Grundsätzlich bilden sich Begriffe im Menschen durch das Aufnehmen von Beziehungen auf mehreren Ebenen zum entsprechenden Objekt, wie es über das Spüren, Fühlen, Tasten, Bearbeiten, Heben oder Werfen u.ä. möglich ist. Erst der Erwachsene glaubt, dass das Denken allein reiche. Es reduziert sich aber dadurch oft die lebendige Beziehung zur Außenwelt und der Mensch verliert sich in eine abstrakte Gedankenwelt.

Manchmal ist der Verlust der Beziehungsfähigkeit nach außen ein Schutz, welcher sich dann in einer verstärkten Hornhautbildung auf der körperlichen Ebene zum Ausdruck bringt. Dann ist allerdings nicht am Schutz zu arbeiten in dem Sinne, dass er „weggeraspelt" wird, sondern der Mensch sollte innerlich so aufgebaut, so gestärkt werden, dass er den Schutz nicht mehr nötig hat.

So wie der Mensch passiv die Welt über seine Hände und Füße aufnehmen kann, kann er sie auch aktiv gestalten. Über die Gliedmaßen kann also der ganze Mensch erreicht werden, was auch in der Reflexzonentherapie genützt wird. Manchmal wird zu wenig auf die Reflexzonen in den Händen hingewiesen und es werden dann nur die an den Füßen bearbeitet. Auch die Haut am übrigen Körper hat Reflexzonen, in denen sich die Organe abbilden.

So kann der Mensch auch über die Hände und Füße die Mineralstoffe in Form von Hand- und Fußbädern nach innen nehmen und sie entsprechend ihren Einsatzmöglichkeiten verwenden. Außerdem wird dadurch die Sensibilität in den Händen und Füßen gefördert, damit auch die Beziehungsfähigkeit gegenüber Reizen, in denen die Welt mit den in der Haut liegenden Sinnen wahrgenommen werden kann.

Wenn Kopf, Herz und Bauch durch Aufnahme von Wirkstoffen gestärkt werden, so wird das Denken, das Fühlen und das Gespür verfeinert. Dadurch ist es dann dem Menschen möglich, in ebenso verfeinerter, differenzierter „Handlungsweise" der Welt gegenüber zu „stehen" und wenn notwendig, seinen Standpunkt zu verändern, damit er der Situation angemessen wird.

Diese kurze Betrachtung hat uns gezeigt, dass das Einbeziehen der Hände und Füße vor allem im Bereich der Gesundheitspflege, der Vorbeugung, einen festen Platz bekommen sollte.

Es hat sich gezeigt, dass in akuten Fällen, zusätzlich zur Einnahme, eine äußerliche Behandlung unterstützend wirkt. Bei Säuglingen und Kindern kann manchmal die äußere Anwendung die innere ersetzen.

Im Falle von Beschwerden, bei denen die Einnahme der Salze nicht möglich ist, kann besonders mit Hand- und Fußbädern gearbeitet werden, beispielsweise bei Brechreiz, Diabetes etc.

---

174 Dychtwald, K.: Körperbewusstsein. Synthesis, Essen 1981.

9.3 Äußere Anwendungsmöglichkeiten

Durch die Fülle der Möglichkeiten kann der Anwender auf die jeweiligen Probleme speziell eingehen. Nach einer Phase des Kennenlernens und des Vergleiches der neuen Möglichkeiten kann jeder die ihm am besten entsprechende Form wählen.

9.3.1 Bäder

Bei entsprechenden Beschwerden sind die dafür notwendigen Mineralstoffe im Badewasser aufzulösen, wobei von jedem Mineralstoff 10–20 Tabletten genommen werden. Die zu wählenden Mineralstoffe können entweder dem Anwendungsteil entnommen, oder aufgrund der Beschäftigung mit den einzelnen Mineralstoffen ausgesucht werden.

Wir unterscheiden zwischen dem
- *Ganzbad*
  Zu beachten ist eine Temperatur, welche unter der Körpertemperatur liegt.
- *Fußbad*
  Gemeint ist dabei das Eintauchen der Füße in die Mineralstofflösung. Es kann jedoch dieses Bad auf den ganzen Unterschenkel ausgedehnt werden.
- *Unterarmbad*
  Es lässt sich sehr leicht in einem Waschbecken durchführen, die Menge der Tabletten ist dementsprechend zu verringern, etwa 5–7 Tabletten je Mineralstoff.
- *Handbad*
  Werden nur die Hände in die Mineralstofflösung getaucht, wie zum Beispiel bei Ausschlägen, rissigen oder wunden Händen, genügt es, eine kleine Schüssel zu nehmen.

Im Allgemeinen werden für Hand- wie für Fußbäder 15–20 Tabletten in warmem Wasser aufgelöst. Das Bad soll nicht länger als zehn Minuten dauern. Wichtig ist dabei, dass der Raum warm ist und beim Fußbad die Knie mit einer Decke gewärmt werden. Während des Bades öffnet sich der Mensch für Entspannung und Lockerung, weshalb sie in einer angenehmen Atmosphäre durchgeführt werden sollten, ohne dass eine ablenkende Beeinflussung von außen geschieht, vor allem sollte das Fernsehgerät abgeschaltet bleiben, auch ist vom Lesen abzuraten. Empfehlenswert ist das Hören entspannender Musik.

Bei solchen Gelegenheiten ist es möglich, sich ganz auf den eigenen Körper mit seinen vielen Signalen und Empfindungen einzulassen. Die Selbstwahrnehmung wird dadurch gefördert, wodurch die Gefahr der Schädigung des eigenen Lebens immer geringer wird.

9.3.2 Waschungen

Oft ist es einem Kranken nicht möglich, in die Badewanne zu kommen oder sich zum Fußbad aufzusetzen. Die benötigten Mineralstoffe werden in einer vorbereiteten Waschschüssel aufgelöst.
- Waschungen des *ganzen Körpers*, vor allem zur Pflege der Haut bei bettlägrigen, vor allem auch fiebrigen Menschen, wenn die Gefahr des Wundliegens besteht,
- Waschungen bestimmter erkrankter *Körperteile*,
- Waschungen des *Kopfes*

können sehr leicht im Waschbecken durchgeführt werden, wenn es um die Unterstützung der Einnahme geht. Die Mineralstoffe haben einen sehr guten Einfluss auf die Kopfhaut und ihre Probleme sowie auf den Haarwuchs.

9.3.3 Das Auflegen von Mineralstoffen

Werden die Mineralstoffe aufgelöst, lassen sie sich wunderbar über die Haut von außen dem Körper zuführen. Dabei ist immer zu überlegen, dass die Salben wesentlich weniger Wirkstoffe enthalten als die Tabletten. So ist bei einem großen Bedarf das direkte Auflegen

vorzuziehen. Dabei unterscheiden wir zwei Arten:
- Auflegen von Tupfern, Mullbinden oder Tüchern (Wickel), die alleine mit dem wirkstoffhaltigen Wasser getränkt sind.
- Auflegen von aufgelösten Tabletten in Breiform: Bei frischen Verletzungen (wenn sie zu groß sind, die ärztliche Versorgung beanspruchen!).

Tipp: Über den Brei ist eine Frischhaltefolie zu geben, damit der aufgelegte Brei nicht zu schnell austrocknet und das Wasser als Transporter für die Mineralstoffmoleküle erhalten bleibt. Derselbe Vorgang bewährt sich auch beim Auflegen von getränkten Tupfern, Binden und Tüchern.

Aus der Praxis:

Eine Frau verbrannte sich durch intensive Dampfeinwirkung die Innenfläche der Hand so schwer, dass sie eine lange Heilungszeit befürchtete. Doch sie besann sich der Mineralstoffe nach Dr. Schüßler und machte aus einigen Tabletten von Ferrum phosphoricum Nr. 3 und einer großen Menge von Natrium chloratum Nr. 8 einen Brei, legte ihn sofort auf die arg schmerzende Hautstelle und verband die Hand. Die Schmerzen verringerten sich schon nach kurzer Zeit. Nachdem die Mineralstoffe einige Stunden eingewirkt hatten, entfernte sie den Verband. Es war weder eine Blase entstanden, noch war eine Rötung zu sehen. Die Frau pflegte die betroffene Hautstelle noch einige Tage, aber außer einem hauchfeinen weißlichen Belag (abgestorbene Hautzellen) war von der schweren Verletzung nichts mehr zu sehen.

Der Milchzucker in den Mineralstofftabletten wirkt insofern positiv, als er Wasser entzieht, plasmolytisch wirkt, und dadurch eine leicht desinfizierende Wirkung hat, was bei der Anwendung des Breis für Wunden vor allem von Bedeutung ist. Sollte sich jemand scheuen, den Milchzucker auf Verletzungen aufzutragen, kann er die Lösung alleine auflegen. Auf jeden Fall ist es einen Versuch wert und kann ja bei kleinen Verletzungen versucht werden.

Aus der Praxis:

Neurodermitis belastet den erkrankten Menschen sehr. Noch mehr, wenn die Krankheit bei einer Masseurin an den Händen auftritt.

Lange Zeit hatte sie mit konservativen Mitteln, vor allem Cortison, die Krankheitserscheinungen unterdrückt. Als sie weiterhin wegen der Nebenerscheinungen kein Cortison mehr verabreicht bekam, suchte sie nach einem natürlichen Weg. Nach der Bereinigung des Schlafplatzes (vor allem elektromagnetische Belastungen) hatte sie starke Reaktionen, welche durch die Einnahme der Mineralstoffe nach Dr. Schüßler ein wenig gesteuert werden konnten.

In der Nacht trug sie sich unter anderem auf die Hände, vor allem auch auf die Finger, einen Mineralstoffbrei auf. Da sie allein war, hatte sie niemanden, der ihr eine Frischhaltefolie über die aufgetragenen Mineralstoffe legen hätte können. Anfangs war sie sehr unzufrieden, da der Milchzucker schnell abbröckelte und dadurch die Dauer der Einwirkung stark reduziert war. In erfinderischer Weise griff sie nach kurzer Zeit zu Haushaltshandschuhen, die einige Nummern zu groß waren und die sie sich selbst über den aufgetragenen Mineralstoffbrei ziehen konnte, wodurch die Wirkung wesentlich verstärkt wurde. Seither empfiehlt auch ihr Mineralstoffberater dieselbe Handlungsweise, da sie sich sehr bewährte.

Da die Dame auch die Ernährung konsequent umgestellt hatte (Vermeidung von tierischem Eiweiß und allen anderen übersäuernden Nahrungsmitteln), waren ihre Bemühungen schon nach einigen Wochen durch eine Verringerung des Leidens belohnt. Nach einigen Monaten waren die Hände schon sehr schön. Sie blieben es, solange sie die Mineralstoffe einnahm und die Ernährung beibehielt. Bei geringen Abweichungen zeigten sich sofort Reaktionen. Erst nach einem Jahr war der Körper so entlastet, dass sie wieder ab und zu von ihrem Heilungsweg abweichen durfte, ohne dass es Folgen hatte. Als die Krankheitserscheinungen stark zurückgewichen waren, stieg sie von den aufgelösten Mineralstoffen auf Salbenkombinationen um.

9.3.4 Salben

Alle Mineralstoffe nach Dr. Schüßler gibt es in der Zubereitung als Salben, welche eine sehr angenehme Anwendung der Mineralstoffe ermöglichen. Die einzelnen Mineralstoffsalben werden, genauso wie die verschiedenen Salbenkombinationen, die sich im Laufe der Zeit aus unserer Erfahrung heraus als besonders wirksam erwiesen haben, im zweiten Teil dieses Buches beschrieben. (s. S. 405 ff.)

Bei der Verwendung der Mineralstoffe nach Dr. Schüßler als Salben ist vor allem auf die verwendete Salbengrundlage zu achten. Organische Substanzen, wie Wollfett, sind als Salbengrundlage zu bevorzugen, obwohl sie nicht so schnell in die Haut einziehen und dadurch einen glänzenden Belag bilden.

Der Behälter für die Salben sollte nicht aus Metall sein.

Die Salben können entweder mehrmals am Tag hauchdünn aufgetragen werden, auch einmassiert, ohne Verband, oder wenn notwendig als messerrückendicker Belag. Dieser wird durch einen entsprechenden Verband abgedeckt und täglich je nach Bedarf erneuert. Diese Form der Applikation (Anwendung) eignet sich besonders gut für die Nacht.

Das anstehende Problem bestimmt die Auswahl aus den verschiedenen Anwendungsmöglichkeiten der Salben. Bei Schmerzen ist oft nur das äußerst behutsame Auftragen eines hauchdünnen Salbenfilmes angebracht, welcher so oft wie möglich am Tag erneuert wird.

Für eine besonders schnell wirksame bzw. intensive Behandlung von Wunden oder Schmerzen im Akutfall ist es am besten, aus den Tabletten mit wenig Wasser einen Brei zu machen und diesen dick aufzulegen. Es ist auch möglich, mit mineralstoffhaltigem Wasser getränkte Kompressen oder Tücher aufzulegen und Umschläge zu machen.

Auf eine gereinigte offene Wunde kann ohne weiteres eine Heilsalbe aufgetragen werden. Der Fettanteil ermöglicht einen elastischen Wundrand und damit ein besseres, krustenfreies Heilen.

Bei der Behandlung von akuten Fällen ist die Berücksichtigung der Salbengrundlage von besonderer Bedeutung!

Die Verwendung von Paraffinöl-Beimengungen erscheint im Falle der Mineralstoffsalben nicht angebracht zu sein, da ja die Salben unter Umständen auch in die Nase eingebracht werden, wobei die Gefahr einer Inhalation von Paraffinöl gegeben ist. Dabei können Komplikationen auftreten, wie die Bildung von Fremdkörper-Granulomen in der Lunge oder auch eine Lipid-Pneunomie (Lipid – Fett; Pneunomie – Lungenentzündung). Daher wurde die Verwendung von Paraffinöl in Zubereitungen, die in die Nase eingeführt werden, per Erlass verboten.

Bei der Herstellung einer Salbe ist die Auswahl der Salbengrundlage besonders wichtig, es hängt nämlich die Arzneimittelpenetration (Eindringung des Arzneimittels) in das Gewebe davon ab, ob der Arzneistoff von der Salbengrundlage freigesetzt wird. Grundsätzlich gilt, dass polare Arzneistoffe (ionogene Mineralstoffverbindungen – Salze), in hydrophilen Salbengrundlagen eingearbeitet, die beste Freigabe von Arzneistoffen erzielen und sehr tief in die Haut eindringen können.

Für eine Salbenherstellung verwenden wir neben der Salbengrundlage auch Wasser. Mit der Lipidkomponente (Fettkomponente) entsteht eine Wasser-in-Öl-Emulsionssalbe. Auch hier ist die Abgabe des Mineralstoffes gewährleistet, da beim Auftragen der Salbe auf die Haut die Emulsion den wasser- und mineralstoffhaltigen Anteil freigibt. Die Fettkomponente kann die Haut pflegen und besonders bei schuppender, rissiger Haut von Bedeutung sein. Für fettfreie und besonders tiefenwirksame Anwendungen sollte jedoch auf Gele zurückgegriffen werden (Schleimhäute, Akne, Rheuma, Gelenke ...).

9.3.5 Gele und Cremegele

Hydrophile Salbengrundlagen sind Gele: Die Gele werden aus Grundstoffen (wie z.B. Zelluloseabkömmlingen) durch Quellen mit Wasser hergestellt und enthalten 80% bis 90% Wasser. Besonders zur Applikation (Aufbringung) auf Schleimhäute sind Gele prädestiniert.

Eine hervorragende Möglichkeit, die Mineralstoffe äußerlich auf den Körper zu bringen, besteht in der Möglichkeit, sie in ein Gel einzuarbeiten. Im Unterschied zur Salbe wird dem Mineralstoff beim Gel ein besonders gutes Eindringen in das Hautgewebe ermöglicht, weil es eben zu einem hohen Prozentsatz Wasser enthält und fettfrei ist.

Für wenige Indikationen wird *ausschließlich* eine Applikation in Gelform empfohlen.

9.3.5.1 Cremegel

Bei längerer Verwendung eines Gels kann es wünschenswert sein, eine rückfettende Komponente einzuarbeiten, weil die Haut an Geschmeidigkeit verliert. Dabei bleibt die intensive Tiefenwirkung des Gels erhalten.

Zu Gel und Cremegel siehe auch die Ausführungen über Salben in diesem Kapitel und im zweiten Teil die einführenden Erläuterungen im Kapitel Salben (s. S. 405 ff.).

9.3.6 Produkte für die Körperpflege

In letzter Zeit wurden außer den Gelen und Cremegelen von Mag. pharm. Susana Niedan-Feichtinger und Thomas Feichtinger weitere moderne Anwendungsmöglichkeiten der Mineralstoffe nach Dr. Schüßler entwickelt. Dadurch wird die Biochemie nach Dr. Schüßler dem heutigen Lebensstil der Menschen angeglichen. Es ist zu erwarten, dass diese Heilweise dadurch von ihrem antiquierten Bild befreit wird und alle Altersschichten überzeugen kann.

Bei diesen Produkten[175] handelt es sich um:
- eine regenerierende Körperpflegecreme, die das Hautbild verfeinert und eine stützende Wirkung auf das Bindegewebe hat (ohne Duftstoffe),
- eine Bodylotion für eine feuchtigkeitsintensive Körperpflege,
- eine Gesichtscreme für alle Hauttypen, wirkt feuchtigkeitsspendend, straffend, kann auch bei Couperose verwendet werden und enthält keine Duftstoffe,
- ein Mineralstoffduschgel für Körper und Haare (anstatt Konservierungsstoffen wird die desinfizierende Wirkung des ätherischen Orangenöls genützt).
- Ein biochemischer Lippenbalsam pflegt die empfindliche Haut der Lippen. Er ist feuchtigkeitsspendend, bringt vor allem Erleichterung bei rissigen, schmerzenden Lippen und eingerissenen, entzündeten Mundwinkeln. Außerdem bietet er auch einen gewissen Schutz vor Herpes.
- Eine Mineralstoff-Zahnpasta nach Dr. Schüßler ist als BaseDent im Handel.
- Ein Cremegel für Akne, das auch auf andere Hautunreinheiten einen positiven Einfluss hat. Die Entzündungen gehen zurück und die verstopften Talgdrüsen werden mit den für sie notwendigen Betriebsstoffen versorgt.
- Ein Massageöl, das durch die enthaltenen Mineralstoffe sowohl belastete Gelenke regeneriert wie auch die Haut stärkt und strafft.
- Eine fette Hautschutzcreme, die eine breite Anwendungsmöglichkeiten hat, als fettreiche Gesichtscreme vor allem für den Winter, als Handcreme, als Creme für Schrunden und Risse, als Bindegewebscreme, als Creme für verhärtete Sehnen und Narben, auch als Creme für Regeneration von Gewebe.

---

175 Für Fragen bezüglich der Beschaffung der angeführten Produkte steht Ihnen gerne Frau Susana Niedan-Feichtinger (Adresse im dritten Teil dieses Buches, s. S. 702) zur Verfügung.

9.3.7 Tropfen

An verschiedenen Stellen des Körpers ist es sehr schwierig, die Mineralstoffe äußerlich in Anwendung zu bringen. Dazu gehören die Augen, die Nase und die Ohren. Im zweiten Teil wird ausführlich auf die Zubereitung und Anwendung von Tropfen aus den Mineralstoffen nach Dr. Schüßler eingegangen. Dabei werden auch spezielle Hinweise zur jeweiligen Anwendung für die verschiedenen Bereiche gegeben.

10 Ergänzende Informationen

Teilweise ist es zum Verständnis notwendig, die im Buch ausführlich behandelten Kapitel kurz zusammenzufassen, und dadurch auf die dargestellten Zusammenhänge noch einmal besondere Aufmerksamkeit zu lenken.

10.1 Vorgänge im Heilungsprozess – Reaktionen

Immer wieder kann beobachtet werden, dass Menschen eine mehr oder weniger starke Reaktion auf Maßnahmen haben, die eine Verbesserung ihrer gesundheitlichen Situation erreichen wollen. Ja, es kann sogar passieren, dass jemand, bei dem solche Reaktionen einsetzen, vor diesen zurückschreckt und wieder in die alte, gewohnte Situation zurückkehrt. Unter diesen Maßnahmen ist die Veränderung des Schlafplatzes, die Montage eines Netzfreischaltgerätes, das Einnehmen von Mineralstoffen nach Dr. Schüßler, das Entfernen von Spiegeln oder das Aufarbeiten von „seelischen" Blockaden zu verstehen.

Die Folgen einer Veränderung können sehr heftig sein. Sie werden nicht nur als Reaktionen, sondern auch als Entzugserscheinungen bezeichnet. So ist es möglich, dass jemand auf einem neuen Schlafplatz starke Reaktionen im Körper verspürt, weil der Organismus aufgestaute Belastungsstoffe los wird. Wenn dieser Vorgang vom Betroffenen nicht verstanden wird, ist es durchaus verständlich, dass jemand auf den alten Platz zurückgeht.

Was ist nun unter Reaktionen zu verstehen? Doch dieser Frage geht die Frage nach dem Woher, also der Ursache für Reaktionen voraus und mit der müssen wir uns zuerst beschäftigen.

Der Organismus hält unter allen Umständen und Belastungen das Leben aufrecht, solange ihm das möglich ist. Die Belastungen verhindern aber eine volle Lebendigkeit, es müssen Abstriche von den Lebensmöglichkeiten gemacht werden. Die Reduzierung (Verkürzung) des Lebens im Körper erfolgt nach einer unglaublichen Weisheit, der Weisheit des uns am und im Leben erhaltenden Geistes. Diese Ebene darf aber nicht mit dem Bewusstsein verwechselt werden.

Die Abstriche werden nach einer ihm innewohnenden Rangordnung bzw. Weisheit durchgeführt, die das Leben so weit wie möglich aufrechterhalten. Es werden also zum Beispiel die Haare, die Nägel, die Zähne oder die Knochen nicht mehr so gut versorgt (Mängel), oder es werden leichte Beschädigungen nicht mehr regeneriert (wiederhergestellt). Sie bleiben bestehen, weil der Körper zu wenig Baustoffe oder zu wenig Energie hat, diese Probleme anzugehen, ohne die vitalen Lebensabläufe zu gefährden.

Die nächste Frage, die sich hier sofort auftut, ist die, warum hat der Körper die Mineralstoffe oder die Energie nicht mehr?

Und da kommen wir zu unserer üblichen Betrachtung von Krankheit: Wenn eine Störung im Organismus auftritt, ist sie unserem üblichen Lebenslauf im Weg und wird weggedrückt, weggedrängt. So wird beispielsweise ein auftretender Schmerz sofort mit einem Schmerzmittel unterdrückt, oder auftretendes Fieber gleich mit fiebersenkenden Mitteln unterdrückt. Durch diese Maßnahme erfolgt eine schlagartige, scheinbare Heilung, tatsächlich findet aber eine Unterdrückung und Verhinderung des Erkennens der wahren Ursachen statt, natürlich aber auch die Verhinderung der Ausscheidung aller Gift- und Krankheitsstoffe. Alle Krankheiten, die nicht ausgeheilt werden, werden also in den Körper hinein- bzw. zurückgedrückt.

Am Anfang ist der Entgiftungsapparat im Körper solchen Belastungen noch gewachsen. Sie kosten aber viel Kraft. Man denke nur an

10.1 Vorgänge im Heilungsprozess – Reaktionen

die noch wochenlange Erschöpfung nach großen Anstrengungen, nach der Einnahme belastender Genussmittel oder schwerer Medikamente. Doch wenn der Entgiftungsapparat erschöpft ist, kann er die aufgestauten Belastungsstoffe, unter anderem auch Medikamentengifte, nicht mehr ausscheiden. Grundsätzlich braucht jede Erkrankung eine nachfolgende Entgiftung zur gründlichen Regeneration.

Diese Stoffe müssen aber aus dem Blut, aus den Lymphbahnen und aus der Gewebsflüssigkeit entfernt werden. Und der einzige Platz, der dann noch offen ist, das sind die Körperzellen. Diese werden also Schicht für Schicht belastet. Die Giftstoffe lagern sich im Inneren der Zelle nach und nach ab und verursachen damit eine Schädigung des Abwehrsystems, bis nichts mehr geht. Was die Belastung der Zelle anlangt, hat Prof. Wilhelm Langreder wertvolle Arbeit geleistet. Für ihn reicht die Belastung mit Schadstoffen bis in den Bereich der Gene.[176]

Wenn der Körper mit Krankheits- und Belastungsstoffen bzw. Medikamenten voll gepumpt ist, kann es zu den bekannten Beschwerden wie Allergien, Überreaktionen auf schon ganz kleine Mengen von manchen Nahrungsmitteln, Bewegungsunfähigkeit oder im allgemeinen zu chronischen Schmerzen und Siechtum kommen.

Wenn der Mensch zusätzlich mit einem schlechten Schlafplatz belastet ist, dann ist der Stau von Gift-, Ermüdungs- und Belastungsstoffen noch größer.

Nach einer oder mehreren Nächten auf einem schlechten Platz stellt sich das Gefühl des Immer-müde-Seins ein und bleibt auch erhalten. Es wird immer schlimmer. Auf einem schlechten Schlafplatz kann der Organismus die notwendige Entgiftung und Entschlackung nicht durchführen (siehe „Ergänzende Informationen S. 168).

Der Vorgang, der jetzt entsteht, sieht folgendermaßen aus: Von innen her drücken alle belastenden Stoffe nach außen und von außen her drückt „alles" (Lebenseinstellung, Stress, Pflicht, Angst vor der Krankheit, Medizin ...) dagegen.

In dieser kurzen Erörterung haben wir gesehen, was alles im Menschen „drinnen steckt". Und mancher spielt dann irgendwann mit dem herkömmlichen System nicht mehr mit. Er nimmt das Leben in die eigene Hand und versucht, selbst etwas für seine Gesundung zu tun, oder die Gesundheit zu erhalten.

Worum wird er sich bemühen? Er bemüht sich, seinen Schlafplatz so zu verändern, dass er nicht mehr belastend ist (oder sucht sich einen anderen unbelasteten Schlafplatz) und versucht zu Energien zu kommen. Er stellt seinem Körper die Stoffe für die Entgiftung und die Betriebs- und Baustoffe für die Wiederherstellung zur Verfügung.

Der Körper mobilisiert, wenn er schwer belastet ist, alle seine Möglichkeiten und läuft auf Hochtouren. Im Versuch, die Belastung auszugleichen, schießt er sich auf eine dauernde energetische Höchstleistung ein, um seine Erschöpfung zu kompensieren, seine Belastung nicht durchschlagen zu lassen.

Bei einer Entlastung, z.B. Wechsel des Schlafplatzes, „kapiert" das der Organismus anfangs nicht, er kann sich nicht so schnell umstellen, und läuft auf Hochtouren weiter. Je drückender die Belastung war, umso mehr Abwehrkampf war nötig und umso länger dauert die Umstellung. Schlaflosigkeit ist die Folge, aber auch das massive Ausscheiden von Giftstoffen, es erfolgt plötzlich eine regelrechte Überschwemmung mit Giftstoffen, Schlacken, auch emotionalen Schlacken.

Es geht nun um den Unterschied zwischen Reaktion und Heilungsprozess:

Die Reaktion stellt als „Zurückhandlung" einen zwanghaften Vorgang dar, der dem Organismus keinen Spielraum lässt. So muss er oft auf Reize, vor allem auch auf Heilungsreize oder Medikamentengifte reagieren und kann

---

[176] Langreder, W.: Von der biologischen zur biophysikalischen Medizin. 2. Aufl. Karl F. Haug, Heidelberg 1991.

sich nicht um Vorgänge kümmern, die eigentlich „dran" wären.

Im Heilungsprozess wird der Organismus durch die Stärkung und Förderung seiner Lebensgrundlagen in die Lage versetzt, von sich aus zu entscheiden, welche Baustelle er nun angehen wird, ob die Ausscheidung von Giften wichtiger ist, welcher Mineralstoffspeicher aufgefüllt wird, oder was immer vordringlich, nötig sein könnte.

Das alles setzt im Körper Prozesse in Gang.

- Alle Stoffe in den Flüssigkeiten, die entgiftet werden müssen, werden ausgeschieden, die schadhaften Stellen werden „repariert". Für diese Vorgänge werden auf der körperlichen Ebene viele Mineralstoffe verbraucht. Aber im Besonderen viel Ferrum phosphoricum Nr. 3, was zu einer leicht erhöhten Temperatur führt; viel Natrium chloratum Nr. 8, was den Schnupfen hervorruft und vor allem viel Drüsenbetriebsstoff, Kalium chloratum Nr. 4, was einen schleimigen Husten zur Folge hat. (Die Mangelerscheinungen treten ohne Einnahme der Tabletten besonders deutlich auf.) Das ist der erste Teil des Heilungsvorganges, nach dem es einem dann eine kurze Zeit ganz gut geht.
- Nach dem ersten Teil der Regeneration erfolgt der Abbau der Deponien! Dann werden die in den Körperzellen zurück- bzw. aufgestauten Stoffe in Bewegung gesetzt. Alle Beschwerden und Belastungen, auch Verletzungen und Krankheiten, kommen wieder zum Vorschein. Es kann sogar der Eindruck entstehen, dass die Krankheit wieder eintritt wie im Anfangsstadium, dass man sie also wieder bekommt. Das ist natürlich nicht der Fall. Aber es treten alle Gefühle, welche die Krankheit damals begleiteten, wieder auf. Sie haben also wieder die Gefühle (Begleitumstände) dieser Zeit, aber nicht die Zustände, die diese Stoffe erzeugt haben. Die Giftstoffe können jetzt abgebaut werden, da sie jetzt frei beweglich und dem Stoffwechsel des Körpers wieder zugänglich sind.
- Der Abbau dieser Schichten erfolgt im „Krebsgang". Die jüngsten Schichten kommen zuerst dran, und anschließend folgen immer ältere Schichten. Diese Vorgänge können ziemlich lange dauern. Zwischen den Reinigungen tritt immer wieder eine Pause ein, wodurch der Mensch sich ein wenig erholen kann.
- Die Energie „schiebt" und dann lässt sie wieder locker. Das ist immer wieder zu beobachten und auch das Kennzeichen für einen Heilungsvorgang. Die „Beschwerden" sind nicht mehr so schlimm wie zur Zeit der Belastung selbst und sie hören ohne besondere Einflussnahme wieder auf, was bei einer krankhaften akuten Belastung nicht der Fall wäre.

Man denke in diesem Zusammenhang etwa an die Probleme, wenn jemand das Rauchen beendet. Mit wie vielen Problemen hat er zuerst zu kämpfen, auch gesundheitlichen, obwohl er für seinen Körper etwas Gutes tut, bevor er die wohl tuende Befreiung von der Sucht genießen kann.

Eine sog. biologische Therapie versucht die Anregung, Stützung und Aufbau der körpereigenen Abwehrsysteme. Sie fördert eine Rückführung der Belastungsstoffe in Ausscheidungsvorgänge und erreicht damit ein Freiwerden von Giften und Giftschädigungen, was dann die Gesundung, eine Heilung im wahrsten Sinne, bewirkt und damit wieder die so sehr angestrebte Gesundheit.

Die Gesundheit ist nämlich viel mehr als nur die Abwesenheit von Beschwerden. Diese kann auch nicht durch die übliche Unterdrückung der Beschwerden erreicht werden. Die Gesundheit ist das Freisein von Giften und ist damit von einem Wohlgefühl begleitet, das sich im Körper ausbreitet, welches anzustreben wir bemüht sein sollten.

10.2 So ist der Schlafplatz weitgehend unbelastet

Wie schon im allgemeinen Teil des Buches erörtert, ist der Schlafplatz von großer Bedeutung für eine gute Gesundheit. Wir verbringen ungefähr ein Drittel unseres Lebens in unserem Bett. Deshalb soll erläutert werden, worauf es bei einem gesunden Schlafplatz ankommt.

Vorher einige Hinweise, die darauf schließen lassen, dass der Schlafplatz nicht in Ordnung ist:

- Wenn Sie aufwachen, als ob Sie die ganze Nacht gearbeitet hätten.
- Wenn Sie eine lange Anlaufphase haben oder sich die Müdigkeit den ganzen Tag nicht mehr verliert.
- Wenn Sie müder aufstehen, als Sie sich niedergelegt haben.
- Wenn Sie ein „Bettflüchter" sind: Diese gehen entweder sehr spät und ungern schlafen, oder sie flüchten sehr früh aus dem Bett, oder es kommt beides zusammen.
- Wenn Sie lieber anderswo übernachten als zu Hause.
- Wenn Sie schlecht einschlafen können und sich stundenlang im Bett wälzen.
- Wenn Sie am Morgen ein stark zerknittertes Leintuch haben, vom vielen unruhigen Herumdrehen.
- Wenn Sie am Morgen einige Tassen Kaffee brauchen, um in Schwung zu kommen.
- Wenn die Beschwerden am Morgen am schlimmsten sind und sich im Laufe des Tages verlieren: Rückenschmerzen, Kopfschmerzen, Gliederschmerzen, Bauchweh, Verdauungsstörungen, Gereiztheit, Missmut, Nervosität, Unbehagen.
- Wenn Sie unter häufigen Albträumen leiden.
- Wenn Sie auffällig schlecht schlafen; starkes Schwitzen in der Nacht; intensive Träume die ganze Nacht hindurch, auch Albträume, ebenso Aufschrecken von schlimmen Träumen – diese können aber auch durch ein schweres Essen am Abend verursacht sein; Juckreiz; stundenlanges Wachliegen.
- Wenn es Ihnen im Bett immer zu kalt ist, wenn Sie sich nicht aufwärmen können.
- Wenn Sie im Bett von Krämpfen geplagt werden.
- Wenn Sie am Morgen ganz am Kopfende oder quer über das Bett liegend, am Fußende oder im Nachbarbett aufwachen. Sie sind dann den Strahlen ausgewichen. Bei Kindern, die noch ein gutes Gespür für die Strahlen haben, ist das sehr oft zu beobachten.
- Wenn Kinder die ganze Nacht schreien und sich überhaupt nicht beruhigen lassen.
- Wenn trotz ärztlicher Behandlung immer wieder Krankheiten auftauchen oder jeder Behandlung widerstehen (sog. therapieresistente Krankheiten).

Meistens ist es nicht nur ein Kennzeichen, es treten mehrere gleichzeitig auf. Sollte das der Fall sein, lesen Sie bitte die folgenden Zeilen sehr aufmerksam.

Der Mensch ist auch ein Energiewesen und hat daher ein energetisches Feld wie die Erde. Deshalb ist die optimale Schlafrichtung Nord-Süd mit dem Kopf im Norden. Sollte man jedoch an einem fließenden Wasser leben (auch ein schiebendes Grundwasser ist hier gemeint), dann sollte man mit dem Kopf gegen die Flussrichtung liegen; das heißt, dass das Wasser „in die Schuhe rinnt". Wenn der Schlafplatz allerdings am Berghang liegt, sollte der Kopf bergauf liegen. Niemand legt sich mit dem Kopf bergab auf eine schräge Wiese. Folgende Rangordnung wäre zu beachten: Berghang, Richtung des fließenden Wassers, Himmelsrichtung.

Die Betten sollten so aufgestellt werden, dass sie sich innerhalb der Strahlungsraster befinden. Kreuzungen von Wasseradern, Curry- und Hartmann-Strahlungen sollten überhaupt vermieden werden. Außerdem sollte noch das grobmagnetische Netz berücksichtigt werden.

Eine besondere Belastung stellen am Schlafplatz Erdspalten und Erdverwerfungen dar. Sie sollten keinesfalls unter dem Bett verlaufen.

Das Schlafzimmer sollte mit möglichst wenig Einrichtung und Ziergegenständen ausgestattet werden.

„Wenn man sich an die Dinge hängt, hängen sich die Dinge an den Menschen." Es ist davon auszugehen, dass jeder Gegenstand seine eigene Strahlung, sein Energiefeld hat. Je mehr Gegenstände sich im Schlafzimmer befinden, umso unruhiger wird es!

Im Zimmer sollten sich keine Spiegel und keine Kristall-Leuchten befinden, da diese vorhandene Strahlung verstärken oder reflektieren können.

Bilder wenn möglich ohne Glas, oder entspiegelte Gläser mit Holzrahmen verwenden; keine Pokale, keine Wachsfiguren oder Kerzen im Schlafzimmer, auch Metallrahmen sind zu meiden.

Fernseher, Radiowecker, vor allem Stereogeräte und Haushaltsgeräte (Staubsauger) geben selbst in abgestecktem Zustand starke Strahlung ab. Diese Geräte sollten nicht im Schlafzimmer aufgestellt werden, und wenn möglich auch nicht in den angrenzenden Räumen.

Elektrische Leitungen nicht als Ringleitung oder in Kopfhöhe verlegen. Wenn möglich, abgeschirmte Kabel, Niederspannung oder Freischaltgeräte verwenden. Nur notwendige Steckdosen einbauen und diese bei Nichtgebrauch abdichten.

Netzfreischaltgeräte werden im Sicherungsschrank montiert. Sie senken die Spannung in den darübergeleiteten Schaltkreisen wenn kein Strom benötigt wird von 220 Volt auf ca. 4 Volt, so dass keine belastenden elektromagnetischen Energiefelder mehr entstehen. Der Schlaf auf diesen vom Strom befreiten Schlafplätzen ist sehr entspannend und erholsam.

Echtholzbetten mit Lattenrost, möglichst ohne Metallmechanik, keine Federkernmatratzen, sondern Rosshaar, Baumwolle etc.

Der Boden sollte aus Holz, Kork, Stein oder anderen natürlichen Materialien sein. Auch für Bettzeug, Teppiche, Vorhänge etc. sollten möglichst Naturfasern verwendet werden.

10.2.1 Zur Erläuterung

Die Maßnahmen, die jemand für sein Schlafzimmer in Angriff nehmen will, hängen vor allem von seiner Sensibilität ab. Diese ist bei den Menschen sehr verschieden. Außerdem ist die Feinfühligkeit eher unterdrückt als gefördert worden. Was den einen noch belastet, das kann der andere schon gar nicht mehr spüren. Im günstigsten Fall hat dieser dann Verständnis für die Maßnahmen, die ein sensibler Mensch ergreift, damit er einen angenehmen Schlafplatz hat.

Manchmal wird darüber geschmunzelt. Vielfach werden solche Maßnahmen durch viel Unverständnis sogar mit spöttischen Bemerkungen begleitet. Schlimm steht es um jene Menschen, denen der Partner nicht erlaubt, sich um bessere Bedingungen am Schlafplatz zu kümmern, weil er das alles nicht spürt und deshalb ablehnt. Außerdem besteht die Möglichkeit, dass nur eines der beiden Betten belastet ist. So kann der Partner das Leiden ebenfalls nicht verstehen.

Trotzdem sollte jeder Mensch, so weit es ihm möglich ist, zu seiner Sensibilität stehen und sich nicht durch das Unverständnis anderer daran hindern lassen, die ihm entsprechenden Maßnahmen zu ergreifen. Auch wenn sie den Unwillen oder gar Ärger bei den nächsten Angehörigen oder beim Partner auslösen.

Die verschiedene Sensibilität kann auch als Bereicherung gesehen werden. Der weniger Sensible lässt sich beschenken um Bereiche, die er selber gar nicht wahrnehmen und leben könnte. Der sehr Sensible kann sich an der Stabilität aufrichten, die er selber nicht hat, weil ihn schon feine Empfindungen unter Umständen das Gleichgewicht verlieren lassen.

Damit sei nicht festgestellt, dass ein sensibler Mensch keine Standfestigkeit aufbauen könnte. Er tut sich nur schwerer. Sensibilität ist ein großer Reichtum. Es darf allerdings davon ausgegangen werden, dass jeder Mensch sensibel ist, nur geht jeder verschieden damit um. In unseren Breiten wird dem Menschen eher beigebracht, seine Sensibilität zu unterdrücken, vor allem den männlichen Mitgliedern unserer menschlichen Gemeinschaft. Daran leiden wir leider alle.

Grundsätzlich kann festgestellt werden, dass, wer wirklich stark ist, den Mut aufbringt, seine Sensibilität zu leben. Sie zu unterdrücken ist eher ein Zeichen von Schwäche. Wenn man Menschen beobachtet, lässt sich feststellen, dass die, die glauben, besonders stark sein zu müssen, in Wirklichkeit mit dieser Stärke ihre Sensibilität unterdrücken wollen. Eine behutsame Befreiung des Menschen in diese Bereiche hinein ist angesagt, weil dadurch viele gebundene Energien für die Lebendigkeit des Einzelnen wieder zur Verfügung stünden.

10.3 Über das Teetrinken

Auf eines sollte hier unbedingt hingewiesen werden! Die verschiedenen Teesorten werden viel zu stark zubereitet. Sehr interessante Forschungen hat in diesem Zusammenhang der schon im Abschnitt „Vorgänge im Heilungsprozess" (s. S. 165) zitierte Professor Langreder in Hagen bei Dortmund betrieben. Sie besagen kurz zusammengefasst Folgendes:

Der menschliche Organismus braucht für jeden Wirkstoff, der ihm auch über einen Tee zugeführt wird, eine bestimmte Menge Flüssigkeit. Eigentlich ist damit schon alles gesagt. Wenn der Tee zu stark zubereitet wird, bekommt der Organismus zu viele Wirkstoffe im Verhältnis zu der angebotenen Flüssigkeit.

Dadurch kann der gesündeste Tee zu einer Belastung werden, weil es zu einer Überdosierung an Wirkstoffen kommt. Außerdem wird der Flüssigkeitshaushalt ununterbrochen belastet, weil der Organismus versucht, die starken Konzentrationen zu verdünnen.

Er muss die wertvollen Wirkstoffe ausscheiden oder ablagern, was ihn belastet. Irgendwann muss die Deponie abgebaut werden! Aus dieser Sicht ist auch verständlich, dass immer wieder betont wird, dass ein Tee nur über eine bestimmte Zeitspanne getrunken werden dürfe. Das ist aber nur dann der Fall, wenn er zu stark zubereitet wird.

Außerdem haben wir ein wunderbares Signal unseres Körpers, das uns hilft, mit diesem Problem zurecht zu kommen. Alles, was unangenehm schmeckt, ist zu stark zubereitet und muss verdünnt werden. Ansonsten werden die wertvollsten Stoffe, wenn sie zu stark konzentriert sind, zur Belastung, wenn nicht sogar zu einem Gift.

Als Grundregel mag für die Zubereitung von Tee gelten, dass ein halber Teelöffel Teemischung leicht ausreicht für einen Liter Wasser. Für manche Menschen ist auch das noch zu stark, so dass zwei Liter Wasser als noch angenehmer empfunden werden.[177]

Es soll niemals so weit kommen, dass der Tee mit Honig oder Zucker gesüßt wird, damit man ihn trinken kann. Der Tee sollte so belassen werden, wie man ihn zubereitet hat. Eine oft geringere Rolle spielt wohl, ob man ihn kalt oder warm trinkt.

Das Sprichwort, dass eine gute Medizin bitter schmecken muss, ist völlig falsch. Vielmehr muss bei einer guten Medizin auf die Dosierung geachtet werden. Außerdem sollte in diesem Zusammenhang noch einmal auf das Arndt-Schulz'sche Reizgesetz verwiesen werden, worauf im Kapitel über die Reizheilweise (s. S. 77) schon eingegangen wurde. Es

---

177 Beim Tee ist es wichtig, auch auf die jeweilige Zubereitungsart zu achten:
Es gibt Teesorten, die kalt angesetzt, 12 Stunden stehen gelassen, abgeseiht und dann leicht erwärmt getrunken werden dürfen (Gerbstofftees). Tees aus Wurzeln oder Rinden müssen meist kurz aufgekocht werden, nachher lässt man sie ziehen und dann werden sie abgeseiht. Tees aus Blüten oder Blättern werden mit kochendem Wasser überbrüht, ziehen gelassen und dann abgeseiht. Beim Kauf eines Tees sollte man immer fragen *wie* er zubereitet werden muss!

besagt, kurz zusammengefasst: Leichte Reize fachen die Lebenskraft an, mittlere Reize stärken die Lebenskraft, starke Reize schwächen die Lebenskraft und stärkste Reize lähmen die Lebenskraft. Wie falsch ist dann der oft gehörte Grundsatz, je stärker, je besser; man müsse schon Schmerzen ertragen, wird allgemein angenommen, wenn Fortschritte gemacht werden sollten.

Noch einmal soll auch auf den Grundsatz hingewiesen werden, dass bei Stoffen, die für den Organismus von besonderer Bedeutung sind, es ganz entscheidend auf die Dosierung ankommt.

Überall, wo das Reizgesetz missachtet wird, kommen Therapeuten, Masseure, Gesundheitsberater oder einfach jeder, der andere begleiten möchte, zu keinem, vor allem zu keinem beständigen Erfolg. Alles, was zu stark ist, stellt für den Organismus eine Belastung dar. Die Fortschritte in der Therapie können dann keine so große Entlastung darstellen, dass sie die Nachteile der zu starken Reize aufwiegen könnten.

Eine besonders gute und wirksame Teemischung (Stoffwechseltee Adler Pharma) zur Reinigung des Körpers sei hier angeführt:
- Birkenblätter *(Fol. betulae)*
- Schafgarbe *(Herba millefolii)*
- Brennnessel *(Herba urticae)*
- Bärentraubenblätter *(Fol. uvae ursi)*
- Bruchkraut *(Herba herniariae)*
- Bei niedergedrückter Stimmung empfiehlt es sich, noch Johanniskraut *(Herba hyperici)* hinzuzumischen.

Zubereitung
Einen *halben* Kaffeelöffel der Teemischung mit einem bis zwei Liter heißem Wasser überbrühen, danach 10 Minuten ziehen lassen, abseihen und über den Tag verteilt trinken, je nach Bedürfnis.

Zur Reinigung bzw. Entschlackung noch Folgendes: Es geht nicht nur um eine Blutreinigung, sondern auch um eine Reinigung der Lymphe, der Gewebsflüssigkeit und ganz besonders der Zellen!

Die beiden letzten Kräuter, die Bärentraubenblätter und das Bruchkraut, stärken die harnabführenden Wege, so dass sie durch die abgeführten Gifte nicht gereizt werden. Dadurch wird verhindert, dass die Blase oder der Harnleiter gereizt werden, zu brennen beginnen oder sich gar entzünden.

10.4 Flüssigkeitszufuhr

Noch eine Anmerkung zur Menge der Flüssigkeit, die man trinken soll.

Grundsätzlich sollte niemand mehr trinken, als es der Durst, das natürliche Zeichen für Flüssigkeitsmangel, anzeigt. Eine absolute Regel lässt sich schon deshalb nicht aufstellen, weil ein Mensch mit 50 kg Körpergewicht sicher einen anderen Bedarf an Flüssigkeit hat, als jemand mit 100 kg.

Bedenklich ist aber, dass es immer mehr Menschen gibt, die keinen Durst mehr haben. Das lässt folgenden Hintergrund vermuten: Der menschliche Organismus braucht für die Regulierung und Steuerung des Flüssigkeitshaushaltes Natrium chloratum, die Nr. 8 der Mineralstoffe. Durch die starke Belastung durch Gift- und andere Belastungsstoffe ist der Haushalt an diesem Mineralstoff sehr erschöpft. Wenn nun Menschen etwas trinken wollen, so ist das Getränk meist schon wieder so konzentriert, dass es der Organismus verdünnen müsste. Die meisten Getränke, wie unsere Limonaden, das Bier, der Wein, aber auch die Tees, sind zu dicht mit Genuss- bzw. Reizstoffen versetzt.

Es steht aber weder die Flüssigkeit zur Verdünnung der konzentrierten Flüssigkeiten, noch der Betriebsstoff, das Funktionsmittel für die Flüssigkeit zur Verfügung. So verzichtet der Organismus auf die Zufuhr von weiterer Flüssigkeit. Aus diesem Grunde lässt sich der Hinweis aller großen naturheilkundlichen Menschen verstehen, die immer das Trinken von reinem Wasser, von Leitungswasser, das Trinkwasserqualität hat, empfohlen haben.

10.4 Flüssigkeitszufuhr

Am besten ist Quellwasser, wenn es zur Verfügung steht.

Ist der Mangel an Natrium chloratum Nr. 8[178], besonders groß, besteht auch eine Ablehnung gegen das Trinken von Wasser. Der Organismus hat keine Betriebsstoffe für die zugeführte Flüssigkeit. Auch für die Ausscheidung von Flüssigkeit benötigt der Organismus Natrium chloratum, weshalb im Harn eine starke Konzentration an diesem Mineralstoff festzustellen ist. Bei einem größeren Mangel ist auch das Harnlassen beeinträchtigt. Erst nach längerer konsequenter Einnahme dieses Mineralstoffes stellt sich ein natürliches Durstgefühl wieder ein, wenn außerdem dem Körper wieder natürliches, unverfälschtes, nicht präpariertes Wasser zur Verfügung gestellt wird.

Ein sehr starker Räuber an Flüssigkeit ist der Kaffee. Der Organismus braucht für die Menge Kaffee, die getrunken wird, noch einmal mindestens die gleiche Menge reines Wasser, um ihn be- und verarbeiten zu können. Grundsätzlich ist hier zu den üblichen Getränken anzumerken, dass sie in der Regel eine Belastung für den Organismus darstellen. Es werden Reiz- und Belastungsstoffe zugeführt, für deren Ausscheidung meist nicht die zugeführte Menge an Flüssigkeit reicht. Der Organismus ist immer wieder zu Reaktionen gezwungen. Nur beim reinen Wasser kann er sich abreagieren, kann er die Belastungsstoffe verdünnen und ausscheiden.

Es sollte also dem Organismus so viel Flüssigkeit zur Verfügung gestellt werden, wie er benötigt, vor allem in der angemessenen Zusammensetzung, aber überwiegend als reines Wasser, wenn möglich Quellwasser und in einer sehr verantwortungsbewussten Haltung.

---

178 Vergleiche auch die Ausführungen zur Nr. 8 Natrium chloratum (S. 304 ff).

Materia medica: Die Mineralstoffe

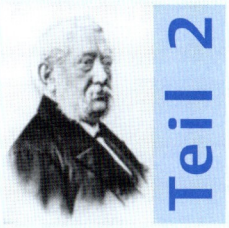

Teil 2

Die Mineralstoffe nach Dr. Schüßler als Mineralstofftabletten

1.1 Der Zugang zu den Mineralstoffen

In diesem Materia-medica-Teil werden die einzelnen Mineralstoffe ausführlich beschrieben. Dabei wurde großer Wert auf das Verständnis der biochemischen Zusammenhänge gelegt. Sie können, wenn Sie sich mit der Funktion[179] bzw. Aufgabe der jeweiligen Mittel ausgiebig beschäftigt und in die biochemischen Zusammenhänge vertieft haben, den einzelnen Betriebsstörungen die entsprechenden benötigten Mineralstoffe zuordnen.

1.2 Die Ganzheit des Menschen

Bei der Betrachtung der Mängel darf nie der ganze Mensch aus dem Blickfeld geraten. Wir gehen grundsätzlich davon aus, dass bei einem Mangel der ganze Körper betroffen ist. Nicht nur dieser, sondern auch noch andere Ebenen im Menschen, wie zum Beispiel die energetische Ebene, die Gefühls- und Gemütsebene, die Farbebene, die gedankliche, vor allem aber auch die charakterliche Ebene. Da der Mensch ein unteilbares Ganzes ist, wollen wir in unseren Mittelbeschreibungen auch Hinweise auf diese Ebenen mit einbeziehen.

1.3 Kombinationen

In den meisten Fällen genügt es nicht, nur auf ein Mittel zu schauen. Mehrere Mängel spielen zusammen, die meistens eine Kombination von Mineralstoffen erfordern. Bei guter Beobachtung ist es möglich, die vordringlichen Mittel herauszufinden und entsprechend den jeweiligen Bedürfnissen zu dosieren.

Bewährte Kombinationen werden in eigenen Tabellen zusammengefasst und sind im dritten Teil im Repertorium unter den jeweiligen Indikationen zu finden.

1.4 Beispiele aus der Praxis

Durch anschauliche Beispiele sollen die allgemeinen Erklärungen und Beschreibungen verständlich werden. Die Einsatzmöglichkeit der einzelnen Mineralstoffe wird dadurch nachvollziehbar und die gewonnenen Erkenntnisse können in die Praxis umgesetzt werden.

Wenn die Mineralstoffe nach Dr. Schüßler als Hilfe verwendet werden, die verlorene Gesundheit wieder zu erlangen, darf nie außer Acht gelassen werden, dass manche Krankheiten und Beschwerden nicht ohne ärztliche oder zumindest fachkundige Begleitung bleiben dürfen. Auch ist es oft zielführend, die Beschwerden rechtzeitig und fachgerecht abklären zu lassen, damit keine verborgenen Belastungen übergangen werden und so wertvolle Zeit verloren geht. Als Unterstützung und zur Linderung können die Mineralstoffe auf jeden Fall immer eingenommen werden.

1.5 Wissenschaftliche Erkenntnisse

Werden wissenschaftliche Erkenntnisse vor allem der Zelle und ihrer Kompartimente sowie über deren Aufgaben und Zusammenhän-

---

[179] Deshalb nannte sie Dr. Schüßler auch Funktionsmittel.

ge betrachtet, so fällt immer wieder auf, wie sehr die Biochemie nach Dr. Schüßler zu gleichen bzw. ähnlichen Schlüssen kommt, aber auf dem empirischen Weg einer Erfahrungsheilweise.

So ist es ein besonderes Anliegen der Biochemie nach Dr. Schüßler festzustellen, wo es in der Wissenschaft Parallelen in der Betrachtungsweise der Störungen gibt. Diese sind dann auch bei den einzelnen Mineralstoffen dargestellt und der Anwender wird mit Verblüffung feststellen, wie viele Anknüpfungspunkte es hier gibt.

Hierzu gehören sowohl Erkenntnisse aus der Nährstoffchemie als auch in zunehmendem Maße aus der Orthomolekularen Medizin (siehe z.B. Burgerstein, U.P.: Burgersteins Handbuch Nährstoffe. Karl F. Haug, Stuttgart 2002.).

Zusammenhang der einzelnen Mineralstoffe mit charakterlichen Strukturen

Wie wir schon im Zusammenhang mit dem Menschenbild dargestellt haben (s. S. 4), ist die charakterliche Ebene eine der wichtigsten im Menschen. Von dieser Schicht gehen die entscheidenden Impulse dafür aus, wie der Einzelne sein Leben gestaltet. Ist er jedoch in innere oder äußere Zwänge eingesperrt, kann er nicht frei über sein Leben verfügen.

Mit der inneren Verfassung hängt auch die gemütsmäßige bzw. gefühlsmäßige Verfassung zusammen. Aber auch das Energiefeld wird von dort wesentlich mitbestimmt und vor allem der Körper.

Nun haben die charakterlichen Strukturen und in diesem Zusammenhang vor allem Zwanghaftigkeiten, in die der Mensch verstrickt ist, großen Einfluss darauf, welche Betriebsstoffe im Körper verbraucht werden und vor allem, von welchen so viel verbraucht wird, dass sogar ein Mangel entsteht. Allerdings darf man nicht davon ausgehen, dass der jeweils eingenommene Mineralstoff die Struktur im Charakter verändern könnte, die zu dem Mangel geführt hat. Eine solche Annahme würde die Freiheit des Menschen missachten, auch seine Fähigkeit, seine Veränderung eigenständig durchzuarbeiten.

Die Einnahme des Mineralstoffes kann den Betroffenen von einer inneren Enge auf der körperlichen Ebene entlasten und so das Arbeiten an den entsprechenden charakterlichen Strukturen, Prägungen oder Engstellen erleichtern, vielleicht sogar manchmal erst ermöglichen.

So gesehen können die Zeichen von Mineralstoffmängeln unter Umständen ein wertvoller Hinweis darauf sein, woran der Einzelne an seinem Charakter arbeiten sollte. Zu beachten ist, dass sich jedoch keineswegs von einem bestimmten Mangel zwangsläufig auf eine bestimmte charakterliche Struktur schließen lässt.

Für die Arbeit am eigenen Charakter kann es schon sehr hilfreich sein, sich mit einem entsprechenden Buch auseinanderzusetzen. Allerdings darf diese Möglichkeit nicht überschätzt werden, ein verändertes, erweitertes Denken hat nicht unbedingt schon einen Einfluss auf den Charakter und die Lebensweise. Dazu bedarf es unter Umständen der Hilfe eines ausgebildeten Beraters oder gar Therapeuten.

Die charakterlichen Landschaften wurden vor dem Hintergrund der Existenzanalyse und Logotherapie nach Viktor E. Frankl dargestellt, was auch die Diktion (Wortwahl) entscheidend mitbeeinflusst hat.

Die Frage nach den charakterlichen Zusammenhängen mit den Mineralstoffen nach Dr. Schüßler ist ein so umfangreiches Themengebiet geworden, dass es mittlerweile den hier gegebenen Rahmen sprengt. Es wird ausführlich behandelt in dem 2003 erschienenen Buch „Psychosomatik und Biochemie nach Dr. Schüßler", das denjenigen empfohlen sei, die sich weiter in diese Thematik vertiefen wollen.[180]

---

180 Feichtinger, T.: Psychosomatik in der Biochemie nach Dr. Schüßler. Karl F. Haug, Stuttgart 2003.

3 Übersichtstabellen

3.1 Die 27 Mineralstoffe in einer ersten Übersicht und Charakterisierung

Tab. 24: Die 27 Mineralstoffe in einer ersten Übersicht.

Mineralstoff	Funktion	Organ – Körperteil	Mangelerscheinungen
Nr. 1 Calcium fluoratum	Schutz, Elastizität, Spannung, Form	Bindegewebe (Elastizität), Hüllen: Knochen, Aderwände, Hautoberfläche, Zahnschmelz, Sehnen, Bänder	Hornhaut, Schrunden, Risse, Karies, Krampfadern, Überbein, Senk-, Spreiz- oder Knickfuß, Haltungsschäden, Hypermobilität, Organsenkung, Osteoporose
Nr. 2 Calcium phosphoricum	Stabilität, Halt gebend, Eiweißverarbeitung, Stärkungsmittel	Knochen, Muskeln, Zahnbein, Rückgrat, Blutbildung	Osteoporose, Nasenbluten, verzögerte Knochenbildung, spätes Zahnen, Nasenpolypen, Spannungskopfschmerz, schneller Pulsschlag, Muskel-, Wadenkrämpfe
Nr. 3 Ferrum phosphoricum	Erste Hilfe, Transport, Sauerstofftransport, wichtiges Antioxidans	Blut, Gefäßsystem, Darm	Konzentrationsschwierigkeiten, niedriges Fieber (bis 38,8°), pulsierende, klopfende Schmerzen, Entzündungen, akute Erkrankungen, Eisenmangel
Nr. 4 Kalium chloratum	Drüsenbetriebsstoff, Entgiftung, Aufbau von Faserstoff, Bindegewebsaufbau, Regeneration (in Kombination mit Nr. 8 Natrium chloratum)	Drüsen, Bronchien, Blut	Schleim weißlich, Husten (weißlich-schleimig), Hautgrieß, Couperose, Besenreiser, Regulierung der Blutviskosität, Verklebungen, weiche Schwellungen
Nr. 5 Kalium phosphoricum	Energie, Gewebeaufbau, schwindende Lebensenergie	Milz, Nerven, Muskeln, Psyche	Mundgeruch, Weinerlichkeit, Verzagtheit, Nerven: angegriffen, Burn out, Kraftlosigkeit, Agoraphobie (Platzangst), Schokoladenhunger (Nussschokolade)
Nr. 6 Kalium sulfuricum	Zellreinigung, Sauerstoffübertragung, Atmungskette – Antioxidans	Bauchspeicheldrüse, Leber, Haut, Schleimhäute	übertriebenes Bedürfnis nach frischer Luft, Pigmentstörungen, Schuppen auf der Haut, Völlegefühl, Klaustrophobie, Schleimbildung – ocker, chronische Erkrankungen

3.1 Die 27 Mineralstoffe in einer ersten Übersicht und Charakterisierung

Tab. 24: *Fortsetzung*

Mineralstoff	Funktion	Organ – Körperteil	Mangelerscheinungen
Nr. 7 Magnesium phosphoricum	Antrieb, Anspannung, Entspannung, Bindung von Gasen, Enzymaktivator	Herz, Darm, Knochen	Lampenfieber, Nerven: gespannt, Stress, Koliken, Migräne, Juckreiz – nervös, Schokoladenhunger (dunkle Schokolade), Verlegenheitsröte
Nr. 8 Natrium chloratum	Stoffwechsel nicht durchbluteter Gewebe, Mucinbindung, Entgiftung, Flüssigkeits- und Wärmeregulierung	Nieren, Blut, Schleimhäute, Knorpel, Auge	Schnupfen (wässrig-glasklar), feuchtigkeitsarme Haut, trockene Augen, trockene Schleimhäute, viel/wenig Durst, knackende Gelenke, Schlundbrennen, Geruchs- und/oder Geschmacksverlust
Nr. 9 Natrium phosphoricum	Säureregulierung, Fettstoffhaushalt, Kohlenhydratabbau	Magen, Gewebe, Lymphe,	Pickel, Mitesser, fette oder spröde bzw. gespaltene Haare, fette oder fettarme Haut, Sodbrennen, Nierendruck
Nr. 10 Natrium sulfuricum	Schadstoffabbau, Entschlackung, Glykogenspeicher, Gallebildung, Antioxidans	Leber, Galle, Dickdarm	stinkende Winde, geschwollene Füße oder Hände, geschwollene Tränensäcke, Probleme im Dickdarm, Sonnenallergie, Herpes, Nesselausschlag, Juckreiz: juckend – beißend
Nr. 11 Silicea	Festigkeit, Bindegewebe, Leitfähigkeit der Nerven	Bindegewebe: Struktur, Haut, Nerven, Haare, Nägel	Lichtempfindlichkeit, Ischiasschmerzen, Leistenbruch, Schweißfüße, Handschweiß, Schwangerschaftsstreifen, Risse im Gewebe, Brüchigkeit, Falten, Osteoporose, Nerven: gereizt
Nr. 12 Calcium sulfuricum	Reinigung, Durchlässigkeit des Gewebes, Eiweißabbau	Leber und Galle, Muskeln (Herz), Bindegewebe	Eiterungen, Gicht, Rheuma, kompaktiertes Bindegewebe, es „stockt", alles, was in Bewegung kommen soll
Nr. 13 Kalium arsenicosum[181]	Reinigung, Stärkung	Haut, Hypophyse	trockene Ekzeme, chronische Hauterkrankungen mit heftigem Juckreiz, Erschöpfung
Nr. 14 Kalium bromatum	Entspannung, innerer Ausgleich	Schilddrüse, Hypophyse	Unruhe, Rastlosigkeit
Nr. 15 Kalium iodatum	Grundumsatzsteuerung	Schilddrüse	Niedergedrücktheit, Weinerlichkeit, Bluthochdruck, Herzjagen

---

[181] In den letzten Jahren wurden v.a. in der Gesellschaft für Biochemie nach Dr. Schüßler und Antlitzanalyse intensive Forschungen betrieben und Erfahrungen bezüglich der Wirkung der Erweiterungsmittel gesammelt, sodass nun für alle Basis- und Erweiterungsmittel ausreichend Erkenntnisse vorliegen, die Tabellen vollständig zu veröffentlichen.

Tab. 24: *Fortsetzung*

Mineralstoff	Funktion	Organ – Körperteil	Mangelerscheinungen
Nr. 16 Lithium chloratum	unterstützt Harnsäureabbau	Niere, Bindegewebe, Gehirn	Gicht der kleinen Gelenke, Herpes, Immunschwäche, Wassereinlagerung im ganzen Körper, harnsaure Diathese
Nr. 17 Manganum sulfuricum	Glukosebildung, Enzymaktivator, Energiehaushalt, Antioxidans	Gehirn, Mitochondrien, Knorpel	Konzentrationsschwäche, Knorpelschäden, rheumatoide Arthritis, Eisenmangel
Nr. 18 Calcium sulfuratum	Schadstoffausscheidung, Entschlackung	Leber	Amalgambelastung, Abmagerung trotz Heißhunger, hartnäckige Ausscheidungsprobleme
Nr. 19 Cuprum arsenicosum	Melaninbildung, antioxidativer Schutz, Kollagen- und Elastinaufbau	Darm, Blut, Gehirn, ZNS, Bindegewebe	Eisenmangel, Vitiligo, Pigmentstörungen, Bindegewebsverhärtung
Nr. 20 Kalium-Aluminium sulfuricum	Ausscheidung, Verdauung	Leber, Nervensystem, Gehirn	Vergesslichkeit, Verlangsamung, Demenz, Blähkoliken, trockene Gewebe
Nr. 21 Zincum chloratum	Immunsystem, antioxidativer Schutz, Wachstum, Zelldifferenzierung, Schwermetallausleitung, Säure-Basen-Haushalt	Nerven, Niere, Leber, Schleimhäute, Haut, reproduzierende Organe, Bauchspeicheldrüse, Carboanhydrase	Immunschwäche, Hautprobleme, schlecht heilende Wunden, Infekte, Nachtblindheit, Haarausfall, Infertilität
Nr. 22 Calcium carbonicum	Stabilität, Festigkeit,	Knochen (10% bestehen aus Calciumcarbonat)	Entwicklungsrückstand der Kinder, tiefe innere Erschöpfung
Nr. 23 Natrium bicarbonicum	Säure-Basen-Puffer	Belegzellen des Magens, Leber, Blut, Bauchspeicheldrüse	träger Stoffwechsel, ganzkörperliche Säurebelastung
Nr. 24 Arsenum iodatum	Reinigung, Entlastung von Schadstoffen	Haut, Schilddrüse	Allergien, nässende Ekzeme
Nr. 25 Aurum chloratum natronatum	circadiane Prozesse, Melatoninproduktion	Herz, Arterien, Zirbeldrüse	Schlafstörungen, Rhythmusprobleme, Zyklusschwankungen, Wechseljahrsprobleme, Jetlag
Nr. 26 Selenium	Wachstum, antioxidativer Schutz, Schwermetallbindung	Leber, Blut, Augen	Immunschwäche, Thromboseneigung, Herpes, Infertilität
Nr. 27 Kalium bichromicum	Glucosesteuerung, Cholesterinsteuerung	Leber	Fettstoffhaushalt, Süßigkeitenhunger

3.2 Erkennungszeichen für einen bestimmten Mangel

Tab. 25: Erkennungszeichen für einen bestimmten Mangel.

Mineralstoff	Absonderung (auch Inhalt von Blasen auf der Haut)	Verschlimmerung der Beschwerden	Verbesserung der Beschwerden
Nr. 1 Calcium fluoratum	Schuppen	durch Kälte, Bewegungsmangel, Temperaturschwankungen, feuchtkaltes Wetter	durch Wärme, durch leichte Bewegung
Nr. 2 Calcium phosphoricum	weiß (wie rohes Hühnereiweiß), eiweißhaltig wenn eingetrocknet: weißgelbe Krusten	Angst, Kälte, Anspannung	im Sommer, bei warmem trockenem Wetter, durch Ruhe und Entspannung, Wärme
Nr. 3 Ferrum phosphoricum	–	durch Wärme, auch in der Nacht, durch Bewegung, mehr auf der rechten Seite	bei Anwendung von Kälte (Abkühlung des entzündlichen Vorganges)
Nr. 4 Kalium chloratum	fadenziehender weißlicher Schleim, Hautgrieß	elektromagnetische Belastung, Milch, Alkohol	durch Entspannung, Lockerung, Gelassenheit
Nr. 5 Kalium phosphoricum	schmierig, stinkend, brandig – modrig – mockig, grauer Ausfluss	durch große Anstrengung, belasteter Schlafplatz	Ruhephasen
Nr. 6 Kalium sulfuricum	gelblich-bräunlicher Schleim, Oberhautabschuppung auf klebrigem Grund	in warmen Räumen, am Spätnachmittag, in engen Räumen	Aufenthalt in kühler freier Luft
Nr. 7 Magnesium phosphoricum	–	Stress	Wärme, Entspannung
Nr. 8 Natrium chloratum	hell wässriger glasklarer Schleim, oft scharf brennend und wund machend, rieselnde Schuppen, Salzfluss	Hitze, Kälte, trockene Heizungsluft, Klimaanlagen, Sprechen	Wasser trinken
Nr. 9 Natrium phosphoricum	eitrig, fettige Ausschwitzungen, ranzig riechend, saurer Schweiß	durch versäuernde Nahrung und Getränke, fette und schwere Speisen, energetische Belastungen, Süßigkeiten	Wasser trinken, Bewegung, Basenbäder, entlastende Lebenshaltung, Entspannung, basische Nahrung
Nr. 10 Natrium sulfuricum	gelblich-grünlicher Schleim, gelbgrün, grün	Genussgifte, Wut, Zorn, Alkohol	Sauna, Versöhnung
Nr. 11 Silicea	stinkender Hand- und/oder Fußschweiß, eitrig	versäuernde Nahrung, Unterdrückung von Schweiß, Reizüberflutung, Überlastung, Stress, Streit	Ruhe, Entspannung, Basenbäder
Nr. 12 Calcium sulfuricum	eitrig, Katarrhe, chronische Sekrete	Schock, Abhängigkeit, Verkapselung, Vereinsamung, durch Versäuerung	basische Nahrung, soziale Kontakte

Tab. 25: *Fortsetzung*

Mineralstoff	Absonderung (auch Inhalt von Blasen auf der Haut)	Verschlimmerung der Beschwerden	Verbesserung der Beschwerden
Nr. 13 Kalium arsenicosum	trockene Ekzeme	Anstrengung, Stress	Erholung
Nr. 14 Kalium bromatum	–	Stress	Entspannung
Nr. 15 Kalium iodatum	–	äußerer Druck, extreme Überforderung, radioaktive Umweltbelastung, gefühlsmäßige Anspannung	Distanzierungsvermögen
Nr. 16 Lithium chloratum	–	Missachtung der Lebensnotwendigkeiten, der biologischen Grundlagen, Ernährungsexzesse (Fleisch)	dem Leben und seinen Forderungen gerecht werden, basische Ernährung
Nr. 17 Manganum sulfuricum	–	Flüssigkeitsmangel, einseitige Ernährung, oxidativer Stress, geistige Überanstrengung	vollwertige Ernährung, Entspannung, Ruhe
Nr. 18 Calcium sulfuratum	–	Umweltgifte (Spritzmittel, …)	Entschlackung
Nr. 19 Cuprum arsenicosum	–	Eisenmangel, kupferhaltige Spirale, oxidativer Stress	innere Festigkeit und Stabilität, Entspannung
Nr. 20 Kalium-Aluminium sulfuricum	–	Aluminium: Deodorants, Alufolie, Deckel von z.B. Joghurtbechern, Impfungen, Antazida, bestimmte Medikamente, manche Kosmetik …	Meidung von Metallbelastungen, v.a. Schwermetalle
Nr. 21 Zincum chloratum	Ekzeme	Stress, Schwermetalle, oxidativer Stress	Schwermetallausleitung, nervl. Entlastung, Ruhe, Regeneration
Nr. 22 Calcium carbonicum	–	Raubbau am eigenen Körper, willentliche Beanspruchung	Reduzierung der Ansprüche
Nr. 23 Natrium bicarbonicum		alles, was versäuert	basische Ernährung
Nr. 24 Arsenum iodatum	nässende Ekzeme	Umweltbelastungen	Entlastung der Leber (Alkohol, Zigaretten, Eiweiß, …)
Nr. 25 Aurum chloratum natronatum	–	wenn der eigene Rhythmus unterdrückt wird	natürlichen Rhythmus einhalten
Nr. 26 Selenium	Ekzeme	Schwermetallbelastung, oxidative Belastung	Ausleitung
Nr. 27 Kalium bichromicum	zäher Schleim	Überbeanspruchung des Körpers (Chromverlust), Stress, Sport	kohlenhydratreduzierte Nahrung

3.3 Antlitzanalytische Kennzeichen

Tab. 26: Erscheinungsweisen der Mängel im Antlitz des Menschen[182].

Mineralstoff	Zeichen im Antlitz
Nr. 1 Calcium fluoratum	Würfelfalten[a)] vom Augenwinkel ausgehend unter dem Auge und auf dem Oberlid, bräunlich-schwärzliche Verfärbung rund um die Augen vom Augenwinkel ausgehend, Firnisglanz[b)], blaue Lippen
Nr. 2 Calcium phosphoricum	wächsern (Ohren, Nase am unteren Ende, Augenbrauen unterlegt, auf der Stirn)
Nr. 3 Ferrum phosphoricum	bläulich-schwärzlicher Schatten an der Nasenwurzel innen, warme rote Ohren, Ferrum-Röte (warme rote Stellen im Gesicht)
Nr. 4 Kalium chloratum	milchig rötliche bis milchig bläuliche Färbung des Oberlides, des Unterlides und über der Oberlippe, Couperose
Nr. 5 Kalium phosphoricum	ein grauer Hauch liegt über der Haut, v.a. um das Kinn, kann sich über das ganze Gesicht ausbreiten; eingefallene Schläfen, evtl. Zahnfleischbluten und -schwund
Nr. 6 Kalium sulfuricum	bräunlich-gelbliche Farbe, ocker, um das Kinn, um die Augen, kann sich über das ganze Gesicht ausbreiten.
Nr. 7 Magnesium phosphoricum	ein karmesinroter talergroßer Fleck auf den Wangen rechts und links vom Nasenflügel, die Röte kann dauernd bestehen oder sich zeitweise als Verlegenheitsröte bzw. Schamröte zeigen
Nr. 8 Natrium chloratum	Gelatineglanz[c)] auf dem Oberlid, auch auf dem Unterlid, Haut gedunsen, schwammig, extrem große Poren, feuchtigkeitsarme Haut
Nr. 9 Natrium phosphoricum	stumpfer Glanz (Fettglanz) v.a. auf Stirn und Nasenrücken, Mitesser, Pickel, fettarme Haut
Nr. 10 Natrium sulfuricum	bläulichrote Nase, grünlich-gelbliche Verfärbung der Gesichtshaut v.a. um das Kinn, kann sich über das ganze Gesicht ausbreiten
Nr. 11 Silicea	Glasurglanz (lässt die Hautstruktur nicht erkennen – Spiegelglatze) v.a. auf Stirn, Nasenrücken, Nasenspitze, Lidhöhlen, faltige Haut durch den Verlust an Bindegewebe, Ziehharmonikafalten
Nr. 12 Calcium sulfuricum	alabasterweiße Verfärbung der Gesichtshaut wie „Gips", kompaktiertes Bindegewebe, kompaktierte Falten
Nr. 13 Kalium arsenicosum	Furchen quer zum Verlauf der Unterlippe
Nr. 14 Kalium bromatum	deutlich betonte Augäpfel

---

182 Bei der Anwendung der Antlitzanalyse ist es von großer Bedeutung festzustellen, dass durch manche Faktoren, die zu berücksichtigen sind, die Anzeichen im Antlitz verdeckt, verschleiert oder an andere Stellen im Körper verschoben sind. Am intensivsten wirkt sich in diesem Zusammenhang die Einnahme von schweren Medikamenten aus, weil durch sie die Nervenleitungsfähigkeit blockiert wird. Die innerkörperliche Kommunikation bricht unter diesem Einfluss zusammen. Als weiterer Faktor ist die moderne Kosmetik zu benennen, wie ja überhaupt das moderne Schönheitsideal jeden Makel im Gesicht „verbietet". So sind z.B. Pickel bei vielen Menschen zum Haaransatz im Nacken gewandert.

Tab. 26: *Fortsetzung*

Mineralstoff	Zeichen im Antlitz
Nr. 15 Kalium iodatum	krampfhaftes, ständiges Räuspern, Schwellung im Bereich der Schilddrüse, Druck am Hals
Nr. 16 Lithium chloratum	Gicht der kleinen Gelenke, nervöses Hüsteln
Nr. 17 Manganum sulfuricum	fächerartige bräunlich-ocker bis bräunlich-schwärzliche Verfärbung der Haut vom äußeren Augenwinkel Richtung Schläfe
Nr. 18 Calcium sulfuratum	Aussackung – innerer – oberer Augenwinkel
Nr. 19 Cuprum arsenicosum	heller Lidansatz vom inneren Augenwinkel ausgehend
Nr. 20 Kalium-Aluminium sulfuricum	Hautwulst am unteren Augenlid
Nr. 21 Zincum chloratum	heller Streifen – die Lippen umrahmend, Haarausfall, auch Wimpern und Augenbrauen, weiße Flecken: Zähne, Nägel
Nr. 22 Calcium carbonicum	Schlupflider
Nr. 23 Natrium bicarbonicum	Wangenwulst entlang der Magenfalte
Nr. 24 Arsenum iodatum	schmaler Wulst entlang der Ober- und/bzw. Unterlippe (umrahmend)
Nr. 25 Aurum chloratum natronatum	heller Fleck in der Haut auf der Nasenwurzel
Nr. 26 Selenium	Grübchen im inneren Augenwinkel
Nr. 27 Kalium bichromicum	senkrechte/schräge Wülstchen am unteren äußeren Rand des Oberlides – Wimpernansatz

a) *Würfelfalten:* Jene Falten, die vom Augenwinkel nach außen ziehen, werden von querliegenden Falten geschnitten, wodurch ein quadratisches (rautenförmiges) Muster entsteht. Die zwischen den Furchen der Falten liegende Hautpartie kann gewölbt erscheinen, so dass sie einem Würfel ähnelt. Bei einem chronischen Mangel verliert sich die Wölbung.
b) *Firnisglanz:* Der Glanz lässt sich mit einer dünnen, farblosen, glänzenden Lackschicht vergleichen, wobei die Struktur der Haut sichtbar bleibt. Die fein glänzende hauchfeine Schicht gleicht sich den Falten vollkommen an.
c) *Gelatineglanz:* Ein feuchter Glanz liegt auf der Haut (auf dem Lid, meistens Oberlid), ähnlich der feuchten Spur, die eine Schnecke hinterlässt. Er lässt sich wegwischen, erscheint aber nach kurzer Zeit wieder.

3.4 Übersicht über die Zusammenhänge zwischen den Mineralstoffen nach Dr. Schüßler und charakterlichen Strukturen

Tab. 27: Zusammenhänge mit charakterlichen Strukturen.

Mineralstoff	Charakter: belastend	Charakter: entlastend
Nr. 1 Calcium fluoratum	Angst, vor dem anderen zu bestehen	Vertrauen in das eigene Können
Nr. 2 Calcium phosphoricum	Angst, nicht gesehen bzw. wahrgenommen zu werden	Vertrauen in das eigene Sein

3.5 Grunddaten der Mineralstoffe nach Dr. Schüßler und aller Erweiterungsmittel

Tab. 27: *Fortsetzung*

Mineralstoff	Charakter: belastend	Charakter: entlastend
Nr. 3 Ferrum phosphoricum	Reibung an der inneren oder äußeren Welt	Einwilligung in den Fluss des Lebens
Nr. 4 Kalium chloratum	Überbetonung der gefühlsmäßigen Bereiche	Angemessenheit im emotionalen Aufwand
Nr. 5 Kalium phosphoricum	übertriebener persönlicher Einsatz in der Auseinandersetzung mit der Welt, Raubbau an der eigenen Energie	persönlich angemessener Rhythmus zwischen Anspannung und Entspannung, zwischen Einsatz und Rückzug
Nr. 6 Kalium sulfuricum	Ärger, Selbstverleugnung, sklavisches Erfüllen der Erwartungen	das eigene Leben ins Spiel bringen, wie Meinungen, Gefühle, Proteste, Einsprüche, Ansprüche
Nr. 7 Magnesium phosphoricum	hohe Spannung, auf die Anforderungen von außen „richtig" zu antworten, Beschämung, Blamage, Minderwertigkeit	Ermutigung zum Vertrauen in das eigene Leben, Zuversicht, Lebensbewältigung, Mut zur Lücke, Mut zur Menschlichkeit
Nr. 8 Natrium chloratum	„verschnupft", schmollt, eingebildet, gekränkt, Fixierung auf ein „richtiges" Leben, Erstarrung	durch das Vertrauen in die eigene Problemlösungsfähigkeit jenen Mut entwickeln, der den Menschen auf neue Situationen zugehen und immer wieder neue Antworten auf die spezielle Situation finden lässt
Nr. 9 Natrium phosphoricum	Druck, Gewalttätigkeit (auch gegen das eigene Leben), unangemessener Einsatz der Kräfte, „mit Kanonen auf Spatzen schießen"	so viel Einsatz wie nötig und so wenig wie möglich, Sanftmut, Feinfühligkeit, Behutsamkeit
Nr. 10 Natrium sulfuricum	sich innerlich ausliefern an schicksalshafte Mächte, Groll, Hass, Wut, Zorn, Unversöhnlichkeit	Versöhnung mit dem Leben, Aussöhnung mit der eigenen Unzulänglichkeit, Flexibilität
Nr. 11 Silicea	fühlt sich von allem betroffen, Überempfindlichkeit, erklärt sich für alles zuständig, Harmonie um jeden Preis	Leben ist die Kunst des Möglichen! Das von außen Geforderte wird in dem Maß erfüllt, wie es die eigenen Grenzen zulassen. „Nein" sagen lernen.
Nr. 12 Calcium sulfuricum	Entweder-oder-Einstellung, Alles-oder-nichts-Haltung, „für alles offen" ist eine Überforderung, „total zu" ist eine Verkapselung	bei sich sein und die Welt nicht aus den Augen verlieren, in der Welt sein und sich nicht verlieren
Nr. 13 Kalium arsenicosum	zutiefst innerste Verunsicherung des Lebens	zu sich und seinen Möglichkeiten finden
Nr. 14 Kalium bromatum	das Gefühl, mit der Arbeit nie fertig werden zu können	ein guter Überblick für die anstehende Arbeit
Nr. 15 Kalium iodatum	das Gefühl, den Erwartungen anderer nicht gerecht werden zu können	vom Gefühl ausgehen, dass einem der andere (nicht jeder) grundsätzlich wohlgesonnen ist
Nr. 16 Lithium chloratum	dem Leben nicht gerecht werden	im Fluss des Lebens

Tab. 27: *Fortsetzung*

Mineralstoff	Charakter: belastend	Charakter: entlastend
Nr. 17 Manganum sulfuricum	wenn die seelische Verdauungskapazität überfordert ist	Kunst des Genießens
Nr. 18 Calcium sulfuratum	Abgrenzung gegen belastende Menschen gelingt nicht mehr	Gestaltung des eigenen Lebens, der Umwelt, Spuren in dieser Welt hinterlassen
Nr. 19 Cuprum arsenicosum	Das personeneigene Krisenmanagement ist überlastet.	Förderung der inneren Festigkeit und Stabilität
Nr. 20 Kalium-Aluminium sulfuricum	Beeinträchtigung der Orientierung nach außen	sich mit Menschen umgeben, die einem Einfühlungsvermögen entgegenbringen
Nr. 21 Zincum chloratum	selbstschädigende Formulierungen, Missachtung des Eigenen, Selbstbeschädigung	Ermutigung zum Vertrauen in die eigenen Kräfte und Fähigkeiten
Nr. 22 Calcium carbonicum	Vorwurf an sich selbst, den geforderten Vorstellungen nicht gerecht zu werden; verlangt immer mehr von sich	Mut, die idealen Vorstellungen auf ein lebbares Maß zu reduzieren
Nr. 23 Natrium bicarbonicum	Unverarbeitete Erlebnisse nehmen überhand und werden in tiefere Schichten verdrängt.	Förderung einer guten seelischen Verdauung, Psychohygiene
Nr. 24 Arsenum iodatum	Verlust der inneren Robustheit, Verletzungen gehen tief	Ausgleich auf der inneren Ebene suchen, Versöhnungsarbeit leisten
Nr. 25 Aurum chloratum natronatum	unnatürliches Leben, der Zugang zur eigenen inneren Tiefe geht verloren	zunehmende Integration von Denken, Gefühl und Gespür
Nr. 26 Selenium	Zunehmend wird das eigene Leben aus eigenem schlecht gemacht oder gar geschädigt (neurotisch)	Die Zustimmung zum eigenen Leben und seinen Möglichkeiten muss immer mehr erobert werden.
Nr. 27 Kalium bichromicum	es geht an die Substanz, die eigenen Ressourcen sind schon lange ausgeschöpft	emotionale, aber auch körperliche Reserven aufbauen, so manche Arbeit verschieben

3.5 Grunddaten der Mineralstoffe nach Dr. Schüßler und aller Erweiterungsmittel[183]

Diese Zusammenstellung der Grunddaten aller in der Biochemie nach Dr. Schüßler verwendeten Mineralstoffkombinationen enthält alle wissenswerten Einzelheiten und deren Verankerung in den offiziellen Zulassungen:

---

183 Zusammenstellung durch: Mag. pharm. Dr. Christian Müller Uri, Apotheker in Wien-Schwechat, Landschaftsapotheke.

3.5 Grunddaten der Mineralstoffe nach Dr. Schüßler und aller Erweiterungsmittel

Tab. 28: Übersicht Grunddaten der Mineralstoffe nach Dr. Schüßler und aller Erweiterungsmittel. *

Mineralstoff	Chem. Formel	Homöopathisches Arzneibuch	Löslichkeit in Wasser
Nr. 1	CaF_2, M_r 78,1 – Flussspat	DAB 1999 C	Praktisch unlöslich
Nr. 2	$CaHPO_4 \cdot 2\,H_2O$, M_r 172,1	Ph.Eur. 4.00, S. 1384	Praktisch unlöslich in kaltem Wasser
Nr. 3	$FePO_4$ wasserhaltig (35,0–37,0% Fe, A_r 55,85)	HAB 2000 F	Unlöslich
Nr. 4	KCl, M_r 74,6	Ph.Eur. 4.00, S. 2163	Leicht löslich
Nr. 5	KH_2PO_4, M_r 136,1	Ph.Eur. 4.00, S. 2168	Leicht löslich
Nr. 6	K_2SO_4, M_r 174,3	Ph.Eur. 4.07, S. 5758	Löslich
Nr. 7	$MgHPO_4 \cdot 3\,H_2O$, M_r 174,3	DAB 1999 M	Sehr schwer löslich
Nr. 8	NaCl, M_r 58,44 – Kochsalz	Ph.Eur. 4.00, S. 2462	Leicht löslich
Nr. 9	$Na_2HPO_4 \cdot 2\,H_2O$, M_r 156,0	Ph.Eur. 4.00, S. 2468	Sehr leicht löslich
Nr. 10	$Na_2SO_4 \cdot 10\,H_2O$, M_r 322,2	Ph.Eur. 4.00, 2493	Leicht löslich
Nr. 11	SiO_2, M_r 60,1	DAB 1999 S	Praktisch unlöslich
Nr. 12	$CaSO_4 \cdot 2\,H_2O$, M_r 172,2 – Gips	Ph.Eur. 4.00, S. 1395	Sehr schwer löslich
Nr. 13	$KAsO_2$	Keine Monographie	
Nr. 14	KBr, M_r 119,0	Ph.Eur. 4.00, S. 2161	Leicht löslich
Nr. 15	KI, M_r 166,0	Ph.Eur. 4.00, S. 2170	Sehr leicht löslich
Nr. 16	LiCl, M_r 42,4	DAB 6, S. 325	Löslich
Nr. 17	$MnSO_4 \cdot H_2O$, M_r 169,0	Ph.Eur. 4.00, S. 2328	Leicht löslich
Nr. 18	CaS, M_r 72,1	EB 6, S. 66	Wenig löslich
Nr. 19	$Cu_3(AsO_3)_2$ basisch (36,0–41,0% Cu, $A_{r\,63,54}$)	HAB 2003 C	Praktisch unlöslich
Nr. 20	$AlK(SO_4)_2 \cdot 12\,H_2O$, M_r 474,4	Ph.Eur. 4.00, S. 1154	Leicht löslich
Nr. 21	$ZnCl_2$, M_r 136,3	Ph.Eur. 4.00, S. 3192	Sehr leicht löslich
Nr. 22	$CaCO_3$, M_r 100,1	Ph.Eur. 4.00, S. 1371	Praktisch unlöslich
Nr. 23	$NaHCO_3$, M_r 84,0	Ph.Eur. 4.00, S. 2476	Unlöslich
Nr. 24	AsI_3, M_r 455,6	HAB 2003 A	Löslich
Nr. 25	$Na[AuCl_4] \cdot H_2O$, M_r 397,8	HAB 2000 N	Leicht löslich
Nr. 26	Se, M_r 79	HAB 2000 S	Praktisch unlöslich
Nr. 27	$K_2Cr_2O_7$, M_r 294,2	HAB 2003 K	Löslich in Wasser

* Erklärungen Seite 205

4 Calcium fluoratum Nr. 1

CaF$_2$ – gewöhnlicher Flussspat, Fluorcalcium, Calciumfluorid
Früher: Calcarea fluorica oder Calcium fluoricum

Empfohlene Potenzierung: D12

Calcium fluoratum Nr. 1 ist ein grundlegender Mineralstoff für den menschlichen Organismus.
- Er bildet die Hüllen im Körper und damit den Schutz des Körpers: Hautoberschicht, Knochenhüllen, Aderwände, Zellwand, Zahnschmelz,
- ist zuständig für die Elastizität in allen Geweben, vor allem in allen Häuten, Sehnen und Bändern,
- bindet im Körper den Hornstoff (Keratin).

Antlitzanalytische Zeichen
- Karofalten: von den inneren Augenwinkeln ausgehend, um das untere Augenlid sich fächerförmig ausbreitend. Je enger die Fältchen, desto größer der Mangel. Die Karofalten können sich auch über das obere Augenlid hinziehen. Die Karofalten sehen manchmal aus wie Punkte. Beim festen Zusammenpressen der beiden Lider werden die Falten sichtbar.
- Rötlich-bräunlich-schwärzliche Färbung: diese Färbung zeigt sich hauptsächlich unter den Würfelfalten und zieht sich oftmals oben und unten um das Auge herum.

4.1 Wirkungsweise

Calcium fluoratum wirkt sehr langsam, sodass es sehr lange genommen werden muss, oft monate- und jahrelang. Es ist ein den ganzen Körper umstimmendes Mittel, was viel Geduld und Ausdauer verlangt.

Äußerlich wirkt es bei einer rauen Haut. Bei Rissen oder schmerzenden Schrunden kann es äußerlich angewendet überraschend schnell wirken.

4.2 Charakteristik

Dieser Mineralstoff bildet die Hüllen, den Schutz der einzelnen Körperteile, in seiner Härte, aber auch in seiner Elastizität. Calcium fluoratum bildet hauptsächlich den Zahnschmelz, d.h. die harte Oberfläche der Zähne, ebenso die Oberfläche der Knochen.

Dieser Mineralstoff ist auch für die Elastizität der Zellmembran zuständig, die Hülle der Zelle. Diese ist auf die Elastizität ihrer „Haut" sehr angewiesen, was die Dehnbarkeit genauso angeht wie ihre Fähigkeit, sich wieder zusammenzuziehen. Da der Mineralstoff die Elastizität aller Fasern ermöglicht, ist er entscheidend an der Bildung der Gefäßwände und der Elastizität der Haut sowie der Bauchdecke beteiligt und kommt in allen inneren Organen vor.

Damit ist er zuständig für alle Bereiche, in denen sich etwas gedehnt hat und nicht mehr zusammenziehen kann, oder sich etwas zusammengezogen bzw. verhärtet hat und nicht mehr dehnen kann.

Calcium fluoratum bindet im Körper das Keratin, auch Hornstoff genannt, ein schwefelhaltiges Eiweiß, das in den Haaren, Nägeln und in der Epidermis (Oberhaut) vorkommt. Der Hornstoff dient zur Erhaltung der Elastizität und Festigkeit aller elastischen Fasern, vor allem der Sehnen und Bänder.

Die Haut – das flächenmäßig größte Organ unseres Körpers – überzieht zum Schutz den ganzen Organismus, wobei der Hornstoff in der obersten Schicht, der Epidermis, eingelagert wird. Die Bildung dieser Hornschicht ist nur durch die Anwesenheit von Calcium fluoratum möglich.

Wenn der Körper an bestimmten Stellen besonderer Belastung ausgesetzt ist, vermag der Organismus mit Hilfe des Hornstoffes eine Schutzschicht – eine verdickte Hornhaut (Schwielen) – zu bilden. Auch das ist nur durch die Anwesenheit von Calcium fluoratum möglich.

Wenn sich jedoch eine übermäßige Hornhaut ohne größere Beanspruchung, also ohne erkennbare Notwendigkeit bildet, dann fehlt es dem Organismus an diesem Mineralstoff und der Hornstoff tritt, weil er den Halt – die Bindung an die Fasern – verliert, an die Körperoberfläche.

Bei einem Mangel an Calcium fluoratum verhärtet der im Gewebe vorhandene Hornstoff. So kann zum Beispiel bei schwieligen Narben die Verhärtung durch Gaben dieses Mineralstoffes wieder gemildert oder gar aufgeweicht werden. Das Gewebe wird wieder biegsam und elastisch.

4.3 Elastizität

4.3.1 Elastizität hinsichtlich Struktur und Form

Die Struktur der Bausteine des menschlichen Körpers wird durch Silicea Nr. 11 gewährleistet. Damit aber die aufgebauten Strukturen auch elastisch sind und somit nach einer Deformierung wieder in ihre alte Form zurückkehren, ist Calcium fluoratum Nr. 1 als Betriebsstoff unabdingbar notwendig. Mit diesem Mineralstoff bindet der Organismus das Keratin, den Hornstoff. Mit Hilfe von Kalium chloratum Nr. 4 werden alle Faserstoffe aufgebaut, also auch das Elastin und die Kollagene. Sie sind wichtige Baustoffelemente des Körpers, bis hinein in die Zellen.

Das Zytoskelett, von seinem Wesen her aus Keratin aufgebaut, kleidet jede Zelle innerhalb ihrer Hülle (Biomembran) mit einem Geflecht aus und gibt ihr Halt und Form. Sehnen, Bänder, Knorpelgewebe, aber auch die Häute des Körpers, mit denen Organe, Muskeln sowie die Knochen überzogen sind, werden mit Hilfe von Kollagen, Elastin und vernetzten Proteinresten (Proteoglykanen) mit aufgebaut. Die Qualität der Elastizität wird durch die Anwesenheit der Nr. 1 erreicht. Auf der Makro-Ebene fördern Vitamin B_1 und Kieselsäure den Aufbau von Kollagen sowie Kupfer – wobei auch an Cuprum arsenicosum Nr. 19 gedacht werden kann. Daneben spielt Vitamin B_6 eine wichtige Rolle. Für die Elastizität der Biomembranen sind ungesättigte Fettsäuren von großer Bedeutung, sie beugen brüchigen Biomembranen vor.

Bei einem Mangel an Calcium fluoratum Nr. 1 leidet die Elastizität der Bandscheiben, vor allem der Faserring, was zu einem Prolaps der Bandscheiben führt, wobei die Haut des Knorpels reißt, der gallertartige Inhalt austritt und meistens den aus dem Rückgrat austretenden Nerv empfindlich stört, irritiert.

Im Falle der Aderwände führt ein Mangel an Calcium fluoratum Nr. 1 zu Krampfadern und Hämorrhoiden. Die Besenreiser müssen als erweiterte Kapillaren unter anderem ebenfalls mit Calcium fluoratum Nr. 1 versorgt werden, damit sie sich wieder zusammenziehen.

4.3.2 Elastizität von Biomembranen

Alle Zellen haben eine durchlässige, doppelschichtige Biomembran. Sie besteht aus zwei Schichten von aneinandergereihten Phospholipidmolekülen, deren spezielle Anordnung eine wichtige Voraussetzung für die Elastizität und somit auch für die Durchlässigkeit bzw. Isolierung der Zelle darstellt. Ein gesunder Aufbau der Biomembranen ist somit unbedingt erforderlich für das gesamte Stoffwechselgeschehen im Organismus des Menschen.

Hierfür ist vor allem auch die Nr. 5 zuständig, Kalium phosphoricum D6, auf der Makro-

Ebene das Lecithin (s. auch S. 262); darüber hinaus für die Aufnahme von ungesättigten Fettsäuren. Biomembranen werden besonders durch freie Radikale geschädigt (s. S. 57). Einen Schutz gegen freie Radikale in der Biochemie stellt vor allem die Einnahme einer Antioxidanzienmischung dar (s. S. 59), mit den Hauptmitteln Ferrum phosphoricum Nr. 3 D12 und Kalium sulfuricum Nr. 6 D6. Auf der Makro-Ebene wirken als Antioxidanzien vor allem Vitamine aus der Vitamin-B-Gruppe.

4.3.3 Elastizität des Bindegewebes

Das Bindegewebe, das bei Kalium chloratum Nr. 4 ausführlich besprochen wird (s. S. 246ff.), besteht zu einem großen Teil aus Elementen, die als Garant für ihre Elastizität der Anwesenheit von Calcium fluoratum Nr. 1 bedürfen.

Man spricht von einem elastischen Bindegewebe, wenn es gut durchlässig für den Stoffwechseltransport zwischen den Zellen ist. Das Bindegewebe braucht für diesen Transport genügend Wassermoleküle, die den Bindegewebsraum durchspülen.

Die zuständigen Mineralstoffe für die Elastiziät des Bindegewebes neben der Nr. 1 sind Kalium chloratum Nr. 4, Natrium chloratum Nr. 8 und Calcium sulfuricum Nr. 12. Die Elastizität wird hinsichtlich des Kollagens und Elastins ebenfalls von der Nr. 1 unterstützt, in Verbindung mit Silicea Nr. 11.

Auf der Makro-Ebene sollte auf der einen Seite auf eine ausreichende Wasserzufuhr (Trinkwasser) geachtet werden und auf der anderen Seite eine gemüsereiche Kost für eine ausreichende Basenzufuhr sorgen.

Wenn wir also vom Calciumfluorid sprechen, müssen wir uns vor allem zuerst die Funktion der Haut als größte Hülle des menschlichen Körpers, die Hüllen der Zähne und die Hüllen der Knochen genauer ansehen.

4.4 Die Haut

Zum Aufbau der Haut s. S. 169 sowie Abb. 6.

Neben der Funktion als äußerer Hülle gibt es viele innere Häute, so genannte interne Austauschflächen, die für den Stoffaustausch mit der externen Umwelt verantwortlich sind:

4.4.1 Interne Austauschflächen

Diese Flächen liegen im Inneren des menschlichen Körpers und stehen über Öffnungen mit der externen Umwelt in Verbindung.

Durch Verzweigung und/oder Faltung kann der Körper die Oberflächen dieser Austauschflächen wesentlich vergrößern. Ein Vergleich der Oberflächen ergibt:
- Haut → 1,5–2 m^2,
- Lungen → 140 m^2,
- Dünndarm → 200 m^2,
- Blutkapillaren in Ruhe → 300 m^2.

Alle internen Austauschflächen brauchen eine mechanische Festigkeit, zugleich aber auch eine gewisse Elastizität. Sie werden von einem Epithelgewebe ausgekleidet, welches sehr eng aneinandergelagerte Zellen enthält.

4.4.2 Die wichtigsten Schutzfunktionen der Häute im Körper

- Schutz vor mechanischer Verletzung,
- Schutz vor Mikroorganismen,
- Schutz vor Flüssigkeitsverlust.

Zu diesen Hüllen zählen sowohl die Aderwände wie die Organhüllen. Sie sind alle aus Epithelzellen aufgebaut – entweder einschichtig oder mehrschichtig.

Epithelzellen erfüllen folgende Aufgaben:
- Sie können einen rein mechanischen Schutz bieten,
- oder aber – wie im Fall von Schleimhäuten – die Sekretion des Schleimes betreiben:

4.5 Keratin und seine Bedeutung

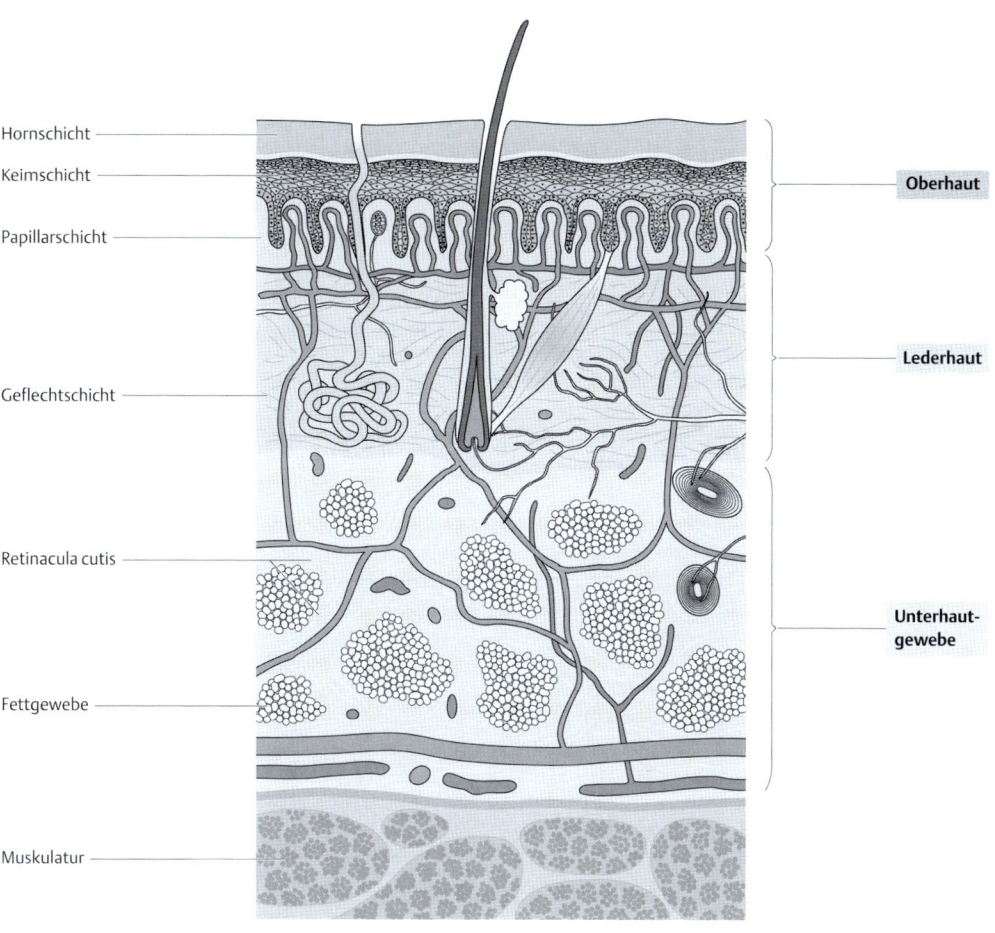

Abb. 6: Schichten der Haut
Quelle: Faller, A.; Schunke, M.: Der Körper des Menschen. 14. Aufl. Thieme, Stuttgart 2004.

Magenschleimhaut, Nasenschleimhaut (Schnupfen).
- Die Sekretion von Enzymen vollbringen die Häute des Verdauungstraktes wie z.B. des Dünndarms.
- Die Sekretion von Hormonen betreiben die Epithelien der Drüsen.
- Das Flimmerepithel reinigt die Bronchien und schützt vor Verschmutzung der Lunge.

Das Epithel der Haut des Menschen ist ein so genanntes Plattenepithel, dessen innerste Schicht meist fest mit dem Bindegewebe verbunden ist.

4.5 Keratin und seine Bedeutung

Bei einem Mangel an Calcium fluoratum verliert das Keratin, der Hornstoff, seine Elastizität und verhärtet. Der Hornstoff ist jedoch neben anderen Stoffen ein wesentliches Element zum Aufbau des Stützgerüstes des Körpers. Tritt durch einen Mangel an Calcium fluoratum der Hornstoff an die Oberfläche und verhärtet wie beschrieben, sollte diesem Problem unbedingt nachgegangen werden.

Tritt der Mangel in den obersten Schichten der Haut auf, führt das vorerst zu einer harten Haut, zu Schwielen, in weiterer Folge zu Rissen und Schrunden; auch an den Lippen.

Aus der Praxis:
Ein Bäckermeister litt schon Jahre unter sehr starker Hornhaut an den Fersen, bevor er in die Beratung kam. Die Hornhaut an den Fersen war so stark und starr, dass sie beim Gehen brach und immer wieder einriss. Diese Risse bereiteten große Schmerzen, die er mit vielen Mitteln versuchte zu lindern. Es trat auch über die Haut an der Handinnenfläche der Hornstoff aus, was die Hände leicht gelblich-bräunlich aussehen ließ. Er berichtete, dass ihm seine Frau immer wieder vorwerfe, dass er sich die Hände nicht ordentlich wasche.

Nachdem er über die Zusammenhänge informiert war, konnte er verstehen, was für ein Vorgang in seinem Körper ablief. Es wurde ihm empfohlen, die Calcium-fluoratum-Salbe einige Male täglich einzureiben und 10–15 Tabletten desselben Mineralstoffes täglich zusätzlich einzunehmen. Mit dem Hinweis, dass der Besserungsvorgang sehr lange Zeit in Anspruch nehmen werde, wurde er verabschiedet. Beim nächsten Besuch konnte er berichten, dass die Schmerzen an den Rissen schon nach wenigen Tagen verschwunden waren.

Nach einem halben Jahr wurde der Belag an den Händen weniger und die Hornstoffbildung an den Fersen ging auch schön langsam zurück. Nach einem Jahr war auch hier eine deutliche Besserung festzustellen. Die Mineralstoffe sind ihm seither zum unentbehrlichen Begleiter in seinem Leben geworden.

Das vorliegende Beispiel zeigt auch, dass die ununterbrochene Beanspruchung der Elastizitätsleistung in allen Geweben durch den oftmaligen Wechsel zwischen der warmen Backstube und dem doch etwas kühleren Verkaufsraum sehr viel vom Betriebsstoff Calcium fluoratum verbraucht hat.

Im Bindegewebe können folgende Verhärtungen auftreten: Hornhaut, Hühneraugen, Geschwüre mit harten Rändern, verhärtete Narben, gutartige Brustknoten, Kropf (wenn er sich hart anfühlt), Drüsenverhärtungen. Ebenso ist dieser Mineralstoff in Kombination mit Natrium chloratum für den grauen Star zuständig; er hat große Bedeutung für die Augenmuskulatur. Die Fingernägel sind bei einem Mangel entweder sehr spröde, hart wie Glas und splittern beim Schneiden, oder sehr weich und lassen sich sehr leicht biegen.

Aus der Praxis:
Eine ältere Dame hatte am Rücken große verhornte Altersflecken. Eine Untersuchung in der Hautklinik ergab: Verruca senilis, „Alterswarze", ein gelbliches bis schwarzes harmloses Hautgebilde in Form einer Warze, welche im späten Lebensalter auftritt. Ein verwandter Arzt und Neurologe empfahl, die Stellen in Ruhe zu lassen. Calcium fluoratum bewirkte, dass diese Hautveränderungen vorerst immer heller, dann kleiner wurden.

Zusammen mit Silicea wurden bei der Dame die Nägel wieder fest und elastisch. Auch wurde das Haar wieder dichter und es schien, als käme es eher braun nach statt weiß.

4.6 Auswirkung von Mängeln

Besteht ein Mangel an Calciumfluorid, dann kann der Hornstoff in den Epithelzellen seine Aufgaben bezüglich der Elastizität der Struktur nicht mehr erfüllen, er fällt aus. Es kommt zu Bildung von dicker Hornhaut, in weiterer Folge zu Hornhautrissen bzw. rissigen Hautstellen.

Die daraus folgenden Betriebsstörungen sind:
- Harte, gelbliche Handinnenflächen,
- dicke Hornhaut an Füßen, Fersen, Händen (Rhagaden und Hornschwielen),
- rissige Fingerkuppen, Schwielen,
- rissige Oberhaut, wobei als eine der schwersten Folgen die Ichthyosis zu nennen ist,
- Nägel, die zu biegsam sind oder splittern wie Glas (Nägel und Haare bestehen hauptsächlich aus Keratin),
- dünne Haare, die schwach sind und leicht brechen,

- aufgesprungene Lippen, eingerissene Mundwinkel (wobei ein biochemischer Lippenbalsam hervorragend wirken kann),
- Phimose (Vorhautverengung).

4.7 Hüllen von Knochen und Zähnen

4.7.1 Knochenhüllen

Knorpelgewebe wird von den Chondrozyten gebildet, die in Kollagen und Elastin eingebettet sind. Bei der Entstehung der Knorpelmatrix und Knorpelneubildung wird vermehrt Wasser gebunden, um den Knorpel elastisch zu halten, was die Anwesenheit des dafür wichtigen Betriebsstoffes Natrium chloratum Nr. 8 verlangt. Ein weiterer bedeutender Mineralstoff in diesem Zusammenhang ist Manganum sulfuricum Nr. 17.

Wichtig ist an dieser Stelle, dass im Knorpelgewebe der Kalzifizierungsprozess der Knochen beginnt. Hier werden die Kohlenhydratketten aufgespalten und durch Apatit ersetzt. Der Apatit ist das natürlich vorkommende Calciumphospat, das uns bei Calcium phosphoricum Nr. 2 begegnen wird. Durch Fluorapatit wird letztlich eine Aushärtung der Knochenhülle erreicht, die Halt und Strukturelastizität mit sich bringt.

4.7.2 Oberfläche der Zähne

Das für einen guten Knochenbau zuständige Calcium fluoratum Nr. 1 ist zusammen mit Magnesium phosphoricum Nr. 7 sowohl für die Härte, als auch für die Elastizität der Knochen verantwortlich. Ein Mangel wirkt sich auch auf die Oberfläche der Zähne – den Zahnschmelz – aus.

So hat das Calcium fluoratum besondere Bedeutung, wenn der Zahnschmelz aufgeraut ist, wenn er sich nur mangelhaft bildet oder gar teilweise fehlt. Fluorapatit ist ebenfalls Bestandteil des Zahnschmelzes und schützt die Zähne vor Karies, vor dem Angriff von Säuren und vor den Bakterien der Zahnplaques.

Dieser Mineralstoff fördert den Zahndurchbruch bei Säuglingen und Kleinkindern und ist bei Zahnkrämpfen zuständig, auch wenn die Zähne empfindlich auf Berührung reagieren, was vor allem im Verlauf einer Schwangerschaft auftreten kann.

Gegen den Schmerz bei der Zahnung wirkt Calcium fluoratum Nr. 1 hervorragend, indem es den Kiefer elastisch macht. In Kombination mit Ferrum phosphoricum Nr. 3, wegen der leicht erhöhten Temperatur, Kalium phosphoricum Nr. 5 für die Energie und Natrium chloratum Nr. 8, dessen Mangel sich durch Schnupfen und Speichelfluss zeigt, ist es möglich, Kindern eine wesentliche Erleichterung zu verschaffen. Häufig verlieren sich bei der Anwendung dieser bewährten Zahnungsmischung (je 10 Stück) sämtliche Beschwerden.

> **Aus der Praxis:**
> Ein kleines Mädchen hatte auf den ersten Zähnen fast keinen Zahnschmelz ausgebildet. Außerdem war es von besonders zierlichem Wuchs und außerordentlich mager. Es war so stark entmineralisiert, dass es kaum etwas essen konnte. Der Organismus und damit auch die Zellen des Körpers hatten großen Mangel an Mineralstoffen, aus diesem Grund konnte es auch keine Nahrung verarbeiten. Die Zähne waren teilweise locker. Die Mutter war sehr verzweifelt. Als das Kind einige Zeit vorwiegend Calcium fluoratum neben anderen Mineralstoffen genommen hatte, festigten sich die Zähne und der Zahnverfall konnte gestoppt werden. Sehr bald war auch die lethargische Müdigkeit verschwunden, ein ganz natürlicher Hunger stellte sich ein und es konnte wieder essen.
>
> Der Zahnschmelz bildete sich auf den ersten Zähnen nicht mehr nach, jedoch nahm die Festigkeit der Zähne zu, sodass sie nicht mehr abbröckelten. Für die Bildung der zweiten Zähne konnte noch rechtzeitig vorgesorgt werden. Deren Zahnschmelz war einwandfrei.

Die Zähne werden durch hoch elastische, straffe Bänder im Kiefer gehalten. Erleiden diese einen Mangel an Calcium fluoratum Nr. 1, werden die Zähne locker. Durch die Einnahme dieses Mineralstoffes und die Anwendung einer biochemischen Zahnpasta[184] werden die Zähne in den meisten Fällen wieder fest. Auch wird der Zahnschmelz durchgehend mineralisiert, sodass er seine Aufgabe als Schutz des Zahnes erfüllen kann. Lockere Zähne und Zahnfleischschwund stehen jedoch in keinem ursächlichen Zusammenhang.

4.8 Knochen, Sehnen und Bänder

Im Hinblick auf Probleme mit den Knochen ist vor allem bei Knochenschwellungen, Überbeinen, Knochenentzündungen, Knochenhautentzündungen und Knochenquetschungen Calcium fluoratum Nr. 1 angebracht. Ferner ist es unter anderem zu verwenden bei Gelenkschwellungen, Gelenkentzündungen, Knochenschwäche, Knochenbrüchigkeit, bei Knochendeformierungen und der Heilung von Knochenbrüchen; auch bei Bandscheibenschwäche, die durch eine mangelhafte Umhüllung entsteht.

Calcium fluoratum Nr. 1 ist der Mineralstoff, der für eine gute Aushärtung der Knochenhülle sorgt, vor allem bei Knochenbrüchen und Knochendeformierungen.

> **Aus der Praxis:**
> Ein junger Mann hatte sich das Bein gebrochen und musste längere Zeit einen Gips tragen. So konnte keine lokale Behandlung mit den knochenbildenden Mineralstoffen in Form von aufgelösten Tabletten als Umschläge oder Salben durchgeführt werden. Er war allein auf die Einnahme als Hilfe und Unterstützung für die Heilung angewiesen. Als nach einigen Wochen zur Kontrolle eine Röntgenaufnahme gemacht wurde, waren die Ärzte über den schnellen Heilungsfortschritt des Bruches erstaunt. Der Patient freute sich über die gute Wirkung der Schüßler'schen Mineralstoffe, was seine Einstellung für diese Heilweise bestärkte. Nachdem der Gips entfernt wurde, konnte er die Salbe mit den knochenbildenden Mineralstoffen verwenden, sodass er sehr bald wieder hergestellt war.

Sehnen verbinden Muskeln mit den Knochen, Bänder sind die elastischen Verbindungen, die zwischen den Knochen für den Halt des Skeletts sorgen und damit für die Haltung des Menschen. Wenn sich vor allem die Bänder durch einen Mangel an Calcium fluoratum Nr. 1 verkürzen, verzieht sich die Gestalt des Menschen, dann sprechen wir von einer Haltungsschwäche, von Skoliose oder Kyphose, den Verkrümmungen der Wirbelsäule.

Insgesamt kommt es zu einer Versteifung des Menschen, zu großen Bewegungsproblemen, wenn ein schwerwiegender Mangel an Calcium fluoratum Nr. 1 vorliegt, was uns zum nächsten Thema bringt.

4.8.1 Erschlaffung

Anwendungsbereiche für Calcium fluoratum sind bei Erschlaffung:
- Aufhängebänder für Magen, Niere, Leber,
- Gebärmutter (bei Vorfall oder Senkung),
- Brust: für die Elastizität ist in diesem Fall die Einnahme nicht ausreichend, es muss unbedingt eine klug gewählte Kombination an biochemischen Cremegelen oder wenigstens das Cremegel Nr. 1 angewendet werden,
- Hängebauch: auch hier ist die äußere Anwendung wichtig,
- Schlottergelenke, Hypermobilität der Gelenke,
- Dehnung der Bänder: sie zeigt sich durch häufiges Umknicken mit dem Fußknöchel oder durch andere häufig ausgekugelte Gelenke, wie zum Beispiel Knie, Schulter, Kiefer.

> **Aus der Praxis:**
> Ein Mann hatte, als er im Jahre 1983 begann, die Mineralstoffe nach Dr. Schüßler zu nehmen, noch Schuhgröße 45. Nach einigen Jahren konsequenter Einnahme hatte er nur mehr Schuhgröße 44. Der durchgedrückte Vorfuß hatte sich durch die wieder-

---

184 Z.B. BaseDent, Adler Pharma.

gewonnene Spannung aufgewölbt. Senk-, Spreiz-, und Plattfüße sind Folgen eines Mangels an Calcium fluoratum.

Ein Elastizitätsverlust der Oberhaut – der obersten Schicht der Epidermis – in der Hornschicht zeigt sich in Falten und Runzeln, einer so genannten welken Haut. Sie hat wegen des Mangels an Calcium fluoratum Nr. 1 die Oberflächenspannung verloren.

Ist die Unterhaut ebenfalls beteiligt, meistens mit einem Schwund an Bindegewebe der Haut, dann sollte zusätzlich Silicea Nr. 11 angewendet werden.

Wenn die Falten der Haut zum Thema werden, was besonders bei Silicea Nr. 11 geschieht, dann muss einerseits zwischen den Ziehharmonikafalten und der Kompaktierung des Bindegewebes und andererseits der Verwölbung der Haut, den gewölbten Falten, unterschieden werden. Erstere zeigen ausschließlich einen Mangel an Silicea Nr. 11 an, letztere zusätzlich an Calcium sulfuricum Nr. 12.

4.8.2 Mängel an Sehnen und Bändern

Immer wieder kann beobachtet werden, dass sich Mängel in zwei entgegengesetzten Richtungen auswirken. Hier sind folgende zwei Möglichkeiten zu finden: ein Zusammenziehen und ein Auseinanderziehen:

4.8.2.1 Die Bänder und Sehnen ziehen sich zusammen und können sich nicht mehr ausdehnen

Ein starker Mangel an diesem Mineralstoff kann zur Verkürzung von Bändern führen (Kontraktur) – erkennbar daran, dass die Finger nicht mehr ausgestreckt werden können. Dies betrifft vor allem den kleinen Finger und den Ringfinger. Eine Verkürzung der Sehnen und Bänder liegt auch vor, wenn der Mensch in seiner Beweglichkeit eingeschränkt wird, wenn er steif wird.

Bei der Behandlung solcher Störungen sollte unbedingt die äußere Anwendung beachtet werden. Günstig gewählte Kombinationen unterstützen den Erfolg, oft machen sie ihn erst möglich.[185]

- Dupuytren-Kontraktur, Karpaltunnelsyndrom:
  Cremegelmischung aus Calcium fluoratum Nr. 1, Kalium phosphoricum Nr. 5 und Natrium chloratum Nr. 8.
- Schwangerschaft:
  Eine Cremegelmischung aus Calcium fluoratum Nr. 1, Ferrum phosphoricum Nr. 3, Kalium phosphoricum Nr. 5, Natrium chloratum Nr. 8 und Silicea Nr. 11 beugt Schwangerschaftsrissen und dem Nabelbruch vor.
- Verhärtungen allgemein, wie Knochenschwellungen:
  Kombination von Calcium fluoratum Nr. 1, Calcium phosphoricum Nr. 2, Ferrum phosphoricum Nr. 3, Kalium phosphoricum Nr. 5, Natrium chloratum Nr. 8, Silicea Nr. 11, Calcium sulfuricum Nr. 12 und Calcium carbonicum Nr. 22.
- Verhärtete Drüsen, wie z.B. Kropf:
  Cremegelmischung aus Calcium fluoratum Nr. 1, Kalium phosphoricum Nr. 5 und Natrium chloratum Nr. 8.
- Gutartige Knoten (Brust, begleitend).
- Hühneraugen: Cremegelmischung aus Calcium fluoratum Nr. 1, Kalium phosphoricum Nr. 5 und Natrium chloratum Nr. 8.
- Phimose (Vorhautverengung):
  Cremegel Calcium fluoratum Nr. 1.
- Verhärtete Narben:
  Cremegelmischung aus Calcium fluoratum Nr. 1, Kalium phosphoricum Nr. 5 und Natrium chloratum Nr. 8.
- Absplittern des Meniskus.
- Steifheit des Bewegungsapparates.

---

[185] Werden keine weiteren Angaben gemacht, genügt die Einnahme von Tabletten.

- Verhärtete Bänder und Sehnen.
- Harte Schwellungen aller Art.
- Grauer Star: Calcium fluoratum Nr. 1, Kalium chloratum Nr. 4, Natrium chloratum Nr. 8.
- Augenmuskulatur.
- Reflux durch Verkrampfung des Schließmuskels (Magen und Blase).
- Überbeine (Geschwulst der Gelenkkapseln mit gallertigem Inhalt des Sehnenteilgewebes – verhärtet).
- Bandscheibenvorfall (Prolaps, wenn sich die elastische Haut der Bandscheibe verhärtet und reißt).

4.8.2.2 Die Bänder und Sehnen sind gedehnt und können sich nicht mehr zusammenziehen

Calcium fluoratum Nr. 1 kann vor allem begleitend in der äußeren Anwendung zum Erfolg führen.
- Herzvergrößerung,
- lockere Zähne (Zahnbänder),
- Haltungsschwäche – habituell (Bänder verbinden Knochen),
- Krämpfe (Sehnen verbinden Muskeln und Knochen),
- Verlust der Bewegungskontrolle,
- Hypermobilität in den Gelenken,
- Krampfadern,
- Aneurysmen,
- Hängebauch – hier besteht auch ein Zusammenhang mit Silicea Nr. 11, da Siliciumdioxid das Strukturmineral des Bindegewebes ist,
- Leistenbruch,
- Schlottergelenke (Schubladenphänomen, Knöchel),
- ausgekugelte Gelenke,
- Platt-, Senk-, Spreizfuß,
- Organsenkungen (-verlagerungen): Gebärmuttersenkung, Senkung der Blase und des Magens,
- Inkontinenz (Urin, Stuhl),
- Mastdarmvorfall,
- blaue Lippen (Überforderung des Herzmuskels).

4.9 Vorsorge in der Schwangerschaft

In der Schwangerschaft ist dieser Mineralstoff von besonderer Bedeutung. Es geht nicht nur um die Dehnbarkeit der Bauchdecke und der Muskulatur der Mutter, auch das heranwachsende Kind soll gut versorgt werden. Neben der Einnahme ist das Einmassieren der Salbe von großer Bedeutung, um „Schwangerschaftsstreifen" zu verhindern. Alle Bereiche, die bei der Geburt besonderer Dehnung ausgesetzt sind, sollten mit Calcium-fluoratum-Salbe elastisch gehalten werden (Damm), damit keine ein-schneiden-den Maßnahmen (Dammschnitt) nötig sind und die Gebärorgane sich wieder gut zurückbilden können. Wenn die Mutter genügend Mineralstoffe zu sich nimmt, wird sich auch das Sprichwort, dass jedes Kind einen Zahn kostet, nicht bewahrheiten.

Beim heranwachsenden Kind stehen bei Calcium fluoratum Nr. 1 folgende Themen im Mittelpunkt: Knochenbildung, -festigkeit, Zähne, Bänder, Sehnen, Organhäute, Haut, Nägel, Haare, Adern.

Äußere Anwendung zur Vorbeugung in der Schwangerschaft: eine Cremegelmischung aus Calcium fluoratum Nr. 1, Ferrum phosphoricum Nr. 3, Kalium phosphoricum Nr. 5, Natrium chloratum Nr. 8 und Silicea Nr. 11.

4.10 Äußere Anwendung

4.10.1 Bewährte Mischungen

Außer der biochemischen Zahnpasta (s. Kap. 4.7.2) kommen hier vor allem Cremegelmischungen in Frage.

In der Schwangerschaft: s. Kap. 4.9.

Für Venenprobleme, aber auch für Hämorrhoiden ist folgende Mischung als Cremegel

4.11 Zusammenhänge zwischen Calcium fluoratum und charakterlichen Strukturen

geeignet: Calcium fluoratum Nr. 1, Kalium chloratum Nr. 4, Natrium phosphoricum Nr. 9 und Silicea Nr. 11.[186]

Bei Hämorrhoiden können mit derselben Mischung auch Zäpfchen angefertigt werden. Die Zubereitung und Anwendung wird im Kapitel 21, S. 430 erklärt.

Folgende Mischung ist bei Leistenbruch und Überbeinen angebracht: Calcium fluoratum Nr. 1 und Silicea Nr. 11.

Zur Körperpflege sollte nicht nur eine Cremegelmischung verwendet, sondern es sollten auch geeignete Stoffe für die Haut in die Salbengrundlage eingearbeitet werden.[187] Als Mineralstoffe kommen in Betracht: Calcium fluoratum Nr. 1, Kalium chloratum Nr. 4, Kalium phosphoricum Nr. 5, Kalium sulfuricum Nr. 6, Natrium chloratum Nr. 8, Natrium phosphoricum Nr. 9 und Silicea Nr. 11.

4.10.2 Brei

Bei Zerrungen ist es vorteilhaft, einen Brei aufzulegen, wobei sich folgende Mineralstoffkombination bewährt hat: Je 30 Stück von Ferrum phosphoricum Nr. 3, Kalium phosphoricum Nr. 5 und Natrium chloratum Nr. 8 sowie je 10 Stück von Calcium fluoratum Nr. 1 und Silicea Nr. 11. Der Brei wird mit einer Frischhaltefolie abgedeckt. Zur Nachbehandlung wird eine die Sehnen und Bänder stärkende Cremegelkombination empfohlen, die folgende Salze enthalten sollte: Calcium fluoratum Nr. 1, Calcium phosphoricum Nr. 2, Ferrum phosphoricum Nr. 3, Kalium phosphoricum Nr. 5, Natrium chloratum Nr. 8, Silicea Nr. 11.[188]

Für zahnende Kinder wird ebenfalls ein Brei zubereitet, der mit dem Finger auf die Stelle gebracht werden kann, an der der Zahn am Durchbrechen ist. Der Schnuller kann ebenso verwendet werden: Calcium fluoratum Nr. 1, Ferrum phosphoricum Nr. 3, Kalium phosphoricum Nr. 5 und Natrium chloratum Nr. 8. Man kann die Mineralstoffe auch auflösen und die Lösung tropfenweise eingeben.

4.11 Zusammenhänge zwischen Calcium fluoratum und charakterlichen Strukturen

Calcium fluoratum ist der Mineralstoff, der mit dem Schutz des Lebens in Verbindung steht. Außerdem besteht eine innige Beziehung zur Flexibilität im Leben. Dies ist deshalb gut zu verstehen, weil er auf der körperlichen Ebene für die Elastizität der entsprechenden Gewebe zuständig ist.

4.11.1 Der eigene Standpunkt

Bis Menschen sich im Leben zurechtfinden, bedarf es großer Mühe und Geduld. Glauben sie dann, ihren Standpunkt – ihren Stand im Leben – gefunden zu haben, wenden sie viel Energie auf, ihn zu verteidigen. Es kommt zu einer verhärteten Einstellung, obwohl Flexibilität gefragt wäre!

Je mühevoller der eigene Standpunkt errungen, erkämpft wurde, um so empfindlicher wird darauf reagiert, wenn er in Frage gestellt wird. Auf dem Weg zum eigenen Standpunkt war es notwendig, Verletzungen in Form von spöttischen Bemerkungen, „Hänseleien" oder anderen Formen der Verunsicherung einzustecken. Das kann dazu führen, dass sich jemand schon dort in Frage gestellt fühlt, wo das gar nicht der Fall war. Die Erwartungshaltung des Betroffenen hat ihn eine Situation erkennen lassen (sie war ihm aus der Erinnerung aufgestiegen), die nicht mit der Realität in Zusammenhang stand.

---
186 Z.B. CouBeVen der Adler Pharma.
187 Z.B. Körperpflegecreme „Regeneration" der Adler Pharma.
188 Z.B. die Regidol Gelenkcreme der Adler Pharma.

Der Heftigkeit der Reaktion steht die Umgebung fassungslos gegenüber, was bewirkt, dass die Betroffenen sich noch mehr auf ihren Standpunkt versteifen. Auf der körperlichen Ebene werden entsprechend viele Calciumfluoratum-Moleküle verbraucht. Das Leben ist aber etwas Lebendiges.

Wird nach einer gewissen Resignation der eigene Standpunkt aufgegeben, kann sich das auf der körperlichen Ebene in Form einer Hypermobilität zeigen.

4.11.2 Die Beispielwirksamkeit der Eltern

Vielfach beginnt es schon im Kindesalter, wenn Kinder am Beispiel ihrer Eltern sehen, wie sie sich bemühen, vor den anderen „gut da-zu-stehen" und auch sie dazu anleiten, den Schein zu wahren.

Immer wieder liest man in Zeitungen von menschlichen Tragödien, die sich ereignen. Menschen oder ganze Familien schaffen es, zu verstecken, was sich bei ihnen im Verborgenen abspielt. Nach außen wird die heile Welt vorgespielt, die Musterfamilie mit Mustervater, der idealen Mutter und den mustergültigen Kindern. Oder es will hinterher keiner geahnt haben, welche Not in materieller oder geistiger Hinsicht dahinter stand. In kleinen Gemeinden ist diese Tendenz häufig noch stärker vorhanden. Der beschriebene Vorgang betrifft das Außen, die Hülle, den Schein anstelle des Seins.

Der innere Stand, das Rückgrat, wird bei solchen Prozessen nicht gestärkt, es kommt zu Verzerrungen des Lebens, die sich in einer Haltungsschwäche äußern können.

4.11.3 Der gute Eindruck

Die größte Sorgfalt als Folge einer solchen Erziehung wird darauf verwendet, einen guten Eindruck zu machen. Die Oberfläche des Menschen, auch sein Antlitz, erstarrt, friert fest.

Diese Mühe (eine große Leistung), dass der andere einen guten Eindruck bekommt, erzeugt an der Körper-Oberfläche sehr große Spannungen, sodass dafür sehr viele Betriebsstoffe zur Verfügung gestellt werden müssen.

Auf der Gefühls- und Gemütsebene entsteht bei dieser Haltung auf Dauer eine Einstellung, die die eigene Existenz ununterbrochen gefährdet sieht. Die Grundlegung dieser Gefühlslage geschieht in der Kindheit. Dem Kind wurde immer wieder vermittelt, erst durch seine entsprechenden Leistungen von seiner Umgebung angenommen zu sein. Leistung ist hier sehr umfassend zu verstehen, denn ein freundliches Gesicht zu zeigen, obwohl die Tränen schon im Halse stecken, bedeutet eine große Leistung.

Das Kind meint dann, die größte Bedeutung im Leben besteht darin, wie es bei seiner Umgebung ankommt. Es hat das Gefühl entwickelt, dass es erst durch die Anerkennung von anderen etwas wert ist und geliebt wird, weil es entweder so gescheit, so herzig, so brav, so „fromm", so angepasst oder so tüchtig ist, was es dann im Leben ausbauen wird, um weiterhin „geliebt" zu werden, und so den Zuwendungsfluss in Gang zu halten.

Folgende Struktur liegt dieser Einstellung zugrunde: „Ich muss grundsätzlich davon ausgehen, dass ich mir das Wohlwollen meiner Mitmenschen verdienen muss!"

Dieser Mensch hat als Folge kein Gespür für den eigenen Wert entwickelt und ist darauf angewiesen, sich seinen Wert von anderen zuschreiben zu lassen. Dadurch entfernt er sich immer mehr von seinem eigentlichen Wert, was ihn im Innersten unzufrieden und unsicher macht. Es besteht nun die große Gefahr, dass der Mensch auch als Erwachsener bei den Verhaltensweisen bleibt, die er in der Kindheit eingelernt hat und die ihm das Überleben gesichert haben. Das versteifte bzw. fixierte Denken ist die Folge.

4.11 Zusammenhänge zwischen Calcium fluoratum und charakterlichen Strukturen

4.11.4 Selbstverteidigung

Unter Umständen bemerkt er nicht einmal, dass er seinen Standpunkt gar nicht so verteidigen und vor den anderen den Schein „gut dazustehen" wahren muss, da er selbst – als menschliches Wesen an sich – wertvoll ist. Diesen Grundwert kann ihm niemand geben, aber auch nicht nehmen, weil er ihn schon hat. Durch die Liebe eines Menschen, wenn ihm gesagt wird: „Es gibt Dich und das ist Grund genug, Dich zu lieben!" gelingt es in hervorragender Weise, dass der Mensch voller Staunen seinen Grundwert zu verspüren bekommt und sich als wertvoll annehmen kann. Allerdings ist dieses Ereignis, das die eigene Existenz und das damit verbundene Erspüren des eigenen Wertes erleben lässt, welches von einem wunderbaren Gefühl begleitet ist, nicht alltäglich. Es lässt die eigene Existenz als ein Geschenk erleben und kann nicht erzwungen werden.

4.11.5 Das Urteil der anderen

Aus der eingeübten Haltung, dass es im Leben hauptsächlich auf das Urteil anderer ankommt, entsteht das Gefühl, dass das eigene Innere vor der Außenwelt verborgen werden müsse! Die aufgebaute äußere Hülle wird nach außen poliert, damit sie richtig glänzt. Es wird versucht, „im rechten Licht" da-zu-stehen, sich aufzupolieren. Nach innen wird diese Schutzschicht als bergende, hilfreiche Mauer gefühlt.

In einer solchen Situation fällt es besonders schwer, einen Standpunkt einzunehmen. Die eigene Einstellung kann nicht tragen, da sie entwertet im Bodensatz der empfundenen Minderwertigkeit versunken ist.

Damit entsteht der Bedarf, von außen eine Anleihe zu machen. Dabei wird ein Standpunkt bzw. ein Orientierungshorizont von jemandem übernommen, der nahe steht oder aus irgendwelchen anderen Gründen bewundert wird. Er wird förmlich übernommen, kopiert, ohne inneren Bezug.

Wird ein auf diese Art und Weise übernommener Standpunkt in Frage gestellt, besteht keine andere Möglichkeit, als ihn blind zu verteidigen. Es können keine Begründungen angeführt werden, da die tiefe Verankerung des Standpunktes im eigenen Wesensgrund fehlt.

Vertraut der Betroffene auf die Wirksamkeit seines – seinem Empfinden nach – so interessanten und eindrucksvollen Standpunktes, mit dem er sich in Szene setzen will, ist er völlig „aus dem Häuschen", wenn dieser in Frage gestellt wird. In der Folge kommt es zu einer übersteigerten und unangemessenen Verteidigung seines Standpunktes. In dieser Auseinandersetzung wird der Eindruck und die Wirkung, den der Standpunkt seiner Meinung nach zu haben hat, eingefordert. Es ist dem Betroffenen unverständlich, dass sich das Gegenüber nicht beeindrucken lässt. Das Bild, das ein anderer von ihm haben soll, gerät ins Wanken.

Die Wahl des Standpunktes nach seiner Wirkung hat fatale Folgen. Durch den Blick auf den Eindruck beim anderen kam es zu keiner Auseinandersetzung mit dem eigenen Standpunkt. Das erzeugt eine zusätzliche Not.

Der einmal eingenommene, fixierte Standpunkt, dass es nur auf die Wirkung beim anderen ankommt, diese verfestigte Einstellung, ist der Schlüssel für die Lösung der grundsätzlichen Fesselung des Menschen an das Urteil des Gegenübers.

Diese verfestigte Haltung entzieht der Person ununterbrochen den Zugang zum eigenen Leben (im Sinne von Spüren, Empfinden und Fühlen). In diesem „eigenen Leben" kommt es doch im Wesentlichen auf das eigene „Gespür" an, das es zu entfalten (entwickeln) gilt und das ist durch die oben aufgezeigte Haltung blockiert.

Wird die Fesselung gelockert, verliert der Zwang, im anderen mit allen Mitteln einen guten Eindruck über sich erzeugen zu müssen, seinen tyrannischen Druck. Damit kann der Innenraum allmählich an Bedeutung gewinnen. Die innere Bewegungsfreiheit nimmt zu, das Eigenleben gewinnt an Farbe und Konturen, es wird reicher. Die Fremdbestimmung nimmt ab, die Freude am Leben zu. Die nun frei werdenden Energien ermöglichen einen echten Austausch an Meinungen und Gefühlen.

4.11.6 Distanzierungsfähigkeit

So geht es darum zu lernen, dass der eigene Standpunkt seinen Wert hat. Er entstand, wenn er nicht missbraucht wurde, andere zu beeindrucken, als Lebenshintergrund und hat damit große Bedeutung. Aus ihm heraus können das eigene Leben, das anderer und die Welt gedeutet werden, so weit das möglich ist. Er umfasst viele Inhalte, die im Laufe der Zeit von anderen übernommen, geprüft und schließlich für die eigene Welt als gültig eingebaut wurden.

Der eigene Standpunkt ist jedoch nicht allgemeingültig.

Es ist eine wertvolle Haltung, von seinem eigenen Standpunkt weggehen zu können, um dadurch andere besser kennen-zu-lernen. Immer wieder ist dabei das Gefühl der eigenen Gefährdung zu überwinden. Mit der Zeit geht es dann immer leichter. Das ist der Weg zu einer immer größeren Flexibilität und Elastizität.

Verstärkt sich das Vertrauen, dass der Mensch bei Bedarf sich schützen und abgrenzen kann, steht die Energie, die dafür aufgewendet wird, zur Verfügung, wann immer sie benötigt wird, der jeweiligen Situation angemessen. Vor allem wird auch die Fähigkeit, sich zu schützen, dabei nicht vermindert. Immer wieder kann der Mensch in seine schützende Hülle zurückkehren. Sie soll nicht zerstört werden. Die Fähigkeit, sich zu schützen, ist für das Leben sehr wichtig. Es ist die Möglichkeit, sich abzugrenzen und bei sich zu bleiben, um neu die Kräfte zu sammeln.

Das Wort „verlassen" hat eine doppelte Bedeutung, was in diesem Zusammenhang besonders deutlich wird. Je mehr sich ein Mensch auf sich verlassen kann, um so leichter kann er sich verlassen. Gemeint ist damit: Je stabiler jemand ist, je tiefer das Vertrauen in den eigenen Lebensgrund verankert ist, weniger er sich von anderen gefährdet fühlt, um so mehr ist ihm der sichere Hort gewiss, in den er jederzeit zurückkehren kann. Von dieser Ausgangssituation bzw. Position her kann er von sich weggehen, auf anderes eingehen, ganz tief in fremden Welten versinken, um sie zu erfahren.[189]

4.11.7. Schutz

Verstärkt sich das Vertrauen in die Fähigkeit, sich abzugrenzen und zu schützen, besteht die Möglichkeit, auf Schutzmauern überhaupt zu verzichten. Somit steht die Energie, die für sie aufgewendet wurde, als Möglichkeit der Verhärtung bzw. Panzerung zur Verfügung, wann immer sie benötigt wird. Sie kann dann wieder aufgegeben werden, wenn sich die Situation entspannt und der Schutz nicht mehr „not-wendig" ist. Diese Form des Schutzes hat dann den Vorteil, dass nicht mehr nur ein und dieselbe Schutzmauer zur Verfügung steht, sondern immer jene schützende Hülle ausgebildet wird, die der Situation angemessen ist. Auf der körperlichen Ebene wird dafür Calcium fluoratum benötigt. Allerdings darf dabei nicht übersehen werden, auch Möglichkeiten und Fähigkeiten zu entwickeln, auf die Menschen zuzugehen, damit die Auseinandersetzung „mit der Welt" bestanden werden kann.

Gelingt es dem Menschen, wie oben beschrieben, sich von einer starren Schutzmechanik bzw. Schutzmaschinerie in Richtung

---

189 Mit der Fähigkeit des Einfühlungsvermögens bzw. der Empathie, wie sie im Fachausdruck heißt, hat sich in unserem Jahrhundert der Begründer der klientenzentrierten Therapiemethoden, Carl Rogers, besonders ausführlich beschäftigt. Rogers, C.: Therapeut und Klient, Fischer Taschenbuch, Frankfurt a.M. 1983.

4.11 Zusammenhänge zwischen Calcium fluoratum und charakterlichen Strukturen

eines lebendigen Schutzverhaltens zu bewegen, wird der Wert der eigenen Existenz zugänglich und spürbar. Das Empfinden von der inneren Werthaftigkeit wächst und es entsteht ein Gefühl des Vertrauens in das eigene Leben. Je mehr dieses wächst, um so weniger Spannung entsteht im Körper und um so weniger werden die wertvollen Mineralstoffe für die verzerrte innere Haltung des „Sich schützen Müssens" verbraucht.

Die Leistung, die in diesem Zusammenhang auf der charakterlichen Ebene von einem Menschen aufgebracht werden muss, ist enorm.[190] Es ist eine harte Arbeit, die aber auf jeden Fall mit einem besseren Zugang zu sich selbst belohnt wird. Das anzustrebende innere Wohlbefinden lässt sich am besten mit dem aus der Existenzanalyse Viktor E. Frankls kommenden Satz beschreiben: „Ich bin, und dass ich bin, ist gut!"

Calcium fluoratum ist der Mineralstoff, der für den Schutz des Lebens sorgt.

Abkürzungen zur Tab. 28 auf S. 191:

Ph.Eur.	Europäisches Arzneibuch amtliche österreichische Ausgabe
EB	Ergänzungsband zum Deutschen Arzneibuch sechste Ausgabe
DAB	Deutsches Arzneibuch
HAB	Homöopathisches Arzneibuch
ÖAZ	Österreichische Apothekerzeitung

Ph.Eur. 4.00 S. 6

M_r	relative Molekülmasse
A_r	relatives Atommasse

Ph.Eur. 4.00 S. 6

Sehr leicht löslich	1g Substanz in < als 1ml Lösungsmittel
Leicht löslich	1g Substanz in 1–10 ml Lösungsmittel
Löslich	1g Substanz in 10–30 ml Lösungsmittel
Wenig löslich	1g Substanz in 30–100 ml Lösungsmittel
Schwer löslich	1g Substanz in 100–1 000 ml Lösungsmittel
Sehr schwer löslich	1g Substanz in 1 000–10 000 ml Lösungsmittel
Praktisch unlöslich	1g Substanz in > 10 000 ml Lösungsmittel

---

190 Empfehlenswerte Lektüre: Künkel, F.: Die Arbeit am Charakter. Friedrich Bahn, Konstanz o.J.

5 Calcium phosphoricum Nr. 2

$CaHPO_4 \cdot 2H_2O$ – phosphorsaurer Kalk
Früher: Calcarea phosphorica

Empfohlene Potenzierung: D6

Calcium phosphoricum Nr. 2 bindet das Eiweiß für den organischen Aufbau. Bei einem Mangel wird das Eiweiß nicht verarbeitet, sondern es werden die Eiweißflocken im Körper angeschwemmt, wodurch es zu einer starken Gewichtszunahme kommen kann.

Dieser Mineralstoff ist
- das wichtigste Knochenaufbaumittel,
- ein Blutaufbaumittel und für den Zellaufbau zuständig – im weitesten Sinne für die „Fülle",
- der Betriebsstoff für die willkürlichen Muskeln.

Antlitzanlytische Zeichen
- Wächsern: warmer Weißton (elfenbeinfarbig), tritt am häufigsten an den Nasenflügeln, der Nasenspitze, am Ohr und am unteren Rand der Stirn auf.
Sehr häufig kommt ein wächserner Streifen von der Nasenwurzel ausgehend die beiden Augenbrauen mit derselben Farbe unterlegend vor.

5.1 Wirkungsweise

Calcium phosphoricum wirkt in manchen Bereichen sehr schnell (Muskelkrämpfe) und in manchen sehr langsam (Zahnbein), manchmal sind größere Mengen notwendig, fallweise muss es auch sehr lange genommen werden.

5.2 Mangelanzeichen

Das Verlangen nach pikanten Speisen, Geräuchertem (wie Speck oder Senf, z.B. Butterbrot mit Senf), nach eiweißreicher Kost (und Ablehnung von Gemüse) zeigen einen Mangel an diesem Mineralstoff an. Am deutlichsten ist dies zu sehen bei der Ablehnung oder dem überaus starken Bedürfnis nach Milch.

Bei Kindern ist bei einem Mangel das Verlangen nach Ketchup sehr ausgeprägt.

5.3 Charakteristik

Das Calcium phosphoricum ist der Mineralstoff, mit dem der Organismus den Eiweißhaushalt regelt (extrazellulär und intrazellulär). Da die Menschen in den letzten Jahren oft einen Überschuss an Eiweiß zu sich nehmen, wurde auch der Mangel an diesem Mineralstoff mehr und mehr verstärkt.

Calcium phosphoricum bildet und beeinflusst das Gewebe und die Flüssigkeiten innerhalb der durch Calcium fluoratum gebildeten schützenden Hüllen. Es bildet das Zahnbein unter dem Schutz des Zahnschmelzes, bildet das Innere der Knochen und ist für den Aufbau des Blutes wesentlich zuständig: Es ist das Blut bildende Mittel der Biochemie nach Dr. Schüßler. Viele Blutbestandteile sind aus Proteinbausteinen zusammengesetzt und deshalb direkt von diesem Mineralstoff abhängig: die zellulären wie Leukozyten, Erythrozyten und Thrombozyten (Blutplättchen) ebenso wie die gelösten Moleküle der Globuline und Albumine, Fibrinogene und Lipoproteine.

Es ist das Mittel für Schwäche und Rekonvaleszenz und wird auch zur Blutregeneration eingesetzt, z.B. bei Blutverlusten durch eine Operation.

Dieser Mineralstoff wird neben anderen als Funktionsstoff zur Neutralisierung von Säure verwendet, sodass der Baustoff Kalk seine Steuerung verliert und sich unter Umständen als Nieren- oder Gallensteine ablagert.

Wenn durch Säureeinwirkung auf den Organismus, wie zum Beispiel durch einen sauren Wein, der Calcium-phosphoricum-Haushalt für die Neutralisierung der Säure belastet wird, spannen bzw. verspannen sich die Muskeln. Auch schlägt dann das Herz schneller, als es zur körperlichen Tätigkeit, Situation oder Lage passt. Beides kann durch Gaben dieses Mineralstoffes wieder gemildert werden.

Verkrampfen sich willkürliche Muskeln durch Überlastung, weil der Eiweißhaushalt außer Kontrolle geraten ist und die Säure überhand nimmt, hilft Calcium phosphoricum. Es ist das Mittel, welches bei Muskelkrämpfen angebracht ist.

5.3.1 Die „Fülle"

Wir haben Calcium fluoratum Nr. 1 in der Kurzbezeichnung als den Mineralstoff beschrieben, der für die „Hüllen" im Körper zuständig ist.

Calcium phosphoricum Nr. 2 nun ist für die „Fülle„ im Körper zuständig: Es ist der Mineralstoff, der das Innere der Knochen aufbaut, das Innere der Zähne, das Zahnbein, das Innere der Aderwände, das Blut, das Innere der schützenden Häute, die Muskeln, die Organe usw.

5.3.2 Der Speicher

Calcium phosphoricum Nr. 2 wird in den Knochen und dem Skelett gespeichert. Bei Übersäuerung des Gewebes werden Calciumphosphoricum-Moleküle aus den Knochen gelöst, im Blut steigt der Bestand an freien Kalziumionen. Ein relativer Mangel im Zellinneren ist die Folge, das extrazelluläre Calcium kann vom Organismus dadurch nicht mehr gesteuert werden und wird unter anderem in Form von Nieren- oder Gallensteinen abgelagert[191].

Deshalb gibt ein Mineralstoffberater bei Nieren- oder Gallensteinen die Nr. 2, damit das intrazellulär steuernde Calcium aufgebaut wird und das extrazelluläre Calcium wieder rückresorbiert werden kann.

Die Übersäuerung des Gewebes ist beim Calciumstoffwechsel ein Problem, da sich der Körper zur Neutralisierung die nötigen Kalziumionen aus den Knochen holt, was langfristig die Speicher angreifen kann.

5.4 Überlegungen Dr. Schüßlers zu diesem Mineralstoff

In seiner Broschüre über die anorganischen Gewebebilder schreibt er: „*Wenn ein intensiver Reiz ein Gewebszellengebiet trifft, so wird das Gleichgewicht der Moleküle eines Zellsalzes gestört. Es gehen in Folge eines solchen Angriffs Moleküle des betreffenden Salzes verloren, wofür Ersatz geliefert werden muss. Da die Bindegewebsröhren einerseits Ernährungsflüssigkeit zu den Geweben leiten, andererseits die Schlacken oder den Bauschutt der durch fortgesetzte Einwirkung des Sauerstoffs zum Abbruch gebrachten Gewebe in die Blutbahn zurückführen, so müssen, da Zufuhr und Abfuhr immer nebeneinander stattfinden, zuleitende und ableitende Bindegewebsröhren vorhanden sein; denn Fracht und Rückfracht können bei unausgesetztem Güterverkehr nicht auf gleichen Schienengleisen befördert werden.*

Wenn die Funktion der zuleitenden Bindegewebsröhren[192] *des Knochengerüstes unter die Norm herabgestimmt ist, so empfängt der be-*

---

191 Im Unterschied zur „Kalkgicht", bei der überall im Körper Calcium abgelagert wird.
192 Der Betriebsstoff für die Bindegewebsröhren selbst ist Calcium sulfuricum Nr. 12, weil es insofern das Funktionsmittel für die Bindegewebs-Hohlraumsysteme darstellt, als es über die Bindegewebsröhren eine Verbindung nach außen bzw. innen herstellt, wodurch Flüssigkeit (Exsudat) abgesaugt werden kann.

treffende Knochen oder Knochenteil zu wenig Ernährungsmaterial (kohlensauren Kalk) und demzufolge entstehen z.B. die so genannte Englische Krankheit (Rachitis), der Schädelschwund (Kraniotabes) usw. Ist die Funktion der ableitenden Bindegewebsröhren des Knochengerüstes vermindert, so verzögert sich die Abfuhr desjenigen phosphorsauren Kalkes, welcher integrierender Bestandteil der verbrauchten Knochenzellen war. Demzufolge entstehen Knochenauftreibungen.

Zwei entgegengesetzte Krankheitszustände; Verminderung und Vermehrung der Knochenmasse, sind durch ein und dasselbe Mittel, den phosphorsauren Kalk, heilbar, weil dieser das **Functionsmittel** der Bindegewebszellen ist. Wenn in den ableitenden Röhren des in der Nähe der Gelenke befindlichen Bindegewebes die Abfuhr des harnsauren Natrons nicht flott von Statten geht, bilden sich gichtige Anschwellungen[193]. Häufen sich Abfuhrprodukte in dem Bindegewebe der Lymphdrüsen, so entstehen Drüsenschwellungen[194]. Der phosphorsaure Kalk muss aus schon angeführten Gründen auch das Heilsalz der Gicht und der Skrophulosis[195] sein. Wenn an mehreren bindegewebigen Bildungsstätten der Blutkörperchen der phosphorsaure Kalk nicht genügend vorhanden ist, so geht die Entwicklung junger Zellen mangelhaft oder gar nicht von Statten. Da die gesund gebliebenen Blutkörperchenbildungsstätten die vollständige Deckung des durch das Absterben alter Blutkörperchen entstandenen Verlustes nicht bewerkstelligen können, so entwickelt sich allmählich eine Blutkonstitution, welche Blutblässe, Anämie, Chlorosis[196] genannt wird. Ihr Heilmittel muss natürlich phosphorsaurer Kalk sein. Wenn aber die Blutblässe dadurch bedingt ist, dass bei normaler Zahl von Blutzellen die Färbung desselben sich verzögert, so ist das Eisen als Heilsalz erforderlich ..."[197]

Schüßler nennt das Calcium phosphoricum ein Funktionsmittel (Betriebsstoff), das nicht mit der großen Menge des phosphorsauren Kalks in Verbindung zu bringen ist, die der Organismus für seinen Aufbau braucht. Es ist klar zwischen Baustoffen und Betriebsstoffen zu unterscheiden.

5.5 Das Calcium und seine Funktionen im Körper

Der Bestand an Calciumphosphat im menschlichen Körper eines Erwachsenen beträgt 1–1,5 kg.

Das Calcium befindet sich zu 99% im Knochen als Phosphat und Karbonat, 1% als frei verfügbare Calciumionen in den Zellen und zu 0,1% in der Zwischenzellflüssigkeit (Interstitium). Die Konzentration der Calciumionen hängt unter anderem ab von der Gesamtcalciumkonzentration, der Proteinkonzentration sowie dem pH-Wert des Blutes.

Die 1% freien Calciumionen sind von größter lebenserhaltender Bedeutung für den Organismus. Sind davon zu wenig für den intrazellulären und extrazellulären Stoffwechsel verfügbar, wird Calcium aus den Knochen freigesetzt. Aus diesem Grund ist ein Calciummangel nie im Blut feststellbar. Die Folgen eines Raubbaues am Knochen auf Grund einer mangelnden Calciumzufuhr fällt jahrzehntelang nicht auf. Erst nach Jahren ist der Knochenabbau schon so fortgeschritten, dass die Knochendichte leidet – Osteoporose ist die Folge.

Calciumionen aktivieren bedeutende biologische Systeme:

---

[193] Damit weist Schüßler auf die Bedeutung des Calcium sulfuricum bei der Behandlung von Gicht und Rheuma hin.
[194] Auch in diesem Fall ist das Calcium sulfuricum zusätzlich zum Calcium phosphoricum zur Anwendung zu bringen.
[195] Pschyrembel, Klinisches Wörterbuch: Haut- und Lymphknotenerkrankung bei Kindern – konstitutionelle Neigung, auf unbedeutende Reize mit chronisch schleppenden Entzündungen zu reagieren.
[196] Die – früher recht häufige – „Bleichsucht" der Mädchen und jungen Frauen; wahrscheinlich eine Eisenmangelanämie sehr komplexer Genese (Boss, N. u.a.: Wörterbuch der Medizin, München, dtv 3355.).
[197] Schüßler, W.H.: Die anorganischen Gewebebildner und ihre therapeutische Bedeutung. Schulze, Oldenburg 1876. In: Lindemann, G.: Dr. med. Wilhelm Heinrich Schüßler. Sein Leben und Werk. Isensee, Oldenburg 1992. S. 54f.

- Muskelfasern (durch elektromechanische Kopplung),
- Nebennierenrindenmark und Hypophysenhinterlappen (nur bei Anwesenheit von Calciumionen werden nach Nervenreizung die Hormone Adrenalin, Vasopressin und Oxytocin ausgeschüttet),
- Herz (Steigerung der Konzentrationskraft des Herzens),
- Durchlässigkeit der Zellmembran (Permeabilität) und Zusammenhalt von Zellverbänden (Adhäsionskraft),
- Calciumphosphat-Stoffwechsel (Regulation durch Parathormon, Vitamin D und Calcitonin).

5.6 Calcium phosphoricum in der Zelle

5.6.1 Aktivierung der Zellen

Freie Calciumionen sind für die Erregbarkeit bzw. für die Aktivierung jeder Zelle in unserem Körper zuständig; dazu gehören:
- Kontraktion und Entspannung aller Muskelzellen,
- Sekretion von Drüsenzellen,
- Blutgerinnung durch Aktivierung des Prothrombins,
- Zellteilung und Zelldifferenzierung (Calcium als Regulator).

5.6.2 Intrazelluläres Calcium

Die intrazelluläre Substitution durch Calcium phosphoricum nach Dr. Schüßler greift beim intrazellulären Calcium an. Es wird in zwei Zellräumen (Kompartimenten) gespeichert, wobei jede gesunde Zelle selbst ihren Calciumbestand reguliert, indem sie ihre Speicher aktiviert oder deaktiviert.

Für den passiven und aktiven – Energie kostenden – Transport vom intrazellulären zum extrazellulären Raum verfügt jede Zelle über verschiedene Calcium transportierende Systeme in der Biomembran wie z.B. die Calciumkanäle.

5.6.3 Extrazelluläres Calcium

Die Regulation von extrazellulärem Calcium erfolgt hormonell. Das Parathormon und Calcitonin bedienen hauptsächlich den Auf- und Abbau der Knochen. Eine wesentliche Rolle im Knochenstoffwechsel spielt noch das Vitamin-D_3-Hormon (Dihydroxycholecalciferol), welches in der Niere gebildet wird.

Freie Calciumionen sind auch für die Blutbildung und die Blutgerinnung notwendig (Aktivierung des Prothrombins).

Sinkt der Calciumspiegel im Blut, wird das Parathormon ausgeschüttet, das von der Nebenschilddrüse produziert wird. In der Folge wird in einer Kettenreaktion Calcium aus den Knochen freigesetzt. Parallel wird die Calciumaufnahme im Darm gefördert durch Vitamin D3. Zusätzlich wird die Calciumreabsorption in der Niere erhöht, sodass weniger Calcium ausgeschieden wird.

Ist zu viel Calcium im Blut, schüttet die Schilddrüse Calcitonin aus. Durch Aktivierung der Osteoblasten wird Calcium in den Knochen eingebaut. Die Aufnahme des Calciums aus dem Darm wird verringert. Die Reabsorption in der Niere sinkt und dadurch wird mehr Calcium mit dem Harn ausgeschieden.

Dieser Regelkreis mit dem Parathormon auf der einen sowie der Schilddrüse mit dem Calcitonin auf der anderen Seite sorgt dafür, dass der Calciumspiegel im Blut immer konstant ist, wodurch die lebensnotwendigen Organe wie das Herz mit dem Betriebsstoff Calcium phosphoricum Nr. 2 ausreichend versorgt werden.

5.7 Eiweiß, ein lebenswichtiger Stoff im Körper

Zu Beginn dieses Kapitels soll ein Überblick aus der biochemischen Literatur die Bedeutung dieses speziellen Punktes nachdrücklich unterstreichen.

Bei Hermann Deters lesen wir darüber:

„Calcium phosphoricum ist chemisch den Eiweißstoffen nahe verwandt. Erst das Vorhandensein von Calcium phosphoricum ermöglicht Eiweißaufbau in unseren Zellen. Weil Calcium phosphoricum den Zellteilungsvorgang (zusammen mit Natrium muriaticum) begünstigt, ‚darum dient es', sagt Dr. med. Schüßler, ‚als Heilmittel anämischer Zustände und als Restaurationsmittel der Gewebe' nach dem Ablauf akuter Krankheiten.

Das Fehlen dieses Funktionssalzes in den serösen Häuten (Hirnhäute, Brustfell, Herzbeutel, Bauchfell, Schleimbeutel, Sehnenscheiden usw.) bewirkt einen seroalbuminösen (blutwässerigen) Erguss. Also darf Calcium phosphoricum zur Rücksaugung desselben neben Kalium chloratum, Silicea und Calcium fluoratum nie vergessen werden. (Der wechselweise Gebrauch von Calcium phosphoricum und Silicea wirkt oft überraschend günstig.)

Ausschwitzungen der Schleimhäute sind eiweißartig (wie ungekochtes Eiweiß), milchig."[198]

Ähnlich formuliert Dr. med. J. Schneider in seinem Buch „Biochemischer Hausarzt":

„Calciumphosphat ist dasjenige Salz, das am meisten im Körper vorkommt. Es bildet vorwiegend die harte Substanz der Knochen, ist aber auch in allen Zellen anzutreffen vermöge seiner großen chemischen Verwandtschaft zu allen Eiweißstoffen. Sein Mangel in den Zellen führt eiweißhaltige Absonderungen und Ergüsse herbei, macht den Körper blutarm und bedingt dadurch wieder andere Krankheiten. Fehlt den Zellen der Haut Calciumphosphat, so schuppt sich die Haut in kleineren oder größeren weißen Plättchen.[199]

Infolgedessen ist Calciumphosphat anzuwenden bei allen Katarrhen der verschiedenen Organe, sobald die Absonderung eiweißhaltig, seroalbuminös, ebenso wenn eiweißhaltige Ergüsse in Gelenke, Brust- oder Bauchhöhle stattfinden."[200]

Es kann sich allerdings nicht um eine chemische Verwandtschaft, wie in den beiden Zitaten behauptet wurde, handeln. Diese Formulierungen werden aber immer dann verwendet, wenn ein Mineralstoff nach Dr. Schüßler eine besondere Beziehung zu bestimmten Stoffen hat.

Es müsste also wie bei Kurt Hickethier heißen:

„Calcium phosphoricum ist das Bindemittel für den organischen Aufbau des Eiweißes."[201]

Oder wie bei Dr. Günter Harnisch:

„Calcium phosphoricum ist in allen Zellen des Körpers enthalten. Es spielt eine wichtige Rolle bei der Umwandlung von pflanzlichem und tierischem Eiweiß aus unserer Nahrung zu körpereigenem Eiweiß. Calcium phosphoricum ist ein wichtiger Baustein zur Bildung von Zellen aller Art, auch der roten Blutkörperchen, und gilt als das biochemische Aufbau- und Kräftigungsmittel bei ungenügendem Wachstum in der Kindheit sowie bei zu geringem Ersatz verbrauchter Zellen im Erwachsenenalter."

Aus vielfachen eigenen Beobachtungen – aber eben auch durch die Hinweise in der biochemischen Literatur und die entsprechenden Erfahrungen der jeweiligen Autoren – darf angenommen werden, dass das Calcium phosphoricum als Funktionsmittel für die Bindung von Eiweißsubstanzen im Körper unabdingbar notwendig ist.

Bevor mit Hilfe von Kalium chloratum im Körper Faserstoffe aufgebaut werden können,

---

198 Deters, H.: Handbuch der Dr. Schüßler'schen Biochemie. Dr. Madaus, Radeburg 1926. S. 66f.
199 In diesem Zusammenhang ist eher die Calcium fluoratum Nr. 1 angebracht. Das ist deshalb der Fall, weil die Hornstoffschicht als oberste Ebene der Haut bei einem Mangel an Calcium fluoratum ihren Halt verliert.
200 Schneider, J.: Biochemischer Hausarzt. Dr. Willmar Schwabe, Leipzig 1920. S. 13.
201 Hickethier, K.: Lehrbuch der Biochemie. 6. Aufl. Selbstverlag, Kemmenau 1984. S. 40.

5.7 Eiweiß, ein lebenswichtiger Stoff im Körper

worauf im Kapitel über diesen Mineralstoff besonders eingegangen wird, müssen die Eiweißstoffe durch die Einwirkung des Calcium phosphoricum schon in gebundener, körpereigener Form vorliegen. Anders kann der Organismus mit den jeweiligen Eiweißsubstanzen nicht umgehen.

Einen Mangel an Calcium phosphoricum als Funktionsmittel bekommen vor allem jene Menschen drastisch zu spüren, die gegen Eiweißsubstanzen allergisch sind[202]. Dazu gehören viele Stoffe wie z.B. Absonderungen eines Tieres oder seine Haare, viele Nahrungsmittel, auch Medikamente und Stoffe aus der Natur, die durch Eiweißsubstanzen aufgebaut sind. Wenn auf diese Weise belastete Menschen über eine bestimmte Zeit das gesamte tierische Eiweiß aus der Nahrung weglassen, können sie schon nach kurzer Zeit eine deutliche Entlastung der vorhandenen Stoffwechselenge erreichen.

Diese Entlastung besteht vor allem darin, dass es dem Organismus möglich ist, den allzu geringen Vorrat am Betriebsstoff Calcium phosphoricum sparsamst für die belastenden Eiweißsubstanzen einzusetzen, um sie zu verstoffwechseln. Dadurch bleibt ihm der Abbau jener Substanz erspart, durch den er an benötigte Mineralstoffe herangekommen ist, nämlich der Faserstoffe.

Beim Abbau dieser Gewebe verlieren aber die Substanzen, welche an die Mineralstoffe gebunden sind, ihren Halt. Sie treten dann einerseits als faserstoffhaltiger Schleim an die Oberfläche, was auf einen Mangel an Kalium chloratum hinweist.

Das durch den Mangel an Calcium phosphoricum nicht verarbeitete Eiweiß wird entweder im Körper angeschwemmt, was Dickleibigkeit zur Folge hat, oder es geht in ein Übermaß an Säure über, die Harnsäure, was den Organismus extrem belastet.

Der bestehende Mangel an Calcium phosphoricum bei einer Allergie führt besonders im Raum der Bronchien zu äußerst unangenehmen Verkrampfungen, Spasmen, zu „Krampfhusten".

Unter Umständen kommt es gleichzeitig auch zu einem Mangel an Kalium chloratum, wodurch eine starke weißlich-graue Schleimbildung entstehen kann.

Wird dem Menschen, der sich durch Enthaltsamkeit von Eiweiß eine große Entlastung erarbeitet hat, eine zusätzliche Gabe an Calcium phosphoricum verabreicht, bedeutet das eine große Hilfe. Das belastende, Allergie auslösende Eiweiß wird dann, ganz gleich in welcher Form es vorliegt, mit Hilfe des zugeführten Calcium phosphoricums abgebaut. Der Organismus muss so keine körpereigenen Calcium-phosphoricum-Moleküle einsetzen, an denen sowieso schon ein Mangel vorliegt. Ohne diesen Mangel wäre das Problem, die Betriebsstörung, nicht entstanden.

Aus der Praxis:
Der Mann einer Mineralstoffberaterin wurde von einer Gelse (Stechmücke) gestochen und bekam darauf eine außerordentlich große Schwellung. Sein Körper reagierte auf diesen Stich bzw. die dabei dem Körper zugeführten Stoffe allergisch. Da nun in der Biochemie nach Dr. Schüßler immer die Natrium chloratum Nr. 8 empfohlen wird, hat sie diesen Mineralstoff innerlich und äußerlich angewendet. Allerdings ließ der Erfolg auf sich warten. Die Schwellung ging nur geringfügig zurück und blieb über mehrere Wochen erhalten. Der Körper hatte die zugeführten Stoffe, welche die allergische Reaktion auslösten, abgekapselt.

In einem Gespräch mit einem befreundeten Biochemiker sprach sie mit ihm über diese Erfahrung. Er hat nach einigem Überlegen auf den Zusammenhang mit dem fremden Eiweiß, das durch die Stechmücke in den Körper eingedrungen ist, hingewiesen. Die zusätzliche Anwendung von Calcium phosphoricum wurde angeraten.

Ein indirekter Hinweis lag insofern auch noch vor, da der Mann unter immer wieder auftauchenden Gichtanfällen leidet. Das bedeutet, dass er zugeführtes Eiweiß, in welcher Form auch immer, durch

---

[202] Eine Allergie gegen Giftstoffe weist auf einen Mangel an Natrium chloratum hin, was sich bei allergischen Reaktionen als glasklarer Schleim zeigt, der aus der Nase rinnt.

einen Mangel an Calcium phosphoricum schlecht verarbeiten kann, wodurch es übermäßig in Harnsäure übergeht. Über Ernährungsgewohnheiten und deren Veränderung wurde in diesem Zusammenhang aber nicht gesprochen, was aber auf Dauer sicher nicht zu umgehen sein wird.

Die Frau hat, zu Hause angelangt, ihrem Mann sofort einen Mineralstoffbrei, welcher aus Natrium chloratum Nr. 8 und vor allem aus Calcium phosphoricum Nr. 2 bestand, auf die betroffene Stelle aufgelegt. Es dauerte nur ein paar Tage und die Geschwulst verschwand vollständig. Der Organismus hatte mit dem zugeführten Calcium phosphoricum das fremde Eiweiß gut bearbeiten und binden können, wodurch es ausscheidbar wurde.

5.7.1 Eiweißspeicherkrankheit

Ein großes Problem des Bindegewebes ist die „Übereiweißung" (zu viel Eiweiß bringt auch eine Übersäuerung), die durch andauernden und zu hohen Eiweißkonsum der Menschen entsteht und wahrscheinlich die tatsächliche Ursache für viele unserer Zivilisationskrankheiten ist. Das Bindegewebe fühlt sich fest an und ist mit Proteinsäuren hoffnungslos überlastet. Das Bindegewebe kann seine Aufgabe als Transportmedium nicht mehr erfüllen, es kommt zur Bindegewebsstarre.

Lothar Wendt[203] beschreibt dies als Eiweißspeicherkrankheit und rät dringend zum Eiweißfasten. Der Proteinkonsum sollte 1g/kg Körpergewicht nicht übersteigen, wobei man nicht vergessen darf, dass Joghurt, Quark und Milchprodukte aller Art sehr wohl wesentliche Quellen für Proteinkonsum darstellen, denn die meisten denken immer nur daran, die Fleischkost zu reduzieren.

Eine Folge des Mangels sind Polypen, z.B. in der Nase, die mit Calcium phosphoricum Nr. 2 erfolgreich behandelt werden können und eventuell auch einen Überkonsum an Eiweiß als Ursache haben.

5.7.2 Milchallergie

Ein wichtiges Thema, auf das in diesem Zusammenhang eingegangen werden muss, betrifft die Ablehnung von Milch, im extremen Fall als die so genannte Milchallergie bekannt. Hier kommen gleich zwei Calciumprobleme auf einmal zum Tragen.

In der Milch ist besonders viel Eiweiß, zu dessen Verarbeitung der Organismus Calcium phosphoricum als Funktionsmittel benötigt.

Die Milch hat aber auch einen relativ hohen Anteil an Calcium. Die Versorgung mit diesem grobstofflichen Mineralstoff fördert ein Ungleichgewicht zwischen den in den Zellen vorhandenen feinstofflichen Molekülen und den dann außerhalb der Zellen befindlichen grobstofflichen Molekül-„Gebirgen".

Besteht ein großer Calcium-phosphoricum-Mangel, wird bei Zufuhr von Milch der Organismus extrem belastet. Er lehnt sie dann wegen der zu großen Stoffwechselprobleme, die entstehen, ab. So gesehen ist natürlich jeder Zwang, mit dem z.B. ein Kind zu diesem so „wertvollen" Getränk gezwungen wird, problematisch. Bekommt das Kind über längere Zeit das Calcium phosphoricum, dann ist es möglich, dass sich die Ablehnung verliert.

5.8 Das Bindegewebe

Die Strukturen des Bindegewebes werden aus Proteinmolekülen hergestellt, weshalb Calcium phosphoricum Nr. 2 hier eine zentrale Bedeutung hat. Knochen, Bänder, Sehnen gehören zu den zellulären Bestandteilen des Binde- und Stützgewebes und sind Abkömmlinge der undifferenzierten Stammzellen des embryonalen Bindegewebes (= Mesenchyms), sozusagen des Urbindegewebes. Aus dessen undifferenzierten Zellen entwickeln sich:

---

[203] Wendt, L.: Die Wendt-Therapie. Europäische Gesellschaft für Medizin, Brüssel 1982.

- Sehnen und Bänder (aus Fibroblasten), die wesentlich mit Calcium fluoratum Nr. 1, Calcium phosphoricum Nr. 2 und Kalium chloratum Nr. 4 verbunden sind,
- Knorpelgewebe (aus Chondroblasten), das mit den Mineralstoffen Calcium fluoratum Nr. 1, Calcium phosphoricum Nr. 2 und Natrium chloratum Nr. 8 in Verbindung steht,
- Knochen (aus Osteoblasten), wobei besonders Calcium phosphoricum Nr. 2 den spezifischen Mineralstoff darstellt.

5.8.1 Sehnen und Bänder

Das Bindegewebe wird gebildet von Fibroblasten (= Vorstufen der Fibrozyten, spindelförmigen Zellen des Bindegewebes), die Bänder und Sehnen aufbauen. Kollagene sind für die Reißfestigkeit zuständig sowie für das Elastin, das die Dehnbarkeit der Fasern gewährleistet.

Für den Aufbau von Strukturproteinen ist neben der Anwesenheit von Calcium phosphoricum Nr. 2, Calcium fluoratum Nr. 1, Kalium chloratum Nr. 4 und Silicea Nr. 11 unerlässlich.

5.8.2 Knorpelgewebe

Chondroblasten differenzieren zu Chondrozyten, das sind Zellen, die das Knorpelgewebe aufbauen. Ein hoher Gehalt der so genannten Proteoglykane bindet viel Wasser und speichert auch Mineralstoffe, vor allem Natrium chlorid (= Natrium chloratum Nr. 8), Calciumphosphat (= Calcium phosphoricum Nr. 2), Magnesiumphosphat (= Magnesium phosphoricum Nr. 7).

5.8.3 Knochenaufbau

Osteoblasten (= Knochensubstanz bildende Zellen) bauen die Knochen mit Hilfe von Calcium phosphoricum Nr. 2 auf, besitzen aber auch ein ausgedehntes Bindegewebe, für das besonders Silicea Nr. 11 verantwortlich ist.

Knochen sind ein hoch differenziertes Stützgewebe, das für die Bewegungsmöglichkeit (Gelenke) sorgt, aber auch für verschiedene Organe Schutz bietet (Brustkorb).

5.8.4 Rote Blutkörperchen

Im Knochenmark werden auch die roten Blutkörperchen gebildet (= Erythropoese).

Alle bisher genannten Strukturmoleküle, aber auch die meisten Bestandteile des Blutes sind Eiweißkörper und können nur mit Hilfe von Calcium phosphoricum aufgebaut werden. Deshalb unterscheidet die Biochemie nach Dr. Schüßler ganz klar zwischen Eisen- und Blutmangel.

5.9 Muskeln

Die Aufgaben von Calcium phosphoricum Nr. 2 im Hinblick auf die Muskeln sind äußerst vielfältig.

5.9.1 Muskeln und Herz

Calcium phosphoricum Nr. 2 ist für eine stabile Herztätigkeit besonders wichtig, weil es für die Kontraktionskraft des Herzens eine große Rolle spielt. Ein relativ hoher Calciumspiegel der Herzmuskelzelle verstärkt die Kontraktionskraft des Herzens.

Die Kontraktion des Herzmuskels erfolgt im Unterschied zu der übrigen Muskulatur im Körper autonom; die Erregungsbildung und -weiterleitung erfolgt nicht über *Nerven*bahnen, sondern über spezielle Herz*muskel*zellen, die die elektrische Erregung mit hoher Geschwindigkeit über den ganzen Herzmuskel verteilen, damit alle Herzregionen gleichzeitig erreicht werden und somit eine gleichmäßige Kontraktion erfolgen kann.

Das Calcium spielt im Unterschied zu anderen Muskeln hier nicht nur die bereits beschriebene Rolle bei der Muskelkontraktion, sondern auch bei der Erregungsbildung selbst, da der vermehrte Einstrom von Calciumionen an dem Aufbau eines elektrischen Potenzials beteiligt ist, über das die Erregungsweiterleitung ausgelöst wird.

5.9.2 Muskeltonus[204]

Menschen mit Belastungen bzw. Beschwerden, die durch eine zu hohe Spannung der Muskulatur entstehen, spüren oft Erleichterung, wenn sie sich körperlich intensiv betätigen. Dadurch werden die Muskeln erwärmt, sie dehnen sich und die Beschwerden lassen nach. Bei diesen Menschen ist es auch möglich, dass Ruhe und Liegen im Bett die Beschwerden steigern, da die Muskeln ohne Betätigung sind. Die großen Spannungen diesbezüglich stammen oft aus den Bereichen des „Unbewussten".[205]

5.9.3 Verspannungen

Bei verändertem Muskeltonus im Sinne von Verspannungen der Skelettmuskulatur im Bereich des Rückens oder der Schulter, ist die Einnahme von Calcium phosphoricum Nr. 2 zu empfehlen.

Bei einem Mangel an diesem Mineralstoff klagen die betroffenen Menschen häufig über kalte Hände und Füße. Dieses Phänomen kann auch bei einem Mangel an Natrium chloratum Nr. 8 auftreten.

Die verspannte Muskulatur, die den Körper wie ein Panzer umhüllt, hat auch eine Abwehr gegen Umarmungen zur Folge, weil sie die Umklammerungsangst auslösen kann.

Bei der Einnahme von Calcium phosphoricum Nr. 2 kann auch eine Erwärmung des Körpers gespürt werden, da aus den Muskeln viel Energie befreit wird, die für die Spannung nötig war.

5.9.4 Spannungskopfschmerz

Wenn das Energiepotenzial des Menschen absinkt, ist er kaum noch in der Lage, den doch schweren Kopf aufrecht, „oben" zu halten. Mit Zähigkeit wird der Kopf gehalten, die Muskeln verkrampfen, was dann eine Unterversorgung des Kopfes mit Energie zur Folge hat, da die verspannten Muskeln im Nacken eine Blockade für den Energiefluss darstellen. Die Folge ist der gefürchtete Spannungskopfschmerz, der von einer verspannten Nackenmuskulatur ausgeht. Dieser zieht dann über den Hinterkopf nach oben und sitzt in den Augenhöhlen.

Neben der Entspannung und einer guten Energiefeldhygiene ist die Einnahme von Calcium phosphoricum Nr. 2, Magnesium phosphoricum Nr. 7 und Natrium chloratum Nr. 8 zu empfehlen. Äußerlich sollte die angegebene Kombination als Cremegelmischung auf den Nacken aufgetragen werden.

Der Spannungskopfschmerz ist nicht zu verwechseln mit der Migräne!

---

204 Der Tonus ist ein Spannungs- bzw. Erregungszustand eines Gewebes; beim Muskeltonus eben der Muskelgewebe.
205 Das Wort „unbewusst" ist eigentlich ungeeignet, den wahren Sachverhalt zu beschreiben. Es verführt zur inneren Einstellung, dass aller Ausdruck von Leben des Menschen mit Bewusstsein zusammenhängt. Der Bereich der Gefühle und des Gespürs bleiben unberücksichtigt, gelangen aus dem Gesichtskreis. So wird es verständlich, dass kaum von ungefühlten und ungespürten Inhalten im Menschen die Rede ist.
Bei der Verwendung der Formulierung „unbewusst" handelt es sich meistens um ungespürte Bereiche. Sie liegen außerhalb der Wahrnehmungsfähigkeit, außerhalb einer Schwelle, die den Menschen vor überwältigenden, erdrückenden Inhalten seines Lebens schützt. Er benötigt diesen Schutz so lange wie er nicht stark genug ist, die Situation ohne Vernichtungsgefühl anschauen zu können. Vielleicht wäre der Ausdruck „unterschwellig" angebrachter und bezeichnender.

5.9 Muskeln

5.9.5 Taubheitskribbeln

Das Calcium phosphoricum wird auch eingesetzt bei Taubheitsgefühl und Kribbeln wie von Ameisen in den Armen und Beinen. Es entsteht durch die hohe Muskelspannung im Rückgrat. Durch das Zusammendrücken der Wirbel wirkt Druck auf die Bandscheibe ein, die wiederum auf die Nerven drückt, die aus dem Wirbel austreten. Vom Nerv wird jedoch nicht die Druckstelle gespürt, sondern die verminderte Leitungsfähigkeit bzw. Störung im Verlauf des Nervenstranges. Das Calcium phosphoricum entspannt den Tonus der Muskeln, wodurch der Nerv wieder entlastet wird. Unbedingt sollte in diesem Zusammenhang auch berücksichtigt werden, wodurch die so hohe Spannung im Rücken entsteht. Alles andere wäre nur Symptomverdrängung und könnte bei längerer Nichtberücksichtigung zu schwerwiegenden Folgen führen.

Dieser Mineralstoff wird benötigt bei allen Beschwerden, die bei Erwärmung nachlassen, wie zum Beispiel in der Sonne, in der Sauna, aber auch in gut erwärmten Räumen.

Die Nr. 2 ist angezeigt bei allen Beschwerden, die durch Kälte schlimmer werden. In der Kälte verkürzen sich schon angespannte Muskelfasern noch mehr, wodurch sich die Beschwerden verschlechtern. Manche Menschen merken nach der Einnahme von der Nr. 2 eine regelrechte Erwärmung im Körper, vor allem in Händen und Füßen, denn durch die verspannte Muskulatur leidet auch die Durchblutung und der Energiefluss.

5.9.6 Stillende Mütter

Diese brauchen ebenfalls vermehrt Calcium phosphoricum Nr. 2, damit die Milch ausreichend gebildet werden kann. Das Calcium phosphoricum Nr. 2 ist für die Substanz der Milch zuständig, Kalium chloratum Nr. 4 und Natrium chloratum Nr. 8 für den „Betrieb", sodass das Stillen gut vonstatten geht.

5.9.7 Wachstumsschmerzen

Bei Wachstumsschmerzen ist es empfehlenswert Calcium phosphoricum Nr. 2 in Verbindung mit dem Gelenkecremegel[206] zu geben.

In diesem Zusammenhang muss unbedingt darauf hingewiesen werden, dass die alleinige Einnahme der Mineralstoffe nach Dr. Schüßler für den Aufbau der Knochen viel zu wenig wäre. Es ist für eine wohlausgewogene Ernährung zu sorgen, eine, die den Calciumgehalt der jeweiligen Nahrungsbestandteile berücksichtigt. Das Calcium aus der Milch und den Milchprodukten kann der Organismus jedoch nicht so ohne Weiteres aufschließen und verwerten. Die Aufnahme wird gefördert durch Anwesenheit von „*Vitamin D, Milchzucker und im sauren Milieu.*"[207] Da der Calciumhaushalt innig mit dem Säurehaushalt im Körper verknüpft ist, beachten Sie bitte in diesem Zusammenhang den Abschnitt über Ernährung und den Säure-Basen-Haushalt (s. S. 60).

Vermehrt zu Muskelkrämpfen kann es in der Wachstumsphase der Pubertät kommen, oder zu Knochenschmerzen in der Zeit der Menopause, also immer, wenn Calcium vermehrt verbraucht wird.

Bei Wachstumsschmerzen wird viel von der Nr. 2 gebraucht, das reichlich gegeben werden muss, etwa 20–30 Tabletten pro Tag.

5.9.8 Schweißausbruch

Manche Menschen haben schon bei der geringsten körperlichen Tätigkeit, aber auch bei emotionalen Anspannungen, einen starken Schweißausbruch. Sie haben chronisch einen großen Teil ihrer Energie in sehr starke Mus-

---

206 Z.B. Regidol Gelenkcreme der Adler Pharma.
207 Elmadfa, I. u.a.: Die große GU Vitamin und Mineralstoff Tabelle. Gräfe und Unzer, München 1994.

kelanspannungen investiert, weshalb für weitere Leistungen wenig Energie zur Verfügung steht. Werden diese jedoch trotzdem erbracht, steigt die Betriebstemperatur des Körpers rasch an, wodurch der Schweißausbruch zur Regulierung der Körpertemperatur notwendig wird.

5.9.9 Muskelkrämpfe

Um dieses Problem genauer betrachten zu können, muss zwischen willkürlicher und unwillkürlicher Muskulatur unterschieden werden. Im Zusammenhang mit Calcium phosphoricum geht es nur um die Kontraktionen der willkürlichen Muskulatur. Das sind jene Muskeln, die durch Willensbeeinflussung bewegt werden können.

Bei großer Ermüdung und Überbeanspruchung treten Krämpfe auf, ebenso bei Säureüberschuss und großem Mangel an Calcium phosphoricum. Sehr häufig wird bei solchen Problemen aber nicht das Calcium phosphoricum, sondern in großen Mengen Magnesiumpulver verabreicht, da die Muskulatur bei Anwendung von Magnesium erschlafft. Dabei wird aber nicht auf den biochemischen Zusammenhang – nämlich den Mangel an Calcium phosphoricum – eingegangen.

Wenn Menschen in der Nacht aus dem Bett springen müssen, weil sie einen Krampf in den Beinen, Waden oder Zehen haben, ist meist eine Strahlenbelastung vorhanden. Sie verursacht eine starke Übersäuerung des Gewebes und damit einen Calcium-phosphoricum-Mangel, der zu diesen Krämpfen führt. Es sollte in diesem Fall nicht nur die Einnahme der Mineralstoffe nach Dr. Schüßler empfohlen werden, sondern auch die Kontrolle des Schlafplatzes durch einen guten Rutengeher.

Aus der Praxis:
Ein pensionierter Volksschuldirektor kam auf Empfehlung zur Mineralstoffberatung. Er klagte, dass er in letzter Zeit keinen Schritt mehr bergauf gehen könne, ohne dass ihn entsetzliche Krämpfe vor allem in den Waden plagten. Er war aber begeisterter Bergsteiger und Tourengeher im Winter, der kein Wochenende auslässt, um ein „Gipfelerlebnis" zu haben. Es konnte ein enormer Mangel an Calcium phosphoricum neben anderen Mängeln aufgrund der Antlitzanalyse festgestellt werden. Er war erstaunt, dass das Magnesium phosphoricum bei der empfohlenen Einnahmemenge keine besondere Berücksichtigung fand. Er nahm die entsprechenden Mineralstoffe, vorwiegend eben Calcium phosphoricum, konsequent ein und spürte schon nach einigen Tagen eine Erleichterung. Nach einigen Wochen waren die Krampfzustände ziemlich reduziert und nach einigen Monaten gänzlich verschwunden. Er war jedoch bereit, die Mineralstoffe auch noch nach dem Verschwinden der Probleme längere Zeit zu nehmen, wodurch er sich gut erholen und neue Kraft schöpfen konnte. Er bestätigte eine Zunahme seiner Kondition. Sie war größer als vor dem Eintreten der Krampfzustände.

5.9.10 Muskelkrämpfe in der Schwangerschaft

In der Schwangerschaft wird viel Calcium phosphoricum Nr. 2 verbraucht, einerseits für den Aufbau des Kindes, andererseits dient es dem Schutz der Mutter vor zu starkem Calciumverlust und damit vor Schädigung der Knochensubstanz und vor Zahnverlust.

Das Calcium phosphoricum wird aber auch sehr häufig bei Muskelkrämpfen in der Schwangerschaft eingesetzt. Hier muss umso dringlicher die falsche Anwendung von Magnesium in grobstofflicher Form in Frage gestellt bzw. abgelehnt werden.

Die eigentliche Ursache der nächtlichen Wadenkrämpfe in der Schwangerschaft liegt bei einem Calciummangel. Daher wird in der Biochemie nach Dr. Schüßler dieser Mineralstoff und nicht das Magnesiumpulver verabreicht. Durch dieses erschlafft die gesamte Muskulatur, also auch die der Gebärmutter. Damit sich der Geburtstermin nicht verschiebt, muss es ca. 4–6 Wochen vor der geplanten Entbindung abgesetzt werden.

Das Mittel der Wahl ist in dieser Zeit, 4 Wochen vor der Geburt, wenn es um die Vorbereitung auf die Wehentätigkeit geht, eine reichliche Einnahme der Magnesium phosphoricum Nr. 7 nach Dr. Schüßler. Dieses fein verteilte Magnesium sorgt für eine kräftige und gute Wehentätigkeit und beugt den gefürchteten Krampfwehen vor.

5.10 Knochen und Zähne

Ein guter Aufbau der Knochen und Zähne hat entscheidende Bedeutung für eine gute Gesundheit, weshalb diesem Thema ein breiter Raum eingeräumt wird.

5.10.1 Knochenbildung

Der Knochenaufbau und -abbau ist abhängig vom Calciumspiegel im Blut und wird von den Hormonen Parathyrin und Calcitonin unmittelbar beeinflusst.

Etwa alle 8 Jahre haben die Knochenzellen die Bausubstanz der Knochen komplett ausgetauscht! Pro Jahr bauen die Osteoklasten etwa 1/10 der Knochenmasse ab, diese Löcher werden von den Osteoblasten sofort wieder gefüllt. In den Knochen findet also ein permanenter Stoffwechsel statt.

Calcium phosphoricum als Mineralstoff nach Dr. Schüßler ist für den Aufbau des inneren Gewebes des Knochen, für seine Stabilität und Tragfähigkeit zuständig. Nicht von der Menge her als Baustoff, sondern als Funktionsmittel, damit der Organismus mit den grobstofflichen Mengen umgehen kann. Neben diesem Mineralstoff sind noch weitere Mineralstoffe nach Dr. Schüßler am Aufbau der Knochen beteiligt: Calcium fluoratum Nr. 1, Magnesium phosphoricum Nr. 7, Natrium chloratum Nr. 8 und Kalium phosphoricum Nr. 5.

Das Knochengewebe besteht aus Osteozyten (= Knochenzellen), kollagenen Fasern und Einlagerungen aus phosphorsaurem Kalk. Die Knochen sind auch Lagerstätte des blutbildenden Knochenmarks, z.B. Rippen- und Wirbelkörper, Hand- und Fußwurzelknochen sowie die Ursprungs- und Ansatzorte für die Skelettmuskeln.

Nach Knochenbrüchen ist besonders auch Calcium phosphoricum zur Kallusbildung notwendig. Dies ist ein zur Heilung des Bruches gebildetes Bindegewebe, das durch Kalziumeinlagerung sich allmählich verfestigt und dann zu Knochengewebe umgebaut wird.

Besonders in Wachstumsphasen ist eine ausreichende Versorgung von großer Bedeutung. Vor allem nach dem zweiten Weltkrieg, als keine ausreichende Versorgung mit Nahrung möglich war, kam es zur Rachitis, einer Mangelerscheinung im Knochenbildungsprozess der Kinder und Jugendlichen.

5.10.2 Aufbau der Knochen

Als größter Calciumspeicher enthalten die Knochen auch erhebliche Anteile an anderen Mineralstoffen:
- Hydroxylapatit: 70% der Knochensubstanz (Calcium phosphoricum Nr. 2),
- Fluorapatit trägt vor allem in den Knochenhüllen zur Erhöhung der Stabilität und Aushärtung der Oberfläche der Knochen bei (Calcium fluoratum Nr. 1),
- 50% des Magnesiums (Magnesium phosphoricum Nr. 7) sind im Knochen gespeichert. Es fördert die Elastizität des Knochens, aber auch die Knochenmineralisation,
- 60% des Natriumbestandes (Natrium chloratum Nr. 8) befindet sich in den Knochen – frei verfügbar, weshalb die Knochen ein bedeutender Natriumspeicher sind,
- Mangan stimuliert die Kollagensynthese (Chondroitin) und fördert dadurch den Knorpelaufbau und indirekt die Knochenbildung, die bereits im Knorpel als Kalzifizierungsprozess beginnt (Manganum sulfuricum Nr. 17),
- Siliciumdioxid beeinflusst ebenfalls den Knorpel- und Knochenstoffwechsel (Silicea Nr. 11), ebenso wie Zink (Zincum chloratum

Nr. 21) und das Spurenelement Kupfer (Cuprum arsenicosum Nr. 19), das die Quervernetzung der Kollagenfasern besorgt.

5.10.3 Makro-Ebene

Die Mineralstoffe Calcium, Silizium und Magnesium sollten auch von der Makro-Ebene her aufgefüllt werden, vor allem ein Makro-Calcium ist zu empfehlen, um eine Mengensubstitution zu erreichen.

Ein Mangel an den Spurenelementen Mangan, Kupfer und Zink könnte über eine Substitution in der Schüßler-Verdünnung eventuell behoben werden, da hier bereits sehr geringe Mengen genügen. Es handelt sich dabei um Manganum sulfuricum Nr. 17, Cuprum arsenicosum Nr. 19 und Zincum chloratum Nr. 21.

Vitamin D3 erhöht die Calciumresorption aus dem Intestinaltrakt und sollte daher nicht vergessen werden. Bei Osteoporose ist zur Unterstützung des Calciumphosphat-Einbaus in die Knochen auch an eine Substitution mit Vitamin K zu denken, in einer Dosierung von 30–100 mcg täglich.

Nach Knochenbrüchen oder in der Wachstumsphase sowie während der Schwangerschaft sollte man ebenfalls an eine Parallelversorgung (Mikro – Makro) denken.

5.10.4 Osteoporose

Osteoporose wird definiert als Knochenmineraldichte (BMD – bone mineral density) oder Knochenmineralgehalt (BMC – bone mineral content) von einem T-Wert von 2,5 oder mehr unterhalb des Mittelwertes junger erwachsener Personen. (Der T-Wert ist das Ergebnis der Knochendichtemessung und bezeichnet die Differenz des gemessenen Patientenwertes zum Mittelwert gesunder junger Erwachsener in Standardabweichungen.)

Bei Osteoporose denkt man meistens an Frauen im Wechsel, in der so genannten Menopause. Wegen des erhöhten Brustkrebs- und Schlaganfallrisikos ist nach unserem Verständnis eine Behandlung mit Hormonen zur Osteoporosevorbeugung nicht zu empfehlen. Wichtig ist es, eine neue Einstellung zu einem Lebensabschnitt zu erarbeiten (s. Kap. 5.15; S. 223 ff.), wobei vor allem auch die schönen Seiten angeschaut werden sollten. Irgendwann ist es gut, dass keine Kinder mehr kommen können. Die Chinesen sehen im Wechsel und der Menopause eine Energieumwandlung, die mehr in den Yang-Bereich geht und der Frau Kraft, Selbständigkeit und Verwirklichung von lang gehegten Wünschen ermöglicht, weil sie nicht mehr nur für die Familie da sein muss, sondern eigenen Interessen nachgehen kann. Nach der Erkenntnis, dass man sich seine Wirklichkeit schafft, ist die Einstellung der Frau zu ihrem eigenen Leben auch von Bedeutung für ihre Gesundheit und ihr Wohlbefinden.

In der Biochemie nach Dr. Schüßler empfehlen wir eine gut wirksame Osteoporosemischung (Nr. 1, 2, 5, 7, 8, 9, 11, 15, 22 und dazu die Erweiterungsmittel 17, 19, 21) zur Begleitung in diesen neuen Lebensabschnitt. Bei Bedarf sollte diese Mischung mit den genannten Makro-Mineralien und eventuell mit den angeführten Erweiterungsmitteln kombiniert werden.

Die Ernährung sollte jetzt noch mehr beachtet werden: mehr Gemüse, weniger Proteine. Vitalstoffe bekommt man über frisches Obst der Saison. Übersäuernde Speisen meiden. Ernährung: Kohl, Spinat, Brokkoli, grünes Gemüse (Vitamin-K-reich!). Vitamin K wird von Escherichia-Coli-Bakterien und Laktobazillen im Dickdarm gebildet. Reichlich Bewegung an der frischen Luft und leichte sportliche Betätigung tun gut. Es gibt mittlerweile eine Osteoporose-Gymnastik, die genau auf diesen Bewegungsbedarf eingeht.

Es sollte viel Wasser getrunken werden, damit das Gehirn gut versorgt wird. Wasser ist das wichtigste Transportmedium des Bindegewebes und ein wesentlicher Bestandteil der Makromoleküle des Bindegewebes.

5.10.5 Bildung der Zähne

Da das Calcium phosphoricum für den Aufbau des Zahnbeines – das Innere des Zahnes – zuständig ist, besteht ein großer Bedarf an diesem Mineralstoff während der Zahnbildung, also schon im Mutterleib und in der Kindheit. Wenn in der Pubertät, im stärksten Längenwachstum des Menschen, dieser Mineralstoff für den Aufbau des Körpers nicht genügend zur Verfügung steht, muss der Organismus auf seine Reserven zurückgreifen, wodurch es unter Umständen zu hohlen Zähnen kommt. Diese füllen sich in Zeiten weniger großen Bedarfs wieder auf. Wenn allerdings im Zahnschmelz Schwächen durch einen Mangel an Calcium fluoratum bestehen, bildet sich eine nach außen sichtbare Karies. Es entsteht bei der Behandlung der Eindruck, der Zahnarzt fahre mit seinem Bohrer fast ins Leere, Bodenlose.

Bei einem größeren Mangel an Calcium fluoratum und Calcium phosphoricum werden die Zähne in ihrem Mineralstoffgehalt abgebaut, was unter Umständen an durchscheinenden Zahnspitzen sichtbar wird. In der Praxis zeigt sich, dass bei längerer Einnahme der Mineralstoffe die Zähne mit den benötigten Calciumionen wieder aufgeladen werden und auch die Zahnspitzen wieder die Farbe des übrigen Zahnes bekommen.

Manchmal zeigen sich auf den Zähnen weiße Flecken, welche mit einem Calciumphosphoricum-Mangel in Verbindung gebracht werden können. Diese verlangen nach Calcium fluoratum Nr. 1 und Calcium phosphoricum Nr. 2, auch weiße Flecken auf den Nägeln. Auf der Makro-Ebene wird Zink empfohlen. Der Mangel an diesem Mineralstoff muss aufgefüllt werden, was man durchaus auch durch die Einnahme von Zincum chloratum Nr. 21 versuchen könnte. Allerdings verschwinden die weißen Flecken auf den Fingernägeln viel schneller als jene auf den Zähnen.

5.10.6 Die Zähne in der Schwangerschaft

Während der Zeiten eines erhöhten Calciumbedarfes wie in Schwangerschaft, Wachstum und Menopause muss dieser durch zusätzliche grobstoffliche Einnahme auf der Makro-Ebene gedeckt werden.

Auch berührungsempfindliche Zähne, wie sie häufig in der Schwangerschaft auftreten, sind ein weiteres Kennzeichen für Zähne, die in ihrer Substanz leiden, ebenso wie überraschende Temperaturempfindlichkeiten.

5.11 Das Blut

Das Blut als *der* Versorger des Körpers braucht eine immerwährende optimale Zusammensetzung.

Es besteht aus einer Reihe von Eiweißbausteinen und Zellstrukturen. Die Leukozyten, Erythrozyten und Thrombozyten sowie die gelösten Bestandteile des Albumins und der Globuline sind alle aus Proteinen aufgebaut, weshalb Calcium phosphoricum Nr. 2 einerseits für die Blutbildung zuständig ist und andererseits ein Blutmangel durchaus nicht mit einem Eisenmangel gleichzusetzen ist, was oft übersehen wird. Wenn Kinder, aber auch Erwachsene im Gesicht sehr bleich sind, wird dann von Blutarmut gesprochen und man denkt an die Ferrum phosphoricum Nr. 3 als geeignetes Mittel. Das ist jedoch nicht immer richtig, denn oft deutet diese Blutarmut auf einen Mangel an Calcium phosphoricum hin.

Auch muss bei blassen Personen daran gedacht werden, dass die Durchblutung der Oberfläche des Körpers unter Umständen durch eine zu hohe Muskelkontraktion behindert ist. Das Blut kann nicht mehr ungehindert durch die feinen Äderchen bis in die letzten Verästelungen an der Hautoberfläche fließen. Dadurch entsteht eine Blutleere, die aber nicht unbedingt etwas mit Blutarmut zu tun hat. Sie zeigt sich in einer fahlen Gesichtsfarbe, die Extremitäten werden schlecht durchblutet, Fingerspitzen, Zehen und Nasenspitze sind weiß und kalt. Auch in diesem Fall führt Calcium phosphoricum eher zum Ziel als Ferrum phosphoricum.

Außerdem ist dieser Mineralstoff an der Blutgerinnung beteiligt, was ihm besondere Bedeutung zukommen lässt, z. B. beim Nasenbluten. Freie Calciumionen aktivieren nämlich das Prothrombin, welches eine Vorstufe des Thrombins ist. Daher ist das Calcium am ersten Schritt der Blutgerinnung direkt beteiligt.

5.12 Vorsorge in der Schwangerschaft

Nicht nur das Calcium fluoratum ist für die Vorsorge in der Schwangerschaft von großer Bedeutung, sondern auch das Calcium phosphoricum. Es hilft neben anderen Mineralstoffen der Mutter, einer Schädigung des eigenen Körpers vorzubeugen. Da dieser Mineralstoff zur Eiweißbildung benötigt wird, ist er in allen Zellen des Körpers und vor allem im Blut in hoher Konzentration vorhanden.

Bei entsprechender Einnahme kann Problemen wie Zahnschmerzen, Karies, Zahnausfall, Schwierigkeiten mit den Haaren, Muskelkrämpfen und anderen Mangelerscheinungen vorgebeugt werden (s. Kap. 4.9, S. 200 sowie Kap. 5.10.6, S. 219).

In der Schwangerschaft wird für das heranwachsende Kind sehr viel Calcium phosphoricum für den Aufbau des Körpers gebraucht. Dadurch werden aus dem Körper der Mutter sehr viele Moleküle dieses Mineralstoffes entnommen, wenn sie nicht durch entsprechende Ernährung zur Verfügung gestellt werden. Außerdem ist dabei die innere Einstellung der Mutter zum Kind von ausschlaggebender Bedeutung.

5.13 Entwicklung der Kinder

Von besonderer Bedeutung ist die Versorgung der stillenden Mutter mit Mineralstoffen nach Dr. Schüßler für das heranwachsende Kind. Es wird die Bildung eines gut geformten Körpers sowie die Bildung aller Organe gefördert. Die so versorgten Kinder sind sehr lebenskräftig, schlafen gut und haben kaum Krankheiten.

Aus der Praxis:
Von den zwei Töchtern einer Bäuerin war eine gesundheitlich stabil und kräftig, die andere kränklich und von Kind an nicht besonders belastbar. Auch ihre Schwiegertochter war nicht besonders widerstandsfähig. Die beiden im gesundheitlichen Bereich belasteten Frauen suchten mehrere Jahre in mehr oder weniger großen Abständen, so wie sie es für nötig hielten, einen Mineralstoffberater auf. Ihr Gesundheitszustand besserte sich mit der Zeit deutlich. Die kränkliche Tochter erholte sich so gut, dass auch sie Freude am Leben bekam. Sie lernte einen Freund kennen und heiratete im gleichen Jahr wie ihre Schwester.

Es dauerte nicht lange, bis die drei jungen Frauen schwanger wurden. Die beiden Frauen, welche schon so viele gute Erfahrungen mit den Mineralstoffen nach Dr. Schüßler gemacht hatten, suchten ihren Mineralstoffberater wieder auf. Gemeinsam wurde ein Einnahmeplan aufgestellt, vor allem auch, was die verschiedenen Phasen der Schwangerschaft betraf. Beide hatten, wie von den Hebammen erstaunt berichtet wurde, im Hinblick auf ihre vorangegangenen Belastungen und für Erstgebärende sehr leichte Geburten. Auch blieb die gefühlsmäßige Belastung, wie sie sich oft nach der Geburt zeigt, völlig aus. Die Kinder entwickelten sich sehr gut.

Nachdem die beiden Frauen auch in dieser für sie körperlich so belastenden Zeit wiederum die hilfreiche Wirkung der Schüßler'schen Heilweise erfahren hatten, war es für sie selbstverständlich, auch für ihre Kinder die Mineralstoffe nach Dr. Schüßler einzusetzen. Anlässlich eines Besuches beim Mineralstoffberater war auch die Mutter mitgekommen. Im Laufe des Gespräches äußerte sie von sich aus, dass sie bei der Beobachtung der Schwangerschaft der drei Frauen große Unterschiede festgestellt habe. Sie war vor allem deshalb so erstaunt, weil gerade die Tochter, die immer so gesund war, über Schwierigkeiten klagte. Die beiden anderen seien damit viel besser zurechtgekommen, behauptete sie.

Was sie allerdings am meisten erstaunte, war der Unterschied in der Konstitution der Kinder. So musste sie sich immer wieder wundern, wie stark, vital und lebenskräftig die Kinder der beiden Frauen sind, welche konsequent die Mineralstoffe nach Dr. Schüßler eingenommen hatten. Sie waren nicht nur weniger krankheitsanfällig, schliefen besser und hatten immer guten Appetit. Es schien sogar so, als könnten sie aus der Nahrung mehr Nutzen ziehen als das Kind, welches in der Schwangerschaft nicht mit den Mineralstoffen unterstützt worden war.

Anlässlich der zweiten Schwangerschaft hat sich auch die dritte junge Frau bezüglich ihres Mineralstoffbedarfes beraten lassen.

5.14 Äußere Anwendung

5.14.1 Salben, Cremegele, Brei

Calcium phosphoricum Nr. 2 ist immer dann äußerlich zu verwenden, wenn auch eine Einnahme empfehlenswert ist, also bei allen Knochen und Gelenkproblemen, bei Muskelverspannungen und wenn es um die Regeneration von Knochenbrüchen geht.

5.14.2 Hustensalbe

Bei Husten hat es sich bewährt, in eine Salbengrundlage[208] folgende Mineralstoffe einzuarbeiten: Calcium phosphoricum Nr. 2, Ferrum phosphoricum Nr. 3, Kalium chloratum Nr. 4, Magnesium phosphoricum Nr. 7, Natrium chloratum Nr. 8 sowie Natrium sulfuricum Nr. 10.

Calcium phosphoricum Nr. 2 ist vor allem wegen der Gefahr des Krampfhustens oder Reizhustens enthalten, Ferrum phosphoricum Nr. 3 wird vorbeugend wegen eventueller entzündlicher Prozesse in den Bronchien zugesetzt. Kalium chloratum Nr. 4 ist das wichtigste Mittel der Hustensalbe, denn sie steuert den Faserstoff in den Bronchien und bewirkt, dass der weiße, faserstoffreiche Schleim wieder gebunden wird. Damit wird der weißlich schleimige Auswurf rasch wieder behoben. Magnesium phosphoricum Nr. 7 soll die Bronchien entspannen, Natrium chloratum Nr. 8 ist wichtig, wenn im Winter überheizte, trockene Räume die Bronchialschleimhäute reizen. Dieser Mineralstoff baut die Schleimhäute auf und sorgt für eine ausreichende Befeuchtung. Diese Mischung sollte durch Natrium sulfuricum Nr. 10 abgerundet werden, da es früher zu Reaktionen in Form von juckenden Bläschen kommen konnte, was nicht mehr aufgetreten ist, seit die Nr. 10 hinzugefügt wurde.

Die Salbe wird morgens und abends reichlich im Bereich der Bronchien im Brust- und Rückenbereich aufgetragen, mit einem Unterhemd abgedeckt. Die fette Salbengrundlage sorgt für ein langsames Diffundieren der Mineralstoffe und eine anhaltende wohltuende Wirkung im Bereich der Bronchien. Der Husten wird meist rasch besser. Diese Salbe kann bei Kindern auch vorbeugend verwendet werden.

5.14.3 Insektenstiche

Bei Insektenstichen kommt es immer wieder zu heftigen, sogar allergischen Reaktionen, die durch das fremde Eiweiß bedingt sind.

Insektenstiche, die zu übermäßigen Reaktionen führen, brauchen neben Natrium chloratum Nr. 8, das grundsätzlich das Hauptmittel bei biologischen Giften ist, auch Calcium phosphoricum Nr. 2. Eine wirksame Mineralstoffmischung bei Insektenstichen umfasst folgende Nummern, die vor allem äußerlich als Brei oder Cremegelmischung angewendet werden: Calcium phosphoricum Nr. 2, Ferrum phosphoricum Nr. 3, Natrium chloratum Nr. 8 und evtl. Natrium sulfuricum Nr. 10.

---

208 Z.B. in der Hustensalbe H der Adler Pharma.

Es hat sich in letzter Zeit gezeigt, dass immer mehr Menschen mit den fremden Eiweißstoffen, die durch Insektenstiche in den Körper gelangen, immer schlechter zurechtkommen. Deshalb entwickelt sich Calcium phosphoricum Nr. 2 zunehmend zum Hauptmittel bei Belastungen durch Insektenstiche. Da aber am Rand der Stiche eine Entzündung in Form eines roten Hofes auftritt, wird Ferrum phosphoricum Nr. 3 benötigt. Entsteht als Folge eines Insektenstiches auch noch Juckreiz, muss Natrium sulfuricum Nr. 10 hinzugefügt werden.

Als erste Hilfe ist ein Brei zu bevorzugen, später dann eine Cremegelmischung aus den oben angeführten Mineralstoffen: Calcium phosphoricum Nr. 2, Ferrum phosphoricum Nr. 3, Natrium chloratum Nr. 8, Natrium sulfuricum Nr. 10.

5.14.4 Lymphstau

Bei einem Lymphstau, der häufig nach Brustoperationen und nach Bestrahlungen auftritt, empfehlen wir eine Cremegelmischung in der Kombination von: Calcium fluoratum Nr. 1, Calcium phosphoricum Nr. 2, Kalium chloratum Nr. 4, Natrium phosphoricum Nr. 9, Silicea Nr. 11 und Calcium sulfuricum Nr. 12, wobei von Calcium phosphoricum Nr. 2 und Calcium sulfuricum Nr. 12 besonders viel genommen werden muss (mindestens der doppelte Anteil der anderen Mineralstoffe).

Die Lymphflüssigkeit ist sehr eiweißreich, faserstoffreich und oft mit Säuren überladen (Proteine sind praktisch immer Säuren).

Calcium fluoratum Nr. 1 wird deshalb eingesetzt, weil die Gefahr einer Verhärtung gegeben ist.

5.14.5 Gelenke

Bei Gelenkproblemen gibt es eine sehr gute Kombination[209], die bei allen Schmerzzuständen des Bewegungsapparates hilft: Calcium fluoratum Nr. 1, Calcium phosphoricum Nr. 2, Ferrum phosphoricum Nr. 3, Natrium chloratum Nr. 8, Natrium phosphoricum Nr. 9 und Silicea Nr. 11. Es muss aber betont werden, dass die äußere Anwendung die Einnahme nicht ersetzen kann.

Diese Cremegelmischung hilft bei akuten Beschwerden wie Sportverletzungen (eher das Gel), Zerrungen, blauen Flecken, Verspannungen, Muskelkrämpfen, oder bei chronischen Beschwerden wie Schmerzen des rheumatischen Formenkreises, chronischen Verspannungen, Gelenkentzündungen, Rückenverspannungen, Taubheitskribbeln, Tennisarm, Bandscheibenschmerzen, aber auch zur Regeneration nach Knochenbrüchen sowie bei Schleimbeutelentzündung (Bursitis).

5.14.6 Knochenprobleme

Neben der Einnahme kann bei Osteoporose auch eine Mischung auf die belasteten Zonen (Hüftköpfe, Oberschenkelköpfe, Lendenwirbelsäule) aufgetragen werden: Calcium fluoratum Nr. 1, Calcium phosphoricum Nr. 2, Kalium phosphoricum Nr. 5, Magnesium phosphoricum Nr. 7, Natrium chloratum Nr. 8, Natrium phosphoricum Nr. 9, Silicea Nr. 11, Kalium jodatum Nr. 15 und Calcium carbonicum Nr. 22.

5.14.7 Trigeminusschmerzen

Bei Trigeminusschmerzen wird neben der Einnahme eine Cremegelmischung mit den Mineralstoffen Calcium phosphoricum Nr. 2, viel von Kalium phosphoricum Nr. 5, Magne-

---

[209] Wie die Regidol-Gelenkecreme von Adler Pharma.

sium phosphoricum Nr. 7, Natrium chloratum Nr. 8 und Silicea Nr. 11 empfohlen.

5.14.8 Muskelverspannungen

Hierbei helfen Bäder in folgender Mischung: Calcium phosphoricum Nr. 2, Magnesium phosphoricum Nr. 7 und Natrium phosphoricum Nr. 9.

5.15 Zusammenhänge zwischen Calcium phosphoricum und charakterlichen Strukturen

Calcium phosphoricum steht im Zusammenhang mit der Existenz schlechthin. Es baut jenes Leben auf, das durch Calcium fluoratum seinen Schutz erfährt.

5.15.1 Oberflächlichkeit

Menschen mit einer Calcium-phosphoricum-Konstitution scheinen oberflächlich und rücksichtslos. Doch sie leiden darunter, ohne es zu wissen. Das Leben kann nämlich durch die Scheu vor der Tiefe nur an der Oberfläche stattfinden, tieferen inneren Gefühlen bzw. Ereignissen wird kein Raum gegeben. Durch diese Haltung zeigen sie wenig Achtung für den anderen, es zählt alleine, den eigenen Platz zu behaupten. Diesem Ziel werden sogar wertvolle Beziehungen geopfert. Durch das Gefühl, zu kurz zu kommen, leben sie in einer fortwährenden Spannung, bereit, beispielsweise ein Gespräch an sich zu ziehen, um ihre Erlebnisse zu schildern, ohne Rücksicht auf den Gesprächsverlauf. Dabei werden auch die eigenen Leistungen in den Mittelpunkt gerückt, ganz gleich, ob der Gesprächspartner das jetzt hören will oder nicht.

5.15.2 Die Vorgeschichte

Schon ein kleines Kind erkennt sehr bald, dass es nicht selbstverständlich ist, von seiner Umgebung gesehen und angenommen zu werden. Es entsteht in ihm das zwanghafte Bedürfnis, sich beim anderen „hineindrücken" zu müssen, damit es zum Leben kommt. Der Vorgang ist vom Gefühl begleitet, Leben sei nur dann anwesend, wenn der andere auf irgendeine Aktion, die gesetzt wird, reagiert. Ohne solche Inszenierungen gibt es beim Gegenüber keine Reaktionen. Kommen solche nicht, vor allem wenn sie längere Zeit nicht wahrgenommen werden, erzeugt das jene Spannung, die mit der inneren Sorge verbunden ist, übersehen zu werden: z.B. wenn die Mutter einkaufen geht und sich mit ihrer Freundin unterhält. Das Kind zupft am Rock bzw. der Hose und die Reaktion: „Was willst du schon wieder?" reicht, um die eigene Existenz bestätigt zu sehen. Somit entsteht das Bedürfnis, auf sich aufmerksam machen zu müssen. Aus der Angst: „Ich werde nicht gesehen!" bzw. „Ich werde übersehen!" resultiert diese Einstellung, bedingt durch die entsprechenden Kindheitserlebnisse.

5.15.3 Bedingungen für Zuwendung – Calcium fluoratum Nr. 1

Leider resultiert diese ganze Erscheinung aus einem Spiel in der Kindheit. Die Erwachsenen legen oft viel zu große Beachtung darauf, wie putzig, wie niedlich, wie lieb oder leider auch, wie tollpatschig ein Kind ist. Das heißt, das Kind wird unter bestimmten Bedingungen besonders beachtet. Daraus wird dann vom Betroffenen eine Regel für das Leben abgeleitet: „Ich werde nur gesehen, wenn ich mich besonders aufführe." Und: „Wenn ich gesehen werde, dann lebe ich." Hier entsteht dann der Trugschluss, dass man erst lebt, wenn man gesehen wird, verbunden mit einer großen Spannung, die Calcium phosphoricum erfordert. Sie ist zu unterscheiden von der Einstellung: „Wie stehe ich vor den anderen da?", wie sie bei Calcium fluoratum beschrieben wurde.

Bei solcher Betrachtung des Lebens fällt es schwer, sich zu sehen, nämlich das eigene Leben, sich selbst. Man ist gewohnt, sich vom anderen her zu sehen und ist auf diese Sichtweise angewiesen und fixiert. Im Unterschied zu Calcium fluoratum, wo es dem Menschen darum geht, dass seine Leistung gesehen wird, dass er beim anderen einen guten Eindruck bewirkt bzw. hinterlässt.

An diesem Punkt lassen sich die beiden inneren Haltungen von Calcium fluoratum und Calcium phosphoricum gut auseinanderhalten, wenn sie auch zeitweise bei ein und demselben Menschen kurzfristig hintereinander auftreten oder sich gar vermischen.

Solange die Frage: „Wie stehe ich vor den anderen da?" vorherrscht, handelt es sich um eine Struktur, die zum ersten Mineralstoff passt. Es wird dabei mit allen möglichen und unmöglichen Mitteln versucht, beim anderen ein möglichst gutes, wenn nicht gar „tolles" Bild von sich zu erzeugen. Zum Aufpolieren dienen dafür nicht nur fremde Standpunkte, worauf schon ausführlich eingegangen wurde, sondern letztlich alles, was sich dafür verwenden lässt. Es genügt, wenn es ein gutes Bild erzeugt: gute Figur, schöne Kleider, Schminke, ein möglichst jugendliches Aussehen (auch noch über 50), eine interessant wirkende Sprache, Muskeln, Härte, Stärke, Erfolg, der ganze „Statusrummel". Es geht bei all dem darum, beim anderen einen guten Eindruck zu erzeugen, von dem dann der Betreffende leben kann.

5.15.4 Die eigene Existenz – Calcium phosphoricum Nr. 2

Beim zweiten Mineralstoff heißt die Frage: „Werde ich überhaupt gesehen?" Trifft die Sorge beim ersten Mineralstoff hauptsächlich die Oberfläche des Menschen, dreht sich die Sorge beim zweiten Mineralstoff um die Tatsache der Existenz an sich, darum, dass sie irgendwie bestätigt wird. Es wird der Anspruch auf ein Minimum zurückgeschraubt. Dabei ist nicht mehr der Eindruck auf den anderen im Blickfeld, sondern eine solche Wirkung, dass vom Gegenüber die Existenz durch eine Reaktion bestätigt wird. Im Minimalfall heißt das, es genügt, bemerkt zu werden. Um das zu erreichen, wird nicht nur auf der so genannten positiven Skala der Inszenierungen gespielt, sondern jedes Mittel ist dann recht.

Für solche Menschen sind Ermahnungen, Strafen, provozierte Widersprüche, Reaktionen auf extreme Kleidung (verunstaltet mit Totenköpfen) das Zeichen dafür, dass sie wahrgenommen wurden. Sie schreien, verwenden derbe Ausdrücke bis hin zur Fäkaliensprache, sind grob, fallen den anderen auf die Nerven, werden krank, helfen aufdringlich, wo sie nur helfen können (was eigentlich einmischen bedeutet), verletzen sich, erzeugen ein Durcheinander bis hin zum Chaos, stiften Verwirrung, handeln zerstörerisch – alles, nur um das eine Ziel zu erreichen, nämlich eine Wirkung auf den anderen zu erzielen, damit dieser reagiert.

5.15.5 „Swimming Pool Syndrom"

Die Versuche, auf diese Art die Tatsache der eigenen Existenz bestätigt zu bekommen, werden immer intensiver, weil sie sich an der Umgebung abnutzen. Schließlich eskalieren sie, überschlagen sich vor Übertreibungen, und die Wirkung schlägt in das Gegenteil um. Ein Mensch, der auf diese Art und Weise eine Wirkung beim anderen erreichen will, wird dann, wie es ein Wiener Sprichwort formuliert „nicht einmal mehr ignoriert".

Bedenklich ist bei dieser Struktur das totale Ausgeliefert-Sein an die Rückmeldung der Bestätigung der Tatsache der eigenen Exis-

5.15 Zusammenhänge zwischen Calcium phosphoricum und charakterlichen Strukturen

tenz.[210] Ein Fehlen lässt den Betroffenen in das Gefühl der totalen Vernichtung fallen, was aber irgendwann einmal passieren muss, damit hinter diesem Gefühl die eigene Existenz erspürbar bzw. erahnbar wird. Dann kann sie schlussendlich doch geborgen werden, wodurch der Mensch zu sich kommen kann. Damit bekommt der in dieser Welt Schiffbrüchige endlich Boden unter den Füßen und gewinnt Land.

5.15.6 Vertrauen in das eigene Leben

Die Angst spannt und lässt den Menschen nicht verweilen. Er hält es weder am gleichen Ort länger aus noch kann er längere Zeit ruhig bleiben. Er springt auch von einem Thema zum anderen, ist überhaupt sprunghaft, auch von einem Menschen zum anderen.

Langsam muss der auf diese Weise belastete Mensch Vertrauen in das Eigene entwickeln, in die eigene Meinung, in das eigene Urteil, in das eigene Gespür usw., sodass er sich sehen kann. Wenn er durch eine langsam gewachsene Distanzierungsfähigkeit den Wert der eigenen Person spürt, ist er nicht mehr so darauf angewiesen, dass er von anderen bemerkt wird. Gleichzeitig mit der Distanzierungsfähigkeit wächst seine Fähigkeit, andere zu sehen. Dadurch nimmt dann auch die innere Spannung ab, der Muskeltonus sinkt und es werden weniger Calcium-phosphoricum-Moleküle verbraucht.

Aus der Praxis:
Eine Frau litt viele Jahre an einem krampfenden Schmerz in der Oberschenkelmuskulatur, der es ihr fast unmöglich machte, in den ersten Stock zu gelangen oder mehr als drei Kilometer spazieren zu gehen. Physikalische Maßnahmen brachten zwar immer wieder eine kurzfristige Linderung ihrer Beschwerden, aber sie befürchtete, ihre weitere Zukunft in einem Rollstuhl verbringen zu müssen. Die Oberschenkel waren eiskalt, hart wie ein Brett, gefühllos bei leichter Berührung, aber entsetzlich schmerzhaft, wenn sie irgendwo anstieß.

Die Lebensfreude war sehr reduziert und die Spaziergänge mussten genau geplant werden, um die Strecke von ungefähr drei Kilometern nicht zu überschreiten. Die vielen Ängste aus ihrer Kindheit und vor allem um ihre Familie, mit der sie sich vollständig identifizierte und immer meinte, es gehe um sie in ihrer Existenz, waren ihr in das Gesicht geschrieben, als sie mit den Mineralstoffen nach Dr. Schüßler Bekanntschaft machte. Nach einigen klärenden, hilfreichen Gesprächen über die oben beschriebenen Zusammenhänge und durch die Einnahme von Calcium phosphoricum, begann sich die furchtbare Verkrampfung der Muskulatur zu lösen. Heute kann sie nicht nur relativ mühelos in den ersten Stock eines Hauses gehen, sondern auch schon wieder mehr als sieben Kilometer wandern. Dann allerdings brauche sie schon eine Pause, hat sie betont.

Auch hatte sich der Freiheitsraum bzw. Bewegungsraum für ihre Kinder wesentlich erweitert. Die Angst um ihren Mann war geringer geworden. Letztlich ging es um die Angst um sie selbst und um ihren Stand im Leben, der sie so viel Anstrengung gekostet hatte und die Oberschenkelmuskulatur total verkrampfen ließ.

5.15.7 Lockerung

Dies ist der Weg von der Anspannung hin zur Lockerung. Wenn die Angst, nicht gesehen zu werden, nachlässt, kann der Blick auch auf andere und anderes gerichtet werden. Es besteht dann die Möglichkeit, auf den anderen zuzugehen, ohne dass er dafür missbraucht wird, eine Rückmeldung auf das eigene Leben geben zu müssen. Es entsteht dann eine gute Verbindung zwischen äußerer und innerer Welt und damit die Fähigkeit, das Leben aus sich heraus zu bewältigen. Die Angst um sich weicht einem Vertrauen in das Eigene und in die eigenen Möglichkeiten. Weil der Mensch seinem Leben mutig selbst die Zustimmung gibt, ist er nicht mehr auf die Zustimmung der anderen angewiesen. Er ist dann bei sich.

---

210 Auf die Feststellung einer Qualität der eigenen Existenz wird dabei weitestgehend verzichtet.

Die Person, die zu sich kommt, kann auch zur Welt kommen.

5.16 Die Osteoporose – nur ein körperliches Problem?

Der Übergang in eine Zeit ohne Regel ist für viele Frauen eine große Krise. Ihr Selbstverständnis wird sehr in Frage gestellt. Das spielt für Frauen, die sich schwer behaupten konnten, was für sehr sensible ganz besonders zutrifft, eine große Rolle. Es bedurfte großer Anstrengung, das eigene Leben, manchmal auch nur ansatzweise, aufzurichten, die eigene Lebensgestalt zu finden (einheiraten). Das alles noch dazu in einer Welt, in der die männliche Hemisphäre immer noch vorherrschend ist, was bei Kalium chloratum noch gesondert aufgezeigt wird.

Frauen fragen sich, wer sie denn dann noch seien, als Frau ohne Menstruation. So taucht große Angst auf, mit einhergehender Verkrampfung der Muskeln (s. Kap. 5.9.10, S. 216). Das ist eine Zeit, in der der hormonelle Stoffwechsel umgestellt wird. Daraus entstehen psychische wie physische Probleme. Das Ausbleiben der Menstruation ist nur ein äußeres Zeichen.

Der Gefühls- und Gemütsbereich ist sehr eng an den Hormonhaushalt gekoppelt. Durch den Wegfall der Menstruation muss der Körper seine Entgiftungsvorgänge umstellen. Die Schlacken können nicht mehr in dem Maße mit dem Blut ausgeschieden werden.

Da das Rückgrat auf der körperlichen Ebene die Person widerspiegelt[211], spannen die Muskeln entlang des Rückgrates ganz besonders. Die versorgenden Adern werden eingeengt, die Ernährung der Knochen ist mangelhaft, der Säurespiegel steigt, die Substanz der Knochen schwindet. Es ist dann zu wenig, bei einer Begleitung bzw. Betreuung einer solchen Frau nur auf Medikamente zu vertrauen, ohne auf die veränderte psychische Situation einzugehen. Den Gefühls- und Gemütsbereich darf man nicht vom körperlichen Geschehen abkoppeln.

Das Problem, das nämlich ansteht, besteht im Wechsel der Lebensräume. Aber dieser Wechsel bereitet große Schwierigkeiten. Mit der Hormongabe kann dieser Wechsel hinausgeschoben werden, nämlich der Wechsel von einer Lebensphase in eine andere und damit des Abschiedes von der Menstruation und der Möglichkeit des Gebärens. Es ist also sicher ein Gespräch notwendig und dann, wenn sich die tief liegende existentielle Angst löst, werden die Mittel auch gut helfen; in unserem Fall die Mineralstoffe nach Dr. Schüßler. Unter Umständen können auch noch andere Mittel notwendig werden. Aber sie sollten eben nicht ohne ein Gespräch eingesetzt werden, in dem auf die Hintergründe aufmerksam gemacht wird und sie in die Betrachtung der anstehenden Problematik einbezogen werden.

In der Zwischenzeit gibt es immer mehr Veröffentlichungen, die berichten, dass Osteoporose nicht nur bei Frauen, sondern auch bei Männern, aber auch bei Kindern und Jugendlichen auftreten kann.

Die häufig anzutreffende Haltungsschwäche ist durch die Verspannung der Sehnen und Muskeln bedingt – bei Calcium fluoratum durch die verspannten Bänder.

Calcium phosphoricum hat, wie wir in dem Abschnitt über entsprechende charakteristische Strukturen gesehen haben, mit dem Innenraum des Menschen, mit seiner Existenz zu tun. Ähnlich der Aufgabe im körperlichen Bereich, wo er unter dem Schutz der Hüllen den Innenraum ausfüllt, mit Leben erfüllt. Nun ist es nicht so leicht, sich im Leben zu behaupten, seine eigene Existenz zu errichten. Um diese Schwierigkeiten zu überwinden, wird oft mit entsprechender Spannung gearbeitet. Je schwerer ein Mensch sich im Leben zurecht-

---

[211] Der Satz: „Ihm/Ihr wurde das Rückgrat gebrochen!" lässt den Hintergrund erahnen, die ihre Wurzeln in sehr tief, nach innen gehenden Ereignissen des Menschen haben.

5.15 Zusammenhänge zwischen Calcium phosphoricum und charakterlichen Strukturen

findet, um so mehr verspannt er sich und um so mehr ist er auf die so erworbene Lebensgestalt angewiesen. Er kann sie auch nicht so leicht ändern. Er ist auch gar nicht so ohne Weiteres bereit, sich umzustellen. Er müsste der Enttäuschung begegnen, dass dieser Weg, obwohl er zeitweise das eigene Leben geschützt hat, letztlich doch viel Leben verhindert hat.

Der Mensch, der unter so viel Mühe seine Lebensgestalt erworben hat, wehrt sich gegen jede Veränderung. Sie würde einen Umbau verlangen und der ist gar nicht so leicht durchzuführen. Das Leben allerdings hat oft einen erbarmungslosen Entwicklungsdruck, der Veränderungen verlangt. Leben selbst besteht aus Veränderung, in Lebendigkeit. Allerdings ist in der heutigen Gesellschaft weniger die Veränderung gefragt. Sicherheiten werden angestrebt (4 Schlösser an der Haustüre, Versicherungen ohne Ende).

Wenn dann einem Menschen mit einem sehr erstarrten Lebenskonzept Veränderungsanforderungen begegnen, versteift er sich noch mehr, er wehrt sich dagegen, sich aufgeben zu müssen, wie er glaubt. Er meint, seine ganze Existenz wäre gefährdet, wenn er sich verändere.

Die Muskeln entlang des Rückgrates sind total angespannt. Durch die große Anspannung wird zuviel Calcium phosphoricum verbraucht, die Tätigkeit der Knochenbildung, des Eiweißaufbaus, wird dadurch eingeschränkt. Auch auf diese Weise entsteht eine Unterversorgung der Knochen mit der Osteoporose als Folge. Schon bei Jugendlichen, aber auch bei Männern, lassen sich diese Erscheinungen beobachten.

Aus der Praxis:
Ein jüngerer Mann mit 35 Jahren kam mit Osteoporose im Beckenbereich – vor allem Kreuzbein und Kreuzdarmbeingelenken – zur Beratung. Eine Bereinigung des Schlafplatzes und die Einnahme der Mineralstoff nach Dr. Schüßler bewirkten nach einigen Monaten ein Nachlassen der Schmerzen. Ein entscheidender Fortschritt gelang jedoch auch im nächsten halben Jahr nicht.

So war es notwendig, auch auf seiner charakterlichen Ebene nach den Ursachen zu suchen. Die folgenden Gespräche brachten eine tragische Grundstruktur zu Tage. Es war in ihn tief eingegraben, dass er nur dann lebe, wenn er arbeite, weil nur das von den Menschen gesehen werde. Die Bestätigung der Tatsache seiner Existenz bestand darin, dass er als Jugendlicher erfahren hatte, dass er nur wahrgenommen wurde, wenn er arbeitete. Bemerkt, wahrgenommen, wurden nur Arbeitsmaschinen. Es ging nicht um den guten Eindruck bei den anderen, sondern „nur" um die Bestätigung seiner Existenz, um eine Rückmeldung auf seine Anwesenheit in dieser Welt, damit es ihn gab, auch für ihn selbst. So drückte er förmlich seine körperliche „Schinderei" in das Blickfeld seiner Umgebung, damit ihm gesagt wurde: „Ja es gibt dich, weil du arbeitest!"

Er konnte am Sonntag nicht auf seiner Hausbank sitzen bleiben, wenn Spaziergänger vorbeikamen. Er erlebte innerlich einen Zwang, aufspringen zu müssen und im Haus zu verschwinden, damit er nicht untätig gesehen werde.

Die schwierigsten Augenblicke entstanden, als er mit seinem Konflikt konfrontiert wurde. Er behauptete nämlich, seine Familie wäre das Wertvollste, was es in seinem Leben gäbe. Er wurde auf seine Unglaubwürdigkeit hingewiesen, da er jedes Wochenende arbeitete und seiner Familie keine Zeit widmete. Auf diese Konfrontation hin brach er die Begleitung ein halbes Jahr ab, versorgte sich aber regelmäßig mit den Mineralstoffen.

Als er seinen Konflikt so weit bearbeitet hatte, dass er sich aus der Diktatur seiner Struktur einigermaßen befreit hatte, kam er wieder zur Beratung. Überzeugend war die Konsequenz, mit der er die Mineralstoffe eingenommen und die Mineralstoffsalbe verwendet hatte. Nach zwei Jahren zeigte auch die Untersuchung der Knochen schon bessere Werte und nach drei Jahren war die Krankheit weitestgehend geheilt.

6 Ferrum phosphoricum Nr. 3

$FePO_4 \cdot 4H_2O$ – phosphorsaures Eisen

Empfohlene Potenzierung: D12

Die ersten zwei Mineralstoffe sind für den Menschen existenzbegründend: Calcium fluoratum Nr. 1 für die Hüllen im Körper, Calcium phosphoricum Nr. 2 für die Fülle, also den Aufbau des Körpers an sich. Ferrum phosphoricum Nr. 3 bringt die nun begründete Existenz mit der Welt in Beziehung, ist also für Auseinandersetzung zuständig, in jeder Hinsicht – physisch wie psychisch.

Dieser Mineralstoff
- bindet in den roten Blutkörperchen den Sauerstoff, wodurch dieser bis zu den Zellen gelangen kann,
- ist für die Transportqualität des Blutes insgesamt von eminenter Bedeutung,
- ist ein wichtiges Transportmittel im Körper,
- kurbelt den Stoffwechsel an, den Grundumsatz,
- ist für den Energietransport und -haushalt von großer Bedeutung,
- ist das Mittel für das erste Stadium einer Krankheit.

Nr. 3 ist *das Stoffwechselmittel* überhaupt und das Steuerungsmittel für den Eisenhaushalt.

Antlitzanalytische Zeichen
- Ferrum-Schatten erkennen wir als bläulich-schwärzliche Färbung an der Innenseite der Nasenwurzel.
- Ferrum-Röte: eine warme bis hitzige intensive Röte, die immer mit höherer Hauttemperatur einhergeht. Sie zeigt sich auf den Wangen, den Ohren und der Stirn.

6.1 Wirkungsweise

Ferrum phosphoricum wirkt ziemlich rasch. Liegt jedoch ein größerer Mangel vor, dauert es länger, bis die Mangelzeichen zurückgehen. Dann ist auch die Versorgung des Körpers über eine längere Zeit hinweg notwendig.

Die äußere Behandlung mit diesem Mineralstoff ist sehr wirkungsvoll und häufig angebracht.

6.2 Mangelanzeichen

Wenig Widerstandskraft, Neigung zu Entzündungen, leichte Ermüdung, Konzentrationsmangel.

Treten durch eine mangelnde Versorgung des Körpers mit Sauerstoff Konzentrationsprobleme oder Ermüdungserscheinungen auf, wird gerne zu „Ankurbelungsmöglichkeiten" wie Kaffee und schwarzem Tee gegriffen. Sie können jedoch den Mangel nicht beheben. Er wird sogar noch verstärkt:

Kaffee, schwarzer Tee und das Theobromin im Kakao verbrauchen im Körper sehr viel von Ferrum phosphoricum, weil die darin enthaltenen Stoffe den Grundumsatz wesentlich erhöhen. Es kommt zu einem verstärkten Energieverbrauch des Körpers, aber auch zu einem hohen Verbrauch an Ferrum phosphoricum. Dadurch entstehen Schulden, die später einmal eingelöst werden müssen.

6.3 Charakteristik

Dieser Mineralstoff hilft dem Menschen bei der Auseinandersetzung mit der Welt im realen äußeren Bereich und in der inneren Welt, in der sich die Welt abbildet und Gegenstand der „seelischen" Beschäftigung ist. In der Biochemie nach Dr. Schüßler ist diese Nummer bei jeder Form von Auseinandersetzung zu geben.

Ferrum phosphoricum weist in seinem Bestand auf die notwendigen Ruhephasen hin, da sonst ein zu großer Verbrauch die Folge wäre. Das Eisen als Betriebs- und Baustoff kann nur langsam aufgenommen werden.

Das Hämoglobin ist der Farbstoff der roten Blutkörperchen (Erythrozyten). Es ist ein komplizierter Eiweißkörper mit locker gebundenen Eisenionen. Diese Art der Bindung ermöglicht es den Eisenionen, Sauerstoffionen zu binden. Über den Bluttransport (arterielles Blut) wird der eingeatmete Sauerstoff (O_2) an die Zellen herangeführt und dort abgegeben. Kohlendioxid (CO_2) wird von den freigewordenen Eisenionen gebunden (venöses Blut) und über die Ausatmung zur Ausscheidung gebracht.

Die Erythrozyten werden über negative Ionen der Luft aufgeladen. Gleich geladene Zellen stoßen einander ab. Dieser Abstand zwischen den Blutkörperchen ist unter anderem dafür zuständig, dass sie nicht miteinander verkleben.

Das phosphorsaure Eisen steuert in der Zubereitung nach Dr. Schüßler den übrigen Eisenhaushalt und sorgt dafür, dass es in den Körper aufgenommen und eingebaut werden kann.

Ferrum phosphoricum ist das Mittel für das niedrige Fieber bis 38,8° C und somit ein ausgezeichnetes Kindermittel.

Wenn sich der Organismus an bestimmten Stellen mit eindringenden Belastungsstoffen oder Bakterien auseinander setzen muss, kommt es zu Entzündungen[212], weil an diesen Stellen der Stoffwechsel verstärkt einsetzt. Dies ist das erste Stadium im Verlauf einer Krankheit, das durch Ferrum phosphoricum günstig beeinflusst werden kann.

Kommt es durch Verletzungen, Verstauchungen, Verrenkungen oder einen Stoß zu starken Schmerzen, ist der Energiehaushalt empfindlich gestört. Auch hier kann Ferrum phosphoricum überraschend schnell Abhilfe schaffen, ebenso wie bei allen klopfenden, pochenden Schmerzen. Überhaupt ist es das Mittel der Ersten Hilfe bei allen Verletzungen und Schmerzen (Auseinandersetzung mit der Welt), steigert die Abwehrkräfte des Menschen und wird daher vorbeugend in der Grippezeit eingenommen.

6.4 Eisen im Körper

Ein 70 kg schwerer Mensch hat eine Gesamtmenge von ca. 4–5 g Eisen im Körper. Es liegt in folgenden Bestandteilen vor:
- 65–70% als Bestandteil des Hämoglobins,
- 3–5% an Myoglobin (Muskelfarbstoff) gebunden in den Muskelzellen,
- 0,1% als Transporteisen (Transferrin) – extrazelluläres Eisen: Dieses Transferrin spielt eine wesentliche Rolle bei der spezifischen Immunabwehr, da es die Aktivität von Monozyten bzw. Makrophagen, den Fresszellen, steuert. Aus diesem Grund wird in der Biochemie Ferrum phosphoricum als Mittel zur Steigerung der Abwehrkräfte erfolgreich eingesetzt!

„Mehr als 70% der Eisenmenge, die der menschliche Körper enthält, finden sich im Hämoglobin, je etwa 12% im Muskelmyoglobin (Funktionseisen) und in Enzymen, der Rest in Depoteisen – Ferritin (20%). Die Menge des Transporteisens – Plasmaeisen (0,1%) fällt prozentual nicht ins Gewicht. Der Serumeisenspiegel beträgt beim Mann 0,1 mg/100 g, bei der Frau, die bei jeder Menstruation etwa 10–30 mg Eisen verliert, 0,08 mg/100 g. Der tägliche Bedarf des Menschen liegt bei 1–10 mg. Er soll täglich

---

212 Eine Entzündung stellt den Versuch des Organismus dar, durch verstärkte Versorgung einer bestimmten Stelle oder eines bestimmten Organs unter Umständen mit erhöhter lokaler oder der Temperaturerhöhung des gesamten Körpers eine verstärkte Abwehr aufzubauen.

10–15 mg zu sich nehmen, da nur ein Bruchteil resorbiert wird. Die Resorption (Aufnahme) aus der Nahrung und aus Medikamenten hängt von der Bindungsart (Wertigkeit) des Eisens und vom Eisengehalt der Darmmukosazellen (Mukosazellen sind Schleimhautzellen) ab. Im Hämoglobin wird stets nur zweiwertiges Eisen eingebaut.

Der Eisenverlust bei der Schwangerschaft und bei der Geburt beträgt 500 mg. Durch das tägliche Stillen gehen 0,5 mg verloren.

Mit höchster Priorität werden zuerst die eisenhaltigen Enzyme (Funktionseisen) im Organismus mit Eisen versorgt. Danach das rote Knochenmark (Hämoglobinbildung) und die Muskulatur (Bildung von Myoglobin[213]). Eisen, das nicht benötigt wird, wird in Depots gelagert, vor allem in der Leber, Milz und Knochenmark und wird dort als Ferritin gelagert. Im Bedarfsfall kann das deponierte Eisen mobilisiert werden."[214]

Bei einem zu hohen Eisenbestand im Körper, der sich vor allem in der Leber zeigt, ist ebenfalls von einem Mangel an Ferrum phosphoricum Nr. 3 auszugehen!

6.5 Eisen im Blut

Hämoglobin nimmt etwa 30% des Erythrozytenvolumens ein und reguliert den Sauerstofftransport von der Lunge zu den Zellen. Die äußerst dünne Haut der Erythrozyten stellt für die Gasbestandteile kein Hindernis dar, an den Zellen wird daher das Hämoglobin mit Kohlendioxid beladen, welches wieder zur Lunge gebracht wird, um abgeatmet zu werden.

Hämoglobin ist außerdem ein wichtiges Puffersystem im Blut. Der pH-Wert des Blutes liegt in einem engen Bereich, zwischen 7,32–7,45.

6.6 Intrazelluläres Eisen

10% des intrazellulären Eisens liegen als Funktionseisen vor, als Bestandteil von Enzymen, die an der Zellatmung bzw. Energiegewinnung beteiligt sind.

6.6.1 Stoffwechselmittel, Antioxidans

Ferrum phosphoricum Nr. 3 ist *das* Antioxidans in der Biochemie nach Dr. Schüßler! (s. S. 59) Eisen trägt wesentlich zur Regeneration zellschützender Enzymsysteme sowie zur Neutralisation zellschädigender Substanzen bei.

Labordiagnostisch zeigt sich, dass Menschen, die reichlich Mineralstoffe nach Dr. Schüßler einnehmen, hervorragende Werte haben, was den oxidativen Stress angeht, bessere als der Durchschnitt der Menschen. Die Gesellschaft für Biochemie nach Dr. Schüßler und Antlitzanalyse (GBA, s. S. 702) hat es sich zur Aufgabe gemacht, diesem Phänomen weiter nachzugehen und entsprechende statistische Nachweise zu liefern.

6.7 Eisenbedarf und -mangel

Ein Eisenmangel wirkt sich ziemlich rasch mit schwerwiegenden Folgen aus. Bei entsprechenden Problemen sollte in einer Blutanalyse unbedingt der Eisenstatus festgestellt werden. Ebenso wichtig ist die Überprüfung sowohl der Ernährung als auch der eventuell mangelhaften Resorption im Darm.

---

213 Deshalb ist der Mensch nach einer Krankheit, die er im Bett auskuriert hat, wackelig auf den Beinen, da auch das Muskeleisen abgebaut wurde.
214 Forth, W., u.a.: Allgemeine und spezielle Pharmakologie und Toxikologie. 5. Aufl. Bibliographisches Institut und F. Brockhaus, Mannheim 1987.

6.7 Eisenbedarf und -mangel

6.7.1 Aufnahme mit der Nahrung

Der Tagesbedarf an Eisen beträgt ca. 10–15 mg, welches durchaus mit der Nahrung aufgenommen werden kann und soll. Von Bedeutung ist die gleichzeitige Notwendigkeit der Ruhe, der Entspannung, die eine Aufnahme erst ermöglichen. Es kommt vor in:
- tierischen Lebensmitteln wie Innereien: Leber und Nieren,[215]
- Vollkorngetreide: Buchweizen, Haferflocken,
- Gemüse, Kartoffeln, Soja.

In der Nahrungsaufnahme wird die Eisenaufnahme gehemmt durch:
- Phytate (Stoffe, die in den Randschichten des Vollwertgetreides enthalten sind),
- Oxalsäure (im Spinat enthalten),
- Tannine (Gerbstoffe in Kaffee, schwarzem Tee und im Rotwein),
- Alginate (Komplexbildner, z.B. in Puddingpulver, Instantsuppen, Speiseeis).

6.7.2 Eisenmangel

Die einzige Form von Anämie, welche aufgrund von Eisenmangel entsteht, nennt man Mikrozytäre Anämie. Dabei sind die Erythrozyten zu klein und enthalten zu wenig Eisenionen, was auch das Hämoglobin betrifft.

Alle anderen Anämieformen benötigen neben der Eiseneinnahme eine zusätzliche Versorgung mit Vitamin B_{12}, Vitamin B_6, Folsäure und Kupfer.

Bei einem latenten Mangel wird primär der Bestand an Funktionseisen gedeckt und nicht der Bestand in den Erythrozyten. Die antioxidativen Eigenschaften des Eisens sind lebensnotwendig.

15–20% Depot-Eisen (Ferritin) sind in der Leber, Milz, Darmschleimhaut und im Knochenmark gespeichert.

6.7.3 Eisenspiegel im Blut

Um den Eisenpegel vor allem in schweren Fällen zu halten ist es wichtig, zusätzlich zu Ferrum phosphoricum Nr. 3 Eisenpräparate und auch Säfte aus der Apotheke zu nehmen. Ebenso ist die Ernährung zu beachten.

Es sei noch darauf verwiesen, dass es Menschen nicht immer möglich ist, Eisenpräparate aufzunehmen. Solange sie die Mittel einnehmen oder die Infusionen verabreicht bekommen, stimmt der Eisenspiegel. Wird jedoch die Zufuhr beendet, sinkt auch der Eisenspiegel wieder auf den Wert, wie er vor der Behandlung war. Erst durch die Einnahme von Ferrum phosphoricum in D12, wie es Dr. Schüßler vorsieht, werden auch die Zellen mit diesem Mineralstoff versorgt und diese können dann wiederum den Eisenhaushalt im Organismus zufriedenstellend aussteuern.

Viele positive Rückmeldungen bestätigen diesen Zusammenhang. Dabei haben die Betroffenen 10–30 Tabletten Ferrum phosphoricum in D12 zusätzlich zu den Eisenpräparaten eingenommen.

Oft helfen noch Manganum sulfuricum Nr. 17 und Cuprum arsenicosum Nr. 19, das aufgenommene Eisen zu halten.

Die Resorption des Eisens kann im Makrobereich durch 200 mg Vitamin C verfünffacht werden, wodurch Vegetarier durchaus ihren Eisenbedarf aus Vollwertgetreide und aus Gemüse decken können.[216]

---

215 Das erklärt auch, dass Menschen mit einem Eisenmangel ein verstärktes Bedürfnis nach Leber und Leberaufstrich haben.
216 Pflanzeneisen ist dreiwertig, „Fleischeisen" zweiwertig; letzteres ist für den Organismus wichtiger, weil dieser es besser resorbieren kann.

6.8 Die Körpertemperatur

6.8.1 Entstehung der Temperatur

Die Körpertemperatur entsteht wie das Energie übertragende ATP (Adenosin-Tri-Phosphat) durch eine gebremste Knallgasreaktion in der Atmungskette, wobei hier auch die ausreichende Anwesenheit von Kalium sulfuricum Nr. 6 von großer Bedeutung ist.

Wenn sich Sauerstoff chemisch mit anderen Elementen verbindet, entsteht Wärme. Wir nennen diesen Vorgang Oxidation. Diese kann als Verbrennung sehr lebhaft oder auch langsamer bis fast unmerklich bei unauffälliger Temperatur verlaufen. Verbindet sich im Körper der Sauerstoff mit dem Kohlenstoff, entsteht nicht nur das Kohlendioxid (CO_2), sondern auch Wärme. Dafür stehen dem Organismus die zugeführten Kohlenhydrate zur Verfügung. Werden diese mit der Nahrung nicht oder nicht ausreichend zugeführt, ist der Organismus auch fähig, Fette zu verbrennen, allerdings auf einem wesentlich komplizierteren chemischen Weg.

Kohlenhydrate kann der Körper höchstens zwei Tage lang speichern. So lange ist auch ein Hungergefühl bei Fastenkuren zu spüren. Das Hungergefühl entsteht durch eine leichte Unterzuckerung (Hypoglykämie), die durch einen leichten Überschuss an Insulin (das Hormon der Bauchspeicheldrüse) entsteht. Dieser lässt den Blutzuckerspiegel sinken; was das Hungergefühl auslöst oder gar ein Verlangen nach Süßigkeiten (vor allem nach reichlichen Kohlenhydratmahlzeiten als kleine Süßigkeit, Nachspeise, Eis ...).

Da Ferrum phosphoricum bei der Energiegewinnung und der damit verbundenen Wärmeproduktion eine so wichtige Rolle spielt, ist es auch verständlich, dass ein Mangel an diesem Mineralstoff vorerst von einem Frösteln begleitet ist.

Ist der Mangel allerdings größer, wird die Körpertemperatur erhöht. Dabei werden die Reserven angegriffen. Zugleich ist die Verbrennung nicht vollständig, sodass Rückstände im Körper bleiben, die in einer guten Genesungszeit dann ausgeschieden werden.

6.8.2 Konstanthaltung der Temperatur

Der Organismus ist darauf abgestimmt, im Körper eine konstante Temperatur zu erhalten. Sie liegt in etwa bei 35,5–37 °C. Jede Abweichung beeinträchtigt die Leistung des Menschen stark, wobei eine Untertemperatur sehr bedenklich ist, da sie ein Absinken der Lebensfähigkeit anzeigt. Das heißt, die Reserven sind erschöpft, es findet keine Erhöhung der Temperatur mehr statt.

Durch den Verdauungsprozess werden die für den Körper notwendigen Substanzen aus der Nahrung aufgeschlossen. Über geeignete Transportwege werden diese zu den Zellen befördert und über die beschriebenen chemischen Stoffwechselvorgänge (Oxidation) dazu verwendet, Energie zu gewinnen, die einerseits für chemische Prozesse und andererseits in Form von Wärme zur Verfügung steht. An diesen Stoffwechselvorgängen sind Enzyme und Mineralstoffe beteiligt. Die Stoffwechselendprodukte (Schlacken) werden über die Atmung, den Darm, die Niere, die Blase und die Haut ausgeschieden.

6.9 Niedriges Fieber bis 38,8 °C

Das niedrige Fieber bis 38,8 °C wird auch als Kinderfieber bezeichnet, weil es bei diesen häufig vorkommt. Doch ist immer wieder der Fall, dass eine leicht erhöhte Temperatur jedem Therapieversuch widersteht. Auch hier ist Ferrum phosphoricum Nr. 3 angebracht. Die Hintergründe werden im nächsten Kapitel erörtert.

6.9 Niedriges Fieber bis 38,8 °C

6.9.1 Auseinandersetzung mit einer Krankheit

Das Eisen transportiert nicht nur Sauerstoff, sondern dient dem Transport vieler Stoffe im Körper überhaupt, es ist also für die Transportqualität des Blutes zuständig. Daher unterstützt es generell den Stoffwechsel im Körper. Wird durch besondere Beanspruchung wie zum Beispiel Kälte im Winter oder Hitze im Sommer sehr viel Eisen aus den aktuellen Speichern verbraucht und auch wertvolle Substanz schon abgebaut, steht von diesem Mineralstoff nicht mehr ausreichend zur Verfügung. Außerdem muss der Organismus auf Reserven zurückgreifen können, welche er in guten Zeiten anlegen konnte, sodass er immer über eine gewisse Menge verfügen kann.

Will dann der Organismus nach einem ausgiebigen Aufenthalt im Freien bei großer Kälte seine Reparatur- oder Instandsetzungsarbeiten durchführen, steht das Eisen nicht mehr im gewünschten Maße zur Verfügung. Damit der Transport der nötigen Mittel aber trotzdem gut vonstatten geht, muss der Organismus zu einer Notmaßnahme greifen. Er erhöht die Betriebstemperatur, wodurch der Stoffwechsel schneller erfolgt und dadurch die notwendigen Mittel dem Bedarf entsprechend transportiert werden können.

Der Bereich dieser erhöhten Temperatur liegt zwischen 37° und 38,8°. Bei der oberen Grenze gibt es einen Spielraum von 0,3°. Es bleibt dem Berater oder Mineralstoffkundigen überlassen, ab wann für ihn das hohe Fieber einsetzt, welches das Kalium phosphoricum benötigt, das ist von Fall zu Fall verschieden. Im Zweifelsfall können durchaus beide Mittel zugleich eingesetzt werden.

Die bei einer erhöhten Temperatur verabreichten Tabletten senken das Fieber nicht. Sie versetzen den Organismus in die Lage, die erforderlichen Transporte einwandfrei durchzuführen, wodurch die Notwendigkeit der Erhöhung der Betriebstemperatur aufgehoben wird.

Der Organismus braucht offensichtlich für die Aufnahme von Ferrum phosphoricum sehr lange und vor allem eine Zeit, in der sich der Körper in Ruhestellung befindet. Menschen, die sehr wenig schlafen, haben einen hohen Mangel an Ferrum phosphoricum. Bei Belastungen am Schlafplatz kommt der Organismus nicht zur Ruhe und kann seinen Ferrum-phosphoricum-Haushalt nicht in Ordnung bringen. Sehr häufig ist in diesem Zusammenhang das Phänomen des Gehörsturzes zu beobachten. Das Ohr ist besonders von einer guten Versorgung mit Ferrum phosphoricum abhängig.

Bei allzu großem Schlafdefizit entsteht nicht nur eine Abwehrschwäche, sondern auch ein Mangel an Ferrum phosphoricum, verbunden mit einer Neigung zu Erkrankungen, welche mit niedrigem Fieber verbunden sind. Es handelt sich dabei um Menschen mit einem schwachen Immunfeld. Es kommt leicht zu Verkühlungen, die Neigung zu Erkrankungen nimmt überhaupt zu, man „fängt alles auf". Bei zu wenig Sauerstoff im Blut können die Erreger nicht oxidiert, d.h. unschädlich gemacht werden.

6.9.2 Grippaler Infekt

Wenn der Organismus durch zu wenig Ruhephasen die Regenerations- und Entschlackungsarbeit nicht leisten konnte, entsteht ein großer Rückstau an ausscheidungsnotwendigen Substanzen. Ist der Rückstau zu groß, greift der Organismus auch hier zu Notmaßnahmen wie die Erhöhung der Körpertemperatur. Bevor er jedoch zu dieser Maßnahme greift, signalisiert er, wie weit die Not im Körper schon fortgeschritten ist. Der Betroffene fühlt sich in all seinen Gliedern „wie zerschlagen". Dies ist das erste Zeichen für einen grippalen Infekt, der einen Reinigungsprozess darstellt, im Unterschied zu einer echten Virusgrippe.

Dieses Zerschlagenheitsgefühl, das Gefühl „wie Blei in den Gliedern", verlangt eigentlich nach Natrium sulfuricum Nr. 10, worauf bei diesem Mineralstoff noch eingegangen wird (s. S. 341). Wird allerdings dieses Signal überhört, das nach einer Ruhe- bzw. Regenerationsphase „schreit", bleibt dem Organismus nichts anderes übrig, als zu drastischeren Maßnahmen zu greifen.

Um eine drohende Erkrankung abzuwehren, kann hier eine bewährte „Notbremsenmischung" eingesetzt werden, die man sich auch wegen der einprägsamen Zahlenkombination gut merken kann: 30 Stück von Natrium sulfuricum Nr. 10 und 10 Stück von Ferrum phosphoricum Nr. 3, entweder in raschem Wechsel am Abend eingenommen oder als Cocktail aufgelöst in Schlucken rasch eingenommen.

Wenn rechtzeitig Bettruhe eingehalten wird, hilft dies dem Organismus auf zwei Ebenen. Erstens wird durch die Ruhestellung der Bedarf an Ferrum phosphoricum enorm reduziert und zweitens der weitere Anfall von Abfallstoffen ebenfalls drastisch herabgesetzt. Da keine körperlichen Tätigkeiten anfallen, wird das Eisen auch aus den Muskelzellen entnommen. Wenn durch eine großzügige Gabe an Ferrum phosphoricum die Temperatur sehr bald sinkt, sollte der Erkrankte sich jedoch noch nicht so schnell wieder der vollen Belastung aussetzen, da der Organismus noch einige Zeit für die Wiederherstellungsarbeiten benötigt. Auch ist er durch den Eisenverlust in den Muskeln noch einige Zeit „wackelig" auf den Beinen.

Verbunden mit dem Entschlackungsvorgang ist meistens auch noch jener Schnupfen, welcher auf einen Bedarf an Natrium chloratum Nr. 8 hinweist und ein schleimiger weißer Husten, der einen Bedarf an Kalium chloratum Nr. 4 aufzeigt.

6.9.3 Kinder

Das niedrige Fieber bis 38,8° C ist vor allem bei Kindern sehr weit verbreitet, da sie durch ihre impulsive, lebendige und unternehmungslustige Art einen erhöhten Grundumsatz im Stoffwechsel haben. Dies bringt sie bald an eine Grenze der Möglichkeiten ihres körpereigenen Transportwesens, wodurch der Organismus gezwungen ist, die Temperatur zu erhöhen, um die nötigen Transporte durchführen zu können. Bei den Kindern hilft eine Gabe von Ferrum phosphoricum sehr schnell. Innerhalb kürzester Zeit sinkt das Fieber, was darauf hinweist, dass dieser Mineralstoff die Enge des Stoffwechselgeschehens bald beseitigt.

Wenn (wie in der klassischen Medizin) das Fieber unterdrückt wird, können auch die notwendigen Arbeiten im Körper nicht durchgeführt werden. Es kommt zu einem immer größeren Rückstau an notwendigen Arbeiten, aber auch an auszuscheidenden Stoffen, bis der Organismus zusammenbricht, bis wirklich „nichts mehr geht".

6.10 Schmerzen

Bei Schmerzen muss unbedingt auf Unterscheidungsmerkmale geachtet werden. Sie bestimmen den Einsatz der jeweils notwendigen Mineralstoffe nach Dr. Schüßler.

6.10.1 Erste Hilfe – akute Schmerzen

Durch Verletzungen, Verstauchungen, Verrenkungen, Prellungen oder Stöße entstehen akute Schmerzen. An den betreffenden Körperstellen ist das Energiefeld nicht mehr in Ordnung, außerdem war die Auseinandersetzung mit der Welt zu intensiv. Das wird durch eine rasche Gabe von Ferrum phosphoricum erstaunlich schnell ausgeglichen. Die verlorengegangene Energie wird rasch wieder aufgefüllt.

Aus der Praxis:
Eine Frau im Alter von ungefähr 50 Jahren kam humpelnd zu einem Abend eines Gesundheitsstammtisches, an dem die Mineralstoffe nach Dr.

Schüßler das Thema waren. Auf die Frage des Referenten, was denn geschehen sei, gab sie folgende Antwort: „Heute Nachmittag, als ich das Wohnzimmer geputzt habe, ist mir die Couch auf meinen Vorfuß gefallen. Das tut unheimlich weh! Ich kann fast nicht gehen." Der Referent ließ sich vom Hausherrn 30 Tabletten Ferrum phosphoricum geben. Die Frau sollte alle 3–5 Minuten eine Tablette im Mund zergehen lassen. Als sie nach einer halben Stunde gefragt wurde, wie stark denn die Schmerzen noch sind, antwortete sie: „Welche Schmerzen?" Sie hatte sie schon vergessen, weil Abhilfe geschaffen war.

Vor allem Kinder vergessen sehr schnell, welche Schmerzen sie hatten, auch die Ursache, wenn sie durch eine angemessene Gabe von Ferrum phosphoricum Hilfe erfahren konnten, diese kann durchaus bis zu 30, 40 oder 50 Stück betragen, die in rascher Abfolge einzeln gelutscht werden.

Ein weiterer Fall aus der Praxis:
Eine Mineralstoffberaterin hörte ihren Mann mühsam und schwerfällig die hölzerne Treppe heraufkommen. Das war sonst nicht sein gewohnter Schritt. In der Tat, sein Oberschenkel wies starke blutunterlaufene Schürfwunden auf. Eine Ecke eines Möbelstückes hatte beim ungestümen Dagegenrennen schmerzende Spuren hinterlassen. Sie löste einige der Tabletten Ferrum phosphoricum auf und verteilte den Brei auf dem leicht blutenden Oberschenkel. Es dauerte genau zwei Minuten, dann war ihr Mann schmerzlos. Die weitere Behandlung erfolgte weiterhin mit Mineralstoffen nach Dr. Schüßler.

6.10.2 Schmerzen – länger andauernde Entzündungen

Tritt im Körper eine gröbere Störung auf, ist der Organismus bemüht, den Schaden wieder zu beheben. Unter diese Störungen können Kopfschmerzen fallen, verursacht durch eine hohe Konzentration an belastenden Stoffen, ferner schwere Versorgungsstörungen in den Gelenken, was zu Gelenkschmerzen, aber auch Rückenschmerzen führen kann. Das Eindringen von Bakterien oder Viren in den Organismus hat das Mobilisieren der Abwehrkräfte zur Folge, ein allgemeines Unwohlsein entsteht, mitunter gar ein Frösteln am ganzen Körper. Verschmutzungen offener Wunden bedingen, dass sich der Körper ganz intensiv mit diesen Stoffen auseinandersetzen muss.

Alle diese Schmerzen haben eines gemeinsam: Sie entstehen, weil der Organismus versucht, durch eine erhöhte Zufuhr von Blut an bestimmten Stellen, das heißt durch verstärkten Stoffwechsel, das anstehende Problem zu bearbeiten. Dadurch sind die Schmerzen pulsierend. Sie pochen in demselben Rhythmus, in dem das Herz schlägt. Die Adern sind an den betroffenen Stellen bis zum Platzen mit Blut gefüllt. An diesen Stellen kommt es auch zur Erwärmung, je nachdem, welcher Körperteil betroffen ist. Diese Erwärmung, welche mit Schmerzen verbunden ist, nennen wir Entzündung.

Der Schmerz entsteht an Ort und Stelle. Er muss unterschieden werden von den ausstrahlenden oder ziehenden Schmerzen, welche wieder eine andere Ursache haben. (s. Calcium phosphoricum Nr. 2). Jene können meistens durch Wärme gelindert werden, während die hier besprochenen Schmerzen durch Wärme verschlechtert werden. Eine Entzündung wird neuerdings mit Kälte und unter Umständen sogar durch Eisbeutel behandelt.

Aus der Praxis:
Bericht einer Großmutter: „Unser Enkelkind drückte seine Nase an das undurchsichtige Glas der Schlafzimmertüre, hinter der sein Opa verschwunden war, was dieser nicht ahnen konnte. Bei seiner Rückkehr öffnete er die Tür mit Nachdruck und das Kind schrie auf! Die Zehenreihe des siebenjährigen Kindes war unter den Türrahmen geraten. Es sah nicht gut aus. Wir vermuteten sogar, dass eine Zehe gebrochen sein könnte. Wir bewegten Zehe um Zehe, doch unser Verdacht schien sich nicht zu bestätigen. Wir trugen einen Brei aus Ferrum phosphoricum Tabletten auf die schmerzenden Zehen und den ganzen Vorfuß auf. Die Schmerzen hörten bald auf. Die Wunden heilten sehr rasch. Es war fast ‚zum Zuschauen'. Gebrochen war nichts."

6.10.3 Nervenschmerzen

Eine besondere Art von Schmerzen sind die entzündeter Nerven. Lange Zeit wurde der Nerv gereizt. Entweder durch zu lange angespannte oder gar verhärtete Muskeln wie zum Beispiel am Schulterblatt. Wenn von dort ausstrahlende Schmerzen im Ellenbogen zu spüren sind, werden sie als Tennisarm beschrieben. Wenn die Schmerzen in die Schulter und den Oberarm ausstrahlen, spricht man von der Golfschulter. Wird der Nerv durch eine Bandscheibe gereizt, die keinen Platz mehr hat, da die Wirbel von einer zu hohen Spannung zusammengedrückt wurden, entstehen unter anderem Ischiasschmerzen, die bis in das Bein oder gar bis in den Fuß ausstrahlen. Diese Schmerzen brauchen Wärme, wie schon oben beschrieben.

Dauert aber die Reizung des Nervenstranges zu lange, entzündet er sich. Das heißt, die Abnutzung bzw. der Verschleiß der Nervensubstanz ist so stark, dass der Organismus durch verstärkte Versorgung versucht, den Schaden zu beheben. Das führt zu der beschriebenen Entzündung, welche keine Wärme mehr verträgt, sondern wiederum mit Kälte behandelt werden muss. Noch viel besser ist natürlich die Versorgung mit Ferrum phosphoricum, äußerlich und innerlich.

6.11 Ohren und Gleichgewicht

Die Durchblutung der Ohren und des anhängenden Gleichgewichtssinnes ist sehr wichtig. Diese wird durch Ferrum phosphoricum Nr. 3 gefördert bzw. gewährleistet.

6.11.1 Ohren

Die Ohren und das in ihnen liegende Gleichgewichtsorgan sind auf eine gute Durchblutung und vor allem auf eine damit verbundene gute Sauerstoffversorgung angewiesen, vor allem weil die Blutgefäße so fein sind. In diesen Bereichen wirkt sich ein Mangel besonders schnell aus, in Schmerzen aber auch unter Umständen in unangenehmen Geräuschen, wie zum Beispiel einem unaufhörlichen Brummen oder einem hohen Pfeifton (Tinnitus). Allerdings können die hohen Pfeiftöne auch auf andere Mängel hinweisen, wenn nämlich die Adern durch eine Sklerose verengt und verhärtet sind und das Blut durch die Adern „hindurchpfeift".

Ein Mangel an Ferrum phosphoricum führt zu Störungen im Gleichgewichtsorgan, das auf eine gute Durchblutung in den feinen Gefäßen besonders angewiesen ist. Es kommt zu unkontrollierten Bewegungen oder gar zu Schwindel und damit verbunden zu Übelkeit.

Im Bereich der Ohren macht sich ein Schlafdefizit besonders schnell bemerkbar, weil dadurch der Verbrauch an Ferrum phosphoricum sprunghaft ansteigt, der Organismus aber durch die langsame Aufnahme nicht in der Lage ist, den hohen Bedarf zu decken.

6.11.2 Ohrenschmerzen

Sie sind von besonderer Heftigkeit und plagen oft vor allem die Kinder. Ferrum phosphoricum ist nicht nur in der Biochemie nach Dr. Schüßler, sondern auch in der Homöopathie *das Mittel* für die Mittelohrentzündung.

> **Aus der Praxis:**
> Schon zwei Mal hat dieser Mineralstoff einer Familie den Aufenthalt in Loipersdorf, einem Thermenbad, gerettet. Die kleine Tochter kommt nach ausgiebigem Aufenthalt im Wasser zum Vater und klagt über Ohrenschmerzen. Diese waren ein deutlicher Hinweis für einen Mangel an Eisen. Durch die viele Bewegung, aber auch die Einwirkung des Thermalwassers waren viele Transportstoffe, vor allem eben Ferrum phosphoricum verbraucht worden. Die Schmerzen waren sehr heftig, sodass sofort etwas getan werden musste. Deshalb ist es von gro-

ßem Vorteil, auf solchen Reisen immer eine biochemische Apotheke mitzuführen.[217]

Der Vater hat ihr die Dose mit der Nr. 3 in die Hand gedrückt und sie alle 2–3 Minuten eine Tablette lutschen lassen. Da die Tochter die Wirkung der Mineralstoffe nach Dr. Schüßler bereits kannte, hat er nicht viel argumentieren müssen, wie das bei Vierzehnjährigen schon manchmal der Fall sein kann. Nach einer halben Stunde hat sie die Dose mit der Bemerkung, dass die Schmerzen verschwunden seien, zurückgegeben. Sie habe aber jetzt noch einen Druck im Ohr, war der Nachsatz. Der wurde dann mit der Nr. 10 behandelt und verschwand auch ziemlich schnell.

6.11.3 Ohrgeräusche

Das Innenohr hat die Größe einer Kaffeebohne. Darin befindet sich die Gehörschnecke und das Bogensystem des Gleichgewichtsorgans.

Die Blutgefäße sind so fein, dass nur ein Erythrozyt nach dem anderen hindurch kann. Sind die Gefäße durch einen Mangel an Natrium phosphoricum Nr. 9 und Silicea Nr. 11 verengt oder durch einen Mangel an Silicea Nr. 11 starr, oder ist die Blutviskosität durch einen Mangel an Kalium chloratum Nr. 4 zu hoch, dann werden die Erythrozyten zusammengedrückt und können nur schwer den Sauerstoff abgeben. Es kommt zu einer sekundär bedingten Sauerstoffunterversorgung am Ohr, was bei einem Gehörsturz im Akutfall unbedingt nach einer massiven Versorgung mit Nr. 3 verlangt. Hier ist die Einnahme von 200 Stück täglich sinnvoll!

Ohrgeräusche, die mit einem Brummen oder kurzem Pfeifen einhergehen, brauchen viel von Ferrum phosphoricum Nr. 3.

Lässt die Elastizität der Gefäße im Ohr nach und überträgt sich das Rauschen der Schlagader in der Frequenz des Pulses auf das Innenohr, dann brauchen wir Calcium fluoratum Nr. 1 und Ferrum phosphoricum Nr. 3, wechselnde Töne benötigen Calcium phosphoricum Nr. 2. Die Nr. 2 ist auch bei wechselnden Ohrgeräuschen angezeigt, vor allem wegen einer möglichen Verspannung im Nackenbereich.

Ein hohes Pfeifen im Ohr hat immer eine Abnutzung der Haarzellen im Innenohr zur Ursache, was, wenn es überhaupt noch Chancen auf eine Regeneration gibt, nach folgenden Mineralstoffen verlangt: Ferrum phosphoricum Nr. 3, Kalium phosphoricum Nr. 5 und Natrium chloratum Nr. 8.

Zusammenfassend werden bei gleich bleibenden Ohrgeräuschen in der Biochemie nach Dr. Schüßler folgende Mineralstoffe eingesetzt: Calcium fluoratum Nr. 1, Kalium chloratum Nr. 4, Natrium phosphoricum Nr. 9 und Silicea Nr. 11.

6.11.4 Morbus Menière

Im Innenohr ist das Corti-Organ so kaliumreich wie das Innere der Zelle. Wenn die Natrium-Kalium-Pumpe nicht funktioniert, sammelt sich die Flüssigkeit auf Grund des osmotischen Druckes immer mehr, bis es platzt. Dabei mischt sich die natrium- und kaliumreiche Flüssigkeit, es kommt in Folge zu massivem Schwindel und Ohrgeräuschen, außerdem fallen die tiefen Töne weg. Am Ende führt diese Beschwerde zur Ertaubung.

Die Mineralstoffe aus der Biochemie nach Dr. Schüßler, die hier anzuwenden sind: Ferrum phosphoricum Nr. 3, Kalium phosphoricum Nr. 5, Magnesium phosphoricum Nr. 7 und Natrium chloratum Nr. 8.

Für die Elastizität der Innenohrhäute wird Calcium fluoratum Nr. 1 gebraucht.

---

[217] Von jedem Mineralstoff ungefähr 50 g; außerdem meistens für jede Person für jeden Tag ein kleines Döschen mit den wichtigsten Mineralstoffen nach Dr. Schüßler.

6.12 Versteckte Entzündung

Eine erhöhte Blutsenkung weist oft auf eine versteckte Entzündung hin. Solche Entzündungsherde sind ein häufiger Beratungsanlass, da viele Patienten zunehmend nach Wegen suchen, wie der Einsatz von Antibiotika vermieden werden kann. In solchen Fällen kann Ferrum phosphoricum sehr gute Dienste leisten, weil dadurch nicht nur die Sauerstoffversorgung verbessert wird, sondern auch die Notwendigkeit der erhöhten Versorgung irgendeines Körperteiles durch das Blut aufgehoben wird.

Die Blutsenkung stellt für die Verlaufsbeurteilung einen guten Parameter dar, denn die Wirksamkeit von Ferrum phosphoricum sollte bei Rückgang des Entzündungsherdes anhand der Normalisierung der Werte sichtbar werden.

6.13 Verletzungen

Bei offenen Verletzungen[218] hat Ferrum phosphoricum eine besondere Bedeutung. Dabei sind keine Wunden gemeint, die unbedingt genäht werden müssen, weil sie zu groß sind. Es sollten dabei nicht nur Mineralstofftabletten eingenommen, sondern auch als Brei aufgelöst auf die Wunde aufgetragen werden. Wenn am Anfang vielleicht Bedenken bestehen, werden sie sich nach einigen Versuchen sehr schnell verflüchtigen. Der Milchzucker wirkt leicht antiseptisch, reinigend und verschließt die Wunde. Der enthaltene Mineralstoff als Wirkstoff hat erstens schmerzstillende, zweitens blutstillende Wirkung und drittens schafft er eine fast narbenfreie Verbindung der geöffneten Haut.

Aus der Praxis:
Ein Mann hatte sich bei Verlegungsarbeiten von Klinkerplatten im Keller mit einer Scherbe den linken Daumen an der Kuppe ziemlich tief aufgeritzt. Er hat sofort 20 Tabletten von Ferrum phosphoricum in Wasser aufgelöst und den Brei auf die Wunde gestrichen. Außerdem hat er in kurzen Abständen (alle 2–3 Minuten) eine Tablette eingenommen. Nach kurzer Zeit hat der intensive Schmerz nachgelassen und die Blutung gestoppt. Die Wunde war nämlich nicht sehr groß, aber tief, was besonders schmerzhaft ist. Nach mehrmaliger Erneuerung des „Breiverbandes" konnte schon am nächsten Tag beobachtet werden, wie der Organismus begann, die Wunde zu verschließen. Alle die feinen Linien des Fingerabdruckes fügten sich wieder aneinander und heute (nach 2 Jahren) braucht es einige Mühe, die feine Narbe zu entdecken, die zurückgeblieben ist.

Vor allem bei Schürfwunden bewährt sich das Auflegen von aufgelösten Mineralstoffen als Brei. Wenn sich Kinder bei einem Sturz das Knie aufschürfen, hilft diese Maßnahme besonders gut. Das Wasser sollte entweder abgekocht oder destilliert zu Hause vorrätig sein. Um zu vermeiden, dass durch die entweichende Flüssigkeit der Brei zu hart wird, kann man den verletzten Bereich mit Verbandmull (wenn notwendig) und mit einer Frischhaltefolie abdecken. Sie löst sich sehr gut beim Abnehmen! Auch der Verbandmull löst sich leicht, wenn der Milchzucker durch Wasser aufgelöst wird.

6.14 Körperliche Leistungen, Muskelkater

Ferrum phosphoricum ist für den Transport von am Stoffwechsel beteiligten Substanzen von Bedeutung. So sind vor allem die Muskeln bei starker Beanspruchung auf einen guten Eisenhaushalt angewiesen. Deshalb beugen einige Ferrum-phosphoricum-Tabletten vor einer starken körperlichen Anstrengung einem zu großen Kräfteverfall vor. Sie bewirken unter anderem eine gute Sauerstoffver-

---

218 Siehe dazu auch im Kapitel Salben: Ferrum phosphoricum Nr. 3, biochemische Salbe – Cremegel, S. 409.

sorgung, aber auch Energieversorgung der Muskeln. Die Menge hängt vom Alter und von der körperlichen Statur ab, es können aber durchaus bis zu 30 oder 40 Stück eingenommen werden. Sie sollten jedoch nicht auf einmal genommen, sondern, entweder in Wasser aufgelöst, schluckweise getrunken, oder sonst in kleinen Zeitabständen gelutscht werden.

Wer einem Muskelkater vorbeugen will, bei körperlicher Arbeit oder sportlicher Betätigung, nehme reichlich Ferrum phosphoricum Nr. 3.

6.15 Die Sonne und der menschliche Körper

Auf das Thema Sonnenschutz wird in einem eigenen Kapitel ausführlich eingegangen (s. Kap. 18, S. 420ff.). Im Zusammenhang mit diesem Mineralstoff muss aber eigens auf einige besondere Punkte hingewiesen werden:

Eine vernünftige Sonneneinwirkung auf den menschlichen Körper ist notwendig, weil Sonnenlicht den Aufbau von Vitamin D ermöglicht. Auch ist die Einwirkung der Sonnenstrahlen auf die Farbebene und das Gemüt des Menschen von großer Bedeutung.

Davon abgesehen seien hier jedoch die „Sonnenanbeter" angesprochen, da das Sonnenbaden vom Organismus eine besonders intensive Ausgleichsarbeit verlangt. Sie ist durchaus mit der Reaktion auf schwerste Arbeiten zu vergleichen, wie zum Beispiel dem Hacken von Holz.

Es steigt nicht nur die Körpertemperatur, auch der Herzschlag wird beschleunigt, ein verstärkter Temperaturausgleich erfolgt. Auch erhöht sich der Anfall von Stoffwechselschlacken, die abtransportiert werden müssen. Der Stoffwechsel wird beschleunigt, was einen vermehrten Sauerstofftransport erfordert. Durch die intensive Sonneneinstrahlung werden die im Gewebe der Haut abgelagerten Schlacken beweglich und wollen entweder über die Haut hinaus, was zu wässrigen Bläschen führen kann (Sonnenallergie), oder sie wollen abtransportiert werden, was nicht so schnell möglich ist, eventuell schwellen zusätzlich Füße und Hände an.

Um den Körper zu schützen, wird das in der Haut gespeicherte Melanin aktiviert, tritt an die Oberfläche der Haut und bildet die begehrte Bräune. Diese ist nur erreichbar, wenn auf die biologischen Grenzen der Haut geachtet wird! Jede Übertreibung führt zu Störungen – wie z.B. einem Sonnenbrand.

Nimmt jemand auf den eigenen Mangel keine Rücksicht und setzt sich trotzdem der Sonne intensiv aus, kommt es vorerst nur zu unangenehmen Folgen. Die Kopfschmerzen am Abend desselben Tages oder am nächsten Tag weisen auf den Mangel an Nr. 3 hin, weil im Kopf Sauerstoffmangel herrscht. Beim Sonnenstich gehen die Folgen schon etwas weiter. Die Abgeschlagenheit, der Kopfschmerz, der Schwindel, die Übelkeit, der Brechreiz, die Pulsbeschleunigung und die leicht erhöhte Temperatur zeigen aber nicht mehr nur den Mangel an Ferrum phosphoricum auf, sondern auch andere Mängel. Wenn noch weitere Belastungen hinzukommen, kann das bis zum Kreislaufkollaps führen.

Ist nun wenig Vorrat an Ferrum phosphoricum im Körper vorhanden, meint der Betroffene, er würde die Sonne nicht vertragen, was auch stimmt. Ist sein Gespür so fein und wird es auch berücksichtigt, schützt es das eigene Leben. Wird jedoch Ferrum phosphoricum über lange Zeit eingenommen, kann sich die Sonnenverträglichkeit durchaus wieder herstellen, wie viele Fälle aus der Praxis zeigen.

6.16 Durchfall und Verstopfung

Wir können bei den Mineralstoffen immer wieder beobachten, dass der gleiche Mineralstoff für ganz gegensätzliche Erscheinungen zuständig ist. So ist es auch bei der Verstopfung und beim Durchfall. Der Darm macht, um den Nahrungsbrei weiter befördern zu können, eine wurmartige Bewegung (Darmperistaltik). Diese Bewegung gehört zu den unwillkürlichen Muskelbewegungen und benötigt Magnesium phosphoricum. Wenn allerdings in der Darmwand die Versorgung mit Sauerstoff zu gering ist, kommt es zur Verstopfung[219]. Die Unterversorgung ist durch einen Mangel an Ferrum phosphoricum bedingt. Dadurch wird die peristaltische Bewegung stark beeinträchtigt, der Darm wird träge und erschlafft. Allerdings darf in diesem Zusammenhang die Bedeutung von Natrium chloratum Nr. 8 nicht übersehen werden, weil es den Flüssigkeitshaushalt reguliert.

Durch chronischen Gebrauch von Abführmitteln kommt es zu einem zusätzlichen Verlust an Kalium, was einen Teufelskreis erzeugt. Die Darmzotten im Dickdarm können ihre Aufgaben nämlich nur unter Zuhilfenahme von Kalium erfüllen.

Bei Kleinkindern ist der Zusammenhang zwischen Fieber und Verstopfung oft zu beobachten. Sowohl das Fieber als auch die parallel verlaufende Verstopfung sind ein Hinweis auf den Mangel an Ferrum phosphoricum.

Manche Menschen haben die Möglichkeit, die Darmträgheit durch eine Tasse Kaffee auszugleichen. Durch das Koffein werden die Adern geweitet und die Durchblutung gefördert. Dadurch werden die Darmwände angeregt und der erwünschte Erfolg, der Stuhlgang, stellt sich ein. Allerdings ist der Kaffee ein großer Räuber an Ferrum phosphoricum, wodurch Hypotheken für die Zukunft entstehen.

Fehlt das Ferrum phosphoricum in den Darmzotten, welche die Fähigkeit haben, die Nährstoffe aus dem Nahrungsbrei aufzusaugen, werden diese in ihrer Aufgabe beeinträchtigt. Die Flüssigkeit bleibt im Nahrungsbrei und es entsteht Durchfall. Allerdings ist in diesem Fall unbedingt auch auf die Natrium sulfuricum Nr. 10 zu achten, welches ebenfalls dem Organismus hilft, Flüssigkeit zu binden.

6.17 Äußere Anwendung

Äußerlich wird dieser Mineralstoff vor allem bei allen klopfenden, pochenden und pulsierenden Schmerzen und als Mittel der ersten Hilfe in Form von Brei angewandt, speziell bei:
- Frischen Wunden,
- Schürfwunden,
- Verbrennungen, wobei hier das Hauptmittel Natrium chloratum Nr. 8 ist.

Zur Nachbehandlung kann eine entsprechende Cremegelmischung eingesetzt werden.[220] Damit wird dann eine möglichst narbenfreie Heilung der Wunden erreicht.

Ferrum phosphoricum Nr. 3 wird eingesetzt, wenn es gilt, akute sowie pochende und klopfende Schmerzen und Entzündungen zu lindern, immer wenn eine „heiße" Stelle da ist, d. h. wenn Kälte das Leiden lindert.

Bei Fieber kann man den Kindern so genannte „Essigpatscherl" (= Essigsocken) machen, aber nicht mit Essig, sondern mit dem Mineralstoff Nr. 3.

Entzündete Extremitäten können in dem Mineralstoff gebadet werden, oder es werden Umschläge bzw. Kompressen mit einem Wasser gemacht, in dem dieser Mineralstoff meistens in Kombination mit anderen aufgelöst wurde.

Salben und Cremegele enthalten diesen Mineralstoff, wenn es darum geht, Schmerzen zu lindern oder einem Stoffwechselstau vorzubeugen.

---

[219] Dazu empfiehlt sich das Buch von Dr. med. M.O. Bruker: Stuhlverstopfung in 3 Tagen heilbar, mit Rezepten von Ilse Gutjahr. Es mag die Zahl von 3 Tagen übertrieben sein, aber eine hartnäckige Stuhlverstopfung lässt sich nicht allein mit Mineralstoffen nach Dr. Schüßler beheben. Auch ist zusätzlich der Säurehaushalt zu berücksichtigen, was auf einen Mangel an Natrium phosphoricum und eventuelle charakterliche Ursachen hinweisen könnte!

[220] Z.B. das Cremegel W (Wunden) der Adler Pharma.

6.18 Zusammenhänge zwischen Ferrum phosphoricum und charakterlichen Strukturen

Der erste Mineralstoff Calcium fluoratum baut für den Organismus die schützende Hülle auf. Der zweite Mineralstoff Calcium phosphoricum erfüllt die Hüllen mit Leben. Der dritte Mineralstoff Ferrum phosphoricum nun ist jener, der mit der Auseinandersetzung mit der Welt zu tun hat. Das durch die beiden ersten Mineralstoffe ermöglichte Leben kommt in Reibung mit der äußeren Welt genauso wie mit der inneren.

6.18.1 Die Reibung mit der Welt

Die Reibung entsteht durch ein Auseinanderfallen der Geschwindigkeiten, mit der sich Leben bewegt. Die Natur hat ihren Rhythmus schon seit undenklichen Zeiten. Menschen haben dazu manchmal einen schnelleren Rhythmus, eine schnellere Bewegung. Auch der umgekehrte Vorgang ist möglich. Außerdem haben die Menschen untereinander unterschiedliche Lebensrhythmen, sodass es auch in dieser Hinsicht zu Reibungen kommen kann. Die Reibung entsteht bei offenen Zahnpastatuben, wenn etwas auf dem Wohnzimmertisch liegt, was dort nicht hingehört, wenn der Badevorleger nicht im Muster der Kacheln liegt, wenn die Tochter/der Sohn noch immer nicht mit den Hausaufgaben begonnen hat, der Mitarbeiter so richtig langsam arbeitet usw.

Eine Reibung mit der inneren Welt liegt vor, wenn (die nach innen genommenen) Erwartungen, Vorstellungen und Ideale mehr fordern, als erbracht werden kann. Dann liegt es am Mut des Einzelnen, solche Tyrannen zu stürzen, die inneren und die äußeren. Manchmal ist dies ohne Hilfestellungen durch eine gute Beratung kaum möglich.

Menschen beschäftigen sich im Laufe ihres Lebens mit verschiedenen Themen, mit unterschiedlichen Schwerpunkten, sodass es nie eine Aussage über den Sinn des Lebens allgemein als Norm, die für alle gültig ist, geben kann. Jeder einzelne Mensch selbst gibt dem Leben einen Sinn durch das Umsetzen erfühlter und gespürter Werte in das Leben. Die verschiedenen Inhalte können Schwerpunkte für das ganze Leben oder für bestimmte Zeiträume sein.

Die Bearbeitung der Inhalte umfasst nicht nur die unterschiedliche Altersstufen wie die Kindheit, die Jugend, das Erwachsenenalter, die Zeit des Älterwerdens und die Zeit des Alters. Das betrifft auch verschiedene Themen wie das Lernen, die Gesundheit, die Leidenschaft, die Familie, das Single-Dasein, den Besitz, den Beruf, das Helfen, den Glauben oder was immer.

6.18.2 Auslieferung oder Gestaltung

Von entscheidender Bedeutung ist es allerdings, wie der Mensch mit diesen Bereichen umgeht, wie diese Inhalte bearbeitet werden. Das jedoch hat sehr viel mit seiner Erziehung zu tun, mit seiner Umgebung, sicher auch mit der Zeit, in die er hineingeboren wurde.

Es gibt vorwiegend zwei Grundzüge, mehr oder weniger stark ausgeformt, in denen diese Bearbeitung vor sich geht. Dabei gehen die Menschen mit den gleichen Bereichen, die anstehen, verschieden um, und es werden die Grundzüge des Charakters sichtbar:
- ob sich jemand dem Leben ausgeliefert fühlt und passiv darauf wartet, dass über ihn bestimmt wird,
- oder zur Gestaltung der Umwelt auffordert, worunter leider oft genug verstanden wird, der Umgebung seinen Willen aufzuzwingen.

Ein Phänomen besonderer Art zeigt sich dadurch, dass diese beiden Grundhaltungen in einem Menschen abwechselnd stattfinden, je nachdem, mit welchem Gegenüber er zusammen ist.

Auf der einen Seite ist das passive Ausgesetztsein des Menschen, das ihm keine andere Wahl lässt, das Leben zu bewältigen. Er muss hindurch, um zu überleben. Zumindest fühlt er es so. Gemeint sind damit auch viele äußere Umstände, die den Menschen herausfordern, oft auch überfordern! Es handelt sich dabei um das „Gerieben-Werden". Manchmal besteht sogar die Gefahr, dass jemand „zerrieben" wird.

Auf der anderen Seite steht der Mensch, der sich an allem reibt, weil er alles ändern will, weil er glaubt, überall gefragt zu sein. Er ist einer, der alles übergenau und mehr als hundertprozentig erfüllen will. Dabei hat er große Probleme, sich auf eine Situation angemessen einzustellen und schießt im Übereifer gleich darauf los und „über das Ziel hinaus". An ihm reibt sich seine Umgebung und es ist leicht möglich, dass jemand an ihm „heißläuft".

In beiden Situationen, der passiv-ausgelieferten und der über-aktiven, sind die Menschen in Zwanghaftigkeiten, in innere zwingende Vorstellungsbilder vom Leben gefangen, eingesperrt. In der überaktiven Einstellung liegt der Zwang im Inneren des Menschen und in der passiv-ausgelieferten in der ihn umgebenden Welt. Auf jeden Fall findet ein zu hoher Verschleiß an Lebensenergie, aber auch an körperlichen Grundlagen wie Mineralstoffvorräten statt, was sich vor allem im angegriffenen Eisenhaushalt zeigt.

Liegt ein Mensch auf seinem Schlafplatz auf sehr starken Störfeldern, hat er viele Amalgamfüllungen im Mund, ist er auf seinem Arbeitsplatz mit einem unangenehmen Vorgesetzten, oder auch in der Schule mit diktatorischen Lehrern oder rücksichtslosen Mitschülern konfrontiert, wird eine Mutter von drei Kindern von ihrem Mann allein gelassen, brechen Not oder Katastrophen über einen Menschen herein[221], dann ist die besondere Leistungsfähigkeit des Menschen herausgefordert. Dabei können vor allem die Eisenvorräte nicht mehr aufgefüllt werden, weil sie einen langwierigen Prozess der Aufnahme beanspruchen.

6.18.3 Übertreibung

Steigert sich ein Mensch zu sehr in eine Sache hinein, in ein Thema seines Lebens, kann es leicht in Fanatismus ausarten, ganz gleich auf welchem Gebiet, wenn er alles und jedes zurechtrücken und korrigieren muss, wenn er glaubt, dass die Firma nur durch ihn überleben kann, wenn er die Verantwortung „für die ganze Welt" auf seine Schultern lädt, wenn er sich durch verinnerlichte Strukturen, an die er gefesselt ist, gezwungen fühlt, jede mögliche Bedrohung für das Leben in einer „unendlichen" Absicherungsgeschichte ausschalten zu müssen, dann immer verliert er das Augenmaß für die angemessene Einstellung zur jeweiligen Situation. Er übertreibt und damit kommt es zu einer zu großen Reibung mit und in der Welt. Er ist dann nicht im Fluss des Lebens, sondern verbraucht seine ganze Energie, das Leben zu „vergewaltigen".

Die Lösung der beiden Situationen liegt in einer inneren Lockerung. Man kann auch Gelassenheit sagen, aber das ist wohl eine Überforderung. Immer wieder entsteht eine Spannung, in der man die Situation nicht sein lassen kann, wie sie ist. Auf der einen Seite wird es nötig sein, zu erkennen, was sich nicht verändern lässt und es auch in Ruhe zu lassen. Es bedeutet dies eine ganz gewaltige innere Leistung. Auf der anderen Seite geht es um die Lockerung den eigenen inneren Vorstellungen gegenüber, dass sie nicht unbedingt in das Leben, in die Realität umgesetzt werden müssen, vor allem eben nicht in „idealistischer

---

221 Ein bleibendes beeindruckendes Zeugnis dafür, wie solche Situationen trotz allem bewältigt werden können, hat Viktor E. Frankl in seinem kleinen, sehr empfehlenswerten Büchlein: „... und trotzdem Ja zum Leben sagen!" dargestellt. Er hat es im Jahre 1945 geschrieben, als er nach den entsetzlichen Erlebnissen aus vier Konzentrationslagern nach Hause gekommen war. (München, dtv 1990).

6.18 Zusammenhänge zwischen Ferrum phosphoricum und charakterlichen Strukturen

Weise", sondern den Umständen angemessen. Leben ist in jedem Fall „die Kunst des Möglichen„."[222]

6.18.4 Rastlosigkeit, Ruhelosigkeit

Ein Vermeidungsverhalten auf Grund einer traumatischen Prägung ist oftmals Hintergrund einer hohen Spannung und der damit verbundenen „Umtriebigkeit", denn Angst – vor allem nicht gespürte – lässt den Menschen nicht verweilen.

Der hauptsächliche Hintergrund für Strukturen, die den Menschen rastlos oder ruhelos werden lassen, ist das Erlebnis extremer Gefährdung des eigenen Lebens. Das waren Momente, in denen die Unerträglichkeit des Ereignisses so groß war, dass es zu einer Entfremdung vom eigenen Erleben, den Gefühlen kam. Der daraus entstandene innere Druck, niemals mehr im Leben einer ähnlichen Situation begegnen zu wollen, die auch ähnliche Gefühle auslösen würde, ist sehr groß. Das hat zur Folge, dass der Betroffene kaum mehr verweilen kann; er hält es an einem Ort nicht mehr aus; er verträgt kaum Ruhe oder Entspannung. Auch im Gespräch springt er von einem Thema zum anderen. Alle diese Strukturen bewirken unter anderem einen hochgradigen Verschleiß an Ferrum phosphoricum.

Als Folge einer Fehlsteuerung der Schilddrüse ist es leicht möglich, dass die Lebensgeschwindigkeit unnatürlich schnell, also hochtourig, oder unnatürlich langsam bzw. niedertourig wird. Läuft der Mensch auf sehr hohen Touren, verbraucht er auch sehr viel vom Betriebsstoff Ferrum phosphoricum.

6.18.5 Gefährdung des Lebens

Ein Gefühl der Gefährdung des eigenen Lebens versteckt sich auch hinter jener Struktur, die sich im Bestreben zeigt, einem anderen oder sich selbst etwas beweisen zu müssen, oder wenn die Frau „ihren Mann" stehen muss. Die Ursache ist in einem verschütteten Zugang zum eigenen Wert, dem Grundwert zu suchen. Dadurch wird die Wertzuschreibung von außen gesucht. Der innere „Stand" ist dann nicht besonders fest und man ist dauernd auf die Rückmeldungen aus der Umgebung angewiesen. Da der in dieser Weise Agierende glaubt, dass der Zuwendungsfluss mit dem Grade der Perfektionierung der Ansprüche an sich und der gebotenen Leistung steigt, kommt er in eine immer drückendere Tyrannei, welche von den von ihm erwählten Idealen von Leistung und Selbstdarstellung ausgeht.

Daraus entsteht eine unentwegte innere Reibung.

6.18.6 Distanzierung

Die Kontaktnahme zur Welt ist ein entscheidender Schritt im Leben. Sie sollte weder verängstigt noch leichtsinnig angegangen werden. Weder sollte man sich gegen die Welt nur zur Wehr setzen, noch mit ihr verschmelzen. Das Bemühen richtet sich auf die Distanzierungsfähigkeit von sich und der Welt, wobei die Distanz nicht eine Abkühlung der Gefühle meint, sondern eine Verringerung von zwanghaftem Geschehen, eine Verringerung der Überflutung von Gefühlen. Die Distanzierungsfähigkeit ermöglicht dem Menschen, der Welt gegenüberzutreten, damit ist er ihr weder ausgeliefert, noch von ihr abgekapselt. Dabei muss er sich aus den Zwanghaftigkeiten herausarbeiten, die ihn an den Ereignissen kleben lassen, denen er ausgeliefert ist. Auch ist es notwendig, die inneren Tyrannen vom Thron zu stürzen, vor denen sich zu verneigen er andauernd versucht ist.

Es ist ein Zustand der inneren Umzingelung, aus der sich der Mensch befreien muss.

---

[222] Aus dem Manuskript von Thomas Feichtinger: „Ermutigung zur Lebendigkeit".

6.18.7 Einwilligung in das Leben und seine Bedingungen

Der innere Abstand zur Welt und zu sich selbst ermöglicht dem Menschen den Zugang zur Freiheit. Nur diese gibt den Raum, in dem sich der Mensch tatsächlich mit seinem Leben auseinandersetzen kann und in dem er Wahlmöglichkeiten hat. Aus der Einwilligung in das Leben verliert sich der Widerstand, entsteht Vertrauen und werden die anstehenden Themen und Probleme angemessen bearbeitet. Dadurch ist es möglich, in den Fluss des Lebens zu kommen.[223]

6.18.8 Reibungspunkte

Viele Menschen reiben sich daran,
- dass sie nicht der Sohn geworden sind, der sie sein sollten,
- dass sie nicht in Italien/Schweden oder ... geboren sind,
- dass sie die Eltern/Geschwister haben, die sie haben,
- dass sie nicht so reich sind, wie ...,
- dass sie nicht schweben/fliegen können,
- dass sie in dieser (ach so schnöden Welt) leben müssen.

Der Mensch „produziert" zu einem großen Teil die Welt selbst, in der er lebt, vor allem seinen Innenraum. Nicht dass der Mensch die Welt verändern würde oder gar „produzieren", aber sein Zugang zur Welt hängt von ihm ab, sein Filter. Je nachdem, wie der Mensch seine Welt „entwirft", wie sein Selbstverständnis „gestrickt" ist, hat er auch Raum zum Leben, ganz nach Viktor E. Frankl: „Das Selbst ist der Raum, in dem die Person atmet!"

6.18.9 Die Zeit der Schwangerschaft

Eine ganz wunderbare und erregende Situation für Frauen, in der sie zwar auch überfordert sind, aber „der Preis gerne bezahlt wird", ist die Zeit der Schwangerschaft. Der Organismus der Frau muss die Versorgung des Menschenkindes ermöglichen und kommt dabei oft bis an die Grenzen. Die Mineralstoffvorräte werden bis an die Grenzen des Erträglichen ausgepumpt, um ein gesundes Kind zu ermöglichen. Ganz besonders wird der Ferrum-phosphoricum-Haushalt beansprucht. Die Frau muss sich ja auch innerlich mit dem ankommenden und heranwachsenden Leben auseinander setzen, sie muss zu ihrer inneren Einwilligung finden.

Leider haben schwangere Frauen oft genug noch andere Sorgen, wie zum Beispiel, ob das Kind willkommen ist, wie sich die wirtschaftliche Situation gestalten wird oder wie man in der kleinen Wohnung zurechtkommen soll.

Wenn die Frau von einem liebevollen Partner begleitet wird, der sich mit ihr auf das ankommende Menschenkind freut, werden die Risiken auf ein Minimum herabgesetzt. Auch die Überforderung durch Probleme, die die eigene Existenz gefährden, fallen weg. Die positive dem entstehenden Leben zugewandte Einstellung des Partners bedeutet für die schwangere Frau eine so große Entlastung, dass von vornherein kaum schwerwiegende Probleme entstehen.

---

[223] Ein empfehlenswertes Buch zu diesem Thema: Schellenbaum, P.: Nimm deine Couch und geh! dtv, München 1994.

Kalium chloratum Nr. 4

KCl – Chlorkalium, Chlorkali, Kaliumchlorid, salzsaures Kali
Früher: Kalium muriaticum oder Kalium hydrochloricum

Empfohlene Potenzierung: D6

Kalium chloratum bildet den Faserstoff, indem die Eiweißbausteine, die durch Calcium phosphoricum Nr. 2 gebildet wurden, zu Fasern zusammengefügt werden.

Dieser Mineralstoff
- ist ein bedeutender Betriebsstoff für die Drüsen im Körper,
- bindet chemische Gifte,
- ist das Mittel für das zweite Stadium einer Krankheit, wenn Gefahr besteht, dass sie sich im Körper festsetzt.

Antlitzanalytische Zeichen
- Milchfarbig: milchig-bläulich wie Magermilch aussehend oder milchig-rötlich, wenn sich beide Farben mischen: milchig lila.
Wir erkennen diesen Mangel auf dem Ober- und Unterlid, den Wangen, über der Oberlippe als Milchbart, auf der Stirn, oftmals auch auf dem ganzen Gesicht.

7.1 Wirkungsweise

Kalium chloratum ist ein Mineralstoff, dessen Mangelzeichen sich erst nach langer Belastung zeigen. Dabei ist viel Substanz abgebaut worden. So sieht man die Wirkung auch bei konsequenter Einnahme nicht so schnell. Zuerst werden die vielen „inneren" Bedürfnisse befriedigt, später verschwindet auch langsam das „äußere" Mangelzeichen. Es ist also ein Mineralstoff mit langsamer Anlaufgeschwindigkeit. Es dauert, bis wieder alles „in Schwung" kommt.

Bei manchen Beschwerden ist, wie zum Beispiel beim schleimigen Husten oder bei weichen Schwellungen (keine Ödeme oder Lymphknotenschwellungen), eine relativ rasche Heilung möglich.

7.2 Charakteristik

Kalium chloratum baut im Körper den Faserstoff auf. Das kollagene Bindegewebe[224] besteht vorwiegend aus Molekülen mit faserartiger Struktur.

Das Kalium chloratum ist nötig für den Aufbau von Muskelfasern und Nervenfasern.

Wird Kalium chloratum Nr. 4 verbraucht, kann Faserstoff über die Haut austreten, es entstehen Milien, die auch als Hautgrieß bezeichnet werden.

In den Bronchien ist der Faserstoff mit Hilfe von Kalium chloratum Nr. 4 an den Bronchialschleim gebunden. Wird Kalium chloratum Nr. 4 verbraucht, verliert dieser Faserstoff seinen Halt und fällt als weißlicher Schleim aus – es entsteht der schleimige Husten.

Die Nr. 4 hält den Blutfaserstoff in Lösung. Im Blut bildet Kalium chloratum das Fibrinogen, den Blutfaserstoff, welcher für die Blutgerinnung große Bedeutung hat. Allerdings kommt es bei einem Mangel an Kalium chlo-

---

[224] Körperflüssigkeiten mit ihren freien Zellen sind zu den Bindegeweben zu zählen: Blut, Lymphe, Gewebs- und Coelomflüssigkeit (Flüssigkeiten in den Hohlräumen). Die freien Zellen entstammen dem Mesenchym. Das Blut ist ein Bindegewebe mit flüssiger Interzellularsubstanz. Blutsalze sind: Natriumchlorid, Kaliumchlorid, Magnesiumchlorid und Calciumchlorid in 0,6 bis 0,9%-iger Konzentration.

ratum zu einem vermehrten Freiwerden an Faserstoff; dadurch wird die Fließfähigkeit des Blutes eingeschränkt, es ist verdickt.

Die Nr. 4 wird bei weichen Schwellungen eingesetzt, die meist nach akuten Entzündungen auftreten, z.B. weiche Schwellungen an Gelenken.

Dieser Mineralstoff ist das Mittel des 2. Stadiums einer Erkrankung, wenn die Krankheit beginnt, sich im Körper festzusetzen, bevor sie chronisch wird. Kann sich der Organismus gegen die Krankheit zu wenig zur Wehr setzen, besteht diese Gefahr. Zeichen hierfür sind meistens die weichen Schwellungen.

Kalium chloratum ist das Mittel, das die Drüsen bei ihren vielfältigen Funktionen im Körper unterstützt. Es ist sozusagen *das* Drüsenbetriebsmittel: In den Bronchien sind es die Schleimdrüsen, die Drüsen des Verdauungstraktes scheiden die verschiedenen Verdauungsenzyme aus (Belegzellen im Magen, Bauchspeicheldrüse). Bei einem starken Verbrauch an Nr. 4 im Verdauungsbereich entsteht ein weißer Belag auf der Zunge. Stillende Mütter brauchen diesen Mineralstoff als Betriebsmittel für die Brustdrüsen, gemeinsam mit der Natrium chloratum Nr. 8 wird die Milchsekretion angeregt.

Als Drüsenbetriebsmittel ist es auch für den Gefühls- und Gemütshaushalt des Menschen von großer Bedeutung. Alle Gefühle des Menschen sind auf der körperlichen Ebene von Stoffen begleitet, die durch entsprechende Drüsen hergestellt und in den Körper ausgeschüttet werden.

Kalium chloratum Nr. 4 ist ein Entgiftungsmittel für chemische Gifte.

Es hilft dem Organismus auch beim Aufbau der Immunabwehr bei Impfungen. Gemeinsam mit Calcium phosphoricum Nr. 2 gegeben, kann diese Mischung vorbeugend, aber auch nach der Impfung gegeben werden. Da nach Impfungen häufig niedriges Fieber auftritt (der Organismus muss sich mit der Impfung auseinandersetzen), werden Calcium phosphoricum Nr. 2 und Kalium chloratum Nr. 4 noch mit Ferrum phosphoricum Nr. 3 kombiniert, das zusätzlich das Immunsystem aktiviert.

7.3 Das Bindegewebe

Wie wir schon bei der Calcium phosphoricum Nr. 2 besprochen haben, entsteht das Bindegewebe aus dem Mesenchym (s. Kap. 5.8, S. 212). Es ist das älteste Organ des Menschen. Dank seines unspezifischen Regelsystems ist es allen anderen Organen und Funktionskreisen des Organismus vorgeschaltet und übergeordnet.

Calcium phosphoricum Nr. 2 ist für den Aufbau der körpereigenen Eiweißverbindungen notwendig. Die Proteine werden zu langkettigen Molekülen zusammengefügt. Für diesen Prozess ist Kalium chloratum Nr. 4 zuständig. Es ist auch beim Aufbau der Chondrozyten und Osteoblasten unentbehrlich.

Wir betrachten im Zusammenhang mit Kalium chloratum vor allem das faserreiche Bindegewebe, das auch oft kolloidales Bindegewebe genannt wird. Pischinger entdeckte und erforschte das Bindegewebe. Er fand heraus, dass die Aktivität der Zellen wesentlich vom Zustand des Bindegewebes abhängt und prägte den Begriff des Bindegewebsorgans.

7.3.1 Faserreiches Bindegewebe

Man unterteilt das faserreiche Bindegewebe in folgende drei Bestandteile:
- Lockeres Bindegewebe: Im kolloidalen, dem faserreichen Bindegewebe, bauen Fibroblasten das Bindegewebe auf, indem sie die Proteine des extrazellulären Netzwerkes absondern. Fresszellen (Makrophagen) nehmen Bakterien und abgestorbene Zellen des regenerationsbedürftigen Bindegewebes auf (= Phagozytose), wodurch es zum Abbau des Bindegewebes kommt.
- Elastisches Bindegewebe: Bänder an der Wirbelsäule, in den Wänden der Blutgefäße und in den Lungenbläschen.

- Straffes Bindegewebe: Bänder und Sehnen.

7.3.2 Blut als Bestandteil des Bindegewebes

Auch das Blut besitzt eine ausgedehnte zelluläre Struktur (= Matrix). Die Bildung der roten Blutkörperchen, Erythrozyten, erfolgt im Knochenmark. Die vielen Bestandteile benötigen von ihrer Substanz her das Calcium phosphoricum Nr. 2, wobei dann die in körpereigene Eiweißstrukturen umgebauten Eiweißmoleküle mit Hilfe von Kalium chloratum Nr. 4 zu Faserstoffen aufgebaut werden.

7.4 Wirkung auf die Funktionen des Bindegewebes

Funktionen des Bindegewebes sind:
- Transitstrecke zwischen Zelle und Nachbarzelle,
- Molekularfilter und -sieb,
- tunnelförmige Transportwege für Nähr- und Schlackenstoffe (schon Dr. Schüßler spricht von Bindegewebsröhren, die man aber im Mikroskop wegen der vorangegangenen Präparation der Gewebe nicht finden kann),
- Auslösung vielfältiger zellulärer Reaktionen durch Änderung seines elektrostatischen Grundtonus.

Der Zustand des extrazellulären Raumes (EZR) entscheidet, welche Stoffe in die Zelle gelangen und wie schnell dies geschieht. Auch im extrazellulären Raum findet ein fortwährender Stoffwechsel statt. Dieser wird durch die Anwesenheit von Kalium-chloratum-Ionen im Gleichgewicht gehalten.

Das Bindegewebe des Erwachsenen hat ein Gewicht von ca. 12 kg. Es wird ständig von 10–15 Litern Flüssigkeit durchspült, umgibt die 60 Billionen Körperzellen und ist für die Kommunikation aller dieser Zellen zuständig.

Die Kommunikation zwischen den Zellen läuft über verschiedenste Ebenen:
- Immaterielle (Biooszillation, elektrochemische Reizübermittlung),
- materielle (z.B. Hormone und Neurotransmitter in fein abgestimmten Regelkreisen).

Damit diese Kommunikation zwischen den Zellen stattfinden kann, müssen alle Prozesse das kolloidale Bindegewebe durchlaufen. Nur so können die Signale von Zelle zu Zelle, von Organ zu Organ gelangen.

Das kolloidale Bindegewebe enthält eine Reihe von großmolekularen Zucker- und Proteinkomplexen (Makromoleküle), die gallertartige Eigenschaften besitzen, die so genannten Glykoproteine. Diese sind untereinander vernetzt und bilden die strukturelle Komponente des Bindegewebes. Um diese faserartigen Kettenmoleküle aufzubauen, ist die Anwesenheit von Kalium chloratum Nr. 4 erforderlich.

Für die Bindegewebsflüssigkeit ist Natrium chloratum Nr. 8 zuständig, für die Durchlässigkeit des Bindegewebes braucht es Calcium sulfuricum Nr. 12, für die Ausscheidung der überschüssigen Säuren wird Natrium phosphoricum Nr. 9 gebraucht, aber auch Silicea Nr. 11, die nicht nur für die Struktur der Bindegewebselemente zuständig ist, sondern auch die Säure bindet.

Das Siliciumdioxid ist integraler Bestandteil der Bindegewebssubstanz und sorgt für eine Quervernetzung im Bindegewebe. Es ist für die Raumstruktur des Bindegewebskolloides verantwortlich, für seine Elastizität sorgt Calcium fluoratum Nr. 1. Silicea Nr. 11 ist auch wichtig für die Übermittlungsaufgaben (Transmitterfunktion) des Bindegewebes zwischen den Zellen. Es stimuliert die Kollagenbildung und gewährleistet den Aufbau der Struktur.

Auch das Vitamin C stimuliert den Aufbau des Kollagens im Bindegewebe und schützt dieses vor der oxidativen Zerstörung durch freie Radikale und Peroxide.

7.5 Elastizität des Bindegewebes

Ein Verlust der Elastizität des Bindegewebes hat weit reichende Folgen (s. auch Calcium fluoratum Nr. 1, S. 192 ff.). Durch Eiweißüberfütterung kommt es unter anderem zur Kompaktierung des Bindegewebes, der Eiweißdickleibigkeit. Das Bindegewebe verringert mit zunehmender Versäuerung – also mit der Verschiebung des pH-Wertes – seine Durchlässigkeit für die Nährstoffe, weil es mit der Zeit immer dichter bzw. fester wird.

Zum Abbau der Übersäuerung sind die Mineralstoffe Silicea Nr. 11 und Natrium phosphoricum Nr. 9 notwendig, für den Abbau der überschüssigen Eiweißstrukturen benötigt der Organismus Calcium phosphoricum Nr. 2 und Calcium sulfuricum Nr. 12. Für die Regeneration der Bindegewebsstrukturen sind folgende Mineralstoffe notwendig: Ferrum phosphoricum Nr. 3, Kalium chloratum Nr. 4, Kalium phosphoricum Nr. 5 und Natrium chloratum Nr. 8, wobei die Nr. 4 dabei das Hauptmittel ist.

7.6 Belastungen des Bindegewebes

Das Bindegewebe ist im Stande, über Jahre Belastungen und schädigende Einflüsse von außen abzupuffern, abzufangen, zu absorbieren und zu deponieren. Dazu gehören UV-Strahlen, Schwermetallbelastungen, Stress, Krankheitserreger und Stoffwechselschlacken aller Art, oft auf Grund einer jahrelangen Fehlernährung!

Dabei wird ununterbrochen die Struktur, Elastizität und Durchlässigkeit verändert, bis es zum Kontaktverlust zu übergeordneten Regelzentren kommt, es wird entkoppelt. Dabei entstehen verfestigte Zonen an der Körperoberfläche, die vom versorgenden Stoffwechsel abgeschnitten sind und zu schmerzen beginnen.

Kollagenosen, akute entzündliche Prozesse und chronisch degenerative Erkrankungen sind das Resultat des Elastizitätsverlustes des Bindegewebes.

Die Erforscher des Bindegewebes wie Pischinger, später Perger und Heine, haben mit ihren Forschungen bewiesen, dass jeder Therapie einer chronischen Erkrankung die Reinigung und Wiederherstellung des Bindegewebes voranzustellen ist.

In der Biochemie nach Dr. Schüßler gibt es die Möglichkeit einer hervorragenden Kombination, die das Bindegewebe entlastet und regeneriert[225], wobei Calcium sulfuricum Nr. 12 neben Kalium chloratum Nr. 4 das Hauptmittel ist.

Es wird in der Zwischenzeit nicht nur erfolgreich beim Abnehmen eingesetzt[226], sondern auch als Packung, als Teil- oder Ganzpackung, um Kompaktierungen zu lösen. In einem speziellen Fall hat es sich auch bei Sklerodermie, einem Bindegewebskollaps, als lindernd bewährt, neben der Einnahme von Calcium fluoratum Nr. 1, Kalium chloratum Nr. 4, Kalium phosphoricum Nr. 5, Natrium chloratum Nr. 8, Natrium phosphoricum Nr. 9, Calcium sulfuricum Nr. 12 und Cuprum arsenicosum Nr. 19.

7.6.1 Speicher und Entstehung des Mangels

In den Bronchien ist die Nr. 4 an den Faserstoff geknüpft. Phosphationen sind vor allem im Intrazellulärraum zu finden, Chloridionen überwiegend im Extrazellulärraum.

Durch Einwirkung von Alkohol auf den Körper oder starke elektromagnetische Felder werden sehr viele Kalium-chloratum-Moleküle verbraucht. Übertriebenes Trinken von

---

225 Z.B. im Zell Basic der Adler Pharma.
226 Dazu kann das Buch „Gesund abnehmen mit Schüßler-Salzen" Feichtinger, Niedan-Feichtinger, erschienen im Trias Verlag, empfohlen werden.

Milch und Milchprodukten und hoher Konsum von Käse führen ebenfalls zu einem Mangel an diesem Mineralstoff. Für deren Verdauung haben sehr viele Drüsen zu arbeiten, was einen entsprechenden Betriebsstoffmangel erzeugt.

7.7 Erkrankungen des Fasergewebes

Das Fasergewebe wird nach Dr. Schüßler durch die Mithilfe von Kalium chloratum und Eiweiß als Faserstoff gebildet und ist dadurch in fast allen Zellen des Körpers enthalten. Wenn der Mineralstoff vom Organismus in größerem Ausmaß benötigt wird, wird der Faserstoff wieder zerlegt, um an das Kalium chloratum heranzukommen. Dieser Vorgang löst heftige entzündliche Prozesse im Bindegewebe aus, Fibromyalgien, es kommt zum Anschwellen der entsprechenden Gewebe bzw. Körperteile wie der Gelenke. Im Unterschied zu Ödemen bleibt auf diesen Schwellungen kein Abdruck zurück, wenn mit dem Finger darauf gedrückt wird.

Solange der Mineralstoff nicht in einer Zubereitung verabreicht wird, die er auch in sein Gefüge als Betriebsstoff einbauen kann, ist er auf den weiteren Abbau des Bindegewebes angewiesen.

7.7.1 Hautgrieß

Die Faserstoffe treten dann entweder als mehlartige Abschuppung an die Oberfläche[227] oder als Hautgrieß. Das sind stecknadelkopfgroße, weißliche Ablagerungen von Faserstoff unter der Hautoberfläche (Milien). Sie lassen sich nicht ausdrücken, da sie aus angesammeltem verdichteten Faserstoff bestehen. Es besteht auch die Möglichkeit, dass sich der Faserstoff in Bläschen sammelt, in welchen er mehlartig angesammelt erscheint (Pemphigus).

Aus der Praxis:
Ein etwa 14-jähriges Mädchen hatte extrem unter Hautgrieß auf den Oberarmen und den Oberschenkeln zu leiden. Der Mineralstoffberater empfahl ihr die Einnahme einiger Mineralstoffe sowie die Verwendung der Mineralstoffsalbe Nr. 4. Leider waren weder die Eltern noch das Mädchen für diese Heilweise aufgeschlossen, doch die Salbe sollte sie ausprobieren, meinten sie. Obwohl also das Mädchen nur die Salbe für den Hautgrieß verwendete, erfuhr sie eine wesentliche Entlastung von ihrem Leiden. Sie verwendete noch jahrelang die Salbe und als sie ihre Wohnung wechselte, spürte sie, dass sie nichts mehr brauchte. Zu Hause war sie in einem starken elektromagnetischen Feld gelegen, welches das Bindegewebe sehr belastete, weil der Organismus für den unter Stromeinfluss verstärkten Drüsenbetrieb sehr viel vom Kalium chloratum verbrauchte. Er war gezwungen gewesen, immer wieder Bindegewebe abzubauen, um an diesen Mineralstoff heranzukommen.

7.7.2 Husten

Den größten Speicher für diesen Mineralstoff bilden die Bronchien. Durch Anwesenheit der Nr. 4 wird der Faserstoff in Lösung gehalten. Bei einer Verkühlung wird viel von der Nr. 4 verbraucht, weil die Drüsentätigkeit angeregt ist, das KCl wird aus den Bronchien abgezogen und der Faserstoff fällt als weißlicher, oft fadenziehender Schleim an. Man spricht von verschleimtem Husten. Hier hilft zusätzlich zur Einnahme der Mineralstoffe eine Hustensalbe[228].

7.7.3 Verdickung des Blutes

Die Faserstoffe treten nicht nur nach außen auf, sondern können sich auch im Blut ansammeln, was zu einer Verdickung des Blutes

---

227 In der Antlitzanalyse nennen wir das „wie gepudert".
228 Z.B. die Salbe H der Adler Pharma.

führt. Kalium chloratum Nr. 4 hält den Faserstoff im Blut in Lösung, bei einem Mangel „flockt" dieser aus. Durch das dabei entstehende zähflüssige Blut werden die Adern sichtbar, was zu Besenreisern führt oder der bekannten Couperose im Gesicht, das sind erweiterte Äderchen auf den Wangen. Wenn der laufende Bedarf an Kalium chloratum aufgefüllt und darüber hinaus noch weiter eingenommen wird, kann der Organismus den im Blut angesammelten Faserstoff wieder binden und es tritt eine Reinigung des Blutes vom Faserstoff ein, was auch zu einer gewissen Verdünnung führt. Das Blut bekommt seine natürliche Fließfähigkeit wieder.

Achtung: Die Einnahme von Medikamenten, wie zum Beispiel in diesem Fall beschrieben, darf nur mit ärztlicher Erlaubnis verändert oder reduziert werden.

Eine Regulierung der Fließfähigkeit des Blutes beugt auch der Entstehung von Thromben vor, besonders bei:
- Allgemeiner Thrombosegefährdung,
- Reisethrombosen,
- Arteriosklerose,
- Herzinfarkt oder Apoplex (Gehirnschlag) gemeinsam mit Calcium fluoratum Nr. 1, Natrium phosphoricum Nr. 9 und Silicea Nr. 11 (auch hier nie ohne ärztliche Begleitung!).

Aus der Praxis:
Eine Frau von ungefähr 45 Jahren hatte durch zu dickes Blut, welches durch einen Kalium-chloratum-Mangel entstanden war, sehr viele ausgeweitete Adern auf den Wangen, an den Nasenflügeln und ebenso viele Besenreiser an den Beinen. Durch die jahrelange Einnahme dieses Mineralstoffes konnte ein starkes Zurückgehen der Besenreiser an den Beinen erreicht werden, wobei auch die Salbe eingesetzt wurde. Im Gesicht waren die erweiterten Adern nach einiger Zeit fast zur Gänze verschwunden. Allerdings kommen sie bei entsprechenden Belastungen wie Alkoholgenuss, elektromagnetischen Feldern oder starken Temperaturschwankungen im Winter wieder zum Vorschein. Diese Schwachstelle ließ sich nicht mehr gänzlich abbauen, wohl aber eine starke Reduzierung des Leidens erreichen.

Ein weiteres Beispiel aus der Praxis: Ein Mann musste sehr viel Blutverdünnungsmittel einnehmen. Zusätzlich hat er als Unterstützung Kalium chloratum Nr. 4 eingenommen, um die Fließfähigkeit des Blutes zu verbessern. In diesem Fall wirkte dieser Mineralstoff nur sehr langsam. Es wurde ihm aufgetragen, weiterhin regelmäßig zu seinem Arzt zu gehen und den Gerinnungstest machen zu lassen. Er hielt sich genau an die Anweisung. Der Arzt hat das Medikament durch die Wirkung des Mineralstoffes immer mehr reduzieren können.

7.7.4 Blutgerinnung

Grundsätzlich ist die Blutgerinnung ein lebenserhaltender Vorgang. Dabei wird aus dem Prothrombin mit Hilfe von Calcium phosphoricum Nr. 2 (s. S. 206ff.) ein aktiviertes Thrombin hergestellt. Für die Vernetzung des Fibrins ist die Anwesenheit Kalium chloratum Nr. 4 als Regulator wichtig. Dabei soll nicht die Blutgerinnung verhindert, sondern einer übermäßigen Anlagerung der Thromben vorgebeugt werden.

7.7.5 Arteriosklerose

Bei der Arteriosklerose entstehen durch ganz kleine Verletzungen an den Aderwänden Ansammlungen von Thrombozyten, die dann von vernetztem Bindegewebe überzogen werden, in die in weiterer Folge Cholesterin eingelagert wird und manchmal sogar Calcium. Dies führt zu verengten und unflexiblen Adern und zur Gefahr des Herzinfarktes.

7.7.6 Krampfadern

Zu dickes Blut – unter Umständen in Kombination mit wenig Bewegung, zu engen Hosen oder Strümpfen – staut sich im Bereich der Venen. Es kommt zur Ausbildung von Krampfadern (Varizen). An den Venenklappen sammeln sich leicht kleine Thromben. Wird durch Einnahme der Nr. 4 die Fließfähigkeit des Blutes erhöht, kann einer Ausbildung von Thrombosen vorgebeugt werden.

An den Schwellkörpern des Schließmuskels bewirkt eine Stauung des Blutes die Ausbildung von Hämorrhoiden. In den Apotheken können auch Hämorrhoidalzäpfchen mit den entsprechenden Mineralstoffen hergestellt werden.

Bei Varizen, Besenreisern, Couperose, Hämorrhoiden sollte zusätzlich zur Einnahme der Kalium chloratum Nr. 4 D6 auch die äußere Anwendung häufig und konsequent erfolgen.[229]

7.7.7 Verklebung von Wunden

Nach Operationen kommt es häufig zu Verklebungen von heilenden Wunden, wobei die Haut mit dem darunter liegenden Gewebe verklebt. Diese Verklebungen werden in der Medizin mechanisch gelöst, was erhebliche Schmerzen zur Folge hat.

Die Verklebung selbst entsteht durch einen großen Mangel an Kalium chloratum Nr. 4, wodurch der Faserstoff nicht gesteuert werden kann und ausfällt. Kalium chloratum Nr. 4 reichlich aufgetragen, als Brei und als Cremegel, kann in diesen Fällen eine große Hilfe darstellen.

7.8 Das zweite Stadium im Verlauf einer Krankheit

Hat der Organismus die erste Auseinandersetzung mit einer Krankheit wegen eines Mangels an Ferrum phosphoricum Nr. 3 verloren, zieht die Krankheit in den Körper hinein.

7.8.1 Die erste Niederlage

Genau dann, wenn der Körper mit einer akuten Erkrankung nicht fertig geworden ist, die Krankheitsstoffe, Stoffwechselschlacken und Schadstoffe noch nicht abgelagert sind, sondern in Lösung gehalten werden, wartet der Organismus auf Hilfe. Es kommt jetzt oft zu weichen Schwellungen. Die Nr. 4 kann Gifte, vor allem chemische Gifte, binden und für den Körper unschädlich machen, deshalb wird dieser Mineralstoff bei weichen Schwellungen eingesetzt. Die Krankheit setzt sich nicht fest und wird nicht chronisch. Die gebundenen Gifte müssen aber mit Hilfe von Natrium sulfuricum Nr. 10 aus dem Körper herausgebracht und ausgeschieden werden.

7.8.2 Belastungsstoffe

Hat der Organismus große Mühe, sich gegen eine Krankheit zu wehren, dann besteht die Gefahr, dass sie sich im Körper festsetzt. Es entstehen im Zuge der Auseinandersetzung viele Gift- und Belastungsstoffe, welche ausgeschieden, oder, wenn das nicht möglich ist, im Körper abgelagert werden. Um die Entgiftung durchführen zu können, ist der Organismus auf die Anwesenheit von Kalium chloratum angewiesen, welches er sich aus den bestehenden Speichern holt. Reicht das nicht mehr aus, wird auch das Gewebe zerlegt, in diesem Falle das Fasergewebe oder die

---

229 Z.B. mit der CouBeVen der Adler Pharma.

Schleimhäute, welche den benötigten Mineralstoff enthalten.

Damit die Entzündungsgifte aus dem ersten Stadium im Verlauf einer Krankheit (s. Ferrum phosphoricum Nr. 3, S. 228 ff.) gebunden werden können, muss der Organismus Abwehrmechanismen aktivieren. Dabei verbraucht er sehr viel Kalium chloratum, wodurch der Faserstoff seinen Halt verliert.

7.8.3 Entgiftung

Der bei der Entgiftung insgesamt als Abfall anfallende Faserstoff wird vom Organismus dazu benutzt, die groben Gifte zu umhüllen und soweit wie möglich auszuscheiden.

Unter entgiftender Wirkung darf nicht verstanden werden, dass diese Stoffe auch ausgeschieden werden. Es genügt, wenn die betreffenden Stoffe vorerst durch eine chemische Reaktion für den Körper nicht mehr belastend sind. Die Ausscheidung besorgt dann das Natrium sulfuricum, die Nr. 10, die „Schubkarre" für den Abtransport der Schlacken.

7.8.4 Fadenziehend

Alle Sekrete, die einen Mangel an der Nr. 4 darstellen, sind fadenziehend, weißlich-schleimig. Das gilt für die Absonderung eines weißlichen, fadenziehenden Speichels genauso wie für den weißlichen Ausfluss meist junger Mädchen (Fluor genitalis albicans). Dabei stellt sich der Körper gerade auf eine geregelte Produktion der Sexualhormone ein, was einen vermehrten Bedarf der Nr. 4 bedeutet.

Bei der Ausscheidung von Faserstoff wird der Speichel fadenziehend ausgespuckt. Dies tritt oft nach Alkoholgenuss auf, da der Alkohol zur Verarbeitung und zur Entgiftung vor allem in den Drüsen sehr viel Kalium chloratum verbraucht. Beim Ausspucken bindet der anfallende Faserstoff den Speichel so stark, dass er unter Umständen fadenziehend an der Unterlippe hängt.

Solange der Organismus Faserstoff ausscheidet, ist davon auszugehen, dass er mit einer schweren Belastung zu kämpfen hat. Der Bedarf an Kalium chloratum ist dann vordringlich zu beachten und eine entsprechende Versorgung mit diesem Mineralstoff durchzuführen. Ansonsten müsste der Organismus wertvolle Substanz, Bindegewebe oder Schleimhäute, abbauen, damit er die dringend notwendige Entgiftung durchführen kann.

Außerdem ist das zweite Stadium im Verlauf einer Krankheit durch weiche Schwellungen gekennzeichnet. Sie entstehen, weil der Organismus die anfallenden Gift- bzw. Krankheitsstoffe in Lösung halten muss. Damit ist ein Zwischenstadium beschrieben. Der Organismus möchte die Stoffe ausscheiden, sieht sich aber durch einen Mangel an den entsprechenden Stoffen nicht in der Lage dazu. Bevor er sie in einem weiteren, dritten Stadium in das Gewebe bzw. in die Zellen einlagert, wartet er auf Hilfe, auf die Zufuhr der dringend benötigten Betriebsstoffe. Bekommt er diese nicht geliefert, „setzt sich die Krankheit im Körper fest", was bei Kalium sulfuricum Nr. 6 beschrieben wird.

7.9 Drüsenbetriebsmittel – Entgiftung

Grundsätzlich muss bei Drüsenbetriebsstörungen von einem Mangel an Kalium chloratum Nr. 4 ausgegangen werden.

7.9.1 Drüsen

Dieser Mineralstoff ist *der* Drüsenbetriebsstoff in der Biochemie nach Dr. Schüßler. Durch erhöhte Drüsentätigkeit im Verdauungsbereich wird viel von der Nr. 4 verbraucht, es kommt zu einem weißem Zungenbelag, der den Mangel in diesem Bereich anzeigt.

Jeder erhöhte Drüsenumsatz verbraucht vermehrt diesen Mineralstoff und führt über längere Zeit, wenn nicht für Nachschub gesorgt wird, zu einem Mangel – verbunden mit oft unangenehmen Störungen!

Das Kalium chloratum steht den Drüsen für die Produktion aller Stoffe zur Verfügung, die sie im Körper ausschütten. Indirekt steuern sie die Aufgaben der Verdauung, der Ausscheidung bzw. die Entgiftung der Körperabfallstoffe. Auch bewirken die Drüsensekrete den Umbau vieler Stoffe und entlasten so den Organismus.

In der Biochemie nach Dr. Schüßler spricht man häufig vom „Drüsentypen". Oft sind dies Menschen, die auch eine gewisse Dickleibigkeit aufweisen. Durch ihren hohen Mangel an der Nr. 4 können sie die Bindegewebsmoleküle nicht gut aufbauen und lagern die unverarbeiteten Proteine dort ab. Kennzeichnend ist auch ein überaus großer emotionaler Gefühlsaufwand, der viel von Kalium chloratum verbraucht. Manchmal ist der Mangel so groß, dass überhaupt kein Eiweiß aufgenommen wird, diese Menschen sind dann sehr dünn (s. Kap. 7.10, S. 253 ff.).

7.9.2 Stillen

Calcium phosphoricum Nr. 2 ist für die Milchbildung notwendig. Besonders wichtig ist für stillende Mütter aber auch Kalium chloratum Nr. 4. Dieser Mineralstoff ist in Kombination mit Natrium chloratum Nr. 8 für den Stillvorgang erforderlich, damit die Muttermilch ausreichend zur Verfügung steht. Kalium chloratum regt die Drüsentätigkeit der Brustdrüsen an und Natrium chloratum reguliert die Flüssigkeitsmenge. Viele dankbare Rückmeldungen bestätigen immer wieder die großartige Wirkung dieser Mineralstoffkombination.

7.9.3 Impfungen

Impfungen setzen im Körper des Geimpften aufgefüllte Betriebsstoffspeicher voraus, da sie einen enormen Reiz darstellen. Der Körper wird durch die Impfungen zur Bildung von Antikörpern angeregt. Der Aufbau der Immunglobuline und der Immunantwort des Organismus braucht diesen Mineralstoff, gemeinsam mit Calcium phosphoricum Nr. 2. Dieser Abwehraufbau fordert ein intensives Maß an Auseinandersetzung, wobei Abfall- und Schlackenstoffe entstehen. Hierbei wird auch die Drüsentätigkeit enorm angekurbelt, was ebenfalls von diesem Mineralstoff sehr viele Moleküle verschleißt.

Auch für die Bearbeitung der chemischen Zusatzstoffe wie Konservierungsstoffe, Präparations- und Stabilisierungsstoffe, wird sehr viel von Kalium chloratum Nr. 4 verbraucht.

Bei Impfungen wird die Mischung Calcium phosphoricum Nr. 2, Ferrum phosphoricum Nr. 3, Kalium chloratum Nr. 4 und Kalium-Aluminium sulfuricum Nr. 20 gegeben.

Nach Impfungen kommt es u. U. zu Fieberkrämpfen, bei denen auch an Cuprum arsenicosum Nr. 19 gedacht werden sollte. Um das Immunfeld zu aktivieren und etwaiges Fieber abzufangen, sollte nach Impfungen noch das Ferrum phosphoricum Nr. 3 mit eingenommen werden.

Auch zur Vorbeugung oder zumindest zur Nachbehandlung von Narkosen sollte Kalium chloratum Nr. 4 eingesetzt werden. Damit werden die Drüsen in ihrer Entgiftungsarbeit sehr unterstützt.

7.10 Eiweißsubstanzen

Wie schon beim Bindegewebe beschrieben (s. S. 212), benötigt der Organismus für den Aufbau der Fasern des Bindegewebes ein ziemlich einfach gebautes Eiweiß, das Kollagen (fadenförmige Eiweißketten). Aus der Sicht der Biochemie Dr. Schüßlers ist für die Bildung dieser Faserstoffe das Kalium chloratum als Funktionsmittel notwendig. Das heißt, dass der Körper diese Eiweißsubstanzen nicht binden kann, wenn er den dazugehörigen Betriebsstoff nicht zur Verfügung hat.

Ein Mangel an diesem Mineralstoff wie auch ein Mangel an Calcium phosphoricum Nr. 2 ist damit automatisch mit Problemen der Eiweißverarbeitung verknüpft, bei jedem Mineralstoff auf seine spezifische Weise.

7.10.1 Dickleibigkeit – Dünnleibigkeit

Bei einem Mangel an Kalium chloratum werden die Eiweißflocken im Körper abgelagert, was die Neigung zur Dickleibigkeit erklärt. Es wird immer wieder missverständlich formuliert, dass Drüsentypen zur Körperfülle neigen, das ist nur über diesen Zusammenhang zu verstehen. Da dieser Mineralstoff für den Betrieb der Drüsen zuständig ist, wird ein Mangel auch in einer mangelhaften oder fehlerhaften Drüsentätigkeit wahrgenommen und mit der Neigung zur Gewichtszunahme gekoppelt. Eigentlich ist es ein anderes Problem, das aber parallel abläuft. Es ist also nicht die mangelnde Arbeit der Drüsen, die zur Dickleibigkeit führt, sondern der Mangel an Betriebsstoff führt zu Schwierigkeiten im Betrieb der Drüsen, wodurch es zur Belastung kommt.

Es ist jedoch auch das umgekehrte Phänomen zu beobachten. Bei einem Kaliumchloratum-Mangel kann es auch zur Abmagerung kommen, weil die Einbaufähigkeit von Eiweiß vermindert ist. Sei es, dass zu wenig Eiweiß aufgenommen oder sogar ausgeschieden wird. Der Aufbau von Bindegewebe ist durch den Mineralstoffmangel dann nicht möglich.

7.10.2 Schilddrüse

Bei den bisherigen Betrachtungen wurde die Möglichkeit einer Fehlsteuerung der Schilddrüse ausgeklammert. Auch diese könnte den Hintergrund für eine solche Problematik bieten. Die Zuordnung von Überfunktion der Schilddrüse und Gewichtsabnahme wie auch umgekehrt, Unterfunktion und Zunahme an Gewicht, ist allerdings nicht – wie früher angenommen – zwingend.

Da die Schilddrüse als Drüse sehr abhängig von der Anwesenheit des entsprechenden Betriebsstoffes ist, kann die Fehlsteuerung auch in diesem Zusammenhang verstanden werden. Damit wäre die Problematik der Körperfülle oder der übertriebenen Schlankheit von zwei Seiten her zu sehen. Einerseits als Folge des Mangels an einem Mineralstoff und andererseits als Fehlsteuerung der Schilddrüse. Sie benötigt zusätzlich noch einen speziellen Mineralstoff, nämlich das Kalium jodatum, was bei der Nr. 15 (s. S. 385) besprochen wird.

7.10.3 Ernährung

Durch die Forschungen von Dr. Hay, dem Begründer der gleichnamigen Ernährungslehre, der Hay'schen Trennkost, wissen wir, dass der Organismus für die Verarbeitung von Eiweiß im Magen eine relativ hohe Säurekonzentration braucht. Bei den Kohlenhydraten ist dies nicht der Fall. In der allgemeinen Ernährungslehre ist bekannt, dass der Erwachsene höchstens 1 g Eiweiß pro kg Körpergewicht am Tag benötigt.

7.10.4 Orangenhaut

Durch unsere Überversorgung mit tierischem Eiweiß, vor allem in Form von Milchprodukten, entsteht insgesamt ein Mangel an Calcium phosphoricum Nr. 2 und Kalium chloratum Nr. 4, aber auch ein Überschuss an Säure. Dies deshalb, weil der Organismus die Mineralstoffe für die Verarbeitung von Eiweiß zur Verfügung stellt und das Calcium nicht zur Neutralisierung von Säure zur Verfügung steht. Kann aber der Organismus durch den vorhandenen Mineralstoffmangel das Eiweiß nicht mehr verarbeiten, kommt es unter Umständen zur so genannten Orangenhaut. Das ist die Ansammlung und Ablagerung von säuregetränkten Eiweißflocken unter der Hautoberfläche. Ferner ist aber auch die Umarbeitung von Eiweiß in Säure möglich, was entsprechende Probleme nach sich zieht.

7.11 Mineralstoff-Kombinationen mit Kalium chloratum Nr. 4

Die Mineralstoffe nach Dr. Schüßler müssen immer in Kombinationen gegeben werden, ganz im Unterschied zur klassischen Homöopathie, die mit einem einzigen Mittel auszukommen versucht. Dr. Schüßler hat nur einmal davon geschrieben, dass nur ein einziges Mittel gegeben werden soll und zwar zur Erlernung der Antlitzanalyse.

So ist es für einen Biochemiker nach Dr. Schüßler immer von großer Bedeutung, die entsprechenden förderlichen Kombinationen zu finden, die einen guten Zusammenklang im Konzert dieser Betriebsstoffe ergeben. Für Kalium chloratum Nr. 4 ergeben sich folgende Empfehlungen:
- Für das Bindegewebe: Calcium phosphoricum Nr. 2, Kalium chloratum Nr. 4, Natrium chloratum Nr. 8, Natrium phosphoricum Nr. 9, Silicea Nr. 11, Calcium sulfuricum Nr. 12 und Cuprum arsenicosum Nr. 19.
- Kupfer: Dies wird zusätzlich zur grobstofflichen Versorgung empfohlen. Da es sich bei Kupfer um ein Spurenelement handelt, sollte zuerst einmal eine Versorgung über Cuprum arsenicosum Nr. 19 angestrebt werden. Kupfer ist ein wichtiger Bestandteil von vielen Enzymen.
- Vitamin C. Für das Bindegewebe ist es ein wichtiges Mittel zur Regeneration, besonders im Hinblick auf die antioxidativen Eigenschaften, eventuell zusätzlich zu bestimmten Kombinationen der Mineralstoffe, die eine Entschlackung und Entsäuerung intendieren.[230]

- Folsäure: Ein Mangel an Folsäure führt zur Blutverdickung, Cholesterinwerte und das Arterioskleroserisiko steigen. Folsäure regeneriert das zellschützende Methionin, eine Aminosäure. Folsäure sollte immer in Kombination mit Vitamin B_6 und B_{12} gegeben werden.

7.12 Äußere Anwendung

Auch hier darf die Einnahme neben der äußeren Anwendung nicht vernachlässigt werden. In Frage kommt diese zusätzlich bei:
- Venenproblemen, Besenreisern, Couperose, Hämorrhoiden: Cremegelmischung aus Calcium fluoratum Nr. 1, Kalium chloratum Nr. 4, Natrium phosphoricum Nr. 9, Natrium sulfuricum Nr. 10 und Silicea Nr. 11 oder in einer fertigen Mischung[231],
- Hautgrieß, Milien: Cremegel von Kalium chloratum Nr. 4,
- Vitiligo verlangt: Kalium chloratum Nr. 4, Kalium sulfuricum Nr. 6, Calcium sulfuricum Nr. 12 und Cuprum arsenicosum Nr. 19,
- Husten mit weißlichem Schleim: Das Cremegel Kalium chloratum Nr. 4 in Verbindung mit Calcium phosphoricum Nr. 2, Ferrum phosphoricum Nr. 3, Magnesium phosphoricum Nr. 7, Natrium chloratum Nr. 8 und Natrium sulfuricum Nr. 10 kombiniert oder in einer fertigen Mischung[232],
- Weiche Schwellungen, auch nach Impfungen: Cremegelmischung aus Calcium phosphoricum Nr. 2, Kalium chloratum Nr. 4, Calcium sulfuricum Nr. 12,
- Bäder: Bei Bindegewebsproblemen, vor allem bei Übersäuerung kann das Baden in einer speziellen Entschlackungsmischung empfohlen werden, aber auch das Bad in einem Basenbad[233].

---
230 Wie z.B. das Zell Basic der Adler Pharma.
231 S.o.: z.B. Creme CouBeVen der Adler Pharma.
232 Z.B. Salbe H der Adler Pharma.
233 Z.B. BaseCare der Adler Pharma.

7.13 Zusammenhänge zwischen Kalium chloratum und charakterlichen Strukturen

Wenn wir die drei schon besprochenen Mineralstoffe betrachten, dann war Calcium fluoratum Nr. 1 im Wesentlichen für die Hüllen, den Schutz, Calcium phosphoricum Nr. 2 für das Innere der Hülle des Körpers, die Fülle, und Ferrum phosphoricum Nr. 3 für die Auseinandersetzung mit der Welt, für die Bezugnahme, zuständig.

Der vierte Mineralstoff nun hat sehr viel mit der Möglichkeit des Menschen zu tun, diese Auseinandersetzung mit der Welt fühlen zu können. Die Gefühls- und Gemütswelt spielen eine besondere Rolle.

7.13.1 Gefühls- und Gemütshaushalt

Gefühle können als die Möglichkeit der Wahrnehmung der eigenen Befindlichkeit beschrieben werden.

Die Gefühle und das Gemüt haben den gleichen Hintergrund und auf der körperlichen Ebene ihren Sitz im Stammhirn. Sie sind Stellungnahmen der Person auf gegebene Umstände. Mit dem Gemüt sind längerfristige, tiefgehende Stellungnahmen der Person zum Leben gemeint. Das zeigt sich, wenn z.B. von einem sonnigen Gemüt die Rede ist. Derjenige nimmt das Leben von der besten Seite, strahlt Wärme und Herzlichkeit aus. Nicht so ein düsteres Gemüt, da wird die Welt grau in grau gesehen, auch wenn die Sonne scheint. Vom Wortinhalt her kommt die Stimmung dem Gemüt sehr nahe. Stimmungsschwankungen gehen viel tiefer als Gefühlsveränderungen. Gefühle kommen und gehen außerdem viel rascher als Stimmungen. Vergleichbar ist das mit einem See. Auf der Oberfläche, die sich schnell bewegen, kräuseln und glätten lässt, stellen die Wellen die Gefühle dar. Unter der Oberfläche gibt es tiefe und bewegende Strömungen, die sich mit dem Gemüt vergleichen lassen.

Erlebt der Mensch in seinem Leben Gefühle, scheiden parallel dazu die Drüsen auf der körperlichen Ebene entsprechende Stoffe aus. Besonders gefühlsbetonte Menschen haben deshalb einen sehr hohen Verbrauch an Kalium chloratum Nr. 4. Da Frauen aus soziologischen Gründen mehr Gefühle leben „dürfen" als Männer, tritt bei diesen der Mangel häufiger und stärker auf. Die Männer haben gelernt, dass Gefühle unterdrückt werden müssen, denn sie gelten als Zeichen von Schwäche, ganz nach dem dummen Sprichwort: „Ein Indianer kennt keinen Schmerz!" Und so entstand der „Männlichkeitswahn", in dem noch viele gefangen sind und unter dem sie leiden.

Zum Thema Gefühlsunterdrückung kann das wohl weltberühmte Buch von Max Frisch angeführt werden: Homo Faber. Ein Techniker muss mit zunehmender Verunsicherung seiner rationalen Grundfesten in den Raum der Gefühle eintauchen.

Die Gefühlsunterdrückung kann sogar geschlechterspezifisch zugeordnet werden, wobei sie bei Männern eher in die Härte geht und bei Frauen in die Kälte.

Von sehr großer Bedeutung sind die drei Bereiche des Gefühlslebens: Erleben (im Innenraum – Innenleben), Zeigen (ausdrücken), Leben (sie in das Leben umsetzen).

7.13.2 Die Bedeutung der beiden Hemisphären: der männlichen und der weiblichen

Bei der Unterscheidung der beiden Hemisphären werden nicht die Geschlechter getrennt betrachtet, sondern deren Eigenschaften, welche jedem der beiden Geschlechter zukommen. Sie sind in jedem Menschen grundgelegt, nur werden sie vorwiegend einseitig ausgebildet. Es wurde zu oft darauf Wert gelegt, festzustellen, was typisch männlich und weiblich ist. Da die Frauen in der Gesellschaft „unter" den Männern, aber immerhin noch „vor" den Kindern in der Hierarchie

7.13 Zusammenhänge zwischen Kalium chloratum und charakterlichen Strukturen

bzw. Rangordnung eingestuft waren, lehnten Männer alles, was „weibisch" ist, ab.

Außerdem wirkt bis in unsere Zeit hinein sehr stark das entsprechende Image, die Vorstellung von einer „richtigen" Frau, bzw. einem „richtigen" Mann. Die beiden Geschlechter standen einander fremd gegenüber, anteilsfremd. Keiner wollte, durfte oder konnte einen Anteil vom anderen haben.

Die Männer wollen unbedingt sehr „männlich" sein, bei den Frauen zeichnet sich im Zuge der so genannten Emanzipation eine Überbetonung der männlichen Eigenschaften ab. Sie wollen zu ihrem Recht kommen, zu ihrer Würde und zur Achtung ihres Wertes. Lange Zeit schien das nur über die Ausbildung und Eroberung jener Bereiche möglich, welche alleine den Männern zustanden. Die weiblichen Bereiche wurden viel zu sehr gering geachtet und abschätzig behandelt, wurden entwertet und als Vollzugsmodelle für das Leben ausgeschlossen.

So kam es, dass weder Männer noch Frauen besonders zu jenen Bereichen standen, die als weiblich beschrieben werden, außer wenige Ausnahmeerscheinungen mit einer starken Persönlichkeit. Damit hat die menschliche Gemeinschaft einen großen Verlust erlitten. Die Entfaltung bzw. Ausformung der weiblichen Eigenschaften ist zurückgegangen.

Das weibliche Prinzip wird mit dem chinesischen Yin-Prinzip gleichgesetzt. Es wird der rechten Gehirnhälfte bzw. der linken Körperhälfte zugeordnet und ist der Bereich der intuitiven, kreativen, mystischen, meditativen, musischen, irrationalen Ebene.

Das chinesische Prinzip Yin offenbart sich als „weiblich, irdisch, passiv, abgründig, schwach, dunkel, schattig, kühl, zurückweichend, unterwürfig, empfangend, flüssig, weich, feucht, wechselhaft, hingebend, unten, rechts, innen und vorn."[234]

Das männliche Prinzip wird mit dem chinesischen Yang-Prinzip gleichgesetzt. Es wird der linken Gehirnhälfte und der rechten Körperhälfte zugeordnet und ist der Bereich der rationalen, logischen, mathematischen, abstrahierenden, analytischen, leistenden, aktiven Ebene.

Das chinesische Yang-Prinzip offenbart sich nach dem schon zitierten Ernst Stürmer als „männlich, himmlisch, aktiv, hoch, stark, licht, sonnig, warm, angreifend, beherrschend, durchdringend, fest, hart, trocken, beständig, schöpferisch, oben, links, außen und hinten."

Vom gesundheitlichen Standpunkt ist interessant, dass im Chinesischen „von den Funktionskreisen im menschlichen Organismus die so genannten Speicherorgane (Leber, Herz, Milz, Lunge, Niere und Kreislauf) Yin und die so genannten Durchgangsorgane (Galle, Dünndarm, Magen, Dickdarm, Blase und Dreifacher Erwärmer) Yang sind"[235].

Obwohl jeder Mensch beide Welten in sich trägt, kam es in der Geschichte der Menschen zu starken Polarisierungen. Die Ausbildung der weiblichen Eigenschaften wurde den Frauen zugeordnet und umgekehrt die Ausbildung der männlichen Eigenschaften alleine den Männern. Lange Zeit achteten die Männer peinlich darauf, dass keine Frau in ihre Bereiche eindringen konnte. In der heutigen Zeit beginnen diese Grenzen zu verschwimmen. Es wird immer mehr sichtbar, dass jeweils jeder der beiden Partner beide Bereiche mehr oder weniger abdecken kann.

Damit ist endlich das so genannte Ergänzungsmodell abgelöst. Immer wieder wurde es als das Ideal hingestellt, dass die Frau den Mann und der Mann die Frau um den fehlenden Bereich ergänze. Selbstverständlich kann über die körperlichen Eigenarten nicht hinweggegangen werden, aber die Verhaltensweisen müssen nicht eindeutig und bindend vorgeschrieben sein.

So ist jeweils der gegengeschlechtliche Partner die Er-inner-ung an das, was in der eigenen Existenz an Möglichkeiten, sich der

---

234 Stürmer, E.: So heilt Asien. Veritas, Linz 1988. S. 58.
235 Ebd.

Welt und dem Leben zu stellen, angelegt ist und verwirklicht werden kann. Aus dem Ergänzungsmodell entstand das Erinnerungsmodell. Auf diese Weise kann alles, was der Mensch bei sich vorfindet, in das Leben integriert, eingebaut werden.[236]

Konnten Menschen beide Bereiche in sich verwirklichen und leben, kommt es zu einer eigenartigen Erscheinung. Es gibt Bilder von solchen Menschen, auf denen sich dann nicht mehr eindeutig sagen lässt, ob das eine Frau oder ein Mann ist. Auch werden solche Menschen oft als weise Menschen beschrieben, was ihrer inneren Wirklichkeit sicher sehr nahe kommt.

7.13.3 Gefühl oder Gespür

Das Gefühl ermöglicht, die Befindlichkeit der jeweiligen Situation wahrzunehmen.

Diese Wahrnehmung ist von großer Bedeutung, damit die in dieser Welt vorgefundenen Möglichkeiten nicht über-, aber auch nicht unterschätzt werden. Während Ferrum phosphoricum Nr. 3 die Quantität der Auseinandersetzung mit der Welt gewährleistet, ist Kalium chloratum Nr. 4 für die Qualität der Auseinandersetzung zuständig.

Bevor wir noch weiter auf das Gefühl eingehen, ist es notwendig, die Unterscheidung von Gefühl und Gespür vorzunehmen. Sie wird zu wenig beachtet und manche Menschen glauben überhaupt, dass es nur Gefühle gäbe und sonst nichts. Aber mit einer einfachen Unterscheidungshilfe lässt sich der Unterschied wahrnehmen.

Fühlen: So kennen wir zum Beispiel alle die Angst. Sie ist ein Gefühl, wie jemand die Welt im Moment erlebt.

Spüren: Der Mensch sieht sich bedroht, eingeengt, hat Befürchtungen, ahnt Schlimmes oder was immer die Ursache für dieses Gefühl ist. Dabei ist es nicht von Bedeutung, ob die Bedrohung real oder irrational ist, das Ergebnis, die gefühlsmäßige Befindlichkeit, ist die gleiche!

Gefühl: Was tut dieses Gefühl mit jemandem? Das ist die Frage nach dem, was man bei diesem Gefühl spüren kann! Es macht innerlich sehr eng.

Angst: Die Angst ist die Souffleuse, die „immer" den falschen Text hat. Hauptsächlich geht es dabei um „eingebildete", irrationale Ängste, die sich aufgrund der Lebens-„Erfahrung", der traumatischen Prägungen in den Menschen eingesenkt, eingraviert haben.
Es gibt zwei Bewegungen:
- Die eine geht vom Gefühl zum Spüren und in das Denken. Dabei nimmt der von Angst Geplagte wahr, dass ihm sehr eng wird und dass im Kopf Bilder entstehen, die bedrohlich sind.
- Die andere geht von der gespürten, wahrgenommenen oder vielleicht auch nur eingebildeten Bedrohung in das Gefühl, nämlich in die Angst, welche nichts anderes ist, als die Aktivierung der über das normale Maß hinausgehenden Wachsamkeit und Verteidigungsbereitschaft.

Erstrebenswert ist der freie Fluss der Gefühle, um sich selbst überhaupt wahrnehmen zu können, sich selbst entdecken zu können. Dieser freie Fluss der Gefühle hat mit Echtheit und der Ehrlichkeit sich selbst gegenüber unmittelbar zu tun.

7.13.4 Spüren

So ist es möglich zu fragen, was Gefühle innerlich auslösen. Das, was sie auslösen, ist das Gespürte. Ein freudiges Gefühl, wie das der Dankbarkeit, macht sehr weit und offen. Ein trauriges Gefühl, wie der Abschiedsschmerz,

---

236 Dieses Thema wurde ausführlich in dem folgenden, leider schon vergriffenen Buch behandelt: Juchli, L.: Heilen durch Wiederentdecken der Ganzheit. Kreuz, Stuttgart 1985. S. 80 ff.

7.13 Zusammenhänge zwischen Kalium chloratum und charakterlichen Strukturen

bedrückt unter Umständen, und beim Heimweh, einem sehr intensiven Gefühl, fällt einem vielleicht „die Decke auf den Kopf".

Wir unterscheiden also verschiedene Gefühlsqualitäten wie fröhlich, traurig, ängstlich, betrübt, lustig, nett, angenehm u.a.m. Von großer Bedeutung ist allerdings die Stärke der Gefühle. Bei manchen Menschen fließen sie angemessen, den Umständen entsprechend einmal mehr und dann wieder weniger, wobei auch intensive Gefühle nicht ausgeschlossen sind. Bei anderen sind sie jedoch unter Umständen überschwänglich, extrem, euphorisch, übertrieben oder gar hypertroph, was überzogen oder überspannt heißt.

7.13.5 Zwanghaftigkeit

Wenn die Gefühle gar so intensiv und übertrieben gelebt und erlebt werden, dann steckt meistens sehr viel Zwanghaftigkeit im Leben dieses Menschen. Ein Beispiel sind Mütter, die behaupten, dass es ihnen sehr schlecht gehe, wenn es ihren Kindern schlecht geht. Sie koppeln unmittelbar an die Lage des Kindes an und formulieren das unter Umständen sogar noch als Liebe. Aber diese Erscheinung gibt es auch ganz allgemein im Leben, dass sich jemand so wenig von der Situation eines anderen distanzieren kann, dass er sie gefühlsmäßig angeblich genauso erlebt.

Die Unterdrückung bzw. Verdrängung der Gefühle, die Gefühlskälte, hat mit anderen Mineralstoffen zu tun und wird an entsprechender Stelle erörtert:
- Kalium phosphoricum Nr. 5
  Die Zähne zusammenbeißen – Kap. 8.9.2, S. 271
- Magnesium phosphoricum Nr. 7
  Unterdrückung der Gefühle – Kap. 10.13.6, S. 302
- Silicea Nr. 11
  Auswirkungen – Kap. 14.14.3, S. 367

Das innere „Kleben an den Gefühlen", an denen der anderen, aber auch an den eigenen, die mangelnde Distanzierungsfähigkeit, strapaziert unentwegt die Drüsen und damit den Kalium-chloratum-Haushalt. Parallel dazu bringt die Überspanntheit, mit der die Gefühle gelebt werden, einen hohen Tonus für alle Gewebe, was auch wieder den Kalium-chloratum-Haushalt beansprucht.

7.13.6 Enttäuschungen

Manche Menschen sind von Kindheit an durch ihre Eltern daran gewöhnt, ihren Blick auf den Besitz und die Möglichkeiten der anderen zu richten. Dadurch entsteht eine permanente Unzufriedenheit, welche die Gefühlslage sehr belastet. Es ist dann angebracht, sich auf das Eigene zu besinnen. Vielleicht findet man bei sich vieles, was man vorher gar nicht wahrnehmen konnte, weil der Blick gefangen war.

Auch durch Erziehung und Werbung werden dem Menschen manche Ideale und Wunschvorstellungen in das Herz gepflanzt. Die Versuchung ist sehr groß, diese im eigenen Leben verwirklichen zu wollen. Das erzeugt einen gewaltigen Druck, auch Erwartungsdruck auf sich selbst, sodass dadurch wieder der Gefühlshaushalt belastet wird, weil allzu hohe Anforderungen viel zu oft Enttäuschungen bereiten. So wird es notwendig sein, die zu hohen Anforderungen auf jenes Maß zu reduzieren, das im eigenen Leben umsetzbar ist. Allerdings muss das Gefühl des Selbstwertverlustes überwunden werden, welches damit verbunden sein könnte. Ganz nach dem Motto: „Ja, wenn ich mir das auch nicht mehr leisten kann, wer bin ich denn dann noch?"

Es bleibt der Eigenwert, gerade dann wird er empfunden, der eigentliche Wert, der von nichts abhängig ist, auch von keiner Selbstbestätigung.

7.13.7 Erfüllung von Erwartungen

Eine der tiefsten Strukturen, „eindressiert" und „eingefleischt" im Menschen, ist das Erfüllen der Erwartungen der anderen. Dadurch werden meistens die eigenen Bedürfnisse übersehen, nicht wahrgenommen und auch nicht beansprucht, aber es stellt sich ein Gefühl ein, das schwer abzuschütteln ist. Es ist der Ärger! Er zeigt dem Menschen immer, wann er sich selbst übersehen hat. Oft kann er es selbst nicht sehen und bekommt ein stark ablehnendes Gefühl gegen den, der auf sich geschaut hat und der Diktatur des Erwartungerfüllen-Müssens nicht zum Opfer gefallen ist. Je öfter auch das eigene Leben zum Zuge kommt, umso mehr verliert sich der Ärger und die allzu große Beanspruchung des Drüsenhaushaltes.

Wenn Menschen in ihrem Leben schlimme und bedrohliche Situationen erlebt haben – das können auch Träume sein – fällt es ihnen meistens sehr schwer, sich von diesem Erlebnis gefühlsmäßig zu distanzieren. Es entsteht eine Dauerspannung, die sie „auf der Lauer" sein lässt, was denn als Nächstes auf sie zukommen könnte. In einer solchen angespannten Situation leben auch Kinder jähzorniger Eltern (es reicht auch schon, wenn es nur ein Elternteil ist). Dieselbe Dauerspannung erzeugen aber auch Eltern bei ihren Kindern, wenn sie diese dem Stress einer andauernden Übertreibung der Gefühle aussetzen. Für sie ist die Übertreibung und Überspanntheit normal, ihr Verhalten wird dann als exaltiert beschrieben.

7.13.8 Lust oder Wert

Die Befriedigung des Reizes hat die Jagd nach der Lust zur Folge.

Eine schwere Irreführung haben die Menschen vor allem durch die Überbetonung der Lust erfahren. Sie jagen Reizen nach, welche ihnen in ihrer Erfüllung angenehme Gefühle bringen sollen. Dieses Streben verlangt aber aufgrund der Abstumpfung nach einer immer größeren Steigerung der Reize, was zu einer enormen Zwanghaftigkeit führt. Die Reize nützen sich ab! Die Reizschwelle steigt!

Letztlich führt das Streben nach Lust in die Leere, aber das Streben nach der Erfüllung von Werten in den Sinn[237]. Das passive Reizerlebnis ist nur eine Seite des Lebens, es erfüllt die Sehnsucht nach Erlebniswerten. Wird dieser Bereich des Erlebens allein gelebt, verliert der Mensch die schöpferischen Werte sowie die Einstellungswerte aus seinem Gesichtsfeld, außerdem verkümmern die aktiven und kreativen Fähigkeiten.

Alle die angeführten Erscheinungsformen haben folgenden Hintergrund: Die Menschen haben noch sehr wenig Lockerung für ihre Gefühls-Spannungen erlebt. Ja, manche glauben, durch die Gefühls-Spannung sei das Leben erst anwesend, „leben" sie erst. Das Bemühen um eine behutsame Lockerung der Spannungen ist vordringlich angezeigt, wodurch in Folge auch der Verschleiß des Mineralstoffes Kalium chloratum Nr. 4 stark zurückgehen könnte.

Das Ziel besteht nicht darin, von Gefühlen gelebt zu werden, sondern vor allem darin, Gefühle zu leben. Es geht um den Mut, sich in den freien Fluss der eigenen Gefühle einzulassen, worauf bei Natrium sulfuricum Nr. 10 noch besonders eingegangen wird.

---

237 Als Literatur zu diesem Thema sehr zu empfehlen: Frankl, V.E.: Das Leiden am sinnlosen Leben. Herder/Spektrum Band 4030, Wien 1991. Frankl, V.E.: Der Mensch vor der Frage nach dem Sinn. Piper, München 1995.

Kalium phosphoricum Nr. 5

KH$_2$PO$_4$ – Monokaliumphosphat, phosphorsaures Kalium, phosphorsaures Kali, Kaliumphosphat

Empfohlene Potenzierung: D6

Kalium phosphoricum Nr. 5 baut mit Hilfe von Natrium chloratum Nr. 8 Gewebe auf. Der Mineralstoff kommt in allen Gehirn- und Nervenzellen, im Blut und in den Muskeln vor.

Dieser Mineralstoff ist
- für das hohe Fieber zuständig,
- das biochemische Antiseptikum,
- für die Leistung, den Einsatz im Leben erforderlich,
- das „Generalmittel" bei allen Erschöpfungszuständen seelischer und körperlicher Natur,
- der Betriebsstoff für das Lecithin,
- der Mineralstoff, der dem Organismus grundsätzlich hilft, mit erhöhter Widerstandskraft gesundheitsgefährdenden Vorgängen entgegenzutreten.

Antlitzanalytische Zeichen
- Aschgrau: wie mit Zigarrenasche leicht bestäubt liegt diese Färbung unter den äußeren Augenwinkeln oder über der Oberlippe und auf dem Kinn. Das Aussehen ist eher teilnahmslos, abwesend, fast apathisch.
- Eingefallene Schläfen sind eingezogene Substanz an der Schläfenpartie. Es zeigt uns an, dass viel „Hirnschmalz" frühzeitig verbraucht wurde. Der Lecithinspeicher ist dann ziemlich ausgeschöpft und mit ihm der Vorrat an Kalium phosphoricum Nr. 5.

8.1 Wirkungsweise

Kalium phosphoricum kann in schweren Fällen unglaublich schnell wirken. Es muss aber, wenn eine große Schwächung des Organismus vorliegt, lange Zeit genommen werden, um Rückfälle zu vermeiden.

Das Mittel wirkt belebend, weshalb es eher am Vormittag genommen werden soll. Ansonsten bestimmt immer der Krankheitsverlauf, wann das Mittel genommen wird.

8.2 Charakteristik

Kalium phosphoricum baut in Zusammenarbeit mit Natrium chloratum Gewebe auf. Es gibt dem Organismus die Möglichkeit, neue Zellen zu bilden. Im Muskelbereich hilft es, den anspruchsvollen Stoffwechsel zu regulieren und Erschöpfung und Muskelschwund vorzubeugen.

Der Mineralstoff ist das Antiseptikum im Körper. Er macht gewisse giftige Stoffe unschädlich, indem er sich mit ihnen verbindet. Auch bei Krankheiten, bei denen Fäulnis auftritt, wie bei der Mundfäule, ist Kalium phosphoricum angezeigt.

Es ist das Mittel, welches bei hohem Fieber angebracht ist, da es dem Organismus hilft, mit den eingedrungenen giftigen Stoffen zurechtzukommen.

Ist der Körper nach einer schweren Krankheit geschwächt, ist Kalium phosphoricum in Zusammenarbeit mit Natrium chloratum notwendig, die fällige Regenerationsarbeit, d.h. Wiederherstellungsarbeit zu leisten.

Das Kalium phosphoricum bildet im Körper das lebensnotwendige Lecithin, welches beim Menschen im Blutplasma, in den roten Blutkörperchen (Erythrozyten), in der Galle und in der grauen und weißen Hirnsubstanz vermehrt vorkommt.

Der Mineralstoff ist ein Energieträger, weshalb bei übertriebener Erschöpfung des Organismus ein extremer Mangel mit entsprechenden Folgen als Betriebsstörung eintreten kann. Das „Energieorgan" im Körper ist die Milz, weshalb es bei energetischen Problemen häufig zu Seitenstechen kommt.

8.3 Die Biomembran

Durch die spezifische Verbindung von Kalium phosphoricum Nr. 5 mit Lecithin und den ungesättigten Fettsäuren kommen alle Biomembranen in das Blickfeld.

Jede Zelle ist durch eine Biomembran geschützt, auch innerhalb der Zelle sind die Kompartimente der Zellorganellen von Membranen umgeben, wodurch mehrere Stoffwechselvorgänge zur gleichen Zeit ungestört nebeneinander ablaufen können. Auch der Zellkern ist von einer Biomembran umgeben.

Membranbaustoffe sind neben der Nr. 5 Cholin und Cholamin (Lecithin), Omega-3-Fettsäuren und Omega-6-Fettsäuren. Wichtig ist bei einer Substitution von essenziellen Fettsäuren darauf zu achten, dass vorher Antioxidanzien zugeführt werden, wie z. B. Vitamin E und C, weil sonst die essenziellen Fettsäuren durch freie Radikale angegriffen werden und die Schädigung der Biomembran dadurch enorm gesteigert wird. Hier kann zum einen durch die Einnahme der Antioxidanzienmischung der Biochemie nach Dr. Schüßler vorgebeugt werden (s. S. 59) und zum anderen durch die grobstoffliche Versorgung (s. Kap. 8.7, S. 270).

8.3.1 Membranstabilität

Biomembranen gewährleisten Stabilität und Abgrenzung. Sie wirken als elektrische Isolatoren und können elektrische Potenziale aufbauen, was bei den Nervenzellen von besonderer Bedeutung ist.

Die Biomembran ist innen und außen von einem wässrigen Medium umgeben, deshalb reihen sich die Moleküle zu einer Doppelmembran, wobei die wasserlöslichen Köpfe nach außen und die fettlöslichen Anteile nach innen gerichtet sind. Die Beweglichkeit der Biomembran bleibt durch die Aneinanderreihung der einzelnen Moleküle erhalten. Je mehr ungesättigte Fettsäuren in der Biomembran eingebaut sind, umso beweglicher ist sie.

8.3.2 Membranfluidität

Die Biomembranen sind durchlässig für Nährstoffe und Abbauprodukte, denn die Zellen müssen, um ihre Lebensdauer und Funktion zu erhalten, das Zellinnere „sauber" halten können. Dazu gibt es auch eine intrazelluläre „Müllabfuhr", die Lysosomen.

Die Stoffwechselaktivität einer Zelle ist umso besser, je höher die Membranfluidität der Biomembran ist. Wichtig ist eine ausreichende Aufnahme von ungesättigten essenziellen Fettsäuren (EFS) durch die Nahrung in Form von kaltgepressten pflanzlichen Ölen wie Leinöl, Distelöl, Kürbiskernöl, Olivenöl. Eine Möglichkeit, die Biomembran zu nähren, ist auch das Lecithin, das oft zusätzlich zur Einnahme von Kalium phosphoricum Nr. 5 zu empfehlen ist.

8.3.3 Lecithin – ein wichtiges Mittel für Nerven und Gehirn

Lecithin ist auch ein Bestandteil der Hüllen der Nervenzellen (= Myelinscheiden) und der Fette im Gehirn. Heute weiß man, dass die Zellen des Nervensystems durch die Zufuhr von Phospholipiden, hoch ungesättigten Fettsäuren und Antioxidanzien regeneriert werden können. Die Gehirnzellen erneuern sich nicht durch Zellteilung und sind daher auf die unentwegte Entgiftung und Versorgung mit neuen Nährstoffen angewiesen. Da die abgestorbenen Gehirnzellen abgebaut und durch neue ersetzt werden müssen, ist eine ununterbrochene optimale Nährstoffversorgung des Gehirns unerlässlich.

Lecithin ist als „Nervennahrung" zu sehen und kann gemeinsam mit der Nr. 5 bei Alzheimer, Altersdemenz sowie Parkinson begleitend zur Stärkung eingesetzt werden.

Fehlt dieser wichtige Mineralstoff, kommt es im Bereich des Gemütes zu Weinerlichkeit, Heimweh, Ängstlichkeit, Zaghaftigkeit, Platzangst (= Agoraphobie, d.h. es fehlt der Mut, allein einen großen leeren Platz zu überqueren), im Bereich des Denkens führt dies zu Gedächtnisschwäche.

Hat jemand sehr viel vom Mineralstoff Kalium phosphoricum in seinem Leben durch Überanstrengung verbraucht, erkennt man das an eingefallenen Schläfen. Dies ist das Zeichen für den Verlust an „Gehirnschmalz", wie in der Mundart treffenderweise formuliert wird.

Der antioxidative Schutz der Biomembran kann über die Einnahme der Ferrum phosphoricum Nr. 3 D12 erfolgen, was bei diesem Mineralstoff schon ausgeführt wurde (s. S. 59). In diesem Zusammenhang ist es wichtig darauf zu achten, die Aufnahme von so genannten Transfettsäuren aus der Nahrung zu meiden. Diese Transfettsäuren machen die Zellmembran unflexibel. Alle hydrierten Pflanzenfette, Margarinen und pflanzlichen Öle ohne weitere Angaben enthalten vorwiegend Transfettsäuren (s. Teil 1, S. 42). Durch ungenügende Zufuhr von essenziellen Fettsäuren und überwiegende Zufuhr von Transfettsäuren trocknen unsere Biomembranen regelrecht aus, was dazu führt, dass diese brüchig werden und die Zellen bis in den Zellkern hinein nicht mehr vor der Zerstörung durch freie Radikale und genetischen Veränderungen geschützt werden können.

Als Belastungen sind hier besonders anzuführen: Strahlung, Viren, Umweltgifte; diese führen zu Mutationen im Zellkern, das Tumorrisiko steigt.

Liegt eine Vergiftung mit Schwermetallen oder organischen Schadstoffen vor, blockiert diese vor allen die Nervenzellen aufbauenden Enzymsysteme. Die Folge sind Depressionen, Nervosität, motorische Ausfälle, MS, Schizophrenie. Deshalb ist die Ausleitung von Schadstoffen und Schwermetallbelastungen aus den Ummantelungen der Nervenzellen von besonderer Bedeutung. In der Biochemie nach Dr. Schüßler verwenden wir dazu eine Mischung von Mineralstoffen, die bei Calcium sulfuratum Nr. 18 speziell besprochen wird (s. S. 394).

Vegetative Dystonie (Erschöpfung) zeigt sich in Kopfschmerzen, Magen-, Herz-, Atembeschwerden, ausgelöst durch Stress, psychische Belastungen, unbewältigte Konflikte, in Müdigkeit, larvierter Depression[238] und Rückenschmerzen. Bei allen diesen Beschwerden kann Kalium phosphoricum Nr. 5 in Verbindung mit Magnesium phosphoricum Nr. 7 erfolgreich – oft aber nur begleitend zur medizinischen Behandlung – eingesetzt werden. Kalium phosphoricum Nr. 5 allein hoch dosiert gemeinsam mit 5–10 g Lecithin täglich kann gut helfen.

Das Lecithin stärkt schließlich den Leberstoffwechsel und gemeinsam mit hoch ungesättigten Fettsäuren wird die Differenzierung von Immunzellen stabilisiert sowie das Immunsystem insgesamt geschützt.

8.4 Gewebeaufbau und -abbau

Um immer wieder neue Zellen bilden zu können, benötigt der Organismus Kalium phosphoricum in Verbindung mit Natrium chloratum Nr. 8. Daraus wird verständlich,

---

[238] Wer allerdings in den Verlauf und die Schwere einer Depression Einblick hat, wird es nicht zulassen, dass sie auf einen Mangel an einem Mineralstoff reduziert wird. In den Überlegungen zu den charakterlichen Strukturen wird darauf noch eingegangen.

dass dieser Mineralstoff auch in der Schwangerschaft von großer Bedeutung ist. Wie wir noch im weiteren Verlauf sehen werden, verhindert es durch seine Anwesenheit den Abbau von Zellen, wodurch zum Beispiel dem einfachen Muskelschwund vorgebeugt werden kann, wenn nicht andere Ursachen vorliegen.

Kalium phosphoricum regt die Muskeltätigkeit an. Fehlt dieser Mineralstoff, kommt es zu einem Gefühl der Schwäche in den Muskeln, das sich zu einem Lähmungsgefühl steigern kann.

8.4.1 Anregung der Zellteilung und Gewebsneubildung

Eine Kombination von Kalium phosphoricum Nr. 5 und Natrium chloratum Nr. 8 ist die Regenerationskombination gemeinsam mit Ferrum phosphoricum Nr. 3 und gleichzeitig die „Kampfmischung" generell in der Biochemie nach Dr. Schüßler.

In der Antlitzanalyse sehen wir an der Schläfe große Poren auf eingefallenem Untergrund bzw. grauem Hauch.

8.4.2 Das Antiseptikum der Biochemie nach Dr. Schüßler

Die Nr. 5 ist *das Antiseptikum* im Körper. Bei hohem Fieber über 38,8° C wird Gewebe abgebaut, um an diesen Betriebsstoff heranzukommen. Damit es rasch an den Einsatzort gelangt, wird die Temperatur dramatisch erhöht. Die Nr. 5 beendet diese Not. Oft hilft Calcium phosphoricum Nr. 2 – zusätzlich gegeben – besonders bei Krampfgefahr. In diesem Fall den Arzt nicht vergessen, denn hohes Fieber ist gefährlich für den gesamten Kreislauf!

8.4.3 Hohes Fieber – über 38,8 °C

Bei hohem Fieber – hoher Temperatur – sterben Viren ab, sodass dieser Prozess als weiser Selbstheilungsmechanismus des Körpers betrachtet werden kann.

Damit der Mineralstoff, der hier als der genannte „Kampfstoff" eingesetzt wird, möglichst schnell an seinen Einsatzort gelangt, wird die Temperatur erheblich erhöht. Da der Zerfall von Gewebe mit Fäulnisgiften einhergeht, ist damit auch immer ein unangenehmer Geruch verbunden. Das hohe Fieber kann sich schon nach einigen Gaben von Kalium phosphoricum deutlich senken. Bringt der Mineralstoff nicht so schnell den erwünschten Erfolg, ist eventuell zusätzlich die Gabe von Calcium phosphoricum Nr. 2 notwendig.

Aus der Praxis:
Die 16-jährige Tochter eines Mineralstoffberaters bekam im Verlauf einer Grippeerkrankung am Abend hohes Fieber, über 39° C. Sie wurde gefragt, ob ein Arzt gerufen werden soll, oder ob sie es noch mit den Mineralstoffen versuchen möchte. Sie wollte es noch mit den Mineralstoffen versuchen, worauf ihr der Vater 10–20 Stück Kalium phosphoricum in mundwarmem Wasser auflöste und schluckweise zu trinken gab, da sie auch über starken Durst klagte. Diese Gabe wurde noch einige Male wiederholt, bis sie einschlief. Am Morgen war das Fieber auf unter 38° C gesunken, worauf die anderen notwendigen Mineralstoffe zusätzlich eingesetzt wurden.

Es folgten einige Mischungen der Mineralstoffe Nr. 3, 4, 5, 6, 8 und 10. Da sie diese nicht lutschen wollte, machte der Vater jeweils einen „Cocktail" mit je 10 Stück von jedem Mineralstoff. Sie trank schluckweise davon, wobei sie sich bemühte, jeden Schluck möglichst lange im Mund zu behalten. Nach drei Tagen war sie wieder gesund, hatte keine Erschöpfungszustände und konnte ohne Probleme wieder den Unterricht im Gymnasium besuchen.

Der Organismus wird durch das hohe Fieber sehr stark belastet. Es muss daher immer wieder auf die große Verantwortung bezüglich der Inanspruchnahme eines Arztes hingewiesen werden, die in diesem Zusammenhang besteht. Der Einsatz von starken Medikamenten darf nur solange hinausgezögert werden, als es sich medizinisch verantworten lässt.

8.4.4 Rekonvaleszenz

Nach schweren Krankheiten, wozu auch die Grippe gezählt werden muss, ist der Körper sehr erschöpft. Er ist unter Umständen auch durch den Einsatz notwendiger Medikamente zusätzlich belastet. Die Erschöpfung, vor allem nach dem Einsatz von Antibiotika, dauert oft wochen- bis monatelang an, als Zeichen für ausgeschöpfte Mineralstoffvorräte und für einen Substanzverlust. Das heißt wiederum, dass der Organismus im Verlauf der Krankheit nicht nur seine Vorräte erschöpft hat, sondern auch auf wertvolles Gewebe zugreifen und es abbauen musste, um an dringend notwendige Betriebsstoffe heranzukommen.

Die Arbeit, die dem Organismus nun bevorsteht, umfasst mehrere Schritte. Es müssen alle

- Krankheitsgifte und alle belastenden Arzneistoffe ausgeschieden werden (Nr. 4, 5 und 10),
- Gewebe, welche durch die Krankheit geschädigt wurden, wieder aufgebaut werden (Nr. 5 und 8, Nr. 2 bei hohem Blutverlust),
- Gewebe wieder aufgebaut werden, die für die Auseinandersetzung im Verlauf der Krankheit geopfert wurden (Nr. 5 und 8),
- Mineralstoffspeicher wieder aufgefüllt werden, vor allem jene, deren Moleküle besonders verbraucht wurden (Nr. 1, 2, 3, 4, 5 ...).

Für alle diese Vorgänge ist nun Kalium phosphoricum besonders gut geeignet. Es dient nicht nur als Antiseptikum für die Giftstoffe, es leistet auch Wiederaufbauarbeiten und wird dringend in den Speichern benötigt, damit sich im Menschen Wohlbefinden einstellt.

8.4.5 Mundgeruch

Mundgeruch ist eine unangenehme Belastung, die aber mit Kalium phosphoricum Nr. 5 erfolgreich behandelbar ist: Die konsequente Einnahme bringt ihn nach kurzer Zeit zum Verschwinden.

Kommt es zu einem Mangel an Kalium phosphoricum Nr. 5, ob durch zu hohe Anforderungen oder durch bedrohliche Krankheitserreger, muss der Organismus diesen Betriebsstoff zur Verfügung stellen. Es bleibt ihm letztlich keine andere Wahl, als Gewebe, das er zuvor mit Hilfe von Kalium phosphoricum Nr. 5 und Natrium chloratum Nr. 8 aufgebaut hat, wieder abzubauen, es regelrecht zerfallen zu lassen. Dieser Zerfall erzeugt den unangenehmen Geruch, der schließlich, wenn der Mangel dramatisch wird, nicht nur aus dem Mund kommt, sondern vom gesamten Körper ausgeht.

Auch schwangere Frauen leiden manchmal darunter. Sie benötigen für die Gewebsneubildung des Kindes viel von diesem Mineralstoff und haben oft „Sodbrennen", was in Wirklichkeit meist ein Brennen in der Speiseröhre – nämlich „Schlundbrennen" – ist und die Einnahme von Natrium chloratum Nr. 8 nötig macht. So haben wir wieder die Kombination Kalium phosphoricum Nr. 5 und Natrium chloratum Nr. 8 für Gewebsneubildung und Förderung der Zellteilung.

In der Antlitzanalyse zeigt es sich sehr häufig, dass die Mangelzeichen von Nr. 5, die eingefallenen Schläfen, und diejenigen von Nr. 8, die großen Poren, sich wiederum auf der Fläche der eingefallenen Schläfe zeigen. Das ist ein direkter Hinweis auf die Notwendigkeit der Kombination von Nr. 5 und Nr. 8, was sich in der Praxis bewährt hat.

Aus der Praxis:
Ein sehr sensibler Zahnarzt litt unter starkem Mundgeruch. Er hatte sich sogar die Mandeln entfernen lassen, um den vor allem in seinem Beruf unangenehmen Mundgeruch loszuwerden. So gründlich er auch seine Mundhygiene durchführte,

sie war von keinem Erfolg belohnt. Es ist auch von großer Bedeutung, dass man erkennt, welch anstrengenden Beruf ein Zahnarzt hat! Es geht hier nicht nur um die sehr konzentrierte Arbeit, sondern auch um sein Energiefeld, das dabei verzehrt wird. Wenn er sehr sensibel ist, spürt er das. Er muss dann immer wieder sein Energiefeld aufbauen, was ihn viel vom Mineralstoff Nr. 5 kostet. Von daher war sein Mundgeruch sehr gut zu verstehen. Er war gerne bereit, als er die Mineralstoffe nach Dr. Schüßler kennen lernte, Kalium phosphoricum Nr. 5 auszuprobieren. Nach einiger Zeit war er sein Problem los.

8.5 Kalium phosphoricum und Energie

Mengenmäßig liegt das meiste Phosphat an Calcium gebunden in den Knochen vor. Auch die Nukleinsäuren, also die genetische Substanz des Körpers, enthalten Phosphat.

Die energiereichen Speicherphosphate sind besonders wichtig für die Energiegewinnung im Rahmen der Atmungskette. Kalium phosphoricum Nr. 5 vermittelt dem Organismus die Möglichkeit der Energieentwicklung auf der körperlichen Ebene, er führt nicht die Energie zu!

Bei totaler Erschöpfung wird dieser Mineralstoff als einziges Mittel gegeben.

Wird der Mineralstoff am Abend genommen, bleibt man noch länger frisch und munter. Damit zeigt sich die Energie und Regenerationskraft, die er vermittelt hatte. Die Einnahme kann bei Bedarf jedoch zu jeder Tages- und Nachtzeit erfolgen.

Bei schwangeren Frauen führt dieser Mineralstoff zu einer Stärkung der Muskulatur, ohne dass dabei die Wehentätigkeit angeregt wird.

Für aufgekratzte Kinder ist die Mischung von Calcium phosphoricum Nr. 2, Kalium phosphoricum Nr. 5, Magnesium phosphoricum Nr. 7 ausgezeichnet geeignet, um eine allgemeine Entspannung herbeizuführen und den notwendigen Schlaf zu ermöglichen.

Aus der Praxis:
Die Mutter eines unruhigen, hypermotorischen Kindes begann sich mit den Mineralstoffen nach Dr. Schüßler zu beschäftigen. Dabei lernte sie, dass die Nr. 5, das Kalium phosphoricum, ein Nervenmittel sei. Das wollte sie natürlich bei ihrem Kinde anwenden, aber mit dem Erfolg, dass das Kind am Abend noch länger wach war. Es war nicht der richtige Mangel abgedeckt worden, wodurch er sich noch stärker gemeldet hatte.

Erst als sie sich mit ihrem Mineralstoffberater in Verbindung gesetzt hatte, erfuhr sie, dass die Unruhe unter Umständen durch einen Eiweißüberschuss verursacht sein könnte, was auf einen Mangel an Calcium phosphoricum hinweisen würde. Als sie die Eiweißzufuhr einschränkte und zugleich Calcium phosphoricum Nr. 2 dem Kind zum Lutschen gab, ließ die übertriebene Unruhe nach und es konnte am Abend wesentlich leichter einschlafen.

8.5.1 Lebensenergie, Gemüt

Wie bereits im Zusammenhang mit der Wirkung auf Nerven und Gehirn angesprochen, hat der Mangel an Kalium phosphoricum Nr. 5 vor allem im Gemütsbereich gravierende Folgen. Der belastete Mensch ist verzagt, mutlos und weinerlich. Bei herabgestimmter oder gar schwindender Lebensenergie wird die Einnahme in hoher Dosierung empfohlen.

Eine Überforderung, ob chronisch oder zeitweilig, verbraucht sehr schnell den Mineralstoffvorrat an Kalium phosphoricum. Wird der entstehenden Müdigkeit und damit der notwendigen Regeneration nicht genügend Raum gegeben, so benötigt der Organismus für die von ihm verlangte Leistung Kaliumphosphoricum-Moleküle.

8.5.2 Lernschwäche

Für Kinder, die sich schlecht konzentrieren können, gibt es in der Biochemie nach Dr. Schüßler eine „Lernmischung": Ferrum phosphoricum Nr. 3, Kalium phosphoricum Nr. 5

Kalium sulfuricum Nr. 6 und Natrium chloratum Nr. 8.

Wenn Erwachsene diese Mischung anwenden, dann müssen sie nach wenigstens zwei oder drei Tagen Natrium sulfuricum Nr. 10 dazu nehmen, damit es zu keinem Stau an abgebauten Schadstoffen kommt.

8.5.3 Seekrankheit

Bei Seekrankheit ist es durchaus möglich, dass nicht das vielfach in der biochemischen Literatur gepriesene Natrium phosphoricum Nr. 9 das Mittel der Wahl ist, sondern Kalium phosphoricum Nr. 5. Der Organismus ist in seiner Energie, sich zu organisieren, überfordert, weshalb es zu einem Mangel mit den bekannten Begleiterscheinung kommt. Hat der Organismus einmal die Organisation für diese belastenden Umorganisationen vor allem im Gleichgewichtsorgan geschafft, treten weder der Mangel noch die Beschwerden wieder auf.

8.5.4 Diffuses Hungergefühl

Nach einem starken Energieverbrauch und Kräfteverschleiß ist der Organismus bemüht, seine verbrauchten Reserven wieder aufzufüllen. Dabei stellt sich ein diffuses Hungergefühl ein, welches nicht klar anzeigt, worauf man eigentlich „Lust hätte", was man eigentlich essen möchte. Das ist ein Zeichen für den Kalium-phosphoricum-Mangel. Es wäre dann völlig falsch, irgendetwas zu essen, denn der wahre Mangel wird dabei nicht abgedeckt, es entsteht nach dem Essen trotzdem wieder ein Hungergefühl. Der Organismus verlangt bzw. „schreit" nach der Versorgung mit dem Mineralstoff oder nach der Auffüllung des Energiefeldes. Wenn also nach dem Essen wieder ein Hungergefühl vorhanden ist, dann wurde nicht berücksichtigt, auf welcher Ebene des Menschen dieser Hunger bzw. Mangel vorhanden war.

Aus der Praxis:
Ein Bioenergetiker, der bei der Versorgung von Menschen mit Energie sehr oft bis an die Grenzen seiner Leistungsfähigkeit gegangen war, hatte nach den Behandlungen immer ein großes Hungergefühl, das er durch vermehrtes Essen auszugleichen versuchte. Durch seine Tätigkeit war nicht nur ein Mangel in seinem Energiefeld entstanden, sondern auch seine Nervensubstanz angegriffen. Als er durch einen Mineralstoffberater auf diese Zusammenhänge aufmerksam gemacht wurde, begann er nicht nur behutsamer mit sich umzugehen, sondern nahm auch regelmäßig die Mineralstoffe nach Dr. Schüßler, besonders Kalium phosphoricum. Nach einiger Zeit konnte er feststellen, dass sich dieses eigenartige, nach keiner Speise ausgerichtete Hungergefühl verringerte.

In diesem Zusammenhang wird auf das Kapitel Verdauungsleukozytose im ersten Teil im Abschnitt „Die Energie der Nahrung", s. S. 43 hingewiesen.

8.5.5 Müdigkeit

Die Müdigkeit kennt verschiedene Ursachen. Genau genommen ist sie ebenfalls eine Störung des Organismus. Sie entsteht hauptsächlich durch eine Anhäufung von Abfall-, Gift- und Schlackenstoffen durch den alltäglichen Betrieb. Wird durch die Gabe von Kalium phosphoricum ein Teil dieser belastenden Stoffe entgiftet, d.h. in eine nicht belastende chemische Verbindung gebracht, fühlt man sich frischer. Es werden dadurch auch die Organe in ihrer Leistungskraft gestärkt, aber nicht unbedingt „angekurbelt", wie es oft formuliert wird.

Dabei wird der Blutdruck durch das Kalium phosphoricum nicht erhöht, sondern reguliert! Es verhilft dem Organismus zu dem Blutdruck, den der Kranke bzw. Genesende in der gegebenen Situation benötigt. Bei solchen Betrachtungen soll der charakterliche und emotionale, gefühlsmäßige Bereich, der so genannte „psychosomatische" Bereich, nicht außer Acht gelassen werden.

In der Biochemie nach Dr. Schüßler unterscheiden wir vier verschiedene Arten von Müdigkeit, die sich folgendermaßen differenzieren:
- Allgemeine Müdigkeit, Vermeidung von Anstrengung: Ferrum phosphoricum Nr. 3,
- Erschöpfung, Mutlosigkeit, Verzagtheit, daraus folgende Weinerlichkeit: Kalium phosphoricum Nr. 5,
- Mattigkeit, Müdigkeitsloch: Natrium phosphoricum Nr. 9,
- schwere, zutiefst innen liegende Erschöpfung, wenn der Mensch aufgrund von charakterlichen Strukturen wenig Rücksicht auf seine körperlichen Grundlagen nimmt: Calcium carbonicum Nr. 22.

8.5.6 Erschöpfungskrankheiten und Erschöpfungszustände

Kalium phosphoricum Nr. 5 wird als Regenerationsmittel nach schweren Erkrankungen und Operationen in Verbindung mit Natrium chloratum Nr. 8 eingenommen, aber auch zur Unterstützung bei Erschöpfungsdepressionen und Burn-out-Syndrom, d. h. vor allem im psychosomatischen Bereich.

Für die Behandlung des chronischen Müdigkeitssyndroms (CMS) wird die Einnahme der Nr. 5 in Verbindung mit Magnesium phosphoricum Nr. 7 und Natrium chloratum Nr. 8 empfohlen, zusätzlich zu begleitenden Maßnahmen.

Auch bei Muskelschwund und allen Lähmungserscheinungen ist die Einnahme von Nr. 5 in Verbindung mit Natrium chloratum Nr. 8 in hoher Dosierung empfehlenswert.

8.5.7 Schlafplatz

Auch durch Belastungen des Schlafplatzes kann eine energetische Überforderung auftreten. Nur mit Mühe können das Energiefeld und die körperlichen Lebensfunktionen aufrechterhalten werden. Die Folgen dieser Belastungen sind vielfältig, können aber auch einen starken Mangel an Kalium phosphoricum hervorrufen. Wird die Anstrengung von einem intensiven Zusammenbeißen der Zähne begleitet, kommt es zu einer Blockade im Kiefergelenk und beide Kiefer, Ober- und Unterkiefer, werden nicht mehr ausreichend versorgt, was zu Zahnfleischbluten führen kann. Oft trifft dann der Satz zu: „Wie die Zähne im Zahnfleisch gebettet sind, so ist meistens der Mensch in seinem Bett gebettet."

8.5.8 Kreisrunder Haarausfall, Alopecia areata

Kalium phosphoricum Nr. 5 ist ein verlässliches Mittel, diesen Haarausfall verschwinden zu lassen. Es sollte jedoch eine Gesamtuntersuchung des Menschen stattfinden, dies wegen etwaiger versteckter schwerer Belastungen vor allem im Bereich der Energie.

Meistens ist dieser Mangel mit einem großen Bedarf an Natrium chloratum Nr. 8 verbunden. Das ist ein Zeichen für einen großen Regenerationsbedarf, auf den unbedingt eingegangen werden sollte.

8.6 Weitere Belastungen im Zusammenhang mit Kalium phosphoricum

Folgende Bereiche, in denen sich ein Mangel an Kalium phosphoricum Nr. 5 auf besondere Art auswirkt, werden hier noch gesondert angeführt:

8.6.1 Gifte und Belastungsstoffe im Körper

Wenn im Körper Ermüdungsgifte und Fäulnisgifte entstehen, werden sie durch Kalium phosphoricum getilgt. Auch durch die Atmung und über die Haut gelangen Gifte verschiedener Art in unseren Körper, welche ein hohes Bestreben haben, eine chemische Verbindung einzugehen. Durch Kalium phosphoricum werden diese Gifte in ausscheidungsfähige Verbindungen umgebaut.

Treten im Körper Krankheiten auf, die mit Fäulnis verbunden sind, ist dieser Mineralstoff ebenfalls dringend zu nehmen. Es kann sich dabei um Wundränder handeln, mit einem fauligen Rand – auch bei offenen Beinen ist das häufig der Fall – oder bei der Mundfäule.

Der Einsatz dieses Mineralstoffes kann dann innerlich und äußerlich erfolgen. Äußerlich sollte beachtet werden, dass auf offene Wunden eher die aufgelösten Mineralstoffe als Brei aufgetragen werden. Die Salbe sollte erst verwendet werden, wenn sich die Wunde geschlossen hat.

Auch Dekubitus wird erfolgreich mit der Nr. 5 behandelt, in Form von Brei, Waschungen, als Bad oder als Cremegelmischung. Das Wundliegen kommt von dem hohen Energieverbrauch des Gewebes, auf dem der Kranke liegt, muss es doch ununterbrochen den Druck auffangen, mit dem der Körper des Erkrankten auf die Unterlage drückt. Reicht der Bestand an Kalium phosphoricum Nr. 5 nicht mehr aus, wird an Ort und Stelle das Gewebe zerlegt und der benötigte Betriebsstoff steht zur Verfügung. Bei Dekubitus und dergleichen schweren Belastungen können die Mineralstoffe auch aufgesprüht werden.

8.6.2 Mundfäule

Die Mundfäule (Stomatitis aphthosa) ist eine virale Infektion[239], begleitet von hohem Fieber und Fäulnisgeruch.

Es werden folgende Mineralstoffe miteinander kombiniert: Ferrum phosphoricum Nr. 3, Kalium phosphoricum Nr. 5, Natrium chloratum Nr. 8, Natrium sulfuricum Nr. 10.

Der Bericht einer Mutter zeigt, wie gut sich die Mineralstoffe auch schon bei kleinen Kindern anwenden lassen:

Aus der Praxis:
„Celina greift sich oft in den Mund und reagiert etwas aggressiv darauf. Da dies nichts Außergewöhnliches ist, denke ich, dass meine Tochter wieder einen Zahn bekommt. So merke ich erst nach einigen Tagen, dass das Zahnfleisch stark entzündet ist und anfängt, die oberen 4 Zähne zu überwuchern. Celina hat nachts auch mehr Speichelfluss und zum ersten Mal Mundgeruch. Beim Essen weint sie anfangs, isst dann aber ganz normal weiter. Es ist beinahe unmöglich, ihr in den Mund zu sehen, aber es sind eigentlich nirgends Blasen zu sehen.

Am Wochenende fahren wir dann in die Ambulanz. Als ihr der diensthabende Arzt in den Mund schaut, sieht man erst, wie sehr das Zahnfleisch entzündet ist. Mit Verdacht auf Mundfäule gibt er uns eine Tinktur zum Einpinseln. Diese verwende ich aber nur anfangs (meistens nachts).

Nach unserem Telefonat gebe ich ihr fast minütlich eine Mischung von je 5 Stück auf 1/8 Liter Wasser der Nummern: 3, 5, 8 und 10. Die Nummer 12 bekam ich erst 1 Tag später. Am dritten Einnahmetag (es wurden immer jeweils einige Tropfen gegeben) habe ich das Gefühl, dass es ihr schon wesentlich besser geht. Langsam kamen die schon hinter dem aufgequollenen entzündeten Zahnfleisch verschwundenen Zähne wieder zum Vorschein. Wenn ich das Zahnfleisch mit dem Wattestäbchen berühre, blutet es nicht mehr bei der geringsten Berührung wie vorher. Es dauert noch etwas länger, bis der Mundgeruch ganz verschwunden ist. Ich gebe ihr noch heute (ein paar Wochen) die gleichen Salze, nur nicht mehr in Wasser aufgelöst.

Ich möchte mich nochmals herzlich für die nette Beratung bedanken!"

8.6.3 Pilzinfektionen

Eine Schwächung von Gewebe erzeugt eine Anfälligkeit für Pilzinfektionen, was zu Haut- und Nagelpilz führt.

---

239 Aus der Gruppe der Herpes-Viren.

Folgende Mineralstoffkombination ist empfehlenswert: Ferrum phosphoricum Nr. 3, Kalium phosphoricum Nr. 5, Kalium sulfuricum Nr. 6, Natrium chloratum Nr. 8, Natrium phosphoricum Nr. 9, Natrium sulfuricum Nr. 10 und Nr. 26 Selenium.

Die Anwendung sollte sowohl innerlich – durch Einnahme – als auch äußerlich – durch Brei, Wickel – erfolgen.

8.7 Grobstoffliche Versorgung

Begleitend zum Mineralstoff Kalium phosphoricum Nr. 5 sollten bei einem starken Mangel unbedingt folgende Nahrungsergänzungen beachtet werden:
- Lecithin: 1 Esslöffel täglich,
- ungesättigte Fettsäuren in einem Mischungsverhältnis von Omega-3- zu Omega-6-Fettsäuren im Verhältnis 1:3, d.h. tgl. 1–2 Esslöffel einer Mischung von 3 Teilen Distelöl, 1 Teil Olivenöl und 1 Teil Sojaöl als Salatöl,
- Pantothensäure (gehört zum Vitamin-B-Komplex und ist ein Vitamin der Atmungskette).[240]

8.8 Äußere Anwendung

Als Brei oder Bad bei Pilzinfektionen in Form einer Kombination von Ferrum phosphoricum Nr. 3, Kalium phosphoricum Nr. 5, Natrium chloratum Nr. 8 und Natrium phosphoricum Nr. 9.

Zur Wundheilung als Brei und später als Cremegelmischung: Calcium fluoratum Nr. 1, Ferrum phosphoricum Nr. 3, Kalium phosphoricum Nr. 5 und Natrium chloratum Nr. 8.[241]

Im Falle einer Gesichtslähmung wird neben der Einnahme auch eine Cremegelmischung mit folgenden Mineralstoffen angewendet: Ferrum phosphoricum Nr. 3, Kalium phosphoricum Nr. 5 und Natrium chloratum Nr. 8.

Dieselbe Cremegelmischung wird bei Dekubitus und Muskelschwund aufgetragen.

Bei Ulcus cruris wird für die Waschungen, Bäder und die anzuwendende Cremegelmischung folgende Kombination empfohlen: Ferrum phosphoricum Nr. 3, Kalium phosphoricum Nr. 5, Natrium chloratum Nr. 8, Natrium sulfuricum Nr. 10 und Calcium sulfuricum Nr. 12.

Bei allen atrophierten Geweben, insbesondere bei einer Schleimhautatrophie, werden Kalium phosphoricum Nr. 5 und Natrium chloratum Nr. 8 kombiniert, wobei Zäpfchen eine hervorragende Möglichkeit im Genitalbereich darstellen.

Zur Stärkung der Muskelkraft für Sportler kann ein Cremegel mit Kalium phosphoricum Nr. 5 empfohlen werden.

8.9 Zusammenhänge zwischen Kalium phosphoricum und charakterlichen Strukturen

Wenn Kalium chloratum für die Qualität der Auseinandersetzung mit der Welt und dem eigenen Leben zuständig ist, so gilt das bei Kalium phosphoricum für die Intensität, für die Stärke dieser Auseinandersetzung.

8.9.1 Einsatz

Vor, während und nach starken Belastungen sollte Kalium phosphoricum Nr. 5 eingenommen werden.

Es steht grundsätzlich für den Einsatz des Menschen in dieser Welt zur Verfügung. Gemeint ist dabei vor allem auch der innere Einsatz, die innere Beteiligung an den Aktivitäten. Die Forderungen, die der Einzelne dabei

---

240 In den verschiedenen Zubereitungen der Körperpflege der Adler Pharma ist Dexpanthenol enthalten, wie z.B. im Gel W, im Lippenbalsam, im Pre- und After Sun, in der Tendiva Körperlotion, im Duschgel.
241 Z.B. im Gel W und dem Askinel der Adler Pharma.

8.9 Zusammenhänge zwischen Kalium phosphoricum und charakterlichen Strukturen

an sich richtet, verbrauchen je nach ihrer Intensität Kalium phosphoricum. Verlangt der Mensch zu viel von sich, entsteht ein Mangel, der sich in einer grauen Gesichtsfarbe um das Kinn zeigt, sich aber auch über das ganze Gesicht ausbreiten kann. Ein grauer silbriger Hauch, der leicht über der Haut liegt. Wir kennen den Ausspruch, dass jemand „grau im Gesicht" ist.

Aus der Praxis:
Das Abhalten von Seminaren ist, wenn sich der Leiter von der inneren Beteiligung her entsprechend einsetzt, ziemlich anstrengend. So geschieht es immer wieder, dass die Frau eines Seminarleiters, die sich mit der Biochemie Dr. Schüßlers beschäftigt, ihren heimkehrenden Mann mit folgenden Worten begrüßt: „Du siehst ja richtig grau aus im Gesicht! War's wieder ziemlich anstrengend? Jetzt musst du dich aber von der Anstrengung wieder erholen, und die Mineralstoffe nach Dr. Schüßler richte ich dir auch." (Meistens ist die graue Gesichtsfarbe auch mit einem üblen Mundgeruch verbunden, was sie aber nicht immer ausspricht.) Dank der guten Versorgung durch seine Gattin erholt sich der Mann dann sehr schnell wieder, was bei seiner vielseitigen Beschäftigung auch dringend notwendig ist. Es ist leider häufig der Fall, dass diejenigen, die sich um andere kümmern, auf sich am wenigsten schauen. Deshalb ist es gut, wenn sie einen Schutzengel in Menschengestalt an ihrer Seite haben.

8.9.2 Die Zähne zusammenbeißen

Durchbeißen durch das Leben ist nicht „verbissen"!

Der Energieverbrauch für die Unterdrückung des eigenen und damit eigentlichen Lebens ist sehr hoch.

Für viele – vor allem sensible Menschen – ist die Härte und Kälte der Welt, in der sie leben müssen, ein großes Problem. Sie hören schon von Kindheit an den Satz: „Du musst eben die Zähne zusammenbeißen!" So knirschen sie in der Nacht mit den Zähnen, weil sie mit aller ihnen möglichen Anstrengung den Befehlen folgen. Später kann es zu Zahnfleischbluten kommen (s. Kap. 8.5.7, S. 268) bzw. dazu, dass jemand „auf dem Zahnfleisch daherkommt", wie umgangssprachlich oft formuliert wird.

Kalium phosphoricum kann hier jedoch nur eine vorübergehende Intervention sein. Auf Dauer muss das dahinter liegende Problem gesehen und bearbeitet werden.

8.9.3 Beschwerden mit dem Charakter einer Depression

Immer wieder wird im Zusammenhang mit einem Mangel an Kalium phosphoricum das Aufkommen von Beschwerden beschrieben, die den Charakter einer Depression haben. Das Wort Depression kommt vom lateinischen Wort deprimo (3. pressi, pressus), was so viel wie: niederdrücken, herabdrücken, versenken, tief hineingraben, einsenken und unterdrücken heißt.

Um auf die angeführte Thematik eingehen zu können, ist es notwendig, einige grundlegende Begriffe festzulegen und abzugrenzen: Unter **Selbst**[242] ist unter anderem die Summe der Strukturen, Gewohnheiten, Fähigkeiten, Erfahrungen, von Denk- und Handlungsmodellen zu verstehen. Dies alles begründet das Selbstverständnis. Von da aus wird die Selbstverwirklichung, Selbstbehauptung, der Selbstentwurf gesteuert. Dieses Selbst ist in der Kindheit, und da vor allem in der frühen Kindheit, durch die Rückkopplung, die Bestä-

---

[242] Viktor E. Frankl, der Begründer der Logotherapie und Existenzanalyse, betrachtete den Charakter bzw. das Selbst als etwas *Gewordenes*. Diesem Charakter tritt der Mensch als Person gegenüber und setzt sich mit ihm auseinander. Demnach ist nicht entscheidend, womit der Mensch in seinem Inneren, bei sich, konfrontiert wird, was er aufgrund seiner „Erziehung" bei sich vorfindet, sondern was er daraus macht. Nicht der Mensch mit einem verfestigten, vielleicht starren Charakter ist eine Persönlichkeit. Diese wird in der Auseinandersetzung mit dem Vorgefundenen. „Der Mensch hat Charakter, ist Person und wird Persönlichkeit!" (Viktor E. Frankl)

tigung von anderen entstanden[243], wodurch sich das Selbst immer wieder die Bestätigung von außen sucht, nämlich die Selbstbestätigung. So sucht und erfährt das Selbst die Bestätigung von außen, was aber eigentlich nicht als Wertzuschreibung verstanden werden kann, obwohl immer vom Selbstwert die Rede ist.

So sind viele Menschen ununterbrochen auf der Suche nach Menschen, die ihnen bestätigen, wie gut sie sind, wie gut sie ausschauen oder welch tolle Leistungen sie vollbringen. Die ihnen auch sagen müssen, wie großartig ihr Besitz ist. Umgangssprachlich wird formuliert: „Sie wollen sich durch den anderen aufpolieren." Wenn es aber nur um die Politur geht, bleibt im Inneren des Menschen etwas auf der Strecke.

8.9.4 Der Wert des eigenen Lebens

Die **Person**, der Eigenwert, kommt bei einer übertriebenen Betonung des Selbstwertes nicht zum Leben. Der Eigenwert ist jener Wert, den der Mensch von allem Anfang an darstellt. Den kann er sich weder verdienen noch vermehren oder vermindern. Ganz nach einem fundamentalen Satz aus der Existenzanalyse Viktor E. Frankls: „Ich bin, und dass ich bin, ist gut!"

Allerdings ist der Zugang zum Spüren dieses Wertes oft verschüttet. Es ist dem Menschen nicht möglich, dass er sich als Wert erlebt und spürt. Der Wert ist dem Menschen umso mehr entzogen, je mehr dieser an die Bestätigung von außen glaubt. Ja, letztlich ist es ein Teufelskreis. Je mehr der Einzelne an den Wert glaubt, den er von anderen zugeschrieben bekommt, umso weniger kann er den Wert wahrnehmen, der er ist.[244] Je weniger er aber an diesen inneren Wert glauben kann, umso mehr wird er sich seinen Wert, in Wirklichkeit seine Bestätigung, von „außen" holen wollen. Damit schließt sich der fatale Kreis, im wahrsten Sinne ein Teufelskreis, in dem der Mensch dann gefangen ist.

8.9.5 Über-Ich

Menschen können unter der Zuschreibung „Du bist ein Genie, du kannst alles" zugrunde gehen!

Die übernommenen Denkmodelle, Ideale, Lebenspläne üben oft großen Druck aus. Der Einzelne hat nicht den Mut, diese nach innen genommenen und damit sich selbst auferlegten Forderungen in Frage zu stellen, sondern er nimmt sie weiterhin auf sich und wird ihr Sklave. Dadurch neigt er dazu, sich zu überfordern, was das eigene, das eigentliche Leben, niederdrückt (Depression). Die Überforderungen sind tief eingegraben, in die „Tiefe seiner Seele" eingesenkt.

Häufig folgt daraus, dass diese Menschen zwanghaft nicht nur zu viel von sich selbst verlangen, sondern in einem Atemzug verschiedene Forderungen nebeneinander aufstellen und gleichzeitig erfüllen wollen, was gar nicht möglich ist.[245] So kann immer wieder beobachtet werden, dass Menschen als Erwachsene immer noch versuchen, dass es ihnen durch ihr Wohlverhalten oder das Erfüllen von Erwartungen ihrer Mutter, ihres Vaters, ihrer Angehörigen oder wessen auch immer, gut gehen möge. Als Kind hat derjenige vielleicht zu oft gehört, dass er dafür zuständig sei, wie es der Bezugsperson gehe.

---

243 Ein noch immer bewegendes Buch zu diesem Thema: Miller, A: Am Anfang war Erziehung. Suhrkamp, Frankfurt/M. 1983 (TB 951). Ferner: Funke, D.: Im Glauben erwachsen werden – Psychische Voraussetzungen der religiösen Reifung. 2. Aufl. J. Pfeiffer, München 1990.
244 In der üblichen Formulierung müsste es heißen: „Den er hat." In der Welt der Beziehung, in der die Subjekt-Objekt Spaltung aufgehoben ist, wird dem Kind der Wert nicht als Eigenschaft zugeschrieben, sondern es stellt den Wert dar. Das Kind ist Ausdruck des Wertes Leben und spricht unmittelbar an.
245 In manchen im Text enthaltenen Formulierungen werden Übertreibungen sichtbar. Sie verfolgen aber ausschließlich den Zweck, dass durch die Überzeichnung die Thematik besonders deutlich hervortritt.

8.9.6 Überforderung

Das Kind hatte immer wieder Formulierungen gehört wie: „Das ist aber schön, dass du keine Windel mehr brauchst! Es ist die größte Freude für mich." – „Wenn du alles brav aufisst, freue ich mich." – „Wenn du artig bist, geht es mir gut." – „Siehst du nicht, wie sich dein Vater freut, wenn du gute Noten hast?" – „Das macht mir das Leben leicht, wenn du Erfolg hast." – „Was sind wir für eine glückliche Familie, wenn du tust, was wir von dir verlangen!" – „Wenn du folgst, geht es deiner Mutter gut!"

Daraus wird dann eine allgemeine Regel für das ganze Leben heraus-„destilliert", dass man durch eigenes Verhalten das Befinden eines anderen Menschen bestimmen könne. Das ist allerdings ein „Aberglaube", wie sich nach vielen, vielleicht allzu vielen, belastenden Erlebnissen im Laufe des Lebens dann herausstellen wird.

Der begnadete Karikaturist Peter Gaymann hat einmal diesen Tatbestand auf seine Art bildlich dargestellt, indem er einen Hochspringer weit unter der Latte hindurchspringen lässt: „Warum kann man nicht auch einmal unter der Latte durchspringen, weil man ja sowieso schon so hoch springt!"

Es kann immer wieder beobachtet werden, dass depressive Verstimmungen oder eine Depression aus Forderungen resultiert, die gar nicht erfüllt werden können. Zum Beispiel auch durch Anforderungen, die durch die Verwirklichungsabsicht von Idealen entstehen. Ideale können und lassen sich nicht verwirklichen, da sie Abstraktionen sind von Vorstellungen, wie das Leben sein sollte. Es sind Verabsolutierungen, die mit dem Leben nichts mehr zu tun haben, sondern einzig und allein auf gedanklichen Konstruktionen beruhen. Zu diesen Bereichen zählen der Hang zur Perfektion, zu einer sterilen Sauberkeit in den Wohnräumen, zur Reinheit der Seele von Verunreinigungen, zur absoluten Harmonie mit den Mitmenschen, zur Erfüllung aller Erwartungen aus der Umgebung …

Wird der Mensch diesen Forderungen an sich selbst nicht gerecht, entstehen Erlebnisse des Scheiterns mit entsprechenden Gefühlsinhalten (s. Kalium chloratum Nr. 4, S. 255). Um aber diesen das Selbst entwertenden Gefühlen nicht begegnen zu müssen, werden enorme Anstrengungen unternommen. Dadurch werden viele Kalium-phosphoricum-Moleküle verbraucht, unter Umständen der Vorrat ausgeschöpft und sogar Substanz abgebaut.

8.9.7 Leistung

Hat die Person den Mut, das Selbst in Frage zu stellen, zu relativieren, werden „die Götzen vom Thron gestürzt".

Ein Beispiel zu diesem Thema: Viele Menschen in unserem Kulturkreis verstehen sich von der Leistung[246] her und leiten davon ihren Wert (Selbstwert) ab. Aus dieser Sicht ist es verständlich, dass einmal eine alte Bäuerin formuliert hat: „Seit ich nichts mehr leisten kann, bin ich nichts mehr wert." Wer unter einem solchen Druck leben muss, ist wirklich „arm dran". Er hat auch nicht den Mut, jenen Druck zu lockern, der aus dem Selbstverständnis kommt, dass man nur etwas wert ist, wenn man etwas leistet. Er kann so letztlich an seiner Leistung keine Freude haben.

Wer den Leistungsanspruch relativieren kann, wird sich jenem Ausmaß an Leistung stellen, welches angemessen erscheint. Er wird sich aber auch für die Erholung entscheiden können, wenn sie dran ist! Dann wird er nicht mehr ununterbrochen in seinem Leben

---

[246] Wie aus den Forschungen auf dem Gebiet der Psychotherapie bekannt ist, wird das Phänomen der Depression ausschließlich in Ländern beobachtet, in denen dem „Götzen" Leistung „geopfert" wird. Gemeint ist damit die Unterwerfung des Lebenssinnes fast ausschließlich einem einzigen Inhalt, nämlich der Leistung. In Folge geraten andere, lebensnotwendige Bereiche wie Partner, Familie, Kinder, Freunde, Erholung, Urlaub, Hobby usw. aus dem Gesichtskreis, werden vernachlässigt oder überhaupt nicht mehr gelebt. Das hat nicht nur den Verlust der Freude am Leben zur Folge, sondern vielfach ein Sucht- bzw. Betäubungsverhalten.

von seinen an ihn selbst gerichteten zwanghaften Leistungsansprüchen bestimmt, sondern er entscheidet sich für die Leistung, die ihm möglich ist. Die dem Leben angemessenen Möglichkeiten der Verwirklichung des Eigenen rücken in das Zentrum der Handlungsweise.

Durch das Auflösen von zwanghaftem Gebunden-Sein (zwanghafter Verkettung) an bestimmte Verhaltensweisen, lassen auch alle überfordernden und belastenden Gedanken nach, die keine Ruhe geben. Es entstehen immer öfter Bilder, die das Leben aufbauen und es nicht überfordern. Eine lebensförderliche Einstellung zum Leben baut sich auf, die immer mehr ermutigt, das eigene Leben in die Hand zu nehmen und sich keine Forderungen mehr von außen, aber auch nicht mehr vom Über-Ich oder eben dem Eltern-Ich diktieren zu lassen. Aus der brutalen Überforderung und der damit verbundenen Entmutigung entstandenen Verkürzung des Lebens kann man sich herausbewegen in die Richtung eines behutsamen und achtsamen Umgangs mit sich selbst und den vorgefundenen Möglichkeiten.

Wie man mit sich umgeht, nur so kann man auch mit anderen umgehen.

8.9.8 Haben Gedanken tatsächlich Macht? – Welche Kraft haben Gedanken wirklich?

Die reine Welt der Gedanken, wie in der Mathematik, ist vom Leben selbst getrennt. In Beziehung zu den mathematischen Formeln, Strukturen und Modellen gibt es keine Gefühle (außer jene ablehnenden, welche zum Ausdruck bringen, wie sich der Mensch gegen Abstrahierungen wehrt). Gedanken selbst, auch solche über Philosophie, Psychologie, über das Leben oder Gott, haben selbst keine Energie. Sie sind die verstandesmäßige Darstellung des Lebens.

Gegenüber der freien Abbildung des Lebens in Form von Gedanken, dem freien Fluss der Gedanken, wurden jedoch viele Barrieren aufgebaut. Der Mensch erlebt bei manchen Gedanken, dass sie verboten sind, bei anderen, dass sie unanständig sind, oder wieder bei anderen, dass sich etwas rächen könnte. Doch das alles sind künstliche, von Menschen konstruierte Deutungen und Verknüpfungen.

Gelingt es dem Menschen nicht, seinen Gedanken freien Lauf zu gewähren, kann er letztlich nie feststellen, wer er wirklich ist. Ein Beispiel möge das erläutern: Jemand hat angesichts des Wohlstandes eines anderen Menschen neidische Gedanken. Es sind hier erst einmal nur die Gedanken gemeint und nicht das Gefühl. Er erschrickt angesichts solcher Gedanken und schiebt sie sofort weg. Damit kann er aber auch schon nicht mehr feststellen, woher diese seine eigenen Gedanken gekommen sind, welche Botschaft sie für ihn haben, worunter er leidet.

Der Boden, auf dem die Gedanken wachsen, ist der Charakter. Sie sind davon abhängig, wie er gestaltet ist, welche Strukturen in ihm vorherrschen.

So wird ein Mensch, in den durch die Umgebung viele Bilder gepflanzt wurden, dass er tiefes Vertrauen in das Leben haben dürfe, dass in ihm viele Fähigkeiten stecken und dass er den Problemen des Lebens gewachsen ist, von optimistischen, dem Leben zugewandten Gedanken erfüllt sein.

Es ist beim freien Fluss der Gedanken wie beim freien Fluss der Gefühle. Die Gedanken fließen zu lassen, heißt noch lange nicht, sie auch zu leben. Erst wenn jemand auf alle Gedanken hinschauen kann, welche ihn erfüllen, kann er auf sein ganzes Leben schauen, wie es auch bei den Gefühlen der Fall ist.

Die Gedanken selbst haben für sich keine Energie, wohl aber benötigen sie zu ihrer Anwesenheit in unserer Welt Energie. In Verbindung mit Bildern wecken die Gedanken auch Gefühle. Die Grenze ist sehr schwer zu ziehen.

Diese Energien können aus einem freien Fluss der Energie bezogen werden, dem der Mensch zustimmt, oder aus zwanghaften „Verklebungen" an Strukturen, aus Situatio-

8.9 Zusammenhänge zwischen Kalium phosphoricum und charakterlichen Strukturen

nen, in denen dem Menschen von der Gefühlsebene her keine Wahlmöglichkeit offen steht. Ein Beispiel ist die Zeit der Verliebtheit, in der der Mensch zu Handlungen bereit ist, welche er sonst nie durchführen würde.

- Die meisten zwanghaften Handlungen entstammen dem weit verbreiteten und tief eingefressenen Gefühl der Angst, was sich in den vielen Absicherungs- und Versicherungsabsichten zeigt. In diesem Zustand sollte immer wieder eine gewisse Skepsis den eigenen Gedanken, dem Wollen und den Handlungen gegenüber bestehen. Das wird auch durch ein Sprichwort bestätigt, das sagt: „Du sollst weder in der Zeit eines Tiefs aber auch nicht während eines Hochs Entscheidungen treffen. Warte ab, bis sich die Wellenberge und Wellentäler wieder geglättet haben. Wenn die Sicht auf das Leben nicht durch besondere gefühlsmäßige Ereignisse verstellt ist, sind die Entscheidungen am besten."
- Der zweite Bereich, aus dem die Gedanken ihre Verwirklichungsenergie beziehen können, ist der Charakter. In ihm sind die Gedanken, die dann die Bereiche des Wünschens, der Phantasie, der Vision oder gar des Traumes durchlaufen, bis sie durch die Person mit dem Willen verknüpft werden. Dann ist die Möglichkeit der Umsetzung gegeben. Das Wollen ist mit dem Können verbunden. Alles, was jemand nicht umsetzen kann, muss er in die Welt der Wünsche verschieben. Es ist immer gut, wenn diese Bereiche auseinander gehalten werden.
- Es heißt in den Gesprächen sehr oft, dass negative Gedanken wieder auf den Menschen zurückfallen. Das heißt, er hat aufgrund seiner Gedanken einem Menschen Böses gewollt. Es ist gar nicht ausgeschlossen, dass er mit diesem Wollen sogar für einen anderen Unheil anrichten kann. Aber das, was auf einen solchen Menschen kommt, ist nicht ein Vorgang, dass dabei etwas zurückschlägt, sondern er ist ja schon in einem „miesen" charakterlichen Zustand, der entsprechende Rückwirkungen auf sein eigenes Leben hat. In diesen Bereich gehören die Verfluchungen und Beschwörungen, welche aber von gut gesinnten Menschen abgelehnt werden. Sie missachten in höchstem Grade die Freiheit des Einzelnen und zeigen, wie schlecht derjenige mit seinem eigenen Leben zurechtkommt.
- Eine wunderbare Verknüpfung von Gedanken und Wollen ist das Gebet. Allerdings wird in diesem Falle von den Gläubigen oft noch zwischen die Gedanken und das Gewollte die Entscheidung einer religiösen Person, eines schützenden Wesens, eines verehrten Heiligen, oder gar Gottes geschaltet, damit nicht zu eigen-„süchtige" Wünsche sich erfüllen, sondern sich wirklich nur das ereignet, was dem Leben dient.

Wer im freien Fluss der Gedanken seine eigene Welt entdecken kann und in freier Entscheidung die ausgewählten mit seinem Willen verknüpft, kann in voller Verantwortung handeln. Für ihn ist es nicht notwendig, Gedanken verdrängen zu müssen, sie wegzuschieben in einen Bereich, den er bei sich nicht wahrhaben will.

Je freier der Zugang eines Menschen zu sich selbst ist, zu seinen Gedanken und seinen Gefühlen, um so freier ist auch der Zugang zu den anderen Menschen, umso freier ist er grundsätzlich anderen gegenüber. Er wird ein verständnisvoller, einfühlsamer Gesprächspartner sein, der vor „nichts" die Augen verschließt und auf „alles" eingeht. Beides steht deshalb in Anführungszeichen, weil es nicht um die Vollkommenheit geht und immer etwas bleibt, woran noch zu arbeiten ist. Die Idealisierung würde nur wieder Druck und Zwang erzeugen, was nicht gut ist. Also bleiben wir beim menschenmöglichen Maß, was vor allem die Barmherzigkeit einschließt.

9 Kalium sulfuricum Nr. 6

K_2SO_4 – schwefelsaures Kalium, schwefelsaures Kali, Kaliumsulfat

Empfohlene Potenzierung: D6

Kalium sulfuricum Nr. 6 ist für die Sauerstoffübermittlung in die Zelle hinein und in der Zelle mit anderen Betriebsstoffen für den Betrieb der Atmungskette zuständig.

Dieser Mineralstoff ist
- der Betriebsstoff der Bauchspeicheldrüse – wichtig für die Langerhans-Inseln wegen der Produktion des Insulins,
- der Regulator für das Melanin und damit zuständig für die Pigmentierung der Haut,
- das Mittel für das dritte Stadium einer Krankheit, wenn sie sich schon im Körper festgesetzt hat.

Antlitzanalytische Zeichen
- Braungelb, bräunlich-gelb: gleicht der Ockerfarbe und zieht sich oftmals wie eine A-Form von der Nasenwurzel hinab bis zum Kinn. Auch auf den Wangen, dem Kinn und um die Augenpartie sichtbar.
- „Wie geschminkt": nach dem Auftragen einer Tönungscreme.
- Pigmentflecken, Muttermale, Altersflecken.
- Kaffeeflecken, Schwangerschaftsflecken.

9.1 Wirkungsweise

Kalium sulfuricum ist ein sehr langsam wirkender Mineralstoff, der den Körper tiefgreifend umstimmt. Er fördert den Stoffwechsel, vor allem den Übertritt von Sauerstoff in das Innere der Zellen und eine gründliche Entschlackung, die bis in das Innere der Zellen wirkt.

Bei der Einnahme von Kalium sulfuricum Nr. 6 muss unbedingt beachtet werden, dass Schadstoffe aus den Zellen – den Deponien – ausgeschieden werden. Damit gelangen diese in den Stoffwechsel, aber nicht aus dem Körper. Ein Stau an Schadstoffen wirkt sich, da diese vom Organismus in Lösung gehalten werden müssen, in geschwollenen Füßen, Unterschenkeln, Fingern, Händen, verschwollenen Augen und Katerkopfschmerzen aus, die ziemlich heftig werden können. Durch eine einseitige Einnahme von Kalium sulfuricum Nr. 6 kann eine regelrechte Vergiftung des Körpers provoziert werden. Deshalb ist es besonders für Menschen, die in der Biochemie nach Dr. Schüßler noch nicht so bewandert sind, besser, immer Natrium sulfuricum Nr. 10 mit Kalium sulfuricum Nr. 6 zu kombinieren.

Umgekehrt ist es aber nicht notwendig, zu Natrium sulfuricum Nr. 10 den Mineralstoff Kalium sulfuricum Nr. 6 dazuzugeben. Darauf wird bei diesem Mineralstoff noch einmal eingegangen (s. S. 341 ff.).

9.2 Mangelanzeichen

Verstärktes Bedürfnis nach frischer Luft, Verschlechterung von Symptomen durch feuchte Luft, bräunlich-gelber Schleim auf der Zunge oder als Ausscheidung von Schleimhäuten.

Die Entstehung der Mängel wird begünstigt bei Rauchern, die ihren Sauerstoffhaushalt empfindlich stören, sowie durch starken und häufigen Kaffeegenuss, der für die Verarbeitung der Röststoffe einen hohen Verbrauch an diesem Mineralstoff erzeugt.

9.3 Charakteristik

Kalium sulfuricum ist der Mineralstoff, der den Übertritt von Sauerstoff aus dem Blut in die Zelle ermöglicht. Damit sind mit diesem Mineralstoff all jene Probleme verbunden, die mit einem gesteigerten Bedürfnis nach frischer Luft einhergehen – auch die damit verbundene Angst vor engen Räumen (Klaustrophobie). In diesem Zusammenhang wird auch das Thema Asthma anzusprechen ein.

Am späten Nachmittag schaltet die Natur die Sauerstoffproduktion zurück, was Menschen mit einem Mangel an Kalium sulfuricum besonders spüren, und unter Umständen haben sie damit Probleme.

Dieser Mineralstoff ist notwendig, sobald eine Krankheit in ihr drittes Stadium kommt. Dann müssen die abgelagerten Stoffe, weil sich die Krankheitsstoffe bis in die Zellen hinein ablagern konnten, entgiftet werden, was vor allem durch den Schwefelanteil von Kalium sulfuricum möglich ist.

Die oberste Schicht der Haut, die Oberhaut, wird durch Calcium fluoratum und Kalium sulfuricum gebildet. Werden Kalium-sulfuricum-Moleküle aus der Oberhaut herausgelöst, bilden sich Hautschuppen. Das Kalium sulfuricum ist außerdem auch für die Bräunung der Haut, die Pigmentbildung, zuständig.

Kalium sulfuricum ist verstärkt in den oberen Schichten der Schleimhäute vorhanden. Tritt ein Mangel auf, bildet sich bräunlich-gelber Schleim.

Ferner ist der Mineralstoff auch für die Verdauung zuständig, besonders für die Bauchspeicheldrüse. Er fördert überdies die Leber, damit den Stoffwechsel und die übrigen Verdauungsfunktionen.

Wenn durch besondere Anstrengung in den Muskeln ein Sauerstoffmangel entsteht und Milchsäure zwischen den Muskelfasern austritt (Muskelkater), sind Kalium sulfuricum Nr. 6 und Natrium phosphoricum Nr. 9 die entsprechenden Mittel.

9.4 Sauerstoff ist Thema Nr. 1 für unser Leben!

Ferrum phosphoricum ist der Mineralstoff, der die Aufnahme des Sauerstoffes aus der Luft und den Transport des Sauerstoffes im Körper besorgt. Kalium sulfuricum ist dafür zuständig, dass der Sauerstoff aus dem Blut durch Einflussnahme auf die Zellmembran in das Innere der Zelle gelangt. Dort findet die Energiegewinnung der Zelle statt, vor allem im Rahmen der Atmungskette. Alle damit im Zusammenhang stehenden Prozesse sind direkt von der ausreichenden Versorgung mit Atmungssauerstoff abhängig. Ohne Sauerstoff ist für den Menschen also kein Stoffwechsel möglich.

9.4.2 Freie Radikale

Wenn die Atmungskette nicht vollständig abläuft, bricht die Reaktion bei Stoffwechselzwischenprodukten ab. Eine übermäßige Radikalbildung ist die Folge, was zum oxidativen Stress führt. Die Ausbeute an Energie nimmt ab, die Zellen werden „stoffwechselträge", müde, und sie sterben früher ab, was man als „Aging" bezeichnet.

Die Stoffwechselzwischenprodukte werden aus der Zelle entfernt und in das Bindegewebe gedrückt, wo sie allmählich den pH-Wert in das saure Milieu verschieben, da es sich vorwiegend um Proteinsäuren handelt.

Andere Schadstoffe bilden Molekülkonglomerate, es entstehen „Nonsensemoleküle", die nicht ausgeschieden werden können. Es kommt zu einer chronischen Belastung im Stoffwechselgeschehen. Auch Verbrennungsstoffe, die durch Rösten und Grillen entstehen, belasten den Körper durch die Bildung Freier Radikale. Insbesondere im Falle von Schadstoffbelastungen, die zum Übergang in das chronische Stadium führen, ist Kalium sulfuricum Nr. 6 das Mittel der Wahl.

Von den Antioxidanzien in der Biochemie nach Dr. Schüßler haben wir bis jetzt Ferrum phosphoricum Nr. 3 kennen gelernt, das sozusagen das erste Bollwerk in der Sauerstoffverarbeitung des Körpers darstellt, indem es den Sauerstoff an das Hämoglobin bindet und dadurch für den Körper unschädlich und transportierbar macht, dass es ihn quasi einschließt. Das zweite Mittel der Antioxidanzienmischung (s. S. 59) ist Kalium sulfuricum Nr. 6.

9.4.3 Entgiftung

In der Biochemie nach Dr. Schüßler wird Kalium sulfuricum Nr. 6 als jener Mineralstoff verstanden, der die Zellen reinigt. Für diesen Prozess sind die beiden Enzyme Methionin und Cystein unentbehrlich. Sie enthalten essentielle Aminosäuren, die wichtige Entgiftungsmoleküle darstellen. Das Methionin regeneriert ein selenhaltiges Enzym, was auch ein Hinweis auf Nr. 26 Selenium ist, und es betreibt eine effiziente Leberentgiftung.

In der Antlitzanalyse kennen wir das Grübchen im inneren Augenwinkel, das einen Mangel an Nr. 26 Selenium anzeigt (!), was bedeutet, dass die Leberentgiftung überfordert ist. Auch die Nr. 6 hat in der biochemischen Literatur immer einen Zusammenhang mit der Leber.

Schwermetalle werden vor allem von Selen gebunden, einem wichtigen Antioxidans. Dabei wird es verbraucht und kann nicht regeneriert werden, weshalb es immer wieder zugeführt werden muss.

Auch in diesem Zusammenhang ist unbedingt darauf hinzuweisen, dass Kalium sulfuricum Nr. 6 und Natrium sulfuricum Nr. 10 wegen der entstehenden Belastung des Stoffwechsels immer zusammen gegeben werden müssen, da es sonst zu regelrechten Vergiftungserscheinungen im Körper kommen kann (s. Kap. 9.1, S. 276).

9.4.4 Oxidativer Stress

Wenn der oxidative Stress auch noch auf der so genannten Makro-Ebene verringert werden muss, dann sollte ein Antioxidans-Cocktail angewendet werden, mit dem die verschiedenen Gewebemilieus geschützt werden: Vitamin E ist das Antioxidans des Lipidstoffwechsels, Vitamin C schützt die wässrigen Gewebe, die Bindegewebe. Eine wichtige Rolle im antioxidativen Geschehen spielt auch der Vitamin-B-Komplex, oder insgesamt ein Vitamin-Mineralstoff-Spurenelemente-Präparat. Hier sollte eine gute Fachberatung stattfinden.

Besonders hoch konzentriert ist Cystein in den Erythrozyten und schützt dort das Eisen vor Oxidation. Damit haben wir wieder einen Hinweis, dass Ferrum phosphoricum Nr. 3 und Kalium sulfuricum Nr. 6 bezüglich der antioxidativen Wirkung eng zusammengehören.

Oxidiertes Cystein, Cystin, ist Bestandteil des Insulins, was auf die Bedeutung von Kalium sulfuricum Nr. 6 für die Bauchspeicheldrüse hinweist. Eine weitere Rolle spielt das oxidierte Cystein für das Keratin (s. Kap. 9.6.1, S. 280).

9.4.5 Muskelkater

Ist im Körper und damit auch in den Zellen zu wenig Sauerstoff vorhanden, auf Grund einer Überforderung wie Leistungssport, einer Bergtour usw. und man „vergisst zu atmen", dann bricht die Energiegewinnung über die Atmungskette relativ rasch ab und die Zelle „schaltet" auf Energiegewinnung ohne Sauerstoffbeteiligung um, was vorübergehend den Stoffwechsel aufrechterhalten kann. Dabei kommt es in den Muskelzellen zur Bildung von Laktat, der Milchsäure. Wir merken dies, wenn wir einen Muskelkater haben. Hier hilft sehr gut Kalium sulfuricum Nr. 6, weil es den Zellen den Übergang zur normalen Energiegewinnung unter Sauerstoffbeteiligung ermöglicht und vor allem den Abbau von Laktat und den notwendigen Reinigungsprozess einleitet.

Vorbeugend sollte, um vermehrt Sauerstoff in das Gewebe zu transportieren, Ferrum phosphoricum Nr. 3 D12 eingenommen werden. Dann wird es zu keinem Muskelkater kommen.

9.5 Auswirkungen von Sauerstoffmangel auf das Gemüt

9.5.1 Lufthunger

Wenn vom Mineralstoff Kalium sulfuricum wenig vorhanden ist, entsteht ein übergroßer Bedarf an frischer Luft, um den Fehlbestand an Sauerstoff auszugleichen. Begibt sich der Mensch unter dem Einfluss des „Lufthungers" ins Freie oder „reißt er das Fenster auf", braucht der Organismus weniger zu leisten, um den Sauerstoff in der Zelle festzuhalten. Es wird ihm dann genug zugeführt.

Ein Mensch, der an einem solchen Mangel leidet, meidet Situationen, in denen unter Umständen wenig „Luft" zur Verfügung steht, wie große Menschenansammlungen, kleine Räume, Kellerräume, Seilbahn- und Liftkabinen. Er geht lieber die Treppen, damit er dem bedrängenden Gefühl ausweicht, ersticken zu müssen. Es ist zu beobachten, dass starke Raucher Räume meiden, in denen viel geraucht wird bzw. sie öffnen während des Rauchens die Fenster.

Diese körperliche Not hat mit der Zeit auch Auswirkungen auf den Gefühls- und Gemütsbereich. Es wird zwischen engem Raum und wenig „Luft" nicht mehr unterschieden. Dadurch entsteht auch Angst vor einem Tunnel, obwohl in ihm genug „Luft" zur Verfügung steht. Manchmal werden Reiserouten dementsprechend gewählt und große Umwege in Kauf genommen.

Die Gefühlslage des betroffenen Menschen ist unbedingt ernst zu nehmen. Auf keinen Fall darf versucht werden, einem Erwachsenen und schon gar nicht einem Kind diese Zustände als unvernünftig auszureden. Er muss auf die Ursache der Not aufmerksam gemacht werden, damit ihm sein eigenes Verhalten verständlich und durchschaubar wird.

Wichtig ist für die Betroffenen, dass sie mit diesen Zuständen umgehen lernen. Sie sollen sich der Angst vor der Enge stellen. Dadurch wird die Fähigkeit geübt, mit ihr umzugehen. Nicht mehr die Angst geht mit dem Menschen um, bestimmt ihn, sondern der Mensch kann sich auf seine Angst angemessen einstellen.

Angst ist immer auch ein wertvoller, das Leben schützender Hinweis: Geh vorsichtig, behutsam oder gut mit dir um. Pass auf dich auf! Du bist es wert!

9.5.2 Angst vor der Umklammerung

Eine andere Ursache für die Angst vor engen Situationen ist mit einem Mangel an Calcium phosphoricum Nr. 2 verbunden. Allerdings hat diese Angst vor der Enge weniger mit äußeren Situationen wie engen Räumen zu tun, sondern eher mit engen Umarmungen, mit zu festen Umarmungen. Es ist die Angst vor der Umklammerung, was aber letztlich ein Hinweis darauf ist, dass sich der Mensch eingeengt, gefährdet oder umzingelt fühlt. Durch Ereignisse, die ihn an diese inneren Zustände erinnern, kommt er seinem unbewussten, inneren Zustand näher. Das wird aber abgewehrt und abgelehnt!

Man spricht in der Bioenergetik des Wilhelm Reich und seinem Nachfolger Alexander Lowen von der Muskelpanzerung, die eine solche Umklammerungsangst auslöst.

9.5.3 Schwermut am späten Nachmittag

Die „Spätnachmittagsdepression" ist natürlich keine Depression im klinischen Sinne, wie man eigentlich überhaupt mit diesem Wort sparsam umgehen sollte. Die Depression ist eine schwere Krankheit und gehört unbedingt in fachkundige Behandlung bzw. Begleitung, da die Gefährdung des Erkrankten in jeder Hinsicht sehr groß ist! Außerdem ist darauf hinzuweisen, dass es aus eigenen Kräften nicht möglich ist, einen Weg aus dieser Erkrankung zu finden.

Was hier gemeint ist, ist jene gewisse Wehmütigkeit, Schwermütigkeit, die sich bei manchen Menschen am späten Nachmittag einstellt und dann wieder vergeht. Diese Erscheinung lässt sich bei extrem großem Mangel an der Nr. 6 beobachten. Die Ursache liegt darin begründet, dass die Natur am späten Nachmittag die Sauerstoffproduktion stark reduziert. Das spüren jene sensiblen Menschen, die einen großen Mangel an diesem Mineralstoff haben und „sauerstoffbedürftig" sind.

Eine Empfehlung kann hier neben der Einnahme von Kalium sulfuricum Nr. 6 ein ausgedehnter Spaziergang am späten Nachmittag sein.

9.6 Die Haut

Die Haut war schon bei Calcium fluoratum Nr. 1 ein wichtiges Thema (s. S. 194). Bei Kalium sulfuricum Nr. 6 ist sie wiederum sehr bedeutungsvoll, weil sie auf diesen Betriebsstoff ebenso angewiesen ist.

9.6.1 Bildung der Oberhaut

Cystin (oxidiertes Cystein) bindet und bildet zusammen mit Calcium fluoratum Nr. 1 das Keratin, welches in der Hornschicht der obersten Schicht der Haut, der Epidermis, eingelagert ist (s. auch Kap. 4.5, S. 195).

Wenn der Organismus sehr viel Kalium sulfuricum benötigt, wird es aus allen Speichern abgerufen, Reserven werden abgebaut. Nach besonders „hitzigen" und schweren Erkrankungen, aber auch nach verschleppten Krankheiten, ist der Reinigungsbedarf sehr groß. Um diese Reinigung durchführen zu können, werden Kalium-sulfuricum-Moleküle auch aus der Oberhaut gelöst, wenn sie nicht durch die Nahrung oder durch Gaben von Kalium sulfuricum aufgefüllt werden. Die durch diesen Mineralstoff gebundene schleimige Substanz der Haut, welche den Halt verliert, lässt einen klebrigen Belag auf der Haut entstehen.

Durch die Hornschicht des obersten Bereiches der Haut, welche durch Calcium fluoratum gebildet wird, entstehen dann schuppige Flächen, die sich ablösen. Da bei einem größeren Mangel an Kalium sulfuricum außerdem die Stoffwechselschlacken nicht mehr abgeführt werden können, treten diese an die Hautoberfläche und erzeugen einen enormen, überaus starken Juckreiz, dem man kaum widerstehen kann. Es wird meistens so lange gekratzt, bis die Stellen blutig sind.[247]

Bei diesem Prozess spielt auch das Natrium sulfuricum durch seine Fähigkeit, Schlacken umzubauen, eine große Rolle. Der Umbau findet in der Leber statt. Die Schlacken müssen jedoch mit Hilfe von Kalium sulfuricum zuerst abtransportiert werden.

9.6.2 Pigmentierung

Das Kalium sulfuricum ist mit Hilfe von Melanin, einem braunen bis schwarzen Pigment, für die Bräunung der Haut zuständig. Es lagert diese Pigmente in die Hautoberfläche als Schutz vor Sonnenstrahlen ein. Eine bestimmte Gruppe von Menschen mit einem großen Mangel an Kalium sulfuricum werden kaum braun. Durch den Mangel an diesem Mineralstoff können sie die Pigmente nicht in der Oberhaut einlagern.

Grundsätzlich werden mit Kalium sulfuricum Nr. 6 sowohl Probleme von Pigmentan-

---

[247] S. dazu: Feichtinger, T., Niedan-Feichtinger, S.: Biochemie nach Dr. Schüßler bei Hautkrankheiten und Allergien. Karl F. Haug, Stuttgart 2005.

sammlungen als auch Pigmentausfälle behandelt:

Pigmentflecken zeigen eine Überladung mit Schadstoffen an, welche einen Mangel an Kalium sulfuricum Nr. 6 verursachen, wodurch das Melanin nicht mehr gesteuert werden kann und sich an einzelnen Stellen richtiggehend zusammenballt. Diese Flecken können mehr oder weniger über den ganzen Körper verteilt sein, vor allem treten sie am Hals oder im Gesicht auf. Zu diesem Phänomen gehören auch Altersflecken, Schwangerschaftsflecken usw. Bei starken Kaffeetrinkern können bräunlich-gelbliche Flecken am Hals auftreten. Diese Flecken werden auch bei Einnahme von Hormonen beobachtet. Ein schwarzer Rand an solchen Hautveränderungen verlangt nicht nur nach dem Hautarzt, sondern in der Biochemie nach Dr. Schüßler nach Calcium fluoratum Nr. 1.

Die Zwischenschritte der Synthese des Pigmentstoffes Melanin werden unter anderem von Enzymen gesteuert, die als Bestandteile Cystein und Kupfer enthalten. Hier liegt der Zusammenhang zur Pigmentstörung wie dem Vitiligo (Weißfleckenkrankheit), welche mit einem Mangel an Kalium sulfuricum Nr. 6 in Verbindung gebracht wird, aber auch mit Kupfer, was wiederum Cuprum arsenicosum Nr. 19 in das Blickfeld rücken lässt. In der Biochemie nach Dr. Schüßler wird bei solchen Pigmentstörungen noch Kalium chloratum Nr. 4 für die weißlich-milchigen, nicht pigmentierten Hautstellen gegeben – die Haut als unglaubliche Ansammlung von Drüsen benötigt bekanntermaßen Nr. 4 als Drüsenbetriebsstoff.

Bei Vitiligo ist folgende Mischung von Mineralstoffen, innerlich und äußerlich angewendet, empfehlenswert: Kalium chloratum Nr. 4, Kalium sulfuricum Nr. 6, Natrium sulfuricum Nr. 10 (zur Vorbeugung von Schlackenstaus), Calcium sulfuricum Nr. 12 und Cuprum arsenicosum Nr. 19.

Eine Behandlung des Pigmentmangels erfordert große Geduld bei der Einnahme von Kalium sulfuricum, welches lange, jahrelang, eingenommen werden muss. Auf den Hautstellen, auf denen die Pigmentbildung ausfällt, erscheint die Haut milchig bzw. milchig-rötlich, entsprechend der Beschreibungen eines Kalium-chloratum-Mangels. Im Zweifelsfall und nach Prüfung der antlitzanalytischen Zeichen im Gesicht des betroffenen Menschen wird es unter Umständen ratsam sein, beide Mineralstoffe zugleich einzunehmen.

Weiße kleine Flecken weisen auch auf die Vernarbung der Haut nach einer Windpockenerkrankung hin (die sehr lange zurückliegen kann). Die Anwendung der Narbenmischung kann aber immer noch zielführend sein: Calcium fluoratum Nr. 1, Kalium phosphoricum Nr. 5 und Natrium chloratum Nr. 8.

9.7 Schleimhäute

Schleimhäute sind grundsätzlich ein Thema bei Natrium chloratum Nr. 8, haben aber auch eine innige Beziehung zu Kalium sulfuricum Nr. 6.

9.7.1 Bildung der obersten Schicht der Schleimhäute

Schleimbildende Mineralstoffverbindungen in der Biochemie nach Dr. Schüßler sind: Kalium chloratum Nr. 4, Natrium sulfuricum Nr. 10, Natrium chloratum Nr. 8, Natrium sulfuricum Nr. 10 und Calcium sulfuricum Nr. 12. Bei den verschiedenen Schleimhäuten bildet immer wieder ein anderer Mineralstoff den Schwerpunkt, wie zum Beispiel in der Magenschleimhaut das Natrium chloratum, in den Bronchialschleimhäuten das Kalium chloratum.

Azetylcystein ist ein „Nährstoff" für die Lunge, es verflüssigt den Lungenschleim – im Grunde jeden Schleim. Bei einem Mangel entsteht Asthma, wodurch wieder der Zusammenhang zwischen Kalium sulfuricum Nr. 6 und Asthma deutlich wird.

Auch die Schleimhäute sind bei Mangelzuständen vom Gewebeabbau betroffen. Dabei verliert der an den jeweiligen Mineralstoff gebundene Schleimstoff seinen Halt. Ein Katarrh ist die Folge. Dr. Schüßler schreibt dazu:

„Die Abschuppung der Epithelzellen hat Katarrhe zur Folge, deren Sekret gelbschleimig ist[248]*... Es (Kalium sulfuricum) heilt auch Katarrhe, deren Entstehungsherd die Bildungsstätte der Epithelialzellen (schützende Schicht – auch der Schleimhäute) ist; Katarrhe des Kehlkopfes, der Luftröhre, der Nasenschleimhaut, Mittelohrkatarrh etc., wenn das Sekret die oben erwähnte Beschaffenheit hat, auch einen Magenkatarrh, wenn die Zunge gelbschleimig belegt ist; ferner einen Nierenkatarrh.*

Bindehaut mit gelblichem Sekrete. Augenentzündung der Neugeborenen. Katarrh des äußeren Gehörganges mit dünnem, gelblichem Sekrete, Katarrh der Paukenhöhle und der Eustachischen Röhre."[249]

Bei Schleimabsonderungen wird grundsätzlich von einem Katarrh gesprochen. Jeder Katarrh zeigt eine Reinigung des Gewebes an: Die Notwendigkeit des Abbaues der entsprechenden Zellen entsteht nur im äußersten Fall eines großen Mangels. Bei Kalium sulfuricum handelt es sich dabei meistens um ein „Großreinemachen", wenn durch mangelnde Sauerstoffversorgung bis in die innersten Bereiche der Gewebe, das heißt bis in die Zellen hinein, der notwendige Abbau von Schlacken nicht erfolgen konnte.

Bei Mukoviszidose, der Absonderung eines besonders zähen Schleims, ist die Anwendung von Kalium chloratum Nr. 4 und Kalium sulfuricum Nr. 6 angebracht.

9.8 Die Bauchspeicheldrüse

Den wesentlichsten Beitrag zur Verdauung liefert die Bauchspeicheldrüse mit ihren vielen Verdauungsenzymen und dem basischen Bauchspeichel. Bei Überforderung durch Stress (Aufregung) kommt es zu Übelkeit und Druckgefühl in der Magengegend. Allerdings wird hier nicht zwischen Magenbeschwerden und denen der Bauchspeicheldrüse unterschieden.

Insulin als Hormon der Langerhans-Inseln braucht die Anwesenheit des Cystins. Ein Dauerstress der Pankreasdrüse kann nach Ansicht der Schüßler-Heilweise zu Diabetes Typ I führen.

Für Diabetiker Typ I ist die Kombination von Kalium sulfuricum Nr. 6 mit Zincum chloratum Nr. 21 sehr empfehlenswert. Dabei darf nicht übersehen werden, Natrium sulfuricum Nr. 10 zur Vorbeugung von Schlackenstaus zusätzlich einzunehmen.

Nach dem Essen kann es zu einem Völlegefühl im Oberbauch kommen, was anzeigt, dass die Bauchspeicheldrüse momentan überfordert ist. Wenn Menschen nur mehr einige Bissen essen können und dann sagen, dass sie völlig satt seien, ihnen das Essen „bis zum Halse stehe", benötigen sie dringend Kalium sulfuricum Nr. 6.[250]

> **Aus der Praxis:**
> Eine Frau musste schon längere Zeit Schmerzmittel einnehmen, da sie unter Verkrampfungen der Bauchspeicheldrüse litt. Diese Verkrampfungen waren im Laufe der Zeit immer häufiger und immer schmerzhafter geworden. Entsprechend der üblichen Zuständigkeit für unwillkürliche Verkrampfung wurde ihr Magnesium phosphoricum als „heiße 7" empfohlen, welches wohl eine kleine Linderung, aber keine dauerhafte Erleichterung brachte. Erst die Einnahme größerer Mengen von Kalium sulfuricum als dem für die Bauchspeicheldrüse be-

---

248 Es kommt immer wieder vor, dass dieser ockerfarbige Schleim als Eiter beschrieben wird. Das führt zu einer Fehleinschätzung, was dann meistens eine falsche Intervention zur Folge hat.
249 Zit. nach: Broy, J.: Die Biochemie nach Dr. Schüßler. Klaus Foitzik, München 1993. S. 93.
250 Die Bauchspeicheldrüse liegt so nah am Magen bzw. hinter dem Magen, dass die Lokalisierung der Schmerzen bezüglich eines bestimmten Organs nur sehr schwer möglich ist.

deutungsvollen Mineralstoff brachte dauerhafte Hilfe. Die Krämpfe waren durch einen überaus großen Mangel an Kalium sulfuricum entstanden. Diese große Drüse hatte sich immer häufiger, wenn der Mangel durch einen Bedarf noch mehr verschärft wurde, krampfhaft zusammengezogen.

9.9 Das dritte Stadium einer Erkrankung

Kurt Hickethier weist wie auch andere Autoren auf die Notwendigkeit des „Großreinemachens" nach hitzigen, schweren Krankheiten hin, die nicht rechtzeitig durch andere Mineralstoffe schon im Anfangsstadium behandelt und dadurch in ihrer Intensität gebremst worden sind: *„Die Leber, die außer dem Kohlenhydrat-Stoffwechsel als großes Entgiftungsorgan unseres Körpers erscheint, dürfte hier unter Zuhilfenahme von schwefelsaurem Kali die Hauptarbeit leisten."*[251]

Themen einer chronischen Erkrankung, die dem dritten Stadium einer Erkrankung entsprechen, sind: Krankheitsschlacken, Nonsensemoleküle, Speicher der Umweltbelastung, Freie Radikale, Mutation der Zelle, Enzymsäuren im Bindegewebe.

Kämpft der Organismus im Anfangsstadium mit belastenden Stoffen, ist Ferrum phosphoricum der angemessene Mineralstoff. Geht jedoch diese Chance ungenutzt vorbei, und der Organismus unterliegt, entstehen viele vergiftende Krankheitsstoffe, die durch Kalium chloratum getilgt werden können. Wird auch dieser Mineralstoff nicht zur Verfügung gestellt, löst der Organismus aus dem Bindegewebe so weit wie möglich die benötigten Moleküle als „Kampfstoffe". Schreitet die Erkrankung noch weiter fort, muss der Organismus die entstandenen Krankheitsschlacken aus den Körperflüssigkeiten Blut, Lymphe und Zwischenzellflüssigkeit entfernen. Im dritten Stadium der Krankheit wird der Körper in einem solchen Ausmaß von den Krankheitsschlacken überschwemmt, dass die Ausscheidung nicht mehr ausreichend möglich ist. Er greift dann auf die einzig mögliche Deponie – die Zellen – zurück. In diese werden die Belastungsstoffe nicht nur im Verlauf einer Krankheit abgelagert, sondern vor allem danach, wenn kein Kalium sulfuricum zur Ausscheidung gegeben wurde. Deshalb wird dieser Mineralstoff angezeigt sein, wenn sich eine Krankheit festzusetzen droht, in Gefahr ist, chronisch zu werden[252] oder sich schon festgesetzt hat, das heißt, sich in den Zellen schon abgelagert hat.

Mit der Ablagerung von belastenden Stoffen hat sich Professor Langreder ausgiebig beschäftigt. Die Gift- und Belastungsstoffe, die der Organismus nicht ausscheiden kann, werden Schicht für Schicht in der Zelle abgelagert, wobei natürlich die jeweils letzte Erkrankung die oberste Schicht in der Deponie bildet.[253] Wenn die Zellen die Grenzen ihrer Aufnahmekapazität erreicht haben, muss der Organismus zu drastischen Maßnahmen wie panischen Reaktionen auf bestimmte Stoffe[254] durch Allergien und schwere Hautkrankheiten, unter Umständen auch Neurodermitis, greifen, um ein Mindestmaß an Entschlackung noch zu ermöglichen. Gleichzeitig sind diese Reaktionen ein Hilfeschrei!

Soll eine Krankheit nach ihrem Abklingen gut ausgeheilt werden, muss noch sehr lange Kalium sulfuricum zur Entgiftung der angefallenen belastenden Stoffe eingenommen werden. Unter Heilung von einer Krankheit sollte immer das *Frei*werden von allen Erkrankungs- und Belastungsstoffen verstanden werden. Empfehlenswert ist in diesem Zu-

---

251 Hickethier, K.: Lehrbuch der Biochemie. Charlotte Depke, Kemmenau 1991. S. 26.
252 In Bezug auf Schadstoffe, nicht auf Säuren. Chronische Krankheiten bezüglich der Säuren spielen sich eher im Bindegewebe ab: Rheuma und Gicht.
253 S. dazu auch: Ergänzende Informationen – Vorgänge im Heilungsprozess.
254 Amalgamfüllungen der Mütter, Wehenhemmer, ... Panik des Körpers, Neugeborenenhepatitis, Allergie: Etagenwechsel – Schnupfen – Asthma.

sammenhang auch das Trinken einer schlackenausscheidenden Teemischung.[255]

9.10 Muskeln, Verschleiß, Schlacken

Zu Beginn steht ein kurzer Ausflug zu Ferrum phosphoricum Nr. 3. Es kann einem Muskelkater vorbeugen, wenn es rechtzeitig vor und während der Belastung, wie zum Beispiel bei einer ausgiebigen Bergtour, eingenommen wird. Durch die ausreichende Versorgung mit Sauerstoff können die entstehenden Schlacken-, Belastungs- und Ermüdungsstoffe oxidieren und ausgeschieden werden. Allerdings wird bei sehr großen Belastungen immer ein gewisser Rest an auszuscheidenden Stoffen bleiben, von denen die Muskeln gereinigt werden müssen, was Kalium sulfuricum Nr. 6 benötigt.

Werden die belasteten Körperteile, vor allem die Muskeln, nicht rechtzeitig mit reinigenden Betriebsstoffen wie der Nr. 6 versorgt, bleiben die Schlacken liegen, weil der Organismus bestrebt ist, den laufenden, sehr anstrengenden und anspruchsvollen Betrieb, z.B. während der genannten Bergtour, optimal aufrechtzuerhalten. Es kommt nach den Anstrengungen zum bekannten Muskelkater.

Für eine gute Regeneration sorgt eine ausreichende Ruhephase, verbunden mit den entsprechenden Mineralstoffen, vor allem mit Kalium sulfuricum Nr. 6. In diesem Fall ist auch die äußere Anwendung zusätzlich zu empfehlen.

9.10.1 Hochleistungssport

Der Hochleistungssportler benötigt eine hervorragende Versorgung seines Körpers sowohl im Mikro- als auch im Makrobereich.

Sportler haben immer wieder Schwierigkeiten, weil sie grundsätzliche Bedingungen des Körpers außer Acht lassen. Der Erfolgszwang lässt den Sportler, auch den Amateur, der seinen Sport sehr ernst nimmt, häufig die Grenzen eines natürlichen Gleichgewichtes zwischen Anspannung und Entspannung, zwischen Belastung und Entlastung überschreiten. Es kommt zu einem Raubbau an Betriebsstoffen allgemein, weil der Organismus mit der Versorgung nicht nachkommt. Er kann aber auch aufgrund der mangelnden Ruhephasen die Entlastung von den Belastungs-, Schlacken- und Ermüdungsstoffen nicht durchführen. Damit ist ebenso der Abbau von abgestorbenen Zellen gemeint. Außerdem ist die Regeneration und Wiederherstellung verschlissenen Gewebes, wie zum Beispiel des Knorpelgewebes, nicht möglich.

Sind die Betriebsstoffspeicher ziemlich ausgeschöpft, wird der Betrieb auf die notwendigsten, lebenswichtigen Funktionen eingeschränkt. Wird ein solcher Raubbau nicht ausgeglichen, kann es zu einem extremen, unverständlichen, plötzlichen Leistungsabfall kommen, vergleichbar mit dem leeren Benzintank eines Autos.

Auch können in Zeiten höchster Anspannung Störungen wie Schnupfen und grippale Infekte als Reinigungsvorgänge, Rückenschmerzen, Nebenhöhlenprobleme oder dergleichen auftreten. Werden diese durch Medikamente unterdrückt, wird der Rückstau immer größer, bis „nichts mehr geht", weil alle Deponien überfüllt sind. Als Deponien dienen dem Organismus das Muskelgewebe, die Gelenke, aber auch als letzte Möglichkeit die Zellen.

Als Schlussfolgerung wird nicht von den extremen Belastungen abgeraten, sondern empfohlen, besonders viel in die notwendigen Maßnahmen für den Körper zu investieren. Dazu gehört das Trinken von Teemischungen, die reinigend wirken, das Trinken von natürlich basischen Flüssigkeiten wie einer Gemüsebrühe, die Förderung einer physiologischen Ausscheidung von Giftstoffen durch Schwit-

---

255 S. dazu auch: Ergänzende Informationen – Über das Teetrinken.

zen – wie in der Sauna, die Unterstützung des Organismus durch eine hochwertige Nahrung, die Einnahme von Mineralstoffen nach Dr. Schüßler, besonders von Kalium sulfuricum, und als letzte und weniger gute Möglichkeit die Einnahme von konzentrierten Mineralstoffgetränken im Extremfall.

9.11 Äußere Anwendung

Kalium sulfuricum Nr. 6 muss in allen Kombinationen enthalten sein, die den Aufbau, die Erhaltung und die Regeneration einer gesunden Haut intendieren[256], aber auch in Kombinationen gegen chronische Hauterkrankungen.[257]

Wenn es um die Stärkung der Haut bei Sonnenstrahlen geht, muss ebenfalls Kalium sulfuricum Nr. 6 als wesentlicher Bestandteil vorhanden sein. Sonnenbaden führt zu einem lang anhaltenden oxidativen Stress in der Haut, dem mit Ferrum phosphoricum Nr. 3 und Kalium sulfuricum Nr. 6 gut vorgebeugt werden kann (s. Kap. 6.15, S. 239).

Als Mischung für Muttermale und Pigmentflecken wird eine Cremegelmischung aus folgenden Mineralstoffen zubereitet: Kalium phosphoricum Nr. 5, Kalium sulfuricum Nr. 6, Natrium chloratum Nr. 8 und Natrium sulfuricum Nr. 10.

9.12 Zusammenhänge zwischen Kalium sulfuricum und charakterlichen Strukturen

Der Mensch ist in seinem Leben darauf angewiesen, dass er wahrgenommen wird. Er braucht ein Gegenüber, zu dem er in Beziehung treten kann. Fehlt es ihm, wird er sich bemühen, das Wohlwollen jener Menschen zu erlangen, die ihm nahe stehen. Dabei ist ihm vor allem die Erfüllung der Erwartungen, Forderungen und Wünsche, die ihm entgegengebracht werden, von allergrößter Bedeutung. Leider geht das dann so weit, dass er sogar Erwartungen erfüllt, die er seinen Mitmenschen unterstellt, vielleicht aufgrund von Erfahrungen, die sich tief in ihn eingegraben haben.

9.12.1 Ärger

Ein wesentlicher Punkt bei Kalium sulfuricum Nr. 6 ist die anerzogene Selbstverleugnung, die zum Ärger führt, wenn man sich endlich „selbst auf die Schliche kommt". Im Verständnis darüber, was Ärger ist, gibt es jedoch viele Missverständnisse. Im Allgemeinen wird darunter verstanden, dass jemand Grund hat, sich über einen anderen zu ärgern. Die Ursache besteht darin, dass die eigene Vorstellung vom Leben oder die Forderung, die man an sich selbst richtet, auch an den anderen gestellt wird, vom anderen aber nicht erfüllt wird. Daraus resultiert ein Gefühl des Ungehalten-Seins dem anderen gegenüber. Es entstehen Gefühle der Unwilligkeit, der Ablehnung und im Extremfall bis hin zur Absicht, den anderen vernichten zu wollen.

Der Ärger beginnt immer mit dem Vergleich eines Bildes vom Leben, einer Vorstellung vom Leben oder eines Selbstverständnisses (das ist das Bild, das jemand von sich selbst hat) mit dem, was sich ereignet. Kommt es zu einer Diskrepanz, zu einem Auseinanderklaffen der sich ereignenden äußeren Realität mit den inneren Forderungen, die von den Vorstellungen ausgehen, wie das Leben zu sein hat, entsteht ein Konflikt. In diesem wird den meistens in der Kindheit nach innen genommenen Forderungen, die in einem „anständigen" Leben zu erfüllen sind, „recht" gegeben. Sie werden dem Leben übergestülpt. Daraus

---
[256] Wie z.B. die Körpercreme Regeneration der Adler Pharma, bei deren Anwendung über gute Erfolge bei Vitiligo und Pigmentflecken berichtet wird.
[257] Z.B. Cremegel E/N und Cremegel E/N der Adler Pharma, wobei E für Ekzeme und N für Neurodermitis steht.

wird das gute Gefühl abgeleitet, sich über jemanden, der zum Beispiel nicht weiß, wie „man sich zu benehmen hat", wie man sich für eine Familie aufzuopfern hat, welchen Einsatz man im Beruf zu zeigen hat und dergleichen mehr, ärgern zu dürfen, eigentlich, sich ärgern zu müssen.[258]

Im Hinblick auf diese Zusammenhänge lässt sich formulieren, dass der Ärger dadurch entsteht, dass jemand nicht bereit ist, sich den gleichen Zwängen zu unterwerfen, welchen jener ausgeliefert ist, der sich ärgert. Der Ärger hat auf der körperlichen Ebene mit einer Spannung im Bauchbereich zu tun, welche mit dem Mineralstoff Kalium sulfuricum und der Bauchspeicheldrüse verbunden ist. Wird der Ärger sehr stark, dann kippt er um in Hass, was ebenfalls mit Spannungen im Bauch, aber dann mit dem Mineralstoff Natrium sulfuricum Nr. 10 und mit der Leber bzw. Galle zu tun hat. Der Übergang von Ärger zum Hass ist ein fließender, ebenso wie auch der Übergang von einem Mineralstoff zum anderen.

Eine häufige Bemerkung in diesem Zusammenhang heißt: „Seinem Ärger Luft machen."

9.12.2 Selbstverleugnung

Man beachte die Wortverschlechterung von: eigenwillig, eigenartig, eigensinnig.

Sind doch der eigene Wille, die eigene Art und der eigene Sinn die höchste Qualität, die ein eigenständiges, lebendiges Wesen Mensch auszeichnen kann.

Gehen wir allerdings den Ursprüngen des Ärgers nach, werden wir Zusammenhänge entdecken, welche für die Menschen von allergrößter Bedeutung sind, die sich leicht ärgern. Diese Menschen sind jedoch immerhin dem Leben schon näher als solche, die sich die Reaktion des Ärgers verbieten, „weil sich das nicht gehört"!

Um die Hintergründe aufzudecken, ist es von Bedeutung, auf die Kindheit einzugehen. In der frühen Zeit des Mensch-Seins werden Strukturen und Strategien erlernt und geübt, „wie das Leben gehen soll". Treten in dieser Zeit besonders belastende, drückende, ja fast erdrückende Situationen auf, müssen Überlebensstrategien gelernt werden. Das trifft besonders auf sensible Menschen zu.

Aus der Praxis:

Eine Frau wuchs in einer ländlichen Gegend auf dem Bauernhof auf. Sie erlebte als Kind eine besonders schwere Zeit. Wenn der jähzornige, alkoholabhängige Vater nach Hause kam, verkrochen sich die Kinder in das Schlafzimmer. Nur die Mutter, die in einer abgestumpften Resignation ihre nie enden wollende Arbeit verrichtete, konnte nicht ausweichen und war dem gewalttätigen Mann ausgeliefert. Die Kinder mussten die Schmerzen und das Elend der gequälten Frau miterleben. Es war eine Geschichte des Schreckens, der Angst und der Panik. Da diese Erlebnisse gefühlsmäßig unerträglich waren, mussten sie verdrängt werden.

Das Mädchen musste auf alles verzichten, was eigenes Leben auch nur ansatzweise ausdrücken könnte oder gar ausmacht. Es durfte keine eigene Meinung geäußert und kein Widerspruch gezeigt werden, auch war ihr das Lachen vergangen. Die Innenwelt, die sie mit ihrer regen Phantasie aufbaute, war ihre Heimat, in die sie flüchten konnte.

Sie hatte mit all der ihr zur Verfügung stehenden Sensibilität versucht, festzustellen, was der Vater wollte. Sie klebte nicht nur am Vater, sie war eigentlich in ihm drinnen.

Sie klebte an der Außenwelt, mit der großen Anspannung, ja nichts zu übersehen, was von ihr verlangt werden könnte, damit nicht die (gefühlsmäßige) Vernichtung in Form von unerträglichem Gebrüll oder gar in Form von Prügeln über sie hereinbricht. Als Vorbild hatte sie die Mutter, von der sie die entsprechenden Handlungsmodelle kopieren konnte. Den Forderungen der Mutter war sie insofern hilflos ausgeliefert, als sie ihr durch Nichtbefolgen von Forderungen oder Erwartungen keine zusätzlichen Qualen bereiten wollte. Außerdem hatte sie bis zum zwölften Lebensjahr kein eigenes Bett

---

[258] Ein häufiger Satz in diesem Zusammenhang: „Was sich der/die herausnimmt!"

9.12 Zusammenhänge zwischen Kalium sulfuricum und charakterlichen Strukturen

und keine Ecke, wo sie ihr Eigenes (Spielsachen) hätte aufbewahren können. Sie fand sich im Leben nicht vor. Es gab sie gefühlsmäßig auch für sie selbst nicht, da sie sich nicht erleben konnte.

Als sie mit 15 Jahren der Mutter gegenüber das erste Mal ihre eigene Meinung zum Ausdruck brachte, konnte diese das gar nicht verstehen, dass es so etwas überhaupt gibt. Sie sagte zu ihrer Tochter: „Was du jetzt für ein eigenartiges Mädchen wirst."

Sie hat sich später, da sie das Leben nicht besser verstand, einen Mann gesucht, der das Leben, wie sie es kannte, als Leiden weiter fortsetzte. Die Leidensgeschichte als Entmündigungs-, Folter- und Unterdrückungsgeschichte wurde fortgeschrieben. Er hat ihr alles vorgeschrieben und über sie bestimmt. Sehr spät konnte sie in ihrem Dasein zum eigenen Leben kommen, was aber nur über eine Scheidung von ihrem Mann, der ihrem Vater sehr ähnlich war, möglich war. (Er war nämlich nicht bereit gewesen, seine Strukturen in dem Maße zu ändern, als es seiner Frau möglich war, sich aus dem inneren Gefängnis herauszuarbeiten.)

In den Beratungsgesprächen, in denen sie die in der Kindheit eingeübten, verinnerlichten Fehlhaltungen und die damit verbundenen Fehlspannungen bearbeitete, tauchte so manches bittere Bild auf. Die Bitterkeit und Trauer über die Schmerzen und Verletzungen konnten sich anfangs in Weinkrämpfen und später des Öfteren in Tränen lockern und lösen.

9.12.3 „Atemlos"

Im Körper entsteht durch die innere Situation eine starke Verkrampfung. Zuerst erfasst diese Verkrampfung die Lungen, es wird der Atem angehalten. Halt dieser Krampf länger an, verhärten sich Zwerchfell und Brustkorb. Im weiteren Verlauf geht die Verkrampfung auf den Bauchbereich über, was dann besonders die Bauchspeicheldrüse erfasst. Das ununterbrochene Erfassen-müssen der Außenwelt und das unentwegte Verzichten-müssen auf alles Eigene lässt das eigene Leben nicht zu; nicht einmal den eigenen Atem. Man wird *atemlos*!

Es entsteht eine innere Unruhe, die kaum noch als Unruhe empfunden wird. Es ist das ruhelose, unentwegte Beobachten der Außenwelt. Der Mensch ist ständig auf der Lauer. Die Unruhe besteht vor allem auch darin, dass das Verweilen bzw. die Entspannung als mögliche Verhaltensweisen völlig ausgeschlossen sind. Sie können nicht stattfinden. Mit „hunderttausend" Fühlern wird die Außenwelt abgetastet.

Da der Atem bis in die innerste tiefste Schicht fehlt, bis in das Zellinnere, erfolgt kein Austausch an Stoffen, erlahmt der Stoffwechsel. Die Bauchspeicheldrüse verbraucht für die beschriebene Spannung sehr viel vom Kalium sulfuricum, sie ist einem unaufhörlichen Stress ausgesetzt.

Menschen, die so sehr an der Außenwelt kleben, dass sie sich selbst nicht wahrnehmen können, unterwerfen sich immer wieder Zwängen, die von außen kommen. Für sie gibt es keine andere Möglichkeit, da sie sonst vor dem Nichts stehen, dem inneren Loch, wo sich eigentlich ihre Person hätte entfalten sollen. Bereitwillig, sklavisch erfüllen sie die an sie gerichteten Forderungen, die „allgemeingültigen" Normen, die Erwartungen des „man".

9.12.4 Verhaltensmodelle, Verhaltensnormen

Sie erwarten aber auch, dass sich alle anderen Menschen diesen Verhaltensmodellen unterwerfen. Jeder, der sie nicht erfüllt, macht ihnen gefühlsmäßig die eventuellen Folgen solchen Verhaltens spürbar, was in ihnen enormen Druck mit der damit verbundenen Angst wachruft.

Menschen, die sich nicht nach diesen Verhaltensnormen richten, erinnern an die furchtbaren Konsequenzen, Folgen, die sich auf solche Handlungen eingestellt haben. Allein, um die Erinnerung mit all den damit verbundenen überwältigenden, bedrückenden, fast erdrückenden Gefühlen zu verhindern, wird versucht, den anderen von seinem „verwegenen" Tun abzuhalten.

Aus der Praxis:
So hatte die im vorigen Beispiel genannte Frau jedes Mal, wenn sie versuchte, sich gegen ihren Mann zu wehren, unterschwellig dieselben Angstgefühle, die sie vor ihrem Vater hatte. Aus diesem Grunde vermied sie jede Auseinandersetzung mit ihrem Mann. Aber nicht nur sich selbst verbot sie jegliche Form der Eigenständigkeit, welche schon als Auflehnung empfunden wurde, sondern auch ihren beiden Töchtern. Denn jede freie Äußerung bzw. jeder Widerstand der Töchter gegen den Vater brachte die Mutter gefühlsmäßig in die Nähe der Erlebnisse aus ihrer eigenen Kindheit, was sie um jeden Preis verhindern wollte.

Erst als sie sich an die inneren Blockaden herangearbeitet hatte, konnte sie den Töchtern mehr Bewegungsfreiheit geben. Die Hemmung, die sie in ihren Lebensäußerungen ihrem Vater gegenüber entwickeln musste, hatte sich nämlich auf das Verhalten allen Männern gegenüber ausgeweitet. Damit konnte sie lange Zeit ihren Töchtern keine Bewegungsfreiheit gegenüber dem männlichen Geschlecht zugestehen. Dieses Verhaltensmuster hat sich im Laufe der Zeit tief in das Lebensmodell der Töchter eingegraben. An dieser Belastung haben sie immer noch zu arbeiten, vor allem was ihre Beziehungsfähigkeit betrifft.

Eine entsprechende Entwertung und Verurteilung des „Sünders", der sich nicht nach den „allgemeingültigen" Regeln verhält, bringt aber nur eine vorübergehende Entlastung.

Wenn Menschen langsam ihrem Inneren auf die Spur kommen, weil sie sich spüren in Form von eigenen Gefühlen, Meinungen, Protesten, Einsprüchen, so fehlt noch immer der Mut, diese und damit sich ins Spiel zu bringen. Sie werden von der Angst beherrscht, dass es nichts Gefährlicheres gibt, als das eigene Leben. In vielen Situationen wird dann das eigene innere Leben zugunsten einer äußeren Anpassung, um keine Vernichtungsgefühle erleben zu müssen, verraten. Was bleibt, ist die Enttäuschung.

Der Ärger ist somit letztlich immer wieder die Erinnerung daran, auf das eigene Leben verzichtet zu haben. Der Ärger zeigt an, dass das eigene Leben übergangen wurde zugunsten einer „Beruhigung" der inneren Welt. Doch die Person und ihre Sehnsucht nach dem einzigartigen, einmaligen, unwiederholbaren, ureigensten Leben bleibt erhalten. In immer wieder auftauchenden Signalen und Botschaften aus der Tiefe wird daran erinnert.

Erst langsam kann sich ein solcher Mensch an die Wut heranarbeiten, an die heftige innere Bewegung, die entsteht, wenn der Verrat des eigenen Lebens immer mehr spürbar wird. Diese heftige innere Bewegung, verbunden mit intensiven Gefühlen der Enttäuschung über das nicht gelebte Leben, wird dann zum Motor für das eigene Leben, sodass es auch nach außen in die Welt und damit zur Welt kommt.

Wichtige Fragen in diesem Zusammenhang sind: Steht der eigene Wunsch gegen den des anderen? Ist der andere zuständig für mein Glück? Wie ist die Qualität, in der ich für andere da bin? Wer hat dafür Verantwortung, was ich tue?

Ein Groll, der im Bauch rumort, hat vielleicht mit der Bauchspeicheldrüse zu tun!

Magnesium phosphoricum Nr. 7

Mg HPO$_4$·7H$_2$O – phosphorsaures Magnesium, zweibasisches Magnesiumphosphat
Früher: Magnesia phosphorica

Empfohlene Potenzierung: D6

Magnesium phosphoricum Nr. 7 ist das Betriebsmittel für die unwillkürliche Muskeltätigkeit.

Deshalb ist dieser Mineralstoff
- zuständig für die Tätigkeit der Drüsen,
- der Nerven,
- der peristaltischen Tätigkeit des Darmes (wurmartige Bewegung zur Vorwärtsbewegung des Nahrungsbreies),
- das rhythmische Zusammenziehen der Herzmuskulatur,
- bei Schokoladenhunger das Mittel der Wahl.

Antlitzanalytische Zeichen
- Magnesia-Röte: als zarte Röte liegt sie in Talergröße auf beiden Seiten rechts und links des Nasensattels auf den Wangen. Sie kann sich jedoch sehr intensiv auch über das ganze Gesicht ausdehnen.
- Verlegenheitsröte, Lampenfieber, hektische Flecken zeigen kurzfristigen Magnesiummangel, der auch zu bewerten ist.

10.1 Wirkungsweise

Magnesium phosphoricum wird nicht umsonst ein „Blitzmittel" genannt. Es wirkt unter Umständen bei bestimmten Beschwerden oft innerhalb weniger Minuten. Es ist aber auch bei blitzartigen Schmerzen angebracht.

Allerdings kann es in anderen Fällen notwendig sein, diesen Mineralstoff lange zu nehmen, weil sein Speicher erschöpft ist und Beschwerden längere Zeit brauchen, bis sie sich langsam abschwächen, wie zum Beispiel beim Aufbau einer festen, elastischen Knochenhülle.

10.1.1 Die „heiße 7"

Magnesium phosphoricum Nr. 7 ist der einzige Mineralstoff in der Reihe der Schüßler'schen Mittel, der eine besondere Zubereitung kennt.

> **Zubereitung:**
> Es werden 7 bis 10 Stück davon in 1/8 Liter Wasser aufgelöst, das kurze Zeit gekocht wurde. Durch das Kochen wurden die flüchtigen Gase aus dem Wasser ausgetrieben und die gasbindende Fähigkeit der Nr. 7 bleibt erhalten.

Magnesium phosphoricum kann durchaus mit den anderen Mineralstoffen eingenommen werden, indem man die Tabletten im Mund zergehen lässt. Aber als „heiße 7" wirkt Magnesium phosphoricum besonders schnell. Dabei wird sie nicht nur einmal möglichst heiß eingenommen, sondern häufiger, z.B. bei beginnender Migräne, aber auch bei Menstruationsbeschwerden.

Es gilt jedoch auch der Satz: *Es muss nicht immer die „heiße 7" sein!* Magnesium phosphoricum kann selbstverständlich wie alle anderen Mineralstoffe nach Dr. Schüßler im Mund gelutscht werden. In dieser Form kann es ohne weiteres in die Speicher eingelagert werden und steht dem Organismus für viele Aufgaben zur Verfügung. Niemals sollte für einen Mineralstoff eine bestimmte Einnahmeform als die einzig mögliche erklärt werden. Damit würden viele Möglichkeiten ausgeschaltet und unter Umständen dabei sogar das Leben verkürzt werden, weil manchem

Hilfesuchenden nicht mehr geholfen werden könnte.

10.2 Mangelanzeichen

Besonderer Heißhunger auf Schokolade („Schokoholiker") und Kakao. Ein weiteres Zeichen für den Mangel an Magnesium phosphoricum kann das Nägelbeißen sein.

Schokolade führt zu einem Ungleichgewicht auf der Mikro- und Makro-Ebene und erhöht den intrazellulären Magnesiumbedarf. Obwohl in der Schokolade und dem darin vorhandenen Kakao Magnesium enthalten ist, wird der feinstoffliche Speicher durch den verstärkten Konsum von Schokolade und Kakao immer mehr ausgeschöpft. Die Sucht wird immer größer. Den grobstofflichen Molekülen stehen immer weniger feinstoffliche zur Aussteuerung gegenüber. Wenn es sich um einen ganz besonders ausgeprägten Mangel an Magnesium phosphoricum Nr. 7 handelt, dann essen diese Menschen am liebsten dunkle oder gar Kochschokolade, denn in diesen Sorten ist am meisten Kakao, in dem das Magnesium enthalten ist.

Die Gabe von Magnesium phosphoricum Nr. 7 kann auch einen Schokoladenhunger provozieren, in dem wohl der Mikrobereich aufgefüllt wird, aber der Makrobereich nicht „nachzieht". Wenn der Schokoladenhunger jedoch ausschließlich Nussschokolade betrifft und das vor allem nach besonderen Anstrengungen wie z.B. nach Stunden in einer anstrengenden Arztpraxis, ist das ein Mangel an Kalium phosphoricum Nr. 5.

Alkohol, Stress, Schwangerschaft, Stillen, Leistungssport führen zu erhöhtem Magnesiumbedarf und damit zu einem Mangel. Elektrosmog erhöht den Magnesiummangel bzw. -bedarf. Diuretika (Entwässerungsmittel) erhöhen die Magnesiumausscheidung. Antazida (Säure bindende Mittel) und Tetrazykline (eine Klasse von Antibiotika) hemmen die Magnesiumaufnahme aus der Nahrung.

10.3 Charakteristik

Magnesium phosphoricum Nr. 7 ist der Mineralstoff, der die unwillkürlichen Tätigkeiten des Körpers beeinflusst. Damit ist er für all jene Muskeltätigkeiten zuständig, welche nicht dem Willen zugänglich sind, wie z.B. Herz, Drüsen und Verdauung.

Als physiologisches Funktionsmittel des Nervengewebes hat Magnesium phosphoricum besondere Bedeutung. Es ist ein unverzichtbares Nervenmittel und regelt dabei die unwillkürliche Tätigkeit der inneren Organe.

Der Organismus wird durch Magnesium phosphoricum in die Lage versetzt, über die Steuerung der Drüsen den inneren Erregungszustand zu beeinflussen. Damit hat dieser Mineralstoff einen großen Einfluss auf den Gefühlshaushalt des Menschen in Verbindung mit Stresssituationen, auf den Grundumsatz und damit auch auf den Cholesteringehalt im Blut.

Im Besonderen ist Magnesium phosphoricum für das Herz von Bedeutung und kann als Hilfe bei Belastung durch Migräne eingesetzt werden.

Calcium fluoratum Nr. 1 ist im Körper zur Bildung der festen Hüllen notwendig. Allerdings ist dabei auch das Magnesium phosphoricum zum Aufbau einer besonderen Festigkeit und einer schönen Form des Knochens und der Zähne von Bedeutung.

Als einziger Mineralstoff hat Magnesium phosphoricum als „heiße 7" eine besondere Bedeutung: Es ist in dieser Form unter anderem in der Lage, belastende Gase zu binden und aus dem Körper abzuführen.

Magnesium phosphoricum ist ein ausgezeichnetes Schmerzmittel für alle blitzartigen, schießenden und bohrenden Schmerzen, und damit ebenso für alle Arten von Koliken zuständig. Auch für diese Belastungen ist die „heiße 7" die beste Form der Einnahme.

10.4 Magnesium im Körper

Der Gesamtbestand des Erwachsenen an Magnesium beträgt ca. 24–28 g. 60% sind in den Knochen gespeichert, davon 40% in gebundener Form. 60% des Magnesiums im Knochen stehen als kurzfristiger Magnesiumspeicher zur Verfügung und werden bei Bedarf für Blut und Gewebe rasch bereitgestellt. An der Vitamin-D-Synthese – und somit am Aufbau der Knochenmatrix – ist es wesentlich beteiligt. Daher sollte es auch bei Osteoporose eingesetzt werden. 1% des Gesamtbestandes ist im Plasma als extrazelluläres Magnesium vorhanden. 10–11 g befinden sich im Zellinneren der Muskeln, der Weichteilgewebe, der Leber und den Erythrozyten.

10.4.1 Magnesium als Stressschutzstoff

Liegt ein Magnesiummangel im Gewebe vor, führt das zu vermehrter Adrenalin-Ausschüttung. Magnesium ist somit ein Antistressstoff für Herz, Gehirn und Muskulatur. Es wirkt auch auf die Drüsen im Verdauungsbereich und die peristaltische Bewegung des Darmes.

Bei physischem oder psychischem Stress wird vermehrt Energie verbraucht, was in der Zelle Magnesium freisetzt, das vorher an energieübertragende Moleküle gebunden war. Um den Magnesiumüberschuss abzubauen, wird ein Großteil in den Zwischenzellraum, das Bindegewebe, geschleust. Dort steigt der Magnesiumspiegel vorübergehend, in der Zelle sinkt er ab, es entsteht ein intrazelluläres Magnesiumdefizit. Über die Niere wird das ausgetretene Magnesium ausgeschieden, was insgesamt zu einer weiteren Verarmung führt, intra- und extrazellulär. Die vermehrt ausgeschütteten Stresshormone verstärken wiederum den Energieverbrauch, womit sich ein Teufelskreis eröffnet, der nicht nur mit einer vermehrten Zufuhr von Magnesium phosphoricum Nr. 7 aufgefangen werden kann, sondern sicher auch noch intensiver Beratungsarbeit bedarf.

10.4.2 Magnesiummangel und -überschuss

Zu wenig Magnesium ruft eine gesteigerte Erregbarkeit des Zentralnervensystems hervor, die bis zu Krämpfen und Desorientiertheit bzw. psychotischen Syndromen, Tetanie, führen kann.

Auch eine Übersäuerung der Muskulatur durch Laktat bei sportlicher Überanstrengung provoziert intrazelluläre Magnesiumverluste und eine vermehrte Ausscheidung des Mineralstoffs über den Urin. Sportler sollten daher eine ausreichende Magnesiumversorgung anstreben.

Ein Magnesiummangel tritt auf bei 61% der Typ-1-Diabetiker und bei rund 50% der Typ-2-Diabetiker, bei Schwangeren, besonders im letzten Drittel der Schwangerschaft sowie bei Menschen mit einseitiger Ernährung oder Durchfall.

Zu viel Magnesium verursacht eine schlaffe Lähmung der Skelettmuskulatur. Diese Lähmung kann durch Calciumgaben antagonisiert (= aufgehoben) werden.

10.5 Magnesium phosphoricum Nr. 7 und die Nerven

1874 schreibt Dr. Schüßler in der „Abgekürzten Therapie" zu Magnesium phosphoricum: *„Die kohlensaure, die salzsaure und die schwefelsaure Magnesia sind von Hahnemann geprüft worden. Ihre Pathogenesien[259] enthalten sehr viele Symptome, welche das Gepräge reiner Neuralgien und Krämpfe tragen. In dieser Beziehung gleichen sich die genannten drei Magnesiumsalze. Ich ziehe die von Hahnemann nicht geprüfte phosphorsaure Magnesia vor, weil sie ein physiologisches Functionsmittel des Nerven-*

---

[259] *Pathogenese:* die Gesamtheit der an der Entstehung und der Entwicklung einer Krankheit beteiligten Faktoren.

gewebes ist. Die kohlensaure Magnesia wirkt wahrscheinlich erst dann, nachdem sie mit einem entsprechenden Quantum im Organismus vorhandener freier Phosphorsäure sich verbunden hat. Und die salzsaure oder schwefelsaure Magnesia, nachdem sie zuerst ihr Chlor resp. ihre Schwefelsäure verloren und darauf eine Verbindung mit Phosphorsäure eingegangen ist. Da man nicht wissen kann, ob zu solchen Zersetzungen und Verbindungen stets die Bedingungen im Organismus vorhanden sind, so halte ich es für das Sicherste, Magnesia phosphorica zu geben."[260]

Dr. Schüßler hat festgestellt, dass das Nervengewebe von allen möglichen Magnesiumverbindungen nur das Magnesium phosphoricum enthält. Magnesiumionen sind für eine gesunde Spannung im Organismus insgesamt zuständig. Wenn durch eine zu hohe Spannung, Überspannung, Hochspannung, durch welchen Einfluss auch immer, zu viel von diesem Mineralstoff verbraucht wurde, kommt es zu Ermüdungserscheinungen und zu einer Verminderung der Reaktionsfähigkeit. Sind die Zellen zur Regeneration aus diesem Grund zu schwach, können Gaben von diesem Mineralstoff helfen.

Magnesium phosphoricum scheint auch besonders für die elektrischen Spannungsveränderungen verantwortlich zu sein, die bei der Übermittlung von Reizen an Nervenfasern entstehen. Eine Störung in den Nerven lässt nach Angabe von Dr. Schüßler Schmerzen entstehen, die sich bis zu Krämpfen und Lähmungserscheinungen steigern können, welche in diesem Fall mit einer mangelnden Übermittlungsfähigkeit des Nervs zu tun haben und nicht wie bei Kalium phosphoricum Nr. 5 mit einer Beschädigung des Nervs.

So ist dieser Mineralstoff angebracht bei Neuralgien, worunter man helle Schmerzen im Ausbreitungsgebiet eines Nervs versteht, die attackenweise auftreten. In der traditionellen Biochemie nach Dr. Schüßler werden die Schmerzen als blitzartig, schießend, bohrend beschrieben oder mit dem Gefühl des Zusammenschnürens verbunden. Sie wechseln auch blitzartig die Stelle, treten mit Pausen auf und verschlimmern sich unter Umständen durch leise Berührung.

10.5.1 Nervenanspannung

Psychische Spannung, Anspannung, Überspannung führt zu vermehrter Magnesiumausscheidung über den Urin und zu erhöhter Ausschüttung des Nervenstressstoffes Adrenalin. Die Folgen sind Schlafstörungen, Depression, aber auch Ermüdungserscheinungen und verminderte Reaktionsfähigkeit.

Magnesium stabilisiert die Erregbarkeit der Nervenzellen. Man wird ausgeglichen und locker. Deshalb wird die „heiße 7" zwar am Abend vor einer Prüfung genommen, um gut zu schlafen, aber nicht am nächsten Tag. Eine Prüfung bzw. Schularbeit braucht einen gewissen „Kick", weshalb hier die Lernmischung (s. S. 156) gegeben werden sollte.

Aus der Praxis:
Magnesium phosphoricum als „heiße 7" wird gleicherweise gerne als Schlaf- und als Weckmittel verwendet. Viele Menschen, die über Einschlafschwierigkeiten oder Startschwierigkeiten am Morgen klagen, haben schon oft Hilfe durch diesen Mineralstoff in seiner besonderen Zubereitungsform erfahren. Ein deutscher Arzt und Ausbilder von Heilpraktikern, Dr. Grüger, formulierte das so: „Magnesium phosphoricum als ‚heiße 7' löscht das Licht am Abend aus und zündet es am Morgen wieder an."

Die Gaben dieses Mineralstoffes passen den Spannungszustand des Menschen an die äußeren gegebenen Erfordernisse an bzw. helfen dem Menschen, den Spannungszustand aufzubauen, der gerade erforderlich ist. Damit ist die Möglichkeit gegeben, auf eine Anspannung auch eine Entspannung folgen zu lassen.

---

260 Schüßler, W.H.: Eine Abgekürzte Therapie. Schulzesche Buchhandlung, Oldenburg 1874. S. 8.

10.5 Magnesium phosphoricum Nr. 7 und die Nerven

Einschlafmischung

Magnesium phosphoricum Nr. 7 entspannt die Nerven, Calcium phosphoricum Nr. 2 entspannt die Muskeln, Kalium bromatum Nr. 14 senkt die innere Unruhe.

Bei ganz „Hartnäckigen" kann zusätzlich Zincum chloratum Nr. 21 dazugegeben werden.

Die „heiße 7" wird auch gegeben, wenn Drüsen unter Spannung sind und wenn es darum geht, sich etwas abzugewöhnen, so z.B. bei der Raucherentwöhnung, bei Nägelkauen, oder bei Suchtverhalten allgemein. Bei Sucht bzw. suchtähnlichem Verhalten ist zusätzlich Natrium chloratum Nr. 8 zu geben. Es ist in der Forschung bekannt, dass Psychopharmaka im Gehirn an Natriumrezeptoren andocken.

Aus der Praxis:

Eine Frau klagte in der Beratungsstunde, dass sie einen unbändigen Hunger auf Schokolade hat. Findet sie am Abend keine Schokolade mehr vor, dann scheut sie keine Mühe, um noch in einem Gasthaus oder aus einem Automaten eine Tafel zu bekommen. In der Fachsprache der Berater heißen solche Menschen Schokoholiker, aber auch scherzhafterweise unter Laien. Sie wurde durch den Berater auf den Zusammenhang mit dem Mangel an Magnesium phosphoricum aufmerksam gemacht. Es wurde von ihm auch betont, dass die Übelkeit, die sich nach einem solchen „Schokoexzess" einstellt, durch Kakao und andere in der Schokolade enthaltenen Stoffe verursacht werde. Schon nach wenigen Wochen konsequenter Einnahme war diese extreme Sucht stark abgeschwächt. Neben anderen Mineralstoffen hatte die Frau ungefähr jede Viertelstunde eine Tablette vom Magnesium phosphoricum eingenommen.

Ein weiteres Beispiel aus der Praxis: Suchtähnliches Verhalten

Wenn jemand unter einem besonders starken Verlangen nach Nikotin oder alkoholischen Getränken leidet, kann er, wenn er es abschwächen will, mit Hilfe des Magnesium phosphoricum als „heiße 7" versuchen, dieses Bedürfnis zu reduzieren. Die unterschwellige Spannung der an das Suchtgift gewöhnten Drüsen, die sich nach einer gewissen Zeit der Enthaltsamkeit einstellt, kann durch die „heiße 7" gelockert werden. Der Mineralstoff kann die Entwöhnung, sofern sie angestrebt wird, ausschließlich unterstützen, niemals von sich aus allein durch seine Wirkung erreichen.

10.5.2 Unterschwellige Spannung und Migräne

Magnesium phosphoricum Nr. 7 steuert den Sympathikus und Parasympathikus, wodurch mit der „heißen 7" auch eine unterschwellige Spannung abgebaut werden kann.

Wenn jemand unter großem „seelischen", arbeitsbedingtem, durch elektromagnetische Belastungen entstandenem oder anderweitigem Druck leidet, verspannen sich die Nackenmuskeln. Dadurch ist der Energiefluss vom Körper in den Kopf stark vermindert oder gar blockiert. Es entsteht ein Gefühl der Spannung im Nacken, das sich langsam über den Hinterkopf ausbreitet und über das Schädeldach bis in die Stirn und in den Augenhintergrund reicht. Das ist ein Spannungskopfschmerz, der mit der „heißen 7" beeinflusst werden kann. Zusätzlich sollte die Nr. 2 oder ein Gelenkcremegel am Nacken verteilt werden.

Eine Migräne hat einen anderen Zusammenhang. Sie entsteht, wenn sich nach einer großen Anspannung im Kopf Adern entkrampfen. Gerade für diese Entkrampfung ist die „heiße 7" prädestiniert und oft genug hat sie hier noch geholfen. Sie löst die unwillkürliche, unterschwellige Spannung, wodurch der Energiefluss wieder in Gang kommt und die Schmerzen zurückgehen. Wichtig ist, dass die Einnahme zu Beginn der Migräne erfolgt und vor allem so oft wie möglich, nicht nur einmal. Eine spätere Einnahme überfordert die Möglichkeiten dieses Mineralstoffes!

10.5.3 Die unwillkürliche Tätigkeit der Drüsen und der innere Erregungszustand

Psychischer und physischer Stress führen nicht nur zu Spannung. Auch „Lampenfieber", rasches Erröten, übersteigertes Schamgefühl sind die Folge. Dies zeigt auch Auswirkungen auf den Gefühlshaushalt des Menschen und führt zu der charakterlich bedeutungsvollen Dimension des Magnesiums: Bei einem Mangel werden in der biochemischen Literatur starke Stimmungsschwankungen angegeben, die sich vor allem in Verdrießlichkeit, Niedergeschlagenheit, aber auch Überschwänglichkeit äußern.

Durch die innere Spannung kommt es zu einer unnatürlichen Spannung der Drüsen, welche in der Folge sehr viel von diesem Mineralstoff verbrauchen. Dadurch entsteht das „Lampenfieber", eine sanfte Röte, karmesinrot, die rechts und links vom Nasenflügel kreisrund erscheint und sich über das ganze Gesicht ausbreiten kann. Aus einer ähnlichen Spannung heraus erscheint die Scham- bzw. Verlegenheitsröte.

10.5.4 Erregungszustand und Blutgefäße

Befindet sich der Mensch durch einen Magnesiummangel oder aus anderen Gründen in einem andauernden inneren Erregungszustand, wird der Grundumsatz wesentlich erhöht. Die Menge der Abfallprodukte wie auch der Säurespiegel steigen enorm an. Der Organismus ist bestrebt, die Säure zu neutralisieren, was vor allem für das Blut und den Bereich der Aderwandungen von großer Bedeutung ist. Für das Blut gibt es nur einen sehr engen Spielraum, was den pH-Wert angeht. Er bewegt sich im Bereich zwischen 7,3 und 7,4. Da das Blut den ganzen Körper mit lebensnotwendigen Stoffen zu versorgen hat, muss es von der entstehenden Säure befreit werden. Stehen zu wenig freie Mineralstoffionen zur Verfügung, werden sie aus der Substanz entnommen. In diesem Fall aus den Wandungen der Adern.

Das Bindegewebe der Adern wird durch den Verlust von Calcium fluoratum und Silicea brüchig und muss ausgebessert werden, indem ein Ersatzstoff eingebaut wird. Dafür verwendet der Organismus einen Stoff, der gegen die Säure unempfindlich ist, nämlich das Cholesterin. Würden die brüchigen Adern nicht verstärkt, hätte das zur Folge, dass der Mensch innerlich verblutet. Der eingelagerte Ersatzstoff ist allerdings weniger elastisch, sodass es zu Versteifungen bzw. Verhärtungen der Aderwände kommt, zur Sklerose. Außerdem verengen sich die Adern an diesen Stellen, weil der Organismus mit Hilfe des Cholesterins keine so dünnen Wände bauen kann.

Einen hohen Cholesterinspiegel kann das Magnesium phosphoricum nur dann senken, wenn dieser durch einen hohen Erregungszustand bedingt ist. Für die langfristigen Folgen der Anlagerung von Cholesterin sind hilfreich: Calcium fluoratum Nr. 1, Magnesium phosphoricum Nr. 7, Natrium phosphoricum Nr. 9 und Silicea Nr. 11.

10.6 Glatte oder unwillkürliche Muskulatur

Der glatte Muskel unterliegt keiner willkürlichen Beeinflussung und wird aus „glatten" Muskel*zellen* gebildet. Sie arbeiten langsam, nachhaltig und fast ermüdungsfrei.[261]

---

[261] Wir unterscheiden zwischen Muskel*zellen* und Muskel*fasern*. Das Grundelement der Körper-(Bewegungs-)Muskeln wird als Muskel*faser* bezeichnet und zeigt unter dem Mikroskop eine deutliche Querstreifung.

10.6.1 Magnesium und das Herz

Bei Herz-Kreislauf-Erkrankungen ist meist auch ein Magnesiummangel zu beobachten.

Das Herz ist ein Hohlmuskel, in dem die gestreiften Muskelfasern miteinander fest verbunden sind, sodass der Eindruck entsteht, als liege ein kompakter Muskel vor. Das Magnesium phosphoricum ist mit für den elektrischen Impuls zuständig, durch welchen sich die Muskulatur des Herzens zusammenzieht und damit das Blut durch die Arterien in den Körper pumpt. Der Mineralstoff, vor allem als „heiße 7" gegeben, reguliert die Herztätigkeit, sodass es zu einer den Lebensumständen entsprechenden Versorgung des Körpers kommt. Magnesium bewirkt eine Ökonomisierung der Pumpfunktion und Gefäßerweiterung der Herzkranzgefäße.

Magnesium senkt den kardialen Sauerstoffverbrauch und beugt Herzrhythmusstörungen vor, weshalb bei diesen die „heiße 7" eingesetzt wird.

> Unregelmäßiger Herzschlag als Herzrhythmusstörung verlangt den Arzt! Extrasystolen, unregelmäßige Erregungszustände verlangen die „heiße 7", aber ebenso den Arzt![262]

Nach Schüßler entspannt Calcium phosphoricum Nr. 2 die willkürliche Muskulatur, Magnesium die unwillkürliche Muskulatur. Deshalb werden beide bei Einschlafstörungen kombiniert genommen, vor allem bei einem zu schnellen Herzschlag.

Magnesium schützt die Herzmuskelzelle vor Stress: Das Erregungspotenzial der Herzmuskelzelle wird stabilisiert, indem ein zu hoher Calciumeinstrom verhindert wird.

Digitalispräparate erzeugen einen indirekten Kaliummangel. Auch Diuretika schwemmen Magnesium und Kalium aus, was sowohl im Mikro- als auch im Makrobereich zu berücksichtigen ist: Bei einem Kaliummangel genügt nicht allein die Zufuhr dieses Mineralstoffes, um den Kaliumspiegel anzuheben, sondern es müsste unbedingt das Magnesium dazugegeben werden.

10.6.2 Verkrampfung der Gefäße

Arterien haben die Fähigkeit, sich nach jedem Herzschlag, durch den sie ausgedehnt werden, wieder zusammenzuziehen. Die dafür notwendige Muskulatur kann aber auch gegenteilig wirken und die Adern übermäßig zusammenziehen. Es gibt Patienten, deren Adern bei der Blutabnahme nicht mehr festzustellen sind. Sie sind „weiß" im Gesicht und der Arzt findet kein Blutgefäß am Arm.

Gefährlich wird es, wenn sich die Adern im Bereich der Herzkranzgefäße plötzlich bzw. anfallsartig zusammenziehen, sodass das Herz nicht mehr gut versorgt wird. Dieser Vorgang wird als Angina pectoris beschrieben und hängt sehr mit den Gefühlen des Menschen zusammen. Auch hier kann zur Lockerung der übermäßig angespannten Muskulatur die „heiße 7" eingesetzt werden. Eine entsprechende Salbenkombination wirkt ebenfalls unterstützend. Es handelt sich hierbei nicht um chronisch verengte, sklerotische Adern, sondern um solche, die in ihrer Beweglichkeit nicht eingeschränkt sind.

10.6.3 Magnesium und Skelettmuskulatur

Magnesium stimuliert die Insulinrezeptoren in der Muskelzelle und fördert den Glucoseeinstrom in die Zellen, wodurch diese besser mit der notwendigen Energie versorgt werden und die Leistungsfähigkeit steigt.

Für Sportler ist in diesem Zusammenhang wichtig, dass bei ausreichender Versorgung mit Magnesium für eine aufzubringende Leis-

---

[262] Nr. 2: zu schneller Pulsschlag; Nr. 7: unregelmäßiger Pulsschlag; Nr. 15: Herzrasen; Nr. 5: zu langsam, mäßiger Pulsschlag.

tung weniger Sauerstoff benötigt wird. Bei gleicher Sauerstoffversorgung wird somit die Leistungsfähigkeit erheblich gesteigert.

10.7 Verdauung

Große Bedeutung hat das Magnesium phosphoricum vor allem im Verdauungsbereich. Es ist für die Darmperistaltik zuständig, die es reguliert. Hier wirkt es sich fatal aus, wenn ein Magnesiummangel einen indirekten Kaliummangel hervorruft, Verstopfung (Obstipation) ist die Folge.

Aus der Praxis:
Ein Signaltechniker der Bundesbahn hat durch die andauernde Belastung mit Hochspannung einen schon ziemlich erschöpften Magnesium-phosphoricum-Speicher. Das heißt, dass bei der geringsten Inanspruchnahme des noch vorhandenen Vorrates die Mangelzeichen erscheinen. Tatsächlich zeigt sich nach jeder Mahlzeit längere Zeit das antlitzanalytische Zeichen für einen Magnesium-phosphoricum-Mangel, nämlich eine Röte (Karmesinröte), die sich von den Wangen ausgehend fast über das ganze Gesicht ausdehnt. Im ersten Moment ist man geneigt, auf einen Ferrum-phosphoricum-Mangel zu tippen, weil auch dieser Mineralstoff für die Verdauung von großer Bedeutung ist.

10.9 Koliken, kolikartige Schmerzen

10.9.1 Ableitung von Gasen aus dem Körper

Im Körper entstehen durch verschiedene chemische Vorgänge wie Gärung, Fäulnis oder Zersetzung von Eiweiß flüchtige, nicht gebundene Gase, die unbedingt ausgeschieden werden müssen. Es handelt sich dabei vorwiegend um Stickstoff, ein farb-, geruch- und geschmackloses, reaktionsträges, ungiftiges Gas (N_2) oder stickstoffhaltige Gase wie Ammoniak (NH_3).

Magnesium phosphoricum ist in der Lage, Gase aus dem Körper abzuführen. Diese Eigenschaft wird durch die Zubereitung als „heiße 7" besonders unterstützt. Wird nämlich das Wasser, in dem das Magnesium phosphoricum aufgelöst werden soll, kurze Zeit gekocht, verflüchtigen sich alle vorhandenen freien Gase, welche sich beim Auflösen des Mineralstoffes an diesen binden würden. So aber bleiben die Mineralstoffmoleküle bei der schluckweisen Einnahme als „heiße 7" für den Organismus frei verfügbar, wodurch sie sehr viel von den im Körper befindlichen nicht gebundenen Gasen ausscheidbar machen. So ist es auch verständlich, dass häufig nach dem Einnehmen von Magnesium phosphoricum als „heiße 7" Gase abgehen.

Kurt Hickethier[263] zitiert in diesem Zusammenhang in seinem „Lehrbuch der Biochemie" folgenden Lehrsatz aus der Chemie: *„Ist einer der Bestandteile einer chemischen Verbindung in freiem Zustande flüchtig (luftförmig), so wird derselbe, auch wenn er stärkere Affinität (chemische Verwandtschaft oder Anziehungskraft) besitzt, durch einen weniger oder nicht flüchtigen Körper in höherer Temperatur ausgetrieben."*

Bei der schluckweisen Einnahme ist darauf zu achten, dass der verwendete Löffel[264] nur ganz kleine Mengen der Flüssigkeit zulässt, die gut eingespeichelt und im Mund behalten werden können. Ist die Flüssigkeitsmenge zu groß, entsteht ein zu starkes Schluckbedürfnis und die Mineralstofflösung verlässt zu schnell den Mundraum. Je länger jedoch die Lösung im Mund behalten wird, umso mehr Mineralstoffmoleküle können über die Mundschleimhäute in den Körper aufgenommen werden.

---
263 Hickethier, K.: Lehrbuch der Biochemie. Charlotte Depke, Kemmenau 1991. S. 30.
264 Womöglich kein Metall, es muss aber nicht unbedingt vermieden werden; in der Biochemie geht es um Mineralstoffe, nicht um Energien.

10.9 Koliken, kolikartige Schmerzen

10.9.2 Steinkolik

Der Gallenblasengang sowie die Harnleiter besitzen wie der Darm eine unwillkürliche, glatte Muskulatur. Die Galle ist ein Sekret der Leber, wird von dieser fortlaufend gebildet und abgesondert, zunächst in die Gallenblase und von dort durch aktives Zusammenziehen (Kontraktion) der Blase in den Zwölffingerdarm (Duodenum) gepresst.

Derselbe Vorgang ereignet sich bei der „Austreibung" eines Steines bzw. bei Grieß. Dieses Ereignis, das äußerst schmerzhaft ist, kann durch Gaben von Magnesium phosphoricum als „heiße 7" sehr gut unterstützt werden. Der Stein benötigt einen wesentlich größeren Durchmesser, als er vom Gallenblasengang oder von den Harnleitern angeboten wird. Die Dehnung bereitet größte Schmerzen und verlangt, dass sich die unmittelbar hinter dem Stein befindlichen Muskelbänder kraftvoll zusammenziehen, um den Stein weiterbefördern zu können.

Wenn auch der Organismus alle Reserven mobilisiert, kann er für diesen dramatischen Vorgang nicht genügend Mineralstoffe zur Verfügung stellen. Wird jedoch Magnesium phosphoricum als „heiße 7" gereicht, stehen diese Moleküle unmittelbar, wo sie benötigt werden, zur Verfügung, und dem Leidenden wird geholfen. Bei Nachlassen der Schmerzen muss trotzdem das Magnesium phosphoricum weiter gegeben werden, um den Vorgang erfolgreich abzuschließen und um die angegriffenen Speicher wieder aufzufüllen. Es muss aber dann nicht mehr als „heiße 7" eingenommen, sondern die Tabletten können auch gelutscht werden.

Um unter Umständen das Auflösen von Gallensteinen zu ermöglichen, ist folgende Kombination von Mineralstoffen nach Dr. Schüßler notwendig: Calcium phosphoricum Nr. 2, Kalium sulfuricum Nr. 6, Natrium phosphoricum Nr. 9, Natrium sulfuricum Nr. 10.

10.9.3 Menstruationsbeschwerden

Bei Menstruationsbeschwerden hat sich seit Anbeginn der Biochemie nach Dr. Schüßler die „heiße 7" bewährt. Es gibt ganz wenig Fälle, in denen diese nicht zum Ziel geführt hat, auch nicht bei oftmaliger Wiederholung. Dann müssen eventuell noch Calcium phosphoricum Nr. 2 und Natrium sulfuricum Nr. 10 berücksichtigt werden.

Aus der Praxis:
Viele Mädchen, aber auch Frauen leiden unter Schmerzen während der Menstruation. Dies sind unwillkürliche Spannungsschmerzen, die sich ebenfalls durch häufige Einnahme der „heißen 7" lockern lassen. Nach längerer Einnahme besteht sogar die Möglichkeit, dass sich die Schmerzen während der Menstruation ganz verlieren.

Ein ungefähr 15-jähriges Mädchen konnte ihre Menstruationsschmerzen durch diesen Mineralstoff über längere Zeit gut unter Kontrolle bringen. Eines Tages aber war es ihr unmöglich, die Schmerzen mit dem Magnesium phosphoricum als „heiße 7" aufzulösen. Sie rief ihren Mineralstoffberater an und bat ihn um Rat. Es war naheliegend, dass ihrem Organismus noch andere Betriebsstoffe zum schmerzfreien Ablauf der Monatsblutung fehlten. So wurde ihr der Rat erteilt, sich einen „Cocktail" zu mischen und aufzulösen, wobei sie von jedem Mineralstoff sieben Tabletten nehmen sollte. Ungefähr eine halbe Stunde nach der Einnahme waren die Schmerzen verschwunden.

Die unwillkürliche Spannung und Verkrampfung des Menschen, ausgelöst durch einen Magnesiummangel, verursacht unter Umständen auch das „Nagelbeißen". So ist es leicht möglich, dass jemand seinem Mineralstoffberater nach längerer Zeit der Einnahme besonders dieses Mineralstoffes seine nun gut geformten Fingernägel zeigt, voll Freude natürlich.

10.9.4 Gebärmutter

Die Gebärmutter ist ebenfalls ein Hohlmuskel, der einen der bedeutungsvollsten Vorgänge im Leben eines Menschen zu leisten hat, nämlich die Geburt. Bei den rhythmischen Kontraktionen, Zusammenziehungen, den Wehen, welche in immer kürzeren Abständen vor der Geburt auftreten, hat der Mineralstoff Magnesium phosphoricum eine große Bedeutung. Er ist für die unwillkürliche Bewegung des Muskels verantwortlich, sodass ein Mangel eine Abschwächung der Muskeltätigkeit zur Folge hat. Hat die schwangere Frau im neunten Monat ihrer Schwangerschaft und besonders vor der Geburt reichlich Magnesium phosphoricum in der von Dr. Schüßler vorgesehenen Form in der sechsten Dezimalverreibung eingenommen, wird der Geburtsvorgang wunderbar unterstützt und Krampfwehen wirkungsvoll unterbunden werden, was durch hundertfache Erfahrung bestätigt ist.

An dieser Stelle ist es notwendig, ein Missverständnis auszuräumen: In der klassischen Medizin werden zur Beruhigung der Muskelkrämpfe von schwangeren Frauen Magnesiumpulver gegeben. Sie haben eine beruhigende Wirkung, obwohl die Muskeln eher gelähmt als beruhigt werden, was schon beim Mineralstoff Calcium phosphoricum Nr. 2 (s. S. 216) besprochen wurde. Die Verabreichung dieses Mineralstoffes in grobstofflicher Form hat jedoch zur Folge, dass dann bei der Geburt die Wehen eher schwächer sind, oder, wie schon des Öfteren berichtet wurde, fast ausbleiben.

Manche Frauen haben, wenn es in Zusammenarbeit mit der Hebamme oder dem Arzt möglich war, während des Geburtsvorganges Magnesium phosphoricum in D6 als „heiße 7" eingenommen und dadurch große Hilfe erfahren können. Es klingt für viele Menschen eher unwahrscheinlich, dass eine Versorgung mit einem fein verteilten Mineralstoff in einer physiologischen Zusammensetzung[265], dessen Moleküle vereinzelt wurden, die Wehen wieder unterstützen soll. Doch dieser Vorgang ist schon aus der Isopathie bekannt. Nämlich, dass eine Vergiftung bzw. eine Überfüllung mit einem Mineralstoff und den damit verbundenen Belastungen durch den homöopathisch zubereiteten Stoff wieder aufgehoben oder zumindest abgeschwächt wird.

Aus der Praxis:
In einem Regionalkrankenhaus hatten einmal zwei Frauen gleichzeitig entbunden, welche sich während der Schwangerschaft reichlich mit Mineralstoffen nach Dr. Schüßler versorgt haben. Es ging ihnen bei der Geburt und nachher so auffallend gut, dass sie von den Krankenschwestern gefragt wurden, wie sie sich darauf vorbereitet haben. Insbesondere deshalb hat die ausreichende Versorgung mit Magnesium phosphoricum eine solch große Bedeutung, weil es auch auf den Gefühlshaushalt einen großen Einfluss hat und auch die unwillkürliche Tätigkeit der Drüsen steuert. Der üblicherweise durch die Geburt verursachte große Mangel an Magnesium phosphoricum Nr. 7 bedingt eine mehr oder weniger große Fehlsteuerung der Gefühle, unter der Wöchnerinnen zu leiden haben.

10.10 Knochenbau

Calcium fluoratum Nr. 1 verleiht dem Knochen in seinen Hüllen neben Calcium carbonicum Nr. 22 die Form und die Festigkeit. Allerdings benötigt der Organismus für den Aufbau einer guten Spannung, verbunden mit der entsprechenden Elastizität, den Mineralstoff Magnesium phosphoricum Nr. 7. Er verhilft dem Körper zu einem möglichst bruchsicheren, gesunden Knochenbau. Auch steht damit ein schlanker Wuchs im Zusammenhang.

Dieser Mineralstoff ist mit anderen auch für die Hüllen der Zähne, den Zahnschmelz, zuständig. Wer für seine Zähne gut sorgen will (vor allem sollten Frauen in der Schwangerschaft daran denken), sollte nicht nur die Kalzium-Mineralstoffe bevorzugen; auch das Magnesium phosphoricum darf nicht fehlen.

---

265 D.h. einer dem menschlichen Körper entsprechenden Verbindung.

10.11 Makro-Ebene

Da es über unsere Nahrung aufgrund von Fehl- oder Überdüngung relativ häufig zu Mängeln kommt, ist neben der Berücksichtigung der Mikro-Ebene durch Mineralstoffe nach Dr. Schüßler auch die Makro-Ebene durch herkömmliche, aber klug gewählte Mineralstoffpräparate zu beachten. Die empfohlene Tagedosis bei Magnesium beträgt im Makrobereich: 350–400 mg Magnesium über 3–4 Monate.

Bei Magnesiumpräparaten ist für die Supplementierung auf der Makro-Ebene ein Magnesiumorotat zu bevorzugen: Die Orotsäure fördert den Stoffwechsel und damit die Energiegewinnung, was wiederum für Sportler besonders wichtig ist.

Das Magnesiumvorkommen in der Nahrung ist besonders hoch in: Weizenkleie, Sonnenblumenkernen, Amaranth, Quinoa, Vollwertgetreide, bestimmten Mineralwassern.

10.12 Äußere Anwendung

Magnesium phosphoricum Nr. 7 kann einen nervösen Juckreiz reduzieren, vor allem in einem Bad angewendet, eventuell auch als Waschung.

Als Cremegel kann es bei Herzbeschwerden in einer Cremegelmischung mit Calcium phosphoricum Nr. 2 Anwendung finden.

In einer individuellen Cremegelmischung für Leistungssportler könnten u.a. folgende Mineralstoffe kombiniert werden: Calcium fluoratum Nr. 1, Ferrum phosphoricum Nr. 3, Kalium sulfuricum Nr. 6, Magnesium phosphoricum Nr. 7 und Natrium sulfuricum Nr. 10.

Für die Muskulatur empfiehlt sich eine Mischung aus: Ferrum phosphoricum Nr. 3, Kalium phosphoricum Nr. 5, Magnesium phosphoricum Nr. 7, Natrium chloratum Nr. 8.

In einer Kombination für eine Hustensalbe ist Magnesium phosphoricum Nr. 7 notwendig, weil es die verkrampften Bronchien lockert.

In einer weiteren Kombinationen für Ekzeme als Cremegel muss Magnesium phosphoricum Nr. 7 wegen der notwendigen Reduktion des Juckreizes unbedingt berücksichtigt werden.

Das Cremegel Nr. 7 kann bei Nervenschmerzen und Muskelkrämpfen in Kombination mit Nr. 2 eingesetzt werden.

Als „Power-Mischung" kann für Nerven und Muskeln folgende Kombination eingesetzt werden: Ferrum phosphoricum Nr. 3, Kalium phosphoricum Nr. 5, Magnesium phosphoricum Nr. 7 und Natrium chloratum Nr. 8.

10.13 Zusammenhänge zwischen Magnesium phosphoricum und charakterlichen Strukturen

Eine unterschwellige Spannung, die für den Einzelnen oft selbst nicht spürbar ist, belastet nicht nur die Nerven, sondern hat auch einen großen Verbrauch an Magnesium phosphoricum Nr. 7 zur Folge.

Die beiden ersten Mineralstoffe Calcium fluoratum Nr. 1 und Calcium phosphoricum Nr. 2 hatten in ihren Zusammenhängen mit charakterlichen Strukturen einen auf die äußere Welt gerichteten Blick. Der erste war von der Frage: „Wie stehe ich vor den anderen da?" gekennzeichnet. Der zweite hatte die Befürchtung: „Hilfe, ich werde übersehen!" zum Inhalt. Der sechste Mineralstoff, Kalium sulfuricum, ist von einem auf die innere Welt ausgerichteten Blick gekennzeichnet. Obwohl sich der Mensch ununterbrochen nach außen orientiert, entsteht von innen ein Druck.

Dieser Druck wird genährt vom Vermeidungsverhalten, das ihn vor Situationen zurückschrecken lässt, denen er nicht gewachsen ist. Sie würden ihn an Situationen erinnern, die gefühlsmäßig so gewalttätig waren, dass er sie nicht verarbeiten konnte. Es schlummern immer noch unverdaute Reste in den Tiefen seiner Seele. Diese verursachen, dass er ihnen „unbewusst", besser formuliert: ohne es zu fühlen oder zu spüren, aus dem Weg gehen möchte. Das Vermeidungsverhalten macht das Leben unter Umständen sehr eng.

10.13.1 Selbstbestätigung

Magnesium phosphoricum ist ein nach innen gerichteter Mineralstoff. Er hat mit der Spannung zu tun, mit der versucht wird, auf die Anforderungen aus der Umgebung zu antworten. Es ist die große Sehnsucht des Menschen, vor den anderen bestehen zu können und dadurch etwas zu gelten. Er möchte gesehen werden, weil er dadurch das Gefühl hat, dass es ihn gibt. Viele Menschen leiten aus dieser Bestätigung, der Selbstbestätigung, das Gefühl für den Wert ab, den sie für sich empfinden. Allerdings kann diese Selbstbestätigung nur einen vorläufigen Wert darstellen, weil es im Verlauf des Älter- und Reiferwerdens um die Entdeckung des Eigenwertes geht, um ein Wertgefühl, das unabhängig von der Bestätigung durch andere ist.

10.13.2 Spannung

„Kann ich das überhaupt?" Ein Mensch mit einem Hang, sich selbst zu entwerten, sich selbst in Frage zu stellen, hat zwangsläufig ein Problem mit seinem Selbstwert, er landet in einer gewissen Minderwertigkeit. Er hat dann, wenn er sich irgendwo nicht auskennt, nicht einmal den Mut zum Fragen!

Die Spannung, der jemand ausgesetzt ist, der nicht bestätigt wird bzw. ein Erlebnis der Minderwertigkeit erfährt, ist umso höher, je größer die Not in der Kindheit war, je schlimmere Konsequenzen es hatte, wenn die geforderten Erwartungen nicht erfüllt wurden. Der Mensch nimmt, wie wir schon bei anderen Beschreibungen charakterlicher Zusammenhänge gesehen haben, die an ihn gestellten Forderungen nach innen und richtet sie dann ganz selbstverständlich an sich selbst. Damit kann er von vornherein der Gefahr vorbeugen, an ihn gerichtete Erwartungen bzw. Forderungen zu übersehen.

10.13.3 Scham

Lassen sich die Forderungen trotz aller Bemühungen nicht erfüllen, wird die innere Spannung nach außen sichtbar. Es entsteht das Gefühl der Scham.

Viktor E. Frankl, der Begründer der „dritten Wiener Schule" in der Psychotherapie, stellt als Grundsatz folgende Forderung auf: „Es ist die vornehmste Pflicht des Therapeuten, den Klienten nicht zu beschämen!"

Wenn diese Forderung für Therapeuten von so grundlegender Bedeutung ist, dann wäre sie auch für alle anderen Menschen ein wichtiger Fingerzeig, worauf im alltäglichen Zusammenleben besonders geachtet werden sollte.

Mit Scham wird ein Gefühl beschrieben, das jemand erlebt, der bloßgestellt wird, entblößt. Es handelt sich dabei um Erlebnisse des Versagens, der Minderwertigkeit, der Überforderungen, des Erwartungserfüllungsdruckes.

Viele Formulierungen des alltäglichen Lebens haben die Bloßstellung des anderen, vielfach oft unbeabsichtigt, zum Inhalt: „Das hätten Sie aber schon wissen können (müssen)!" – „In Deinem Alter habe ich schon ganz andere Sachen bewältigen müssen." – „Das gehört nun einmal zur Allgemeinbildung!" „Was, Sie haben nicht einmal einen Führerschein?" – „Das müssten Sie sich aber schon leisten können!" – „Das kannst Du immer noch nicht?" – „Warum haben Sie das nicht geschafft?" – „Das weiß doch jedes Kind!" – „Benehmen ist nun eben eine Bildungsfrage!" – „Das ist doch nur eine Frage der Selbstbeherrschung!" – „Mit Dir ist aber überhaupt nichts anzufangen." – „Auf der Ebene rede ich mit Dir gar nicht!" – „Aus der Schicht, aus der Sie kommen, könnte ich mir schon vorstellen,

10.13 Zusammenhänge zwischen Magnesium phosphoricum und charakterlichen Strukturen

dass Sie das nicht gelernt haben." – „Bei dem Umgang, den Sie pflegen, wundert mich das nicht." – „Schämst Du dich nicht?"

10.13.4 Spott, Hohn

Eine ganz besonders verletzende Ebene der Beschämung ist der Bereich der Verspottung, der Verhöhnung, der Ironie, des Zynismus und der Herabsetzung vor anderen. Allerdings liegt dem Ganzen ein Teufelskreis zugrunde. Nur jemand, der selbst Verletzungen in seinem Selbstwert hat und sich dadurch minderwertig fühlt, wird sich zu solchen „Spielen" hinreißen lassen! Solange nämlich ein anderer „dran ist", besteht keine Gefahr, selbst als Zielscheibe im Mittelpunkt zu stehen.

Immer wieder wird von dem Betroffenen erlebt, dass es da etwas gibt, oder dass er etwas an sich hat, was minderwertig ist. Es wäre besser gewesen, wenn es im Verborgenen geblieben wäre. Das Gefühl der Minderwertigkeit kommt aus dem Bereich des Selbstverständnisses. Die Erfüllung von Forderungen steht im Mittelpunkt. Dabei kommt es nicht auf das Bemühen an, sondern einzig und allein auf das Ergebnis. Das ist unbarmherzig!

Unter Scham werden auf der körperlichen Ebene die äußeren weiblichen Geschlechtsorgane (Vulva) verstanden. Nicht umsonst! Die Frau war und ist bis heute noch in manchen Gebieten der Welt das minderwertige Wesen. Der Mann konnte mit ihr tun und lassen, was er wollte. Die Verfügungsgewalt des Mannes über die Frau als sein Besitz stellt die Minderwertigkeit besonders drastisch dar. War die Frau ihrer Kleider beraubt, waren die Geschlechtsmerkmale das Kennzeichen, das ihre Minderwertigkeit dokumentierte und derer sie sich schämen musste.

Die Beschneidung der Frau im Orient, im Bereich des Islam auch in Afrika, ist eine besonders grausame Demütigung, welche sie nicht nur der Freude über ihre Geschlechtlichkeit beraubt, sondern auch jede Lust verhindert.

Im Hinduismus stellt sich die Minderwertigkeit der Frau auf besonders vernichtende Art auch dadurch dar, dass Witwen verbrannt wurden, was manchmal heute noch geschieht.

Allerdings wurde auch im Bereich der katholischen und in den ihr nachfolgenden abgespaltenen Kirchen durch die durch manche Kirchenvertreter erfolgte problematische Geschlechtserziehung die Sexualität als etwas Verachtenswertes und so Niederes dargestellt, dass sich jeder, der sich damit abgab, schämen musste. Deshalb galt sogar die Nacktheit als etwas Unwürdiges, wenigstens aber als etwas Unschickliches. Daraus folgte, dass berühmte Werke, die nackte Personen darstellten, übermalt wurden.

Die Entblößung, die Aufdeckung des Minderwertigen, verursacht eine große Enge, die die Spannung, mit der sich der Betroffene im Leben behaupten wollte, vergrößert. Ist damit noch das Gefühl verbunden, sich etwas anzumaßen, was einem gar nicht zusteht, ist die Bloßstellung noch verschärft. Die Drüsen, die Nerven und vor allem das Herz verbrauchen bei der damit verbundenen Spannung, welche das starke Gefühl der Bloßstellung begleiten, besonders viel Magnesium phosphoricum, was sich im Gesicht als Schamröte zeigt.

10.13.5 Blamage

Eine weitere besondere Form in diesem besonderen Bereich stellt die Blamage dar. Dabei geht es auch um eine Bloßstellung, aber der Betroffene fügt sie sich selber zu.

Es kann sein, dass er sich in Situationen begibt, in denen bestimmte Erfordernisse wie Können oder Wissen gefragt sind. Bei genügender Selbsterkenntnis hätte er dieses Defizit feststellen können und hätte sich der Möglichkeit, dass seine Darstellung als Anmaßung empfunden wird, nicht ausgesetzt. Andererseits ist es auch leicht denkbar, dass er sich in Situationen begibt, die er im Voraus nicht abwägen konnte und in denen er versagte. Er erlebt sich unnötigerweise vor den anderen beschämt und bloßgestellt.

Sehr problematisch ist es, wenn jemand sein Wertgefühl an das würdige oder erfolgreiche Bestehen eines anderen koppelt. Immer wieder sagen Mütter zu ihren Kindern: „Blamier mich bitte nicht!" Das Kind, das auf diese Weise belastet wird, erlebt den Druck zweifach. Einerseits muss es die Situation für sich bestehen, andererseits steht es unter Druck, dass es „Schande über die Mutter bringen" könnte! Dieser Druck wird ausgeübt, nicht nur was das Können, sondern auch was Benehmen, Schicklichkeit und Aussehen, vor allem was die Kleidung angeht.

Viele Frauen haben unter dem Satz „Schande über die Familie zu bringen" sehr gelitten. Noch dazu, wenn dieser Satz mit folgendem verknüpft wurde: „Das würde ich nicht überleben!"

Aber auch bei Ehepaaren findet man immer wieder diese Verhaltensmuster. So behauptet mitunter die Frau, die sich um die Kleidung des Mannes kümmert: „Zieh Dich bitte ordentlich an. Was sollen die Leute von mir denken? Du weißt doch, das fällt alles auf mich zurück!" Oft genug gibt es Situationen, in denen ein Partner in einer Gesellschaft den anderen am liebsten verstecken würde, weil er sich so sehr „für den anderen schämen muss".[266]

Weltberühmt ist die Szene beim Rennen in Ascot aus „My Fair Lady", bei der Eliza, das einfache Blumenmädchen, vor dem versammelten, erlauchten, vornehmen Publikum, vor dem sie ihren Lernerfolg in der exakten Aussprache der englischen Sprache demonstrieren sollte, in ihrer vulgären Sprache hinausschreit: „Streu ihr doch Pfeffer in den Arsch!" Gemeint ist das Pferd, von dem sie wollte, dass es gewinne. Damit ist der Auftritt beendet und es folgt eine aufgeregte Szene zu Hause, in der sie von Professor Higgins beschimpft wird und er ihr heftige Vorhaltungen macht über die Blamage, die sie ihm angeblich zugefügt hat. Er nimmt sie als Person eigentlich gar nicht wahr, sondern benutzt sie lediglich als Werkzeug zur Demonstration seines Könnens.[267]

10.13.6 Unterdrückung der Gefühle

Wenn man sich seiner Gefühle schämen muss!

Ein mangelnder Selbstwert genauso wie ein blockierter Zugang zum Eigenwert sind in gleicher Weise geeignet, Erlebnisse der Minderwertigkeit, begleitet von entsprechenden Gefühlen zu verursachen.

Hat das Kind gelernt, seine Gefühle, besonders Tränen, „tapfer" zu unterdrücken, wird es sich als Erwachsener aus Scham schwer tun, Tränen zuzulassen. Immer wieder werden in Situationen, die zum Weinen sind, die Tränen unterdrückt werden. Nicht, weil die Umgebung den Ausdruck des Schmerzes, des Leidens nicht ertragen würde, sondern weil im Inneren so viele Blockaden aufgebaut sind, dass sie nicht möglich sind. Zu diesem Bereich gehören auch Erlebnisse der Schwäche, der Hilflosigkeit, aber auch Erlebnisse einer besonderen Sensibilität, von denen empfunden wird, sie vor einer Umgebung, die darüber nur ein „müdes", wenn nicht gar spöttisches Lächeln übrig hat, verstecken zu müssen.

An vorderster Stelle stehen bei diesem Erleben die Gefühle, welche eine Minderwertigkeit, eine Missachtung oder gar eine Herabsetzung in Erinnerung rufen, die in solchen oder ähnlichen Situationen als Kind erlebt wurden. Der Mensch schämt sich dann vor sich selbst und nicht vor den anderen.

---

266 Wir sind hier nicht mehr weit von dem Satz entfernt: „Wer den Schaden hat, braucht für den Spott nicht zu sorgen."
267 Ausführlich wird diese Thematik behandelt in: Hollenweger, W.J.: Interkulturelle Theologie – 1. Erfahrungen der Leibhaftigkeit. Christian Kaiser, München 1990. S. 107ff.

10.13 Zusammenhänge zwischen Magnesium phosphoricum und charakterlichen Strukturen

10.13.7 Trösten oder Trost

Trösten hält den Schmerz des anderen nicht aus. Trost steht dem anderen in seinem Schmerz bei.

Häufig heißt es dann aus der Umgebung: „Es ist doch gar nicht so schlimm!" – „So ernst hättest Du das aber nicht zu nehmen brauchen." – „Tränen sind doch keine Schande!" – „Hab Dich mal nicht so!" – „Das geht schon wieder vorbei." – „So schlimm kann das doch gar nicht sein!" Alle Appelle, Tröstungen oder Beschwichtigungen sind in diesen Momenten allerdings unangebracht, weil sie das innere Leben des betroffenen Menschen nicht ernst nehmen. Zuerst braucht es die Geduld, bis die starke innere emotionale Bewegung wieder ruhiger wird. Dann ist es möglich, auf den Vorgang, der sich abgespielt hat, einzugehen und darüber zu sprechen.

Der zweite Mineralstoff nach Dr. Schüßler, Calcium phosphoricum, hat vor allem mit der Spannung in den Muskeln zu tun. Magnesium phosphoricum hingegen steht mit der unterschwelligen Spannung, welche die Nerven, das Herz und die Drüsen und damit die Gefühle betrifft, in Zusammenhang. Diese Spannung ist dem Einzelnen nicht „bewusst", er kann sie auch nicht spüren. Sie hat aber einen großen Einfluss auf alle Vorgänge im Körper.

Eine Lockerung der Anspannung und Haltung, mit der man unentwegt auf mögliche Gefährdungen lauert, besteht in der Ermutigung, in das eigene Leben und die damit verbundene Fähigkeit zur Lebensbewältigung Vertrauen zu gewinnen. Eine von außen herangetragene Entwertung, Herabsetzung und Entwürdigung kann den Eigenwert, den eigentlichen Wert, der jemandem „zu eigen" ist, nicht schmälern.

In der Arbeit an den Gefühlen ist dabei oft festzustellen, dass ein großer Aufholbedarf in der Entwicklung einer altersgemäßen Gefühlswelt besteht. Meistens stecken die betroffenen Menschen gefühlsmäßig noch „in den Kinderschuhen". Sie reagieren auf bestimmte Erlebnisse als erwachsene Menschen gefühlsmäßig noch immer so, wie sie es in ihrer Kindheit bei entsprechenden ähnlichen Situationen erfahren, „gelernt" bzw. eingeübt haben. Dann heißt es oft genug: „Er/Sie benimmt sich wie ein Kind!" (– und ist schon 45!).

11 Natrium chloratum Nr. 8

NaCl – Chlornatrium, Chlornatron, Natriumchlorid, Kochsalz in ionisierter Form
Früher: Natrium muriaticum oder Natrium hydrochloricum

Empfohlene Potenzierung: D6

Natrium chloratum Nr. 8 reguliert den Flüssigkeits- und Wärmehaushalt. Es ist der Mineralstoff, der im Körper die Gifte unschädlich macht.

Dieser Mineralstoff
- bindet den Schleim (Muzin) und bildet damit alle Schleimhäute,
- besorgt den Stoffwechsel aller Körperteile, die nicht durchblutet werden (Sehnen, Bänder, Knorpel, Bandscheiben, Augen),
- vermehrt die Zahl der roten Blutkörperchen,
- bildet das Knorpelgewebe und die Gelenkschmiere.

Antlitzanalytische Zeichen
- Gelatineglanz: wirkt wie der feuchte Glanz einer Schnecke, also ein feuchtglänzender, unterbrochener, die Hautbeschaffenheit erkennen lassender Glanz, keine spiegelblanke Fläche!
Am häufigsten sieht man ihn auf den Ober- und Unterlidern vom inneren Augenwinkel ausgehend.
- Gedunsen: erkennt man an den erweiterten Poren, die einen erhöhten Rand um ihre Öffnung haben, ähnlich der Orangenschale.
- Schmieriger Lidrand: Liegt 1 bis 2 mm unter den unteren Augenwimpern. Die Beschaffenheit ist schleimig.
- Tröpfchen an der Nase.

11.1 Zubereitung

Es mag verblüffen, dass ausgerechnet Kochsalz ein Heilmittel sein soll. Dieser Mineralstoff kann bei dringendem Bedarf auch selbst zubereitet werden (für die Zubereitung von Tropfen s. Kap. 19, S. 427):

Vom Kochsalz werden zwei bis drei Partikel (nicht mehr teilbare Teilchen, „Brösel") in ein 0,5-l-Glas gegeben und mit Leitungswasser – wenn gewünscht mit abgekochtem Wasser – aufgefüllt.

Nachdem es mit einem nichtmetallischen Gegenstand einige Minuten gut umgerührt wurde, kann es langsam, schluckweise getrunken werden.

11.2 Wirkungsweise

Bei Schnupfen, Allergien oder bei Flüssigkeitsproblemen kann Natrium chloratum sehr schnell wirken. Allerdings kann es in anderen Fällen, wie zum Beispiel bei Knorpelproblemen, sehr lange dauern, bis sich das geschädigte Gewebe wieder regeneriert.

Auch bei diesem Mineralstoff gibt es zwei Ebenen: die feinstoffliche der potenzierten Mineralstoffe, welche für die Steuerung der Abläufe im Körper sowie für die Aussteuerung des Kochsalzhaushaltes unentbehrlich sind, und die der grobstofflichen Anhäufungen, welche für den reibungslosen Ablauf der Funktionen zuständig sind.

So verliert unter anderem das im Körper vorhandene Kochsalz bei einem Mangel an Natrium chloratum nach Dr. Schüßler seinen Halt und tritt als brennende salzhaltige Konzentration an die Körperoberfläche, wie zum Beispiel in den Tränen, im Speichel (salziger

11.2 Wirkungsweise

Geschmack im Mund[268]), im Fließschnupfen, im Harn, in Pickeln mit scharfem, brennendem, juckendem Inhalt, der zum Kratzen verführt, oder gar in einem wässrigen Durchfall mit ätzender Schärfe.

Aber nicht nur der Salzhaushalt gerät bei einem Mangel an diesem Schüßler-Mineral außer Kontrolle, auch der Flüssigkeitshaushalt leidet zwangsläufig darunter. Steht zu wenig Salz zur Bindung der Körperflüssigkeit zur Verfügung, wird sie vom Organismus vermehrt abgestoßen: Tränen- und Speichelfluss sowie Schweißabsonderung nehmen zunächst zu. Später kommt es zu einer allmählichen Austrocknung mit einem Mangel an Tränenflüssigkeit, was sich bis zu einem Gefühl steigern kann, als ob Sand im Auge wäre. So stark reibt dann das Augenlid am Augapfel.

Aus der Praxis:

Eine Frau kam mit starken Schulterschmerzen zur Beratung und wollte, dass ihr bei ihren sehr belastenden Problemen geholfen wird. Der Arzt konnte ihr die Injektionen für die schmerzende Schulter nicht mehr verabreichen, da sie eine schwere Medikamentenallergie hat, die sich bei jeder Anwendung von Medikamenten in einem schlimmen Asthmaanfall äußerte. Die Allergie ist mit einem großen Mangel an Natrium chloratum verbunden, was sich auch dadurch zeigte, dass sie seit 7 Jahren keinen eigenen Speichel mehr bilden konnte. Hier konnte auch noch in anderen Problemen beobachtet werden, wie sich ein Mangel an Natrium chloratum nach Dr. Schüßler unter anderem im Körper auswirkt.

Der Berater fragte sie, ob sie bereit wäre, für die Bildung des Speichels eine größere Anzahl von etwa 30 Stück Natrium-chloratum-Tabletten sofort auszuprobieren. Sie war damit einverstanden, konnte sich jedoch aufgrund ihres fehlenden Speichels nicht vorstellen, dass diese große Anzahl im Mund zergehen könne. Der Berater erklärte ihr, dass dieser Mineralstoff – würde er sofort wirken – Flüssigkeit in den Mundraum zieht. Dadurch wäre die Einnahme möglich.

Sofort begann sie die Mineralstoffe einzunehmen, zuerst mit Hilfe des künstlichen Speichels, den sie immer mit sich führte, aber ungefähr nach 10 Minuten begann nach den vielen Jahren des Leidens der eigene Speichel wieder zu fließen.

Sie war überaus überrascht und hoch erfreut, aber auch für den Berater war es ein wunderbares Erlebnis, die Wirksamkeit der Mineralstoffe nach Dr. Schüßler auf so beeindruckende Weise wieder bestätigt zu sehen. Die Frau hat seit diesem Zeitpunkt immer eine kleine Dose Natrium chloratum bei sich und nie mehr den eigenen Speichel vermissen müssen. Außer dem Natrium chloratum hat sie auch noch andere Mineralstoffe nach Dr. Schüßler in reichlichem Maße zu sich genommen und sich über die Jahre wieder eine gesundheitliche Stabilität erworben, von der sie nicht einmal zu träumen gewagt hätte.

11.2.1 Wie lässt sich die Wirkung erklären?

Kein anderer Mineralstoff nach Dr. Schüßler birgt vor allem in seiner Wirkung so große Geheimnisse wie das Natrium chloratum. Es wirkt verwunderlich, dass die vereinzelten, ionisierten Moleküle anders wirken sollen als die gleichen, welche im Kochsalz, in unserem täglich verwendeten Speisesalz, vorhanden sind, und reichlich mit der täglichen Nahrung aufgenommen werden. In der Literatur zur Biochemie nach Dr. Schüßler wird dieser Widerspruch nicht wirklich geklärt.[269]

Aufgrund vieler Beobachtungen und der Erfolge in der Begleitung von Menschen mit Problemen im Natrium-chloratum-Haushalt lässt sich folgende Behauptung aufstellen:

---

[268] Dieser salzige Geschmack kommt nicht nur bei einer Reinigungskur, Fastenkur oder dergleichen vor, sondern sehr häufig bei Menschen, die viele Medikamente nehmen müssen. Der Abbau der Medikamente bringt nicht nur den Flüssigkeitshaushalt aus der Balance, sondern verbraucht auch Natrium chloratum Nr. 8 zur Bindung der vielen Medikamentenstoffe.

[269] S. dazu Broy, J.: Die Biochemie nach Dr. Schüßler, S. 101; Hickethier, K.: Lehrbuch der Biochemie, S. 21; Kellenberger/Kopsche: Mineralstoffe nach Dr. Schüßler, S. 49; Deters, H.: Handbuch der Dr. Schüßler'schen Biochemie, S. 81. (s. Literaturverzeichnis)

Obwohl bei einem Natrium-chloratum-Mangel in der Zelle (Intrazellularflüssigkeit) und einem entsprechenden Überschuss in der die Zelle umgebenden Flüssigkeit (Extrazellularflüssigkeit) die Zelle ihre Öffnungen verschließt, ist es den in den Mineralstoffen nach Dr. Schüßler enthaltenen vereinzelten Molekülen möglich, durch einen bestimmten Schlüssel[270] in das Zellinnere zu gelangen. Innerhalb der Zelle besteht dabei ein Mangel an feinstofflichen, den gesamten Haushalt aussteuernden Molekülen und außerhalb der Zelle ein Überschuss bzw. eine Überfüllung durch unseren zu reichlichen Kochsalz-„Genuss". Bei Gaben geringer physiologischer Mengen, wie es die Schüßler'sche Verdünnung darstellt, wird die Wasserbindung sicher nicht erhöht, der Mangel an intrazellulärem Natrium chloratum behoben und in ein physiologisches Gleichgewicht mit Kalium gebracht. Kalium an sich wirkt wasserausscheidend, einem hohen Bluthochdruck eher entgegen. Zu viele Natriumionen verdrängen die Kaliumionen.

11.3 Mangelanzeichen

Bei einem Mangel an Natrium chloratum sind Mängel sichtbar durch ein verstärktes Verlangen nach Kochsalz, verstärktes oder fehlendes Durstgefühl, übertriebene oder mangelnde Schweißabsonderung, Schuppen auf dem Kopf, chronische Absonderung von Schleimstoff, wie zum Beispiel Neigung zum Schnupfen. Bei einem chronischen Mangel an Natrium chloratum kommt es zu auffallenden Gelenkgeräuschen. Ein bedeutendes Zeichen für einen Mangel besteht im Schlundbrennen (brennt die Speiseröhre herauf), das vom Sodbrennen (brennt nach unten) unterschieden werden muss.

11.4 Charakteristik

Natrium chloratum ist in seiner ionisierten Form für die aufbauende Flüssigkeitsregulierung im Körper zuständig. Insofern steuert und reguliert es auch den gesamten Flüssigkeitshaushalt.

Für den Körper ist eine konstante Temperatur, einige Zehntel Grade unter 37° C, von großer Bedeutung. Da das Natrium chloratum für die Wärmeregulierung im Körper zuständig ist, hat es in dieser Beziehung eine besondere Aufgabe.

Der Organismus hat viele Schleimhäute, vor allem im Bereich der Verdauungs-, Ausscheidungs- und Atmungsorgane. Dies sind Bereiche, die besonders intensive Kontaktflächen nach außen darstellen sowie Zonen sehr großer Empfindsamkeit. Natrium chloratum ermöglicht dem Organismus die Bildung bzw. Bindung des wässrigen Schleimes in den Schleimhäuten.

Alle jene Teile des Körpers, welche kaum oder nicht durchblutet werden, wie Augen, Knorpelgewebe, Sehnen oder Bänder, sind für ihre ausreichende Versorgung auf die Anwesenheit von Natrium chloratum besonders angewiesen.

Für die Bildung der Salzsäure, die im Magen einen unverzichtbaren Bestandteil bildet, ist ebenso Natrium chloratum notwendig.

Durch seine wasseranziehende Kraft ist Natrium chloratum bei allen jenen Vorgängen notwendig, wo es um Regeneration und um Erneuerung des Körpers und seiner Säfte, vor allem des Blutes, geht.

Sehr häufig wird bei Bluthochdruck in der medizinischen Versorgung geraten, den Kochsalzgenuss konsequent zu reduzieren, wenn nicht gar einzustellen. Der Flüssigkeitshaushalt ist durch die zu hohe Belastung mit Salz außer Kontrolle geraten. Er kann mit Hilfe von Natrium chloratum wieder reguliert werden, wodurch sich ein günstiger Einfluss auf den Blutdruck ergibt.

---

270 Siehe auch: Überlegungen zur Wirkungsweise der Mineralstoffe nach Dr. Schüßler im ersten Teil.

Natrium chloratum kann aufgrund seiner chemischen Beschaffenheit bestimmte Giftstoffe binden und dadurch unschädlich machen.

11.5 Natrium im Körper

Der Körper eines Erwachsenen enthält ca. 100 g Natrium. Es ist zu 98% im Extrazellulärraum zu finden. 50% sind in den Knochen gespeichert, 10% in Sehnen, Bändern und Knorpeln und im Plasma. 30% des im Plasma gelösten Natriums liegt als gelöster Elektrolyt, in der Zwischenzellflüssigkeit und der Lymphe vor. Natriumchlorid (NaCl) ist im Plasma und Gewebewasser 14-mal stärker konzentriert als im Zellinneren. 2% sind intrazellulär zu finden.

Im Zusammenspiel mit intrazellulärem Kalium und Magnesium sowie extrazellulärem Calcium prägt Natrium die Konzentrationsgradienten zwischen zellinnerem und zelläußerem Milieu: Die Konzentrationsunterschiede bestimmen das Ruhepotenzial der Zellen.

11.5.1 Säure-Basen-Haushalt

Natriumchlorid ist in Verbindung mit Natriumbikarbonat an der Regulierung des Säure-Basen-Haushaltes beteiligt. Dieser wird grundsätzlich durch die Nieren gesteuert.

Die Drüsen der Magenschleimhaut (Belegzellen) produzieren täglich 1,5–3 Liter Magensaft, eine klare, wässrige und vor allem sehr saure Absonderung. Der pH-Wert beträgt 1,0–1,5. Der Magensaft ist insgesamt eine sehr komplexe Flüssigkeit. Von großer Bedeutung ist das Vorhandensein der Salzsäure, welche für die Verdauung notwendig ist. Sie wird in einer biochemisch wichtigen Reaktion aus Kochsalz, Kohlensäure[271] und Wasser erzeugt, wobei als weiteres Produkt das lebensnotwendige Natriumbikarbonat (Natron) gebildet wird, welches durch das Blut abtransportiert wird. Dr. Worlitschek[272] zitiert in seinem Buch „Der Säure-Basen-Haushalt" in diesem Zusammenhang den bedeutenden Säureforscher Sander: *„Die entstehende Flut von Natriumbicarbonat, die sofort in das Blut übergeht, würde zur schwerwiegenden Alkalose[273] führen, wenn nicht die basenliebenden Organe – Leber, Gallenblase, Bauchspeicheldrüse, Dünndarmdrüsen – diese Basenflut aufnehmen würden. Wenn diese Organe mehr Basen zur Verdauung benötigen, muss der Magen mehr Natriumbikarbonat herstellen, zugleich entsteht aber eine übermäßige Salzsäureproduktion. Diese macht sich im Symptom ‚Sodbrennen' bemerkbar."*

Sind die Schleimhäute des Magens angegriffen, sodass die intensive Säure die Magenwand reizt, so entsteht das oben beschriebene „Schlundbrennen". In diesem Fall ist das Natrium chloratum angebracht, weil es dem Organismus hilft, die Salzsäure zu regulieren, die Schleimhaut wieder zu regenerieren und die schützende Schleimschicht aufzubauen. Entsteht jedoch im Magen zu viel Säure, entsteht das „Sodbrennen", ein Thema des nächsten Mineralstoffes, nämlich das von Natrium phosphoricum Nr. 9.

11.5.2 Natriumchloridmangel und -überschuss

Der Natriumchloridhaushalt wird gesteuert durch den hormonellen Regelkreis der Niere.

„Salzhunger" führt auf der Makro-Ebene zu einer Überfüllung mit Natriumchlorid im Extrazellulärraum, was einen relativen Mangel an intrazellulärem Natrium erzeugt. Die Niere scheidet vermehrt Natrium aus. Der Körper si-

---

271 Sie entsteht durch die Verbindung des aus der Verbrennung (Oxidation) im Körper entstandenen Kohlendioxid (CO_2) mit Wasser (H_2O) = H_2CO_3.
272 Worlitschek, M.: Der Säure-Basen-Hauhalt. Karl F. Haug, Heidelberg 1995. S. 14.
273 Eine krankhafte Verschiebung des pH-Wertes in den basischen Bereich.

gnalisiert wieder ein Verlangen nach Salz. Es entsteht ein „Teufelskreis", den es zu durchbrechen gilt.

Bei einem intrazellulärem Mangel scheidet der Körper NaCl aus dem Extrazellulärraum aus. Dies führt zu:
- salziger Tränenflüssigkeit, die brennt,
- Salzfluss – salziger Ausscheidung unter den Achseln,
- salzigem Schweiß,
- glasklarem Schleim – Rotz,
- wässrigem Schnupfen,
- salzig brennenden, ätzenden Ausscheidungen.

Ein Mangel an Natrium chloratum entsteht in den wenigsten Fällen durch einen Flüssigkeitsüberschuss. Meistens ist der Organismus mit einem Flüssigkeitsmangel belastet, was sich in einem fehlenden Durstgefühl zeigt.

Unabhängig vom Durst hat die Menge des insgesamt aufgenommenen Wassers bei Natriumchloridmangel folgende Auswirkungen:
- Das Trinken von viel Wasser bei gleichzeitigem Natriumchloridmangel im Mikrobereich führt zu vermehrter Tränenflüssigkeit, vermehrtem Schweiß und Speichel. Das Wasser kann nicht richtig eingesetzt werden, es entsteht ein „Schlabberbauch".
- Wird zu wenig Wasser getrunken, führt das zu Austrocknung der Gewebe, wie z.B. der Knorpel, knackenden Gelenken, Verminderung der Tränenflüssigkeit mit dem Gefühl, als reibe Sand im Auge.

schen stellt Wasser ein unverzichtbares Lebenselement dar!

Der Körper besteht vor allem aus Wasser. Immerhin bestehen 61,6% des Körpervolumens aus diesem lebenswichtigen Element. Der Körper von Neugeborenen enthält 79% Wasser, bei Frauen sind es bis zu 50% und bei Männern bis zu 60%. Alle Zellen sind damit angefüllt. Auch ist es der Hauptbestandteil unserer Körperflüssigkeiten, nämlich des Blutes, der Lymphe, der Flüssigkeit im Gehirn, im Rückenmark, im Glaskörper des Auges und der Interzellularflüssigkeit[274]. Von der Körperflüssigkeit befinden sich ca. 40% innerhalb der Zellen, 15% umgeben die Zellen als Zwischenzellflüssigkeit und 5% bilden das Plasmawasser. Haut, Muskeln, Gehirn, Herz, Lunge, Nieren und Blut weisen einen Wassergehalt von 72–83% auf, das Fettgewebe enthält 10% Wasser, das Skelett 22% Wasser. Haare enthalten 10% Wasser, was sehr wenig bekannt ist.

Bezeichnend für die Notwendigkeit von Flüssigkeit ist, dass der Mensch wohl sehr lange ohne feste Nahrung auskommen kann, ihn aber ein Mangel an Flüssigkeit sehr rasch gefährden würde. Ein Mensch verhungert nicht so schnell, aber er verdurstet relativ rasch.

Das Wasser des Bindegewebes, Rückenmarks und der Gehirnflüssigkeit steht in engem Austausch und befindet sich in einem ständigen Fließgleichgewicht. Für die Gehirnleistung ist es besonders wichtig, dass genug getrunken wird!

11.6 Der Flüssigkeitshaushalt im Körper

11.6.1 Wasser als Lebenselixier

Aus der Kombination von Sonnenlicht und Wasser ist wahrscheinlich das Leben entstanden. Ungefähr zwei Drittel der Erdoberfläche sind mit Wasser bedeckt. Auch für den Men-

11.6.2 Steuerung des Wasserhaushaltes

Der Wasserhaushalt wird im Organismus über die Haut, Lunge, Leber und Nieren geregelt. Die Feinregulation des Wasserhaushaltes erfolgt über hormonelle Regelkreise.

Damit der Organismus mit Wasser umgehen und es steuern kann, dafür ist das Natrium

---

[274] Flüssigkeit zwischen den Zellen, aus denen die Zelle ihre Nähr-, Bau- und Funktionsstoffe bezieht.

chloratum notwendig. Überall, wo die Versorgung mit Flüssigkeit von Bedeutung ist, wird Natrium chloratum als Funktionsmittel benötigt. Auch hier ist allerdings nicht eine hohe Konzentration gemeint, wie sie üblicherweise bei unseren mit Kochsalz vermengten Speisen vorkommt, sondern die bei den Mineralstoffen nach Dr. Schüßler vorhandene ionisierte Form, in der die Moleküle vereinzelt sind.

Zwei Eigenschaften dieses Mineralstoffes sind im Zusammenhang mit dem Flüssigkeitshaushalt von besonderer Bedeutung:

- Natrium chloratum wirkt hygroskopisch, d.h. es zieht Wasser an und verbindet sich mit ihm. Das ist auch der Grund, warum das Kochsalz in feuchtem Milieu nicht rieselfähig bleibt, sondern leicht verklumpt.
- Natrium chloratum wirkt osmotisch, d.h. es bewirkt eine Bewegung der Flüssigkeit. Für die Konstanthaltung des osmotischen Druckes und des Ionenmilieus ist auf der Ebene der Organe vor allem die Niere ausschlaggebend.

11.6.3 Wasserverluste

Je nach Mengenanteil haben Wasserverluste unterschiedliche Folgen:
- 3% führt zu Rückgang des Speichels und der Harnausscheidung,
- 5% führt zu beschleunigter Herztätigkeit, erhöhtem Puls und Temperaturanstieg,
- 10% führt zu Verwirrtheit,
- bei 20% verliert der Mensch seine Lebensfähigkeit.

Entmineralisiertes Wasser trocknet aus, am besten ist das Trinken von gutem Leitungswasser, aber auch von basischem Mineralwasser, wenn möglich ohne Kohlensäure.

Eher belastend wirken können Flüssigkeiten, die viel zu intensiv wirken und eigentlich verdünnt werden müssten. Für eine Tasse Kaffee benötigt der Organismus noch einmal mindestens die gleiche Menge Wasser, um ihn einigermaßen verarbeiten zu können. (In guten Kaffeehäusern wird immer noch ein Glas Wasser – Leitungswasser! – zum Kaffee serviert.) Dies gilt auch für andere Flüssigkeiten wie Wein, Bier, Säfte, aber auch Tee, der – und wenn er noch so gesund sein soll – für den Organismus zur Belastung werden kann, wenn er zu konzentriert oder als Dauermedikation genommen wird.[275]

Wird der Organismus mit zu viel konzentrierter Flüssigkeit konfrontiert, verzichtet er auf weitere Flüssigkeitszufuhr, was wiederum den fehlenden Durst erklärt. Erst wenn wieder längere Zeit unverfälschtes Wasser[276] getrunken wurde, stellt sich wieder ein natürliches Durstgefühl ein. Der Durst selbst kann durch Gaben von Natrium chloratum Nr. 8 oder durch das Trinken von Wasser ausgeglichen werden.

11.6.4 Der Harn

Die Nieren werden pro Tag von ca. 1000 Liter Blut durchströmt. Aus dieser großen Menge Flüssigkeit werden ungefähr 100 Liter als Primärharn abgetrennt. Dieses Filtrat wird nach einer mengenmäßigen Verringerung und qualitativen Umwandlung zum Endharn bereitet. Der Primärharn wird nach dieser Bearbeitung zum größten Teil wieder in den Blutkreislauf zurückgeführt. Lediglich 1 bis 1,5 Liter Endharn (Sekundärharn) werden über die Blase und Harnwege ausgeschieden.

Dr. Schüßler beschrieb, dass die Nieren für die Konzentration des Harns das Natrium sul-

---

275 Höchstens jeweils ein halber Teelöffel auf einen Liter Wasser.
276 Heutzutage ist es Mode, das Wasser durch verschiedenartigste Maßnahmen energetisch aufzuladen. Das stellt allerdings für den Organismus mit der Zeit auch wieder eine Belastung dar, wenn er aufgeladen ist und die Gefahr einer Überladung besteht.

furicum Nr. 10 benötigen, wodurch die empfohlene Gabe dieses Mineralstoffes bei Bettnässen verständlich wird.

Damit die Niere den Harn über die Blase ausscheiden kann, ist die Anwesenheit von Natrium chloratum erforderlich.

Aus der Praxis:
Ein Mann lag schwer krank im Krankenhaus und hatte große Probleme mit der Ausscheidung von Flüssigkeit. Trotz einer starken Dosis von Lasix, einem Entwässerungsmittel, konnte der Organismus keine Flüssigkeit abführen. Er klagte über extrem starke Rückenschmerzen. Sein Sohn, Mineralstoffberater für Mineralstoffe nach Dr. Schüßler, wusste, dass der Vater schon lange einen gravierenden Mangel an Natrium chloratum hatte, was sich schon in verschiedensten Beschwerden gezeigt hatte.

Bei dem von intensiven Schmerzen geplagten Menschen zeigte sich ein Phänomen, das auch bei anderen Mineralstoffen möglich ist. Wenn der Hauptbetriebsstoff für ein bestimmtes Organ nicht zur Verfügung steht, verkrampft sich das überwiegend von diesem Betriebsstoff abhängige Organ. So war es auch in diesem Fall. Die vermeintlichen Rückenschmerzen kamen von den beiden extrem angespannten und krampfenden Nieren. Der behandelnde Facharzt erlaubte dem Sohn, dass er dem Vater Mineralstoffe nach Dr. Schüßler in aufgelöster Form geben durfte. 20 Tabletten, aufgelöst in einem Glas mit einem Fassungsvermögen von einem Achtel Liter wurden schluckweise eingegeben. Schon nach einigen Minuten entkrampfte sich das schmerzverzerrte Gesicht des Kranken und er konnte bestätigen, dass die extremen Rückenschmerzen schon nachgelassen hatten. Auch die anwesenden Familienmitglieder waren von der relativ raschen Wirkung überrascht. Die Mineralstoffgaben wurden dann um einige andere notwendige erweitert und immer wieder verabreicht. Allerdings dauerte es einige Stunden, bis auch die Ausscheidung wieder in Schwung kam und sich die Flüssigkeitsbilanz, welche von den Krankenschwestern peinlichst genau geführt wurde, wieder normalisierte.

Über den Harn werden neben anderen Stoffen auch viele Mineralstoffe ausgeschieden. Die Analyse[277] von einem Liter Harn ergibt insgesamt ca. 60 g Feststoffe, welche sich folgendermaßen aufgliedern:

30 g Harnstoff
1,2 g Kreatinin
1 g Harnsäure
1,5 g Aminosäuren
4,6 g Natrium
2,5 g Kalium
0,3 g Calcium
0,15 g Magnesium
5,5 g Chlorid
5 g Sulfat
5 g Phosphat

sowie Oxalat, Citrat, Laktat, Abbauprodukte von Steroidhormonen und Gallenfarbstoffe. Aber vor allem die Verbindung von Natrium und Chlorid, das Natrium chloratum, ist dafür zuständig, dass Flüssigkeit überhaupt ausgeschieden werden kann. Jedes Wassermolekül wird an ein Natrium-chloratum-Molekül gebunden und kann dann ausgeschieden werden. Darin liegt auch die Begründung, dass der Harn so mineralstoffreich ist.

Wenn aus medizinischen Gründen ein Mittel zur Entwässerung genommen werden muss, dann ist unbedingt auf ein Nachfüllen der geraubten Mineralstoffe zu achten. Vielleicht ist es auch möglich, durch häufige Gaben von Natrium chloratum die Ausscheidung der Flüssigkeit zu normalisieren. Allerdings ist es von großer Bedeutung, in diesem Zusammenhang auch die Wirkungsweise von Natrium sulfuricum Nr. 10 genau anzusehen.

11.6.5 Verbrennungen

Gelangt ein zu heißer Gegenstand an die Hautoberfläche, verdampft die Flüssigkeit, welche sich im Inneren der Zellen befindet und von der sie umgeben sind. Die anwesen-

---

[277] *Hunnius:* Pharmazeutisches Wörterbuch, 7. Aufl. von A. Burger und H. Wachter. Walter de Gruyter, Berlin/New York 1993.

den Natrium-chloratum-Moleküle entweichen mit dem Wasserdampf blitzschnell. Der nachfolgende Schmerz ist sehr stark. Die Zellen sind nicht mehr in der Lage, das dringend benötigte Wasser nach innen zu ziehen.

Werden dem Organismus nur die üblichen Mittel zur Verfügung gestellt, bildet sich innerhalb von kurzer Zeit die bekannte Brandblase. In ihr befindet sich die Flüssigkeit mit all den Nähr- und Baustoffen, die die Zellen dringend benötigen würden. Aber sie sind nicht in der Lage, sie aufzusaugen. Nur ganz langsam geht die Heilung vor sich.

Wenn allerdings unmittelbar nach der Verbrennung eine der Größe der Verletzung entsprechende Menge Natrium chloratum Nr. 8 in Verbindung mit einigen Tabletten von Ferrum phosphoricum Nr. 3 in aufgelöster Form als Brei aufgelegt wird, bleibt die Blase aus. Außerdem verringern sich die Schmerzen ungewöhnlich rasch. Die Zellen werden durch den zur Verfügung gestellten Mineralstoff in die Lage versetzt, wieder Flüssigkeit (Plasma- bzw. Serumflüssigkeit) in ihr Inneres zu ziehen. Der Mineralstoffbrei sollte mit einer Frischhaltefolie zugedeckt werden, damit er nicht zu rasch austrocknet. Die Flüssigkeit leitet die Mineralstoffe sehr gut und der Milchzucker hat außerdem eine plasmolytische (wasserentziehende) Wirkung und hemmt dadurch eine etwaige Vermehrung von Bakterien.

11.6.6 Schwellungen der Gelenke

Kommt es im Bereich von Gelenken zu Schwellungen, so werden diese häufig punktiert. Dabei wird die in der Schwellung vorhandene Flüssigkeit mit einer Spritze abgesaugt. Damit ist dem Körper die Möglichkeit genommen, dem leidenden Gelenk die benötigten Stoffe zur Verfügung zu stellen.

Häufig wird in der Biochemie nach Dr. Schüßler im angegebenen Fall Kalium chloratum Nr. 4 verabreicht, weil es für weiche Schwellungen vorgesehen ist. Es muss aber davon ausgegangen werden, dass das Überangebot von Flüssigkeit einen Sinn hat. Es kann daher nicht darum gehen, die Schwellung abzubauen, sondern es muss dem Organismus geholfen werden, dass die Flüssigkeit oder die in ihr aufgelösten Wirkstoffe dort aufgenommen werden können, wo sie benötigt werden. Meistens ist es den Zellen des Knorpelgewebes sowie der Sehnen und Bänder schwer möglich, die vom Organismus angebotenen Betriebs- und Baustoffe aufzunehmen. Damit ist auch in diesem Fall notwendig, vor allem Natrium chloratum in der dem Problem angemessenen Form anzubieten.

11.6.7 Wasseransammlungen (Ödeme)

Bei Flüssigkeitsansammlungen im Körper ist es für die Biochemie nach Dr. Schüßler notwendig, zwischen zwei Phänomenen zu unterscheiden. Eine Gruppe von Flüssigkeitsproblemen entsteht dadurch, dass es dem Organismus nicht möglich ist, den Flüssigkeitshaushalt zu regulieren. Die zweite Gruppe von Flüssigkeitsstau entsteht dadurch, dass es dem Organismus nicht möglich ist, die vorhandenen Schlacken abzubauen, sodass er sie in Flüssigkeit in Lösung hält, wofür Natrium sulfuricum Nr. 10[278] zuständig ist. Natrium chloratum ist für die erste Gruppe von Flüssigkeitsansammlungen zu verwenden.

> **Aus der Praxis:**
> Ein Mann hatte die Anordnung, dass er täglich 2–3 Liter Wasser zu trinken habe, sehr ernst genommen. Er trank diese Menge, ob er ein Durstgefühl verspürte oder nicht. Da er von vornherein schon über einen Mangel an Natrium chloratum in der Zubereitung nach Dr. Schüßler gelitten hatte, wurde dieser Mangel durch die zu starke Zufuhr von Wasser noch verschärft, weil der Organismus Natrium-chloratum-Moleküle aus den Schleimhäuten bzw. aus dem Gewebe entnehmen musste, um die zuge-

---

278 Zur genauen Bestimmung wird es notwendig sein, beide Mineralstoffe und ihre Zeichen genau anzuschauen.

führte Flüssigkeit verarbeiten zu können. Als allerdings seine Möglichkeiten erschöpft waren, konnte er die Flüssigkeit nur mehr in Wassersäcken, Ödemen, ablagern. Die Ausscheidung war durch den Mangel an Natrium chloratum blockiert.

Nach einem Vortrag über die Mineralstoffe nach Dr. Schüßler, bei dem diese Problematik angesprochen wurde, begann er auf seinen Körper zu hören und sich nach seinem Durstgefühl zu richten. Außerdem füllte er durch Einnahme der Schüßler-Mineralien die ausgeschöpften, ausgebeuteten Speicher wieder auf. Es dauerte nicht lange, bis sich die Wasseransammlungen verringerten und schließlich verschwanden.

11.6.8 Bluthochdruck

Wenn der Druck in den Blutgefäßen zu hoch ist, muss alleine im Zusammenhang mit dem Kochsalz davon ausgegangen werden, dass eine ordnungsgemäße Flüssigkeitssteuerung nicht mehr möglich ist.

Ein natriumabhängiger Bluthochdruck kommt bei 30–40% der Bevölkerung als Ursache vor. Dieser hat mit einem *Flüssigkeitsüberschuss* in den Blutgefäßen zu tun, verursacht durch die Wasserbindung an das Salz.

Auch zu bedenken ist dabei, dass der Organismus im arteriellen System einen größeren Druck aufbringen muss, um die Zellen genügend zu versorgen, trotz ihrer Neigung, sich wegen des Salzüberschusses zu verschließen.

Sobald der Kochsalzgenuss eingeschränkt wird, kann der Organismus den Flüssigkeitshaushalt wieder regulieren und der Hochdruck verliert sich. Allerdings muss in diesem Zusammenhang darauf hingewiesen werden, dass dies nur auf ungefähr 95% der Fälle zutrifft. 5% der Fälle, welche durch ein Kochsalzproblem zu Bluthochdruck neigen, haben diesen durch einen *Mangel an Kochsalz*. Deshalb ist bei einer Reduzierung von Kochsalz zu beachten, dass nicht übertrieben wird.

Natrium chloratum Nr. 8 ist nicht nur bei Bluthochdruck wirksam: es ist *das Mittel* für die Blutdruck*regulierung* – bei niedrigem und zu hohem Druck. Es ist der Regulator für das Makro-Salz, deshalb die angeführte Wirkung.

Es muss betont werden, dass es noch viele andere mögliche Ursachen für Blutdruckstörungen gibt. Unter anderem sei hier auf energetische Belastungen hingewiesen, sowie auf jene, die aus dem charakterlichen und emotionalen Bereich kommen.

11.6.9 Temperatursteuerung

Die Körpertemperatur entsteht unter Mitwirkung von Ferrum phosphoricum Nr. 3 und Kalium sulfuricum Nr. 6, für die komplizierte Regulierung steht dem Organismus der Betriebsstoff Natrium chloratum Nr. 8 zur Verfügung.

Die Temperatur des Körpers wird durch Oxidation erzeugt, indem sich Sauerstoff mit Kohlenstoff verbindet und dabei das Kohlendioxid entsteht, wie schon beim Mineralstoff Ferrum phosphoricum Nr. 3 beschrieben (s. S. 232). Wird jedoch die konstante Temperatur des Körpers durch äußere Einflüsse verändert, muss ein Mechanismus einsetzen, der die Temperaturschwankungen ausgleicht.

Im Winter werden bei tiefen Temperaturen die Poren der Haut verschlossen, sodass keine Flüssigkeit mehr nach außen dringen kann. Die an der Oberfläche des Körpers unter der Haut gelegene abgekühlte Flüssigkeit wird abgezogen und durch erwärmte Flüssigkeit ausgetauscht. Auf diese Weise dringt die Kälte immer tiefer in den Körper ein, wenn nicht rechtzeitig ein Ausgleich durch genügende Erwärmung geschaffen wird.

Im Sommer wird bei zu starker Erwärmung der Temperaturausgleich einerseits durch Verdampfung von Flüssigkeit auf der Haut erreicht. Die Flüssigkeit dringt durch die Haut an die Oberfläche und die Wassermoleküle mit der größten Energie verflüchtigen sich, wodurch die Energie des Körpers reduziert wird und damit auch seine Temperatur. Andererseits wird die an der Oberfläche erwärmte Flüssigkeit abgezogen und durch eine kühlere aus dem Inneren des Körpers ersetzt. Damit steigt aber insgesamt die Körpertemperatur, wodurch von vornherein Grenzen für diesen Vorgang gesetzt sind. In der Sauna erhöht sich bei jedem Saunagang die Temperatur auf über 38° C, was nachher einer vernünftigen Abkühlung bedarf (vor allem muss der Kopf abgekühlt werden, weil in ihm ansonsten ein zu hoher Druck entsteht).

Bei beiden Regulierungen der Temperatur – im Sonner wie im Winter – verbraucht der Organismus Natrium chloratum, weil diese Vorgänge mit der Steuerung von Flüssigkeit verbunden sind. Kurzfristig werden die Mineralstoffe aus den Arbeitsspeichern entnommen, später muss der Organismus auf die Langzeitspeicher im Gewebe zurückgreifen. So ist es verständlich, dass der wässrige Schnupfen im Winter ebenso wie im Sommer auftreten kann. Aus den Schleimhäuten der Nase werden die Natrium-chloratum-Moleküle entnommen, wodurch der glasklare Schleim seinen Halt verliert und ausfällt.

Aus der Praxis:
Taucher sind bei ihrer Tätigkeit lange Zeit relativ tiefen Temperaturen ausgesetzt. Somit ist der oben beschriebene Vorgang dementsprechend beansprucht. Eine Belastung der Nasenschleimhäute wie auch der anderen Schleimhäute ist deshalb unausweichlich, weil die Menschen, welche dieser Tätigkeit nachgehen, meistens die benötigten Mineralstoffe nicht auffüllen.

Ein Taucher kam wegen der Belastung seiner Nasenschleimhäute zur Beratung und es wurden ihm die Zusammenhänge diesbezüglich erklärt. Seine Probleme waren so groß, dass er schon jahrelang keine Luft mehr durch die Nase bekam. Er wurde aber auch darüber aufgeklärt, dass eine Behandlung mit Natrium chloratum von ihm sehr viel Geduld verlangen und der Erfolg erst auf sich warten lassen werde. Die Erfolge einer Behandlung waren auch deshalb nicht so leicht möglich, da er seine Tätigkeit als Leiter einer Tauchschule nicht aufgeben konnte. Doch er wollte sich dieser Herausforderung stellen und hat mit der Einnahme vor allem von Natrium chloratum begonnen.

Da sein Körper auch unter einem Ferrumphosphoricum-Mangel litt, verringerte sich zuerst seine Anfälligkeit für Verkühlungen. Er konnte seine Gesundheit langsam stabilisieren. Nach einigen Wochen war es dann so weit, dass die Nase immer wieder für einige Augenblicke aufmachte und er wieder durch die Nase Luft bekam. Diese Augenblicke ereigneten sich immer öfter, bis schließlich die Nase über längere Zeiträume frei war. Allerdings hat er bei längeren Belastungen, bedingt durch seinen Beruf, immer wieder Rückschläge erlitten. Im Winter, als seine Schule geschlossen war, konnte er sich dann endgültig erholen. Die Schwachstelle der Nasenschleimhäute ist ihm jedoch geblieben.

11.6.10 Nicht jeder kann schwitzen

Wenn der Körper längere Zeit unter Natriumchloratum-Mangel gelitten hat, verliert er seine Flüssigkeit. Durch den Mangel an feinstofflichen Natrium-chloratum-Molekülen ist die Steuerung des Kochsalzhaushaltes im Körper nicht mehr durchführbar, wodurch es dem Organismus nicht mehr möglich ist, genügend Flüssigkeit zu binden. Er kann dann über den Vorgang des Schwitzens seine Temperatur nicht mehr ausgleichen, weil er dafür keine Flüssigkeit zur Verfügung hat, er muss die Temperaturerhöhung hinnehmen. Es wird dann von einem Hitzestau gesprochen. Bei solchen Menschen dauert die Abkühlung wesentlich länger und erfolgt durch die normale Abkühlung der Hautoberfläche.

Immer wieder wird von Menschen mit großer Freude berichtet, dass sie wieder schwitzen können, nachdem sie Natrium chloratum D6 längere Zeit eingenommen hatten.

Aus der Praxis:
Eine Frau im Alter von 37 Jahren litt schon seit 20 Jahren unter Neurodermitis. Als sie in die Beratung kam, war sie gezwungen, eine Cortisoncreme im Gesicht zu verwenden, weil für sie sonst das Leben unerträglich gewesen wäre[279]. Zeitweise war bei ihr der ganze Körper befallen. Zum Zeitpunkt der Inanspruchnahme der Beratung waren hauptsächlich

---

279 Es ist falsch, dem Cortison gegenüber ein Feindbild aufzubauen. Gerade bei diesem Medikament muss immer wieder

das Gesicht, die Arme, die Kniekehlen und die Brust betroffen.

Als begleitende Maßnahmen wurde ihr die Bereinigung des Schlafplatzes empfohlen. Sie hatte eine erhebliche Belastung im elektromagnetischen Bereich und so ließ sie ein Netzfreischaltgerät montieren. Bei ihrer Ernährung vermied sie einen Monat lang jegliches tierische Eiweiß, dann stieg sie auf die Trennkost[280] um. Außerdem war es notwendig, alle säureproduzierenden sowie säurefördernden Nahrungsmittel zu vermeiden.

Von Anfang an hat sie Mineralstoffe nach Dr. Schüßler in einer ziemlich hohen Dosierung zu sich genommen. Auch das Natrium chloratum war zu einem wesentlichen Teil in der Mineralstoffmischung vorhanden. Schon nach wenigen Wochen hat sich ein Erfolg insofern gezeigt, als sie die Cortisonsalbe nicht mehr jeden Tag verwenden musste. Die Haut veränderte sich und wurde immer feiner und geschmeidiger. Nach einem Vierteljahr wurde die Beratung abgeschlossen, da sie gelernt hatte, mit ihrer Krankheit und dem Einsatz von Mineralstoffen selbst umzugehen. Außerdem war die Krankheit so stark zurückgegangen, dass sie kaum noch feststellbar war. In der abschließenden Stunde hat sie im Rückblick auf ein Erlebnis besonders hingewiesen.

Sie liebte es, in die Sauna zu gehen, obwohl sie nie schwitzen konnte und ihren Mann immer darum beneidet hatte. Sie konnte sich überhaupt nicht erinnern, wann sie das letzte Mal richtig geschwitzt hatte. Es war ungefähr zwei Monate nach Beginn der Einnahme der Schüßler-Mineralien, dass sich bei ihr in der Sauna einige Schweißperlen gebildet hatten und prickelnd auf der Haut, eine Gänsehaut erzeugend, hinabrollten. Nun, nach über drei Monaten, war sie an das Schwitzen, wenn es auch immer noch mäßig war, schon gewohnt.

11.7 Schleimhäute, eine empfindsame Öffnung des Körpers nach außen

Die oberste Schicht der Schleimhäute enthält Drüsen, deren Schleim die Oberfläche als Film bedeckt, sie gleitfähig macht und vor mechanischen, thermischen sowie chemischen Reizen schützt. Das im Gewebe der Schleimhaut enthaltene Muzin, der Schleimstoff, wird durch Natrium chloratum gebunden und kann so gespeichert und bei Bedarf abgerufen werden.

Über die Schleimhäute hat der Körper empfindsame Öffnungen bzw. Kontaktmöglichkeiten zur Außenwelt. Über die Nasenschleimhaut kann er Gerüche wahrnehmen und über die Mundschleimhaut schmecken. Auch in der Tränenflüssigkeit findet sich ein schleimiges Sekret, das durch die Bindehautzellen ausgeschieden wird. Über die Schleimhäute der Verdauungsorgane ist es dem Organismus möglich festzustellen, wie ihm die Nahrung behagt. Außerdem schützt die Magenschleimhaut die Magenwand vor der Magensäure. Auch die Nebenhöhlen sowie die Stirnhöhle sind mit Schleimhäuten ausgekleidet. Eines besonderen Schutzes durch die Schleimhäute bedarf der Genitalbereich der Frau.

Wenn durch einen übermäßigen Bedarf an Natrium chloratum im Körper die Reserven angegriffen werden, muss der Organismus Natrium-chloratum-Moleküle aus dem Verband mit Schleimstoff lösen. Dieser verliert seinen Halt und tritt als wässriger Schleim, als Schnupfen, als Katarrh, oder bei der Frau als Ausfluss an die Oberfläche. Wird das Natrium chloratum in den Nebenhöhlen oder der

---

Fortsetzung Fußnote 279:
    überlegt werden, dass die Lebensqualität vor den Nebenwirkungen kommt. Niemand wird gerne ein so starkes Medikament zu sich nehmen und es absetzen, so bald es möglich ist. Aber wenn das Leben zu stark beeinträchtigt ist, ist der Einsatz von Cortison verständlich. Einem leichtsinnigen Einsatz dieses Medikamentes muss natürlich auch Einhalt geboten werden.

280 Es handelt sich dabei um die Trennung von Kohlenhydraten und Eiweiß bei der Ernährung, die vor allem durch Dr. Hay erforscht wurde und deshalb auch als Hay'sche Trennkost bezeichnet wird. Dazu gibt es ausreichend Literatur (s. Literaturverzeichnis).

Stirnhöhle abgebaut, füllt der Schleim diese Höhlen aus, was großen Druck und Schmerzen verursacht. Durch häufige Gaben von Natrium chloratum, etwa alle 5–10 Minuten und mit Hilfe der äußeren Anwendung in Form von Salben kann Abhilfe geschaffen werden.

Dauern die Belastungen zu lange an und erhält der Organismus nicht die Möglichkeit, den fehlenden Schleim wieder nachzubilden, beginnen die Schleimhäute einzutrocknen.[281] In der Nase kommt es dadurch sehr leicht zum Nasenbluten, weil Risse entstehen. Bei Nasenbluten ist folgende Kombination zu empfehlen: Calcium phosphoricum Nr. 2, Ferrum phosphoricum Nr. 3 und Natrium chloratum Nr. 8, innerlich und eventuell als Nasengel.

Im weiteren Verlauf des Abbaues der Schleimhäute verliert sich auch die Fähigkeit zu riechen und zu schmecken. Dies ist schon ein fortgeschrittenes Stadium eines Mangels an Natrium chloratum.

Aus der Praxis:
Eine Frau mit sehr schweren gesundheitlichen Belastungen begann im November 1994 mit der Einnahme der Mineralstoffe nach Dr. Schüßler. Sie nahm eine große Dosis, da die Speicher ziemlich erschöpft waren. Unter anderem konnte sie nichts mehr riechen und auch nichts mehr schmecken, so weit war der Mangel an diesem Mineralstoff fortgeschritten. Senf und Erdbeermarmelade schmeckten gleich, sie konnte keinen Unterschied feststellen.

Der Zugang des Menschen zur Welt über das Riechen und Schmecken ist ein wesentlicher. Seine Bedeutung wird meist erst erkannt, wenn er belastet oder nicht mehr vorhanden ist.

Noch kurz vor Weihnachten hat sich beides, das Riechen und das Schmecken, langsam wieder eingestellt. Es war für die Frau das schönste Weihnachtsgeschenk. Sie konnte den Duft der Weihnachtsbäckereien wieder wahrnehmen und beim Kochen die Speisen wieder würzen, ganz nach ihrem Geschmack.

11.8 Teile des Augapfels, Knorpel, Sehnen und Bänder

Nicht durchblutete Teile des Körpers sind besonders auf die Anwesenheit von Natrium chloratum angewiesen, da es für den Stoffwechsel dieser Körperteile zuständig ist. Allerdings erfolgt dieser sehr langsam und erfordert bei entsprechenden Problemen große Geduld.

Bei einer Gegenüberstellung der Anteile von Kalium und Natrium im Gewebe zeigt sich, dass zum Beispiel im Knochen sechsmal soviel Natrium wie Kalium enthalten ist, in der Lunge fünfzehnmal soviel, in der Zerebrospinalflüssigkeit (Gehirn- und Rückenmarkflüssigkeit) zwanzigmal so viel. Im Knorpelgewebe befindet sich dagegen fast nur noch Natrium und im Kammerwasser des Auges fast ausschließlich Natrium. Das allein zeigt, welch große Bedeutung Natrium chloratum für den Organismus und im Speziellen für die Knorpelgewebe und für das Auge hat.

11.8.1 Augen

Ein Mangel an Natrium chloratum hat zur Folge, dass äußerlich zu wenig Tränenflüssigkeit gebildet wird und ein Gefühl entsteht, als ob Sand im Auge wäre. Es fehlt die „Schmiere", die Tränenflüssigkeit, welche einen pH-Wert um 7,35 hat und Proteine, Natrium chloratum, Glucose, Harnstoff, Vitamin C sowie Spuren von Lysozym (ergänzt durch schleimiges Sekret der Bindehautzellen und fettartige Substanzen) enthält. Ein Mangel hat aber vor allem im Inneren des Auges fatale Folgen, da es dann keinen Austausch von Stoffen mehr gibt, welcher für die Hornhaut, den Glaskörper, die Netzhaut und für die Linse von großer Bedeutung ist. Das Kammerwasser umspült

---

[281] Im Herbst zu Beginn der Heizsaison ist die Luft in den Räumen sehr trocken. Der Organismus kann sich meist nicht so schnell umstellen, vor allem wenn ein Mangel an diesem Mineralstoff vorliegt, und die Schleimhäute des Kehlkopfes, des Rachens trocknen aus, was zu einem krampfartigen Reizhusten führt. Aus diesem Grunde ist die Nr. 8 auch Bestandteil der Hustensalbe der Adler Pharma, aber auch einige Tabletten von Natrium chloratum Nr. 8 helfen sehr rasch.

die Augenlinse ernährend und ist in den beiden Augenkammern gesammelt.

Fehlt der flüssigkeitssteuernde Mineralstoff, kommt es einerseits, bei einem Kochsalzmangel im Körper, weil die Flüssigkeit nicht gebunden ist, zu einem Flüssigkeitsandrang im Auge, welcher ein Kennzeichen des Glaukoms (Grüner Star) ist, oder andererseits, bei einem Kochsalzüberschuss, weil zu viel Flüssigkeit gebunden ist, zu einer Unterversorgung, Unterernährung der Linse, welche eine Trübung zur Folge hat, was sich beim Katarakt (Grauer Star) zeigt. Eine Beeinflussung der genannten Störungen benötigt viel Geduld und dauert monate- bis jahrelang, wenn sie überhaupt möglich ist. Wenn durch zu schwere Schädigung des Auges eine Operation notwendig war, ist es sehr empfehlenswert, vor allem diesen Mineralstoff zur Vorsorge einzunehmen, damit einer nochmaligen Verschlechterung vorgebeugt werden kann.

11.8.2 Knorpelgewebe

Die Versorgung der Knorpelgewebe im Körper ist von außerordentlich großer Bedeutung, stellen doch diese Gewebe den Gleit- und Abfederungsmechanismus dar, der sich in den Gelenken wie auch im Rückgrat in den Bandscheiben befindet. Alle genannten Gewebe sind in ihrem Stoffwechsel ausschließlich auf die Anwesenheit von Natrium chloratum angewiesen. Sie haben durch die langsame Bewegung der Flüssigkeit eine sehr lange Regenerationszeit, was sich bei Beschädigung des Knorpelgewebes auswirkt und viel Geduld verlangt.

Wie wir beim Wasserhaushalt gesehen haben, stellen die vielen konzentrierten Flüssigkeiten den Organismus immer wieder vor das Problem, dass er für ihre Verarbeitung wertvolle körpereigene Natrium-chloratum-Moleküle aufbringen muss. Kann er sie anfangs aus den Vorräten der Schleimhäute entnehmen, ist er im Laufe der Zeit auch gezwungen, sie aus dem Knorpelgewebe abzuziehen, wodurch diese allmählich ihre Elastizität verlieren und langsam austrocknen.

Derselbe Vorgang vollzieht sich auch bei einem unmäßigen Genuss von Kochsalz. Sind die Knorpel verhärtet, entsteht bei Bewegungen der Gelenke entweder ein Knacken oder ein reibendes, dumpfes Geräusch. Eine Austrocknung der Gelenkknorpel hat nicht nur Gelenkgeräusche zur Folge, sondern führt letztlich zu einer Verhärtung der Knorpel mit der Gefahr von Absplitterungen. Durch eine reichliche Gabe von Natrium chloratum Nr. 8 können solche Belastungen, wenn auch begrenzt, wieder rückgängig gemacht werden.

11.8.3 Sehnen und Bänder

Auch die Sehnen und Bänder sind in ihrem Stoffwechsel auf das Natrium chloratum angewiesen. Bei einer durch einen Mangel verursachten Austrocknung kommt es dann sehr leicht zu Rissen in diesen Geweben. Eine Versorgung mit dem lebensnotwendigen Mineralstoff erfolgt bei diesen Problemen am besten durch äußere Anwendung (Salbe oder Mineralstoffbrei).

11.9 Neubildung und Regeneration von Gewebe

Dr. Schüßler formuliert in diesem Zusammenhang: *„Jede Zelle enthält Natrium. Mit diesem verbindet sich naszierendes (freiwerdendes, entstehendes) Chlor, welches vom Chlornatrium der Interzellularflüssigkeiten (Zwischenzellflüssigkeit) abgespalten worden ist.*

Das in der Zelle durch die erwähnte Verbindung entstandene Chlornatrium zieht Wasser an. Demzufolge vergrößert sich die Zelle und teilt sich.

Nur auf solche Weise können Zellteilungen zum Zwecke der Zellenvermehrung sich vollziehen."[282]

---

[282] Zitiert aus Broy, J.: Die Biochemie nach Dr. Schüßler. Klaus Foitzik, München 1993. S 97.

Im Körper ist das Natrium chloratum für die konstante Erneuerung des Gewebes und für die Bildung des Blutes in Zusammenhang mit Calcium phosphoricum Nr. 2 zuständig. Es wird davon ausgegangen, dass sich der Organismus alle sieben Jahre komplett erneuert.

Für die Neubildung des Gewebes, die besonders bei schwangeren Frauen von ganz entscheidender Bedeutung ist, wird außerdem Kalium phosphoricum Nr. 5 benötigt.

Auch im Gehirn findet allen traditionellen Vorurteilen zum Trotz eine Zellteilung statt, die so genannte Neurogenese, was immer wieder durch Forschungsergebnisse bestätigt wird. Gerade für das Gehirn ist, was die Regeneration betrifft, das Natrium chloratum Nr. 8 in Verbindung mit dem Kalium phosphoricum Nr. 5 unverzichtbar.

11.10 Entgiftung

Ähnlich wie bei Kalium chloratum Nr. 4 besitzen die Chlorionen des Natrium chloratum die Fähigkeit, bestimmte Stoffe zu binden und dadurch ausscheidbar zu machen. So kommt es, dass dieser Mineralstoff bei allen Vergiftungen empfohlen wird. Dabei kann es sich um Vergiftungen durch Gase (Umweltverschmutzung), durch Flüssigkeiten (Alkohol, aber auch seine Verschmutzungsformen wie Schwefelung des Weinfasses), durch chemische Gifte (Pflanzenschutzmittel – im Zusammenhang mit Kalium chloratum Nr. 4), durch Belastung von Metallen (Amalgamfüllungen), durch pflanzliche Belastungen (giftige Beeren) oder durch tierische Gifte (Insektenstiche) handeln. Beim Insektengift kommt noch die Belastung durch ein fremdes Eiweiß dazu, was den zusätzlichen Einsatz von Calcium phosphoricum Nr. 2 erfordert.

Bei Belastungen, die durch eine Vergiftung hervorgerufen sind, muss auf die große Verantwortung der Handelnden hingewiesen werden. Bei ernsthaften Vergiftungen darf auf keinen Fall die notwendige medizinische Versorgung unterbleiben. Eine Unterstützung bzw. Erstversorgung kann dagegen auf keinen Fall schaden.

11.10.1 Alkohol

Zuallererst muss der Organismus, will er keinen Schaden erleiden, den zugeführten Alkohol verdünnen. Das führt zu dem allseits bekannten „Brand", ein sehr starkes Durstgefühl, was den Mangel an Natrium chloratum Nr. 8 und einen enormen Flüssigkeitsbedarf anzeigt.

Je intensiver der Alkoholkonsum ist, umso mehr wird von diesem Mineralstoff zur Entgiftung verbraucht. So widersprüchlich es klingen mag, aber je größer der dadurch entstehende Mangel wird, umso mehr verlangt der Mensch nach dem Alkohol. Es entsteht ein Teufelskreis, dem nurmehr schwer zu entkommen ist. Der Mensch wird süchtig. Die Sucht ist durch eine in die Zerstörung weisende Spirale gekennzeichnet. Durch eine konsequente Einnahme von Natrium chloratum und eine kontinuierliche Reduzierung des Alkoholkonsums kann die Zwanghaftigkeit abgebaut werden.

11.11 Äußere Anwendung

Eine besondere Anwendung von Natrium chloratum Nr. 8 stellt der Brei bei Verbrennungen dar, kombiniert mit wenig von Ferrum phosphoricum Nr. 3 D12.

Als Cremegel oder Salbe in Mischungen: Bei Insektenstichen ist die folgende Kombination empfehlenswert: Calcium phosphoricum Nr. 2, Ferrum phosphoricum Nr. 3 und Natrium chloratum Nr. 8, eventuell Natrium sulfuricum Nr. 10 bei starkem Juckreiz.

Immer wenn es um Regeneration und Stärkung geht, vor allem bei Wunden[283], muss in

---

283 Wie dem Gel W der Adler Pharma.

einem Gel Natrium chloratum Nr. 8 enthalten sein.

Auch bei Hautpflege, Hautregeneration und Hautschutz darf Natrium chloratum Nr. 8 nicht fehlen. Es sorgt für eine ausreichende Versorgung der Haut mit Feuchtigkeit und reguliert deren Flüssigkeitshaushalt.

Für alle äußeren Anwendungen, die Gelenke, Sehnen und Bänder betreffen, muss ebenfalls Natrium chloratum Nr. 8 eingesetzt werden.[284]

Auch in eine biochemische Zahnpasta gehört Natrium chloratum Nr. 8.

11.12 Zusammenhänge zwischen Natrium chloratum und charakterlichen Strukturen

Die charakterliche Landschaft dieses Mineralstoffes ist geprägt von der Enttäuschung. So sehr sich der Mensch bemüht, die Erwartungen der anderen zu erfüllen, es gelingt ihm nicht. Dadurch bleibt ihm jene liebevolle Zuwendung vorenthalten, nach der er sich so sehnt. Alles nur, weil er allzu oft jene Erwartungen erfüllt, von denen er glaubt, dass sie die anderen haben.

11.12.1 Das Selbst

Das Selbst wird durch den Anderen. Der amerikanische Sozialphilosoph Herbert Mead arbeitete als erster an dem Problem der Interaktion (Wechselbeziehung) zwischen dem Einzelnen und der Welt. Seine zentrale Überlegung war, dass das, was jemand von sich weiß, das ist, was ihm von anderen über ihn gesagt, rückgespiegelt, bestätigt wurde. Im Wissen über sich selbst ist der Mensch vor allem als Kind auf die ihn umgebende Welt angewiesen. Er wird sich seiner selbst bewusst durch die Rückspiegelungen aus der Umwelt. Der Mensch braucht im Prozess seiner Selbstwerdung das Du. Nur über das Du kann er zu sich selbst kommen. Empfehlenswert in diesem Zusammenhang ist das Buch von Martin Buber: „Ich und Du".

11.12.2 Konflikte

In dieser Selbstwerdung erlernt der Mensch seine Verhaltensweisen. Vorerst sind sie reine Reaktionen, Einstellungen, die ohne weitere Überlegungen nachvollzogen werden im Sinne einer reinen Anpassung. Im Laufe der Zeit werden die Reaktionen auf das abgestimmt, was zu einer Bestätigung führt, eigentlich zu einer Bestätigung des eigenen Selbst, was immer als Aufwertung empfunden wird. Allmählich stellt er fest, dass von verschiedenen Menschen verschiedenartige Erwartungen kommen, wodurch er unter Umständen eine innerliche Widersprüchlichkeit erleidet.

Er will sich jedes Mal auf die auf ihn zukommenden Erwartungen einstellen. Sind sie jedoch verschieden, manchmal sogar bei ein und derselben Person, aber meistens bei verschiedenen Menschen, muss er Verhaltensformen ausbilden, die nicht miteinander übereinstimmen, sie können unter Umständen einander sogar widersprechen.

Der Widerspruch wird unterdrückt, damit jenes Wohlgefühl entsteht, das durch eine bestätigende Zuwendung hervorgerufen wird. Vor allem wird sie von den Menschen erheischt, zu denen eine große innere Abhängigkeit besteht. Der Mensch stimmt seine Reaktionen immer wieder auf seine Umgebung und die von ihm geforderten Antworten ab.

11.12.3 Die Berechtigung zum Leben

Immer tiefer senkt sich in sein Dasein die Tatsache, dass die Berechtigung zum Leben verdient werden müsse. Unter bestimmten Bedingungen wird einem zugesprochen, dass

---

[284] Wie bei der Regidol Gelenkcreme der Adler Pharma.

11.12 Zusammenhänge zwischen Natrium chloratum und charakterlichen Strukturen

man sich den Platz, den man in dieser Welt einnimmt, redlich verdient hat. Es handelt sich dabei um Leistung, Anpassung, eilfertigen bzw. vorauseilenden Gehorsam.

Einen Erfolg erlebt der Mensch, wenn es ihm gelingt, dem anderen die Wünsche von den Augen abzulesen sowie bei allen Versuchen, ja die Harmonie nicht zu stören und alles, was Unruhe stiftet und unter Umständen lebendig ist, zu unterdrücken.

Es entsteht die Einstellung, dass nie das Eigene, sondern nur das Fremde, die Bestätigung von außen, gefragt ist. Mit der Zeit entsteht die innere Haltung, auch für sich selbst die Existenzberechtigung von bestimmten Bedingungen abzuleiten. Im Selbstgespräch wird dann formuliert: „Heute war er (ich) wieder einmal fleißig." – „Wenn ich mir etwas vergönne, fühle ich mich wohl." (Denn dann bin ich wer! So der Gedanke im Hinterkopf.) – „Gestern habe ich mir ein neues Kleid gekauft. Das habe ich mir aber wirklich verdient!"

Die nach innen genommene Vorstellung, dass das Leben erst verdient werden müsse und vor allem durch die Erfüllung von bestimmten Bedingungen, lässt nun in manchen Menschen die Haltung entstehen, die Anforderungen der anderen unbedingt erfüllen zu wollen. Immerhin geht es dabei um die eigene Existenz.

11.12.4 „Vorauseilender Gehorsam"

Damit der andere seine Vorstellungen und Erwartungen gar nicht zu äußern braucht, werden sie ihm schon erfüllt, bevor er sie ausspricht. Das ist die Vorstellung, die sich bei sehr sensiblen Menschen in das Leben hineinpflanzt. Bei diesem „vorauseilenden Dienstgehorsam" stellt der so irregeführte Mensch aber nicht fest, dass die Bedingungen, die er erfüllen will, seine eigenen Gedanken und Vorstellungen über den anderen sind und unter Umständen mit dem anderen nicht viel zu tun haben. Er wird dabei Opfer seiner eigenen Erwartungen und Projektionen. Es sind die Erwartungen darüber, welche Erwartungen der andere von ihm hat und er projiziert seine eigene Vorstellung vom anderen in diesen hinein.

Es werden auch Erwartungen erfüllt, die dem anderen unterstellt wurden. Bei der Beantwortung der aus der eigenen Vorstellung heraus konstruierten Erwartung des anderen zeigt sich, dass dieser mit den ihm erfüllten Wünschen gar nichts zu tun hat.[285] Es kommt zu Missverständnissen und Missstimmungen. Leider ist ein in dieser Weise agierender Mensch meistens mit jemandem zusammen, der ihm nicht zeigt, dass er danebensteht, dass er nicht im Leben steht. Solange dieses Komplott gegen das Leben aufrechterhalten wird, läuft alles „wie geschmiert", aber gespielt und unecht (so genannte Artigkeiten werden erfüllt).

Schwierig wird die Situation, wenn der andere mit den angebotenen Erwartungserfüllungen nicht zufrieden ist, weil sie mit seinen tatsächlichen Erwartungen und Vorstellungen vom Leben nichts zu tun haben. Es entsteht für den Betroffenen ein Teufelskreis, dem er durch weitere Bemühungen entrinnen möchte, indem er sich noch mehr bemüht. Er schwitzt vor Anstrengung (ununterbrochen), weil er Erwartungen erfüllen will, die „doch auf der Hand liegen". Das ist doch (scheinbar) sonnenklar. Dabei läuft es ihm heiß und kalt über den Rücken vor Erwartung, wie die von ihm erbrachte Leistung beim anderen ankommt, oder ob es „schon wieder nicht passt"!

Er „läuft dabei an sich selber heiß", wohl nur innerlich, aber es hat entsprechende Folgen in seinem Körper, wie aus den vorangegangenen Erläuterungen zu Natrium chloratum hervorgeht. Der Mensch, der an der äußeren Welt „heiß läuft", verbraucht sehr viel von

---

285 Empfehlenswert in diesem Zusammenhang: Watzlawick, P.: Anleitung zum Unglücklichsein. Piper, München 1992. S. 74 – Die Geschichte mit den Corn-Flakes.

Ferrum phosphoricum Nr. 3. Im Gegensatz dazu verbraucht derjenige, dessen Verhalten an fixierten inneren Bildern, Vorstellungen und Vorurteilen heiß läuft, viel von der Nr. 8. Eine Reaktion, die als Folge der Enttäuschung dann zu hören ist, lautet folgendermaßen: „Dir kann ich es ja nie recht machen!" Man glaubt zu Recht, nun „verschnupft" sein zu dürfen!

11.12.5 Schmollen

An der Reaktion zeigt sich dann die Unbeholfenheit der Situation gegenüber. Es wird geschmollt. Der sich nach seinen eigenen Vorstellungen unentwegt Abmühende zeigt sich gekränkt. Er trotzt unter Umständen, gibt seinen Unwillen kund oder schweigt innerlich aufgebracht. Der Betroffene fühlt sich ungerecht behandelt, weil der andere auf die Handlungsmodelle, die er ihm unterschwellig, ohne es zu wissen, unterstellt hatte, nicht eingegangen ist, ihnen nicht gerecht wurde.

Wir haben gesehen, dass sich die Menschen mit den eben beschriebenen Verhaltensweisen nicht im Leben befinden. Sie stehen eigentlich nicht „daneben", sondern bilden eine nach innen orientierte Kugel, die sich an der Welt reibt. Bezeichnend ist die Reaktion, die sich oftmals auf die scheinbare Enttäuschung hin zeigt. Der eingebildet Gekränkte geht symbolisch oder gar auch äußerlich in den Schmollwinkel. Er zieht sich vom Leben und den Mitmenschen, wenn auch nur vorübergehend, zurück, bis er die Enttäuschung „geschluckt" hat. Möglicherweise entsteht dabei das bekannte Globusgefühl im Hals, weil er die Enttäuschung in Wirklichkeit gar nicht schlucken will. Allerdings beginnt der Teufelskreis immer wieder von vorne, so lange, bis sich die Verkapselung langsam öffnet.

11.12.6 Trennung von Menschen

Leider kommt es viel zu oft nicht zur Öffnung der Kapsel, sondern eher zu einer Trennung von den Menschen, die „so wenig Verständnis und Einfühlungsvermögen haben." Denn Schuld haben immer die anderen. „Von dir will ich nichts mehr wissen, denn du weißt es ja gar nicht zu schätzen, was ich alles für dich getan habe!", wird dann den Menschen vorgeworfen, die sich lediglich nicht bevormunden lassen wollten. Sie haben sich Erwartungen, die sie gar nicht hatten, nicht „hineindrücken" lassen.

An diesem Punkt wird sehr gut verständlich, dass manch wohlgemeinte Tat in Wirklichkeit Egoismus war, unter Umständen extremer Egoismus im Sinne des Auf-sich-aufmerksam-Machens, wie gut „man doch das Leben verstünde, und dass man doch gar nicht anders handeln könne als richtig". Es bleibt für den von den auswendig gelernten Lebensmodellen Geplagten völlig unverständlich, wie die Welt auf ihn reagiert.

11.12.7 Hollywood-Ideal von Liebe

„Wer seinen Partner wirklich liebt, liest ihm seine Wünsche von den Augen ab."

Wenn jemand in diesem Ideal verfangen ist, wird er nicht nur Natrium chloratum Nr. 8 verbrauchen, sondern wegen der damit verbundenen Anstrengungen viel von Kalium phosphoricum Nr. 5.

Letztlich ist er in der Zwickmühle. Er muss sich nicht nur innerlich gegen dieses Ideal zur Wehr setzen, sondern es besteht die Gefahr, dass ihm sein Partner, wenn er ihn nach seinen Wünschen nun wirklich fragen würde, zur Antwort gibt: „Wenn du mich liebst, müsstest du das eigentlich wissen!"

11.12.8 Fixierung

Im Versuch, sich mit den immer gleichen Antworten auf das Leben einzustellen, entsteht eine Fixierung und auf der körperlichen Ebene eine Erstarrung, die sich unter Umständen anfänglich im Knacken der Gelenke zeigt, später in deren Unbeweglichkeit, wie es bei Rheuma und Gicht der Fall ist. Diese Deutungen sind nur fakultative, das heißt mögliche, auf keinen Fall zwingende!

Eine Parallele zeigt sich auch noch im Phänomen des Staues. Auf der körperlichen Ebene zeigt sich der Natrium-chloratum-Mangel unter anderem durch einen Flüssigkeitsstau oder Hitzestau. Auf der charakterlichen Ebene zeigt sich der „Stau des Lebens". Der Fluss des Lebens stockt, weil es auf bestimmte Verhaltensmodelle, Strukturmodelle festgeschrieben wird, das Leben auf bestimmte Geleise festgefahren ist, es nach kleinkarierten Mustern abläuft.

11.12.9 Die große Enttäuschung

Hinter all den mühevollen Anstrengungen steht die Angst, dass alles umsonst ist. Es kann doch nicht möglich sein, dass alles, wie man die Welt verstanden hat, und wie man auf die Anforderungen geantwortet hat, falsch gewesen ist! Tatsächlich war letztlich sein Handeln nicht falsch. Nur konnte der betroffene Mensch nicht feststellen, dass seine Handlungen und Reaktionen, durch die er sich auf das Leben einstellt, nicht mehr dem aktuellen Stand entsprechen. Sie waren vielleicht in seiner Kindheit oder Jugendzeit gefragt. Viel Mühe wurde aufgewendet, sie auszubilden. Je größer die Mühe, umso intensiver wird an den ausgeformten Verhaltensweisen festgehalten.

Wenn dieses Verhalten jedoch traumatisch, zwanghaft verursacht ist, wird es nur durch eine gute Beratung verändert werden können.

Hinter vielen Abwehrreaktionen steht die Angst zu entdecken, dass die Erfüllung der Erwartungen, die man an sich selbst richtet, unmöglich ist. Von der Qual der Mühsal, diesen hohen Anforderungen zu entsprechen, war das eigene Handeln geprägt. Es ist einfach ein Ding der Unmöglichkeit, von der Vorstellung auszugehen, die Erwartungen des anderen wissen zu können, ohne ihn gefragt zu haben.

So manche Tochter hat schon zu ihrer verkrampften Mutter gesagt: „Mama, gar nicht mal dran denken!" – an die Vorstellungen, Fixierungen, wie das Leben zu sein hätte.

11.12.10 Täuschungen

Menschen, die in ihrem Leben von besonderen Nöten und Schwierigkeiten geplagt waren und vielleicht auch noch sind, haben die Tendenz, auf alles eine Antwort wissen zu müssen.[286] Sie können stundenlang grübeln, um auf eine verzwickte Frage eine Antwort zu bekommen, obwohl sie gar nicht mit dem Problem konfrontiert sind. Aber es könnte der Fall eintreten, dass sich ihnen tatsächlich einmal dieses Problem auch persönlich stellen könnte. Sie stellen durch die Zwanghaftigkeit, für alles eine Antwort parat haben zu müssen, gar nicht mehr fest, welche Probleme tatsächlich jemals in ihrem Leben an sie herantreten könnten. Vor allem aber haben sie den Mut verloren, auf eine Situation spontan zugehen zu können, ohne Modell, ohne Antwort, ohne Rezept, unter Umständen hilflos oder gar ohnmächtig.

11.12.11 Neue Antworten

Aber erst in dieser Haltung kann etwas Neues, noch nicht Gewusstes in das Leben eines Menschen eintreten. Viktor E. Frankl hat das auf seine Weise formuliert: „Nicht wir sind es, die

---

[286] Diese Situation kann durchaus mit einem hohen Blutdruck in Verbindung gebracht werden.

das Leben zu befragen haben, sondern das Leben befragt uns!"

So stellt uns das Leben immer wieder neue Fragen, für die wir immer wieder auch neue Antworten finden müssen. Dann verliert sich die Angst, vom Leben auf das Leben selbst hin befragt zu werden, nämlich auf das immer Neue, Ursprüngliche, Unerwartete. Dann gewinnt die Zuversicht Raum, in erfinderischer, intuitiver Weise immer neue Gestalt zu gewinnen in den Wandlungen des Lebens.

Im Eingehen auf viele Lebensmodelle, auch auf die des anderen, und im Entwickeln und Finden der der Situation angemessenen Handlungsweise kommt der Mensch in den Fluss des Lebens. Er wird dann dem Leben gerecht, sodass jene Organe, die den Sitz der Gerechtigkeit darstellen, nämlich die Nieren, nicht mehr leiden müssen. Natrium chloratum entfernt auf der körperlichen Ebene das Fremde, das Gift aus dem Körper und gibt auf der charakterlichen Ebene den Impuls, das Fremde, nämlich die auswendig gelernten Modelle, abzulegen und eigene Handlungsweisen für die jeweilige Situation zu entwickeln.

Neugierde und Abenteuerlust sind die Hoffnungsträger für ein lebendiges Leben.

Natrium phosphoricum Nr. 9

$Na_2HPO_4 \cdot 12H_2O$ – phosphorsaures Natrium, phosphorsaures Natron

Empfohlene Potenzierung: D6

Natrium phosphoricum reguliert den Abbau der Harnsäure und macht sie so für die Nieren ausscheidbar.

Dieser Mineralstoff
- reguliert den Säurehaushalt insgesamt im Organismus,
- reguliert den Fettstoffwechsel – *Fettdickleibigkeit*,
- ist für den Zuckerabbau zuständig,
- ist das Generalmittel für fast alle Erkrankungen, die dem rheumatischen Formenkreis zugeordnet oder zu den Übersäuerungskrankheiten gezählt werden.

Antlitzanalytische Zeichen
- Fettglanz: ist ein stumpf-fettiger Glanz, der am meisten auf den Nasenflügeln, dem Nasenbein, der Stirn und dem Kinn auftritt.
- Mitesser: sind kleine schwarze Poren, in denen sich Ablagerungen von harnsaurem Fett befinden. Nase, Mundwinkel, Stirn und Kinn werden davon bevorzugt betroffen.
- Fettbacken: sind starke Hängebacken und Doppelkinn aus lockerem Fettgewebe.
- „Belegte" Brille (Fettbelag).

12.1 Wirkungsweise

Natrium phosphoricum wirkt einzeln gegeben bei Säureüberladung im Magen und einer durch Säure verursachten Müdigkeit bzw. Mattigkeit relativ rasch, ansonsten ist es ein Mineralstoff, der sehr lange eingenommen werden muss und den Körper insgesamt umstimmt.

Durch „Säurefluten" werden regelrechte Heißhungerattacken ausgelöst. Es sind dabei auch sauer scharfe Ausscheidungen möglich und vor allem Sodbrennen. Meistens werden Säureschübe bei Entschlackungs- bzw. Reinigungskuren[287] ausgelöst. Das ist aber für die sich abmühenden Menschen äußerst unangenehm. Durch hohe Gaben von Natrium phosphoricum Nr. 9 lassen sich solche Reaktionen nicht nur lindern, sondern unterbinden.

Zu beachten ist weiter, dass durch die Anwendung von Silicea Nr. 11 im Körper Säure frei wird, was bei diesem Mineralstoff ausführlich beschrieben wird (s. S. 359). Wenn aber zu Silicea Nr. 11 der Mineralstoff Natrium phosphoricum Nr. 9 nicht dazugegeben wird, führt das nicht nur zu den schon beschriebenen Folgen, sondern kann sogar einen Gichtanfall auslösen.

Ein weiterer Mineralstoff – Calcium sulfuricum Nr. 12 – setzt Säure frei. Auch dieser muss bei der Einstufung von Natrium phosphoricum Nr. 9 berücksichtigt werden.

Wenn also die Dosierung von Natrium phosphoricum Nr. 9 festgelegt wird, muss unbedingt beachtet werden, wie viel von Silicea Nr. 11 und Calcium sulfuricum Nr. 12 gleichzeitig eingenommen wird. Meistens ist dann bei Natrium phosphoricum Nr. 9 eine ein wenig höhere bis doppelt so hohe Dosis empfeh-

---

[287] Wie z.B. bei der Anwendung von Zell Basic der Firma Adler Pharma.

lenswert, je nachdem, ob nur Silicea Nr. 11 oder auch Calcium sulfuricum Nr. 12 dabei ist. Ist es nur eines von beiden, dann ist die Steigerung nicht so groß, werden aber beide parallel gegeben, dann muss sie höher sein. Silicea Nr. 11 ist der stärkere Faktor, was die Freisetzung von Säure angeht und muss deshalb auch höher dosiert werden.

Bei der Gabe von Natrium phosphoricum Nr. 9 ohne Silicea Nr. 11 und Calcium sulfuricum Nr. 12 ist es nicht notwendig, auf andere Mineralstoffe zu achten. Dieser Mineralstoff kann ohne weiteres für sich allein gegeben werden.

12.2 Mangelanzeichen

Heißhunger auf Süßigkeiten und Mehlspeisen, so genannte energetische „Durchhänger" am späten Vormittag und Nachmittag, fettige oder fettarme Haut bzw. Haare, Neigung zu Mitessern oder Pickeln, Krampfadern, Fettleibigkeit oder übertriebene Schlankheit (dürr). Die Ausdünstungen riechen sauer.

12.3 Charakteristik

Natrium phosphoricum ist der Mineralstoff, der den Organismus in die Lage versetzt, nicht nur die Harnsäure in Harnstoff zu verwandeln und damit über die Nieren ausscheidbar zu machen, sondern insgesamt alle anfallenden Säuren in die Endprodukte der Verdauung – in Kohlensäure und Wasser – zu zerlegen.

Natrium phosphoricum kann freie Kohlensäure binden, welche durch den in der Lunge vorhandenen Sauerstoff frei wird und ausgeatmet werden kann.

Ein bedeutender Stoffwechsel im Körper betrifft die Fette. Natrium phosphoricum hilft dem Organismus, in einem so genannten Verseifungsprozess Fette zu verarbeiten.

Ein Mangel an Natrium phosphoricum führt zu einem Überschuss an Säure im Körper mit entsprechenden Folgen wie Müdigkeit, Mattigkeit, Heißhunger. Ein Überschuss an Säure verursacht im Magen, der von Natur aus mit sehr viel Säure ausgestattet ist, Probleme, welche sich als Sodbrennen zeigen.

Ein Ansteigen des Säurespiegels im Körper, welcher sich vor allem im Gewebe ereignet, verändert das Milieu, wodurch die Widerstandsfähigkeit gegen Krankheiten geschwächt, das Wachstum von Krankheitserregern gefördert und alle Heilungsvorgänge gehemmt und verlangsamt werden.

Eine Säurebelastung hat auch auf das Lymphsystem einen großen Einfluss. Der Anstieg des Säurespiegels lässt sich auch an geschwollenen Lymphknoten ablesen.

Im Blut führt eine chronische Belastung durch Säure zu einer Schwächung des Bindegewebes der Blutgefäßwandungen, was unter anderem Krampfadern oder Einlagerung von Cholesterin in die Aderwandungen zur Folge hat.

Damit es dem Organismus möglich wird, eine Säureüberlastung auszugleichen, greift er seine mineralstoffreichsten Bestandteile an, nämlich Zähne und Knochen.

Ein länger andauernder Mangel an Natrium phosphoricum belastet die Nieren, da sie nicht in der Lage sind, die anfallende Harnsäure auszuscheiden, was zu Schädigungen führt. Die Nieren als Ausscheidungsorgane sind auf die Umwandlung von Harnsäure in Harnstoff angewiesen.

Ein chronischer Überschuss an Säure zwingt den Organismus, die Säure in Form von Steinen oder Kristallen abzulagern. Die Folge sind Gallen-, Nieren- oder Blasensteine bzw. Rheuma oder Gicht.

12.4 Säuren im Körper

Folgende Säuren spielen als Stoffwechselprodukte eine Rolle:
- Harnsäure als Endprodukt des Purinstoffwechsels.
- Milchsäure als Ergebnis von Muskeltätigkeit.

- Kohlensäure in Blut und Lunge, verantwortlich für den Ausgleich des Säure-Basen-Haushaltes.
- Salzsäure: zur Verdauung im Magensaft notwendig.
- Essigsäure, ein Endprodukt von Gärungsvorgängen im Verdauungstrakt.
- Fettsäuren unter anderem zum Aufbau des Säuremantels der Haut.

Man unterscheidet im Körper drei Bereiche, die von der „Versäuerung" betroffen sind:
- Körperflüssigkeiten: Blut, Lymphe und Gewebsflüssigkeit, Speichel, Magensaft, Galle, Bauchspeichel, Darmsaft, Schweiß, Harn.
- Gewebe: Muskel, Knorpel, Sehnen ...
- Zellflüssigkeit, Zwischenzellflüssigkeit.

Eine Säureüberlastung hat nachhaltige Auswirkungen auf die Knochen sowie das Innere der Zellen, vor allem in Bezug auf den Mineralstoffhaushalt, da es zu einer Entmineralisierung kommt, wie auch schon im ersten Teil dieses Buches ausgeführt wurde (s. S. 61).

Der wesentlichste Einfluss besteht im Hinblick auf das Bindegewebe, das bei Kalium chloratum Nr. 4 ausführlich besprochen wurde (s. S. 246ff.). Unter dem Einfluss von Säuren kompaktiert das Bindegewebe, wodurch die Kommunikation zwischen den Zellen und vor allem die Versorgung der Zellen wesentlich beeinträchtigt wird.

12.4.1 Harnsäure und Purine

Purine sind Bestandteile der Nukleinsäuren und kommen als Träger der Vererbung gehäuft in den Zellkernen vor. Der Körper kann eigene Purine herstellen, aber auch über die Nahrung aufgenommene bzw. im Stoffwechsel anfallende Purine wiederverwerten. Werden sie im Stoffwechsel abgebaut, entsteht als Endprodukt die Harnsäure, die schwer wasserlöslich ist und im Harn maximal bis zu 1 g/Tag ausgeschieden wird, auch als Sediment im Harn.

Der Harnsäurebestand im menschlichen Körper beträgt ca. 1200 mg. 20% der anfallenden Harnsäure werden über den Darm, 80% über die Niere ausgeschieden. Steigt der Serumharnsäurespiegel auf Werte über 6,4 mg/dl, fallen Harnsäurekristalle im Gewebe aus und lösen Gicht aus. Zu viel Harnsäure führt zu kristallinen Ablagerungen in den Gelenken, Schleimbeuteln, Sehnenscheiden, in der Subkutis und im Nierenmark.

Die Harnsäure, die nicht über die Niere ausgeschieden wird, wird im Verdauungstrakt durch Darmbakterien zu stickstoffhaltigem Ammoniak und zu Kohlendioxid abgebaut. Ist der Ammoniakanteil zu groß, entstehen Vergiftungserscheinungen wie Kopfschmerzen oder bleierne Müdigkeit. Über die Ausscheidung von Stickstoff wurde schon im Kapitel über Magnesium im Abschnitt „Ableitung von Gasen aus dem Körper" eingegangen (s. Kap. 10.9.1, S. 296).

Purinstoffreiche Nahrung wie Rindfleisch, aber auch der Kaffee, können für den Organismus eine Belastung darstellen, weil auf Dauer eine zu hohe Harnsäurebelastung entsteht. Da die Menschen heutzutage mit Säuren allzu sehr überlastet sind, ist es dem Organismus meist nicht möglich, diese abzubauen, auch wenn alle so genannten „Notausgänge" in Anspruch genommen werden.

Die vielfach betonte Säurebelastung darf jedoch nicht zu einer einseitigen Betrachtung führen: Die vom gesunden Körper täglich gebildeten Mengen an Harnsäuren sind auch ein wichtiger zellulärer Schutz vor Oxidation durch Radikale und Peroxide. Deshalb ist es von großer Bedeutung, gegenüber der Harnsäure kein grundsätzliches Feindbild aufzubauen, eigentlich gegenüber allen Säuren, denn es geht im Körper immer um ein Gleichgewicht der Basen und der Säuren und nicht um eine Elimination der Säuren. Das wäre nicht nur naiv, sondern auch lebensgefährlich, weil es zur Alkalose führt.

12.4.2 Milchsäure, Laktat

Dr. Schüßler beschreibt in diesem Zusammenhang die Rolle der Nr. 9 folgendermaßen: *„Durch die Gegenwart des phosphorsauren Natriums wird die Milchsäure in Kohlensäure und Wasser zerlegt. Genanntes Salz besitzt die Fähigkeit, Kohlensäure zu binden, und zwar nimmt es auf je einen Bauteil Phosphorsäure, die es enthält, zwei Bauteile Kohlensäure auf. Hat es die Kohlensäure gebunden, so führt es dieselbe den Lungen zu. Der in die Lungen einströmende Sauerstoff befreit die nur locker an das phosphorsaure Natrium gebundene Kohlensäure; die letztere wird ausgeatmet und gegen Sauerstoff ausgetauscht, welcher von dem Eisen der Blutkörperchen aufgenommen wird."*[288]

12.4.3 Kohlenhydrate

Auch die Kohlenhydrate, welche als Saccharide aus Kohlen-, Wasser- und Sauerstoff zusammengesetzt sind, und deren Abbau und Umwandlung als Vorgang der Energieversorgung der Zelle von allergrößter Bedeutung ist, werden durch Natrium phosphoricum Nr. 9 in die Endprodukte des Stoffwechsels – Kohlensäure und Wasser –, umgebaut. Daraus wird auch verständlich, dass ein starker Zuckerkonsum ebenso wie ein intensiver Kohlenhydratgenuss in Form von Mehlspeisen, gemeint sind unser „weißer" Industriezucker und unser „weißes" Mehl, einen großen Mangel an Natrium phosphoricum zur Folge hat. Wenn durch diese einseitige Belastung der Vorrat an diesem Mineralstoff immer mehr abnimmt, nimmt im Gegenzug die Säurebelastung immer mehr zu.

Überschüssige Kohlenhydrate werden in der Leber zur Vorratsbildung in Fett umgebaut.

Auch das Thema Verdauungswiderstand ist zu beachten. Aufgrund der Ökonomie des Körpers neigt der Mensch zu immer mehr Nahrung, die keinen Verdauungswiderstand leistet. Das hat aber zur Folge, dass der Organismus an Mineralstoffen verarmt, weil er immer mehr eigene Betriebsstoffe investieren muss, da sie in der Nahrung nicht mehr enthalten sind. Kinder haben hier ein besonderes Problem und müssen verantwortungsvoll von den Erwachsenen an wertvolle Lebensmittel herangeführt werden.

Prof. Kollath, der bekannte Ernährungswissenschaftler, unterscheidet dabei zwischen den *Nahrungsmitteln*, den Mitteln „zum Vollstopfen", die nur satt machen, und den *Lebensmitteln*, den „Mitteln zum Leben".

12.5 Folgen des Säureüberschusses

Bei einer Säureüberladung versucht der Organismus so weit wie möglich, die Säure abzustoßen. Das geschieht über den Harn, der dann sauer riecht und scharf ist. Genauso kann ein wässriger Durchfall mit Säure versetzt sein, was unter Umständen zu wunden Stellen auf der Haut führen kann, vor allem bei Kleinkindern. Eine säurereiche Ernährung führt deshalb zum Durchfall, weil die Darmzotten sich vor dieser Belastung verschließen. Damit kann die Aufnahme der Nahrung in die Blutbahn nicht stattfinden, wodurch der Nahrungsbrei „unverdaut", deshalb auch uneingedickt in relativ dünnflüssiger Form wieder ausgeschieden wird.

Die Säure ist auch im sauren Aufstoßen zu schmecken und bei den Kindern zu riechen. Der Schweiß riecht sauer und brennt durch die Säure auf der Haut. Schwitzende Hände und Füße können sehr unangenehm werden, vor allem durch die Geruchsentwicklung. Der Schweiß sollte aber auf keinen Fall unterbunden werden, da er sich sonst in die Organe zurückschlägt und dort schädigend auswirkt.

---

[288] Zitiert aus: Broy, J.: Die Biochemie nach Dr. Schüßler. Klaus Foitzik, München 1993. S. 102.

12.5 Folgen des Säureüberschusses

12.5.1 Kurzfristige Reaktionen

Bei starker Muskelarbeit entsteht im Muskel Milchsäure. Es ist ein Rückstand, der vom Organismus abgebaut werden muss. Dafür braucht er Zeit und Ruhe. Diese bekommt er, weil mit dem Ansteigen der Milchsäure ein Gefühl der Müdigkeit verbunden ist. Auch bei einem Ansteigen der anderen Säuren im Körper, wie zum Beispiel der Harnsäure, entsteht ein Müdigkeitsgefühl. Der Organismus benötigt für den Abbau der Säure entweder eine Ruhephase oder Bewegung in guter, sauerstoffreicher Luft, in der die Säure abgeatmet wird.

Einer chronischen Mattigkeit liegt eine andauernde Übersäuerung zugrunde. Wer von ihr betroffen ist, sollte über die im allgemeinen Teil erwähnten Maßnahmen und über das Auffüllen des Natrium-phosphoricum-Speichers versuchen, die Belastung abzubauen.

12.5.2 Durchhänger

Im Laufe des späten Vormittages und am späten Nachmittag haben manche Menschen einen so genannten „Durchhänger". Er zeigt das Ansteigen der Säure im Körper an und sollte nicht durch den Genuss von aufputschenden Mitteln bezwungen werden. Im Gegenteil, gerade die aufpeitschenden Mittel wie Bohnenkaffee belasten den Säurehaushalt zusätzlich. Oft wird versucht, den Durchhänger mit „Zuckerleckereien" zu „besiegen", da Zucker (z.B. Traubenzucker) relativ schnell in die Blutbahn übergeht und der Energiegewinn sehr rasch einsetzt. Er hält jedoch nur kurze Zeit an und wird auf Kosten von Mineralstoffreserven erkauft. Eine Vorbeugung durch die Einnahme von Natrium phosphoricum und entsprechende Nahrungsumstellung ist in diesem Falle vorzuziehen.

12.5.3 Autofahrer

Für Menschen mit einer Übersäuerung stellt auch das Autofahren unter Umständen ein größeres Problem dar. Nach ungefähr einer halben bis einer Stunde entsteht das Gefühl, als ob einem die Augen zufallen wollten. Der Organismus hat seit Beginn der Autofahrt das körpereigene Energiefeld unter der großen Belastung, die die metallene Umhüllung des Autos[289] darstellt, aufbauen müssen. Durch diese Anstrengung, die vor allem säurebelastete und mit einer großen energetischen Sensibilität ausgestattete Menschen trifft, entsteht durch die Vermehrung der Säure die genannte plötzliche Müdigkeit. Eine Dosis Natrium-phosphoricum-Tabletten am Fahrerplatz stellt dann eine wertvolle Hilfe dar. Die Tabletten müssen schon von Beginn der Fahrt an eingenommen werden.

12.5.4 Magen

Der Säurespiegel im Magen ist nicht immer gleich hoch. Der Magensaft, immerhin produziert der Magen jeden Tag ungefähr 2,5 Liter Magensaft mit dem pH-Wert von 1–2, vermehrt sich bis zum Zeitpunkt der Mahlzeiten, sodass er ausreichend zur Verdauung der Nahrung zur Verfügung steht. Besteht jedoch eine Neigung zur Übersäuerung, dann kommt es zu einer verstärkten Säurebelastung im Magen, wodurch ein Heißhunger entsteht. Es muss dann plötzlich etwas gegessen werden, oft genug muss der Inhalt des Kühlschrankes herhalten. Durch die zugeführte Nahrung wird die Säure gebunden.

Ein Zuviel an Säure im Magen wird durch ein Gefühl von Druck im Magen oder ein Brennen gespürt; ein Zuwenig durch das Gefühl eines Steines im Magen. Natrium phosphoricum hilft dem Organismus, den Säurehaushalt zu regulieren. Wie schon bei Natrium chloratum Nr. 8 ausgeführt, muss unbedingt

---

[289] Faraday-Käfig.

zwischen dem Schlundbrennen und dem Sodbrennen unterschieden werden (s. S. 307).

Das Besondere an Natrium phosphoricum besteht darin, dass die Säure nicht reduziert, sondern der Organismus in die Lage versetzt wird, den Säurespiegel zu regulieren:

Aus der Praxis:
Eine Frau hat jedes Mal nach dem Genuss von bestimmten Weißweinen große Probleme mit ihrem Magen bekommen. Eine zu große Säurebelastung wurde vermutet. Es wurde ihr empfohlen, beim Auftreten dieses Problems ungefähr 20–30 Stück von der Nr. 9 der Mineralstoffe einzunehmen. Sie bestätigte, dass die Magenschmerzen jedes Mal innerhalb kurzer Zeit verschwunden sind. Bei manchen Menschen genügen schon 2–3 Tabletten, um den Überschuss an Säure abzubauen.

12.5.5 Basenpulver

Vielfach wird versucht, durch die Einnahme säuretilgender Mittel wie Basenpulver oder anderer Tabletten das Problem der Übersäuerung zu bekämpfen. Die Einnahme nimmt keine Rücksicht auf die vorhandene Menge der Säure. Wird dabei der Säurespiegel zu weit gesenkt, gerät der Magen in den Bereich des Säuremangels und der Organismus produziert im Magen in noch größerem Maße Säure, wobei auf lange Sicht der entgegengesetzte Effekt erreicht wird.

Eine schwere Belastung durch Basenpulver entsteht auch für die Bauchspeicheldrüse. Die Belegzellen des Magens, welche in Reaktion auf die Verminderung der Säure im Magen im Gegenzug erst recht Säure produzieren, produzieren zugleich in die Blutbahn das lebensnotwendige Bikarbonat, das als Puffer für die im Magen entstehende Säure dienen muss. Das Bikarbonat wird von der Leber und vor allem von der Bauchspeicheldrüse aufgenommen. Dort vor allem, um den sauren Mageninhalt in einen basischen Dünndarminhalt umzubauen. Wenn jedoch in der Zwischenzeit wieder Basenpulver genommen wird, hat die Bauchspeicheldrüse viel zu viel Basen aufgenommen und „zerplatzt" förmlich daran. So darf es nicht verwundern, wenn Menschen, die lange Zeit unbedarft, d. h. ohne dass sie auf die Folgen aufmerksam gemacht wurden, Basenpulver genommen haben, in ihrem Verdauungsbereich ernsthafte Probleme bekommen!

Damit die Bauchspeicheldrüse auf Dauer nicht allzu großen Schaden erleidet, wird das wertvolle Bikarbonat über die Nieren ausgeschieden, was einen basischen Harn zur Folge hat und leider zu falschen Schlussfolgerungen verführt: Basenpulver führt zu einem Säureausgleich und einem basischen Harn, weil es die Säuren puffert. Das ist äußerst bedenklich, wie das folgende Beispiel zeigt.

Aus der Praxis:
Die Teilnehmerin eines Ausbildungskurses aus der Schweiz hatte große Probleme mit einer Säurebelastung. Im Verlauf einer Kur, die ihr eine Linderung ihrer starken Schmerzen bringen sollte, von denen sie vor allem in den Gelenken befallen war, wurde regelmäßig Basenpulver angewendet. Es war ihr schon so zur Gewohnheit geworden, dass sie es lange über die Kur hinaus auch zu Hause eingenommen hatte. Im Ausbildungskurs, als dieses Thema besprochen wurde, sagte sie plötzlich ganz spontan: „Ja, und heute habe ich Probleme mit meiner Bauchspeicheldrüse."

Ein weiteres Beispiel aus der Praxis: Nach einem Vortrag über die Biochemie nach Dr. Schüßler, in dem auch das anstehende Problem angesprochen wurde, kommt ein Teilnehmer auf den Vortragenden zu und sagt bestätigend: „Ja, ich habe einige Zeit Protonenhemmer genommen, jetzt habe ich nur noch Probleme mit meiner Verdauung bzw. mit meinem Stuhlgang."

12.5.6 Schwächung des Immunfeldes

An jenen Stellen des Körpers, an denen es zu einem Säureüberschuss kommt, wo er physiologisch nicht hingehört, werden Mineralstoffe zur Neutralisierung verbraucht. Sie werden auch aus den Zellen entnommen, wodurch die energetische Ladung im betroffen

Gewebe abnimmt. Beim Abbau der Mineralstoffe geht der Organismus mit großer Weisheit vor. Die Mineralstoffe werden immer nur jenem Gewebe entnommen, das nicht unbedingt zum Leben notwendig ist und für jene Teile des Körpers eingesetzt, welche für die Erhaltung des Lebens vorrangig sind.

Das Milieu kippt, wenn kein Nachschub von Mineralstoffen erfolgt, mit der Zeit vom basischen, gesunden Bereich in den sauren, ungesunden. Im ungesunden sauren Milieu, wo üblicherweise ein basischer Wert vonnöten ist, ist das Wachstum von Bakterien, Viren und Pilzen begünstigt.[290]

Ist der ganze Körper in seinen normalerweise basischen Bereichen durch Säure belastet, dann ist er insgesamt dem Ansturm von Krankheitserregern ausgesetzt, dem er sich kaum erwehren kann. Vor allem bei Verletzungen oder anderen gesundheitlichen Belastungen ist es ihm schwer möglich, die Heilung voranzutreiben, da sich an diesen Schwachstellen vermehrt Krankheitserreger ansiedeln. Wunden heilen dann grundsätzlich sehr schlecht. Es dauert lange, bis sie sich unter großen Schwierigkeiten schließen. Die Rötung an der betroffenen Stelle bleibt noch lange erhalten.

Bei Menschen mit Säureüberladung kommt es immer wieder zu Eiterungen, welche deutlich auf den Kampf des Organismus gegen die eingedrungenen Krankheitserreger hinweisen. Wenn nämlich der pH-Wert auf die saure Seite absinkt, verliert unsere Immunabwehr, die vor allem durch die Arbeit der weißen Blutkörperchen erfolgt, ihre Vitalität, was die rasche Ausbreitung der Infektionsherde zur Folge hat. Das bedeutet letztlich einen Verlust der natürlichen Widerstandskraft gegen alle Infektionskrankheiten.

12.5.7 Belastung des Lymphsystems

Die Lymphe ist eine in den Lymphgefäßen enthaltene, glasklare, nur im Bereich der Eingeweide milchig getrübte Flüssigkeit. Sie ist alkalisch, reich an Eiweiß und dem verdünnten Blutplasma ähnlich. Die Lymphe versorgt die Gewebe mit Nahrungsstoffen und entfernt nicht verwertbare Substanzen. Außerdem hat sie durch die Lymphozyten, welche in den Lymphknoten gebildet werden und ungefähr 25% der weißen Blutkörperchen ausmachen, eine enorme Schutzfunktion. Beim Menschen werden täglich etwa zwei Liter Lymphflüssigkeit gebildet.

Sind die Lymphgefäße als Abfluss- und Filtersystem durch Säureansammlungen überlastet, ist es den Venen nicht mehr möglich, die aus den Sammelgefäßen einströmende Lymphe aufzunehmen. Es entsteht ein Rückstau, welcher zu geschwollenen Lymphknoten führt. Eine reichliche Einnahme von Natrium phosphoricum, etwa jede Viertelstunde eine Tablette, ist bei dieser Belastung sehr zu empfehlen. Das Anschwellen der Lymphknoten ist häufig vor dem Auftreten von Krankheiten zu beobachten. Zu beachten ist noch die langsame Fließgeschwindigkeit im Lymphsystem, was eine träge Reaktion auf die Einnahme der Mineralstoffe verständlich macht und Geduld verlangt.

Dr. Schüßler[291] hat schon in seiner ersten Ausgabe der „Abgekürzten Therapie" bei Natrium phosphoricum auf die Zuständigkeit verwiesen, dass es „Lymphdrüsengeschwülste heilt, welche nicht verhärtet sind."

---

[290] Es wird vermutet, dass eine der schwersten Krankheiten, nämlich der Krebs, ausschließlich auf saures Milieu angewiesen ist. Dieses Milieu kann lokal oder insgesamt im Körper vorhanden sein. Der Krebs ist ein Gewächs, das sich unter Luftabschluss entwickelt. Damit sind die bedeutendsten Vorbeugemaßnahmen gegen diese Krankheit schon genannt: basische Nahrung, unter Umständen spezielle Mineralstoffzufuhr, eine lebensförderliche Grundeinstellung.
[291] Schüßler, W.H.: Abgekürzte Therapie. Schulzesche Buchhandlung. Oldenburg 1874. S. 12.

12.5.8 Die Blutgefäße

Der pH-Wert unterliegt vor allem beim Blut sehr engen Grenzen, da es unter anderem alle Teile des Körpers mit den lebensnotwendigen Nährstoffen versorgt. Er liegt im arteriellen Blut bei 7,4 ± 0,03 und beim venösen Blut bei 7,37. Für die konstante Erhaltung dieses pH-Wertes ist vor allem das Natrium phosphoricum zuständig. Gelingt es dem Organismus durch einen Mangel an diesem Mineralstoff nicht, die Säure durch angelieferte Mineralstoffe zu neutralisieren, werden die benötigten Mineralstoffe aus den Gefäßwandungen entnommen. Das betrifft in erster Linie Calcium fluoratum Nr. 1, welches für die Dehnbarkeit der Gefäßwandungen zuständig ist, und Silicea Nr. 11, welches für die Stabilität des Bindegewebes verantwortlich ist.

Bei Krampfadern wurde den Wandungen schon sehr viel vom Calcium fluoratum entnommen, sodass sie sich wohl dehnen, aber nicht mehr zusammenziehen können. Das bereitet die größten Schmerzen. Hat der Organismus aus den Wandungen sehr viel von Silicea entnommen, zeigt sich das in der Anfälligkeit für blaue Flecken. Schon bei der geringsten Berührung platzen im Extremfall die Aderwände und das Blut tritt in das Gewebe aus.

Bevor allerdings die Gefäße so brüchig werden, dass sie aufbrechen und der Mensch innerlich verbluten müsste, greift der Organismus zu der Notmaßnahme, Cholesterin einzulagern, das gegen die Säuren unempfindlich ist – mit den bekannten Folgen der Sklerose der Gefäßwandungen. Dadurch ist der Körper nicht mehr so leistungsfähig. Auf Dauer bringt die Verwendung des Ersatzstoffes Nachteile wie Blutdruckveränderungen sowie Neigung zu Herzinfarkt und Schlaganfällen.

12.5.9 Schädigungen der Zähne und Knochen

Für den Aufbau der Zähne und Knochen sind vor allem zwei Mineralstoffe zuständig. Calcium fluoratum Nr. 1 für die Hüllen, den Zahnschmelz sowie die Knochenhülle und Calcium phosphoricum Nr. 2 für die Fülle, nämlich das Zahnbein und das Innere der Knochen.

Wenn der Säurespiegel durch einen Mangel an Natrium phosphoricum im Körper zu stark steigt, greift der Organismus auch auf die am meisten vorhandene Basensubstanz, das Kalzium, zurück. Werden die Calcium-fluoratum-Moleküle aus den Zähnen abgebaut, so entstehen als erstes Zeichen die durchsichtigen Zahnspitzen. Schreitet die Entmineralisierung voran, wird der Zahnschmelz so geschwächt, dass es zu Karies kommt.

In Zeiten, in denen besonders viel Säure anfällt, wie zum Beispiel in der Pubertät durch die innere Anspannung, welche durch die Notwendigkeit der Abgrenzung gegen die liebsten Bezugspersonen entsteht, greift der Organismus dann auch das Innere der Zähne an. Es entstehen hohle Zähne, von denen der Betroffene selbst nichts weiß. In den meisten Fällen kann der Organismus dieses Defizit in Zeiten geringerer Belastung auch wieder auffüllen. Wenn bei einer Zahnbehandlung wegen eines kleinen Loches im Zahnschmelz der Bohrer angesetzt wird, fährt der Zahnarzt unter Umständen „ins Leere". Er muss dann den ganzen Schaden aufdecken und durch Ersatzmaterial füllen.

In Zeiten besonderer Belastungen leidet auch das Knochengerüst. Auf die Osteoporose wurde schon beim Mineralstoff Calcium phosphoricum Nr. 2 besonders eingegangen (s. S. 218). Hier sei noch einmal darauf verwiesen, dass der Abbau des Knochens durch den Organismus nicht freiwillig erfolgt, sondern auf der körperlichen Ebene immer vor dem Hintergrund einer Übersäuerung, die durch den Einsatz von Basen aufgefangen wird. Zu diesem Thema siehe auch die ausführlichen Erläuterungen im ersten Teil (s. S. 61).

12.5.10 Belastung der Nieren

Steigt der Säurespiegel (in diesem Zusammenhang vor allem die Harnsäure) im Blut, kommen die Nieren „unter Druck". Vergeblich bemühen sie sich, den Säurespiegel zu senken, doch es ist nicht möglich, weil die Harnsäuremoleküle zu groß sind, im Filter hängen bleiben, also nicht ausgeschieden werden können. Die Belastung kann als Druck in der Nierengegend spürbar werden und sich bis zu unangenehmen Schmerzen steigern durch die Ablagerung von Harnsäurekristallen. Das Blut wird in der Folge immer weiter mit Harnsäure belastet, bis ein Gichtanfall entstehen kann. Es kommt es zu einer charakteristischen Löcherung der Knochen im gelenknahen Bereich und nicht wiederherstellbaren Schäden der Knorpelsubstanz.

Harnsäure kann von der Niere nur in relativ geringen Mengen ausgeschieden werden. Wenn allerdings der Harnsäurespiegel im Blut zu hoch wird, bricht der Filter der Niere zusammen und es kommt auch zur Ausschwemmung von Harnsäure in den Harn. Der Harn eines gesunden Menschen ist schwach sauer, bei Vegetariern leicht alkalisch, weil durch Pflanzen Säuren weiter abgebaut werden.

Sind die Nieren diesen Belastungen längere Zeit ausgesetzt, vermindert sich die Leistung des Filtersystems. Es werden nicht mehr alle Schadstoffe zufrieden stellend aus dem Blut ausgeschieden. Darunter leiden vor allem jene Körperteile, die gegen Verschmutzungen besonders anfällig sind, nämlich die Augen und Ohren. Außerdem wird der Kreislauf der Flüssigkeiten im Körper insgesamt in Mitleidenschaft gezogen.

Bei besonders starken Belastungen kann sich die Verminderung der Leistungsfähigkeit der Nieren bis zu einem Verlust der Filtrationsfähigkeit verbunden mit den entsprechenden gesundheitsbedrohlichen Erscheinungsformen steigern, die dringend fachärztliche Behandlung erfordert. Im Extremfall entsteht eine chronische Niereninsuffizienz, die als „Nierensiechtum" in Erscheinung tritt, welche wiederum mit Störungen des Wasser- und Elektrolythaushaltes verbunden ist. Bei akutem Nierenversagen steigt der Blutdruck und die nicht mehr ausgeschiedene Flüssigkeit bildet Ödeme. Im Serum steigen die Harnstoff- und Kreatinin-Werte dramatisch.

12.5.11 Ablagerung von Steinen im Körper

Verwendet der Organismus zur Neutralisierung der Säure Calcium- oder Magnesiumionen in ihrer feinen Verteilung als Funktionsstoffe, verlieren auch die grobstofflichen Moleküle ihren Halt und müssen im Körper abgelagert werden.[292] In der Galle entstehen dabei unter anderem Steine, welche mit mangelndem Fettabbau und mit Mineralstoffablagerungen in Zusammenhang stehen. Gallensteine bestehen am häufigsten aus Cholesterol, Calciumcarbonat, Bilirubin oder Eiweiß. In der Niere entstehen Steine (Urolithe), welche häufig aus Verbindungen mit Calcium- und Magnesiumionen bestehen: Kaliumoxalat, Calciumphosphat, Magnesiumammoniumphosphat, seltener Urat-Cystinsteine. Blasensteine bestehen aus ähnlichen Mineralstoffverbindungen wie die Nierensteine und zeigen meistens denselben Mangel an Funktionsmitteln an.

Es mag verwunderlich wirken, wenn im Falle solcher Belastungen in Gesprächen von Mineralstoffberatern nicht nur auf die Veränderung der Ernährungsgewohnheiten gedrängt wird, sondern auch die Einnahme von Calcium phosphoricum Nr. 2 und Magnesium phosphoricum Nr. 7 in der Zubereitung nach Dr. Schüßler empfohlen wird. Dadurch wird der Haushalt jener Mineralstoffe auf der Ebene der Funktions- und Steuerungsstoffe wieder ausgeglichen, wodurch der Organismus

---

292 Während einer Schwangerschaft kann es ebenfalls zur Bildung von Steinen kommen.

mit dem aus den Fugen geratenen grobstofflichen Mineralstoffhaushalt wieder zurechtkommt. Ablagerungen werden langsam zurückgenommen. Die Mineralstoffe können außerdem im Blut wieder in Lösung gehalten werden.

Der Vollständigkeit halber sei auch noch auf die so genannte Kalkgicht verwiesen. Sie ist der Sammelbegriff für zahlreiche Krankheiten, welche mit Kalkablagerungen in Form von Calciumverbindungen verbunden sind[293]. Bei ihnen hat der Organismus die Steuerungsfähigkeit für das Calcium durch das Absinken des pH-Wertes im Gewebe verloren.

12.5.12 Ablagerung der Säure in Form von Kristallen oder Grieß, Nervenschädigung, Rheuma und Gicht[294]

Eine letzte Möglichkeit, mit einem Zuviel an Säure zurechtzukommen, besteht für den Organismus darin, dass sich die Säure an Kieselsäuremolekülen kristallisiert. Diese Kristalle finden verschiedene Ablagerungsstätten, wo sie heftige Schmerzen verursachen.

Lagern sich die Kristalle an den Nervenfasern ab, wird die Leitungsfähigkeit der Nerven beeinträchtigt. Als Folge „liegen die Nerven blank." Diese Belastung wird im Kapitel über den Mineralstoff Silicea Nr. 11 besonders behandelt (s. S. 364).

Werden die Kristalle in den Knorpelgeweben abgelagert, reagieren diese entzündlich mit großen Schmerzen. Der Knorpel wird aufgetrieben und vergrößert sich. Es entstehen die bekannten Gichtknoten, die vor allem auch den Mineralstoff für das Knorpelgewebe verlangen, nämlich Natrium chloratum Nr. 8. Die als Gicht beschriebene Krankheit hat einen langfristigen Verlauf und verlangt einerseits eine konsequente Umstellung der Ernährung und andererseits eine lang andauernde Einnahme der Mineralstoffe nach Dr. Schüßler.

Aus der Praxis:
Ein Mann suchte humpelnd einen Mineralstoffberater auf. Er wurde durch einen Gichtanfall in der großen Zehe von stechenden Schmerzen geplagt. Es wurde ihm geraten (was die Ernährung angeht) nur noch Gemüse und Salate zu sich zu nehmen und außerdem täglich eine Tasse Gemüsebrühe[295] als Basenversorgung zu trinken. Von den Mineralstoffen sollte er von Calcium fluoratum Nr. 1, Calcium phosphoricum Nr. 2, Nr. Natrium sulfuricum Nr. 10 und Silicea Nr. 11 je 10 Tabletten und von Ferrum phosphoricum Nr. 3, Natrium chloratum Nr. 8 und Natrium phosphoricum Nr. 9 je 20 Tabletten in einem Brei auflösen, auf der schmerzenden Stelle auftragen und mit einer Frischhaltefolie abdecken, damit er nicht zu schnell austrocknet (s. auch äußere Anwendung). Diesen Brei sollte er alle zwei Stunden erneuern und außerdem von den gleichen Mineralstoffen soviel einnehmen, als er vertragen konnte, sodass ihm die Menge noch angenehm war.

Da sein Bestreben danach ausgerichtet war, dieses Mal die Einnahme von starken Medikamenten zu vermeiden, hielt er sich an die Anweisungen. Schon nach einem Tag konnte er ein Nachlassen der Schwellung und parallel dazu der Schmerzen feststellen. Vor allem die intensiven Schmerzen ließen nach zwei Tagen nach und nach einigen Tagen war nur noch eine Rötung zu sehen, die mit geringen Schmerzen verbunden war, sodass es ihm möglich war, sich auch wieder zu Fuß auf den Weg zu machen.

---

293 *Kalkgicht*: Es kommt zu Ablagerungen von phosphorsaurem und kohlensaurem (nicht harnsaurem) Calcium (Calciumphosphat, Calciumkarbonat) in die Haut oder Fingerspitzen.
Kalkinfiltration (Kalzifikation, Kalzinose): hormonell bedingte Alterserscheinung durch Übergang löslicher Calciumsalze (CO_3^{2-}, PO_4^{3-}, -laktat) in unlösliche Calciumsalze der nicht flüchtigen Fettsäuren oder durch Ausscheidung unlöslicher Calciumsalze in abgestorbene unterernährte Gewebe.
294 *Gicht*: beginnt mit einem Ansteigen der Harnsäurewerte, meistens zu Beginn auf ein Gelenk beschränkt, vorwiegend das Großzehengrundgelenk – „Podagra", begleitet von örtlichen Zeichen der Entzündung – Arthritis urica, als Folge einer Purinstoffwechselstörung. Dabei erfolgt eine Abscheidung von harnsauren Salzen an verschiedenen Körperstellen, besonders in den Gelenken und ihrer Umgebung.
295 Siehe entsprechende Hinweise – auch Zubereitung – im ersten Teil, S. 69.

Im weiteren Verlauf ist er dann auf die Verwendung der Salbe umgestiegen. Er hat die Mineralstoffe sehr lange über das Ende des Gichtanfalles hinaus eingenommen. Dabei hat er die Mineralstoffspeicher angefüllt und der Gefahr eines weiteren Anfalles vorgebeugt.

Rheuma und Gicht sind einander in ihren Auswirkungen zum Teil überlagernde Beschreibungen desselben Formenkreises. Es handelt sich dabei um am Anfang außerordentlich schmerzhafte Reaktionen des Körpers, welche bei Fortdauer des Leidens nicht mehr anfallsweise, sondern chronisch auftreten. Ablagerungen von Kristallen in den Muskeln führen zum Weichteilrheumatismus. Ablagerungen in der Nähe der Gelenke führen zur Entzündung der Gelenke (Arthritis) und im weiteren Verlauf zur chronischen Arthrose.

Harnsaure Ablagerungen, bzw. Ablagerung von Harnsäurekristallen sind auch an den Sehnen und Bändern möglich, welche durch Natrium phosphoricum Nr. 9 und Silicea Nr. 11 aufgelöst werden können.

12.6 Der Fettstoffhaushalt

Für den Organismus ist es wesentlich leichter, Kohlenhydrate umzuwandeln und dabei die in ihnen enthaltene Energie zu entnehmen und zu verwerten, als dies bei den Fettstoffen möglich ist. Diese müssen, damit der Organismus auch aus ihnen die gespeicherte Energie für sich nutzbar machen kann, aufgespalten werden. Diese Stufe in der Verarbeitung von Fetten wird Verseifungsprozess genannt[296], für den vorwiegend die Galle zuständig ist und wiederum der Mineralstoff Natrium phosphoricum benötigt wird.

Steigt der Säurespiegel im Körper an, ist es dem Organismus aufgrund des dabei entstehenden Natrium-phosphoricum-Mangels nicht mehr möglich, für die Fettverarbeitung den benötigten Mineralstoff zur Verfügung zu stellen. Es entsteht ein Stau an Fetten, der sich auf verschiedene Art auswirken kann.

Der Organismus versucht das Fett auszuscheiden. Dies zeigt sich an fetten Hautstellen vor allem im Gesicht, an schnell fettenden Haaren und in verstopften Talgdrüsen in der Haut, den Mitessern oder Pickeln, welche sich ausdrücken lassen. Das ausgedrückte Fett ist meistens hellgelb und riecht leicht säuerlich, ranzig. Die Mitesser sind zu unterscheiden vom Hautgrieß, der Ablagerungen von Faserstoff enthält und sich nicht ausdrücken lässt.

Für manche Brillenträger ist es oft sehr lästig, wenn sich die inneren oberen Ecken der Gläser immer wieder mit Fett beschlagen. Der Fettbelag entsteht von neuem, sooft auch die Brille gesäubert wird. Er ist ein Zeichen für den Versuch des Organismus, das Fett abzustoßen.

Da der Organismus zuerst das minderwertige Fett abstößt, besteht die große Gefahr, dass sich dabei die Öffnungen der Drüsen verstopfen. Durch diese Belastung entzündet sich die Drüse und bekommt einen roten Hof. In Zeiten besonderer Belastungen und Spannungen, durch die besonders viel Säure entsteht, wie in der Pubertät, sind solche Pickel geradezu kennzeichnend. In schweren Fällen führt dieses Problem zur Akne, einer Erkrankung des Talgdrüsenapparates. In den beschriebenen Formenkreis gehört auch das chronische Auftreten von Abszessen, im Besonderen von Schweißdrüsenabszessen. Die durch die Entzündung der verstopften Drüsen entstandene Abwehrschwäche hat unangenehmen Eindringlingen wie Krankheitserregern Tür und Tor geöffnet. Der beim Abwehrkampf entstandene Eiter ist ein Kennzeichen eines Abszesses.

Nr. 9

---

296 *Verseifung*, die ... Spaltung von Estern zu Säuren und Alkoholen unter dem Einfluss von Säuren, Basen oder Enzymen. Die Bezeichnung Verseifung rührt von der Bildung von Seifen bei der *Fettspaltung* (Ester aus Glycerin und Fettsäuren) mit Alkalien her. (Aus der CD Meyers Lexikonverlag)

Aus der Praxis:
Wenn Jugendliche zur Zeit ihrer Pubertät beispielsweise unter Unreinheiten der Haut und Pickel zu leiden haben, so ist dieses Leiden zu einem großen Teil mit Säure verknüpft. Sie entsteht durch die hohe Spannung, die durch die seelische Belastung während der Ich-Findung vorhanden ist. Meistens sind das sehr sensible Menschen, die nicht gerne wegen dieses Problems jemanden aufsuchen wollen. Häufig versuchen die Mütter ihren Kindern zu helfen und sprechen mit ihrem Mineralstoffberater darüber. Wird dann die Nr. 9 zur Probe mitgeschickt, und sie hilft, ist die Freude sehr groß. Beim Ausfüllen des Bestellscheines für Mineralstoffe wird die Mutter natürlich erinnert, die „Bonbons für die Pickel"[297] nicht zu vergessen.

Bei manchen Menschen sammelt sich das Fett an einem bestimmten Punkt im Körper als Fettgeschwulst, welche als Lipoma bezeichnet wird. Es handelt sich um langsam wachsende, meist kugelförmige Geschwülste, welche bevorzugt im Unterhautzellgewebe entstehen und gutartig sind.

12.6.1 Fettdickleibigkeit

Ein Mangel an Natrium phosphoricum Nr. 9 hat ein Bedürfnis nach Fett zur Folge, sodass Menschen Butter pur essen können, ohne dass sie ein Problem damit haben. Auch das besondere Bedürfnis nach Schlagsahne gehört hierher.

Fettleibigkeit ist ein Zeichen für einen Mangel an Natrium phosphoricum und damit auch für eine Säurebelastung im Körper. Dabei wird das überschüssige Fett im ganzen Körper abgelagert und kann nur schwer abgebaut werden. Viele Menschen plagen sich mit Hungerkuren mit wenig Erfolg, wenn sie nicht über diese Zusammenhänge aufgeklärt werden.

Wenn der Mangel an Natrium phosphoricum schon lange andauert und vom Fett bereits viel ausgeschieden wurde, entsteht im Körper ein Fettmangel. Er zeigt sich in spröden, „trockenen" Haaren und vor allem in einer „trockenen" Haut, die spannt. Menschen, die davon betroffen sind, wollen ihrer Haut immer eine fettende Creme zuführen, da für sie die Spannung sehr unangenehm ist, sogar unerträglich werden kann.

Das Wort „trocken" ist allerdings in diesem Zusammenhang nicht angebracht. Darunter müsste ein Mangel an Flüssigkeit verstanden werden. Wenn sich zu wenig Fett in der Haut befindet, muss also von „fettarm" gesprochen werden. Für die Haut ist es von großer Bedeutung, zwischen den beiden Belastungen zu unterscheiden, was in der Kosmetik schon lange üblich ist.

Auch in diesem Zusammenhang muss noch einmal betont werden, dass eine generelle Fettvermeidung in der Ernährung heutzutage zwar leider sehr verbreitet, aber grundsätzlich sehr bedenklich ist, da der Organismus auf die Zufuhr von hochwertigen Fetten angewiesen ist.

12.7 Äußere Anwendung

Natrium phosphoricum Nr. 9 wird bei allen äußeren Anwendungen berücksichtigt, die eine Säurebelastung zum Hintergrund haben:
- Bei allen säurebedingten Gelenkproblemen als Cremegelmischung.[298]
- In allen Kombinationen, die Mitesser, Pickel und Akne lindern sollen als Cremegelmischung.[299]
- In biochemischen Gesichtscremes sollte sie nie wegen der fettregulierenden Eigenschaften fehlen.
- Cellulite ist ein Phänomen, das ebenfalls durch Säure mitbeeinflusst ist, weshalb Natrium phosphoricum Nr. 9 auch hier seinen festen Platz hat.[300]

---

297 Österr.: „Wimmerlzuckerl".
298 Wie z.B. bei der Regidol Gelenkcreme der Adler Pharma.
299 Als Beispiel sei die Cremegelmischung Seborive der Adler Pharma angeführt.
300 Wie bei der Evocell der Adler Pharma.

- Bei allen Kombinationen, die äußerlich bei eitrigen Prozessen angewendet werden.

12.8 Zusammenhänge zwischen Natrium phosphoricum und charakterlichen Strukturen

Gerade bei diesem Mineralstoff passen sehr nahe liegende Formulierungen wie „sauer sein" auf jemanden.

Wie schon in den Ausführungen zu Kalium chloratum Nr. 4 festgestellt, unterdrücken viele Menschen ihre Gefühle. Es kommt zum Erkalten im menschlichen Miteinander, eigentlich nebeneinander. „Cool" ist in, und viele Menschen glauben, dass sie sich etwas vergeben, wenn sie sich emotional zeigen.

Es fehlt die Wärme, die durch die Reibung aus Auseinandersetzungen entstehen würde. Dieses Phänomen lässt sich auch auf die Auseinandersetzung mit Krankheiten projizieren. Der Organismus setzt sich nicht mehr durch Erhöhung der Temperatur mit gesundheitlichen Störungen auseinander. In Folge treten dann im Krankheitsfall keine fiebrigen Zustände mehr auf. Die Störungen gehen in so genannte „kalte" Krankheiten wie Rheuma und Gicht über.

12.8.1 Druck und Gewalt im alltäglichen Leben

Um auf diesen Punkt näher eingehen zu können, ist es notwendig, sich in die Geschichte der Menschen ein wenig zu vertiefen. Es geht um die Frage, wo denn der gegenseitige Druck und die Gewalttätigkeit in christlich geprägten Gegenden ihren Hintergrund haben bzw. ihre Berechtigung ableiten. Konsequenterweise soll hier auch darauf hingewiesen werden, dass wir die Gewaltanwendung auch im Islam finden, welcher um das Jahr 600 entstanden ist, und sehr viele Elemente der christlichen Religion übernommen hat. Dabei kam es zu einer Verstärkung der religiös gerechtfertigten Unterdrückung und Gewaltanwendung vor allem gegen Frauen.

Die im alltäglichen Leben der Menschen schon von jeher übliche Anwendung von Gewalt und Druck wurde im Laufe der Zeit in religiöse Systeme eingebaut. Die Anwendung wurde dabei etwas so Selbstverständliches, wie sie im Leben der Menschen immer schon Gewohnheit war.[301]

Druck ist ein Hauptkennzeichen für Einflussnahme auf den Menschen auch in unserer heutigen Zeit. Er ist etwas Selbstverständliches in Machtstrukturen und dient der Erhaltung von Hierarchien (Herrschaftsgebäuden). Noch intensiver und verfestigend wirkt die Gewalt auf hierarchische Strukturen. Es wäre nun zu einfach, den Kirchenlehrer Augustinus als den Urheber für jene Gewalt zu bezeichnen, die bei der Einflussnahme auf andere Menschen angewendet werden darf. Gewalt hat es schon seit Menschengedenken gegeben.

Es geht im folgenden Abschnitt nicht um die Verurteilung einer Kirche oder von Menschen, sondern lediglich um das Aufzeigen der Geschichte von Gewalt und Druck. Wenn wir zurückblicken, dann dürfen wir nicht mit den heutigen Verhältnissen die vergangenen Ereignisse messen, sondern müssen sie für sich stehen lassen. Die Auswirkungen der damaligen Umstände bis in die heutige Zeit darzustellen, ist insofern notwendig, als es sonst nicht möglich ist, sie zu bearbeiten. Es ist wie bei einer Diagnose: Sie ist keine Verurteilung, sondern lediglich eine Feststellung.

„Augustinus war jedoch der erste in der katholischen Kirche, der die Gewaltanwendung in Glaubensfragen biblisch rechtfertigte. Im Gleichnis vom großen Gastmahl hatte Christus,

---

[301] So hat der alttestamentliche Spruch: „Auge um Auge, Zahn um Zahn" durchaus Einzug in das Verhalten mancher Menschen gehalten. Als Antwort darauf müsste man dann sagen: „Auge um Auge macht die Welt blind".

da die Geladenen sich weigerten, zum Mahle zu kommen, den Hausvater zum Knechte sprechen lassen: ...‚dann gehe an die Wege und Zäune und nötige sie hereinzukommen, damit mein Haus ganz voll werde.' In völliger Missdeutung sah Augustinus darin die Aufforderung, widerstrebende Häretiker (Irrlehrer) oder Heiden gegebenenfalls mit Gewalt zum Eintritt in die Kirche zu zwingen. Er konnte noch nicht ahnen, zu welch furchtbaren Konsequenzen seine falsche Interpretation führen werde. Bald wurde sie zu einem Rechtssatz formuliert:‚Häretiker sind zu ihrem eigenen Heil auch gegen ihren Willen zu zwingen.'[302] Und wurde, auf seine Autorität gestützt, schließlich die Grundlage der mittelalterlichen Inquisition. ... Im Neuen Testament freilich sucht man vergebens nach einer Rechtfertigung von Zwangsmaßnahmen im religiösen Bereiche."[303]

Da Augustinus in der Kirche außerordentlich angesehen und respektiert war, hatte seine Entscheidung bzw. Einstellung schwerwiegende, fatale Folgen. Die ganze Missionsgeschichte ist voll von der ausgeübten Gewalt und Gewalttätigkeit, von der sich heute die Kirche distanziert und wegen der sie um Entschuldigung bittet. Was die Anwendung der Gewalt in der Kirche betrifft, hat sich diese selbst schon längst wieder weiterentwickelt. Das kann vor allem in den Dokumenten des 2. Vatikanischen Konzils nachgelesen werden. Doch die Menschen brauchen für solche Entwicklungen, vor allem bis sie diese registriert haben, sehr lange. So leben noch manche Verhaltensweisen in den Menschen weiter, obwohl die Kirche selbst dort nicht mehr anzutreffen ist.

Die Behandlung der Menschen durch manche Vertreter der Kirche hatte aber auch Auswirkungen im alltäglichen Leben der Menschen. Gewalt, Druck und die feineren Spielarten in den Manipulationen sind als vorherrschende Umgangsformen tief in das Wesen des Menschen eingeprägt. Macht und Gewalt waren zu früheren Zeiten eine übliche, gewohnte Kombination, in der sich herrschaftliche Strukturen ausgedrückt haben.

Noch heute weist ein bitterer Satz auf diese Zusammenhänge hin: „Und bist du nicht willig, so brauch ich Gewalt!" Eine weitere verheerende Formulierung hat in der Erziehung vielen Kindern große Schmerzen bereitet: „Wer sein Kind liebt, züchtigt es!", und man hat übersehen, dass diese Einstellung eigentlich eine große Lieblosigkeit darstellte. Immer noch gibt es gewalttätige Eltern, denen diese Sätze die Rechtfertigung für ihre Gewaltausübung liefern. Sie kümmern sich nicht darum, dass diese Aussagen von der katholischen wie der evangelischen Kirche selbst schon lange nicht mehr vertreten werden, höchstens von manchen Funktionären, welche selbst in ihrer Entwicklung auf der Stufe der Gewaltanwendung stehen geblieben sind.

Es war den Menschen in den vorigen Jahrhunderten nicht gegeben, selbst zu studieren und zu lesen, und so hatten Kirchenvertreter zum Teil leichtes Spiel. Wurde dann alles nur nachgeplappert, ohne zu fragen, reduzierte sich die Glaubenslehre auf wenige auswendig gelernte Sätze. Die Menschen hörten dann nur noch, was sie hören wollten, aber das hat sich bis heute nicht wesentlich geändert. Nur ist es heute nicht mehr die Kirche, welche das willige „Nachplappern" und die Bereitschaft zum „Gehorsam" benutzt, sondern es sind Werbepsychologen und Politmanager. In den Kirchen, nicht in ihren Institutionen, sammeln sich Menschen, die sich nichts mehr vorschreiben lassen wollen, sondern das leben möchten, was uns durch Jesus in der Freiheit eines Christenmenschen nahe gebracht wurde.

Wahrscheinlich wird es noch lange dauern, bis die von Institutionen, wie Monarchien, der Kirche u.a., ausgegangenen Einflüsse von den Menschen abgelegt werden. Erst wenn sie sich von diesen tief im Wesen der Menschen verankerten Verhaltensformen emanzipiert

---

302 Das hat ja letztlich zu dem Satz geführt: „Der Zweck heiligt die Mittel".
303 Franzen, A.: Kleine Kirchengeschichte. Herder, Freiburg 1965. S. 95f.

12.8 Zusammenhänge zwischen Natrium phosphoricum und charakterlichen Strukturen

haben, werden sie sich reiferen Verhaltensformen zuwenden.

Eltern, vor allem Männer, die selbst mit Schlägen aufgewachsen sind, rechtfertigen ihre Härte und Brutalität oft mit dem Satz: „Es hat ja mir auch nicht geschadet!" Grundsätzlich kann gesagt werden, dass die Gewalt leider immer wieder weitergegeben wird. Gewalt erzeugt immer wieder Gewalt. Erst wenn jemand die Gewalt, welche ihm angetan wurde, nicht weitergibt, wird sie weniger in dieser Welt. Es ist eine sehr umstrittene Frage, ob sie zum Schutz des eigenen Lebens verantwortet werden kann. Als Mittel zur Lösung von Problemen kann sie letztlich jedoch durch nichts gerechtfertigt werden!

12.8.2 Manipulation

Eine nicht von vornherein durchschaubare Gewalt liegt in der Manipulation. Dabei wird jemand durch versteckte Maßnahmen so weit gebracht, dass er das tut, was man will. So hat z.B. die Kirche vieles bei den Menschen deshalb erzwingen können, weil sie behauptet hat, dass sie die alleinige Institution ist, die den Zutritt zum Himmel vergibt. Die Menschen wurden an die Manipulation des „um zu" gewöhnt. Sie mussten in die Messe gehen, „um" keine Sünde „zu" begehen. Die Beichte musste abgelegt werden, „um" eine reine Seele „zu" haben (um in den Himmel zu kommen). Das Kind musste getauft werden, „um" nicht in Gefahr zu sein, in die Hölle „zu" kommen.

Die Manipulation des „um zu" haben die Menschen total in ihr Leben mit hineingenommen.

Vor allem muss etwas geleistet werden, „um" ein Recht auf das Leben „zu" haben. Das Kind muss viel lernen, „um" gute Noten „zu" bekommen. Es muss sich anpassen und wohl verhalten, „um" geliebt „zu" werden (was eigentlich keine Liebe ist). Der Mensch glaubt, die Erwartungen der anderen erfüllen zu müssen, „um" gesehen „zu" werden. Man muss viel besitzen, „um" ein angesehener Mensch „zu" sein. Es müssen die Umgangsformen eingehalten werden, „um" nicht aus dem Rahmen „zu" fallen. Die Vorstellungen über das Leben sind zu erfüllen, „um" eine Lebensberechtigung „zu" haben.

12.8.3 Verzweckung des Lebens

Wo die Freude auszog, zog die Säure ein.

Durch das „um zu" wird das Leben verzweckt. Der Mensch richtet sich in seinem Inneren nur darauf aus, was er mit dem, womit er sich gerade beschäftigt, erreichen kann. Wozu es ihm nützlich sein wird, ihm dienen wird! Somit kann er nie direkt dort sein, bei dem, was gerade der Inhalt seines Handelns ist. Dem Leben im Hier und Jetzt wird dadurch ununterbrochen Gewalt angetan. Es muss immer für etwas herhalten. Damit geht auch die Unmittelbarkeit des Lebens verloren.

Durch die Verzweckung des Lebens wurde auch das unmittelbare Spüren von Werten gestört. Das, was die Menschen unmittelbar berührte, bewegte, wodurch sie zu einer lebendigen Äußerung ihres Daseins gekommen wären, wurde unterdrückt zugunsten eines Zweckes. Das Leben wurde verkürzt auf Zwecke und Nützlichkeiten, wobei die Freude „aus dem Leben auszog". Die Werte gerieten aus dem Blickfeld, damit auch das eigene, ureigenste Leben. Es wurde ihm Gewalt angetan.

12.8.4 Unterdrückung des Lebens

Es gibt nichts Anstrengenderes, als das Leben zu unterdrücken, weil es eine enorme Dynamik und Energie hat. In dieser Anstrengung, die sich auf allen Ebenen des menschlichen Daseins abspielt, entstehen viele Stoffe, welche sich auf der körperlichen Ebene als Säuren darstellen.

Durch die einseitige gewalttätige Einstellung, wie Veränderungen erreicht werden können, Ziele angestrebt werden, Menschen beeinflusst und Kinder erzogen werden, wird sehr oft übertrieben. Dabei wird, wie schon das Sprichwort beschreibt, oft genug „mit Kanonen auf Spatzen geschossen". Das heißt mit anderen Worten, dass der Einsatz der Kräfte häufig unangemessen ist.

Die aus den beschriebenen Zwanghaftigkeiten herausführende, lockernde und lösende Bewegung geht von der Unmäßigkeit zur Mäßigkeit. Ziel ist, für die entsprechende Situation das angemessene Maß an Kräften einzusetzen. Dabei geht es um das Augenmaß dafür, so viel wie nötig und so wenig wie möglich an Kraft anzuwenden. Die Entwicklung müsste von der Grobheit und Unangemessenheit bis hin zur Sanftmut, Feinfühligkeit und Behutsamkeit führen. Das eine drückt den mangelnden Zugang zur Welt und ihren Gegebenheiten aus, das andere das Einfühlen und Erspüren der Welt, wie sie ist.

Je mehr der Mensch in der Welt ist, umso mehr geht er auf sie ein. Allerdings darf daraus keine idealistische Forderung nach einer permanenten bzw. immerwährenden Präsenz abgeleitet werden. Wir sind mehr oder weniger im Fluss des Lebens. Dadurch sind wir immer wieder auf die Nachsicht anderer angewiesen, wie sie auch als eigene Haltung zu üben ist.

12.8.5 Erwartungen

Die versäuernden Übertreibungen reichen auch hinein bis in den Zuwendungsbereich zwischen Menschen. Es ist durchaus möglich, dass jemand einen anderen mit seinen Handlungen erdrückt, in denen er glaubt, dessen Erwartungen zu erfüllen. Es ist das die Haltung des „ich hab es ja nur gut gemeint", wobei aber der andere in den gutgemeinten Zuwendungen förmlich erstickt.

Es verlangt meistens einen großen Energieaufwand, die Bemühungen um den anderen zur Welt zu bringen. Noch größer ist aber manchmal der Kraftakt, mit dem diese Bemü-

hungen dem anderen aufgedrängt werden wollen. Er wird umso aufwändiger und kräfteraubender, je mehr sich der „Beglückte" gegen sein „Glück" zu wehren versucht. Es kann daraus durchaus ein Teufelskreis entstehen: Je mehr sich der eine gegen das ihm aufgezwungene „Glück" wehrt, umso mehr will es ihm der andere „hineindrücken".

Von diesem Verständnis her gesehen kann jemand einen anderen mit seiner „Liebe" erdrücken, wobei aber in diesem Zusammenhang nicht mehr von Liebe gesprochen werden dürfte. So hat schon manche Mutter ihr Kind „zerliebt" oder gar „zermuttert".

12.8.6 Nachdruck

Es ist nicht „Not-wendend", wenn man der Welt ununterbrochen zeigt, wer man ist. Genauso wenig ist es zielführend, wenn man sich mit aller Gewalt „in die anderen hineindrückt", sei es durch lautes Reden oder auffälliges Getue.

Aus der Praxis:
Eine Frau sucht wegen auffälliger Mineralstoffmängel einen Berater auf. Sie stellt sich mit einer überlauten Stimme vor und wird auch während des folgenden Gespräches nicht leiser. Die Lautstärke ist in keiner Weise dem relativ kleinen Raum angepasst. Außerdem strahlt sie eine hohe, unangenehme Anspannung aus, was den schweren Mangel an Natrium phosphoricum erklärt. Der Druck, den sie in ihrem Nacken aufbaute, war so groß, dass er die Wirbel der Hals- und Brustwirbelsäule zusammendrückte; am meisten beim Übergang von der Hals- auf die Brustwirbelsäule. Dort wurde die Bandscheibe so zusammengedrückt, dass sie den Nerv beeinflusste, der die Schilddrüse steuert, sodass die Frau sich dauernd krampfhaft räuspern musste.

Auf die Frage des Beraters, warum sie so laut spreche, antwortet sie, dass sie das nicht wisse, dass sie aber von ihren Freunden schon oft darauf aufmerksam gemacht wurde. Sie sagt: „Wenn jemand mit mir telefoniert, muss er den Hörer einen halben Meter entfernt halten."

Es ist auffällig, wie sehr die Frau darauf achtet, ja um jeden Preis gehört bzw. beachtet zu werden.

12.8 Zusammenhänge zwischen Natrium phosphoricum und charakterlichen Strukturen

Hinter ihrer Spannung ist außerdem eine große unterschwellige Angst zu spüren, von der sie aber offensichtlich nichts weiß.

In einem längeren Gespräch, vor allem über ihre Eltern, wurden die Hintergründe deutlich. Ihr Vater starb, als sie mit 13 Jahren mitten in der Pubertät war, ihre Mutter war eine herrschsüchtige, rücksichtslose Person, der es in ihrem Leben nur um sie selber ging. Die Eltern hatten noch zu Lebzeiten des Vaters viel und hart gestritten. Als Mädchen kam sie kaum zu Wort und hatte nach dem Tod des Vaters eigentlich nichts mehr zu melden. So musste sie, damit sie überhaupt gehört wurde, wenn es einfach notwendig war, sehr laut und energisch werden. Allerdings war immer die Angst damit verbunden, wie denn die Mutter überhaupt reagieren werde.

Als nächster Schritt konnte der Frau gezeigt werden, dass sie ihre Gesprächspartner dauernd entmündigt, wenn sie ihnen unterstellt, dass sie ihr nicht zuhören würden. Darüber war sie sehr erstaunt, da sie an so etwas nie gedacht hätte. Sie wurde weiterhin darauf aufmerksam gemacht, dass sie sich in Menschen, die von ihr nichts wissen wollen, gar nicht so krampfhaft „hineinzudrücken" brauche, weil sie von ihnen nicht mehr so abhängig ist, wie damals als Kind von der Mutter. Bei den Menschen, die ihr wohlgesinnt sind und sich ihr zuwenden, ist es dann nicht mehr notwendig „sich Gehör zu verschaffen (erzwingen)".

Auf die Aufforderung des Beraters hin versuchte sie so zu sprechen, wie es dem Raum und der Situation angemessen erschien. Sie fühlte, wie die Spannung nachließ und wie vor allem im Hals- bzw. Schilddrüsenbereich und auf der Brust der Druck ein wenig nachließ. Plötzlich atmete sie erleichtert auf. In ihren tiefen Schichten hatte sich ein Knoten aufgelöst, der sie viele Jahre ziemlich blockiert und einen großen Teil ihrer Energie verbraucht bzw. „gefressen" hatte.

12.8.7 Gefängnisse

Ein weiterer Gedanke: Viele Menschen klammern sich an vorgefertigte Vorstellungen, wie das Leben zu sein hat; es gibt fertige Modelle für den richtigen Glauben und die wahre Liebe, für einen erfolgreichen Menschen, für eine ideale Familie, für die Beziehung zwischen Mann und Frau, für eine optimale Karriere, für die Abhaltung von Parties oder Familienfeiern und vieles mehr.[304]

Jemand, der sich, aus welchen Gründen auch immer, solchen Modellen unterworfen ist, wird zwangsläufig ein einsamer Mensch. Er will nämlich alle zu diesen „richtigen" Modellen „bekehren", was sehr viel Energie und Anstrengung kostet und mit viel Aufwand verbunden ist.

Dabei wird eine Begegnung unterbunden, sie ist nicht mehr möglich. Die Konversation läuft einseitig ab, bleibt unverbindlich.

Ein in seine Welt eingeschlossener Mensch, angekettet an „mustergültige" Verhaltensweisen, -modelle und -strukturen, der erlebt, dass sich seine Umgebung nicht nach ihm richtet, erfährt große Existenzängste. Er wird viele Opfer bringen, keine Mühe scheuen, es trotzdem zu erreichen.

Viele Sätze, geäußert mit großem Druck, man bemerkt es an der gepressten Atmung mit ausgleichendem Seufzen, beginnen mit den Worten: „Ich meine es ja gut, aber ..." und erreicht gerade das Gegenteil. Der auf diese Art und Weise Angesprochene wendet sich unter diesem Druck zumindest innerlich ab, die „Rollläden gehen herunter", die „Tür geht zu".

Gelingt es ihm nicht, den anderen nach dem Bild vom Leben auszurichten, in das er selbst zwanghaft eingesperrt ist, wird er auf ihn „sauer".

Er ist dann „angefressen" von dem, der nicht nach „derselben Pfeife tanzt" wie er es innerlich schon lange tut. Er spürt es nicht, dass seine Bemühungen nach außen so belastend beim anderen ankommen und ihn förmlich von ihm wegtreiben. Er baut eine ablehnende Haltung gegen den auf, der seine Wünsche

---

[304] Ihre Wohnung wird nach einem Katalog gestaltet, in bestimmten Farben. Versucht man neugierig eine kleine Unregelmäßigkeit, eine Asymmetrie bei der Anbringung von Bildern – eine wohltuende Entspannung – zu entdecken, vergeblich. Selbst Bücher, die farbmäßig nicht hineinpassen, gibt es nicht.

und seine Absichten in den Wind schlägt. Er fühlt sich selbst dabei abgelehnt und vor den Kopf gestoßen.

12.8.8 „Sauer"

Die Haltung „sauer" hat zwei Richtungen:
- Einerseits lässt der Betroffene keine Lebensäußerungen nach außen in Richtung auf den zu, auf den er „sauer" ist. Er geht auf sich selbst los, indem er sein Leben bzw. seine Lebensäußerungen unterdrückt. Er versteckt die Gefühle, jede Spannung, Enttäuschungen, Vorwürfe aber auch das Leid, in dem er steckt, hinter einem Panzer, einem Säurepanzer. Es besteht kaum noch ein Austausch mit der Welt, die Abfallprodukte bleiben im Körper, die Säuren auch. Er wird tatsächlich mit Säuren überfüllt, die Säuren überschwemmen ihn.
- Andererseits will der „Saure" den anderen nicht mehr an sich heranlassen. Es bedeutet einen hohen Grad an innerer Bindung, wenn ein Mensch sich trotz aller „Gewaltanwendungen" und „Vergewaltigungsversuche" sich nicht davon abhalten lassen will, einen guten Kontakt mit einem „sauren" Menschen aufrechterhalten zu wollen. In diesem Zusammenhang bekommt der Satz Bedeutung, dass man „manchmal jemanden vor sich selbst schützen muss".

Keine Freundlichkeit, kein gutes Wort, keine noch so liebevolle Zuwendung kann mehr an den „Sauren" herankommen. Er stößt den anderen so lange vor den Kopf, bis er schließlich aufgibt und sich abwendet. Er fühlt sich verletzt und in der Haltung bestätigt, dass sich sowieso niemand nach „dem Glück" ausrichtet, das er vertritt. Vor allem der, der sich um ihn bemüht, „meint es auf keinen Fall ehrlich!" Doch das ist eine Reaktion, die dem, der sich in der „sauren" Welt befindet, auf die Dauer sehr schadet. Es entsteht ein Teufelskreis. Er ist dann auf den anderen nicht mehr sauer, weil er ihm seine Wünsche nicht erfüllt, sondern weil er sich von ihm abwendet.

Für den „Sauren" bleibt die Wahl zwischen zwei Ängsten. Auf der einen Seite begegnet er der Angst, die mit der Nichtbeachtung der Bilder vom Leben verbunden ist, an die er zwanghaft angekettet ist. Auf der anderen Seite begegnet er der Angst, dass die Menschen, die sich doch nach seinem „Glück" ausrichten sollten (die er in dasselbe Gefängnis einsperren möchte, was er aber nicht spürt), von ihm abwenden könnten. Er dreht sich im Kreis, aus dem es ohne fremde Hilfe oft keinen Ausweg gibt.

Für Menschen, die von der Neigung zu solchen Reaktionen belastet sind, ist es von großer Bedeutung, festzustellen bzw. wahrzunehmen, dass sich das Leben nicht nach dem Menschen richtet. Der Mensch muss sich auf das Leben und seine Forderungen einstellen, damit er lebendig bleibt. Es gelingt auf Dauer nicht, Menschen und damit das Leben zu vergewaltigen und ihnen die Vorstellungen, die zwanghaft erfüllt werden sollen, überzustülpen.

Das Ziel besteht in der Freigabe des Lebens an die wunderbare Vielfalt der möglichen Lebensäußerungen, ohne dass sie bewertet werden.

Natrium sulfuricum Nr. 10

Na$_2$SO$_4$ · 10 H$_2$O – schwefelsaures Natrium, schwefelsaures Natron, Natriumsulfat, Glaubersalz

Empfohlene Potenzierung: D6

Die Leber baut mit Hilfe von Natrium sulfuricum Nr. 10 die anfallenden Schlacken- und Belastungsstoffe in ausscheidbare Stoffe um, welche über den Dickdarm ausgeschieden werden können – *Schadstoffdickleibigkeit*.

Damit ist dieser Mineralstoff
- *das Mittel* für Körperentschlackung und für die Ausscheidung von Giften,
- wirksam auf die Leber, die mit Hilfe von Nr. 10 den Depotzucker, das Glykogen, steuert; dadurch ist es ein wichtiges Unterstützungsmittel für Leber und Galle.

Antlitzanalytische Zeichen
- Bläulich-rote Verfärbung: erkennen wir an der bläulichen Röte, ähnlich dem Hof eines Furunkels. Sie zeigt sich uns auf der ganzen Nase (Schnapsnase) und den Wangen in der Nähe des Nasensattels, kann sich auch über die Wangen zu den Ohren hinziehen.
- Grünlich-gelbliche Farbe: rund um das Kinn und über der Oberlippe, wie schwefelgelb; zieht sich über die Stirn, Schlafen zu den äußeren Wangen. Bei Kleinkindern oft an der Nasenwurzel zu sehen.
- Verschwollene Augen.
- Vergrößerte Tränensäcke.

13.1 Wirkungsweise

Dieser Mineralstoff wirkt zum Teil überraschend schnell, wenn es sich zum Beispiel um schmerzhafte Blähungen handelt. Bei chronischen Überlastungen im abbauenden Stoffwechsel, verbunden mit geschwollenen oder gar offenen Beinen, muss allerdings viel Geduld aufgewendet werden, bis sich ein endgültiger Erfolg einstellt.

Bei Schlackenbelastungen in Form von Schadstoffffluten ist der Organismus gezwungen, diese in Lösung zu halten. Es entstehen geschwollene Füße, Unterschenkel, Finger, Hände, verschwollene Augen und eventuell ein Katergefühl.

Durch die Einnahme von Kalium sulfuricum Nr. 6 werden Schadstoffe aus den Zellen frei, die sich dann im Stoffwechsel befinden. Dann muss unbedingt an eine zusätzliche Einnahme von Natrium sulfuricum Nr. 10 gedacht werden.

Das Gleiche gilt für die Einnahme von Calcium sulfuricum Nr. 12. Durch diesen Mineralstoff werden Schadstoffe beweglich, die zuerst im Bindegewebe festgesteckt sind. Allerdings ist die durch diesen Mineralstoff ausgelöste Schadstoffflut lange nicht so schwerwiegend wie bei Kalium sulfuricum Nr. 6. Deshalb ist auch die zusätzliche Gabe von Natrium sulfuricum Nr. 10 nicht so hoch zu dosieren wie bei Kalium sulfuricum Nr. 6.

Insgesamt heißt das, dass bei der Einstufung der Einnahme von Natrium sulfuricum Nr. 10 auf die beiden anderen Mineralstoffe Kalium sulfuricum Nr. 6 und Calcium sulfuricum Nr. 12 geachtet werden muss. Natrium sulfuricum Nr. 10 kann auch einzeln genommen werden. Es löst keine weitreichenden Prozesse aus, die berücksichtigt werden müssen. Das einzige Problem könnte sein, dass überhaupt zu wenig genommen wird.

13.2 Mangelanzeichen

Grünlich-gelbe Färbung im Gesicht, vor allem um das Kinn; eine bläulich-rote Nase (im Volksmund „Schnapsnase" genannt); stinkende Winde; eventuell eine leichte bis starke gelblich-grünliche Verfärbung der Augäpfel.

13.3 Charakteristik

Natrium sulfuricum ist das Mittel der Entschlackung. Steigt die Konzentration der Schlacken im Körper an, muss durch den Organismus eine Reinigung durchgeführt werden. Vorboten sind das Gefühl von zerschlagenen Gliedern und ein zeitweise auftretender Schüttelfrost.

Der abbauende Flüssigkeitshaushalt wird durch das Natrium sulfuricum besorgt. Überall, wo der Abbau von Flüssigkeit, die Reduktion der Flüssigkeit notwendig ist, ist Natrium sulfuricum angebracht. Es reguliert auch die Fließfähigkeit des Blutes bei Verwässerung.

Tritt die abzubauende Schlacke mit dem Schweiß über die Poren der Haut aus, entsteht ein intensiver Juckreiz, der schwer zu unterdrücken ist. Die Schlackenflüssigkeit wurde dann vom Körper im oberflächlichen Gewebe abgelagert, das meist verwässert, schwammig ist.

Natrium sulfuricum ist der entscheidende Mineralstoff für Leber und Galle. Er hilft ihnen bei ihren vielfältigen Funktionen, vor allem der Leber bei der Bildung der Gallenflüssigkeit und damit der Steuerung des Darmes sowie bei der Regulierung des Zuckerhaushaltes (Depotzucker). Die Leber baut mit Hilfe von Natrium sulfuricum Stoffe, die den Körper belasten, in unschädliche um. Sie werden über den Dickdarm ausgeschieden. Bei einer starken Belastung mit Schlacken kann es auch zu einer überfallsartigen Ausscheidung in Form eines Durchfalls bzw. Brechdurchfalls kommen.

Ist der Körper insgesamt verschlackt, kommt es zu schmerzhaften Blähungen und die abgeführten Winde stinken entsprechend (nach faulen Eiern).

Bei einer Überlastung mit abzubauenden Schlacken ist der Organismus gezwungen, diese Stoffe durch eine Verbindung mit Wasser in Lösung zu halten. Diese mit Schlacke vermengte Flüssigkeit belastet den gesamten Körper. Sie verwässert das Blut, versackt im Gewebe, d.h. wird im Gewebe angeschwemmt, und schließlich schwellen auch Hände und Füße an.

Ist es dem Organismus nicht mehr möglich, die aufgestaute Schlackenflüssigkeit im Körper zurückzustauen, schafft er sich einen Ausgang in einem offenen Bein.

Allen abzubauenden Geweben und Stoffen wird durch das Natrium sulfuricum die Flüssigkeit entzogen, wodurch sie zerfallen.

13.4 Die Leber

Die gesamte Kopplung der verschiedenen Stoffwechselvorgänge im Körper bezeichnet man als Intermediärstoffwechsel, wobei die Leber an allen Stoffwechselschritten beteiligt ist. Dies betrifft den Stoffwechsel der Nahrungsaufnahme und -karenz, der Arbeit, der Ruhe, den Ausgleich verschiedener Stoffwechselanforderungen, die ineinander verwoben sind, die Anpassung des Stoffwechsels an den Energiebedarf und in diesem Zusammenhang auch die Speicherung oder den Verbrauch von Glucose.

Natrium sulfuricum Nr. 10 ist dabei der bedeutungsvollste Betriebsstoff für die Leber – sozusagen der Hauptbetriebsstoff – und zudem wichtig für Galle und Dickdarm.

13.4.1 Funktionen der Leber und Galle

Zu den im Zusammenhang mit Natrium sulfuricum wichtigen Leberfunktionen gehören:

13.4 Die Leber

- Aufbau des Leberbindegewebes und von Komponenten der extrazellulären Matrix (kolloidales Bindegewebe),
- Abbaumechanismen für das Bindegewebe,
- Synthese von „Akute-Phase-Proteinen" für die Entzündungsreaktionen,
- Abwehrfunktion: Phagozytose von Viren, Bakterien, von Immunkomplexen und Giften,
- Speicherung von Retinol (Vitamin A), in Verbindung mit Zink (Zincum chloratum Nr. 21), das für die Hell-Dunkel-Adaption des Auges zuständig ist. Bei einem Mangel kommt es zur so genannten Nachtblindheit.

Die Gallenflüssigkeit besteht aus Gallensäuren, den Endprodukten des Cholesterinstoffwechsels. Sie gelangt über den Gallengang in die Gallenblase und von dort in den Zwölffingerdarm, wo sie für die Fettverdauung eingesetzt wird. Im Dünndarm werden die Gallensäuren wieder rückresorbiert und durch die Pfortader im enterohepatischen Kreislauf zurück zur Leber gebracht. Diesen Kreislauf durchlaufen die Gallensäuren mehrmals täglich, was auf eine hervorragende Ökonomie des Organismus hinweist.

Überschüssiger Blutzucker wird von der Leber in die Speicherform Glykogen übergeführt. Sinkt der Blutzuckerspiegel, spalten die Leberzellen das Glykogen auf und es wird dem Organismus wieder zur Verfügung gestellt. Wenn wir zu wenig Kohlenhydrate zu uns nehmen, kann die Leber auch aus Produkten des Eiweißabbaues Glucose synthetisieren, wodurch die Leber die Kohlenhydratversorgung des Körpers reguliert.

Im Stoffwechsel und bei der Aufnahme aus der Umwelt fallen meist fettlösliche Stoffe an, die im Köper nicht abgebaut werden können. Diese müssen durch weitere Prozesse unschädlich und besser ausscheidbar gemacht werden. Viele dieser wichtigen Umbauprozesse laufen in Verbindung mit Sulfat ab, was wiederum die Rolle von Natrium sulfuricum verständlich macht.

13.4.2 Leberfunktionen und Mineralstoffkombinationen

Über das Sulfat kann die Leber belastende Stoffe ausscheiden. Während Kalium sulfuricum Nr. 6 die Schlacken aus den Zellen holt, wird über Natrium sulfuricum Nr. 10 diese Schlackenflut über den Dickdarm ausgeschieden.

In Verbindung mit Natrium sulfuricum Nr. 10 muss aber auch Selenium Nr. 26 gesehen werden. Antlitzanalytisch ist das Grübchen im Augenwinkel innen das Zeichen für einen Mangel an Selenium Nr. 26 und dafür, dass die Leber in ihrer Entgiftungsleistung und in ihrer antioxidativen Funktion eingeschränkt ist. Deshalb sind hier beide Mineralstoffe erforderlich.

Auch die Unterstützung der ausgewogenen Glykogenspeicherung durch Natrium sulfuricum Nr. 10 kann hier gut abgeleitet werden. Bei einem Mangel an diesem Mineralstoff gerät der Blutzuckerwert außer Kontrolle, wie wir es bei Diabetes Typ II beobachten können. In diesem Zusammenhang ist auch auf Kalium bichromicum Nr. 27 zu verweisen, da Chrom neben seiner Bedeutung für den Cholesterinstoffwechsel auch hier eine bedeutende Rolle spielt.

> **Hinweis:** Zincum chloratum Nr. 21 ist eher in Kombination mit Kalium sulfuricum Nr. 6 zu sehen und im Zusammenhang mit dem Typ-I-Diabetiker (s. S. 282).

Bei Zincum chloratum Nr. 21 schließt sich wiederum ein Kreis, denn Zink ist auch wichtig für die Alkoholentgiftung der Leber, was besonders bei Alkoholunverträglichkeit, aber auch Alkoholabusus zum Tragen kommt: Hier hilft Natrium sulfuricum Nr. 10 in Verbindung mit Zincum chloratum Nr. 21.

Herpes ist ebenfalls eine Indikation für Natrium sulfuricum Nr. 10 und hängt auch mit einer Leberfunktion zusammen. Bei Herpes sind folgende Mineralstoffe zu kombinieren: Natrium chloratum Nr. 8, Natrium sulfuricum

Nr. 10, Silicea Nr. 11 und Selenium Nr. 26. Ein wichtiges antioxidativ wirkendes Enzym, das Selen enthält, wird in der Leber gespeichert.

Kalium sulfuricum Nr. 6 hat ebenfalls Bedeutung für die Leber. Aus diesem Zusammenhang heraus lässt sich die Kombination von Kalium sulfuricum Nr. 6 und Natrium sulfuricum Nr. 10 erklären – oder auf den Punkt bringen: „Was aus der Zelle ausgeräumt wird, muss auch aus dem Körper ausgeführt werden."

13.5 Schlacken im Körper

Um die Entstehung von Schlacken zu verstehen, ist es notwendig, zunächst noch einmal den Stoffwechsel im Körper zu betrachten. Dazu lassen wir den Altmeister der Schüßler'schen Biochemie, Kurt Hickethier[305], zu Wort kommen:

„Die Pflanze verwendet Kohlenstoff und Wasser, um Sonnenenergie zu binden und bildet dadurch Kohlenhydrate und Fette. In ähnlicher Weise mit Zusatz von Stickstoff und Schwefel lässt sie Eiweiß entstehen. Sie verwendet nun ferner noch Mineralsalze als Bindemittel, um den Kohlenhydraten, Fetten und Eiweißstoffen Leben und Halt zu geben. Auf diese Weise entsteht die Zelle, die einen Speicher für die Sonnenkraft darstellt, ähnlich wie der Akkumulator zur Aufspeicherung der Elektrizität dient. Die größte Energie ruht in den Zellen der Früchte. Die Pflanze verbraucht von der aufgenommenen Kraft nur das Wenige, das sie nötig hat, um ihr Leben aufrecht zu erhalten. Alle übrige Energie wird gespeichert.

Der tierische Organismus ist nun darauf eingestellt, die in den Pflanzen aufgespeicherte Energie dadurch für sich auszunutzen, dass er die chemischen Verbindungen ganz oder teilweise wieder auflöst und so die Sonnenkraft freilegt. Wie die Pflanze nicht alle Energie auf-

speichert, sondern einen Teil für sich verbraucht, so ist es selbstverständlich, dass der tierische Organismus nicht alles in Wärme und Kraft umwandelt, sondern einen Teil zum Bau und zu Reserveablagerungen verwendet. Beim frei lebenden Tier geht der Lebensprozess mit der größten Regelmäßigkeit vonstatten; beim Menschen und den unter seiner Obhut stehenden Haustieren ist dem nicht immer so, trotz unserer hohen Kultur."

Um das Wort „Schlacke" besser zu verstehen, ist es notwendig, ein Beispiel aus dem alltäglichen Leben zu betrachten. In den Wohnungen und Häusern ist die Ölheizung sehr weit verbreitet. Durch die Verbrennung wird die in den abgestorbenen Lebewesen gespeicherte Sonnenenergie freigesetzt. Allerdings geschieht dies nicht ohne Rückstände. Wenigstens jährlich einmal muss der Ofen von Schlacken gereinigt werden. Dies sind Stoffe, welche mit der Verbrennung nichts zu tun hatten, aber in dem Öl enthalten waren und als Rückstände an den Wänden zurückbleiben. Der Ofen ist verschlackt, heißt es dann. Wesentlich mehr Schlacke entsteht beim Verbrennungsvorgang mit Kohle. Damit ist nicht die Asche gemeint, sondern die teilweise sehr fest eingebrannten Rückstände an den Ofenwänden.

13.5.1 Belastungen von außen – Xenobiotika[306]

Auch der menschliche Organismus hat mit solchen Verunreinigungen zu kämpfen. Dabei handelt es sich um Abgase mit allen ihren chemischen Stoffen, die wir einatmen, um Zusatzstoffe, die die Industrie unserer Nahrung als Farb-, Konservierungsmittel, Weichmacher und Schönungsstoffe beifügt, und die sogar in Arzneimitteln als tolerierte Mindermengen enthalten sind, um Verbrennungs-

---

305 Hickethier, K.: Lehrbuch der Biochemie. Selbstverlag, Kemmenau 1984. S. 33.
306 Fremdstoffe.

stoffe, welche beim Rösten des Kaffees entstehen, um Gifte, die jeder auch als passiver Raucher einatmet, um chemischen Stoffe, die durch Medikamente eingenommen werden, um Pestizide, die in der Schädlingsbekämpfung teilweise bedenkenlos eingesetzt werden, und vor allem um Belastungsstoffe, welche durch die Umweltverschmutzung in unseren Nahrungsmitteln enthalten sind.

Auch Vegetarier haben Belastungen zu ertragen, weil es vor allem in den Hüllen der Getreidekörner zu einer Anhäufung von Schwermetallen kommt, wie Wissenschaftler festgestellt haben. Die Verdichtung dieser Vergiftung über die Nahrungskette ist enorm, wenn man bedenkt, dass ungefähr 15 kg Körner für 1 kg Hühnerfleisch aufgewendet werden! Das trifft alle, die vorwiegend Fleisch zu sich nehmen.

Auch beim Wärme gewinnenden Prozess der Oxidation sowie bei allen anderen Umwandlungsprozessen in der Zelle bleiben Schlacken als Rückstände. Leukozyten machen Bakterien durch Aufnahme in den Zellleib unschädlich. Zum Teil werden ihre Zellwände aufgelöst, wodurch auch tote Zellen im Körper bleiben, die ausgeschieden werden müssen. Durch hohe Temperaturen werden Zellen ebenfalls abgetötet.

13.5.2 Alkohol und „Kater"

Alkohol hat eine direkt toxische Wirkung auf die Leber. Zur Entgiftung hilft die „Schützenfestmischung": Ferrum phosphoricum Nr. 3, Kalium phosphoricum Nr. 5, Natrium chloratum Nr. 8, Natrium phosphoricum Nr. 9, Natrium sulfuricum Nr. 10.

Manche Menschen bekommen schon nach dem Genuss von geringen Mengen Alkohol eine violette Nase (ein „Veilchen" – worunter auch ein blaues Auge verstanden wird – oder eine „Schnapsnase"). Die bläulich-rote Nase ist nach der Antlitzanalyse Kurt Hickethiers eines der Kennzeichen für einen Natrium-sulfuricum-Mangel. Das Natrium sulfuricum wird vom Organismus für den Um- und Abbau des Alkohols benötigt. Das Zeichen für den Mangel entsteht deshalb so kurzfristig, weil schon ein chronischer Mangel vorliegt, welchen aber der Organismus nicht permanent anzeigt. Bei ständiger Aufnahme von Alkohol entsteht bei einem parallel dazu einhergehenden Natrium-sulfuricum-Mangel die bekannte Säufernase. Sie kann sich aber auch ohne den erhöhten Alkoholkonsum entwickeln, wenn durch andere Ursachen ein großer Mangel an diesem Mineralstoff entstanden ist!

Aus der Praxis:
Immer wieder kommt es vor, dass Patienten nach medizinischen Untersuchungen als Alkoholiker bezeichnet werden, womit sie in ärgste Nöte kommen. Die Untersuchungsergebnisse weisen Werte aus, wie sie Alkoholikern zukommen. Der verzweifelte Patient weiß nicht, wie er beweisen könnte, dass er keinen Alkohol trinkt, sogar, dass er ihn überhaupt nicht verträgt. Meistens handelt es sich bei diesen Menschen um Erkrankungen der Haut. Die Leber schafft den Abbau der Schlacken wegen des Mangels an Natrium sulfuricum Nr. 10 nicht. Als Folge tritt die Schlacke über die Haut aus, was entsprechende Folgen wie Ausschläge, Ekzeme aber auch langwierige Hautprobleme zur Folge hat.

Die bläulich-rote Nase tritt in diesen Fällen nicht wegen eines Übergenusses an Alkohol auf, sondern wegen des vorhandenen Mangels an diesem so wichtigen Mineralstoff. Die Ursache für den Mangel kann vor allem auf der charakterlichen Ebene, aber auch auf der Gefühls- bzw. Gemütsebene liegen.

Verfärbt sich bei jemandem nach dem Genuss von wenigen Schlucken eines alkoholischen Getränkes die Nase bläulich-rot, so ist es unter Umständen völlig unangebracht, ihn als Trinker oder gar als Alkoholiker zu bezeichnen. Nicht einmal als Spaß lässt sich diese Formulierung tolerieren, weil die Wahrscheinlichkeit sehr groß ist, dass Menschen mit Mängeln an diesem Mineralstoff gefühlsmäßig außerordentlich empfindsam sind. Für sie wäre ein Hinweis auf den wahrscheinlich bestehenden Mineralstoffmangel die beste überhaupt nur denkbare Hilfe!

Wurde ein Fass, in dem der Wein vergoren wurde, nicht genügend vom Schwefel[307] gereinigt, gelangen Restsubstanzen in den Wein. Es gibt noch andere Verunreinigungen im Alkohol ("Fuselöle"), auch beim Bier, bei den Schnäpsen und anderen Getränken. Diese belastenden Substanzen, welche in das Blut gelangen, werden zuallererst im Gehirn gespürt, weil es sehr gut durchblutet wird und außerdem sehr empfindlich auf Verunreinigungen des Blutes reagiert. Das verkaterte Gefühl, das sich am nächsten Tag zeigt, kann sehr gut mit Natrium sulfuricum behandelt werden. Die Tabletten wirken mitunter besser als eine Kopfschmerztablette, die das Problem eigentlich nur zudeckt.

13.5.3 Störung des Gleichgewichtes

Das Gleichgewicht zwischen den aufgenommenen Nahrungsmitteln und den ausgeschiedenen Stoffen wurde vor allem durch den industriellen Eingriff in die Nahrungsmittelproduktion gestört. Wie schon im allgemeinen Teil ausgeführt, entstehen durch Denaturierung und Isolierung Nahrungsmittel, die kein körperökologisches Gleichgewicht mehr haben. Sie liefern dem Organismus im Zuge der Wärme- und Energiegewinnung nicht mehr jene Betriebsstoffe, die er für den rückstandfreien Abbau der aufgenommenen Nahrungsmittel benötigen würde.

Es gibt allerdings durchaus auch "natürliche" Schlacken, einfach Stoffe, die in den Nahrungsmitteln enthalten sind (z.B. Zellulose[308]) und die der Körper nicht aufnimmt, sondern wieder über Stuhl und Harn ausscheidet. Verdauung ist also auch Schlackenabbau, wie die Atmung und die Transpiration (Schwitzen). Ist der Stoffwechsel nur mit naturgemäßen Stoffen konfrontiert, wird der Schlackenabbau rückstandfrei erfolgen.

Im weitesten Sinne könnte auch bei dem üblicherweise sehr hohen Rückstand an Harnsäure und anderen Säuren im Stoffwechselprozess von Schlacke gesprochen werden. Doch die Harnsäure ist ein naturgemäßer Rückstand des Eiweißstoffwechsels. Der ungesunde, belastende Rückstand an Harnsäure entsteht nur durch den übertriebenen Genuss von Nahrungsmitteln mit hohem Eiweißgehalt.

13.5.4 Entschlackung[309]

Damit der Organismus mit diesen vielen verschlackenden Belastungen zurechtkommt benötigt er das Natrium sulfuricum. In Zeiten in denen er weniger zur Entschlackung kommt, weil er mit anderen wichtigen Lebensvorgängen beschäftigt ist, sammelt sich die Schlacke an. Das geschieht im Winter ebenso wie im Sommer durch die dauernde Notwendigkeit, die Körpertemperatur auszugleichen sowie den erhöhten Stoffwechselumsatz zu bewältigen.

Geht die Anhäufung der Schlacken zu weit "wird der Topf zum Überlaufen gebracht", ist das in einem Gefühl von zerschlagenen, matten Gliedern zu spüren. Dies ist das Vorzeichen eines grippalen Infekts, der im Grunde genommen einen Reinigungsprozess darstellt (s. dazu auch Ferrum phosphoricum Nr. 3 Kap. 6.9.2, S. 233). Der Schüttelfrost, der den Vorgang begleitet, ist der Versuch des Organismus, auf dem Wege der Verkrampfung der ableitenden Gefäße die überschüssige Schlackenflüssigkeit loszuwerden. Wenn es durch unverzügliche Einnahme von Natrium sulfuricum, eine Ruhephase und kurzfristigen Verzicht auf jede belastende Nahrung gelingt, die

---

307 Die Fässer werden geschwefelt, damit sie während der Zeit, in der kein Wein abgefüllt ist, nicht schimmeln. Eine bessere Methode ist es, sie in dieser Zeit mit Wasser zu füllen, weil dann die Gefahr von Rückständen vermieden wird.
308 Sie werden häufig als Ballaststoffe bezeichnet, was entschieden abzulehnen ist. Sie beinhalten für den Organismus wertvolle Mineral- und andere Stoffe. Es muss hier konsequenterweise von Faserstoffen gesprochen werden.
309 Die Deponien für die Schadstoffe befinden sich hauptsächlich in den Zellen.

Verschlackung zu reduzieren, kann die Erkrankung abgewehrt werden.

Bricht eine Grippe aus, dann ist folgende Kombination empfehlenswert: Ferrum phosphoricum Nr. 3, Kalium chloratum Nr. 4, Kalium phosphoricum Nr. 5, Kalium sulfuricum Nr. 6, Natrium chloratum Nr. 8 und Natrium sulfuricum Nr. 10.

13.5.5 Juckreiz

Wenn sich nach längerer Zeit größerer Anspannung bzw. Beanspruchung im Beruf oder auch im privaten Bereich die Schlacke im Körper anzuhäufen beginnt, wird sie Bestandteil in allen Flüssigkeiten. So kommt es, dass auch der Schweiß mit Schlacke versetzt ist. Dieser reizt die Haut so sehr, dass es zu einem intensiven Juckreiz kommt, juckend beißend. Oft genug lässt er erst nach, nachdem die Hautstelle blutig gekratzt ist. Durch das „Blutigkratzen" wird es dem Juckreiz verursachenden Stoff ermöglicht, aus dem Körper auszutreten (Reinigung).

Der intensive Juckreiz, der durch einen Mangel an Natrium sulfuricum Nr. 10 bedingt ist, beginnt generell in den Unterschenkeln und steigt dann in den gesamten Körper hinauf.

Aus der Praxis:
Die Arbeit in einer Hotelküche ist besonders anstrengend. Umso mehr, wenn es das eigene Hotel und damit die eigene Küche ist. So ist es nicht verwunderlich, dass die Besitzerin, welche auch noch eine ausgezeichnete Köchin ist, viele anstrengende Stunden in der Küche verbringt.

In ihrem Hotel hielt ein Mineralstoffberater regelmäßig Informationsabende über die Mineralstoffe nach Dr. Schüßler ab. Eines Abends klagte sie über einen immer stärkeren Juckreiz, der sie nicht mehr in Ruhe lasse. Sie habe auch schon die Nr. 7, das Magnesium phosphoricum, ausprobiert, sowohl als Tabletten, als Bad und als Salbe, aber es helfe nicht. Das Mineralstoffbad nach Hickethier bringt nur kurze Zeit Erleichterung, aber dann ist der Juckreiz wieder da.

Als sie betonte, dass er besonders stark sei, wenn sie schwitze, war das Problem auch schon gelöst. Sie bekam den Rat, die Ernährung soweit wie möglich überhaupt einzuschränken, Reinigungstee nach einem speziellen Rezept zu trinken und von Natrium sulfuricum alle 5 Minuten eine Tablette zu lutschen. Nach wenigen Tagen war schon eine Erleichterung zu spüren, und es dauerte nicht lange, dann war der Juckreiz kaum noch zu spüren, außer in Zeiten besonderer Belastung.

13.5.6 Ablagerungen

Bei einem Mangel ist der Organismus gezwungen, die Stoffe, welche umgebaut werden müssten, in einer Deponie aufzubewahren. Zu diesen Lagerungsstätten gehören erfahrungsgemäß Warzen, Muttermale und harte Knoten unter der Haut, welche sich aber problemlos verschieben lassen. Sie verändern ihre Größe, je nachdem, wie groß der Anfall von Belastungsstoffen ist.

An den Orten, an denen sich Belastungsstoffe befinden, welche nicht mehr ausgeschieden werden können, wird das Immunfeld extrem geschwächt, wodurch eine Brutstätte für Bakterien und Viren entsteht, wie es z.B. bei den Warzen der Fall ist. Das Auftreten bzw. die Ausbreitung des Herpes-Virus hat einen innigen Zusammenhang mit Gefühlsstoffen, die mit Aufregung, Hass und Ablehnung zu tun haben, wodurch es vor allem im Bereich der Lippen und um den Mund zu Herpesblasen kommt. Allerdings ist der Herpes genitalis fast schon so häufig wie der Herpes labialis (Lippen). Auch die Fieberblasen verlangen nach Natrium sulfuricum, welches sich in diesem Fall als Salbe oder Brei verwenden lässt.

13.5.7 Die Problematik von Fastenkuren

Schlackenstoffe, Abfallprodukte und vor allem Stoffe, welche der Körper nicht umbauen kann, werden unter anderem auch im Gewebe abgelagert. Das Fettgewebe ist dazu hervorragend geeignet, da es zu keiner besonderen

Verwendung im Einsatz steht. So gesehen kann eine Zunahme von Fettgewebe, oft auch eine undurchschaubare, unverständliche, ihren Hintergrund in der Überlastung mit solchen Stoffen haben (wenn z.B. bei der Einnahme von schweren Medikamenten wie Psychopharmaka, aber auch Hormonpräparaten, die Patienten in kurzer Zeit viel an Gewicht zunehmen; sie werden förmlich „aufgeblasen").

Wird durch eine Fastenkur versucht, „Pfunde zu verlieren", muss Gewebe abgebaut werden. Dabei werden auch die darin enthaltenen Schlacken- bzw. Belastungsstoffe frei. Solange nichts gegessen und die Darmreinigung konsequent durchgeführt wird, kann die anfallende Überflutung des Körpers mit diesen Stoffen einigermaßen bewältigt werden.

Eine Unterstützung des Organismus mit den entsprechenden Schüßler-Mineralien, besonders aber mit Natrium sulfuricum, ist von großer Bedeutung. Erfolgt sie nicht, bleiben viele belastende Stoffe im Körper in Schwebe und werden bei beginnender Nahrungsaufnahme wieder in aufzubauendes Gewebe eingelagert, damit sie aus dem Bereich des Stoffwechsels verschwinden. Dann kann es passieren, dass der mit Mühe erkämpfte Gewichtsabbau in kürzester Zeit nicht nur wieder ausgeglichen, sondern das Gewicht höher wird, als es vor der Kur war.

13.5.8 Abbau von Zellen im Gewebe

Altersschwachen Zellen entzieht Natrium sulfuricum Flüssigkeit, damit sie zerfallen können und neuen Zellen Platz machen. Auch den ausgedienten Leukozyten entzieht der Mineralstoff laut Dr. Schüßler das Wasser und bewirkt deren Ausscheidung.

Auch die Leukämie ist in diesem Zusammenhang zu betrachten: Obwohl von manchen Autoren empfohlen, ja auch von Dr. Schüßler selbst, kann der Einsatz von Natrium sulfuricum bei Leukämie nicht befürwortet werden. Dabei geht es nicht darum, dass zu wenig altersschwache Leukozyten abgebaut werden, sondern dass viel zu viele junge, nicht ausgereifte Leukozyten in das Blut gelangen. Nach heutiger Auffassung handelt es sich bei der Leukämie um eine Erkrankung der weißen Blutzellen, nämlich um eine echte Neoplasie (Tumorbildung) der blutbildenden Organe, wobei es verschiedene Krankheitsformen gibt, bei denen die Milz beteiligt ist. Sie braucht eine intensive ärztliche, aber auch eine ausgezeichnete alternative Betreuung, in der das Energiefeld wieder aufgebaut wird.

13.5.9 Ausscheidung der Schlacken durch den Darm

Nach dem Umbau der Schlacken durch die Leber mit Hilfe von Natrium sulfuricum rückt deren Ausscheidung in das Blickfeld: Wie aus den Erfahrungen von Fastenkuren bekannt ist, kann der Darm Schlacken und andere Belastungsstoffe über die Darmzotten ausscheiden[310]. Dazu ist es notwendig, mehr als drei Tage nichts zu essen. Dann ist es den Darmzotten möglich, ihre Tätigkeit umzukehren. Die tägliche Darmreinigung durch ein Passagesalz (Bittersalz, Glaubersalz) ist dabei unumgänglich, ansonsten würde ein Teil der Belastungsstoffe im Darm liegen bleiben und nach Beendigung der Kur wieder in den Körper „zurückgesaugt" werden. Sie verursachen dann unnötigerweise Kopfschmerzen und andere Beschwerden. Der vielfach oft angewendete Einlauf genügt leider nicht, wie auch Dr. Worlitschek in seinem Buch „Der Säure-Basen-Haushalt" bestätigt.

Aber es gibt noch eine Gelegenheit, bei der der Darm die Belastungsstoffe unter unange-

---

310 Wenn der Organismus an einem Mangel an Natrium sulfuricum Nr. 10 leidet, können die Schadstoffe über den Dickdarm nicht ausgeschieden werden, im Gegenteil: der Dickdarm beginnt sich zu entzünden: Folgen sind dann Kolitis, Colitis ulcerosa, Morbus Crohn.

nehmen Umständen los wird. Steigt nämlich die Belastung durch Schlacken im Körper derart an, dass sie durch den Organismus nicht mehr bewältigt werden kann, benutzt er ein Notventil. Er stößt die in Flüssigkeit gelösten Schlacken über die Aufnahmekanäle ab, indem er die Fließrichtung umdreht. Dabei wird der Nahrungsbrei nicht mehr eingedickt und die Ausscheidung der abzustoßenden Belastungsstoffe erfolgt explosiv als Durchfall. Wenn der Darm in seiner Ausscheidungsfunktion überfordert ist, werden die Stoffe zusätzlich über den Mund erbrochen, es kommt zum Brechdurchfall.

Ein wesentliches Kennzeichen für den Vorgang ist die totale Ablehnung jeder Nahrungsaufnahme. Solange der Organismus die Entlastung benötigt, ist es ihm nicht möglich, Nahrung aufzunehmen, denn dann müsste der dramatische Ausscheidungsvorgang gestoppt werden. Von großer Bedeutung ist in diesem Zusammenhang die Aufnahme von Flüssigkeit und, wenn möglich, von Natrium sulfuricum, denn es hilft dem Organismus, die Schlacken wieder auf dem üblichen Weg durch die Leber umzubauen und dann über den Dickdarm auszuscheiden.

Wenn Mütter ihre Kinder trotzdem zum Essen zwingen, kommt der Organismus in Zugzwang. Meistens wird das Gegessene sofort wieder erbrochen. Bleibt es im Körper, weil die Schlackenkonzentration schon gesenkt wurde, muss der Organismus auf weitere Entlastung auf diesem Wege verzichten.

13.5.10 Blähungen und Verstopfung

Gibt die Leber bzw. die Galle zu wenig entsprechende, für die Verdauung benötigte Flüssigkeit in den Dünndarm ab und steht dem Organismus durch die Bindung von Schlackenstoffen an Wasser zu wenig Flüssigkeit insgesamt zur Verfügung, verdickt sich der Nahrungsbrei und bleibt im Darm liegen. Es kommt zu chemischen Reaktionen und Gärungsprozessen, welche Gase produzieren, die zu den bekannten Blähungen führen, die sich bis zu Koliken steigern können. In diesem Zusammenhang sollte man auch an die beiden Erweiterungsmittel Kalium-Aluminium sulfuricum Nr. 20 und Natrium bicarbonicum Nr. 23 denken, s. S. 395 und S. 401 ff.

Außerdem kann mit diesen Problemen ein unangenehmes Kopfweh verbunden sein, weil die Gase in gelöster Form über die Darmzotten in das Blut gelangen. Das Gehirn ist am sensibelsten für solche Vergiftungen und leidet darunter.

Gehen durch die Einnahme von Natrium sulfuricum und warme Umschläge doch Gase ab, stinken sie entsetzlich, „wie faule Eier" bzw. schwefelig, ähnlich einer Heilquelle mit starkem Schwefelgehalt.

Als Reaktion auf die Einnahme der Mineralstoffe kann es ohne weiteres auch zu einer Verstopfung kommen. Wenn nämlich im Körper Schadstoffe in den Stoffwechsel kommen, müssen dieselben, da sie nicht so schnell ausgeschieden werden können, in Lösung gehalten werden. Die dafür notwendige Flüssigkeit holt sich der Organismus dann unter Umständen aus dem Dickdarm, wodurch es zu wiederum zu einer Eindickung des Darminhaltes kommt mit der Folge der Verstopfung.

13.6 Flüssigkeitshaushalt

Der abbauende Flüssigkeitshaushalt wird durch das Natrium sulfuricum besorgt. Überall, wo der Abbau von Flüssigkeit, die Reduktion der Flüssigkeit notwendig ist, ist Natrium sulfuricum angebracht. Es bindet selbst und fördert die Ausscheidung überflüssigen Wassers mit den darin enthaltenen Abbaustoffen.

Es ist auch zuständig bei erhöhtem Augendruck, wenn er durch die Überfüllung mit Flüssigkeit entsteht, wie es beim Grünen Star der Fall ist. Ebenso ist der Einsatz von Natrium sulfuricum notwendig, wenn nach Ohrenschmerzen, die durch Ferrum phosphoricum Nr. 3 beseitigt wurden, ein Druck im Ohr bleibt. Er kann durch die Einnahme von jeweils einer Tablette im Abstand von 5–10 Minuten rasch beseitigt werden.

Natrium sulfuricum reguliert auch die Fließfähigkeit des Blutes bei Verwässerung, indem es die überschüssige Flüssigkeit abzieht.

Aus der Praxis:
Eine dankbare Mutter schreibt ihrem Mineralstoffberater:

„Lieber Herr ... !

Ich möchte mich bei Ihnen recht herzlich bedanken. Zuerst wegen meinem Mann, denn auch er hat durch Sie den Weg zu einer positiven Einstellung und zu seiner Gesundung gefunden.

Nun wegen meinem Sohn Michael, der vor einem Monat eine Herzoperation hatte, bei der ein Loch in der Vorhofscheide geschlossen wurde. Die Operation ist sehr gut verlaufen, doch da sein Körper durch die Operation geschwächt war, bildete sich ein Erguss im Herzen (Wasseransammlung). Die Ärzte verschrieben Antibiotika und wassertreibende Mittel. Doch nach zwei Wochen war keine Besserung zu sehen und die Ärzte sprachen schon von der Notwendigkeit einer Punktierung.

Da ich unruhig wurde, wollte ich einen Rat von Ihnen. Sie rieten mir verschiedene Mineralstoffe, hauptsächlich Kalium chloratum Nr. 4 und Natrium sulfuricum Nr. 10 und eine Mineralstoffsalbe mit der gleichen Zusammensetzung und waren guter Hoffnung, dass nach drei Wochen bis zur nächsten Untersuchung bei dieser Behandlung die Wasseransammlung sehr weit zurückgehen würde.

Als diese drei Wochen um waren, wurde in der Innsbrucker Klinik ein Herzultraschall gemacht. Bei dieser Untersuchung war zum Erstaunen der Ärzte keine Wasseransammlung mehr zu sehen. Der Blick meines Sohnes ging zu mir und ich glaube, wir dachten dasselbe!

Herzlichen Dank Ihre ..."

13.6.1 Rückstau verschlackter Flüssigkeit im Körper

Die Leber als „Abfallkübel" des Organismus benötigt für den Umbau der belastenden Stoffe in ausscheidbare Substanzen das Natrium sulfuricum.

Es gibt eine bestimmte Gruppe von Abfallstoffen, welche nicht abgelagert werden können, sondern durch Verbindung mit Wasser in Lösung gehalten werden müssen. Diese mit Schlacke verknüpfte Flüssigkeit füllt mit der Zeit den gesamten Körper auf.

Sie verwässert das Blut, durchdringt das Gewebe und verwässert es, was als Hydrämie beschrieben wird. Wenn diese Räume nicht mehr ausreichen, lagert der Organismus diese Flüssigkeiten in den Extremitäten ab. Die ersten Anzeichen dafür bestehen in matten, schweren Beinen, welche große Mühe bereiten, sie anzuheben. Sie werden eine Last, wie auch die darin enthaltene Flüssigkeit, die mit der Zeit immer mehr wird, wodurch die Füße, später auch die Beine, vor allem die Unterschenkel, anschwellen. Die mit den Schlacken verbundene Flüssigkeit lagert sich auch in den Fingern und Händen ab. In Zeiten besonderer Verschlackung und dem damit verbundenen Flüssigkeitsandrang in die Hände ist es schwer, die Ringe von den Fingern zu bekommen.

Bei Sonnenbestrahlung wird die im oberflächlichen Gewebe abgelagerte Schlackenflüssigkeit in Bläschen sichtbar. Sie haben einen leicht gelblich-grünlichen wässrigen Inhalt. Die betroffenen Hautstellen jucken sehr und meist reagiert der Organismus mit einer Rötung der Haut, was auf einen entzündlichen Vorgang hinweist. Wer auf diese Weise auf die Sonne allergisch reagiert, sollte die Mineralstoffe nach Dr. Schüßler besonders konsequent und reichlich einnehmen, damit sich der Körper von der Überfüllung mit Schlacken befreien kann. In diesem Fall kann auch die äußere Anwendung der Mineralstoffe nach Dr. Schüßler sehr hilfreich sein.

Ein Hinweis auf den Natrium-sulfuricum-Mangel besteht auch darin, dass Menschen mit Problemen beim Zuckerabbau häufig geschwollene Beine haben. Allerdings müssen sie den Milchzucker der Tabletten weglassen, indem sie die Mineralstoffe auflösen (s. auch Hinweise über die Einnahme im ersten Teil, S. 136).

13.6.2 Offene Beine

Ist es dem Organismus nicht mehr möglich, die aufgestaute Schlackenflüssigkeit im Körper zurückzustauen, schafft er sich einen Ausgang in einem offenen Bein. Diese Öffnungen sind verschieden groß, gehen auch in die Tiefe und sind zum Teil sehr schmerzhaft. Sie sind stark nässend, wobei das Sekret immer wieder eine andere Farbe annehmen kann. Ist die nach außen tretende Flüssigkeit mehr weißlich, zeigt sie einen momentanen Mangel an Kalium chloratum Nr. 4 an, ist sie ocker, also bräunlich-gelblich, verlangt sie nach Kalium sulfuricum Nr. 6, und ist sie schließlich grünlich-gelblich, so ist Natrium sulfuricum Nr. 10 an der Reihe.

Wird ein solches Bein mit Mineralstoffen versorgt, dann ist neben dem Natrium sulfuricum immer auch auf den Bedarf von anderen Mineralstoffen zu achten. Ein roter entzündeter Rand verlangt nach Ferrum phosphoricum Nr. 3. Es besteht auch die Möglichkeit, dass vorübergehend kein Mineralstoff aufgelegt werden kann.

Bei offenen Beinen ist die Verwendung eines Mineralstoffbreies am besten. Auch können Tücher aufgelegt werden, welche mit Flüssigkeit getränkt sind, in der die benötigten Mineralstoffe aufgelöst wurden. Eine Salbe kann unter Umständen Probleme wie das Verkleben der Wunde verursachen. Allerdings beugt die Salbe einer Krustenbildung vor und hält die Haut elastisch.

Bei einem offenen Bein lassen sich häufig zwei Prozesse beobachten. Einerseits will der Organismus die Öffnung verschließen, andererseits will er die belastende Schlacke ausscheiden. So entzündet sich die Öffnung immer wieder, wenn die Heilung bzw. die Schließung der Öffnung zu intensiv gefördert wird. Es verlangt aus eigener Erfahrung bei schweren Fällen große Geduld, oft jahrelang, bis der Organismus die Öffnung wieder schließen kann, weil er die belastenden Stoffe endlich losgeworden ist.

Problematisch ist es, die Öffnung zu verschließen, weil die auszuscheidende Flüssigkeit zurückgestaut wird, wodurch es unter Umständen zu einem unförmigen Anschwellen des Beines kommen kann. Die Beschwerden eines offenen Beines sind in diesem Fall einer solchen Verunstaltung des Beines immer noch vorzuziehen. Es lässt sich auch beobachten, dass der Organismus immer wieder die aufgesetzten Hauttransplantate abstößt, weil sie den natürlichen Verlauf der Heilung des Körpers stören.

13.6.3 „Entwässerung"

Wird dem Organismus durch die Einnahme von Natrium sulfuricum die Möglichkeit geboten, die Schlackenstoffe, welche im Wasser in Lösung gehalten werden, in ausscheidbare Substanzen umzubauen, kann die Flüssigkeit wieder freigegeben werden. Sie steht dann entweder für andere Verwendungszwecke wieder zur Verfügung oder wird ausgeschieden. Je nach Fortschritt des Umbaues der Schlackenstoffe schreitet dann auch die gewünschte „Entwässerung" voran.

Bei der Verwendung des Wortes „Entwässerung" ist jedoch Vorsicht geboten, weil es nicht exakt den Vorgang beschreibt, der vor sich geht. So gesehen ersetzt das Natrium sulfuricum die Entwässerungstabletten der Medizin nicht, sondern macht sie überflüssig, sofern es sich um eine Anhäufung von Schlackenflüssigkeit handelt. Ansonsten sollten in diesem Zusammenhang unbedingt auch die Belastungen und Probleme beachtet werden, welche durch einen Mangel an Natrium chloratum Nr. 8 entstehen. Die Menge der eingenommenen Mineralstoffe richtet sich in diesem Falle nach der Ernsthaftigkeit des anstehenden Problems.

13.7 Makro-Ebene

Substanzen, die auf der Makro-Ebene oder grundsätzlich spezifische Leberfunktionen unterstützen, sind:
- Glutaminsäure als Schlüsselsubstanz im Aminosäurenstoffwechsel und des Ammoniakabbaus,
- Chrom zur Regulation des Cholesterinstoffwechsels,
- Selen als Bestandteil von Enzymen,
- Inosit, Zuckeralkohol zur Stabilisierung von Zellmembranen.
- Folsäure aus dem Vitamin-B-Komplex in Verbindung mit B_6 und B_{12} zum Zellschutz,
- Zink als Bestandteil von Alkohol abbauenden Enzymen.

13.8 Äußere Anwendung

Natrium sulfuricum Nr. 10 hat bei der äußeren Anwendung eine besondere Bedeutung, weil damit auf die Schadstoffe eingewirkt werden kann, die unter der Oberhaut in das Gewebe als gelöste Schadstoffe eingesackt sind. Damit muss es in jeder Mischung berücksichtigt werden, die das Problem der Sonnenallergie begleitet.[311]

Es hat seinen Platz in der Behandlung von geschwollenen Füßen und Unterschenkeln und in jeder Kombination für Venenprobleme.

Bei Orangenhaut sorgt Natrium sulfuricum Nr. 10 für den Abbau von Schadstoffen, die in die angeschwemmten Proteinstrukturen eingelagert sind.

Es ist ein wichtiger Mineralstoff in einer Entschlackungsmischung, die äußerlich in Form von Brei beim Abnehmen unterstützend wirkt.[312]

Alles, was biochemisch die Lippen pflegt, ob als Cremegel- oder Salbenmischung oder als Balsam, wenn Herpes schmerzhaft die Lippen plagt, braucht als wichtigen Bestandteil Natrium sulfuricum Nr. 10.

Warzen werden äußerlich erfolgreich in Form von Brei, Cremegel oder Salbe mit folgender Kombination behandelt: Kalium chloratum Nr. 4 und Natrium sulfuricum Nr. 10.

Eine äußere Behandlung der Neurodermitis kann ebenfalls ohne Natrium sulfuricum Nr. 10 nicht auskommen.

13.9 Zusammenhänge zwischen Natrium sulfuricum und charakterlichen Strukturen

Natrium sulfuricum Nr. 10 ist der Mineralstoff, der mit starken Gefühlen in Zusammenhang steht. Schon in den Ausführungen zu Kalium sulfuricum Nr. 6 wurde der fließende Übergang vom Ärger zum Hass aufgezeigt. Wenn allerdings von starken Gefühlen die Rede ist, zeigt sich, dass die Menschen den Umgang damit scheuen, dass sie diese Gefühle regelrecht verdrängen.

In Bezug auf Natrium sulfuricum ist es notwendig, den Unterschied zwischen Handlung und Gefühl aufzuzeigen. Dieselbe Handlung wird von verschiedenen Menschen oft unterschiedlich bewertet bzw. gefühlsmäßig eingestuft. Was der eine verwerflich findet, kann für den anderen noch durchaus annehmbar erscheinen.

Auch sollte das Verständnis für Gefühle vertieft werden. Hauptsächlich geht es um den Unterschied:
- einerseits zwischen Aggression und Zerstörung auf der Handlungsebene,
- andererseits zwischen Ärger und Hass auf der Gefühlsebene.

---

311 Wie z.B. das Pre- & After Sun der Adler Pharma.
312 Wie z.B. das Zell Basic der Adler Pharma.

13.9 Zusammenhänge zwischen Natrium sulfuricum und charakterlichen Strukturen

13.9.1 Aggression

Das lateinische Wort „aggredior" (3. gressus sum) hat mehrere Bedeutungen. Es heißt „herangehen, sich an jemanden wenden, ihn angehen, angreifen, unternehmen, beginnen, versuchen" und „an etwas gehen". Im Sinne von angreifen werden die „hostes" genannt. Diese sind aber nicht nur unbedingt die Feinde, sondern auch die Fremden, die Fremdlinge.

Häufig wird das Wort „aggressiv" als zerstörendes Verhalten gedeutet, was es auf keinen Fall ist. Zerstörung meint Vernichtung. Destruktiv ist jene Eigenschaft, die hinter einer zerstörenden Haltung steht.

Pflegt jemand einen aggressiven Stil in seinem Leben, ist eher eine Haltung gemeint, wie: „Frisch gewagt ist halb gewonnen!" oder „Jeder ist seines Glückes Schmied!"

Von der Umgebung wird mitunter ein aggressives Verhalten als ein zerstörerisches gesehen. Wie aber soll sich im Leben des Menschen etwas ändern? Manchmal muss Altes zugrunde gehen, damit Neues entstehen kann.

Im Sinne der Wortwurzel hat also Aggression wenig mit negativen Inhalten zu tun, sondern mit einer aktiven, das Leben gestaltenden Haltung. Eigenständiges Handeln wird unter Umständen als Anmaßung empfunden, die sich gegen den anderen richtet. Damit ist sie blockiert. Diese Eigenständigkeit wurde auch lange genug durch eine repressive Erziehung vereitelt. Es wurde meist zu einer reaktiven und nicht zu einer aktiven, gestaltenden Lebenshaltung erzogen. Für den Einzelnen ist es oft nicht mehr möglich, von sich aus das Leben zu gestalten. Er wartet, bis er durch äußere Einflüsse zum Reagieren gezwungen ist. Auf lange Sicht entsteht das Gefühl, als ob von außen das Leben bestimmt sei.

Daher entstanden auch viele Formulierungen, welche eine Bestimmung des Lebens von außen formulieren. Menschen behaupten dann, von außen her bestimmt zu werden. „Es hat ja gar nicht anders kommen können!" – „Das war zu erwarten." – „Dem Schicksal kann keiner entkommen!" – „Schon von Geburt an ist dir alles vorherbestimmt." – „Es gibt keine Freiheit!" usw. Auf diese Art ist es möglich, sich der Verantwortung für das Leben zu entziehen. Tatsächlich aber sind diese Formulierungen der Versuch, die passive Lebenseinstellung zu rechtfertigen.

Irgendwie drückt sich das Passive hier schon im „Neutrum" aus: *Es, Alles, Das.* Solche allgemeinen Formulierungen zeigen, wie sehr sich die Menschen von außen bestimmen lassen, es eigentlich auch wollen und sich hinter diese Einstellung zurückziehen. Am stärksten drückt sich dieser Tatbestand in der Verwendung des Wortes „man" aus: „Da kann man halt nichts machen!" – „Das tut man so!" – „Man hat das immer schon so gemacht."

In allzu vielen Formulierungen versuchen manche, sich auf die Umstände hinauszureden. Damit entziehen sie sich der Verantwortung für ihr Leben. Letztlich verweigern sie sich dem Leben und erklären sich als Opfer der Gegebenheiten.

Unbestreitbar ist die Tatsache, dass viele Umstände vorgegeben sind, auf welche der Einzelne wenig Einfluss hatte oder hat. Aber letztlich befragt das Leben den Menschen dahingehend, was ihm möglich war zu gestalten, aus dem, was er vorfand. In dem sich der Mensch dem stellt, was er vorfindet und es nach seinen Möglichkeiten bearbeitet, liegt das Erkennen einer Aufgabe sowie die Bewältigung des Lebens. Doch dieser freien Haltung stehen im Gefühlsbereich Hindernisse entgegen.

13.9.2 Aktive oder passive Lebenshaltung

Es erhebt sich die Frage, warum gegenüber der aktiven Lebenshaltung eine gewisse Scheu besteht und die passive Haltung eher bevorzugt wird.

Dazu ist es notwendig, wieder einen Ausflug in die Kindheit zu machen. Wenige Eltern ermutigen ihre Kinder, zu ihren eigenen Gefühlen zu stehen. Dann müssten sie sich nämlich auch mit deren Protesten, Widersprüchen und Eigenwilligkeiten auseinander setzen. Bequemer ist es, aber auch das eigene Leben blockierend, das Kind zu zwingen, sich nach den Erwachsenen auszurichten. So lernt es, nicht die eigenen Empfindungen für wahr zu halten, sondern alles, was ihm von den Erwachsenen als wichtig und richtig beigebracht wurde. Aus der Not des Ausgeliefertseins heraus bringt das kleine Menschenkind das Opfer und verzichtet auf das eigene Leben. Das ist der Beginn der Entfremdung von sich selbst.

Allzu oft wurde abenteuerlustigen, aufrichtigen, jungen Menschen vorgeworfen, dass sie frech seien, unverschämt, maßlos, rücksichtslos, bedrohlich und überheblich. Unter dem Druck der Anklage bricht die Eigenständigkeit oft genug zusammen.

13.9.3 Rücksicht

Im weiteren Leben spielen dann immer die anderen Menschen eine wichtige Rolle. Das Thema Rücksicht ist dabei vorherrschend. Immer wieder wird gefragt: „Was werden wohl die Leute dazu sagen?"

Das betrifft nicht nur, wie man unter Umständen meinen möchte, die älteren Semester. Gerade die jungen Menschen haben sehr strenge und oft enge Vorschreibungen, Vorschriften, Vorstellungen für ihr Leben in jenen Gruppen, in denen sie sich bewegen. Die Verhinderung bzw. Unterdrückung des eigenen Lebens zeigt sich bei ihnen nicht wie üblicherweise formuliert wird, in einem aggressiven, sondern in einem zerstörenden Verhalten. Das Maß an Zerstörung weist auf ein Gespür für die innere Verwüstung hin.

Ein aggressives Verhalten ist der Jugend auf jeden Fall zuzugestehen, zeigt es doch, wie sehr sie sich am Leben beteiligen und es in die eigene Hand nehmend gestalten wollen! Es wäre dann möglich, auf neue, unbekannte, spannende Antworten in Bezug auf Fragen des Lebens einzugehen; die Jugend könnte Möglichkeiten aufzeigen, die die in ihrer Passivität resignierenden Erwachsenen nie hätten entwickeln können. Vielleicht erreichen dann die Impulse der jungen Generation die verschütteten Ebenen der Erwachsenen, wodurch diese wieder lebendiger würden.

13.9.4 Gefühle

Durch das Wegdrücken seiner Gefühle, der Entfremdung seines Gefühlslebens, wird der junge Mensch in eine zwanghafte Reaktionshaltung hineinmanipuliert. Er muss eine enorme Kraft aufwenden, um dem aufgestauten Druck an Gefühlen nicht zu unterliegen. Er hat Angst, würde der Deckel seines „Hochdruckkochtopfes" abgehoben. Dann könnte er seine Gefühle nicht mehr unter Kontrolle halten, sondern er wäre ihr Sklave.

Er hat nicht nur bei sich selbst, sondern auch bei den „kontrollierten" Erwachsenen erlebt, dass manchmal die Gefühle zum „Durchbruch" kommen. Im wahrsten Sinne nämlich! Der entstandene Überdruck ließ sich nicht mehr steuern, wodurch sich der Gefühlsschwall über den Menschen ergoss. Er war dabei weitestgehend unkontrolliert, unter Umständen ließ er sich zu Handlungen hinreißen, die er sonst nie begangen hätte. (Im Affekt, wie dann formuliert wird.) Die Angst vor den Gefühlen wächst dadurch immer mehr. Er ist damit von zwei Seiten umzingelt:
- Auf der einen Seite glaubt er, sich nach seiner Umgebung richten zu müssen;
- auf der anderen muss er sich seiner Angst vor den eigenen Gefühlen bzw. vor dem eigenen Leben beugen.

Der Versuch, zum eigenen Leben zu kommen, ist oft von Unbeholfenheiten und Ungeschicklichkeiten gekennzeichnet. Die Zwickmühle, in der sich der Betroffene befindet, behindert lange Zeit alle Bemühungen. Kommen sie

13.9 Zusammenhänge zwischen Natrium sulfuricum und charakterlichen Strukturen

trotzdem einmal nach außen, zeigen sie durch ihre Vehemenz die innere Unfreiheit auf.

Hier drückt sich deutlich ein zwanghaftes Verhalten aus, weil zwischen *Handlung* (aktives Gestalten) und *Reaktion* als passive Abwehr (zur Schadensbegrenzung) schwer unterschieden werden kann.

In dieser ganzen angespannten Situation gelingt kein lebendiges Gefühlsleben mehr. Dieses müsste nämlich drei Bereiche umfassen:

- Das Erlebnis der Gefühle; die innere Schwingung als Antwort auf die äußere Empfindung. Auch die vom „Kopf" (Verstand) angebotenen Bilder sowie das Spüren von der Person her kommen für den Gefühlsbereich von „außen". Je tiefer der Innenraum, umso tiefer der Schwingungsraum für die Gefühle.
- Der Ausdruck der Gefühle, in dem nach außen die Empfindung von der Welt rückgemeldet wird. Manche Menschen glauben eine besonders wirkungsvolle Rückmeldung zu geben, wenn sie diesen Ausdruck stark übertreiben.
- Das Leben der Gefühle, wodurch dem Empfundenen und Gefühlten Gestalt verliehen wird.

13.9.5 Kontrolle oder freier Fluss

Die Scheu vor Gefühlen, besonders vor starken Gefühlen, besteht in der Angst, die Kontrolle zu verlieren. Dabei wird, wie schon oben beschrieben, übersehen, dass ein Unterschied besteht im Empfinden eines Gefühles, dem Ausdruck, der einem Gefühl nach außen verliehen wird, und den daraus sich ergebenden Handlungen. Für stark gefühlsgebundene Menschen ist es schwer, diese drei Bereiche auseinander zu halten und für sich stehen zu lassen.

Die innere Distanz, die ab der Pubertät zu den eigenen Gefühlen gewonnen werden sollte, um erwachsen zu werden, bedeutet keine Abkühlung der Gefühle wie bei ihrer Unterdrückung. Die Distanzierungsfähigkeit bedeutet, dass die Person den erlebten Gefühlen „gegenübertreten" kann, ohne in sie hinein gefangen zu sein. Wird sie konsequent geübt, verliert sich die Scheu vor den Gefühlen. Auch wird die Zensur für erlaubte und nicht erlaubte Gefühle in der Folge immer schwächer. Der immer freiere Fluss der Gefühle führt zu einer Erlebnisfähigkeit, welche den Menschen der Fähigkeit des Genießens immer näher bringt.

In dieser Hinsicht besteht ein enormer Aufholbedarf, was die Erlebnisfähigkeit von Gefühlen betrifft. Steckt jemand zu sehr in den Gefühlen, gibt es keine Erlebnisfähigkeit, dann leben die Gefühle den Menschen. Die Person, die zum Erleben der Gefühle fähig wäre, ist dabei zu sehr in die Gefühle hinein verstrickt, ist ein Opfer der Gefühlsverwirrungen.

In der Erziehung fällt die Ermutigung und Förderung einer Gefühlskultur im Sinne einer Achtsamkeit völlig unter den Tisch! Nur wenn die jeweiligen Gefühle des heranwachsenden Menschen „gesehen" werden im Sinne von beachtet und geachtet, erlebt dieser seine Gefühlswelt als eine wesentliche eigenständige Bezugsmöglichkeit zur Welt. Wird er auf diese Weise in seinem Leben begleitet, wird ihm geholfen, das erlebte Leben sinnstiftend zu deuten. Die Zusammenhänge im Leben werden fühlbar und spürbar. Die Bezugnahme auf eine Autorität, von der die Orientierung im Leben diktiert wird, erübrigt sich. Die einzige zu akzeptierende Autorität ist die eigene Person, ist die innere eigene, erlebte, gefühlte und gespürte Welt.

Das eigenständige Gefühlsleben, durch das das Leben glaubwürdig gedeutet werden kann, verhilft ihm zu einer wahren Emanzipation gegenüber den Erwachsenen. Die Abhängigkeit verliert sich immer mehr, sodass es ihm möglich ist, sich auf seine „eigenen Beine" zu stellen.

Vielfach gelingt eine solche Erziehung nicht. Dadurch wird verständlich, dass die Menschen gelernt haben, ihre Gefühle zu überspielen. Es wird gelacht, wo es zum Weinen ist, auf Härte gespielt, wo Mitgefühl angezeigt, auf Vernunft getrimmt, wo Einfühlungsvermögen am Platz gewesen wäre.

13.9.6 Starke Gefühle

Vor allem sind die starken Gefühle von der Verdrängung bedroht. Sie dürfen kaum leben und werden oft mit einer Art von Freundlichkeit überspielt, bei der das „freundliche Lächeln" im Gesicht „festgefroren" ist. Nach außen wird oft gelebt, womit innerlich überhaupt keine Übereinstimmung besteht. Nach vielen Jahren der Unterdrückung der starken Gefühle, der Vermeidung von Situationen, in denen starke Gefühle entstehen könnten, der Entfremdung vom eigenen Empfinden, verkümmert die Fähigkeit zur inneren Stellungnahme.

In dieser Situation wird es dem Menschen unmöglich, mit den überaus starken Lebensausdrücken von Wut, Zorn und Hass zurechtzukommen. Doch sie bestehen und wenn sie nicht leben dürfen, wirken sie in unterschwelligen Schichten. Sie verursachen Fehlhandlungen, missverständliche Aktionen und Abreaktionen, damit ist das Loswerden von aufgestauten Gefühlen in Form von Affekten gemeint, an unschuldigen Opfern.

Wut, Zorn und Hass sind einander sehr nahe Gefühle und haben mit einer andauernden Verhinderung des eigenen Lebens zu tun. Sie richten sich oft nach außen, auf Personen, die vermeintlich das eigene Leben unterdrücken. Beim Erwachsenen sind dies meist Übertragungen, denn der tatsächliche Feind des eigenen Lebens steckt in ihm selbst. Dies ist die Zwanghaftigkeit, mit der der Mensch an eine Struktur gefesselt und damit ihr ausgeliefert ist.

Die Übertragung nach außen hilft lange Zeit, den inneren Druck, mit dem die eigene innere Stellungnahme zum Leben unterdrückt wird, nicht wahrnehmen zu müssen. Solange andere dafür zuständig sind, dass es im Leben schlecht geht, kann sich die starke Gefühlsbewegung auf ein „Opfer" richten.

Doch niemand ist nur das beklagenswerte Opfer, oft genug spielt das Opfer mit, ganz im Sinne von: „Das Opfer sucht seinen Täter." Allerdings war er lange vorher schon einmal im Zugzwang, durch den er die mit Angst besetzte Verkettung an eine Struktur ausgebildet hatte, die ihn nun nicht mehr frei lässt. Er fühlt den Zwang so stark, dass er glaubt, nicht „anders zu können".

Solange der Sprung von außen in das eigene Innere nicht gelingt, kann die Empörung über die Unterdrückung des eigenen Lebens nicht gegen die behindernde Blockade gerichtet werden. Die Überwindung einer solchen Zwanghaftigkeit braucht eine intensive Sprengkraft, welche in den starken Gefühlen von Wut, Zorn und Hass enthalten ist. Erst so starke Bewegungen können aus den Umklammerungen der Angst befreien.

Dies ist haargenau dieselbe Angst, die vor den Menschen bestand, die zum zwanghaften Leben gezwungen haben. Der Unterschied besteht im Alter, was die Möglichkeit der Bewältigung eröffnet. Dabei muss nicht mit dem dafür zuständigen Erwachsenen die Auseinandersetzung gesucht werden, sofern er überhaupt noch lebt, sondern sie findet einzig und allein innerhalb der Person statt. Die Angst bleibt in diesem Prozess dieselbe, doch die Stärke der Person wächst, sodass sie der Angst standhalten kann!

Hier geht es um eine radikale Ehrlichkeit sich selbst gegenüber. Auch wenn es manchmal erschreckend ist, was an Bildern mit diesen starken Gefühlen verbunden ist, sollte den Gefühlen innerlich freier Lauf gelassen werden. Äußerlich hängt es von der Persönlichkeit des Einzelnen ab, wie er diesen inneren Vorgängen nach außen in angemessener Weise Gestalt verleiht.

13.9 Zusammenhänge zwischen Natrium sulfuricum und charakterlichen Strukturen

13.9.6.1 Kindheit

Die Einübung in der Auseinandersetzung mit Emotionen muss vom „ersten" Tag des Lebens eines Kindes eingeübt werden, indem sie ernst genommen, d.h. angehört und ausgesprochen werden sollen. Lösungsmodelle für Konfliktsituationen können miteinander erarbeitet, besprochen und geübt, sollen aber nicht übergestülpt werden.

Wie anfangs dargestellt, bildet das kleine Kind und auch später unter dem Druck des Gefühles von Bedrohung Lebensmodelle aus, womit es ihm möglich ist, die anstehende Situation zu bewältigen. Je bedrängender die Situationen sind, umso tiefer die Furchen, welche die Forderungen im Charakter des Menschen hinterlassen.

Außerdem wird dieser Vorgang durch die Erwachsenen dadurch immer wieder bestärkt und bestätigt, dass im Reden der Menschen hauptsächlich Bilder von der Bedrohung des Lebens heraufbeschworen und formuliert werden.

13.9.6.2 Jugend

In den Institutionen, vor allem in der Schule, werden oftmals Antworten auf Situationen und auf Fragen gegeben, die sich im Leben der Kinder gar nicht stellen. Immer tiefer geht der Riss durch die Seele des Heranwachsenden zwischen den Themen, mit denen er im alltäglichen Leben konfrontiert ist, und den Themen, mit denen er sich in der Schule herumschlagen muss. Dies ist ein Teufelskreis von der Entfremdung des Lebens: Je mehr Antworten er auf Fragen auswendig lernt, die sich ihm im Leben gar nicht stellen, umso weniger versteht er sein Leben. Je weniger er allerdings sein eigenes Leben versteht, er nicht mehr spüren kann, worum es in den betreffenden Situationen geht, umso mehr ist er auf „auswendig gelernte Verhaltensweisen" in Form von „Benimm-dich-Regeln", Moralforderungen, Verhaltensregeln, oder „man"-Bestimmungen angewiesen.

In der Schule in das andere Extrem zu fallen und nur noch Themen aus dem Leben der Kinder und Jugendlichen zu wählen, wäre ebenso falsch. Erleben die Heranwachsenden, dass ihr Leben mit den damit verbundenen Problemen in entsprechenden Veranstaltungen ernst genommen wird, sind sie auch bereit, sich auf Themen einzulassen, die mit ihrem Leben nichts (oder noch nichts) zu tun haben.

Zusammenfassend kann der Schluss gezogen werden, dass alle Modelle, Strukturen und Strategien, die ein Mensch lebt, irgendwann einen Sinn gehabt haben. Das Leben ist ein Lernprozess für den, der lernen will. Alle einmal erworbenen Formen des Lebens unterliegen allerdings Anforderungen, die Veränderungen bzw. Anpassung an veränderte Verhältnisse verlangen. Manche Formen werden als nicht mehr anwendbar zurückgelassen.

13.9.6.3 Erwachsenenalter

Da aber das Leben nicht stehen bleibt, sollten neue Antworten, dem Alter und der Situation angemessene, entwickelt werden. Auf diese Situation wird, wenn es sich um wesentliche Verhaltensmodelle handelt, aufgebracht reagiert, was verständlich ist. Erst wurde so viel Mühe aufgewendet, so viel Einsatz, die entsprechende Situation zu bewältigen und jetzt sollte man die einmal gegebene Antwort auf einmal nicht mehr anwenden können.

Wie verunsichernd, bedrohlich ist es plötzlich, dass eine als Wert gespürte und in den Erfahrungsschatz geborgene Antwort auf das Leben nun nicht mehr in das Muster passt, in das Rasterspiel von Frage und Antwort, das man sich mühevoll angelegt hat, um nicht hilflos zu sein. Es besteht ein unabdingbares Recht darauf, diese einmal gegebene Antwort für sehr wertvoll zu halten. Sie entsprang den Erfahrungen und eigenen Mühen und wurde unter großem Einsatz entwickelt. Eine solche

Antwort hat in der Biographie des jeweiligen Menschen den ihr eigenen Stellenwert.

Die Versuchung, an ihr hängen zu bleiben, auf ihr zu beharren, sich auf sie zu versteifen, sich darauf festzufahren und sie in das eigene Leben hinein zu zementieren, ist sehr groß. Der Abschied von ihr fällt nicht leicht. Es ist durchaus berechtigt, von Trauerarbeit zu sprechen. Der Lockerungs- bzw. Lösungsvorgang geht über eine Zeit der Verunsicherung, der Destabilisierung. Viel hängt in dieser Situation von der Mentalität und der begleitenden bzw. erziehenden Umgebung ab, wie flexibel oder starr sie war.

13.9.7 Beharrung

Falsch wäre es, an der einmal gegebenen Antwort zu kleben und im Groll gegen die ungerechte Welt zu verharren. Aus dem Groll wächst bei angestautem Entwicklungsdruck (wenn also immer wieder an den eingefleischten Einstellungen und Haltungen festgehalten wird) *die Wut auf Menschen, die Veränderung herausfordern*, oft ohne lebbare Alternativen aufzuzeigen. Aus der Wut wächst der Zorn und schließlich ein zerstörender Hass.

Der Mensch merkt selbst, dass er jedes Mal sein Leben unterdrückt, wenn er Angst vor Veränderungen hat, die der andere zu Recht einfordert. Es entwickelt sich ein Hass, eigentlich der Hass auf sich selbst, weil er sein Leben, seine eigene Entwicklungsmöglichkeit verleugnet. Als Ausdruck seines Gefühls geht er auf den anderen los, auf sein Gegenüber, weil er der Angst vor der Veränderung bei sich selbst nicht begegnen will und hilflos ist. Er kann sich Veränderungen nicht vorstellen.

Die Zerstörung durch den Hass richtet sich letztlich nicht auf das Objekt des Hasses. Tatsächlich verseucht die Haltung der absoluten, gefühlsmäßigen Ablehnung eines Wesens oder Umstandes, den Hassenden selbst.

Selbst diese Entwicklung ist letztlich nicht abzulehnen, wenn sie nicht allzu lange dauert und nach einer Zeit der Einkehr und Besinnung eine Wende erfolgt. Für die vorübergehend belastenden Gefühlsstoffe ist im Körper sicher genug Natrium sulfuricum zum Abbau und zur Ausscheidung vorhanden. Bedenklich wird der Vorgang nur, wenn der Mensch über Jahre und Jahrzehnte und womöglich ein ganzes Leben lang auf der Unversöhnlichkeit beharrt.

Die Versöhnung mit dem Leben und den damit verbundenen Herausforderungen gehört mit zu den entscheidenden Grundhaltungen des Menschen. Gelingt sie ihm, bewegt er sich immer wieder in neue Räume, fügt einen Mosaikstein nach dem anderen in sein Lebensmosaik. Diese Mosaiksteine bzw. Ereignisse sind nicht ursächlich aneinander geknüpft. Sie zeigen sich, je nach Situation und Gegebenheit. Das Leben unterliegt keiner zwanghaften linearen Entwicklung!

In der Erziehung sollte der Ermutigung des Menschenkindes viel Raum gegeben werden, damit das Vertrauen in die eigene Lebensfähigkeit wächst; in die Fähigkeit, sich dem Leben zu stellen und damit im Fluss des Lebens zu sein.

Silicea Nr. 11

H_2SiO_3 – Kieselsäure, Kieselerde
Eigentlich: Terra silicea oder Acidum silicicum[313]

Empfohlene Dosierung: D12

Unter Quarz bzw. Quarzsand versteht man die unterhalb von 870 °C stabile Form des kristallisierten Siliziumdioxids, SiO_2 (wasserfreie Kieselsäure). Erst durch die Verbindung mit Wasser entsteht Kieselsäure: SiO_2 verbunden mit H_2O ergibt H_2SiO_3.

Silicea Nr. 11 ist zuständig für den Aufbau der Struktur des Bindegewebes.

Dieser Mineralstoff
- stärkt das Bindegewebe bezüglich der Brüchigkeit,
- baut die Leitfähigkeit der Nerven auf,
- hilft beim Abbau der Säurebelastung im Körper.

Antlitzanalytische Zeichen
- Glasurglanz: ist ein polierter Glanz, der keine Poren oder Hautbeschaffenheit erkennen lässt. Beispiel: Glatze – hochpolierte Möbel. Am ehesten finden wir den Glanz auf der Nasenspitze, dem Nasenrücken, der Stirn oder unter Umständen auf weiten Teilen des Gesichtes ausgebreitet.
- Lidhöhlen: erkennen wir an der Falte oder tiefen Grube über dem Auge, wenn der Blick schräg nach oben gerichtet ist.
- Falten: Wenn das Bindegewebe durch einen Mangel an Silicea geschrumpft ist, entstehen Falten, die sehr ausgeprägt sein können.
- Krähenfüße: Falten, die sich vom äußeren Auge bis zum Kinn hinziehen.

14.1 Wirkungsweise

Silicea muss grundsätzlich über einen längeren Zeitraum eingenommen werden und bewirkt eine tief greifende Umstimmung des gesamten Organismus. Bei manchen Mangelerscheinungen ist die Einnahme über Jahre notwendig.

Silicea Nr. 11 steht dem Organismus bei einer Übersäuerung als wertvoller Betriebsstoff zur Verfügung. Die Säure wird nicht nur neutralisiert, indem sie im Mikrobereich dieses Betriebsstoffes in chemischen Reaktionen abgebaut wird, sondern dadurch, dass sie im frei werdenden Makrobereich gebunden wird, in welcher Form auch immer.

Eine Besonderheit der Wirkungsweise von Silicea betrifft den Anstieg der Säure:

> Wird Silicea Nr. 11 eingenommen, wird auch gebundene Säure frei. Das kann einen regelrechten Säureschub auslösen, der bis zum Gichtanfall ausarten kann. Aus diesem Grunde ist es unbedingt notwendig, Natrium phosphoricum Nr. 9 zusätzlich zu geben.

Aus der Praxis:
Eine Frau hatte begonnen, sich mittels Literatur mit der Biochemie nach Dr. Schüßler auseinander zu setzen. Es hat ihr gefallen, dass in diesem Buch Silicea Nr. 11 als Verjüngungsmittel empfohlen wurde mit dem Versprechen, dass damit die Falten verschwinden. Ein Hinweis auf die Wirkung bezüglich der Säure hat gefehlt.

Als sie zum Mineralstoffberater kam, hat sie ihm geklagt, dass sie in letzter Zeit immer Sodbrennen habe, eigentlich seit sie Mineralstoffe nach Dr. Schüßler einnehme.

Nach einem längeren Beratungsgespräch wurde sie auf das Problem aufmerksam gemacht, das sie

---
313 Nach: Feichtinger, P.: Handbuch und Leitfaden der Biochemie. Dr. Wilmar Schwabe, Leipzig 1929. S. 55.

mit ihrer einseitigen Einnahme provoziert hatte. Nach der erfolgten Korrektur in einer neuen Zusammenstellung der benötigten Mineralstoffe durch den Mineralstoffberater war nach kurzer Zeit dieses Problem behoben.

In bestimmten Fällen ist es durchaus möglich, Silicea Nr. 11 auch ohne Natrium phosphoricum Nr. 9 einzunehmen, z.B. bei gereizten Nerven, im Falle eines Ischiasschmerzes, bei einem Leistenbruch und dergleichen. Dies einschätzen zu können erfordert allerdings eine gewisse Übung. Ein erfahrener Mineralstoffberater wird in jedem Fall darauf hinweisen, dass es zu Säureschüben kommen kann und dass dann die Einnahme von Natrium phosphoricum Nr. 9 notwendig ist oder erhöht werden muss, wenn es sowieso schon genommen wird.

14.2 Mangelanzeichen

Bei Silicea kann am besten der Zusammenhang zwischen äußerem Aussehen und kalendermäßigem Alter gesehen werden. Ein Mangel wirkt sich in einer frühzeitigen Faltenbildung aus, die nicht mit einem Alterungsprozess verwechselt werden darf, wie er bei einem Mangel an Calcium carbonicum Nr. 22 auftritt. Andererseits verhilft die konsequente Einnahme von Silicea zu einem jugendlichen Aussehen; der Mensch wirkt jünger, als er ist.

14.3 Charakteristik

Silicea ist der Mineralstoff, der für den Aufbau des Bindegewebes zuständig ist, im Sinne der Fülle und der Brüchigkeit. Silicea ist sowohl Baustein des Bindegewebes als auch Funktionsmittel für die Bindegewebszellen. So hat es Bedeutung, wenn sich in der Haut Falten (Ziehharmonikafalten) oder Risse bilden, die Nägel brüchig sind und sich in Schichten ablösen und die Haare gespalten sind.

Dieser Mineralstoff wird als Funktionsmittel für die Bindegewebszellen in Verbindung mit Calcium fluoratum Nr. 1 und Calcium phosphoricum Nr. 2 dringend bei Knochenbrüchen benötigt, denn die Knochen sind reich an Interzellularsubstanz.

Ebenfalls aus der Zuständigkeit von Silicea für den Aufbau des Bindegewebes leitet sich die Rolle für die Bindehaut ab: Leidet der Organismus unter einem Mangel, kann sich eine erhöhte Lichtempfindlichkeit der Augen einstellen.

Bildet sich in einem entzündeten Bindegewebe oder einer oberflächlichen Hautstelle ein Eiterherd, so ist auch hier an Silicea zu denken. Es ist in der Lage, den Eiter aus dem Körper auszutreiben.

Sind die Nerven angegriffen, so weist das auf einen Mangel an Silicea hin. Es baut nicht nur die Leitfähigkeit der Nerven auf, sondern es ist auch möglich, dass sich an Silicea-Moleküle gebundene Harnsäure an den Nerven anlagert. Dann liegen, wie der Volksmund sagt, „die Nerven blank".

Dieser Mineralstoff ist auch für Blutergüsse zuständig. Nicht nur, dass durch ein schwaches Bindegewebe sehr leicht die Aderwände brechen, was zu Blutergüssen führt, sondern Silicea ist auch im Stande, das Blut, welches sich in das Gewebe ergossen hat, über die Lymphe aufzusaugen.

Sehr starker Schweiß kann außerordentlich unangenehm sein. Außerdem ist mit ihm meist ein starker Geruch verbunden. Silicea ist nicht nur für den starken Schweiß ein gutes Mittel, sondern kann unterdrückten Schweiß wieder in Fluss bringen, damit sich keine gesundheitlichen Schädigungen einstellen.

Bei Belastungen im Bereich des gichtisch-rheumatischen Formenkreises kann Silicea sehr hilfreich sein, da es in der Lage ist, die Harnsäureüberlastung des Körpers zu reduzieren.

Verengen und verhärten sich unter einem Mangel an Calcium fluoratum Nr. 1 und Silicea Nr. 11 die Adern, sind die beiden bei Ohrgeräuschen (Tinnitus) und bei Schwerhörigkeit einzusetzen.

14.4 Silizium

Silizium ist ein Element aus der 4. Hauptgruppe des Periodensystems und neben Sauerstoff das zweithäufigste Element auf unserer Erde. Es bildet zu etwa 25% die Erdkruste, in der es in Form verschiedener Silikate und Siliziumdioxid (Quarz, Bergkristall) vorkommt. Siliziumdioxid wird auch als Kieselerde oder Kieselgur bezeichnet. Der Gesamtbestand des Erwachsenen beträgt etwa 1,4 g. Im menschlichen Gewebe liegt Silizium als Siliziumdioxid vor.

14.4.1 Biochemische/physiologische Bedeutung

Silizium ist als Spurenelement ein wesentlicher Wachstumsfaktor, da es aktiv am Verkalkungsprozess der Knochen beteiligt ist. Die Kieselsäure, wie biologisches Siliziumdioxid auch genannt wird, ist ein integrales Element der Bindegewebssubstanz. Sie sorgt für eine Quervernetzung der Strukturelemente des Bindegewebes und dürfte auf diese Weise für die elastische Raumstruktur des Bindegewebskolloids verantwortlich sein. Eine ausreichende Siliziumversorgung in Form von Kieselerde ist daher notwendig für die Transmitterfunktion des Bindegewebes zwischen den einzelnen Zellen.

Untersuchungen an Zellkulturen zeigten, dass Silizium die Kollagenbildung stimuliert. Dabei gibt es einen Zusammenhang mit dem Stoffwechsel des Vitamin C im Bindegewebe.

14.4.2 Mangelerscheinungen

Isolierte Siliziummängel konnten am Menschen bisher noch nicht festgestellt werden. Bei Tieren führt eine Silizium-Unterversorgung zu Störungen des Wachstums, zu einer eingeschränkten Knorpel- und Knochenbildung sowie zu einer krankhaften Veränderung der Bindegewebszusammensetzung.

Eine Siliziumverarmung führt zu vorzeitigem Altern der Blutgefäße und der Haut. Es existieren auch Hinweise auf eine Verarmung der Haut an Silizium bei Neurodermitis. Obwohl zahlreiche Kieselerde-Präparate als Nahrungsergänzung mit dem Anspruch „für Haut, Haare und Nägel" angeboten werden, gibt es keine klinisch dokumentierten Arbeiten über diesen Heilanspruch.

14.4.3 Vorkommen und Bedarf

Siliziumreiche Lebensmittel sind ungeschälte Getreidesorten. Dabei sind besonders Hafer (450 mg) und Gerste (188 mg pro 100 g) reich an Silizium. Andere Getreidesorten wie Weizen enthalten etwa 8 mg Silizium pro 100 g. Weitere siliziumhaltige Lebensmittel sind Bier (6 mg), Pilze (6–8 mg), Tomaten, Salat, Blumenkohl, Rote Johannisbeeren, Erdbeeren, Hagebutten, Pflaumen, Pfirsiche und Rote Rüben (0,4–3 mg pro 100 g). Eine siliziumreiche Heilpflanze ist Zinnkraut. Getrocknete Diatomeen, so genannte Kieselalgen, bestehen aus reiner Kieselerde. Manche Mineralwasser weisen hohe Siliziumgehalte auf.

Es gibt keine Angaben für einen Silizium-Tagesbedarf. Die täglichen Zufuhrmengen dürften, je nach Anteil an pflanzlichen Lebensmitteln, bei 5–50 mg liegen. 2 mg Kieselerde entsprechen etwa 1 mg Silizium.

14.5 Das Bindegewebe

Nr. 11

Für Grundlegendes zum Bindegewebe wird auf Kalium chloratum Nr. 4 verwiesen (s. S. 246). Einige Punkte sind jedoch im Zusammenhang mit Silicea von besonderer Bedeutung:

Das Bindegewebe besteht aus den Bindegewebszellen und der Interzellularsubstanz, welche als Füllgewebe Freiräume im Gewebe und zwischen den Organen ausfüllt. Es bildet das Hüllgewebe in den Gelenkkapseln, das Gleitgewebe in den Gelenken, das Leitgewebe der organeigenen Gefäße und Nerven, das Gerüstgewebe der Organe, das Speichergewebe als Fettgewebe und das Muttergewebe der Stützgewebe für die Knochen und Knorpel. Fibroblasten, die aktiven Bindegewebszellen, welche sehr viel Silicea enthalten und dieses als Betriebsstoff benötigen, beteiligen sich an der Bildung der Interzellularsubstanz.

Ein Mangel an Silicea bewirkt bei besonderen Beanspruchungen im Bindegewebe der Haut Risse. Wäre nur ein Calcium-fluoratum-Mangel vorhanden, würde sich die Haut dehnen und könnte sich nicht mehr zusammenziehen. Liegt aber ein Mangel an Silicea vor, wird das Bindegewebe brüchig und reißt. Das geschieht sehr häufig in der Zeit der Schwangerschaft („Schwangerschaftsstreifen")[314], wenn nicht durch die Anwendung von Bindegewebssalbe (Calcium fluoratum Nr. 1 und Silicea Nr. 11) vorgebeugt wird. Die Risse können auch an größeren Brüsten beobachtet werden, bei sehr starker Gewichtszunahme an Oberschenkeln, Oberarmen und am Gesäß.

Bei Leistenbrüchen, die durch einen Mangel an Silicea verursacht sind, ist es möglich, dass diese nicht operiert werden können, weil das umgebende Gewebe zu dünn ist und die Nähte nicht halten würden. In einem solchen Fall ist es notwendig, durch konsequente Einnahme und äußere Anwendung von Silicea das umliegende Gewebe so lange aufzubauen, zu stärken und zu festigen, bis die Operation möglich ist.

Schrumpft das Bindegewebe durch einen Mangel an Silicea, wird die Haut nicht mehr elastisch ausgefüllt und es entstehen vor allem im Gesicht Falten. Sie können aber auch überall am Körper in Erscheinung treten. Allerdings ist dann eine Erschlaffung der Haut vorausgegangen. Sie wirkt dann müde und lässt sich ohne weiteres zusammenziehen bzw. zusammenschieben.

An den Finger- und Zehennägeln lässt sich der Mangel an Silicea daran erkennen, dass sich der Nagel in Schichten auflöst. Die Haare werden bei einem entsprechenden Mangel brüchig und spalten sich.

14.6 Bluterguss

Bei einer länger andauernden Belastung des Blutes durch zu hohe Säurekonzentration ist der Organismus gezwungen, zur Bindung der Säuren die benötigten Mineralstoffe aus den Aderwänden zu lösen. Hauptsächlich sind davon das Calcium fluoratum Nr. 1 und Silicea Nr. 11 betroffen, da sie beide für das Bindegewebe zuständig sind. Durch einen Mangel entsteht eine Bindegewebsschwäche, wodurch auch schon bei leichten Belastungen wie Stoß, Druck oder durch einen festen Griff die Wand der Ader bricht und sich das Blut in das Gewebe ergießt. Normalerweise entsteht ein solcher Bluterguss nur durch eine extrem hohe Belastung des Bindegewebes, wie bei einem Schlag, Sturz oder Anstoßen an einem Möbelstück.

Die Verringerung dieser Schwäche mit Hilfe der Schüßler'schen Mineralstoffverbindungen dauert sehr lange und muss durch entsprechende Nahrungszusammenstellung, aber auch „innere" Umstellung unterstützt werden.

Um das im Gewebe befindliche Blut wieder in den Stoffwechsel aufzunehmen, kann auch Silicea eingesetzt werden. Das Blut wird dann über die Lymphe in Verbindung mit Calcium sulfuricum Nr. 12 resorbiert. Dazu kann neben der üblichen Einnahme der Einsatz der Cremegele empfohlen werden, wenn nicht in einem besonders schweren Fall das Auflegen eines Mineralstoffbreies vorteilhafter ist.

---

314 Nabelbrüche während der Schwangerschaft sind sehr häufig.

14.7 Aufbau und Belastungen der Nervenfasern

Silicea baut als Funktionsmittel der Bindegewebszellen auch das Leitgewebe der organeigenen Gefäße und Nerven mit auf, vor allem der Ummantelung der Nervenzellen (Myelincheiden), was eine Querverbindung zu Kalium phosphoricum Nr. 5 herstellt (s. S. 261). Ein Mangel an Silicea vermindert die Leistungsfähigkeit und Widerstandskraft der Nerven. Es entsteht eine Überempfindlichkeit, auch Gereiztheit, welche den Menschen auf Reize durch Licht und Schall verstärkt reagieren lässt.

Vor dem Einschlafen oder im Halbschlaf treten ab und zu unwillkürliche Zuckungen auf, deren Ursache Fehlsteuerungen durch Siliceamangel sind.

Hauptsächlich wird die Verminderung der Leistungsfähigkeit durch Übersäuerung hervorgerufen. Sie verursacht einen Mangel an Natrium phosphoricum Nr. 9, wodurch der Organismus gezwungen ist, die Kieselerde zur Bindung von Harnsäure einzusetzen. Diese fehlt dann zum Aufbau des Bindegewebes für die Nerven.

Außerdem ist der Organismus durch einen Mangel an Natrium phosphoricum Nr. 9 gezwungen, die Säuren, allen voran die Harnsäure, an Silicea-Moleküle zu binden. Diese Verbindungen werden unter anderem auch an den Nervenfasern abgelagert, was diese sehr belastet. Es ist fast ein Widerspruch, wenn im Volksmund formuliert wird, dass „die Nerven blank liegen".

Durch die Überladung des Körpers mit Säuren ist der Organismus nicht in der Lage, die übrigen Fremdstoffe aus dem Blut auszuscheiden, welche ebenfalls die Nervenfasern belasten. Zur Reinigung des Körpers von der Säure ist die Einnahme von Natrium phosphoricum Nr. 9 und Silicea Nr. 11 über lange Zeit notwendig. In diesem Zusammenhang sollten auch die Ausführungen zu Natrium phosphoricum beachtet werden. Die beiden Mineralstoffverbindungen wirken einander ergänzend und unterstützend.

14.8 Schweißbildung

Die normale Schweißbildung, die zur Regelung der Körpertemperatur erfolgt, wurde schon bei der Mineralstoffverbindung Natrium chloratum Nr. 8 ausführlich besprochen. Sie hat mit der nun folgenden Erörterung der Schweißbildung wenig zu tun.

Im Zusammenhang mit Silicea hat die Schweißbildung eine besondere Bedeutung. Infolge eines Überschusses an Säuren versucht der Organismus, einen großen Teil davon über die Ausscheidung als Schweiß loszuwerden. Menschen, die damit belastet sind, haben eine unangenehm riechende Schweißabsonderung an den Füßen, die auch unter den Achseln, an den Armbeugen, Leisten und Kniekehlen auftritt, also an Stellen, an denen üblicherweise vermehrte Schweißabsonderung zu beobachten ist. Wenn sich die Belastung auch an den Händen auswirkt, ist es den Betroffenen unangenehm, die Hand zum Gruß zu reichen.

Die Neigung, Ausscheidungen des Körpers zu unterdrücken, womit nicht nur Schweiß, sondern auch Aufstoßen und die Abgabe von Winden gemeint sind, ist sehr verbreitet. Dafür werden im Falle des Schweißes Deodorants, parfümierte Seifen oder Puder verwendet. Sie alle unterdrücken die vom Organismus notwendige Abgabe belastender Substanzen, was im Körper zu Schädigungen wie z.B. zu Nierengrieß oder gar Nierensteinen und Ekzemen führen kann.

Unter dem Einfluss von Silicea stellt sich nicht nur ein unterdrückter Schweiß wieder ein, sondern nach einer längeren Dauer der Einnahme sind alle belastenden Substanzen so weit ausgeschieden, dass der Organismus auf eine Ausscheidung über die Haut verzichten kann.

14.9 Knochenbrüche

Bei Knochenbrüchen wird für die Bildung des Knochens zu allererst an die beiden Calciummineralien gedacht, nämlich Calcium fluoratum Nr. 1 und Calcium phosphoricum Nr. 2. Bei genauerer Betrachtung erscheint auch noch Magnesium phosphoricum Nr. 7 wichtig zu sein. Doch von entscheidender Bedeutung ist die Einnahme von Silicea, da es das Interzellulargewebe bildet, wovon die Knochen einen besonders großen Anteil haben.

Folgende Kombination ist bei Knochenbrüchen empfehlenswert: Calcium fluoratum Nr. 1, Calcium phosphoricum Nr. 2, Kalium phosphoricum Nr. 5, Magnesium phosphoricum Nr. 7, Natrium chloratum Nr. 8, Silicea Nr. 11 und Manganum sulfuricum Nr. 17. Solange Schmerzen plagen, muss Ferrum phosphoricum Nr. 3 zusätzlich eingesetzt werden.

14.10 Belastungen durch Gicht und Rheuma

Die beiden Krankheiten Rheuma und Gicht wurden ausführlich bei Natrium phosphoricum Nr. 9 behandelt (s. S. 332). Zu Silicea lassen wir in diesem Zusammenhang Dr. Schüßler zu Wort kommen: *„Die Silicea heilt auch chronische gichtisch-rheumatische Affektionen (Befall eines Organs mit Krankheitserregern), indem sie mit dem Natrium des harnsauren Natriums eine lösliche Verbindung (Natriumsilikat) bildet, welche von den Lymphgefäßen aufgenommen und fortgeführt wird. Aus gleichem Grunde ist sie auch gegen Nierengries anwendbar."*

Silicea löst auch harnsaure Ablagerungen in kristallisierter Form wieder auf, wodurch die Belastungen für das Gewebe, in denen die Kristalle eingelagert waren, verringert werden. Dadurch reduzieren sich die Schmerzen der belasteten Knorpelgewebe, ebenso in den Weichteilen, worunter die Muskeln, Sehnen, Fett- und Bindegewebe, Nerven und Gefäße verstanden werden.

14.11 Die Behandlung von geschlossenen Eiterherden

Durch eine Säureüberladung leidet, wie auch schon bei Natrium phosphoricum Nr. 9 beschrieben, das Immunfeld der konkret betroffenen Körperpartie. An diesen Stellen ist es den Bakterien, Viren und anderen Fremdstoffen möglich, in den Körper einzudringen und sich auszubreiten. Der Kampf des Organismus hinterlässt eine entzündliche Gewebsabsonderung aus zahlreichen, auch zerfallenden Leukozyten sowie Gewebezellen und ein wenig Serum, was wir insgesamt als Eiter bezeichnen. Die Eiteransammlung kann offen liegen wie bei der Angina oder einer eitrigen Wunde, oder auch verschlossen sein wie bei einem Abszess.

Silicea ist geeignet, die in und um den geschlossenen Eiterherd liegenden Bindegewebszellen zu aktivieren, damit sie den Eiter abstoßen können, welcher dann entweder über die Lymphe aufgenommen und abgeleitet, oder nach außen abgestoßen wird, sodass sich der Eiter einen Weg nach außen bahnt. Der Eiterherd „bricht auf".

Aus der Praxis:
Ein Mann litt schon jahrelang unter der Belastung von Schweißdrüsenabszessen. Immer wieder war es notwendig gewesen, die Abszesse aufzuschneiden, um den in ihnen verschlossenen Eiter zu befreien, da er äußerst schmerzhafte harte Knoten unter der Haut bildete. Die Bildung der Abszesse war keineswegs auf Unreinlichkeit zurückzuführen, da er seinen Körper sehr gut pflegte. Er tat überhaupt alles, wovon er sich Hilfe versprach.

So versuchte er auch die Mineralstoffe nach Dr. Schüßler. Er wurde über seine Harnsäurebelastung aufgeklärt. Seine Ausdünstungen rochen leicht säuerlich, was er auch wusste, aber nicht abzustellen vermochte. Wahrscheinlich entzündeten sich bei ihm die Schweißdrüsen deshalb, weil sie von der Ausscheidung der Säure über den Schweiß belastet waren und sich schwer gegen eindringende Eitererreger zur Wehr setzen konnten.

Es wurden ihm empfohlen, einen Mineralstoffbrei aus Ferrum phosphoricum Nr. 3, Kalium chloratum Nr. 4, Natrium phosphoricum Nr. 9 und vor allem Silicea Nr. 11 auf akute Eiteransammlungen aufzutragen, dieselbe Mischung als Salbe auf abheilende bzw. aufkeimende Herde anzuwenden und dieselbe Kombination in einer relativ hohen Dosierung (von jedem der vier Mineralstoffe jede Viertelstunde eine Tablette) einzunehmen.

Der Mineralstoffberater wollte nach anfänglichen Erfolgen, als die dicken Eiterherde unter der Haut nicht mehr so schmerzten, sie in ihrem Anschwellen gehemmt erschienen und das Abklingen beschleunigt war, die Herkunft der erhöhten Säurebelastung abklären. Da der Mann von Beruf Busfahrer war, kam auf jeden Fall das unregelmäßige und ungesunde Essen in Betracht. Nach einer grundlegenden Aufklärung über basenreiche Nahrung war dieses Thema abzuhaken. Doch der Erfolg wollte sich auch nach längerer Zeit nicht so recht einstellen. Es war zu spüren, dass die Belastung verringert war, aber die Aussicht auf Beendigung des Leidens schien weit entfernt.

Da ein voller Erfolg nicht gegeben war, empfahl der Mineralstoffberater, den Schlafplatz durch einen guten Rutengeher anschauen zu lassen. Dieser wurde auch fündig. Der Mann war nicht nur einer hohen elektromagnetischen Belastung durch ein Verlängerungskabel am Kopfende ausgesetzt, sondern er lag auch auf einem „verstrahlten" Platz, wodurch sich der Organismus in der Nacht nicht regenerieren konnte.

Nach Umstellung des Bettes und Bereinigung der elektrischen Belastungen wurde nicht nur sein Schlaf wesentlich besser, sondern sein Leiden verschwand. Es war zu sehen, wie sich der Körper nach Entfernung der blockierenden Energiefelder erholte und regenerieren konnte. Nach einigen Monaten konnte die Beratung erfolgreich abgeschlossen werden.

14.12 Ohrgeräusche

Unter dem Einfluss von zu viel Säure im Blut werden die Wände der Blutgefäße kontinuierlich entmineralisiert und sklerotisiert. Das betrifft, wie schon dort erläutert, vor allem Calcium fluoratum Nr. 1 (beschrieben bei Nr. 3, S. 237) und Silicea Nr. 11. Die Adern verengen sich durch die Einlagerung des Cholesterins, sodass das Blut, das durch die engen Gefäße gepumpt wird, regelrecht durch diese „hindurchpfeift", demzufolge die unangenehmen Geräusche entstehen.

Diese pfeifenden Geräusche sind von den eher brummenden Geräuschen, welche durch einen Ferrum-phosphoricum-Mangel entstehen und dort beschrieben sind, zu unterscheiden (s. auch Ferrum phosphoricum Nr. 3, S. 228).

14.13 Lichtempfindlichkeit

Auch die Bindehaut des Auges leidet unter einem Silicea-Mangel. Durch ihre Schwächung ist sie nicht in der Lage, mit starken Lichtreizen umgehen zu können. Sie schmerzt bei entsprechender Belastung, unter Umständen entzündet sie sich. Für diese Entzündung werden Augentropfen verordnet, welche jedoch die Reaktion nur unterbinden, den ursächlichen Mangel aber nicht berücksichtigen.

Aus der Praxis:
Der Bekannte eines Mineralstoffberaters, welcher große gesundheitliche Probleme hatte, war in der Behandlung einer guten Heilpraktikerin und machte Fortschritte, wovon er mit Freude berichtete. Doch ein Problem machte ihm zu schaffen. Das waren seine Augen. Obwohl in der Behandlung größte Sorgfalt aufgewendet wurde, besserten sie sich nicht. Weder verringerte sich seine enorme Lichtempfindlichkeit, noch klang die Entzündung ab, sodass er doch immer wieder gezwungen war, zu starken Tropfen, welche auch Cortison enthielten, zu greifen.

Das Paradoxe an der Situation war aber, dass er berichtete, dass die Heilpraktikerin bemüht war, seinen belasteten Kieselerdehaushalt aufzubauen. Für den Mineralstoffberater war der Mangel an Silicea vom ersten Augenblick der Begegnung an im Antlitz deutlich sichtbar gewesen. Der Widerspruch konnte nur insofern verstanden werden, als die Kieselerde als Bausubstanz in ihrer grobstofflichen Konzentration in Form von Tee und anderen Präparaten aufgefüllt wurde, und die feinverteilten Silicea-Moleküle dem Organismus zur Aussteuerung des Silicea-Haushaltes nicht zur Verfügung standen.

Nachdem der Zusammenhang aufgeklärt wurde,

war er bereit, jeden Tag einige Tabletten (5–7 Stück) Silicea in D12 zu sich zu nehmen. Er war erstaunt, welche Reaktionen diese Gaben auslösten. Er begann wieder zu schwitzen, sein Urin veränderte sich und begann regelrecht zu stinken, und vor allem seine Augen begannen zu tränen und bereiteten ihm große Schmerzen.

Die starken Reaktionen ließen nach wenigen Tagen nach, in denen er nicht nur einmal die Einnahme abbrechen wollte, weil er kaum daran glauben konnte, dass diese Reaktionen eine Verbesserung bedeuten sollten. Immer wieder brauchte es die Hinweise und Aufklärung des Beraters, dass er diesen Prozess durchstehen wollte. Nach einigen weiteren Tagen spürte er, dass die Reaktion im Abklingen war. Mit Freude stellte er an seinem Körper und in seinem Befinden große Erleichterungen fest, auf welche er fast nicht zu hoffen gewagt hatte.

Nach einigen Wochen bemerkte er, wie auch die extreme Lichtempfindlichkeit der Augen nachgelassen hatte.

Dazu ist noch zu bemerken, dass eine Verbesserung, welche in den Wahrnehmungsbereich des Menschen kommt, schon lange vorher eingetreten ist. Das lässt sich folgendermaßen erklären:

Ab einer bestimmten Stufe der Verschlechterung eines Leidens ist der Betroffene nicht mehr in der Lage, seine Belastung realistisch einschätzen zu können. Die Leidensfähigkeit hat keine Grenzen, außer der des Todes, wohl aber die Wahrnehmungsfähigkeit. Ab einem bestimmten Punkt kommt es zu einer Abstumpfung. Von da an werden Veränderungen im Sinne einer Verschlechterung nicht mehr wahrgenommen. In der umgekehrten Richtung verhält es sich ebenso. Alles, was sich verändern muss, dass die Veränderungen wieder in den Wahrnehmungsbereich gelangen, bleibt dem Leidenden verborgen. Diese Veränderungen kann ein aufmerksamer Berater seinem Klienten mitteilen, wenn die entsprechende Vertrauensbasis vorhanden ist. Diese baut sich erst nach einer Reihe von vertrauensstiftenden Ereignissen auf, welche dem Klienten zeigen, dass das, was der Berater beschreibt, sich auch tatsächlich ereignet und keine Theorie bleibt.

14.14 Zusammenhänge zwischen Silicea und charakterlichen Strukturen

Um vor allem bei diesem Mineralstoff auf belastende Strukturen, die oft mit Zwanghaftigkeiten verbunden sind, eingehen zu können, ist es wiederum notwendig, einen Ausflug in die Kindheit zu machen. Vorerst noch der Hinweis, dass nicht alle Kinder in einer Familie auf Einengung und Zwänge in gleicher Weise antworten.

Vielfach sind die Möglichkeiten, wie die kindliche Person in der gleichen Familie sich auf seine Geschwister – aber auch in den verschiedenen Familien oder bei allein erziehenden Vätern und Müttern – sich auf seine Umgebung einzustellen vermag. Letztlich lassen sich niemals zwei ganz gleiche Verhaltensweisen finden, doch in den Grundzügen bestehen Ähnlichkeiten, die allen Menschen in abgestufter Intensität eigen sind.

14.14.1 Ansehen

Von Anbeginn an ist das Menschenkind darauf angewiesen, dass es gesehen wird. Es braucht eine „An-Sprache", durch die es die eigene Sprache erlernt und dadurch „zur Welt kommt". (Schon bei den Ausführungen zu Natrium chloratum Nr. 8 wurde die Entstehung der Strukturen und Modelle, welche das Verhalten des Menschen ausmachen, ausführlich dargestellt, s. S. 318.)

14.14.2 Forderungen

Ist ein Kind von mehreren Erwachsenen umgeben, welche die Erfüllung ihrer hohen Erwartungen von ihm vehement einfordern und eine Nichtbeachtung bzw. Nichterfüllung streng strafen, wird es versuchen, sich auf jeden einzelnen einzustellen. Grundsätzlich lernt der Mensch in der Auseinandersetzung

14.14 Zusammenhänge zwischen Silicea und charakterlichen Strukturen

mit einem anderen für sein Leben dazu, indem er dessen Antworten auf die Fragen, die das Leben stellt, beachtet. Sind sie für ihn praktikabel, treffen sie auch für ihn zu, oder kann er sie für sich gut anwenden, so wird er sie übernehmen.

Je verschiedenartiger jedoch die jeweiligen Forderungen sind, umso schwieriger wird es, sich auf sie einzustellen. Das Kind will keine Konflikte erleben, sei es in Form von Vorhaltungen, Missstimmungen, Vorwürfen, lautem Geschrei oder gar Schlägen, im Jähzorn ausgeteilt. Es vermeidet die Schwierigkeiten, um nicht die „Berechtigung zum Leben abgesprochen zu bekommen".

Manches Kind hat schon den Satz zu hören bekommen: „Mir wäre es lieber, wenn du gar nicht auf der Welt wärest!" – „Wenn wir dich nicht hätten, wäre uns einiges erspart geblieben!" – „Verschwinde, ich will dich nicht sehen!" (Auch dieser Satz hat in seiner Auswirkung und dem Gefühl nach zum Inhalt, dass der Erwachsene nicht will, dass es das Kind gibt.)[315]

Erlebt ein Kind solchen Druck, ist das schlimmer als jede nur erdenkliche Strafe; wahrscheinlich versucht es auch die Erwartungen und Forderungen total zu erfüllen. Diese können die Form von religiösen Normen und Dogmen annehmen, in überfordernden idealistischen Moralvorstellungen, in Leistungsnormen oder auch in persönlichen Eigenarten, die unbedingt einzuhalten sind.

14.14.3 Auswirkungen

Anfangs ist es dem Kind möglich, die verschiedenen, vorgegebenen Lebensformen zu akzeptieren, sie zu erfüllen und sie für sich zu erwerben. Indem das Kind sie für sich erwirbt, werden sie sein Eigenes. Aus der Identifizierung mit dem Selbstverständnis des Erwachsenen, der Übernahme des Fremden, entsteht nach der Auseinandersetzung mit dem Erworbenen und der Eingliederung in die eigene Welt die Identität, aus der heraus authentisch gehandelt werden kann. Wird vom Erwachsenen die Auseinandersetzung des Kindes mit den vorgegebenen Verhaltensmöglichkeiten gefördert, akzeptiert bzw. anerkannt, dass es damit auf seine eigene Art umgeht, entwickelt sich die Person des Kindes zu einer differenzierten gefestigten Persönlichkeit.

Ganz anders verhält es sich bei einem Kind, dem sich diese Möglichkeiten nicht eröffnen. Es versucht ebenso, die Verhaltensmodelle in sich zu integrieren, erlebt jedoch, dass es damit in Widerspruch kommt. Da die Erwachsenen so verschieden sind, muss es jedem etwas anderes erfüllen. Es fühlt sich nicht nur hin- und hergerissen, wie es bei der Ausrichtung auf „nur" zwei Bezugspersonen der Fall wäre, sondern ganz und gar zerrissen. Es ist überfordert, weil es bei zu vielen Bezugspunkten und Orientierungsmöglichkeiten die Übersicht verliert. Nach und nach will es nichts mehr in sich hineinarbeiten, weil die äußeren Konflikte immer wieder Schmerzen bereiten und es überfordern. So wird auf eine innere Beteiligung am Leben vollends verzichtet, nichts Eigenes mehr beansprucht, auch nicht mehr gewollt: „Wenn ich dem Standpunkt des Vaters/der Mutter nicht zustimme, verliere ich seine/ihre Zuwendung."

Der Verzicht auf das Innenleben setzt das Kind in die Lage, sich jeweils auf die an ihn gerichteten Forderungen einzustellen und sie zu erfüllen. Es entsteht ein eher automatenhaftes Gehabe, das an höher entwickelte Sprechpuppen erinnert, leer, hohl.

So bildet sich allmählich ein Mensch heran, welcher zu allen freundlich ist, jedem nach dem Mund redet, seinem Gegenüber immer recht gibt, Konflikte und Schwierigkeiten auf

---

[315] Eine Teilnehmerin eines Ausbildungskurses hat als Kind den entsetzlichen Satz gehört: „Man hätte dich kleinerweise totschlagen sollen."

jeden Fall vermeidet, jedem die Wünsche erfüllt und immer ein Lächeln im Gesicht trägt. In der negativen Beschreibung dieser Not in unserer Sprache wird dann von „schleimig" gesprochen, eventuell auch vom „Wendehals". Mit dem unverbindlich verbindlichen Lächeln bittet er jeden, doch nichts gegen ihn zu haben. Man kann sich bei solchen Menschen auch nicht des Gefühls erwehren, dass das Lächeln im Gesicht festgefroren ist, maskenhaft. Zu erfüllen, was der andere erwartet, oder was vermutet wird, dass es der andere erwartet, ist das höchste Glück. Einfach deshalb, weil bei der Bestätigung und Zustimmung durch den anderen die eigene „Lebensberechtigung" wieder gesichert ist.

14.14.4 Zuständigkeit für alles

So geht dieser Mensch mit „hunderttausend ausgestreckten" Fühlern durchs Leben und ist ununterbrochen auf der Lauer, dass er nichts in seiner Umgebung übersieht. Damit ist er für alles zuständig. Er kann durch das völlig nach außen „Ausgerichtet-Sein" nicht mehr feststellen, was ihn nicht betrifft. Vom Gefühl her entsteht eine Einstellung, für alles und jedes verantwortlich zu sein im Sinne einer Betroffenheit und im Sinne einer Haltung, die ihm vermittelt, dass ihm sein Einsatz, seine Intervention zusteht, ja, dass anderes überhaupt nicht in Frage kommt. Es kann sich diese Haltung insofern noch durch den Eindruck verstärken, als ohne ihn/sie überhaupt nichts läuft.

- Als Mutter ist sie zuständig, wenn es dem Kind schlecht geht und muss deshalb ein schlechtes Gewissen haben.
- Als Partner ist er/sie dafür zuständig, dass die Beziehung gut geht. Ist das nicht der Fall, entsteht ein schlechtes Gewissen, zu wenig für die Beziehung (die Bindung, das Bindegewebe) getan zu haben. Geht die Beziehung unter Umständen schief, fühlt sich der auf diese Weise geplagte Mensch für den Bruch schuldig. Seine Struktur kann ihn die Verantwortung des anderen nicht sehen lassen.
- Als Angestellter oder Arbeiter ist er dafür zuständig, wenn im Betrieb etwas schief läuft. Die Umgebung, welche sehr feinfühlig auf solche Ausstrahlungen reagiert, benutzt diese Gefühlslage und macht ihn unter Umständen zum Sündenbock, wodurch sich der Teufelskreis schließt, die Struktur sich verfestigt, weil sie sich bestätigt. In diesem Fall erfüllt sich, was unter „self fulfilling prophecy" verstanden wird, nämlich die sich von selbst erfüllende Prophezeiung. Auch könnte hier vom Opfer die Rede sein, welches seinen Täter sucht.
- Als religiöser Mensch ist er dafür zuständig, dass Jesus immer noch leiden muss, weil er so viele Sünden begeht. Vielleicht dehnt er seine Zuständigkeit sogar noch so weit aus, dass er dafür zuständig wird, dass Menschen in seiner Umgebung leiden müssen, weil er noch nicht das Höchstmaß an Vollkommenheit und Einsatz erreicht hat.
- Letztlich ist er in der völlig krankhaften Ausformung dieser Struktur für alles zuständig, was sich in der Welt ereignet. Auch wenn in einem fernen Land Menschen umkommen, weil diese zu wenig zu essen haben, oder weil dort Extremisten Zivilisten ermorden.

14.14.5 Ausschaltung des Eigenen

Im Extremfall kommt es zu krankhaften Entwicklungen, wie es in der Ausschaltung des Eigenen zum Ausdruck kommt. Um die von außen herankommenden Erwartungen, Vorstellungen oder in der Luft liegenden, nur atmosphärisch zu erspürenden Aktualitäten auch zu erfüllen, muss der Betroffene mit einem äußerst feinen Wahrnehmungsapparat ausgestattet sein. Das gelingt ihm nur, weil er irgendwann sein Eigenes auszuschalten gelernt hat.

Er klebt dann förmlich am anderen, er steckt im anderen geradezu drinnen, um

14.14 Zusammenhänge zwischen Silicea und charakterlichen Strukturen

nichts zu übersehen.[316] An dieser Stelle berühren einander die charakterlichen Strukturen von Silicea und Kalium sulfuricum Nr. 6.

Im Bereich von Kalium sulfuricum Nr. 6 spielt die Gefühlswelt in Form von Ärger noch eine gewisse Rolle. Aber auch bei diesem Mineralstoff hat die Ausschaltung des Eigenen bereits eine entscheidende Bedeutung. Die systematische Ausschaltung bzw. Ausblendung der eigenen Gefühle ist die Voraussetzung, fremde Gefühle als die „richtigen" anzuerkennen. Um den innersten Wert, an dem alles hängt, zu schützen, nämlich das eigene Leben, wird das eigene „Er-leben" ausgeschaltet. Dadurch wird der Person der Zugang zum Leben versperrt. Die Empfindung von diesem Vorgang ist auf der personalen Ebene vorhanden und wird gespürt. Was dann bleibt, ist die Enttäuschung über das „Nicht-Leben", über die Empfindung, dass das eigene Leben an einem vorbeigeht.

Bei Silicea ist diese Ausschaltung zugunsten einer Funktionalität bereits geschehen, nämlich in der Bereitschaft, willig, „ohne zu fragen", die gefühlten, oft nur eingebildeten Erwartungen zu erfüllen. In diesem Funktionieren vollzieht sich zwangsläufig die Verabschiedung vom eigenen Leben.[317] Oft genug sind es dann nicht mehr die von außen herangebrachten Forderungen und Erwartungen, die erfüllt werden, sondern die im Laufe des Lebens nach innen genommenen Forderungen.

Sie werden häufig in Menschen projiziert, die gefühlsmäßig nahe stehen. Ursprünglich waren es ja auch nahestehende Menschen, die eben solche Nöte erzeugt hatten, welche die Ausbildung der zwanghaften Erfüllungsstrukturen folgen ließen. Je tiefer die gefühlsmäßige Beziehung zu einem Menschen ist, desto größer ist die Gefahr, dass auf ihn Erwartungen projiziert werden, die früher einmal jemandem zwanghaft erfüllt wurden, um von ihm wahrgenommen zu werden, um bei ihm jemand zu sein.

So werden nun Erwartungen an Menschen erfüllt, die ihnen unterstellt werden, sie haben sie gar nicht geäußert. Sie wissen nicht, wie ihnen geschieht. Damit die Harmonie erhalten bleibt, „spielen" sie jedoch häufig mit. Leisten sie jedoch Widerstand, kommt der an seine Projektionen zwanghaft Ausgelieferte an seine Not heran, er wird „sauer", was charakterliche Bereiche berührt, die mit Natrium phosphoricum Nr. 9 in Beziehung stehen.[318]

Die gefühlsmäßige Verklebung mit den nach innen genommenen Forderungen lässt es nicht zu, sich von ihnen zu distanzieren oder gar, sie in Frage zu stellen. Da der Mensch aufgrund der Unterdrückung der eigenen Welt sich selbst entfremdet ist, also keinen Zugang zu seinem Erleben hat, kann er auch keine eigenen Bedürfnisse mehr äußern, weder innerlich spüren, noch gar nach außen aussprechen.

Die dauernde Überbelastung des Nervenapparates für diese gesamte innere Akrobatik belastet die Nervenfasern extrem und damit den Silicea-Haushalt. Außerdem lässt die dauernde Anspannung eine Überfüllung von Säure entstehen, welche ebenfalls, wie schon ausführlich bei Natrium phosphoricum Nr. 9 und Silicea beschrieben, auf der körperlichen Ebene die genannten Mineralstoffe verschleißt, „auffrisst".

---

316 Die beschriebene Haltung ist zu unterscheiden von einer einfühlenden und mitfühlenden Haltung, wie sie im Christentum als Nächstenliebe formuliert wird. In der Psychotherapie wird sie als Empathie beschrieben und für den Therapeuten als eine wesentliche Voraussetzung für seine Arbeit gefordert.
317 Diese Anstrengung bringt eine tiefgehende Übersäuerung mit sich.
318 Die betroffenen Bereiche des Charakters berühren bzw. überschneiden sich immer wieder, da es sich immer um den gleichen Menschen in verschiedenen Situationen, Engstellen oder gar Nöten handelt. Außerdem wird dieselbe Ursache, wie z.B. eine starke Bedrohung – es reicht auch schon das Gefühl der Bedrohung – in verschiedenen Bereichen des Menschen wie auch des Charakters Auswirkungen haben.

14.14.6 Harmonie

Nach den vorangegangenen Überlegungen erscheint uns das Bedürfnis dieser Menschen nach Harmonie in einem ganz neuen Licht. Das Streben nach Harmonie verlangt, dass zwei oder mehrere Menschen völlig übereinstimmen, auf der gleichen Wellenlänge schwingen oder gar „ein Herz und eine Seele" sind. In der Angst vor dem Eigenen, um den Preis der Selbstaufgabe, wird das Fremde gelebt und eine völlige Übereinstimmung damit angestrebt. Dann ist weder die eigene Not, nämlich das innere Loch, zu spüren, noch entsteht die Forderung nach einer eigenständigen Entscheidung.

Alles, was die Harmonie stören könnte, wird radikal ausgemerzt, solange dies möglich ist. Auf Dauer lässt sich das Leben aber nicht unterdrücken. Es geht so lange gut, wie es gelingt, Spannungen, Krisen, Widersprüche, Gegensätze, verschiedene Meinungen und vieles mehr zu harmonisieren, in Gleichklang bzw. auf einen Nenner zu bringen. Wer die größere Angst vor der Dissonanz hat, opfert sich auf dem Altar der Harmonie. Sonst wird er „sauer", „säuerlich".

Die Nerven stellen die Verbindungen zwischen den verschiedenen Organen und Körperteilen her. Sie befähigen aber auch den Menschen, mit seiner Umgebung in Beziehung zu treten. Sie dienen dem Erfühlen der zwischenmenschlichen Atmosphäre bzw. der Schwingungen, von denen man umgeben ist.

Aus der Praxis:
Eine Frau hatte aufgrund ihrer Probleme, die sie mit ihren Eltern hatte, Hilfe gesucht. In der Therapie hat sie dann drei Jahre lang ihr Verhalten dahingehend trainiert, sich gegen die Vorstellungen über sie und gegen die Wünsche und Erwartungen ihrer Eltern an sie zu wehren. Dabei war sie, wie in einem Beratungsgespräch festgestellt werden musste, eigentlich nie bei sich, sondern immer bei dem, was ihre Eltern denken, erwarten, sich vorstellen könnten oder welchen Druck sie ausüben würden. Sie hat wohl gelernt, nein zu sagen, aber immer gegen etwas.

Neben diesen Übungen wäre es von großer Bedeutung gewesen, sie dahin zu führen, ihre eigenen Bedürfnisse und Wünsche zu erspüren. Denn dann hätte sie ihr Nein nicht gegen etwas gerichtet, sondern sie hätte sich für die Werte eingesetzt, die ihr etwas bedeuten. Damit hätte auch das Ja in ihrem Leben Bedeutung bekommen.[319] Ihr Ringen hätte dann mit ihrem eigenen Leben zu tun gehabt. Sie hätte nämlich dann die Möglichkeit gehabt, mit ihrem eigenen Leben zur Welt zu kommen, „sie wäre geboren" als Person. Das ist der beste Beweggrund, die beste Motivation, sich einzusetzen und dafür Unstimmigkeiten zu riskieren.

Die Ermutigung, zum Eigenen zu stehen, die eigenen Wünsche, Bedürfnisse und Möglichkeiten zu spüren, ist ein wesentlicher Teil einer guten Erziehung. Die Wahrnehmung der Umgebung und ihrer Befindlichkeit ein weiterer. Geschieht die Entfaltung des Menschen in dieser Richtung, wird es ihm möglich werden, das von außen Geforderte wahrzunehmen und dagegen ohne Scheu das Mögliche, das aus eigenem Leben und durch die eigenen Grenzen bedingt Erfüllbare festzustellen, zu entwickeln und zur Welt zu bringen, das heißt umzusetzen bzw. zu realisieren.

Dann wird das Leben, was es eigentlich nur sein kann, nämlich die Kunst des Möglichen, ohne dass der Einzelne sich verleugnen oder gar den anderen missachten müsste. In der beschriebenen Lebenshaltung liegt eine große Weisheit, welche beide Seiten würdigt, die äußere und die innere. Sie spielt sie weder gegeneinander aus, noch bevorzugt sie eine, weil beide zum Leben gehören und das eine jeweils ohne das andere nur eine Kümmerform darstellt, eine verstümmelte Form des Lebens.

Im gegenseitigen Zusammenspiel der beiden Bereiche ohne innere Not erfährt das Leben die Fülle.

---

[319] Meistens wissen die Menschen, wogegen sie sind. Aber wenn sie gefragt werden, wofür sie eigentlich sind, können sie kaum eine Antwort finden.

Calcium sulfuricum Nr. 12

CaSO$_4 \cdot$ 12 H$_2$O, schwefelsaures Calcium, Kalziumsulfat, Gips
Früher: Calcarea sulfurica

Empfohlene Potenzierung: D6

Calcium sulfuricum Nr. 12 ist der Betriebsstoff für die Durchlässigkeit des Gewebes. Die Nr. 12 kommt hauptsächlich in Leber, Galle und den Muskeln vor.

Dieser Mineralstoff wirkt
- bei chronischen, offenen Eiterungen,
- wenn das Leben nach einem Schock wieder in den Fluss kommen soll,
- schleimlösend und ausscheidungsfördernd.

Antlitzanalytische Zeichen
- Alabasterweiß, kreidebleich, weiß wie die Wand.

15.1 Wirkungsweise

Dieser Mineralstoff, der hauptsächlich in der Leber, der Galle, in den Muskeln, im Herzen, im Gehirn, in der Milz und den Hoden gefunden wurde, wirkt schleimlösend und ausscheidungsfördernd. Bei der Beseitigung von Eiterherden kann er überraschend schnell wirken, ansonsten dauert es länger, bis seine Wirkung voll zum Tragen kommt, da er den Organismus tiefgreifend umstimmt.

15.2 Mangelanzeichen

Nach vielen Erfahrungen besteht ein Mangelanzeichen in einer alabasterfarbenen Gesichtsfarbe, welche schon ein Hinweis auf die Bezeichnung dieser Mineralstoffverbindung, nämlich auf den Gips ist.

15.3 Charakteristik

Calcium sulfuricum Nr. 12 ist der Betriebsstoff für die Durchlässigkeit des Gewebes. Durch eine Übersäuerung hat sich das Bindegewebe verfestigt, was einen Stau an Schadstoffen bewirkt. Wird durch die Einnahme von Calcium sulfuricum Nr. 12 das Bindegewebe wieder durchlässiger, wird nicht nur Säure frei, sondern es kommen auch Schadstoffe in Bewegung. Beide Prozesse verlangen nach zusätzlichen Gaben von Natrium phosphoricum Nr. 9 für die frei werdende Säure und Natrium sulfuricum Nr. 10 für die nun beweglichen Schadstoffe, oder eine Erhöhung der Gabe der beiden Mineralstoffe, wenn sie schon genommen werden.

Da Calcium sulfuricum auch säuretilgend wirkt, darf es bei Rheuma und Gicht nicht übersehen werden.

Bei verhärteten Drüsen stellt sich die Frage, ob die Verhärtung durch den Rückstau von Absonderungen erfolgte. Dann wäre, weil Calcium sulfuricum auch das Funktionsmittel der Bindegewebs-Hohlraumsysteme ist, diese Mineralstoffverbindung angebracht. Bei allen anderen Verhärtungen ist Calcium fluoratum Nr. 1 das geeignete Mittel.

Calcium sulfuricum ist für alle offen liegenden Eiterungen zuständig, ganz gleich welcher Art und an welchem Ort. Vor allem auch für Abszesse, nachdem sie sich geöffnet haben. Auch für Eiterfisteln und Hornhauteiterungen ist es das geeignete Mittel.

Sind die Absonderungen der Schleimhäute gelblich-weiß (weiß als die Farbe von Gips), kann Calcium sulfuricum eingesetzt werden.

15.4 Zur Geschichte von Calcium sulfuricum Nr. 12 in der Biochemie nach Dr. Schüßler

In seiner ersten Ausgabe der „Abgekürzten Therapie" zu Oldenburg im Jahre 1874 schrieb Dr. Schüßler[320] zu dieser Mineralstoffverbindung:

„*11. Calcarea sulfurica, das Functionsmittel der Bindegewebsröhren, heilt folgende Krankheiten:*
Acuten und chronischen Rheumatismus. Beim acuten Gelenkrheumatismus müssen je nach Umständen Ferrum phosphoricum oder Kalium chloratum vorangeschickt werden. Rheumatische Zahnschmerzen, Rheumatische Ischias. Podagra[321]*, Katarrhe*[322] *mit dickem, klumpigen, eiterähnlichem Secrete. Fibröse Polypen. Balggeschwülste. Scharlachfrieseln. Abszeßbildung, Flechten. Verhärtete Drüsen mit oder ohne Eiterung (zu vergleichen Silicea). Croup, Diphteritis, Ruhr. Gegen die letzteren drei Krankheiten wende ich zuerst Kalium chloratum an. Die differenzielle Diagnose ist: wenn das Exsudat*[323] *auf nicht stark geschwollenen Untergrund sitzt, so passt Kalium chloratum.*
Sind die Weichteile des Rachens stark geschwollen, so gebe ich Calcarea sulfurica. Die starke Geschwulst deutet auf eine Mitaffection der Bindegewebsröhren. Beseitigt man mittels Calcarea sulfurica die Geschwulst, so schwindet das Exsudat mit.
Da man beim Croup und bei der Ruhr eine differenzielle Diagnose in Bezug auf Mitaffection des Bindegewebes nicht stellen kann, so gebe ich zuerst Kalium chloratum und dann, wenn nöthig, Calcarea sulfurica. In den meisten Fällen genügt bei Ruhr und beim Croup das Kalium chloratum. Dass bei der Ruhr und bei der Diphteritis auch Kalium phosphoricum nothwendig sein kann, habe ich an betreffender Stelle bereits gesagt."

Dr. Schüßler hat für seine Mineralstofflehre sehr strenge Maßstäbe angewendet und in der 25. Auflage der „Abgekürzten Therapie" wurde 1898 noch von ihm redigiert. Darin schreibt er, nachdem ihm aus Bunges Lehrbuch der physiologischen und pathologischen Chemie, welches 1887 erschienen war, bekannt geworden war, dass Calcium sulfuricum nicht in die konstante Zusammensetzung des Organismus eingehe: „*So muss er von der biochemischen Bildfläche verschwinden. Statt seiner kommt Natrium phosphoricum Nr. 9 resp. Silicea in Betracht.*"

Damit verlor seine Heilweise eine wertvolle Mineralstoffverbindung. Viele Anwender nehmen jedoch heute den zwölften Mineralstoff ganz selbstverständlich zu den Mineralstoffen nach Dr. Schüßler dazu. Er wird geschätzt und ist teilweise in seiner Wirkung durch andere nicht zu ersetzen, auch nicht durch Kombinationen.

Leider hat in der Geschichte der Schüßler'schen Heilweise nicht immer der Satz von Paracelsus: „Wer heilt, hat recht!" Beachtung gefunden. Manchesmal verloren sich die Nachfolger Schüßlers und Anwender in dogmatischen Fragen. Viel zu viel Energie wurde dafür aufgewendet, wer in seinen Anschauungen Recht hat, und die Hilfesuchenden wurden dabei aus den Augen verloren.

15.5 Wirkung auf die Durchlässigkeit des Bindegewebes

Calcium sulfuricum Nr. 12 ist in der Biochemie nach Dr. Schüßler immer zu kurz gekommen, da es aufgrund des genannten Irrtums aus der Reihe seiner Wirkstoffe ausgeschlossen worden war. Deshalb soll hier noch einmal gesondert betont werden, dass es eine ebenso wichtige Rolle in Bezug auf das Bindegewebe spielt

---

320 Schüßler, W.H.: Eine Abgekürzte Therapie. Schulzesche Buchhandlung, Oldenburg 1874. S. 13.
321 Fußgicht.
322 Schleimhautabsonderungen.
323 Ausschwitzung, Absonderung.

wie die beiden anderen Mineralstoffe, die in diesem Zusammenhang eine große Rolle spielen:

- Die Nr. 12 ist der wesentlichste *Betriebsstoff* für die Aufgaben des Bindegewebes, weil es für dessen Durchlässigkeit sorgt.
- Für die *Bildung* bzw. seine *Substanz* sind die beiden anderen Mineralstoffe zuständig: Calcium phosphoricum Nr. 2 (s. S. 212) und vor allem Kalium chloratum Nr. 4 (s. S. 246 ff.).

Es bleibt das Verdienst Dr. Schüßlers, schon zu seiner Zeit auf Formen wie Bindegewebsröhren hingewiesen zu haben. Lange Zeit hat man mit dieser Definition nichts anfangen können, viele haben gefragt, wo denn diese Röhren zu finden seien, einfach deshalb, weil das Bindegewebe beim Präparieren für das Mikroskopieren wegpräpariert wurde und nicht mehr gesehen werden konnte. Erst durch Pischinger ist es wirklich wissenschaftlich relevant geworden und es hat sich gezeigt, dass tatsächlich eine Raumstruktur von Gängen und Räumen vorhanden ist, durch welches der Nährstofftransport möglich ist. Die Kommunikation innerhalb des Bindegewebes läuft über verschiedenste immaterielle und materielle Ebenen in fein abgestimmten Regelkreisen ab (S. Kalium chloratum Nr. 4, S. 246 ff.).

Daran wesentlich beteiligt ist das hindurchfließende Wasser, das mit dafür sorgt, dass das Bindegewebe ständig seine Kolloidstruktur ändern kann und immer in Bewegung ist, was beim „elastischen Bindegewebe" in ausgeglichener Weise der Fall ist.

Die zelluläre Nährstoffversorgung und zwischenzelluläre Signalübermittlung ist beim gesunden Bindegewebe somit abhängig von der Zusammensetzung des Bindegewebes selbst, von den Wassermolekülen der Bindegewebsflüssigkeit und von den darin gelösten Stoffen.

Für die Bindegewebsflüssigkeit ist Natrium chloratum Nr. 8 zuständig, für die Durchlässigkeit des Bindegewebes braucht es die Calcium sulfuricum Nr. 12, für die Ausscheidung der überschüssigen Säuren wird Natrium phosphoricum Nr. 9 benötigt, aber auch Silicea Nr. 11, die die Säure im Bindegewebe bindet.

Den Aufbau der Faserelemente besorgt Kalium chloratum Nr. 4, die Eiweißbestandteile werden reguliert über Calcium phosphoricum Nr. 2 (aufbauender Einweißstoffwechsel) und Calcium sulfuricum Nr. 12 (abbauender Eiweißstoffwechsel).

Natrium sulfuricum Nr. 10 reguliert den Abtransport von Schlackenstoffen aus dem Bindegewebe.[324]

Eine verringerte Durchlässigkeit des Bindegewebes kann durch Calcium sulfuricum Nr. 12 regeneriert werdem. Allerdings dauern diese Regenerationsprozesse sehr lange, die Kompaktierung hat auch ihre Zeit gebraucht. Ein Mangel an Flüssigkeit ist rasch durch Wassertrinken und reichliche Gaben von Natrium chloratum Nr. 8 wieder regenerierbar.

15.6 Alles, was nach außen geht

Grundsätzlich ist hier auf den Sulfatrest von Calcium sulfuricum zu schauen, der ja an vielen Reinigungsreaktionen im Körper teilhat, wie wir schon bei Natrium sulfuricum Nr. 10 besprochen haben (s. S. 341 ff.).

Das Calcium sulfuricum ist somit ebenfalls ein Mittel, welches bei Reinigungsvorgängen hilft, hier vor allem nach dem Verständnis der Biochemie nach Dr. Schüßler beim Abbau von Eiweiß im Körper.

Es wird immer dann eingesetzt, wenn der Körper etwas nach außen gibt, weil er es wegen des verfestigten Bindegewebes nicht nach innen nehmen kann wie Schadstoffe, Schlacken, Säuren.

---

[324] Alle diese Mineralstoffe sind in hoch verdünnter Form Bestandteile des Zell Basic der Adler Pharma, das somit ein wirksames Mittel zur Bindegewebsreinigung und -entlastung darstellt.

Wenn die umliegenden Gewebeteile so verfestigt sind, dass ein regulärer Abbau über die inneren Entlastungswege nicht möglich ist, können auch alle jene Stoffe nicht nach innen abgebaut werden, die beim Abwehrkampf des Organismus gegen Krankheitskeime entstehen, wie z.B. abgestorbene Krankheitskeime und Leukozyten. Eiter ist die Folge. Andererseits können auch Gewebsflüssigkeiten, die abfließen sollten, nicht mehr nach innen genommen werden, wie z.B. die Lymphe. Es kommt dabei zu Furunkeln, offenen Eiterungen, Fisteln, schwer heilenden, nässenden Verletzungen, Operationswunden, die nicht heilen, Ulcus cruris, Neurodermitis.

15.7 Innere Ergüsse, Blutschwamm

Dieser Mineralstoff hilft auch bei allen Ergüssen, die nicht abgebaut werden können. Dabei ist davon auszugehen, dass das umliegende Bindegewebe wiederum verfestigt ist und die abbauenden, durchflutungsfähigen Bindegewebsstrukturen zu dicht sind.

Wenn allerdings Calcium sulfuricum Nr. 12 eingesetzt wird, um nicht abfließende Ergüsse oder sonst wie gestaute Ansammlungen von Blut, wie z.B. beim Blutschwamm abzubauen, müssen unbedingt zwei weitere Mineralstoffe eingesetzt werden: Natrium phosphoricum Nr. 9 für die in Fluss kommenden Säuren und Natrium sulfuricum Nr. 10 für die in Bewegung kommenden Schadstoffe.

15.8 Die Behandlung von Eiterungen

Calcium sulfuricum ist bestens geeignet, Eiter abzubauen. Manchmal können Eiterherde durch herkömmliche Mittel nicht ohne weiteres behandelt werden.

Aus der Praxis:
Eine Frau bekam während der Schwangerschaft eine geöffnete eitrige Zahnfistel. Da es um ihre Gesundheit nicht gut stand, wollte sie im Einvernehmen mit dem Zahnarzt versuchen, das Problem mit dem Mineralstoff Nr. 12 anzugehen. Es war nicht nur für die Frau, sondern auch für den Zahnarzt erstaunlich, wie schnell der Eiter durch diese Maßnahme verschwunden war.

Nicht immer wollen Eltern ihren Kindern bei einer Eiterung sofort starke Medikamente geben, sondern sie versuchen auf vernünftige alternative Weise, mit dem Problem fertig zu werden. Eine Stelle, an der Kinder häufig Eiterbläschen und Pusteln bekommen, sind die Mandeln.

Aus der Praxis:
Die Mutter eines Mädchens mit acht Jahren will mit den Mineralstoffen nach Dr. Schüßler ihrer Tochter bei einer Angina helfen. Sie hatte die ersten Anzeichen übersehen, sodass sich schon kleine Eiterbläschen auf den Mandeln gebildet hatten. Für diese sollte die Mutter dem Kind Calcium sulfuricum geben und zwar jede Viertelstunde eine Tablette. Dadurch sollte der Eiter abgebaut und das Übermaß an Säure, welche die Erkrankung gefördert hatte, neutralisiert werden. Es dauerte nur einen Tag, bis der Eiter im Hals-Rachen-Bereich verschwunden war. Im weiteren Verlauf nahm das Kind noch einige Zeit Ferrum phosphoricum Nr. 3, Kalium chloratum Nr. 4, Kalium phosphoricum Nr. 5, Natrium chloratum Nr. 8 und Natrium phosphoricum Nr. 9 ein, bis die Gesundheit gänzlich wiederhergestellt war.

Grundsätzlich wird Calcium sulfuricum Nr. 12 bei allen offenen Eiterungen, aber auch bei allen geschlossenen Eiterungen in Kombination mit Natrium phosphoricum Nr. 9 und Silicea Nr. 11 eingesetzt.

Aus der Praxis:
Eine jüngere Frau litt schon jahrelang an immer wieder auftauchenden Abszessen in ihrem Körper. Sie hatte schon „alles" versucht und war, wie man so schön formuliert, „von Pontius zu Pilatus gelaufen". Da ihr nichts half, war sie schon sehr deprimiert. Hier hatte das körperliche Leiden ein psychisches verursacht, ein so genanntes somatopsychisches Leiden. Es wäre bei dieser jungen Frau völlig ver-

kehrt gewesen, Probleme zu suchen, die angeblich in ihrer Seele sich festgesetzt haben sollen.

Das zeigte sich nämlich, als sie selbst einen Ausbildungskurs zum Mineralstoffberater nach Dr. Schüßler besuchte. Schon im ersten Seminar wurde sie als Paradebeispiel für einen Mangel an Calcium sulfuricum Nr. 12 vorgestellt. Sie war tatsächlich alabasterweiß, „weiß wie die Wand". In ihrer Einnahmeempfehlung war dann Calcium sulfuricum Nr. 12 mit 30 bis 40 Stück pro Tag berücksichtigt. Es dauerte nicht lange, schon beim nächsten Seminar, das ca. 5 Wochen später stattfand, konnte sie von einer Besserung sprechen. Am Ende des Kurses war sie einer der glücklichsten Menschen, denn das körperliche Problem hatte sich nach und nach gegeben. Die Einnahme war lange Zeit so hoch geblieben, konnte aber dann mit der Zeit reduziert werden. Mit der Eliminierung ihres körperlichen Problems hatte sich aber auch ihre psychische Belastung in Nichts aufgelöst. Sie war sehr glücklich und auch in ihrem privaten Bereich hat sich dann viel getan.

15.9 Rheuma und Gicht

Das Bindegewebe ist die größte Deponie für Säuren und deren Verbindungen. Schon bei Natrium phosphoricum Nr. 9 wurde darauf hingewiesen, dass sich die daraus resultierende Starre durch das bekannte Basenpulver nicht lösen lässt. Da braucht es intensivere, tiefgreifendere Interventionen, sowohl von innen durch Einnahme, als auch von außen vor allem durch Bäder, aber auch durch Wickel und Packungen.

Das kompaktierte Gewebe staut die Säure, sodass es zu den bekannten Belastungen von Rheuma und Gicht kommt. Dagegen werden grundsätzlich folgende Mineralstoffe kombiniert: Calcium sulfuricum Nr. 12, Ferrum phosphoricum Nr. 3, Natrium chloratum Nr. 8, Natrium phosphoricum Nr. 9 und Natrium sulfuricum Nr. 10.

15.10 Wirkung auf die Schleimhäute

Der Mineralstoff Nr. 12 wirkt schleimabbauend und wird eingesetzt bei folgenden Erkrankungen:

15.10.1 Tonsillitis

Durch unentwegte Belastungen aus der Atemluft werden die Mandeln regelrecht mit Belastungsstoffen bombardiert. Die Mandeln sind sozusagen die Wächter, die keine Belastungen bzw. Krankheiten in den Körper eindringen lassen. Nach und nach, wenn sie immer mehr Belastungsstoffe aufgenommen haben, verdichtet sich ihre Wand, sodass der Stoffwechsel zwischen Drüseninnerem und Oberfläche nicht mehr fließt. Dann sammeln sich auf der Mandeloberfläche die abgestorbenen Leukozyten sowie Krankheitserreger, und aus der Mandelentzündung bzw. Angina wird eine eitrige Angina. Durch den Einsatz von Calcium sulfuricum Nr. 12 wird die verdichtete Wand der Mandeln durchlässig und die Eiterpusteln werden relativ rasch abgebaut. Aus Erfahrung kann gesagt werden, dass diese innerhalb eines Tages zum Verschwinden gebracht werden können.

15.10.2 Bronchitis

Die Röhren der Bronchien sind so verdichtet, dass der Stoffwechsel zwischen Körperinnerem und den Schleimhäuten an den Bronchienwänden zum Erliegen kommt. Die Schleimhaut verliert durch die dauernde Belastung mit Stoffen aus der Umwelt immer mehr an Substanz und damit auch an Widerstandskraft. Krankheitserreger bekommen dadurch einen Nährboden und können sich ausbreiten. Eine chronische Entzündung entsteht, die chronische Bronchitis. Das Hauptmittel ist Calcium sulfuricum Nr. 12, da es die Bronchienwände wieder durchlässig macht.

15.10.3 Mittelohrentzündung

Das Ohr ist ein sehr sensibles Organ, das auf eine gute Durchblutung angewiesen ist. Bei einem Mangel an Ferrum phosphoricum Nr. 3 kommt es rasch zu Ohrenschmerzen, die aber durch eine reichliche Gabe von diesem Mineralstoff auch wieder vergehen. – Wird Ferrum phosphoricum Nr. 3 nicht gegeben, ist einer Entzündung Tür und Tor geöffnet, denn durch den Mangel sinkt das Immunfeld rapide ab. Durch die Entzündung werden alle zur Verfügung stehenden Mineralstoffe aus der unmittelbaren Umgebung mobilisiert. Da die Kanäle gerade im Innenohr aber sehr fein sind, ist eine rasche Versorgung aus der Peripherie des Körpers nicht möglich. Der Mangel in der Umgebung des Krankheitsherdes verursacht eine Verdichtung des Gewebes, der Stoffwechsel leidet, die Entzündung schreitet voran und wir wissen, dass dies relativ rasch in Eiterungen mündet. Das ist ein ganz deutliches Zeichen für den Mangel an Calcium sulfuricum Nr. 12, das dann in reichlichen Gaben eingenommen werden muss, allerdings in Kombination mit Ferrum phosphoricum Nr. 3, Natrium phosphoricum Nr. 9, Natrium sulfuricum Nr. 10 und Silicea Nr. 11.

15.10.4 Nebenhöhlenkatarrh und Stockschnupfen

Beide haben ein verdichtetes Gewebe in den Schleimhäuten der Nase und den Nebenhöhlen zum Hintergrund. Hier ist die Kombination von Ferrum phosphoricum Nr. 3, Kalium chloratum Nr. 4, Natrium chloratum Nr. 8 und Calcium sulfuricum Nr. 12 hilfreich.

15.10.5 Zahnfleischentzündung

Leidet der Stoffwechsel im Zahnfleisch, wird es nicht ausreichend regeneriert und das Immunfeld wird schwächer. Da aber der Mundraum vielen Belastungen ausgesetzt ist, können sich sehr rasch Krankheitserreger festsetzen und eine Entzündung ist im Gange. Sie zeigt letztlich an, dass sich der Organismus gegen Belastungen wehren muss. Calcium sulfuricum Nr. 12 hilft dem Organismus, das Zahnfleisch für den Stoffwechselprozess wieder durchgängiger zu machen, wodurch die Abwehrkraft gestärkt werden kann. Es wird hier in Kombination mit Ferrum phosphoricum Nr. 3 und Natrium chloratum Nr. 8 gegeben.

15.11 Verhärtete Drüsen

Hierbei darf auf keinen Fall auf die ärztliche Begleitung, wie bei allen anderen ernsthaften Erkrankungen, verzichtet werden. Wenn sich die Drüse durch das Versagen der Bindegewebs-Transportsysteme in der Drüsenwand verdichtet oder gar verhärtet, kann die Drüse ihre Sekrete nicht absondern. Sie wird regelrecht aufgedehnt, was dann den verhärteten Eindruck hinterlässt. Dann ist das Calcium sulfuricum Nr. 12 an der richtigen Stelle. Dieser Vorgang ist von einer Verhärtung, wie sie durch einen Mangel an Calcium fluoratum Nr. 1 entsteht, zu unterscheiden. Gibt es dabei Schwierigkeiten, kann sehr leicht eine Kombination von Calcium fluoratum Nr. 1 und Calcium sulfuricum Nr. 12 innerlich und äußerlich als Cremegelmischung angewendet werden.

15.12 Schock

Durch einen Schock kommt es zum Erstarren des Menschen. Er ist „weiß wie die Wand", was der Farbe von Gips entspricht – Calcium sulfuricum Nr. 12 hat die chemische Formel von Gips.

Auch nach einem Schock verliert das Bindegewebe seine Durchlässigkeit, der Fluss des Lebens im Organismus stockt. Um ihn wieder in Bewegung bzw. in Fluss zu bringen, ist Calcium sulfuricum Nr. 12 ein hervorragendes Mittel, auf das bei diesem Problem auf keinen

Fall verzichtet werden darf. Am besten wird dieser Mineralstoff dann mit Kalium phosphoricum Nr. 5 kombiniert, was mit der schwindenden Lebensenergie im Zusammenhang steht, für die dieser Mineralstoff zuständig ist.

Ein Schock kann rein auf der psychischen Ebene liegen oder sich auf der körperlichen Ebene festsetzen, z.B. beim Schleudertrauma. Dabei bekommen die Nackenmuskeln ihren Schock ab und sind regelrecht aus dem Stoffwechselgeschehen ausgeblendet. Es ist ohne weiteres möglich, dass der betroffene Mensch die psychischen Probleme schon bearbeitet hat, dass er sich z.B. auch wieder in ein Auto zu setzen traut und damit ohne Probleme fahren kann, aber das traumatisierte Gewebe im Nacken noch nicht gelockert ist. Das heißt im Umkehrschluss, dass nicht unbedingt im psychischen Bereich nach Hintergründen gesucht werden muss, sondern dass ganz einfach im Körper Reste von Belastungen stecken, die noch nicht erreicht bzw. abgebaut wurden. Damit diese erreicht werden und der Muskel wieder in den Stoffwechsel des Körpers eingebunden werden kann, sind reichliche Gaben von Calcium sulfuricum Nr. 12 notwendig.

Es ist auch das Mittel der Wahl, wenn der Schock schon lange zurückliegt. Sogar der Geburtsschock kann im Leben des Menschen noch eine Rolle spielen, vor allem im blockierten oder nicht bzw. wenig durchlässigen Gewebe.

15.13 Äußere Anwendung

Bei offenen Eiterungen kann nur Calcium sulfuricum Nr. 12 angewendet werden, bei geschlossenen auf jeden Fall die Kombination von Natrium phosphoricum Nr. 9, Silicea Nr. 11 und Calcium sulfuricum Nr. 12 als Brei, Kompresse, Cremegelmischung oder – wenn sehr schmerzhaft – als Lösung auch nur aufgesprüht werden.

Bei allen dermatologischen Problemen und Problemen des Bindegewebes der Haut, bei Ergüssen, die nicht aufgesaugt werden können, z.B. bei alten Blutergüssen, ist folgende Kombination hilfreich: Natrium sulfuricum Nr. 10 und Calcium sulfuricum Nr. 12. Bei Vorliegen von Verhärtungen zusätzlich Calcium fluoratum Nr. 1.

Bei vielen Hauterkrankungen kommt es zu Sekreten, die anzeigen, dass es dem Organismus nicht möglich ist, die anfallenden Belastungsstoffe nach innen zu nehmen. Wie wir schon bei den einzelnen Mineralstoffen angeführt haben, handelt es sich um Sekrete mit folgenden Eigenschaften:
- salzig-brennend bei einem Mangel an Natrium chloratum Nr. 8,
- sauer-scharf bei einem Mangel an Natrium phosphoricum Nr. 9 und
juckend-beißend bei einem Mangel an Natrium sulfuricum Nr. 10.

Hintergrund aber für das Austreten der Sekrete überhaupt ist auch hier das verdichtete Gewebe, das den Organismus hindert, die natürlichen Ableitungswege zu betreiben, sodass sich bei all diesen Beschwerden Calcium sulfuricum Nr. 12 immer mehr als das wichtigste Mittel erweist.[325]

Bei Ergüssen in die Nebenhöhlen, bei Nebenhöhlenproblemen wegen Überfüllung mit Schleim, was entsetzliche Schmerzen verursachen kann, sollte neben der Einnahme unbedingt äußerlich folgende Kombination als Brei oder Cremegelmischung aufgetragen werden: Ferrum phosphoricum Nr. 3, Natrium chloratum Nr. 8 und Calcium sulfuricum Nr. 12, bei eventuell zusätzlich auftretendem gelblichen Schleim auch noch Kalium sulfuricum Nr. 6.

Bei allen Entschlackungskuren und weiteren Entlastungsversuchen des Körpers, zu de-

---

[325] Ausführlich in: „Biochemie nach Dr. Schüßler bei Hauterkrankungen und Allergien" von Feichtinger/Niedan-Feichtinger, s. Literaturverzeichnis.

nen auch das Abnehmen zählt, ist es wichtig, den Organismus bei seinen vielen Prozessen, die dabei in Gang gesetzt werden, auch äußerlich zu unterstützen. Dabei können die entsprechenden Mineralstoffkombinationen z.B. als Masken, Packungen und vor allem in Form von Bädern eingesetzt werden. Es geht dabei auch um Bindegewebsverfestigungen im oberflächlichen Gewebe des Körpers, die nach erfolgreicher äußerlicher Behandlung gut aufmassiert werden können.[326]

15.14 Zusammenhänge zwischen Calcium sulfuricum und charakterlichen Strukturen

Der Mineralstoff hat mit der Farbe alabasterweiß zu tun, was wie das Gegenteil schwarz vor allem Menschen anzieht, die gerne in Gegensätzen denken, fühlen und ihre Handlungen danach ausrichten.

15.14.1 Polarisierung

Im Zuge der Idealisierung sind viele Menschen zu einer Haltung gekommen, in der sie sich für eine Einstellung des „Entweder-Oder" entschieden haben. Dazu gehört auch die Formulierung „Alles oder nichts" oder „Ich bin nicht für halbe Sachen!"

Diese Einstellung wirkt sich auch auf die Beziehung zu den Menschen aus. Sie sind dann entweder ganz offen oder ganz zu, was beides in den Bereich von naiven Haltungen gehört. Aber wie oft ist der Satz zu hören: „Ich bin für alles offen!" Dann wundern sich die Menschen, wenn „ein jeder" im Haus ihrer Seele herumtanzt. Wird allerdings das andere Extrem, nämlich die totale Verschlossenheit gelebt, vereinsamt der Mensch. So schwankt er zwischen den Extremen und tut sich schwer, das rechte Maß zu finden.

Ganz leicht kann er sich mit folgendem Satz anfreunden: „Wer nicht für mich ist, ist gegen mich!" Dieser Satz hat fatale Folgen, denn es muss nicht jeder Mensch Stellung zu mir beziehen. Es gibt auch eine sehr indifferente Haltung zum anderen, in der weder Zuneigung noch Ablehnung vorhanden ist, eher etwas Abwartendes, wenn man sich einander näher kommt. Der Mensch, der im Gefängnis der oben beschriebenen Strukturen ist, muss den anderen unbedingt und sofort in eines der beiden Lager einstufen können, denn dann weiß er, wie er dran ist.

Da erfolgen dann vorschnell Beurteilungen, Bewertungen, Einstufungen, Schubladisierungen, die eigentlich tödlich sind. Sie lassen den anderen nicht leben. Hier wird noch einmal sehr deutlich, was Emmanuel Lévinas, der bekannte Philosoph der Ethik, mit seinem Satz gemeint hat: „Wenn dich jemand anschaut, fragt dich sein Antlitz: ‚Wirst du mich töten?' Es fragt dich das Antlitz des anderen nicht: ‚Lässt du mich leben?', sondern: ‚Wirst du mich töten?' Diese Frage ist einfach radikaler, aufrüttelnder und täte der heutigen Zeit mit ihren Vorurteilsklastern sehr gut, wäre regelrecht heilsam."[327]

15.14.2 Verkapselung, Isolierung

Die Verkapselung hat ihre Ursache in der Angst um sich selbst, die totale Offenheit in der Angst um den anderen.

So kommt es, dass Menschen aus dem Schock, aus Eigenem keine Beziehung zu einem anderen Menschen aufbauen zu können, vor Schreck erstarren und in Form von zwei relativ bekannten Phänomenen reagieren:

---

326 Siehe dazu auch: „Gesund abnehmen mit Schüßler-Salzen" von Feichtinger, Niedan-Feichtinger, s. Literaturverzeichnis.
327 Aus einem Vortrag über die Ethik von Emmanuel Lévinas.

15.14 Zusammenhänge zwischen Calcium sulfuricum und charakterlichen Strukturen

Entweder hat der Mensch aufgrund der traumatisierenden Erlebnisse überhaupt auf ein Eigenleben verzichtet und klebt dann förmlich auf einem anderen drauf. Er meint, dass er sich total um den anderen kümmert. Tatsächlich ist es eigentlich Egoismus, denn er muss sich ja unbedingt um den anderen kümmern, auf dessen „Füßen" – symbolisch gesehen – er immer steht. Was sollte er ohne diesen Menschen tun, an den er sich mit allen Seelenkräften klammert. So kommt es, dass dann auf Grund der leidvollen Erfahrungen in der Kindheit der Sohn mit 50 immer noch bei seiner Mutter lebt und wenn er sich in eine Freundin verliebt, die der Mutter nicht recht ist, diese ihm dann das Bankkonto sperrt – was sich tatsächlich ereignet hat. Oder dass ein 55-Jähriger immer noch bei seiner Mutter im Schlafzimmer liegt und er es trotz Freundin, von der die Mutter nichts wissen darf, nicht schafft, sich wenigstens ein wenig zu lösen. Aber nicht nur Söhne bleiben bei ihren Müttern, auch Töchter. Vor allem bleiben Töchter bei ihren Müttern aus den beschriebenen Gründen (aber nicht nur, wie hier angemerkt werden muss). Einseitigen allzu eindeutigen Erklärungen sollte man immer skeptisch gegenüberstehen.

Auf der anderen Seite gibt es die Mehrzahl der Menschen, die im Beziehungsverlustschock sich völlig zu isolieren beginnen. Sie haben Angst um ihr Leben und versuchen, völlig unabhängig zu werden. Innerlich sind sie erfüllt von dem „Nie mehr wieder". Gemeint ist dabei, dass sie sich nie mehr wieder auf einen Versuch einlassen werden, eine Beziehung aufzubauen.

15.14.3 Öffnung

Beide Formen der Reaktion führen den Menschen in eine Falle. Und immer ist es die Angst, einmal um den anderen und das andere Mal um sich selbst.

- Nimmt die Angst um das eigene Leben ab, kann sich die Zuwendung auf den anderen hin immer öfter ereignen. Damit wird es möglich, sich auf den anderen einzulassen.
- Nimmt die Angst um den anderen ab, nimmt der Mut, zum eigenen Leben zu stehen, zu. Das Vertrauen in das eigene Leben wird stärker; der Mut, sich auf dieses einzulassen, wächst.

Es zeigt sich die gegenseitige Abhängigkeit der beiden Haltungen, was den Charakter dieses Mineralstoffes als Funktionsmittel der Bindegewebsröhren deutlich zu Tage treten lässt. Gemeint ist damit die Verbindung des inneren Lebens mit dem äußeren und der damit verbundene Fluss des Austausches der beiden Bereiche.

15.14.4 Lockerung

In einer Lockerung der Blockade ist der Mensch dann unterwegs von der Angst um sich selbst zur Zuwendung zum anderen. Aus der sich verschließenden Abgrenzung entwickelt sich eine geöffnete Abgrenzung. Ein teilweises, begrenztes, unter Umständen auch reserviertes Eingehen auf den anderen ist nicht mehr unmittelbar an die Angst gekoppelt, ihn zu verlieren.

Es entwickelt sich der Mut, jemanden auf sich zukommen zu lassen, aber auch sich von jemandem zu distanzieren. Dabei wird dann auch immer konsequenter die Auswahl der Menschen getroffen, mit denen man kann und auch will.

15.14.5 Fluss des Lebens

Der lebendige Fluss zwischen innen und außen betrifft auch die Erfahrungen, die einmal gemacht wurden. Durch neue Erfahrungen werden die einmal formulierten Antworten auf diese in Frage gestellt. Bewährte Antworten, welche sich in abgewandelter Form immer wieder bestätigen, können beibehalten werden. Antworten, welche sich als Eintagsfliegen entpuppen und nicht mehr anwendbar sind, sollten über Bord geworfen werden. Dazu ist es notwendig, den Erfahrungshintergrund immer wieder auf neue Möglichkeiten zu überprüfen.

Als der Mineralstoff, der Brücken baut, der zwischen innen und außen vermittelt, hat Calcium sulfuricum Nr. 12 eine große Bedeutung.

Er zeigt die Notwendigkeit auf, dass Menschen nicht nur bei sich sein dürfen, weil sie dadurch die Welt aus den Augen verlieren, aber auch nicht nur in der Welt sein sollten, weil sie dadurch sich aus den Augen verlieren.

Der Mensch sollte bei sich sein und die Welt nicht aus den Augen verlieren, oder in der Welt und dabei sich selbst nicht aus den Augen verlieren. Damit kann er, indem er sich mit in die Welt nimmt, auch zur Welt kommen. Er kann auch die Welt bei sich zu Gast haben, weil er sie in sich einlässt.

Fünfzehn Erweiterungsmittel und ihre Einsatzmöglichkeiten

16.1 Zur Geschichte

Da Dr. Schüßler Ende des vorigen Jahrhunderts im Vergleich zu den heutigen Möglichkeiten nur sehr unzulängliche Analysemethoden zur Verfügung standen, konnte er noch nicht alle Mineralstoffe feststellen, die im Körper permanent vorhanden sind und eine große Rolle spielen. So wurden im Laufe der Zeit noch wichtige Mineralstoffe ergänzt, sodass zur Zeit insgesamt 27 verschiedene Mineralstoffverbindungen zur Verfügung stehen.

In manchen Büchern wird die Formulierung „Ergänzungsmittel" verwendet, was aber nicht den Tatsachen entspricht. Die zusätzlichen 15 Mineralstoffverbindungen erweitern die 12 von Dr. Schüßler gefundenen auf 27. Sie sind in ihrer Bedeutung keineswegs geringer. Ihr Vorkommen im Körper ist außerordentlich gering, was aber nichts über ihre Wirksamkeit aussagt. Im Gegenteil: Diese Verbindungen erscheinen von außerordentlicher Bedeutung.

Allerdings sind noch nicht alle in ihrer Zuständigkeit ausreichend erforscht, für manche von ihnen stehen bisher wenig Erfahrungen zur Verfügung. Kalium jodatum Nr. 15 und Calcium carbonicum Nr. 22 sind zwei besonders bedeutungsvolle Mineralstoffkombinationen, für die durch ihren häufigen Einsatz – vor allem im Gebirge – genügend Ruckmeldungen bezüglich ihrer Wirkung vorliegen.

Bei den anderen Erweiterungsmitteln kann es jedoch durchaus vorkommen, dass Sie in den anschließenden tabellarischen Übersichten für die eine oder andere Angabe ein leeres Feld vorfinden, oder schließlich in der konkreten Bearbeitung des Mineralstoffes so manchen Bereich nicht finden werden, der in den Besprechungen der 12 Grundmittel selbstverständlich ist.

Man spürt bei einzelnen Erweiterungsmitteln, dass sie eher aus der Homöopathie kommen, vor allem, wenn man die traditionellen Anwendungsgebiete betrachtet. Allerdings zeigt sich bei allen „neuen" Mineralstoffverbindungen, dass sie durchaus eine Berechtigung haben, in der Reihe der biochemischen Mittel angeführt zu werden.

Da die Erweiterungsmittel in ihren Mineralstoffkombinationen nur in allerfeinster Verteilung im Körper vorhanden sind, scheint jene Potenzierung sinnvoll und zielführend, wie sie Dr. Schüßler für das Fluor in Verbindung mit dem Calcium, für das Eisen in Verbindung mit dem Phosphor und die Kieselsäure vorgesehen hat, die D12. Hier wird die schon formulierte Regel sichtbar:

Je bedeutungsvoller ein Stoff für den Körper ist, umso wichtiger ist die Berücksichtigung der angemessenen Dosierung.

Das lässt sich sehr gut am Mineralstoff Nr. 15, dem Kalium jodatum, sehen. Es hat für Menschen, die sehr weit entfernt vom Meer leben, eine große Bedeutung. Wird denjenigen, die unter dem Mangel leiden, zu viel von diesem Mineralstoff gegeben, erleiden sie Vergiftungserscheinungen. Erst eine angemessene Dosis in einer sehr verdünnten Zubereitung ist dem Organismus zuträglich, der dann die angebotenen Betriebsstoffe in der Schilddrüse einsetzen kann.

16.2 Die 15 Erweiterungsmittel – eine Übersicht

Tab. 29: Die 15 Erweiterungsmittel

Nr.	Name	Chemische Formel	Hauptanwendungsgebiet
Nr. 13	Kalium arsenicosum, Kaliumarsenit	K_3AsO_2	Haut, Schwächezustände, Abmagerung
Nr. 14	Kalium bromatum, Kaliumbromid	KBr	Haut und Nervensystem, Beruhigungsmittel
Nr. 15	Kalium jodatum, Kaliumiodid, Jodkalium	KJ	Schilddrüsenmittel
Nr. 16	Lithium chloratum, Lithiumchlorid, Chlorlithium	$LiCl$	gichtisch-rheumatische Erkrankungen, schwere nervliche Belastungen
Nr. 17	Manganum sulfuricum, Mangansulfat	$MnSO_4 \times 5H_2O$	fördert die Aufnahme von Eisen im Körper
Nr. 18	Calcium sulfuratum, Kalziumsulfid	CaS	Erschöpfungszustände mit Gewichtsverlust
Nr. 19	Cuprum arsenicosum, Kupferarsenit	$Cu_3(AsO_3)_2$	kolikartige Schmerzen, Nierenleiden
Nr. 20	Kalium-Aluminium sulfuricum, Kalium-Aluminiumsulfat, Alaun	$AlK(SO_4)_2 \times 12H_2O$	Blähungskoliken, belastetes Nervensystem
Nr. 21	Zincum chloratum, Zinkchlorid	$ZnCl_2$	belasteter Stoffwechsel, Menstruationsbeschwerden, Nervenkrankheiten
Nr. 22	Calcium carbonicum, Kalziumkarbonat	$CaCO_3$	Erschöpfungszustände, frühzeitiges Altern
Nr. 23	Natrium bicarbonicum, Natriumbikarbonat, Natron	$NaHCO_3$	Säureüberladung, Schlackenausscheidung
Nr. 24	Arsenum jodatum, Arsentriiodid	AsJ_3	Haut: nässende Ekzeme, jugendliche Akne, Lungenerkrankungen
Nr. 25	Aurum chloratum natronatum Natriumtetrachloroaurat	$AuCl_3NaCl \times H_2O$	unspezifische Frauenleiden
Nr. 26	Selenium	Se	Entgiftung
Nr. 27	Kalium bichromicum	$K_2Cr_2O_7$	Diabetes

16.3 Kalium arsenicosum Nr. 13

Kaliumarsenit, K_3AsO_2

16.3.1 Wirkungsweise: stärkend – reinigend

Arsen hat Bedeutung für Haut und Haare, Leber, Niere und wirkt auf Gehirn- und Stoffwechselprozesse eher verlangsamend.

Kalium arsenicosum hat vor allem eine Beziehung zur Haut, weshalb es bei schwer behandelbaren Hautleiden und chronischen Hauterkrankungen mit heftigem Jucken wie nässenden Ekzemen verwendet wird, vor allem dann, wenn sich das Leiden durch die anderen Mineralstoffe nach Dr. Schüßler nicht beeinflussen lässt. Kalium arsenicosum hilft bei Nervenstörungen, welche durch Blutarmut und Schwäche entstehen, bei Schwächezuständen, Lähmungen und Krämpfen – es wirkt also stärkend. Es hat sich außerdem bewährt bei Magen- und Darmentzündungen, Magen- und Darmblutungen und wässrigen Durchfällen. Auch bei Regelstörungen kann es hilfreich sein.

16.3.2 Arsen und seine Funktionen im Körper

Verbindungen mit Arsen wurden regelmäßig nachgewiesen in Haut und Haaren, in Schilddrüse, Leber, Niere und Gehirn. Kalium arsenicosum hat einen Einfluss auf die Umwandlungsprozesse im Körper, indem es verschiedene Vorgänge verlangsamt. Es ist ein Zellreizmittel und hat eine besondere Wirkung gegen Bakterien.

16.3.3 Zusammenhänge zwischen Kalium arsenicosum und charakterlichen Strukturen

Verunsicherung: Wenn Menschen nach einem traumatisierenden Erlebnis, einer schockartigen Erfahrung, wieder zu sich selbst kommen, sind sie nicht mehr so wie früher. In ihren tiefsten innersten Schichten sind sie verschreckt. Die Person als diese innerste Ebene in ihrem menschlichen Dasein hat sich zurückgezogen.

Als Parallele dazu können auf der körperlichen Ebene die mit einem Mangel verbundenen Hautprobleme gesehen werden. Die Kontaktfläche zur Welt hat Schaden davongetragen, die Verbindung zur Welt ist nicht mehr ohne weiteres möglich. Die Verletzungen, die in dem Versuch, zur Welt zu kommen, erlitten wurden, liegen offen zu Tage.

Nur sehr geduldige Ermutigungen sowie aufbauende Gespräche können den verschreckten Menschen wieder aus seiner Abwehrhaltung, die ihn auch isoliert, herausholen. Die sehr tief im Wesen des Menschen stattgefundene und dort liegende Verunsicherung muss stabilisiert werden. Die Erfahrung zeigt, dass bei Kalium arsenicosum Nr. 13 eine positive Beeinflussung der den gesamten Hormonhaushalt steuernden Hirnanhangsdrüse (Hypophyse) möglich ist.

Menopause: Die Wirkung von Kalium arsenicosum Nr. 13 ist sehr tiefgreifend, weshalb es auch in der Menopause eingesetzt wird. Im Wechsel fühlen sich viele Frauen bis in ihre tiefsten Ebenen verunsichert und müssen neue Stabilität gewinnen.

Wie schon bei Calcium phosphoricum Nr. 2 ausgeführt, stellt sich einer von Haus aus unsicheren Frau die Frage: „Wer bin ich denn noch ohne Gebärfähigkeit?" Das Selbstverständnis wird einer schwerwiegenden Belastungsprobe ausgesetzt und hält oft nicht Stand. Selbstzweifel und schwere innere Unsicherheit, die es in der heutigen Zeit natürlich zu verbergen gilt, sind die Folge. Die Frau landet in einer zweifachen Spannung. Einerseits ist sie in einer inneren schwierigen Situation und auf der anderen Seite will sie nicht, dass diese Verunsicherung nach außen sichtbar wird.

Interessant ist in diesem Zusammenhang, dass die Hypophyse auch die Schilddrüse steuert. Diese bildet ihrerseits Calcitonin, das den Calciumhaushalt steuert. Auf diese Weise könnte die innige Verbindung zwischen Menopause, tiefgreifender innerer Verunsicherung und Osteoporose verständlich werden. Umso mehr müsste in diesen Fällen Kalium arsenicosum Nr. 13 angewendet werden.

16.4 Kalium bromatum Nr. 14

Kaliumbromid, KBr

16.4.1 Wirkungsweise

Kaliumbromid kommt in nur sehr geringen Mengen im Körper vor. Brom wurde in den so genannten endokrinen Drüsen gefunden, das sind Drüsen mit innerer Ausschüttung. Mängel verursachen hauptsächlich Belastungen bzw. Störungen im Bereich der Nerven, des Gehirns und der Drüsen. Der Genuss von Kochsalz ist weitestgehend einzuschränken, da es die Wirkung von Kalium bromatum stark vermindert.

Menschen, welche unter einem Mangel leiden, sind entweder ruhelos und nervös, oder im Extremfall völlig gleichgültig. Die nervösen Zustände stehen immer mit Aufregung in Zusammenhang. Weiterhin ist Kalium bromatum angezeigt bei Kopfschmerzen, auch als Folge geistiger Überanstrengung, bei Migräne und unter anderem als Beruhigungsmittel, auch bei Schlaflosigkeit. Sein Einsatz ist zu überlegen bei Schilddrüsenerkrankungen, auch bei der Basedow-Krankheit sowie bei Schleimhautreizungen, Regelstörungen und nervösen Sehstörungen. Manchmal kann es bei Migräne und Kopfschmerzen in Folge von geistiger Überanstrengung helfen.

16.4.2 Schilddrüse

Sehr oft wird Kalium bromatum Nr. 14 im Zusammenhang mit Schilddrüsenstörungen gesehen. Die stark hervortretenden Augäpfel[328] sind das antlitzanalytische Zeichen für einen Mangel und stehen oft im Zusammenhang mit Regulationsstörungen der Schilddrüse. Daher wird Kalium bromatum Nr. 14 meist gemeinsam mit Kalium jodatum Nr. 15 gegeben, besonders bei großer innerer Unruhe. Im Unterschied dazu wird die Nr. 15 eher bei Herzrasen und bei einer gefühlsmäßigen Überforderung gebraucht.

16.4.3 Zusammenhänge zwischen Kalium bromatum und charakterlichen Strukturen

Vorgeschichte: War jemand als Kind ziemlich unterdrückenden, rigoros vertretenen Strukturen ausgeliefert, hat er sich bemüht, in seiner Umgebung nicht zu provozieren. Es soll jedoch betont sein, dass solche Strukturen nicht offensichtlich gewalttätig sein müssen, dies geht auch über die so genannte „süße Tour": „Wenn du mich lieb hast ..."

Wird das Nichtbeachten eines Arbeitsauftrages extrem geahndet, entsteht große Angst vor den Folgen einer Nichterfüllung von Anordnungen. Damit das nicht geschieht, wird ein Mechanismus aufgebaut, der uns schon von Kalium sulfuricum Nr. 6 bekannt ist, nämlich eine extreme Aufmerksamkeitshaltung der Welt gegenüber. Bei Kalium bromatum Nr. 14 tritt nun noch ein weiterer Effekt ein: Alle überhaupt möglichen Anordnung werden a priori, im Vorhinein, erfüllt. Dann ist man sozusagen „aus dem Schneider"! Beglei-

---

328 Achtung, auch bei Hashimoto-Erkrankung möglich.

tet wird dieser Prozess von einer inneren Unruhe, die von der Angst gespeist wird, welche vor den Folgen einer Nichtbeachtung entsteht.

Auswirkung: Im späteren Leben setzt sich die eingeübte Haltung fest, ja, sie verselbständigt sich regelrecht. Die Folge ist der Mensch, der nie genug vorsorgen kann, dass alle Arbeit getan ist, denn man weiß nie, was noch kommt, wie in dem durchaus auch tyrannisch wirkenden Sprichwort: „Was du heute kannst besorgen, das verschiebe nicht auf morgen", oder noch einmal ein eigentlich hinterhältiges Sprichwort, wenn damit manipuliert wird: „Morgen, morgen, nur nicht heute, sagen alle faulen Leute!"

Lockerung: Es soll hier nicht gegen eine zügige Abwicklung der Tätigkeiten gesprochen werden, auch, wenn sie noch spät am Abend geschieht. Das Problem besteht in der zwanghaften Einstellung, in der nichts liegen gelassen werden kann. In einer Einstellung, in der unterschwellig die Angst regiert. Erst wenn man locker auch eine Arbeit liegen lassen kann, indem unterschieden werden kann, ob es denn nun heute noch notwendig ist oder nicht, dann ist die Zeit der Sklaverei vorbei. Bei der gewonnenen Lockerheit muss es sich aber wirklich um eine Lockerung handeln, nicht um eine gespielte, bei der man sich mit aller Gewalt in die „Freiheit" begibt, etwas liegen zu lassen. Dann pocht immer noch das schlechte Gewissen an und gibt keine Ruhe. Erst wenn die Lockerung tatsächlich gelungen ist, gibt es ein Zurücklehnen am Abend und die tiefe Entspannung, die herbeigesehnt wird.

16.5 Kalium jodatum Nr. 15

Kaliumiodid, Jodkalium, KJ

16.5.1 Wirkungsweise

Kalium jodatum Nr. 15 beeinflusst die Blutzusammensetzung, dämpft erhöhten Blutdruck, dient der Anregung der Herz- und Hirntätigkeit, fördert den Appetit und die Verdauung. Es wird des Weiteren bei Arteriosklerose und rheumatischen Gelenkschwellungen angewendet. Wegen seines Jodgehaltes ist Kalium jodatum ein geeignetes Mittel zur Behandlung von Schilddrüsenstörungen.

Besonders Kinder im Wachstum brauchen Kalium jodatum Nr. 15. Es steigert die Konzentrationsfähigkeit.

Bei besonderen Belastungen im Bereich des Gefühles und des Gemüts hat Kalium jodatum eine große Bedeutung. Bei Neigung zu niedergedrückter, weinerlicher, fast depressiver Stimmung sollte man an diesen Mineralstoff denken.

16.5.2 Mangelanzeichen

Ein Mangel äußert sich vor allem am ständigen krampfhaften Räuspern sowie einem Druck am Hals, der sich bis zu einem Würgegefühl steigern kann. Kropf, Herzrasen und Schweißausbrüche sind weitere Zeichen. Auch Schwindelgefühle gehören hierher. Als antlitzanalytisches Zeichen beobachten wir eine Schwellung am Hals vorne.

16.5.3 Jod im Körper

Der Gehalt an Jodid im Körper eines Erwachsenen beträgt 10–20 mg, davon liegen 8–15 mg gebunden in der Schilddrüse vor. 10% des Gesamtjodids liegen im Körper als freies Jodid vor.

Es ist in fast allen Zellen des Körpers enthalten, vor allem in Schilddrüse, Leber, Milz, Nieren, Magen, Haut, Haaren und Nägeln.

16.5.4 Jod ist „das" Schilddrüsenmittel

Jodid ist Bestandteil der Schilddrüsenhormone. Obwohl Jodid auch von anderen Organen bzw. Zellen außerhalb der Schilddrüse aufgenommen wird, reichert es sich dort nicht an. Die Schilddrüsenhormone regulieren unter anderem das Wachstum und die Reifung der Körperzellen, den Kohlenhydratstoffwechsel, den Protein- und Fettstoffwechsels. Vitamine, Nukleinsäuren und der Stoffwechsel der Hormone (z.B. Sexualhormone) brauchen die Anwesenheit der Schilddrüsenhormone. Sie erhöhen den Grundumsatz, indem sie den Sauerstoffverbrauch der Organe und die Temperatur erhöhen.

16.5.5 Kropf (Struma)

Jodmangel verursacht eine Kropfbildung (Struma). Dabei versucht die Schilddrüse durch Vermehrung der Hormon produzierenden Zellen den Jodmangel zu kompensieren, um die Schilddrüsenhormonproduktion zu erhöhen und das wenige vorhandene Jod möglichst vollständig zu verwerten. Dadurch wird die Schilddrüse vergrößert. Das kontinuierliche Wachstum der Schilddrüse kann langfristig zu einer Einengung der Luft- und Speiseröhre führen. Es können sich auch Schilddrüsenknoten bilden, was zur Bildung von Adenomen[329] führt, in weiterer Folge können sich auch Karzinome[330] entwickeln.

16.5.6 Schilddrüsenfehlfunktion

Die Unterfunktion (Hypothyreose) ist gekennzeichnet durch: Antriebslosigkeit, Gewichtszunahme, trockene Haut, Blutdruckabfall, Wassereinlagerungen in den Zellen, eventuell innerer Unruhe, z.B. Hashimoto-Thyreoiditis.[331]

Bei der Überfunktion (Hyperthyreose) werden zu viele Schilddrüsenhormone erzeugt, es kommt zu Unruhe, Gewichtsverlust, Basedow-Erkrankung.

Schwerer Jodmangel in der Schwangerschaft führt zu irreparablen Schäden am Kind, was aber praktisch nicht mehr vorkommt. Sowohl die Über-, als auch die Unterfunktion der Schilddrüse der Mutter ist schädlich für das Kind.

16.5.7 Schilddrüsenmittel in der Biochemie nach Dr. Schüßler

Kalium jodatum Nr. 15 wird in der Biochemie nach Dr. Schüßler allgemein als Regulativ bei Schilddrüsenstörungen eingesetzt, ob Struma, Über- oder Unterfunktion der Schilddrüse, die grundsätzlich als Fehlfunktion gesehen werden.

Manche Menschen vertragen ihre Schilddrüsenmittel schwer oder schlecht, da hier erhebliche Störungen im Wohlbefinden auftreten, wie z.B. Angina pectoris, Muskelbeschwerden. Wir beobachten auch manchmal Buchspeicheldrüsenprobleme. Mit Hilfe der Nr. 15 kann versucht werden, langsam die Dosierung der Schilddrüsenmittel zu verringern und nach Befundung durch den Arzt sogar wegzulassen. Das gehört, wenn möglich, von einem Mineralstoffberater intensiv begleitet, es sollte also immer wieder mit ihm Rücksprache gehalten werden. Bei dieser Umstellung ist der Hinweis auf die Selbstbeobachtung sehr wichtig!

Dabei ist außerdem zu berücksichtigen, ob überhaupt noch Schilddrüsengewebe vorhanden ist. Bei Totaloperation, wenn Calcium substituiert werden muss, kann auf das Schild-

---

329 Primär gutartige Gewebsneubildung aus Drüsenepithelgewebe.
330 Von Epithelgewebe ausgehender bösartiger Tumor.
331 Autoimmunerkrankung der Schilddrüse mit hochgradiger Gewebeauflösung, zeigt Zeichen der Unterfunktion und entzündliche Reaktionen, s. auch Kalium bromatum Nr. 14, S. 384.

drüsenmittel nicht verzichtet werden. Wenn sehr viel entfernt wurde, ist wenigstens eine Reduktion möglich.

Die Dosis des Erweiterungsmittels richtet sich ganz nach dem Tempo der Reduzierung des Schilddrüsenmedikamentes und erreicht schließlich eine stündliche bis halbstündliche Einnahme mit jeweils einer Tablette. Nach dem erfolgreichen Absetzen reduziert sich dann die Einnahme je nach Befindlichkeit auf 5–7 Tabletten pro Tag.

Folgender Einnahmeplan hat sich schon vielfach bewährt, er sollte aber auch immer individuell über die Rückmeldungen des Einnehmenden abgewandelt werden (s. Tab. 30):

Tab. 30: Schilddrüsenmittel

Zeitraum	1. Woche	2.–3. Woche	4.–5. Woche	6.–7. Woche	----
Schilddrüsenmittel	1 Stück	Jeden 2. Tag 1 Stück (oder ½ jeden Tag)	2 Stück/Woche ½ jeden 2. Tag	1 St./Woche 2x ½ /Woche	----
Nr. 15	7 St./tgl.	bis 10 St./tgl.	bis 15 St./tgl.	bis 15 St./tgl.	7–15 St./tgl.

16.5.8 Unterstützung der Wirkung

Neben Jod sind auch Kupfer und Selen am Schilddrüsenstoffwechsel beteiligt. Während Selen den Grundumsatz erhöht, hängt die Anwesenheit von Kupfer unmittelbar mit der Hormonproduktion zusammen, weil hierfür kupferhaltige Enzyme notwendig sind, weshalb durchaus das Erweiterungsmittel Cuprum arsenicosum Nr. 19 zur Regulierung der Schilddrüsenhormonproduktion eingesetzt werden kann. Diese wird auch unterstützt durch Selen, das als Bestandteil von Enzymen antioxidative Eigenschaften besitzt, was auch Selenium Nr. 26 als antioxidativen Schutz ins Blickfeld rückt.

Lithium chloratum Nr. 16 kann bei Hyperthyreose angewendet werden, weil es den Organismus befähigt, den Einbau von Jod zu bremsen. In diesem Fall ist auch die beruhigende Wirkung von Vorteil. Lithium sollte allerdings vorsichtig eingesetzt werden – was aber nicht unbedingt für das biochemisch angewendete Lithium chloratum Nr. 16 gültig ist.

Brom wirkt beruhigend und hemmt die Schilddrüsenhormonbildung, weil es sich in der Schilddrüse anstelle des Jods anreichert.

In der Biochemie nach Dr. Schüßler wird das Kalium bromatum Nr. 14 besonders bei Hyperthyreose, innerer Unruhe und bei dem antlitzanalytischen Zeichen der stark betonten Augäpfel eingenommen.

Eisen verbessert die Schilddrüsenantwort auf die Jodzufuhr und die Jodverwertung. Eisenmangel verringert die Effizienz der Schilddrüsenhormonsynthese. Es erniedrigt ebenso den Schilddrüsenhormonspiegel. In der Biochemie nach Dr. Schüßler wird dabei das Ferrum phosphoricum Nr. 3 eingesetzt, das auch in Bezug auf die Schilddrüse besonders bei allen entzündlichen Prozessen wirkt (Thyreoiditis).

Störungen der Schilddrüsenfunktion wirken sich auf den Stoffwechsel von Kupfer, Zink und Mangan aus, was die Erweiterungsmittel Manganum sulfuricum Nr. 17 und Zincum chloratum Nr. 21 betrifft.

Insgesamt können also folgende Erweiterungsmittel die Wirkung von Kalium jodatum Nr. 15 unterstützen: Ferrum phosphoricum Nr. 3, Kalium bromatum Nr. 14, Lithium chloratum Nr. 16, Cuprum arsenicosum Nr. 19, Zincum chloratum Nr. 21, Selenium Nr. 26.

Es gibt auch die Möglichkeit, dass trotz normaler Schilddrüsenwerte ein Einsatz dieser

Mineralstoffe sinnvoll ist, geht es doch in der Biochemie nach Dr. Schüßler vor allem um den Aufbau von Speichern in der Vorsorge von Störungen.

Da es sich bei den Aufgaben der Schilddrüse um einen feinen Regulationsmechanismus handelt, kann davon ausgegangen werden, dass außer einer medizinisch indizierten Schilddrüsenhormon- oder Jodidbehandlung kein Grund für eine Supplementierung im Makrobereich vorliegt. Das gelingt nach vielfachen Erfahrungen mit einer Versorgung im Mikrobereich sehr gut.

16.5.9 Mineralstoff-Kombinationen für die Schilddrüse

Im Gegensatz zur Orthomolekularen Medizin können auch Kupfer und Zink – in der biochemischen Verdünnung jedenfalls – gemeinsam eingenommen werden!

Schilddrüsenunterfunktion (Hypothyreose): Kalium bromatum Nr. 14 (Beklemmungsgefühle, depressive Verstimmung, Unruhe), Kalium jodatum Nr. 15 (Funktion der Schilddrüse, Größe); Cuprum arsenicosum Nr. 19 (Hormonregulation), Selenium Nr. 26 (Grundumsatzsteigerung, Hormonregulation).

Bei Hypothyreose durch Operation der Schilddrüse oder pränatal zu klein angelegter Schilddrüse: Empfehlung wie oben.

Schilddrüsenüberfunktion (Hyperthyreose): Kalium bromatum Nr. 14 (Unruhe); Kalium jodatum Nr. 15 (Regulierung der Schilddrüsenfunktion); Lithium chloratum Nr. 16 (vermindert die Jodaufnahme; nervös); Cuprum arsenicosum Nr. 19 (Hormonregulierung); Selenium Nr. 26 (Hormonregulierung); Calcium phosphoricum Nr. 2, Kalium chloratum Nr. 4 und Natrium chloratum Nr. 8 (wenn Basedow autoimmun bedingt, dann aber kein Cuprum arsenicosum Nr. 19 und Selenium Nr. 26).

Struma: Calcium fluoratum Nr. 1 (Verhärtung, Vergrößerung); Kalium jodatum Nr. 15 (Unterstützung der Funktion der Schilddrüse, Jodeinbau); Cuprum arsenicosum Nr. 19 (Hormonregulation); Selenium Nr. 26 (Hormonregulation).

Knotenbildung: Grundsätzlich Calcium fluoratum Nr. 1. Bei normaler Schilddrüsenfunktion in Verbindung mit Knoten: Calcium fluoratum Nr. 1, wenn auch Zysten vorhanden sind zusätzlich Natrium sulfuricum Nr. 10 und Calcium sulfuricum Nr. 12.

Morbus Hashimoto: Es geht um das Auflösen der Schilddrüse durch entzündliche Autoimmunreaktionen mit hochgradigem Schwund an Schilddrüsengewebe. Dabei sind folgende Mineralstoffe notwendig:

Calcium phosphoricum Nr. 2 (Eiweißproblematik, Osteoporosegefährdung, es sollte in diesem Zusammenhang auch an Kalium chloratum Nr. 4 und Natrium chloratum Nr. 8 gedacht werden); Ferrum phosphoricum Nr. 3 (leicht erhöhte Blutsenkung); Kalium jodatum Nr. 15, Kalium bromatum Nr. 14 (innere Unruhe, deutlich hervortretende Augäpfel); Lithium chloratum Nr. 16 (angegriffene Stimmungslage, nervös); evtl. Zincum chloratum Nr. 21 (reguliert die Antikörper bei erhöhten Antikörperwerten – verbunden mit Diabetes oder Bauchspeicheldrüsenproblemen); Selenium Nr. 26 (erhöhte Antikörper verbunden mit Hautproblemen und kurzfristiger oxidativer Belastung).

Akute Entzündung (Thyreoiditis): Ferrum phosphoricum Nr. 3 (hohe Gabe bei Entzündung); Kalium bromatum Nr. 14 (Unruhe); Kalium jodatum Nr. 15 (Funktion).

16.5.10 Jodzusatz in Nahrungsmitteln

Da Menschen sehr verschieden sind, reagieren sie auch sehr unterschiedlich auf Substanzen wie zum Beispiel auf das Jod, welches der

Nahrungsmitteln oft beigefügt wird. Zwar ist ein Auftreten des Kropfes vor allem im Gebirge dadurch zurückgegangen, doch ist keineswegs erforscht, welche unangenehmen Nebenwirkungen bei vielen sensiblen Menschen hervorgerufen werden. Außerdem nimmt die klassische Beobachtung des Mineralstoffhaushaltes zu wenig Rücksicht auf die Unterscheidung zwischen den Mineralstoffmolekülen, welche sich in den Flüssigkeiten, im Stoffwechsel befinden und jenen, die sich als Steuerungsstoffe für den Jodhaushalt im Inneren der Zellen, vor allem der Schilddrüse, befinden.

Der tatsächliche Jodbedarf ist umstritten. Viel zu wenig wird beachtet, dass er individuell bestimmt werden muss.[332] Die angeführten Bedarfsangaben der verschiedenen Organisationen bewegen sich alle im Millionstelbereich von einem Gramm, was einer Verdünnung von D6 entsprechen würde. Die Mineralstoffgaben dieses Erweiterungsmittels in D12 (Ein Billionstel der Moleküle sind Wirkstoffe) bewegen sich aber im Millionstelbereich der Mengen, welche als notwendig für den Menschen angegeben werden.

16.5.11 Zusammenhänge zwischen Kalium jodatum und charakterlichen Strukturen

Zur Vorgeschichte: Es gibt Erwachsene, die genau wissen, was im Leben richtig und falsch ist. Sie wissen darüber hinaus genau, wie z.B. eine Einladung, ein Vorstellungsgespräch, ein Anstandsbesuch zu gestalten ist, wie ein „small talk" abzulaufen hat, wie ein ordentlicher, ein perfekter, Haushalt auszusehen hat, in welcher Reihenfolge geputzt wird und vor allem wann usw.

Erlebt ein Kind nun diese allzu strengen Vorstellungen vom Leben und wie sie umgesetzt sozusagen vollzogen werden, dann bleibt ihm keine andere Wahl, als alle diese Modelle nicht nur als richtig und allein gültig zu empfinden. Es wird alle diese internalisieren, nach innen nehmen. Vor allem dann, wenn die Durchführung, der Vollzug mit großem Nachdruck verlangt wird oder eine Zuwiderhandlung mit Strafe geahndet wird. Dann wird ganz selbstverständlich der „richtige" Vollzug vom Leben förmlich „auswendig" gelernt.

Folgen: Als Erwachsener ist es ganz selbstverständlich, die eingelernten Modelle als richtig zu verstehen. Das Fatale besteht aber darin, dass sich der Mensch nicht mehr erinnert, warum er so rigorose Verhaltensweisen hat. Er glaubt sogar, alles, was er da unter vielen Mühen und Anstrengungen schafft, hätte einen besonderen Wert. Das stellt sich nach vielen Jahren der Mühsal und Abplagerei als Irrtum heraus – vielleicht!

Bei der aus den gelernten Strukturen ganz selbstverständlichen Überforderung scheint der Mensch wie getrieben von zwei Motoren. Auf der einen Seite treibt das Gefühl, was denn die anderen sagen würden, den Menschen in die Überlastung, auf der anderen Seite sind es die Vorstellungen von richtigen, perfekten, idealen Zuständen, die unbedingt erfüllt werden müssen.

Aus der Praxis:
Eine Bekannte hat, als sie noch in vielen von den angeführten charakterlichen Strukturen zwanghaft steckte, auch in der von Kalium jodatum Nr.15, Gäste in ihrem Ferienhaus erwartet. Sie hat nicht nur dieses Häuschen „völlig auf den Kopf gestellt", sondern auf halsbrecherische Art auch die Oberlichter blank geputzt, die nur mit Hilfe einer langen Leiter erreichbar sind.

Als sie dann dieses Erlebnis in einem Ausbildungskurs schmunzelnd erzählte, berichtete sie von der Empörung, von der sie erfüllt war, als der erwartete Besuch, nachdem er begrüßt war, durch das Wohnzimmer hindurch schnurstracks auf die Terrasse ging. Nichts war gesehen worden, beachtet worden von all der Mühe eines ganzen Tages und das dazu noch im Urlaub. Aber der Besuch war eben

---
332 Bruker, M.O./Gutjahr, I.: Störungen der Schilddrüse – Der Jod-Krimi. emu, Lahnstein 1996. S. 77.

auch im Urlaub und hatte keine Augen für mühselige Putzarbeit.

Wenn der Vorgang der Überforderung vom Gefühl her gesteuert ist, dann wirkt sich diese über eine Fehlsteuerung des zuständigen Nervs auf die Schilddrüse aus. Er tritt zwischen der Hals- und Brustwirbelsäule aus dem Rückgrat aus. Durch die hohe Spannung im Rückgrat drückt die zusammengequetschte Bandscheibe auf den Nerv und irritiert ihn. Der Druck im Nacken kann über die Schilddrüse bis zum Herz gehen, vor allem als Beklemmungen.

Die gefühlsmäßige Überforderung kommt von den inneren Bildern, wie sie in der Kindheit gelernt wurden. Diese drücken, da die Vorstellungen im Kopf sind, von dort auf den Körper. Die Energieversorgung im Kopf leidet, Kopfschmerzen, oft chronische, ja Migräne sind die Folge.

Am Fuß bildet sich der Druck in Form eines vergrößerten Hallux aus. Im Nacken als eine übermäßige Biegung in der Halswirbelsäule, einem regelrechten Höcker, der vor allem bei Menschen beobachtet werden kann, die überhöhte Forderungen im moralisch-ethischen Bereich an sich selbst stellen und vor allem an ihre Umgebung, wobei die „Hartnäckigkeit", mit der das oft geschieht, eine weitere Verschärfung darstellt.

Der Hintergrund für die Angst, „welche im Nacken sitzt", liegt in Bildern, welche das eigene Leben bedroht sehen, wenn die Anforderungen nicht erfüllt werden. Die Bilder werden von Strukturen hervorgerufen, welche im Laufe des Lebens, wie schon beschrieben, in die charakterliche Ebene eingepflanzt wurden. Dies können Vorstellungen tatsächlicher Bedrohung sein, welche durch Gewalttätigkeiten grundgelegt wurden, oder Bedrohungen aus dem moralischen und religiösen Bereich, welche meistens mit Vorstellungen von Strafen arbeiten.

Projektionen: Im ganz alltäglichen Leben haben die zwanghaften Strukturen fatale Folgen.

Aus der Praxis:
Eine Familie erwartet Besuch: „Auf eine Kleinigkeit" war abgesprochen worden. Die Hausfrau „weiß" natürlich genau, was der Besuch erwartet. Sie projiziert alles, was sie bei ihrer Mutter gelernt hat, wie so etwas ablaufen muss, in den Besuch hinein. Es wird den ganzen Tag das Haus auf Hochglanz gebracht, ein festliches Mahl bereitet, ja sogar die Zimmer der Kinder aufgeräumt, „man weiß ja nie"! Aber alle Regalbretter müssen vom Staub befreit werden, es könnte ja jemand mit dem Finger, … Kommt dann der Besuch, dann ist er „baff erstaunt", womit er jetzt konfrontiert ist. Ein bezeichnender Satz für diese Ereignisse ist: „Das haben wir nicht erwartet" oder „Das wäre nicht notwendig gewesen" oder „Wir wollten doch nur auf eine Kleinigkeit kommen."

Es wird deutlich sichtbar, dass hier zwei Erwartungen aneinander vorbei gegangen sind. Der Besuch hatte seine Erwartung und die Hausfrau die ihre. Es wurde nicht kommuniziert. Aber das Missverständnis steht zwischen ihnen. „Ich hab mir doch gedacht, dass ihr …" Aber es war „daneben".

Lockerung: Wenn die Zwanghaftigkeit der Gefühle, die Verstrickung des Menschen in sie, etwas gelockert werden kann, lässt sich feststellen, dass ohne Druck alles viel leichter geht. Wenn man sich von anderen gedrückt fühlt, „spielt" man selbst mit, ohne es zu wissen oder gar zu wollen. Von großer Bedeutung ist das Abkoppeln der eigenen Gefühlslage von den Äußerungen anderer, ob sie nun in Worten, Blicken oder Taten bestehen.

16.6 Lithium chloratum Nr. 16

Lithiumchlorid, Chlorlithium, LiCl

16.6.1 Wirkungsweise

Lithium chloratum hat eine besondere Wirkung auf gichtisch-rheumatische Erkrankungen mit schmerzhafter Anschwellung und Versteifung der Gelenke. Betroffen sind vorwiegend die kleinen Gelenke der Extremitäten. Die Wirkung liegt vor allem im Einfluss auf die Lösung der Harnsäure und in der Aufhebung der schädigenden Wirkung bestimmter Stoffe im Inneren der Zelle.

Lithium chloratum wird erfolgreich eingesetzt bei Beschwerden mit Beteiligung des Herzens, was sich in Herzstichen, Herzklopfen, Herzzittern und Herzflattern zeigt, auch bei Entzündungen der ableitenden Harnwege. Außerdem kommt es in Frage bei Nierenentzündungen, Nierenstauungen, Blasenentzündungen, Blasenkatarrhen, Harnröhrenkatarrhen, Aderverkalkungen.

In neuerer Zeit hat Lithium chloratum bei der Behandlung manisch-depressiver Zustände Bedeutung erlangt und war einige Zeit regelrecht in Mode.

16.6.2 Mangelanzeichen

Eventuelles antlitzanalytisches Zeichen: sehr hohes Hüsteln, wie es manchmal gespielt bei nach Beachtung heischender, aber doch den Anschein gebender Unterdrückung von Nervosität vorkommt. Zu unterscheiden vom Räuspern wie bei Kalium jodatum Nr. 15.

16.6.3 Lithium und seine Funktionen im Körper

Lithium wird vor allem im Skelett, in den Zähnen, der Hypophyse und Nebenniere gespeichert. In das Gehirn wird Lithium nur langsam aufgenommen. Ausgeschieden wird es vor allem über die Niere.

Es wird allopathisch in der Langzeitprophylaxe von manisch-depressiven Erkrankungen eingesetzt. Genauere Wirkungsmechanismen sind noch nicht bekannt.

Lithium beeinflusst auch den Schilddrüsenstoffwechsel. Dabei bremst es die Jodaufnahme der Schilddrüse, was aber eine eher spezifische Anwendung in Richtung Schilddrüse verlangt und allenfalls bei Überfunktion zum Tragen kommen kann.

Lithium regt Zellen der Immunabwehr an, was zur Immunfeldstärkung beiträgt.

Wahrscheinlich fördert Lithium die Aufnahme von Folsäure und Vitamin B_{12} in gesunde Körperzellen, wodurch Lithium in Verbindung mit Folsäure und Vitamin B_{12} das Wachstum von Leukämiezellen hemmen kann. Lithium hemmt auch das Wachstum von Herpes- und anderen Viren.

Das Lithium kommt im menschlichen Körper nur in außerordentlich kleinen Mengen vor, sodass es lange gedauert hat, bis es überhaupt festgestellt werden konnte. Doch gerade bei diesem Mineralstoff zeigt sich die Bedeutung des Satzes, dass es bei der Bedeutung eines Stoffes für den Körper vor allem auf seine angemessene Dosierung ankommt.

16.6.4 Zusammenhänge zwischen Lithium chloratum Nr. 16 und charakterlichen Strukturen

Bevor auf die eigentlichen Zusammenhänge eingegangen werden kann, ist es notwendig, sich mit dem Thema Gerechtigkeit auseinander zu setzen und die Begrifflichkeit abzuklären. Es gibt zwei Arten von Gerechtigkeit:

Die eine meint, dass man, wenn man alle Gesetze einhält, vor Gericht Gerechtigkeit erfährt. Aber der Glaube an diese Gerechtigkeit ist schon sehr ins Schwanken gekommen und manchmal hört man die Meinung, dass der Recht bekommt, der den besseren Anwalt hat. Die Gesetzesgerechtigkeit hat schon sehr gelitten, vor allem auch deshalb, weil der Eindruck entsteht, dass diese Gesetze nicht mehr aus einem verantworteten Hintergrund kommen, sondern aus parteipolitischer Willkür.

Die zweite Art von Gerechtigkeit geht vom Wortinhalt aus und meint, einem jeweiligen vor Augen stehenden Hintergrund gerecht zu werden. Einer dieser Hintergründe könnten die Bedingungen sein, unter denen Menschen in diesem Leben antreten. Dies sind die physiologischen Bedingungen, wie wir sie ganz selbstverständlich erleben. Damit sind die Schwerkraft, die Notwendigkeit des Atmens, Wärme, Flüssigkeit und Nahrung usw. gemeint. Damit ist aber auch die Notwendigkeit von Entspannung, Ruhe und Erholung gemeint, ein gewisser lebenserhaltender Stress, den wir auch als einen gewissen „Kick" beschreiben könnten. Werden Menschen nun solchen Bedingungen bzw. Erfordernissen, Forderungen eines gesunden Lebens nicht „gerecht", hat das Konsequenzen.

Schon im Alten Testament steht der Satz, dass wir auf „Herz und Nieren" geprüft werden. Die Nieren können in diesem Sinne als Sitz der Gerechtigkeit verstanden werden. Aber in dem Verständnis, das im vorigen Absatz als „dem Leben gerecht werden" verstanden wurde.

Werden die grundsätzlichen Forderungen der naturgesetzlichen Gegebenheiten, die Lebendigkeit, das Eigenleben, nicht gelebt, kommt es zur Entfremdung. Der Mensch antwortet dann nicht mehr auf die Anforderungen des Lebens, sondern funktioniert an ihnen vorbei. Die daraus folgende Unterdrückung des ureigensten, eigenen Lebens, die Niederdrückung, hat fatale Folgen. Depressive Stimmungen breiten sich aus und können durchaus in eine hartnäckige, kaum abzuschüttelnde Depression münden. Parallel dazu kann es zu Nierenproblemen kommen. Es gibt hier eine Querverbindung zu Natrium chloratum Nr. 8, wenn die Lebensmodelle sehr starr (auskristallisiert) sind und der Mensch diesen unterworfen ist. Natrium chloratum Nr. 8 ist der Hauptbetriebsstoff für die Nieren.

Befreiung: Es ist schwer, einem Menschen, der sich sehr von seinen eigenen Bedürfnissen und Notwendigkeiten zugunsten eines vernünftigen, funktionierenden Lebens entfernt hat, den Weg zu sich selbst aufzuzeigen. Er wird hundertfach Gründe haben, die das Aufgeben des Funktionierens, der inneren wie äußerlich oft nur projizierten (eingebildeten) Zwänge nicht möglich erscheinen lassen. Eine Lockerung geht nur langsam, indem der auf diese Weise belastete Mensch in die „Lust auf das eigene Leben" Schritt für Schritt herangeführt wird. Hat dann der Mensch „das Leben geleckt" wird er sich von sich aus immer stärker gegen den Druck stellen, der von allen einengenden, zwingenden Strukturen ausgeht. Dann zieht wieder Freude im Leben ein, vor allem über alles, was eigenes Leben ausdrückt und doch so sehr in Misskredit gekommen ist und sich in Eigenschaften benennen lässt wie:

- „Eigensinnig": wo doch der eigene Sinn das Einzige ist, wofür es sich zu leben lohnt.
- „Eigenwillig": außer aus dem eigenen Willen sollten doch die eigenen Handlungen nicht kommen.
- „Eigenartig": wie kann nur die eigene Art in Misskredit kommen, ist sie doch die eigene Handschrift, die in der Lebensführung des Einzelnen gelesen werden kann.

Es gehört in der heutigen Zeit eine ganze Menge Mut dazu, alle diese Bereiche zum Leben erstehen zu lassen, den eigenen Sinn, den eigenen Willen und die eigene Art.

16.7 Manganum sulfuricum Nr. 17

Mangansulfat, $MnSO_4 \cdot 5H_2O$

16.7.1 Wirkungsweise

Bei Eisenmangel steigt die Manganabsorption um das 2–3-Fache. Da in den Erythrozyten Mangan gebunden wird, scheint hier der Zusammenhang zu liegen, weshalb in der Biochemie nach Dr. Schüßler bei Eisenmangel Manganum sulfuricum Nr. 17 zusätzlich zur Ferrum phosphoricum Nr. 3 verabreicht wird, und zwar ungefähr in der halben Dosierung von Nr. 3, um das Eisen besser und dauerhaft aufzunehmen. Dass Eisen in diesem Fall besser gehalten wird, ist eine Erfahrung in der biochemischen Heilweise und wird schon seit langer Zeit praktiziert.

16.7.2 Mangan und seine Funktionen im Körper

Der Körper eines Erwachsenen enthält etwa 10–20 mg Mangan. Es ist ein essenzielles Spurenelement, wird im Dünndarm resorbiert, in den Erythrozyten aufgenommen und im Plasma an Proteine gebunden transportiert. Gespeichert wird es in Organen wie Leber, Niere, Pankreas sowie Knochenmark und Haar.

Mangan hat antioxidative Wirkung und ist an der zellulären Energiegewinnung beteiligt. Hier gibt es eine Querverbindung zu den Mineralstoffen Kalium sulfuricum Nr. 6 und Calcium sulfuratum Nr. 18.

Als Enzymbestandteil spielt Mangan eine bedeutende Rolle bei der Ammoniak-Entgiftung sowie bei Stoffwechselprozessen im Knorpel- und Knochengewebe, weshalb es ein Mittel ist, das bei Knorpelschäden eingesetzt wird.

Erhöhte Manganwerte treten auf bei Leberzirrhose, chronischer und aktiver Hepatitis, auch im Verlauf einer Schwangerschaft.

16.7.3 Anwendungsgebiete

Bei folgenden Störungen bzw. Belastungen kann die Einnahme von Manganum sulfuricum Nr. 17 empfohlen werden:
- Knorpelschäden, weil die Knorpelbildung gefördert wird,
- Säurebelastung, weil das Ammoniak, das bei unzureichender Säureausscheidung über die Nieren durch den Abbau der Harnsäure im Darm entsteht, besser abgebaut werden kann,
- Energiemangel, weil mit Mangan auch die Energiegewinnung der Zelle gesteigert wird,
- Schwangerschaft, damit kein Manganmangel mit seinen damit verbundenen Folgen auftritt,
- Arteriosklerose, damit der Bildung von Plaques an den Innenwandungen der Blutgefäße vorgebeugt wird,
- Leberproblemen, weil dabei die Steuerung dieses Mineralstoffes, was den Mikro- und Makrohaushalt betrifft, offensichtlich außer Kontrolle gerät,
- Osteoporose und Diabetes, da Manganmangel Glucosetoleranz beeinträchtigen kann (Diabetiker haben meist deutlich niedrigere Manganwerte im Blut),
- rheumatoider Arthritis, weil das Entzündungsgeschehen positiv beeinflusst wird,
- wandernden rheumatisch-gichtischen Beschwerden, welche sich bei Witterungswechsel, vor allem zum nasskalten Wetter verschlimmern,
- Zahnschmerzen,
- Sehschwäche, Augenlidentzündungen,
- Nervenschwäche, Gedankenschwäche infolge Überarbeitung – Gedächtnis und Konzentration leiden.

16.7.4 Makro-Ebene

Auf der Makro-Ebene, d.h. bei hohen Mangangaben, werden Wechselwirkungen beobachtet, wobei Calcium, Eisen und Zink die Manganaufnahme beeinträchtigen. Das sollte grundsätzlich bei einer so genannten grobstofflichen Versorgung des Körpers mit Mineralstoffen berücksichtigt werden. Es kann nämlich bei einer unbedachten Einnahme von Mineralstoffen zu unerwünschten Verschiebungen kommen.

Deshalb ist bei Eisenmangel nicht zu empfehlen, ein höher dosiertes Manganpräparat einzunehmen. In diesem Fall ist es auf jeden Fall besser, den Körper auf der so genannten Mikro-Ebene zu versorgen, mit Manganum sulfuricum Nr. 17. Auf der Makro-Ebene ist ein Eisenpräparat zu empfehlen. Eventuell könnte man noch unterstützend Kupfer dazugeben. Bevor dieses als Mineralstoffpräparat gegeben wird, sollte vorher Cuprum arsenicosum Nr. 19 gegeben werden.

In der Nahrung ist das Mangan besonders im schwarzen Tee, in der Bierhefe, im Buchweizen, in den Nüssen, Bananen und Sonnenblumenkernen sowie in der Leber, grünem Blattgemüse und Haferflocken enthalten. Auch der Alfalfa-Samen kann empfohlen werden.

16.8 Calcium sulfuratum Nr. 18

Calciumsulfid, CaS

16.8.1 Wirkungsweise

Calcium sulfuratum darf nicht mit Schwefelleber verwechselt werden, denn es sind zwei gänzlich verschiedene Substanzen.

Die besondere Wirkung dieser Verbindung beruht wahrscheinlich auf dem Sulfidrest. Sulfide sind besonders reaktiv und an entgiftenden Vorgängen im Körper beteiligt.

Außerdem sind Sulfide ganz wesentliche Faktoren für den Prozess der Energiegewinnung in der Zelle. Hier wird es noch weiterer Arbeiten und Erfahrungen bedürfen.

Calcium sulfuratum Nr. 18 ist wahrscheinlich ein noch „im Dornröschenschlaf" verharrender Mineralstoff in der Reihe der Erweiterungsmittel. Wahrscheinlich wird er große Bedeutung im Entlastungsbereich des Menschen haben, was die Schadstoffe betrifft.

Als Anwendungsgebiete werden Erschöpfungszustände mit Gewichtsverlust (trotz Heißhunger) angegeben.

Vermutlich gibt es auch sehr bedeutungsvolle Zusammenhänge zu charakterlichen Strukturen, doch hier sind die Arbeiten noch im Gange.

In einer Entschlackungsmischung[333] hat Calcium sulfuratum Nr. 18 eine zentrale Bedeutung. Insgesamt sind darin folgende Mineralstoff kombiniert:

Kalium chloratum Nr. 4, Kalium phosphoricum Nr. 5, Kalium sulfuricum Nr. 6, Natrium phosphoricum Nr. 9, Natrium sulfuricum Nr. 10, Kalium jodatum Nr. 15, Calcium sulfuratum Nr. 18 und Cuprum arsenicosum Nr. 19.

16.9 Cuprum arsenicosum Nr. 19

Kupferarsenit, $Cu_3(AsO_3)_2$

16.9.1 Wirkungsweise

Cuprum arsenicosum hat besondere Wirkung in Bezug auf Krampfneigungen, Koliken und Neuralgien.

Kupfer und Zink sollten auf der Makro-Ebene nicht gemeinsam eingenommen werden, weil sie direkt miteinander konkurrieren. Im Mikrobereich, der Biochemie nach Dr. Schüßler, ist die gleichzeitige Einnahme als Kombination bzw. Mischung in der Tagesdosis möglich.

Bestehen Mängel an Kupfer im Körper, muss nicht sofort an eine Kupfersupplementierung gedacht werden. Es erscheint eine Substitution im Sinne einer feinstofflichen intrazellulären Kupfersupplementierung durch Cuprum arsenicosum Nr. 19 besonders wichtig und für uns möglich.

16.9.2 Kupfer und seine Funktionen im Körper

Der Gesamtbestand des Körpers an Kupfer beträgt 80–120 mg. Es ist das dritthäufigste Spurenmetall nach Eisen und Zink. Die Resorption erfolgt bereits im Magen und ist im Dünndarm vergleichbar hoch.

Kupfer wird überwiegend an Plasmaproteine gebunden und gelangt in die Leber. Spezifische Transportproteine teilen das Kupfer den Zellkompartimenten zu. Überschüssiges Kupfer wird in die Galle ausgeschieden.

Besonders wichtig ist eine vermehrte Kupferzufuhr für Frühgeborene, da der Säugling

---

333 Z.B. Zell Basic von Adler Pharma.

erst im letzten Trimenon (Drittel) der Schwangerschaft selbst Kupfer speichern kann. Auch Diabetiker haben meist einen vermehrten Kupferbedarf.

Vorkommen: Vor allem in milchsauren Gurken, bis zu 8 mg, aber auch in Nüssen, Hülsenfrüchten und Sonnenblumenkernen.

16.9.3 Der Arsenitrest

Dieser ist sehr wenig erforscht! Arsen selbst ist ein Halbmetall wie Selen. Eine biochemische Wechselwirkung zwischen Arsen und Selen dürfte stabilisierend auf den Immunstoffwechsel wirken, im Sinne eines Immunaktivators.

Arsen fördert das Wachstum und die Fertilität. Eine nahrungsbedingte Arsenunterversorgung dürfte zu einem vorzeitigen Zusammenbruch und oxidativen Zerfall der Zellmembran der Mitochondrien führen.

16.9.4 Anwendungsgebiete

Kupfer ist ein wichtiger Bestandteil von zahlreichen Enzymen, daher hat es für die verschiedensten Stoffwechselvorgänge Bedeutung. Anwendungsmöglichkeiten ergeben sich für Cuprum arsenicosum Nr. 19 in folgenden Bereichen:
- Funktionen des ZNS (geistige Entwicklung von Kindern und Gehirnstoffwechsel),
- Down-Syndrom: begleitend zur ärztlichen Behandlung,
- Neuralgien und Krämpfe des ZNS, weshalb es auch bei Epilepsie überlegt werden könnte,
- Multiple Sklerose (begleitend), die immer mit einer Schwermetallvergiftung in Verbindung steht, und Parkinson, wo es sich um eine Aluminium- und Bleibelastung handelt,
- Koliken des Magen-Darm-Traktes und chronische Kopfschmerzen,
- Chronische entzündliche Darm- und Gelenkprobleme,
- Bindegewebsverhärtungen, Weichteil- und Gelenkrheuma, Gelenkschmerzen, ebenso Bindegewebsschwäche, wobei Calcium sulfuricum Nr. 12 und Cuprum arsenicosum Nr. 19 kombiniert werden,
- Schwangerschaft: eine ausgewogene Kupferversorgung ist unabdingbar wichtig, auch für das Kind,
- Vitiligo, besonders bei Störungen des Melaninhaushaltes in der Kombination Kalium chloratum Nr. 4, Kalium sulfuricum Nr. 6, Natrium sulfuricum Nr. 10 und Cuprum arsenicosum Nr. 19 (auch äußerlich anzuwenden),
- Regulation der Schilddrüsenhormone,
- Osteoporose (Osteoporosemischung, s. S. 218),
- Antioxidative Wirkung (Antioxidanzienmischung, s. S. 59),
- Eisenmangel (Förderung der Eisenresorption) in der Kombination Ferrum phosphoricum Nr. 3, Manganum sulfuricum Nr. 17 und Cuprum arsenicosum Nr. 19,
- Cholesterinspiegel (Regulation).

16.10 Kalium-Aluminium sulfuricum Nr. 20

Kalium-Aluminiumsulfat, Alaun,
$AlK(SO_4)_2 \cdot 12H_2O$

16.10.1 Wirkungsweise

Kalium-Aluminium sulfuricum wirkt besonders auf die Verdauung, bei Verstopfungs- und Blähkoliken, Schwindelgefühl und Irritationen des Nervensystems, eventuell auch bei Magen- und Darmkoliken.

16.10.2 Anwendungsgebiete

Kombinationen bei Blähkoliken sind
- für Erwachsene: Cuprum arsenicosum Nr. 19 und Kalium-Aluminium sulfuricum Nr. 20,
- für Säuglinge und Kinder: Calcium phosphoricum Nr. 2, Magnesium phosphoricum Nr. 7 und Natrium sulfuricum Nr. 10.

Kombination bei Alzheimer:
- Calcium fluoratum Nr. 1, Ferrum phosphoricum Nr. 3, Kalium phosphoricum Nr. 5, Natrium chloratum Nr. 8, Silicea Nr. 11, Cuprum arsenicosum Nr. 19, Kalium-Aluminium sulfuricum Nr. 20 und Zincum chloratum Nr. 21.

Im Falle einer zusätzlichen schweren Belastung mit Schadstoffen müssten außerdem noch gegeben werden: Kalium sulfuricum Nr. 6, Natrium sulfuricum Nr. 10 und Selenium Nr. 26.

Für die Alzheimer-Erkrankung werden unterschiedliche Ursachen diskutiert. Melvyn R. Werbach stellt in seinem Grundlagenwerk „Nutriologische Medizin" im Abschnitt zu Demenz im Kapitel „Überblick" fest: *„1. Die Belege dafür, dass eine Aluminiumbelastung die Ursache einer Alzheimer-Demenz sein kann, nehmen zu. ...*

4. Eine Demenz kann mit erhöhten Konzentrationen des Gesamtcalciums im Gehirn, aber verminderter Konzentrationen von ionisiertem Calcium in Zusammenhang stehen.

5. Ein Mangel an Calcium kann die Ursache von Demenz sein.

6. Die Demenz bei der Wilson-Krankheit steht in Zusammenhang mit erhöhten Konzentrationen von Kupfer im Hirngewebe.

7. Die Alzheimer-Krankheit kann in Zusammenhang mit erhöhten Konzentrationen von Aluminium und verminderten Konzentrationen von Zink und Selen im Hirngewebe stehen.

8. Aluminium und Silicium kommen zusammen in der Zentralregion von senilen Plaque-Kernen vor."[334]

Insgesamt kann festgestellt werden, dass der Haushalt an bestimmten Mineralstoffen aus dem Gleichgewicht gekommen ist.

Wenn in der Biochemie nach Dr. Schüßler davon ausgegangen wird, dass die angebotenen Mineralstoffverbindungen dem Organismus unterstützend zur Seite stehen, den Mineralstoffhaushalt zu regulieren, dann kann gerade in dem angeführten Bereich der Demenz bzw. von Alzheimer zumindest mit einiger Hoffnung auf Stillstand bzw. sogar Linderung begleitet werden.[335]

16.11 Zincum chloratum Nr. 21

Zinkchlorid, $ZnCl_2$

16.11.1 Wirkungsweise

In der Biochemie nach Dr. Schüßler gibt es im Gegensatz zur medizinisch-wissenschaftlichen Empfehlung, Zink z.B. nicht mit Kupfer zu kombinieren, keine gesonderten Einnahmeempfehlungen in Verbindung mit den anderen Mineralstoffen der Biochemie nach Dr. Schüßler.

Auf der Makro-Ebene der orthomolekularen Dosierung kommt die gegenseitige Beeinflussung sehr wohl zum Tragen. Hier gibt es nachgewiesene Wechselwirkungen zwischen Eisen und Zink sowie Calcium und Zink. Von der Makro-Ebene ausgehend sollte an ein Zinkpräparat gedacht werden, das meist in Kombination angeboten wird (meist mit Vitamin C). Zink sollte dann, wenn möglich, am

---

[334] Werbach, M.R.: Nutriologische Medizin, orthomolekulare Vorsorge und Therapie. Walter Hädecke, Weil der Stadt 2001. S. 238.
[335] Auch wenn neueste Forschungen einen Zusammenhang mit Aluminium bestreiten, belastet das in vielen Verbindungen vorkommende Aluminium den Organismus: Impfungen, Deodorants, Alufolie ...

Abend eingenommen werden und auf der Makro-Ebene nicht gemeinsam mit Kupfer.

Achtung! Eine hohe Dosierung von Zink führt zu sekundären Defiziten von Cu, Fe, Ca und Mn!

16.11.2 Zink im Körper

Der Gesamtbestand des Erwachsenen an Zink beträgt 2–3 g. Mehr als 200 Enzyme enthalten Zink als strukturelle oder regulatorische Komponente. Es ist ein essenzielles Spurenelement.

Die Zinkaufnahme erfolgt über den Magen-Darm-Trakt, besonders im Dünndarm und Zwölffingerdarm. Im Plasma bindet das Zink Transportproteine. Der Großteil des Plasmazinks wird rasch von der Leber aufgenommen und gespeichert. Ausgeschieden wird überschüssiges Zink über den Stuhl, in geringen Anteilen über die Haut und Nieren. Bei bestimmten Erkrankungen ist die Zinkausscheidung über die Nieren erhöht, wie z.B. bei Diabetes, Leberzirrhose und Alkoholabusus.

Das Vorkommen von Zink ist besonders hoch in Weizenkeimen, Bierhefe und Fleisch. Da Zink eine hohe Bindungsfähigkeit an Eiweiße hat, ist die Bioverfügbarkeit aus tierischen Nahrungsmitteln wesentlich höher als aus pflanzlichen. Der Tagesbedarf beträgt 12–15 mg, die therapeutische Dosis bewegt sich zwischen 10–150 mg. Zink sollte immer zeitversetzt, eher am Abend eingenommen werden.

16.11.3 Funktionen von Zink

Schlüsselenzyme des Zellstoffwechsels sind zinkabhängig, daher ist es essenziell für das Wachstum und die Differenzierung aller Zellen. Daraus ergibt sich die Einflussmöglichkeit auf Wachstumsstörungen und eine verzögerte sexuelle Entwicklung bei Kindern. Besonders alle Zellen mit hoher Zellteilungsrate, also auch die der reproduktiven Organe, der Hoden und der Eierstöcke, reagieren besonders empfindlich auf Zinkunterversorgung. Aus diesem Zusammenhang ergeben sich bedeutungsvolle Indikationen für eine Zinksupplementierung, wobei immer vor dem Zinkpräparat Zincum chloratum Nr. 21 versucht werden sollte:

Zink und Vitamin A sind für den Stoffwechsel des Auges funktionell voneinander abhängig. Bei Zinkmangel kann Vitamin A nur ungenügend aus den Leberspeichern mobilisiert werden. Auch die Hell-Dunkel-Adaption während der Nacht ist zinkabhängig, eine eventuelle Nachtblindheit kann die Folge sein. Auch Netzhautfunktionsstörungen zeigen einen Zinkmangel.

Essenziell ist Zink auch für das Immunsystem, weil es für die Ausbildung der Antikörper-Produktion benötigt wird.

Zink ist Bestandteil eines Zink-Insulin-Komplexes der Bauchspeicheldrüse, der die Regulation des Blutzuckers und den Speicher von Insulin steuert.

Alkohol abbauende Enzyme der Leber enthalten Zink. Regelmäßiger Alkoholkonsum führt zu Zinkdefiziten, umgekehrt können entzündliche Leber- und Bauchspeicheldrüsenerkrankungen durch Zinkgaben zu einem günstigen Verlauf gebracht werden.

Auch für die Haut ist Zink von wesentlicher Bedeutung, vor allem im Zusammenhang mit einer geregelten Verhornung. Es ist generell essenziell für Haut, Haare und Nägel, wobei als Mangelzeichen gerillte Fingernägel, weiße Flecken der Fingernägel sowie Alopecia areata, aber auch Haarverlust an Brauen, Wimpern und Kopf allgemein auffallen können.

Bei einem Mangel an Zink muss auch an eine Schwermetallbelastung gedacht werden, da hierbei Zink kompetitiv[336] verdrängt wird. Es verdrängt auch Schwermetalle aus dem

---

[336] In direkter Konkurrenz sich gegenseitig verdrängend: Je mehr Schwermetalle vorhanden sind, um so weniger Zink findet sich im Körper und umgekehrt.

Organismus, d. h. im Umkehrschluss, dass vermehrt Zink verbraucht wird, wenn Menschen unter Schwermetallbelastungen stehen. Dabei kommen besonders Schwermetallvergiftungen in Betracht wie Cadmium aus Tabak und den Katalysatoren der Autos, Blei und Quecksilber aus Amalgam.

16.11.4 Anwendungsgebiete

Anwendungsmöglichkeiten von Zincum chloratum Nr. 21 sind:
- Nervosität, schlechtes Einschlafen, Unruhe,
- Wachstumsstörungen bei Kindern und verzögerte sexuelle Entwicklung,
- Schleimhautveränderungen,
- Haut: Ekzeme, Schleimhautprobleme, Furunkel, Akne, schlechte Wundheilung,
- Brüchige Nägel, gerillte Nägel und/oder weiße Flecken auf den Nägeln; Kombination: Calcium fluoratum Nr. 1, Calcium phosphoricum Nr. 2, Silicea Nr. 11 und Zincum chloratum Nr. 21,
- Haarverlust an Brauen, Wimpern und Kopf: Neben Silicea Nr. 11 sind Kalium phosphoricum Nr. 5, Natrium chloratum Nr. 8 und Zincum chloratum Nr. 21 zu kombinieren,
- Abszesse, innerliche und äußerliche Kombination: Ferrum phosphoricum Nr. 3, Natrium phosphoricum Nr. 9, Silicea Nr. 11, Calcium sulfuricum Nr. 12 und Zincum chloratum Nr. 21,
- Diabetes: für Typ-I-Diabetiker zusätzlich zu Kalium sulfuricum Nr. 6 und Natrium sulfuricum Nr. 10 immer auch Zincum chloratum Nr. 21; eine umfassende Mineralstoffmischung für Diabetiker müsste diese Kombination umfassen: Kalium sulfuricum Nr. 6, Natrium sulfuricum Nr. 10, Zincum chloratum Nr. 21, Selenium Nr. 26, Kalium bichromicum Nr. 27,
- Alkoholentgiftung der Leber: Kalium sulfuricum Nr. 6, Natrium sulfuricum Nr. 10 und Zincum chloratum Nr. 21,
- Sinnesfunktionen: reduziertes Geruchs- und Geschmacksempfinden; bei Lichtempfindlichkeit: Silicea Nr. 11 und Zincum chloratum Nr. 21,
- Schilddrüsenregulation (in Verbindung mit Vitamin A): zusätzlich zu anderen Mineralstoffen der Biochemie nach Dr. Schüßler,
- Osteoporose, Knochenstoffwechselerkrankungen, Osteomalazie,
- Infektionen: Ferrum phosphoricum Nr. 3 und Zincum chloratum Nr. 21,
- Neurologisch: apathisches Verhalten, depressive Stimmung, Antriebslosigkeit,
- Zellschutz: die antioxidative Wirkung lässt die Nr. 21 auch Bestandteil dieser Mischung sein (s. S. 59).

16.12 Calcium carbonicum Nr. 22

Calciumkarbonat, $CaCO_3$

16.12.1 Wirkungsweise

Calcium carbonicum Nr. 22 wirkt sehr langsam, aber anhaltend.

Dieses Mittel hat in der Homöopathie als Calcium carbonicum Hahnemanni große Bedeutung und wurde von Hahnemann selbst entwickelt. Es wird aus den inneren schneeweißen Teilen der Austernschalen zubereitet und hat unter anderem seine Entsprechung im menschlichen Körper in den härtesten Teilen, wie z.B. den schützenden Hüllen der Oberschenkelköpfe. In der Biochemie nach Dr. Schüßler wird dieses Mittel als reines Calcium carbonicum verwendet, wodurch der Zusatz „Hahnemanni" entfällt.

16.12.2 Charakteristik

Calcium carbonicum ist ein hervorragendes Mittel bei Kindern mit einem dicken Bauch und dünnen Beinen, die schwer zahnen, deren Fontanelle sich nur langsam schließt, die schwer laufen lernen, leicht geschwollene Drüsen haben und zu nässenden Ausschlägen neigen. Anwendungsmöglichkeiten ergeben sich auch bei Trisomie 21, bei chronischen Schleimhautkatarrhen der Augen, Ohren, Luftwege, bei schwächlichem Körperbau und schlechter Ernährung.

Calcium carbonicum wirkt außerdem auf das vegetative System ein. Es steuert die Nahrungsaufnahme sowie die Ausscheidungen, sodass es ein bedeutendes Mittel darstellt, wenn es um die Beeinflussung der Konstitution geht.

Auch das Leben im Gebirge scheint diesen Mineralstoff im Körper zu erschöpfen, weil er sich permanent gegen die starke Strahlung der Berge abschirmen muss.

Die Mineralstoffverbindung hat insgesamt, wie alle Calciumverbindungen, einen guten Einfluss auf alle Knochenleiden. Es stärkt die Grundkonstitution und kann zu den aufbauenden Calciumsalzen gezählt werden.

Es wird in der Biochemie nach Dr. Schüßler bei frühzeitigem Altern gegeben, wenn das Lebensalter und das biologische Alter auseinander klaffen. Das ist meist auf eine Ausbeutung der körperlichen Grundlagen zurückzuführen, der Mensch überanstrengt sich ständig.

In Verbindung mit dieser Überforderung bestehen auch entsprechende Gefühle, die sich bis in die tiefen Schichten des Gemütes einsenken können – wie Unruhe – verursacht von oder verbunden mit Ängsten, Niedergeschlagenheit in Verbindung mit Weinerlichkeit (kann auch mit Kalium phosphoricum Nr. 5 zusammenhängen), Verdrießlichkeit und Hoffnungslosigkeit – besonders die eigene Genesung betreffend.

Aus der Praxis:
Es bedeutet für einen Rutengeher eine große Anstrengung, in den verschiedenen Wohnungen und Häusern die Energiezonen sowie die guten Plätze für die Menschen zu finden. Es zehrt auch an seiner körperlichen Substanz, was sich unter anderem auch in einem Mangel an Calcium carbonicum zeigen kann. Das Kennzeichen für diesen Mangel sind Schlupflider, das heißt, wenn das Oberlid über die Wimpern hängt, bzw. wenn die Wimpern unter das Oberlid „schlüpfen".

Diese Schlupflider waren bei einem Rutengeher, welcher bei einem Mineralstoffberater Hilfe suchte, besonders deutlich zu sehen. Er wurde auf den Zusammenhang zwischen seiner Arbeit und dem spezifischen Mineralstoffverbrauch aufmerksam gemacht. Außerdem wurde überlegt, wie viele Begehungen er sich überhaupt zumuten sollte.

Nach der Einnahme von Calcium carbonicum über einen längeren Zeitraum konnte er über das Zurückgehen seiner Schlupflider berichten. Außerdem hatte er den unmittelbaren Zusammenhang zwischen seiner Belastung und dem Verbrauch von Calcium carbonicum entdecken können. So wurde diese Mineralstoffverbindung für ihn ein unentbehrlicher Begleiter bei seiner Arbeit.

Antlitzanalytisch ist Calcium carbonicum also über die Schlupflider gut einordenbar, die bei ausreichender Einnahme tatsächlich besser werden.

16.12.3 Zusammenhänge zwischen Calcium carbonicum und charakterlichen Strukturen

Die Vorgeschichte: Als Kind gab es einmal das Erlebnis: Wenn man sich wirklich anstrengt, dann kann das Ziel erreicht werden. So hatten es auch die Eltern immer wieder „vorgebetet", dass alles geht, denn „Wo ein Wille, da ein Weg!"

Wenn sich solche Erfahrungen verfestigen, und sie werden ja auch von den Eltern kräftig unterstützt, indem so manches möglich gemacht wird, was eigentlich nicht gegangen wäre, dann wird daraus eine Lebenserfahrung und ein entsprechendes Programm „destilliert". Es geht, wenn man nur will. Denn immer, wenn es einmal nicht funktioniert hat, gab es einen harten Satz zu hören, der eigentlich keine Wahl gelassen hat: „Wenn du nur gewollt hättest!"

Später im Leben: Unterstützt durch manchmal doch sehr naive Auslegungen einer positiven Einstellung, im positiven Denken, wird die einmal gelernte Struktur noch einmal bestätigt. Du brauchst nur positiv denken und alles ist dir möglich: Reichtum, Liebe, Glück und alles, was da hier noch dazugehört. Solltest du all dies tatsächlich nicht erreichen, dann hast du eben nicht richtig positiv gedacht. Der „Schwarze Peter" bleibt somit immer bei dir.

Aber mit eisernem Willen und großer Härte vor allem gegen sich selbst kann wirklich viel erreicht werden. Problematisch ist nur, wenn man glaubt, dass damit *alles* zu erreichen ist, denn die schönsten und wertvollsten „Sachen" bekommt man eben geschenkt, wie Liebe und das Leben selbst.

Im Zuge der Verhärtung haben sich auch die Strukturen verengt, es bleibt nur noch eine „betonierte Straße", eine eingefahrene Bahn, aus der es kaum ein Entrinnen gibt, außer eine schwere Krankheit katapultiert den zwanghaft gebundenen Menschen aus seinem Gefängnis.

Die willentliche Überforderung: Eine Person, die in den im vorigen Kapitel beschriebenen Strukturen zwanghaft steckt, ist natürlich auch bereit, ihre eigenen körperlichen Grundlagen grenzenlos zu überfordern, ja auszubeuten.

Diese Überforderung der körperlichen Grundlagen ist ein wesentliches Kennzeichen für einen Mangel an Calcium carbonicum. Bei Kalium jodatum Nr. 15 handelt es sich um eine Überforderung, welche vom Gefühl gesteuert ist. Bei Calcium carbonicum ist es die Ausbeutung des Körpers durch den Willen und klare, mehr vom Verstand gesteuerte Zielsetzungen. Dem Körper werden zu wenig Ruhephasen zur Regeneration gewährt, sodass sich die Erschöpfung bis in die innersten Schichten ausdehnt.

Lockerung: Sobald es die Lebensumstände ermöglichen, ist es notwendig, sich von einer rücksichtslosen Ausbeutung der eigenen Lebensgrundlagen weg zu einem behutsamen Umgang mit diesen zu bewegen.

Es wird von Bedeutung sein, von den massiven, eingefahrenen Wegen, „von den Autobahnen des Lebens", loszukommen in Richtung auf die feinen, verzweigten Verästelungen des Lebens. Keine „vorgezeichneten", vorformulierten Vorstellungen vom Leben verwirklichen, sondern immer wieder in jeder Situation neu, angemessen entscheiden. „Der Weg entsteht beim Gehen!" (Werner Sprenger).

Die „innere" Arbeit an den bestimmenden Strukturen kann sehr lange dauern. Die „Programmierung„ hat eine starke Beharrungstendenz, welche erst einmal durchbrochen werden muss. Ist dies einmal geschehen, kann es immer wieder und dadurch immer leichter gelingen.

16.12.4 Hinweis aus den astrologisch-homöopathischen Erfahrungsbildern nach Döbereiner

Die Überforderung der Lebensgrundlagen des Kindes drücken sich durch folgende Anstrengungen aus:
- Das Kind darf seine Eigenart nicht zeigen, um sich nicht zu gefährden,
- es hat Angst, sich zu empfinden, zu erleben; das Eigene wird zugedeckt, in Folge die Wahrnehmung betäubt (schlechtes Hören),
- die Fühler werden ausgestreckt, es klebt am anderen in vorauseilendem Gehorsam, will alles erraten, was an Bedingungen vorhanden und gefordert ist,
- es klebt am anderen, entwickelt keine Eigenart, damit es nicht aneckt, sich nicht gefährdet,
- so lange nichts Eigenes entwickelt ist, entsteht keine Angst (Gleichgewichtsstörungen, Sehstörungen, Hörstörungen),
- die Überforderung besteht grundsätzlich im Wegdrücken des eigenen Lebens.

16.13 Natrium bicarbonicum Nr. 23

Natriumbikarbonat, Natron, $NaHCO_3$

16.13.1 Wirkungsweise

Natrium bicarbonicum Nr. 23 wird bei einer starken Übersäuerung im Magen gegeben, es hat auch direkten Einfluss auf die Tätigkeit der Bauchspeicheldrüse in Bezug auf das basische Bikarbonat.

Aber auch die Ammoniakentgiftung in der Leber kann mit der Nr. 23 angeregt bzw. reguliert werden.

16.13.2 Mangelanzeichen

Es findet eine ungenügende Ausscheidung von Schlacken statt, die Harnsäureüberladung des Blutes und der Gewebe steigt (erkennbar an der Ausscheidung von harnpflichtigen Substanzen[337] wie Harnsäure u.a.), der Stoffwechsel wird träge.

16.13.3 Säure-Basen-Haushalt

Das Natriumbikarbonat ist ein wichtiger Puffer im Körper des Menschen und reguliert den pH-Wert im Blut als Kohlendioxid-Bikarbonatpuffer.

Neben der Lunge dient auch die Niere der Konstanterhaltung des pH-Wertes im Blut. In der Niere wird das Bikarbonat mittels Enzymen aus CO_2 und Wasser zurückgewonnen und gelangt wieder in das Plasma.

Im Magen produzieren die Belegzellen Salzsäure, gleichzeitig wird pro Salzsäuremolekül ein Molekül Bikarbonat an die Bauchspeicheldrüse abgegeben. Darin liegt ein direkter Zusammenhang zwischen Magensäure und Bikarbonat.

Wird Basenpulver eingenommen, dann wird vorerst die Magensäure abgepuffert, die aber rasch vermehrt nachgebildet wird. Gleichzeitig wird jedoch auch Bikarbonat abgegeben und damit die Bauchspeicheldrüse irritiert, weil übermäßig Base produziert wurde (s. dazu auch Natrium phosphoricum Nr. 9 S. 328).

Deshalb sollte nicht mit einem Basenpulver in die Verdauung eingegriffen werden.

Zur Ausscheidung von Säure wird in der Biochemie nach Dr. Schüßler Natrium phosphoricum Nr. 9 angewendet, weil dieser Mineralstoff die Säure reguliert. Auch das Zell Basic[338] als Entlastungskombination in der Biochemie nach Dr. Schüßler ist in diesem Zusammenhang zu empfehlen.

16.14 Arsenum jodatum Nr. 24

Arsentrijodid[339], AsJ_3

16.14.1 Wirkungsweise

Arsen ist generell ein Stärkungsmittel. Es wirkt stoffwechselverlangsamend. Im Zusammenhang mit Jodid und der daraus resultierenden Wirkung auf die Schilddrüse könnte versucht werden, hier eine Grundumsatzverlangsamung bzw. -regulierung zu erreichen.

Minimale Gaben von Arsen mobilisieren bereits in den Geweben fixiertes Gift, es kommt zur Stimulierung der Giftausscheidung. Hierin liegt eine große Chance für die Anwendung des biochemischen Salzes Arse-

---

337 *Harnpflichtige Substanzen*: Substanzen, die physiologisch obligat durch die Niere auszuscheiden sind, und zwar vor allem körpereigene Abbaustoffe (z.B. Harnstoff, Harnsäure, Creatin, Creatinin), deren Ausscheidung eine bestimmte Menge Lösungswasser erfordert.
338 Der Adler Pharma.
339 In neuer wissenschaftlicher Schreibweise.

num jodatum, welches unbedingt wie alle anderen Erweiterungsmittel in D12 angewendet werden soll (wichtig, nicht D6!).

16.14.2 Arsen und seine Funktionen im Körper

„Arsen ist ein Element der Stickstoffgruppe, ein Halbmetall, das als Spurenelement in allen Lebewesen und in der Natur vorkommt. Arsen ist vor allem für seine giftigen Wirkungen und sein ausgesprochenes Verwendetwerden als Gift bekannt, weniger für seinen Beitrag zum gesunden Stoffwechsel von Tieren und Menschen. Der Stoff, mit dem Menschen sich und andere vergifteten, war die lösliche Arsensäure. Die Toxizität von Arsen und seinen Verbindungen ist sehr unterschiedlich. Dreiwertige Verbindungen sind im allgemeinen giftiger als fünfwertige, metallisches Arsen nahezu ungiftig.

Die biologische, physiologische Bedeutung von Arsen als Spurenelement ist noch nicht vollständig geklärt. Die Unsicherheit hierüber steht in großem Kontrast zu dem uralten Wissen um die Giftwirkung des Arsens.

In Spuren kommt es in allen Organen vor (Mikrogramm-Prozent-Bereich), am meisten in der Schilddrüse. So wurden bei der Küstenbevölkerung vielfache Mengen davon festgestellt, was mit dem relativ hohen Arsengehalt des Meerwassers zu tun haben mag.[340]

Arsen soll eine Erhöhung des Umsatzes von Kohlenhydraten bei Tieren und Pflanzen bewirken.

Arsenwirksame Mittel wurden seit Mitte des 19. Jahrhunderts eingesetzt gegen Bakterien und Protozoen. Sie waren Ausgangspunkt der modernen Chemotherapie. Hier könnte eine Chance liegen, Menschen, die mit Borreliosen infiziert sind, zu unterstützen!"[341]

16.14.3 Anwendungsgebiete

Arsenum jodatum wirkt hauptsächlich auf die serösen Häute der Lymphdrüsen und der Lunge sowie auf die Haut (nässende Ekzeme, chronische juckende Hautausschläge, jugendliche Akne). Es hat eine aufsaugende Wirkung bei entzündlichen Ergüssen, bei Bronchitis mit schwer löslichem Auswurf, bei Schwäche

Tab. 31: Allergie- und Heuschnupfenmischung

Calcium phosphoricum Nr. 2	Eiweißsteuerung, wodurch die Allergiebereitschaft des Körpers reduziert wird	10 Stück
Ferrum phosphoricum Nr. 3	unterstützt den Organismus bei den extremen Anforderungen an den Stoffwechsel	10 Stück
Kalium chloratum Nr. 4	unterstützt den angespannten Betrieb der Drüsen, entlastet die Bronchien	10 Stück
Kalium sulfuricum Nr. 6	versorgt die Zellen mit dem dringend benötigten Sauerstoff und baut die Ablagerungen aus den Zellen ab	7 Stück
Natrium chloratum Nr. 8	entgiftet den Körper, entlastet die rinnende Nase und Augen	20 Stück
Natrium sulfuricum Nr. 10	hilft dem Organismus beim Ausscheiden der Schlacken und reduziert die verschwollenen Augen	7 Stück
Arsenum jodatum Nr. 24	reduziert die Allergiebereitschaft des Körpers	5 Stück

---

340 Vgl. dazu: Leeser, O.: Lehrbuch der Homöopathie Bd. 2: Spezieller Teil: Arzneimittellehre. Karl F. Haug, Heidelberg 1968.
341 Müller-Frahling, Mag. Margit: Tagungsunterlage zur 4. Tagung der GBA, 22.–24. Mai 2005 in Zell a. See, Hotel Alpenblick S. 84f.

und Nachtschweiß. Anwendungsgebiete sind auch die mit Abmagerung und großer Ermattung einhergehenden Lungenkrankheiten und die mit chronischem Darmkatarrh verbundene Auszehrung der Kinder.

Auch Heuschnupfen und Bronchialasthma werden als Anwendungsgebiete genannt. Hierfür wird die Allergiemischung (Heuschnupfenmischung) empfohlen, täglich oder auch mehrmals am Tag (s. Tab. 31).

16.15 Aurum chloratum natronatum Nr. 25

Natrium tetrachloroauratum, dt.: Natriumchloraurat, Goldchlorid-Chlornatrium
$Na(AuCl_4 \cdot 2\, H_2O)$

16.15.1 Wirkungsweise

Es ist ein „Frauenmittel", weshalb es besonders bei Wechseljahrsbeschwerden und Beschwerden der weiblichen Genitalien eingesetzt wird. Ebenfalls bei einer den Wechsel begleitenden depressiven Verstimmung.

16.15.2 Gold und seine Funktionen im Körper

„Die größte Goldanreicherung im Organismus finden wir in der Leber, im Gehirn und im Herzen, dem Zentralorgan der Goldprozesse im menschlichen Körper. ... Gold aktiviert die Zirbeldrüse[342]!"[343]

Aufgrund dieses Einflusses hat Gold auch Auswirkung auf den Menstruationszyklus der Frau, weshalb es bei unregelmäßigen Perioden zum Einsatz kommt.

Auch die Mondphasen beeinflussen diese Prozesse, worauf empfindsame Menschen als „Mondwandler" reagieren.

„Zwischen dem ersten und dritten Lebensjahr werden die höchsten Melatoninkonzentrationen erreicht. Ältere Menschen zeigen nachts nicht mehr so hohe Melatoninwerte. Aus diesem Grund kann Nr. 25 Aurum chloratum natronatum bei Schlafstörungen älterer Menschen eingesetzt werden.

Das Melatonin wird in der Leber umgewandelt und über die Nieren ausgeschieden. Bei Leberzirrhose erhöht sich die Melatoninkonzentration daher dramatisch."[344]

16.15.3 Anwendungsmöglichkeiten von Nr. 25 Aurum chloratum natronatum

Mögliche Themen, die bei diesem Mineralstoff in Kombination mit den noch weiter benötigten Mineralstoffen berücksichtigt werden können, sind:
- Jetlag (Einfluss auf Schlaf-Wachrhythmen über die Zirbeldrüse),
- Menstruationsbeschwerden (u.a. PMS – prämenstruelles Syndrom),
- Endometriose, Polypen, Zysten, Myome,
- erhöhte Pap-Werte[345],
- Hormonschwankungen, Gelbkörperhormon,
- Herzbeschwerden (Brustenge, Herzenge),
- Chronische Lebererkrankungen,
- Stimmungsschwankungen,
- Skoliose/Kyphose bei entsprechender charakterlicher Konstitution.

---

342 An der Gehirnbasis gelegene Drüse (= Epiphyse), deren Funktionen beim Menschen noch nicht gänzlich erforscht sind und hauptsächlich im Zusammenhang mit der Steuerung von jahreszeitlichem bzw. des Tag-Nacht-Rhythmus über das Hormon Melatonin sowie steuernd in Bezug auf die sexuelle Entwicklung und die Sexualhormone gesehen werden.
343 Müller-Frahling, Mag. Margit: Tagungsunterlage zur 4. Tagung der GBA, S. 89f.
344 Ebd.
345 „*Papanicolaou-Färbung*": in der Zelldiagnostik angewendetes Verfahren zur Feststellung entarteter Zellen im Gebärmutterhalsbereich.

Eine Goldtherapie erfolgt unter anderem bei Polyarthritis, Morbus Bechterew, Rheuma.

16.16 Selenium Nr. 26

Selen, Se

16.16.1 Wirkungsweise

Selen ist ein Wachstumsfaktor für fast alle Zellen, wobei an die Kombination von Kalium sulfuricum Nr. 6 und Selenium Nr. 26 zu denken ist.

Selenium Nr. 26 wirkt als Schilddrüsenregulativ. Es wird häufig in Kombination mit Natrium sulfuricum Nr. 10 gegeben, besonders um die oxidative Schädigung der Leber zu entlasten bzw. die Leberstoffwechselsituation – vor allem was die Entgiftungsleistung der Leber betrifft – zu verbessern.

In der Antlitzanalyse zeigt sich bei einem Mangel ein Grübchen im inneren Augenwinkel.

16.16.2 Selen im Körper

Selen ist in praktisch allen Körpergeweben enthalten. Der Gesamtbestand des Erwachsenen liegt bei 10–15 mg, die fast immer an Proteine gebunden vorkommen. Selen wird in allen hormonausschüttenden Drüsen wie den Geschlechtsorganen, im Gehirn und in den Thrombozyten besonders angereichert. Vitamin C in normalen Dosen erhöht die Selenaufnahme, Vitamin C in Megadosen hemmt diese.

Aufgenommen wird Selen in der Leber, es wird in Form eines selenreichen Proteins in das Plasma abgegeben. Es wird abgeatmet und über Nieren und Darm ausgeschieden.

Selen ist in Enzymen der Schilddrüse enthalten und hat somit auch Einfluss auf den Grundumsatz und die Zellaktivität.

16.16.3 Selenmangel

Stoffwechselstörungen der Leber und Bauchspeicheldrüse gehen häufig mit einem Selenmangel einher, dies besonders bei einer durch Alkohol belasteten Leber! (In diesem Zusammenhang s. auch die Ausführungen zu Zincum chloratum Nr. 21, S. 396 ff. und Natrium sulfuricum Nr. 10, S. 345 f.).

Durch den Verzehr heißer, saurer Speisen oder Kaugummikauen wird vermehrt Quecksilber aus Amalgamfüllungen freigesetzt. Dieses Quecksilber wird an Selen gebunden, wodurch dem Körper ein wertvoller Immunstoff entzogen wird, es entsteht ein Selenmangel.

Raucher sind bekanntlich einer vermehrten Cadmiumbelastung ausgesetzt. Verbindungen von Quecksilber, Cadmium und Selen werden vor allem in den Nieren, aber auch in anderen Organen abgelagert, weil sie praktisch unlöslich sind. Deshalb haben Raucher auch meist Selenmangel!

Eine Selenunterversorgung wird mit einer erhöhten Krebsrate in Verbindung gebracht. Chemotherapien, Sauerstoff-Ozontherapien bewirken meist einen Anstieg an Freien Radikalen, wodurch der Selenhaushalt weiter strapaziert, d.h. reduziert wird.

16.16.4 Anwendungsgebiete

Nr. 26 Selenium ist Bestandteil der Antioxidanzienmischung in der Biochemie nach Dr. Schüßler (s. S. 59). Selen wirkt als antioxidativer Zellschutz besonders in Erythrozyten, Phagozyten, Thrombozyten, Leber und Augenlinse. Es kann auch in der Krebsvorsorge eingesetzt werden.

Für die Anregung der Schilddrüse sollte Selenium Nr. 26 gemeinsam mit Zincum chloratum Nr. 21 gegeben werden. Bei Schilddrüsenstörungen sollte es auch zusätzlich zu Kalium bromatum Nr. 14 und Kalium jodatum Nr. 15 in Betracht gezogen werden. Eventuell sollte auch Lithium chloratum Nr. 16 eingesetzt werden. (Zu all diesen Punkten siehe auch die Ausführungen zu Kalium jodatum Nr. 15 S. 385.)

Bei Herpesanfälligkeit kann die Nr. 26 zusätzlich eingenommen werden.

16.16.5 Makro-Ebene

Ist antlitzanalytisch ein Grübchen im inneren Augenwinkel vorhanden und reicht die Einnahme von Natrium sulfuricum Nr. 10 und Selenium Nr. 26 nicht aus, sollte ein höher dosiertes Selen dazu eingenommen werden. Verwendet werden dabei Selenpräparate, meist auch in Kombination mit anderen Spurenelementen.

Umgekehrt wurde bei Menschen, die ausschließlich ein Selenpräparat genommen haben, eine Verstärkung des antlitzanalytischen Zeichens festgestellt, was die Empfehlung nahe legt, Selen sowohl im Mikro- als auch im Makrobereich gleichzeitig einzunehmen.

Kokosnüsse und Paranüsse sind sehr selenreich, aber auch verschiedene Fische wie Heringe und Thunfisch. Bei Steinpilzen, Sojabohnen und Weizenkleie ist der Anteil abhängig vom Selengehalt der Böden. Aus sauren und Schwermetall belasteten Böden ist Selen für die Pflanzen nur schwer verfügbar.

16.17 Kalium bichromicum Nr. 27

$K_2Cr_2O_7$

16.17.1 Wirkungsweise

Nr. 27 Kalium bichromicum wirkt günstig auf Diabetes mellitus. Auch die Cholesterinbelastung kann damit beeinflusst werden.

Als mögliches antlitzanalytisches Zeichen ist ein orangefarbener Fleck auf dem Oberlid in der Diskussion.

16.17.2 Chrom und seine Funktionen im Körper

Chrom wird, gebunden an Aminosäuren, über die Darmschleimhaut des Dünndarms aufgenommen. Die biologisch aktive Form ist das dreiwertige Chrom. Der Transport im Körper erfolgt im Plasma durch Bindung an Transferrin. Gespeichert wird Chrom vor allem in der Leber, Niere, Milz, Lunge und der Knochen.

Im Zusammenspiel mit Insulin ist Chrom für die Aufnahmebereitschaft von Muskelzellen für Glucose wichtig. Chrom ist am Stoffwechsel der Glukose selbst, an der biologischen Wirkung von Insulin in den Zielgeweben sowie am Fettstoffwechsel beteiligt. Es steuert auch die Cholesterinsynthese in der Leber. Bei einem ausreichenden Chrombestand in der Leber wird weniger Cholesterin gebildet.

Es scheint auch einen Zusammenhang zwischen dem Chromhaushalt im Körper und Herz-Kreislauf-Erkrankungen zu geben. Chrom soll die Bildung von Arteriosklerose vermindern.

16.17.3 Anwendungsgebiete

Diabetes mellitus: Kalium bichromicum Nr. 29 wird entweder bei Typ-I-Diabetes gemeinsam mit Kalium sulfuricum Nr. 6, Natrium sulfuricum Nr. 10 und Zincum chloratum Nr. 21 eingesetzt, oder bei Typ-II-Diabetes gemeinsam mit Kalium sulfuricum Nr. 6 und Natrium sulfuricum Nr. 10.

Einen weiteren Anwendungsbereich gibt es bei Cholesterinbelastung. Es werden dabei Natrium phosphoricum Nr. 9, Magnesium phosphoricum Nr. 7 und Natrium sulfuricum Nr. 10 kombiniert. Magnesium wegen der auf Stress folgenden erhöhten Cholesterinwerte (s. auch Magnesium phosphoricum Nr. 7, Kap. 10.5.4, S. 294ff.). Natrium sulfuricum Nr. 10 deshalb, weil in der Leber das Cholesterin gebildet wird und dieser Mineralstoff der Hauptbetriebsstoff für die Leber ist.

Dauerstress führt zu Cortisonausscheidung und Chromverlusten. Hier ist folgende Kombination aus der Biochemie nach Dr. Schüßler empfehlenswert: Kalium phosphoricum Nr. 5, Magnesium phosphoricum Nr. 7 und Kalium bichromicum Nr. 27.

Bei Adipositas, der Fettleibigkeit, muss auch mitberücksichtigt werden, dass Chrom Körperfett in Muskelmasse umwandelt.

16.17.4 Makro-Ebene

Genauso kann, bei Einnahme von Kalium sulfuricum Nr. 6 und Natrium sulfuricum Nr. 10, wenn Kalium bichromicum Nr. 27 nicht zur Verfügung steht, Chrom in orthomolekularer Form, auf der Makro-Ebene eingenommen werden. Grundsätzlich sollte bei orthomolekularer Anwendung ein qualitativ gutes Chrom-III-Präparat eingenommen werden.

> Achtung! 3-wertiges Chrom ist auch in höherer Dosierung ungiftig, 6-wertiges Chrom ist Krebs erregend!

Der Tagesbedarf beträgt 50–200 Mikrogramm (mcg – Millionstel Gramm). Organische Chromverbindungen aus Chrom-Hefe wirken besser als anorganische Verbindungen

> Hinweis: Sportler verlieren über Schweiß und Urin mehr als das Doppelte an Chrom als Nichtsportler.

Vorkommen: Vor allem in Fleisch, Bierhefe, Geflügel, schwarzer Melasse, Vollwertgetreide.

Die Mineralstoffe nach Dr. Schüßler als Salben/Gele/Cremegele

Das Anwendungsgebiet der biochemischen Salben ist sehr weit. Es reicht über Hautprobleme, über die äußerliche Beeinflussung der Organe wie Leber, Milz oder Herz, bis zu den Behandlungsmöglichkeiten von Gelenkentzündungen, Gicht, Nervenentzündungen bzw. Nervenreizungen und Gefäßerkrankungen wie Krampfadern und sklerotisch verengte Adern oder Besenreisern.

Grundsätzlich können parallel zu den im Anwendungsteil genannten Mineralstoffen die entsprechenden biochemischen Salben eingesetzt werden. Wenn die Salben für den Heilungsprozess besonders günstig erscheinen, ist das zusätzlich angemerkt; es kann in manchen Fällen besonders wirkungsvoll sein, eine Salbe mit den eingenommenen Mineralstoffen gleichzeitig zu verwenden.

Da die Salben auf die Haut aufgetragen werden, enthalten sie Fett als Grundlage. Dieses Fett unterstützt die Elastizität der Oberhaut und ermöglicht ein Eindringen (Penetrieren) der Arzneistoffe (Mineralstoffe) in die Haut, von wo aus über die Blutgefäße ein Weitertransport erfolgt.

Die Schleimhäute an sich haben eine sehr dünne Hautschicht, die feucht gehalten wird (Mund, Speiseröhre, Nase, Magen, Darm, Genitalien). Dies ermöglicht Elastizität und gleichzeitig eine besondere Aufnahmefähigkeit für viele Stoffe, z.B. beginnt die Verdauung und enzymatische Aufspaltung von Kohlenhydraten bereits im Mund und geht weiter in der Speiseröhre. Daher werden Homöopathika nüchtern (um die Schleimhäute nicht zu irritieren) gelutscht bzw. lange im Mund behalten, da hier bereits die Aufnahme der Arznei stattfindet. So sollte man auch die Mineralstoffe nach Dr. Schüßler lange im Mund lassen, denn dann wirken sie besonders gut, wenn sie hier bereits aufgenommen werden.

Zu den fetten Salben sei noch angemerkt, dass man darauf achtet, keine paraffinhaltigen Salbengrundlagen zu verwenden, besonders nicht in der Nase. Dort besteht die Gefahr der Inhalation von Paraffin, was zu ernsthaften gesundheitlichen Schädigungen führen kann.

Es ist nicht angebracht, fette Salben auf eine Schleimhaut aufzubringen, da sich das Fett nicht mit der feuchten Oberfläche vermischt und als unangenehm empfunden wird. Besteht die Notwendigkeit, Mineralstoffe auf Schleimhäuten aufzutragen, dann sind Gele die beste Arzneiform. Gele sind wasserhaltig und fettfrei.

Gele haben den Vorteil, dass sie den Arzneistoff leicht abgeben und sie sind auch dort angezeigt, wo eine Tiefenwirkung eintreten soll, z.B. an Gelenken (Rheuma), aber auch, wo Fett unerwünscht ist, wie z.B. bei einer fetten Gesichtshaut mit Akneproblemen.

Ist der Einsatz eines Gels nicht möglich oder unerwünscht, empfiehlt sich die Anwendung der entsprechenden Tropfen. Diese können ebenfalls wie ein Gel unbegrenzt und ohne die Gefahr einer Nebenwirkung eingesetzt werden.

Neben Salben und Gelen gibt es noch die Möglichkeit der Cremegele. Diese haben eine rückfettende Komponente, bieten aber auch den Vorteil eines hohen Wasseranteiles. Sie wirken ebenso kühlend wie ein Gel und gleichen den Fettverlust der Haut aus.

Bei Problemen mit der Nase, den Nebenhöhlen, der Stirnhöhle und Kieferhöhle kann die notwendige Salbenkombination vor allem äußerlich aufgebracht werden. Bei Schwierigkeiten mit den Ohren wird die entsprechende Salbenkombination rund um das Ohr – besonders aber hinter dem Ohr – aufgetragen bzw. leicht einmassiert.

Die Salben haben grundsätzlich dieselbe Wirkung wie die Mineralstofftabletten, nur ist die Konzentration der Wirkstoffmoleküle geringer. Die speziellen Anwendungsgebiete der einzelnen Salben sind deshalb hier nur in aller Kürze zusammengefasst:

17.1 Calcium fluoratum, biochemische Salbe – Cremegel Nr. 1

Dieser Mineralstoff ist für das Bindegewebe bezüglich der Elastizität zuständig und bindet im Körper den Hornstoff. Deshalb ist er in allen Fällen angebracht, in denen sich Gewebe zusammenzieht bzw. verhärtet oder dehnt.

Zu den Gewebeverhärtungen zählen u.a. Narbengewebe, verhärtete Lymphknoten, Brustdrüsenknoten, solange sie beweglich sind, verhärtete Krampfaderknoten sowie verhärtete Drüsen und Kropfknoten. Auch verhärtete Einlagerungen in der Haut sowie harte, warzenähnliche Hautstellen zählen zu Erscheinungen bei einem Mangel an Calcium fluoratum Nr. 1. Durch den Einsatz der Salbe besteht die Möglichkeit, dass das Gewebe wieder weich und geschmeidig wird.

Zu den Ermüdungs- bzw. Erschlaffungszuständen von Gewebe zählt eine allgemeine Bänderschwäche, z.B. bei „Schlottergelenken", bei der es unter anderem zu einem häufigen Umknicken des Knöchels kommt; ebenso werden Gelenke leicht ausgekugelt. Ferner kommt es zu Organsenkungen oder Verlagerungen, Leisten- und Nabelbrüchen durch ein schwaches Bindegewebe, Schwäche der Gefäßwandungen bei Krampfadern oder Hämorrhoiden. Durch die Salbe besteht die Möglichkeit, dass sich das gedehnte Gewebe wieder zusammenzieht bzw. strafft, wenn die Erschlaffung nicht zu weit fortgeschritten ist. Nach einer eventuellen Operation ist die Salbe zur Vorbeugung einzusetzen, damit es nicht zu einer neuerlichen Verschlechterung kommt.

Bei Austritt von Hornstoff entstehen hartnäckige Hornhäute, Schrunden und Risse, auch Afterrisse. Bei Nagelverwachsungen und Nagelbetteiterungen ist die biochemische Salbe Nr. 1 ebenfalls angebracht.

In der Zeit der Schwangerschaft sollte die Salbe in Kombination mit der Siliceasalbe häufig auf dem sich übermäßig dehnenden Bauch aufgetragen werden, damit keine Schwangerschaftsrisse bzw. -streifen entstehen.

17.2 Calcium phosphoricum, biochemische Salbe – Cremegel Nr. 2

Dieser Mineralstoff ist für die Bildung von Gewebe von besonderer Bedeutung, weil er für den Knochenaufbau und die Eiweißsynthese in der Zelle zuständig ist.

Die Salbe ist angebracht bei allgemein schwachen, biegsamen Knochen, bei einer Schwäche der Bänder. In den Gelenken wirkt sie verfestigend und stärkend.

Nach Knochenbrüchen hilft die biochemische Salbe Nr. 2 zur besseren Heilung, indem die Kallusbildung gefördert wird. Sie lindert Schmerzen in alten Knochenbrüchen, besonders bei Witterungswechsel sowie die so genannten Wachstumsschmerzen bei Kindern, die in den langen Röhrenknochen, besonders den Unterschenkeln und der Wachstumsfuge in den Gelenken zu spüren sind.

Für alle chronischen Muskelanspannungen, aber vor allem bei Neigung zu Muskelkrämpfen, beispielsweise Wadenkrämpfen, sollte diese Salbe eingesetzt werden. Belasten Verspannungen im Nacken den Energiefluss in den Kopf (Spannungskopfschmerz) wirkt das Einreiben dieser Salbe im Nacken und zwischen den Schulterblättern entspannend. Das trifft besonders für Menschen zu, die schnell ermüden, bei jungen Menschen mit Konzentrations- und Lernproblemen. Sie sind meist leicht gereizt, immer müde und wachsen sehr schnell.

Ist der Herzschlag zu schnell, schneller als es der körperlichen Befindlichkeit entspricht, bzw. unruhig vor allem nachts, wird die Salbe auf dem Brustkorb vorne und hinten jeweils in der Herzgegend aufgetragen

Der Einsatz dieser Salbe ist auch bei Neigung zur übermäßigen Schweißbildung an Händen und Füßen sowie bei nächtlichem Schwitzen hilfreich. In diesem Zusammenhang sollte aber auch an die biochemische Salbe Nr. 11 gedacht werden.

17.3 Ferrum phosphoricum, biochemische Salbe – Cremegel Nr. 3

Das Eisen ist im Körper für den Sauerstofftransport verantwortlich, für die Abwehr von Krankheiten und reguliert die Spannung der Muskelzellen, vor allem in den Gefäßen, im Herzen sowie in der Magen- und Darmwandmuskulatur. Es ist das Mittel für die Erste Hilfe!

Schmerzen durch eine akute Verletzung, Prellung oder Zerrung werden durch diese Salbe gelindert. Zum Einsatzgebiet dieser Salbe gehören auch der Sonnenbrand, kleine Wunden und leichte andere Verletzungen wie z.B. Abschürfungen. Bei Verbrennungen muss die biochemische Salbe Nr. 8 dazugemischt werden. Bei Verletzungen, die mit einem Bluterguss verbunden sind, hilft die biochemische Salbe Nr. 3 zur Linderung der Schmerzen, die biochemische Salbe Nr. 11 zum Abbau des Blutergusses.

> Bei Verletzungen hat die Reinigung der Wunde besondere Bedeutung. Die erste Sorge gilt der Entfernung eventuell vorhandener Fremdkörper. Nach neuesten Erkenntnissen sollten so wenig Desinfektionsmittel wie möglich verwendet werden! Es genügt außerdem für die Reinigung der Wunde, wenn sie stark blutet. Ansonsten sollte für die Reinigung Wasser verwendet werden und die Wunde möglichst feucht gehalten werden.

Für die Heilung ist von Bedeutung, dass kein Puder aufgetragen wird, denn dieses entzieht der Wunde Feuchtigkeit und führt zu Verkrustungen. Aus diesem Grund werden die Mineralstoffe nicht als Pulver, sondern als Brei aufgetragen und mit einer Frischhaltefolie abgedeckt (S. dazu auch die Beschreibung von Ferrum phosphoricum Nr. 3 in diesem Teil, S. 240). Im weiteren Verlauf der Heilung ist nach wie vor darauf zu achten, dass die Wunde feucht und damit elastisch gehalten wird, was die Verwendung von Salben ohne Wasseranteil untersagt.

Ideal ist die Verwendung eines Mineralstoffgels für Wunden mit einem Anteil von 5% Panthenol. Insgesamt ist die Verwendung der Gele und Cremegele in diesem Zusammenhang sehr zu empfehlen, da sie einen hohen Anteil an Flüssigkeit haben. Mineralstoffsalben, welche einen gewissen Anteil an Flüssigkeit aufweisen, können ebenfalls verwendet werden.

Sind die Augen durch übermäßige Anstrengung überlastet, lindert das Auftragen dieser Salbe auf den Lidern das Brennen und die Rötung.

Bilden sich durch eine Infektion Entzündungen, die von pulsierendem Pochen, Rötung, Hitze, Schwellung sowie spannendem oder brennendem Schmerz begleitet sind, ist die biochemische Salbe Nr. 3 am richtigen Platz. Ebenso können Gelenk- sowie Nervenentzündungen günstig beeinflusst werden. Bei Entzündungen im Bauchbereich, wie z.B. bei der Magenschleimhautentzündung, wird die Salbe auf der Haut jeweils über der betroffenen Stelle aufgetragen.

An allen Stellen des Körpers, an denen Blutfülle, warme rote Flecken oder Blutmangel (beispielsweise in Form von kalten Füßen) auftreten, kann die Salbe regulierend eingesetzt werden.

Da Ferrum phosphoricum Nr. 3 vor allem auch vorbeugend wirkt, sollte mit seinem Einsatz nicht gezögert werden!

17.4 Kalium chloratum, biochemische Salbe – Cremegel Nr. 4

Durch seine enge Beziehung zum Faserstoff reguliert dieser Mineralstoff die Fließfähigkeit des Blutes. Er ist der Drüsenbetriebsstoff.

In den Bronchien ist durch diesen Mineralstoff der Faserstoff gebunden, wodurch bei einem Mangel ein Husten mit weißlich-grauer Schleimbildung entsteht. Die Salbe wird zur Linderung des teilweise schmerzhaften Hustens in Verbindung mit der biochemischen Salbe Nr. 3 Ferrum phosphoricum auf Brust und Rücken eingerieben. Die Salbe wirkt heilend bei einem Katarrh mit ebensolcher Schleimbildung, auch bei Stirnhöhlenkatarrh oder sich eindickendem Schnupfen.

Verliert durch einen Mangel an diesem Mineralstoff der Faserstoff im Blut seinen Halt, vergrößert sich der Widerstand beim Durchfluss des Blutes in den kleinen Gefäßen, wodurch diese in Form von Couperose oder Besenreisern sichtbar werden. Die Äderchen werden oft auch an den beiden Nasenflügeln deutlich. Die Einnahme des Mineralstoffes sollte in diesen Fällen unbedingt durch die Anwendung der Salbe unterstützt werden. Durch die Fähigkeit des Mineralstoffes, die Fließfähigkeit des Blutes zu regulieren, ist die biochemische Salbe Nr. 4 unverzichtbarer Bestandteil der Salbenkombination für Krampfadern.

Verliert der Faserstoff im Gewebe seinen Halt, tritt er als Hautgrieß, hauptsächlich im Gesicht sowie an den Oberarmen und Oberschenkeln an die Oberfläche. Die dabei entstehenden Körnchen können nicht ausgedrückt werden wie Mitesser; sie reduzieren sich durch die Anwendung der biochemische Salbe Nr. 4. Diese verhindert durch ihre Fähigkeit, Faserstoff zu binden, auch Verklebungen und Verwachsungen. So ist sie angebracht nach Operationen (wie z.B. der Blinddarmoperation), ebenso nach Abklingen von Entzündungen der Sehnenscheiden, der Gelenke und der Schleimbeutel.

17.5 Kalium phosphoricum, biochemische Salbe – Cremegel Nr. 5

Kalium phosphoricum Nr. 5 steht in der Biochemie nach Dr. Schüßler als Antiseptikum, als Nervenmittel und als Stärkungs- bzw. Energiemittel zur Verfügung.

Die biochemische Salbe Nr. 5 wird deshalb verwendet bei schlecht heilenden Wunden und Geschwüren mit nekrotischen Wundrändern, vor allem bei solchen mit unangenehmem Geruch, sowie bei Gewebsquetschungen.

Werden Nerven als Folge von Überanstrengungen oder extremer Anspannung irritiert, kann diese Salbe gut eingesetzt werden. Die Schmerzen im Ellbogen („Tennisarm") oder in der Schulter („Golfschulter") haben ihre Ursache häufig in verkrampften angespannten Muskeln im Bereich des Schulterblattes, wo sie auf Nerven drücken. In diesen Fällen wird das entsprechende Schulterblatt und im weiteren Verlauf der Arm bis zu den schmerzenden Stellen behutsam eingerieben.

Bei Lähmungen ist die Verwendung dieser Salbe immer einen Versuch wert. Die betroffenen Gliedmaßen bzw. Körperstellen (auch im Gesicht) werden so oft eingerieben, wie es dem Organismus möglich ist, die Salbe aufzunehmen. Wie schnell die Salbe in die Haut einzieht, hängt allerdings auch von der Salbengrundlage ab. In diesen Fällen muss darauf geachtet werden, dass die Salbe keine Stoffe enthält, welche die Haut reizen.

Sind die Muskeln durch übergroßen Einsatz geschwächt, wird durch das Einreiben Energiezufuhr möglich. Bei Überanstrengung des Herzens mit den dazugehörigen Anzeichen ist das Einreiben mit der biochemische Salbe Nr. 5 in der Herzgegend hilfreich.

Aus der Praxis:
Ein Jugendlicher, der viel Leistungssport in der Leichtathletik betrieb, verlor durch einseitiges Training auf Dauerleistung seine Sprintfähigkeit. Eine

entsprechende Salbenkombination mit Calcium phosphoricum Nr. 2, Ferrum phosphoricum Nr. 3, Kalium sulfuricum Nr. 6, Natrium phosphoricum Nr. 9 und vor allem Kalium phosphoricum Nr. 5 war ihm eine gute Hilfe, die einseitig trainierten Muskeln auf die vielfältigen Anforderungen einzustellen.

Bei einem kreisrunden Haarausfall, der im Allgemeinen nach einer ärztlichen Untersuchung verlangt, kann durch das Auflegen der Salbe, die durch ein Läppchen abgedeckt wird, versucht werden, Abhilfe zu schaffen.

17.6 Kalium sulfuricum, biochemische Salbe – Cremegel Nr. 6

Die Bildung der Oberhaut, die Übertragung von Sauerstoff in das Zellinnere sowie der Abbau hartnäckiger Ablagerungen aus dem Zellinneren, „wenn sich eine Krankheit festgesetzt hat", gehören zum Wirkungsbereich dieses Mineralstoffes. Es besteht ein inniger Zusammenhang zu allen Schleimhäuten.

Durch die Zuständigkeit für die Bildung der Oberhaut ist die biochemische Salbe Nr. 6 ein ausgezeichnetes Hautpflegemittel, insbesondere bei Neigung zu unreiner Haut, bei Hautjucken – neben Magnesium phosphoricum Nr. 7 – und bei Abschuppungen. Sie wird auch eingesetzt bei immer wieder aufbrechenden Hautstellen mit eitrig-schleimigen Absonderungen. Das betrifft Ekzeme, Neurodermitis und Schuppenflechte.

Das Auftragen der biochemischen Salbe Nr. 6 hilft nach Überanstrengungen, wenn sich im Gewebe der Muskeln ein Muskelkater ausbreitet. Dadurch wird nicht nur die Sauerstoffübertragung gefördert, sondern auch der Abbau der angefallenen Schlacken beschleunigt.

Tritt im Bereich des Oberbauches vor allem nach dem Essen ein Druckgefühl auf, kann die Salbe im Magenbereich eingerieben werden. Da hinter dem Magen die Bauchspeicheldrüse liegt, wird auch sie mit dem für sie so notwendigen Mineralstoff versorgt.

Beim Auftreten von dicken, gelb-schleimigen bzw. bräunlich-gelben Absonderungen kann diese Salbe äußerlich für Nase, Ohren, Neben-, Stirn- und Kieferhöhlen unterstützend eingesetzt werden. Auch bei Bindehautentzündung mit denselben bräunlich-gelben, dickschleimigen Absonderungen wird diese Salbe verwendet. Von manchen Anwendern wird bei Nasenproblemen empfohlen, ein etwa erbsengroßes Stück in die Nase einzuführen und behutsam so weit wie möglich nach oben zu massieren, was jedoch sehr problematisch ist – besser verwendet man hier ein Nasengel. Der Einsatz von Tropfen kann unter Umständen zielführender sein und schneller wirken. Diese können wesentlich häufiger angewendet werden.

17.7 Magnesium phosphoricum, biochemische Salbe – Cremegel Nr. 7

Durch diesen Mineralstoff wird die glatte Muskulatur (unwillkürliche Anspannung) gesteuert. Überall, wo durch allzu heftige Anspannungen blitzartige, schießende, rasch die Stelle wechselnde Schmerzen entstehen, kann die biochemische Salbe Nr. 7 eingesetzt werden. Das betrifft alle Koliken (Leber, Niere, Blase), bei denen die Salbe im Entstehungsbereich der Schmerzen aufgetragen wird; ebenso kolikartige Schmerzen im Bauchbereich (allerdings ist dabei auch an die Notwendigkeit anderer Salben, z. B. Natrium sulfuricum Nr. 10, zu denken).

Bei Verkrampfungen der unwillkürlichen Muskulatur wie bei Krämpfen im Bereich des Magens, der Blase, der Speiseröhre, des Herzens, der Galle sowie der Verdauung (Blähungskrämpfe), wirkt das leichte Einmassieren der Salbe an den schmerzenden Stellen lindernd.

Das nervöse Hautjucken, das durch Belastungen im nervlichen Bereich entsteht, aber auch das Jucken der übrigen Hauterkrankungen kann durch diese Salbe gelindert werden. So genannte „hektische Flecken", die vor allem im Bereich des Dekolletés auftreten, lassen sich durch die Salbe beeinflussen.

Eine spezielle Folge unwillkürlicher Anspannung stellt die Migräne dar. Im Anfangsstadium ist nicht nur die Einnahme von Magnesium phosphoricum Nr. 7 in Form der „heißen 7" hilfreich, sondern auch das Einreiben der Stirn, der Schläfen- und Nackenpartie mit der Salbe in Kombination mit Calcium phosphoricum Nr. 2.

Da Magnesium phosphoricum Nr. 7 die unwillkürliche Spannung reguliert, kann die biochemische Salbe Nr. 7 überall dort einwirken, wo der Durchfluss in Blutgefäßen durch Anspannung der Gefäßwandungen reduziert ist. Das betrifft im Besonderen Schmerzen bei verkrampften Herzkranzgefäßen (Angina pectoris) und (aus demselben Grund) Durchblutungsstörungen der Extremitäten.

17.8 Natrium chloratum, biochemische Salbe – Cremegel Nr. 8

Der Mineralstoff ist für den Flüssigkeitshaushalt, für die Bildung der Schleimhäute, für alle jene Körperteile, die nicht durchblutet werden sowie für Entgiftungsvorgänge zuständig.

Tritt ein Mangel auf, treten an den betroffenen Hautstellen scharfe, dünne, brennende Sekrete aus. Die Absonderungen sind stark salzhaltig und greifen die Haut an, wie z.B. Schweiß unter den Achselhöhlen oder in den Kniekehlen. Auch Tränen reizen in diesem Falle die Lidränder, die sich in der Folge entzünden. Da die Salbe in Fällen nässender Hautausschläge wegen ihres Fettgehaltes schlecht vertragen wird, ist ein Mineralstoffbrei vorzuziehen.

Sehnen, Bänder, aber vor allem das Knorpelgewebe sind von diesem Mineralstoff beson-

ders abhängig. Deshalb ist die biochemische Salbe Nr. 8 angezeigt bei Knorpelproblemen in allen Gelenken. Dies trifft auch zu, wenn das Knorpelgewebe weitgehend ausgetrocknet ist und dadurch bei Bewegungen reibende, dumpfe und knackende Geräusche zu hören sind. Vor allem bei Gichtknoten in den Fingern ist sie ein unverzichtbarer Bestandteil der zuständigen Salbenkombination. Bei Bandscheibenbeschwerden bewirkt die Salbe, dass diese durch Flüssigkeit aufquellen und damit ihre Elastizität zurückbekommen. Bei Problemen mit den Sehnen und Bändern sollte die Salbe ausdauernd eingerieben werden.

Da dieser Mineralstoff entgiftend wirkt, ist die Salbe ein hervorragendes Mittel bei Insektengiften, vor allem, wenn darauf heftig reagiert wird. Das betrifft Mücken-, Wespen-, aber auch Bienenstiche. Für die Milderung der Erstreaktion kann es notwendig sein, einen Mineralstoffbrei aufzutragen. Ein dickerer Salbenbelag kann unter Umständen auch ausreichen.

Bei einem hartnäckigen Schnupfen genügt es unter Umständen nicht, die Mineralstoffe einzunehmen und einzutropfen, auch das Einreiben der Salbe im äußeren Bereich der Nase unterstützt die Heilung.

Dr. Schüßler schreibt in der „Abgekürzten Therapie"[346] zum Thema Kochsalz: *„Hat eine Partie Zellen, die unter der Epidermis sich befinden, kein Kochsalz, so können sie das für sie bestimmte Wasser nicht aufnehmen; dasselbe wölbt die Epidermis bläschenförmig empor. Der Inhalt der Bläschen ist wasserhell."*

Da es dem Mineralstoff möglich ist, Flüssigkeit in die Zellen zu ziehen, bzw. er den Zellen die Regulierung des Flüssigkeitshaushaltes ermöglicht, ist seine Anwendung in der Form als Salbe bei Verbrennungen, aber auch nach intensiver Sonneneinstrahlung besonders zu empfehlen.

Die biochemische Salbe Nr. 8 ist nicht nur für diese Bläschen zuständig, sondern nach

---

346 Schüßler, W.H.: Abgekürzte Therapie. 31. Aufl. Schulzesche Hofbuchhandlung und Hofbuchdruckerei, Oldenburg und Leipzig 1904. S. 19.

Dr. Schüßler auch bei Gürtelrose neben der Einnahme der Mineralstoffe: *„Gegen Gürtelrose wende man Natrium muriaticum an."*[347]

17.9. Natrium phosphoricum, biochemische Salbe – Cremegel Nr. 9

Mit diesem Mineralstoff reguliert der Organismus den Säurehaushalt sowie den Fettstoffhaushalt und kann den Zuckerstoffwechsel damit ausgleichen.

Tritt durch einen Mangel an diesem Mineralstoff Talg[348] über die Poren der Haut aus, verstopfen sich diese. Es bilden sich Mitesser, Pickel und in schweren Fällen Akne und Abszesse (auch Schweißdrüsenabszesse sind möglich). In all diesen Fällen ist die biochemische Salbe Nr. 9 angebracht.

Sie ist außerdem sehr hilfreich, wenn die Lymphknoten unter der Belastung von zu viel Säure angeschwollen sind. Dabei wird die Salbe auf den betroffenen Stellen behutsam aufgetragen, auch als Salbenverband mit einer dickeren Salbenschicht (eventuell Mineralstoffbrei). Bei rheumatischen Schwellungen der kleinen Gelenke wird sie ebenfalls angewendet.

Zu viel Säure im Körper behindert nachhaltig jeden Heilungsprozess. Demzufolge ist sie Bestandteil der Salbenkombination für schlecht heilende Wunden.

Bilden sich im tieferen Gewebe Knoten, wie sie als Vorstufe von Abszessen und Akne auftreten, oder entstehen weiche Knoten in drüsenreichen Gegenden (Leistendrüsen, Brustdrüsen, Achseldrüsen) sollte die biochemische Salbe Nr. 9 unbedingt zu den eingenommenen Tabletten zusätzlich angewendet werden.

17.10 Natrium sulfuricum, biochemische Salbe – Cremegel Nr. 10

Natrium sulfuricum baut die Schlacken ab und macht sie ausscheidbar. Ebenso ist es für den Zuckerhaushalt von Bedeutung.

Bei Belastungen im Bereich der entgiftenden Organe im Oberbauch wird die Salbe unter dem Rippenbogen im Bereich der Leber und Galle sowie des Magens eingerieben.

Treten auf der Haut Bläschen mit grünlichgelblichem Inhalt auf – oder gar Absonderungen derselben Farbe durch Ausschläge – hilft das Auftragen der Salbe.

Sammelt sich infolge eines Mangels an Natrium sulfuricum Schlackenwasser in den Füßen oder Händen bzw. Fingern an, wird die Salbe auf den betroffenen Körperstellen aufgetragen. Sie hilft, neben der Einnahme des Mineralstoffes, die Schlackenreste aus dem Kopf abzubauen, wenn z.B. nach Alkoholgenuss, Medikamenteneinnahme, langem Aufenthalt in stark verschmutzter Luft ein Kater die Folge ist. Dabei wird die Salbe so oft wie möglich (je nachdem, wie schnell sie einzieht) auf Stirn und Schläfen eingerieben.

Aus der Praxis:
Ein 11-jähriges Mädchen klagt bei ihrer Mutter, die sich mit den Mineralstoffen nach Dr. Schüßler intensiv auseinander setzt, über Warzen auf der großen Zehe und auf der Sohle im Bereich des Grundgelenks der großen Zehe. Beim Gehen schmerzen sie sehr und so wird es immer wieder an diese erinnert. Es bekommt den Rat, die Mineralstoffsalbe zu verwenden. Das Mädchen richtet die Mischung aus Kalium chloratum Nr. 4 und überwiegend Natrium sulfuricum Nr. 10 an und reibt sich damit selbstständig mehrere Monate ein.

Die Mutter ermutigt immer wieder zur Ausdauer, wenn die Tochter aufgeben will. Doch schließlich beendete sie die Anwendung der Salbe, sie glaubte nicht mehr an einen Erfolg. Es dauerte etwa 14 Tage, da sah die Mutter die Tochter im Bett liegend und

---

[347] A.a.O., S. 47.
[348] Dabei handelt es sich vorwiegend um minderwertiges Fett, welches der Organismus abzustoßen versucht.

mit Freude ihre Zehen betrachtend. Sie sagte zu ihrer Mutter: „Sieh doch, wie schön meine Zehen sind. Alle Warzen sind verschwunden."

17.11 Silicea, biochemische Salbe – Cremegel Nr. 11

Silicea ist im Körper für das Bindegewebe bezüglich der Brüchigkeit zuständig. Außerdem ist es mit Natrium phosphoricum Nr. 9 für die Bindung der Harnsäure verantwortlich, wodurch es überall dort eingesetzt werden kann, wo es infolge von Säureüberschuss zu Eiterungen kommt. Dabei ist zu beachten, dass Natrium phosphoricum Nr. 9 und Silicea für verschlossene Eiterherde zu verwenden sind, dagegen bei geöffneten Eiterherden Calcium sulfuricum Nr. 12 zum Einsatz kommt.

Silicea ist in allen Bindegewebszellen des Körpers enthalten. Im Alterungsprozess oder bei einem Mangel wird das Bindegewebe mehr und mehr abgebaut, was sich in der Bildung von Falten und in der Brüchigkeit des Gewebes zeigt. Die Anwendung der biochemische Salbe Nr. 11 ist deshalb angezeigt bei einem dünnen Bindegewebe der Bauchdecke, Neigung zu Leisten- und Nabelbrüchen, Neigung zu Bindegewebsrissen im Bereich der Oberschenkel, der Brüste und des Bauches, vor allem in der Zeit der Schwangerschaft. Weiterhin ist sie hilfreich bei einer Neigung zu Faltenbildung, weshalb sie auch als „Verjüngungssalbe" bezeichnet wird.

Da Silicea für die Nervenfasern ein wichtiger Bestandteil ist, wird die Salbe bei allen nervösen Zuckungen (am Lid oder an den Mundwinkeln) verwendet.

17.12 Calcium sulfuricum, biochemische Salbe – Cremegel Nr. 12

Die biochemische Salbe Nr. 12 wird bei allen Eiterungen aufgetragen, wenn für den Eiter bereits eine Abflussmöglichkeit besteht. Sie regt den Stoffwechsel an und bewirkt eine schnellere Verschorfung und Heilung von Wunden.

Calcium sulfuricum hat einen großen Einfluss auf den Säurehaushalt, wodurch die biochemische Salbe Nr. 12 bei Säureüberlastung von Gewebe wie bei Gicht und Rheuma zum Einsatz kommt.

17.13 Kombinationen mehrerer Mineralstoffe – Salben – Gele – Cremegele

Üblicherweise werden diese Mittel nach den einzelnen Nummern einzeln gegeben und angewendet. Oft kann jedoch das Problem nicht mit einem einzigen Mittel abgedeckt werden; der Organismus benötigt mehrere, um den Schaden lindern zu können, beziehungsweise zu beheben. Die aufgetragenen Mittel als äußere Anwendung haben den Vorteil, dass die Wirkstoffe ohne Umwege direkt an den Behandlungsort kommen, was bei Einnahme der Mineralstoffe häufig länger dauert. Es gibt auch Menschen, die über die Haut aufnahmefähiger sind als über die Mund- und Rachenschleimhaut, weil diese durch die vielen Überreizungen unter Umständen in ihrer Aufnahmefähigkeit stark beeinträchtigt sind.

Die Salben, Gele oder Cremegele haben den Vorteil, dass sie völlig geruchsfrei sind und die Haut nicht reizen. Sie werden gut vertragen, sodass sogar sehr empfindliche Haut damit gepflegt und über die Haut die Möglichkeit eröffnet wird, auf gewisse Probleme Zugriff zu bekommen.

Im Laufe der Zeit haben sich bestimmte Kombinationen als sehr wirkungsvoll erwie-

17.13 Kombinationen mehrerer Mineralstoffe – Salben – Gele – Cremegele

sen und jeder Anwender kann sie für sich selbst mischen. Es gibt keine Begrenzung für die Anzahl der Nummern, welche wir empfehlen, allerdings sollte sie sich nach den tatsächlichen Bedürfnissen des Organismus richten. Bei besonders schwierigen Problemen empfiehlt es sich, die einzelnen Nummern der Kombination separat auszuprobieren, um festzustellen, ob sie auch vertragen werden.

Aus der Praxis:

Ein Mann lässt sich wegen eines sehr unangenehmen, chronischen Hustens sehr genau untersuchen, da er vermutet, dass eine organische Störung vorliegen müsse. Doch die Mediziner können die Ursache nicht finden, was ihn auf der einen Seite beruhigt, aber auf der anderen Seite auch wieder nicht, denn nun hat er es mit einer unbekannten Ursache zu tun. Da er ein sehr rationaler, von der Vernunft und vom Verstand her bestimmter Mensch ist, macht ihm das doppelt zu schaffen. Durch einen Hinweis eines Mineralstoffberaters erfährt er von der sehr bewährten Salbenkombination für den Husten und will sie trotz aller Vorbehalte gegenüber alternativen Heilweisen bei sich ausprobieren. Nachdem er über einige Wochen sehr konsequent den Inhalt einer Dose 50 Gramm auf seiner Brust eingerieben hatte, war auch der hartnäckige Husten verschwunden, an dem er schon über zwei Jahre gelitten hatte.

Der Erfolg ermutigte ihn so sehr, dass er denselben Mineralstoffberater wegen einer fast tischtennisballgroßen Erweiterung seines Schleimbeutels am rechten Ellbogen um Rat fragte. Von der medizinischen Seite her war ihm eine Punktion vorgeschlagen worden, welche er insofern leicht aufschieben konnte, als sie zu einem späteren Zeitpunkt immer noch durchführbar war. Es wurde ihm eine Mineralstoffmischung (Nr. 1, Nr. 3, Nr. 4, Nr. 8, Nr. 10, Nr. 11) in Gelform empfohlen, die er sich in der Apotheke zubereiten ließ. Auch in diesem Fall hatte er Erfolg, nachdem er einige Wochen das Gel mehrmals am Tag aufgetragen hatte. Die Kugel an seinem Ellbogen wurde zusehends kleiner, bis das Gelenk in seiner normalen Größe wieder hergestellt war.

Seinen größten Erfolg hatte dieser Mann aber an einer sehr heiklen Stelle, weshalb er anfangs über das Problem nicht sprechen wollte. Er hatte seit mehr als zwei Jahren eine wunde Stelle an seinem Penis. Sie war nicht nur unangenehm, sondern bereitete auch Schmerzen. Obwohl er sich von hervorragenden Spezialisten beraten ließ und die besten medizinischen Mittel verwendete, heilte die offene Stelle nicht zu. Als letzte Möglichkeit wurde ihm eine Operation angeraten. Allerdings mit der Aussicht, dass eine Narbe entstehen könnte, die eine Dauerreizung verursachen würde, oder aber, dass eine Spannung zurückbleiben könnte, die auf Dauer unangenehm wäre. Von diesen problematischen Aussichten getrieben, ließ er sich in der Apotheke das „Wundgel" (ein Gel zur Heilung von Wunden – siehe auch nachfolgende Tabellen) zubereiten und verwendete es regelmäßig.

Aufgrund seiner bisherigen ermutigenden Erfolge hoffte er auf Befreiung von seinem Leiden, welche sich auch tatsächlich nach einigen Wochen einstellte. Erst jetzt konnte er sich überwinden, auch mit seinem Mineralstoffberater über dieses nun allerdings schon gelöste Problem zu sprechen, wobei er immer wieder seine Freude über die Befreiung von diesem Leiden zeigte. Außerdem betonte er, wie dankbar er für die Hinweise sei, die er in seiner Beratung über die Mineralstoffe nach Dr. Schüßler erfahren hatte. Es ist verständlich, dass er ein begeisterter Anhänger der Mineralstoffe nach Dr. Schüßler – vor allem auch in ihrer äußeren Anwendung – geworden ist und diese in seinem Bekannten- und Verwandtenkreis immer wieder empfiehlt.

Die einzelnen Salben, Gele oder Cremegele, die Sie für Ihre gewünschte Kombination benötigen, werden nach den angegebenen Nummern (s. Tab. 32) von Ihnen bestellt und dann zu gleichen Teilen gemischt. Manchmal überwiegt der Bedarf an einem bestimmten Mineralstoff, der dann in doppelter bzw. mehrfacher Menge der übrigen, wie es eben nötig erscheint, dazugemischt wird. Die einzelnen Bestandteile werden in eine kleine leere Dose oder Schüssel gegeben und dann gut durchgerührt. Bei diesen Tätigkeiten sollen keine metallischen Gegenstände verwendet werden.

17.13.1 Mischbarkeit von Salben und Cremegelen

- Salben können untereinander beliebig gemischt werden,
- Cremegele kann man untereinander beliebig vermischen,
- Salben können allerdings auf keinen Fall mit Cremegelen vermischt werden.

17.13.2 Bewährte Mischungen als Salben/Gele/Cremegele

Tab. 32: Bewährte Mischungen

Anwendungsbereich	Mineralstoffe (Nr.)
Abszess	3+4+9+12
After: Einrisse	1+8+11
After: Juckreiz	6+7+8+10
Akne, Mitesser	3+4+9
Augenlider: brennend, gerötet	3+4
Ausschläge: trocken mit mehlartigen Absonderungen	4+10
Ausschläge: trocken mit weißlichen Schuppen	6+8
Bänder: Schwäche, Erschlaffung	1+11
Bänder: Zerrung, Verletzung	1+3+5+8+11
Bandscheiben: Schwäche (Verlust der Federung im Rückgrat)	1+5+8+11
Bindegewebe: Stärkung, Straffung	1+11
Bläschen: auf der Lippe	viel von 8+10
Bluterguss	10+ viel von 11+ wenig 4
Drüsen: Schwellung	4+8+9+10
Drüsen: verhärtet	viel von 1+5+8
Durchblutungsförderung	2+3+5+8+10
Ekzem, Hautausschlag	3+5+6+8+10
Ekzem: nässend	6+8+ viel von 10
Entzündungen	3
Erfrierungen, Frostbeulen	5+9+ viel von 10+11
Fieberblasen, Herpes	8+10+11
Füße: Knick-, Senk- oder Spreizfuß	1+2+5+8+11
Gelenke, Rücken, Bandscheiben,	1+2+8+9+11
Gelenke: Schmerzen	1+ viel von 3+4+8
Gelenke: Schwellungen	3+4+8+10

17.13 Kombinationen mehrerer Mineralstoffe – Salben – Gele – Cremegele

Tab. 32: *Fortsetzung*

Anwendungsbereich	Mineralstoffe (Nr.)
Gelenke: Stärkung	1+2+5+8+11
Gesicht: Haut	1+6+8+11
Gesicht: Zuckungen	2+7+11
Gewebe: Erschlaffung	1+11
Gewebe: Verhärtungen	viel von 1+5+8
Gicht: Knoten	8+9+11+23
Gicht: Schmerzen	viel von 3+8+9
Gürtelrose	4+8
Hämorrhoiden	1+4+9+11
Haut: Allergie, Juckreiz	6+10
Hautgrieß	4
Haut: nervöser Juckreiz	6+7+8
Haut: Pflege	1+4+6+8+9+11
Haut: frühzeitig alternd	1+5+8+11
Haut: Pilz, Fußpilz	5+6+8+10
Haut: Risse, Schrunden	viel von 1+3+11
Heilung: Wunden	1+3+5+8+11
Heilung: schlecht heilende Wunden	3+5+6+8+9+10
Herpes	siehe Fieberblasen
Herz – zur Stärkung	1+2+3+5+7+8+11
Hornhaut, Schwielen	1
Husten	2+4+7
Husten: gelber Auswurf – riecht nicht	6
Husten: trocken (tritt vor allem zu Beginn der Heizperiode auf)	8
Juckreiz	7
Knorpelgewebe	8
Insektenstiche	2+8
Ischiasschmerzen	2+7+8+ viel von 11
Knochen: zur Heilung nach einem Bruch	1+ viel von 2+5+8+22
Knochen: bei Schmerzen	viel von 2+3+5+8
Knochen: Schwäche bei Kindern	viel von 2+5+7+8
Krampfadern, Besenreiser	1+4+9+11
in Verbindung mit geschwollenen Beinen zusätzlich	+10

Tab. 32: *Fortsetzung*

Anwendungsbereich	Mineralstoffe (Nr.)
Krämpfe: der Muskeln	viel von 2+7+11
Leistenbruch: zur Stärkung des Bindegewebes	1+11
Lymphgefäße: geschwollen	2+9+10+12
entzündet	3
verhärtet	viel von 1+9+10
Lymphstau (vor allem auch nach Bestrahlungen)	1+2+ viel von 4+9+11
Mitesser, Pickel	4+ viel von 9+11
Muskelkater	3+5+6+8+10
Muttermal	5+6+8+10
Nacken: Spannungen	viel von 2+7+11
Nägel: Entzündung des Nagelbettes	viel von 1+3
Nägel: Verwachsungen (entzündet)	1+3+8+11
Nägel: Eiterungen des Nagelbettes	1+ viel von 3+8+9+11+12
Narben, Hühneraugen, Verhärtungen	1+8+ wenig 5
Nerven: Entzündungen	3+7+11
Nerven, taube Stellen, Kribbeln in den Nerven	2+5+7+8+9+11
Neurodermitis	viel von 6+7+8+9+10
Prellung, Bänderzerrung	1+3+5+8+11
Quetschungen	viel von 3+5+8
Rücken	siehe Gelenke
Rheuma, Gicht	8+9+10+12
Schleimbeutel: Entzündung	3+4+8
Schlottergelenke	viel von 1+5+8+11
Schnupfen, Katarrh: Mischung auf der Nase aufbringen (sonst Gel)	3+4+6+ viel von 8
Schrunden (Risse), Hornhaut, Überbeine	1
Schuppen auf der Haut	6
Schwangerschaftsstreifen, Risse im Bindegewebe	1+ viel von 11
Schwellung: der Gelenke	2+4+8+10
Schwellung: der Talgdrüsen	4+ viel von 9
Schwellung: durch Verletzung	3+4+8
Schwielen	viel von 1+5+8

17.13 Kombinationen mehrerer Mineralstoffe – Salben – Gele – Cremegele

Tab. 32: *Fortsetzung*

Anwendungsbereich	Mineralstoffe (Nr.)
Sehnen: Verhärtung, Verkürzung	viel von 1+5+8
Sehnenscheidenentzündung	2+3+8+9
Sonnenbrand	3+6+8
Sonnenallergie	10
Überbeine	1+2
Unterschenkelgeschwür – Ulcus cruris	3+6+10
Venen: Entzündungen	1+ viel von 3+4+9+11
Verbrennungen*	3+8
Verhärtungen	siehe Narben
Verletzungen, Abschürfungen	1+ viel von 3+8+11
Verspannungen: vor allem der Muskeln (Nackenmuskeln)	viel von 2+7
Warzen	4+10
Wetterwechsel: Schmerzen in alten Knochenbrüchen	1+ viel von 2+3+5+11
Wunden: siehe Heilung	
Zellulitis, Orangenhaut	1+8+9+10+11
Zuckungen: im Gesicht oder der Gliedmaßen	7+ viel von 11
Zwischenzehenpilz	3+5+8+11

* Bei frischen Verbrennungen ist es empfehlenswert, einen Brei aus je 20 Stück Mineralstofftabletten zu machen und aufzulegen (Die Stückzahl hängt von der Größe der Verletzung ab).

18 Zur Frage des Sonnenschutzes aus der Sicht der Biochemie nach Dr. Schüßler

18.1 Belastungen der Haut

Durch das einseitige Leben der Menschen im Alltag sind sie kaum mehr der Sonne ausgesetzt. Sie halten sich in ihren Wohnungen auf, schützen sich durch eine gegen Umwelteinflüsse abschirmende Kleidung und sind auch am Arbeitsplatz meistens von der Natur abgetrennt. Der Organismus ist daher kaum an die direkte Auseinandersetzung zwischen Haut und Umwelt gewöhnt.

Der Mensch selbst ist durch den Anfall einer Fülle von Belastungsstoffen (körperliche, emotionale, energetische und gedankliche Vergiftung) aus seiner Umwelt oft an den Grenzen seiner Entgiftungs- und Entschlackungsmöglichkeit angelangt.

Mit diesen Voraussetzungen setzt sich nun der Mensch – meistens im Urlaub oder am Wochenende – der Sonne aus und hat dabei mit folgenden Belastungen bzw. Reizeinwirkungen zu rechnen:

Die Haut ist den Luftströmungen ausgesetzt, die oft die Temperaturempfindung verfälschen, auch lassen sie die Haut oberflächlich rasch abtrocknen.

Das Auftreffen von erwärmter Luft auf die Haut, die Erwärmung von außen, verlangt vom Organismus entsprechende temperatursteuernde Maßnahmen.

Das Hauptproblem stellen für die Haut jedoch die ultravioletten Strahlen dar, welche in dreifacher Form auftreten:

- UVA-Strahlen: Fast 90% des ultravioletten Lichtes besteht aus diesen Strahlen. Sie dringen sehr tief in die Haut ein und regen die Pigmentierung an, die als Schutzmaßnahme die Haut braun werden lässt. Allerdings führt eine zu starke Belastung mit diesen Strahlen zu einer vorzeitigen Alterung, was eine Erschöpfung an Betriebsstoffen bedeutet.
- UVB-Strahlen: Ungefähr 10% des ultravioletten Lichtes sind diesen Strahlen zuzuordnen. Sie dringen in tiefere Hautschichten nicht ein, sind aber für den Sonnenbrand und damit für Zellschädigungen zuständig. Auch wenn die Haut über eine gewisse Regenerationsfähigkeit verfügt, bleiben von jedem Sonnenbrand Schäden zurück, die durch jede neuerliche „Überdosis" Sonne verstärkt werden.
- UVC-Strahlen: Diese sind besonders aggressiv, gelangen aber meistens nicht bis zur Erdoberfläche, weil sie von der Ozonschicht gefiltert werden.

18.2 Maßnahmen zum Schutz der Haut

Stellt sich nun die Frage nach einem Sonnenschutz, so ist zwischen einer langfristigen Vorsorge und mittelfristigen sowie kurzfristigen Maßnahmen zu unterscheiden.

18.2.1 Langfristige Vorsorge

Wenn der Schweiß leicht säuerlich ist oder mit unangenehmen Geruchsstoffen versetzt ist, liegt wahrscheinlich eine Verschlackung des Gewebes unter der Haut vor. Durch entsprechende reinigende Maßnahmen, Reinigungstee, aktives Schwitzen (körperliche Anstrengungen), passives Schwitzen (Sauna) sowie die Einnahme der entsprechenden Betriebsstoffe (hauptsächlich: Natrium phosphoricum Nr. 9 und Natrium sulfuricum Nr. 10) kann eine entsprechende Vorsorge getroffen werden.

18.2 Maßnahmen zum Schutz der Haut

Es gibt Menschen, die nicht gut schwitzen können. Sie sollten durch eine ausreichende Zufuhr von Natrium chloratum Nr. 8 dem Organismus genügend Betriebsstoffe zur Verfügung stellen, damit eine betriebsgerechte Transpiration möglich ist. Damit wird ein Wärmestau im Körper vermieden.

Ist die Hautoberfläche gegen Reize sehr empfindlich, ist es notwendig, die äußerste Schicht der Haut aufzubauen, was durch die Einnahme von Calcium fluoratum Nr. 1 (Bildung der Epithelzellen) und Kalium sulfuricum Nr. 6 (Bildung der Oberhaut, Pigmentierung) möglich ist.

In der Auseinandersetzung mit vermehrter Sonneneinstrahlung auf den Körper werden alle Körperfunktionen angekurbelt. Durch beschleunigte Stoffwechselvorgänge fallen im Gewebe vermehrt Eiweißstoffe an, die durch die Calcium phosphoricum Nr. 2 gesteuert werden. Bei einem Mangel an diesem Mineralstoff in der Zubereitung nach Dr. Schüßler entstehen bei Belastungen allergische Reaktionen, welchen durch die vermehrte Einnahme vorgebeugt werden kann.

Damit beschleunigte Stoffwechselvorgänge im Körper überhaupt problemlos ablaufen können, benötigt der Organismus sehr viele Moleküle von Ferrum phosphoricum Nr. 3. Stehen diese nicht zur Verfügung, müsste die Betriebstemperatur des Körpers erhöht werden. Dies stellt jedoch bei verstärkter Sonneneinstrahlung von sich aus schon eine Belastung dar, wodurch es in diesem Fall zu einem Ablehnungsverhalten gegen die Sonne kommt. Dieses kann durch eine verstärkte Einnahme von Ferrum phosphoricum Nr. 3 abgebaut werden.

18.2.2. Mittelfristige Maßnahmen

Hier ist vor allem das langsame Gewöhnen der Haut an die Sonne wichtig. Da der Organismus in einem ungeahnten Maße lernfähig ist, ist es möglich, die Haut langsam an die Sonneneinwirkung zu gewöhnen. Der Aufenthalt an der Sonne wird dabei langsam – je nach den eigenen Möglichkeiten – gesteigert. Dabei spielen sich verschiedene dazu notwendige Vorgänge ein:

Der Temperaturausgleich erfolgt durch die Möglichkeit des Schwitzens.

Eventuell vorhandene Schlacken unter der Hautoberfläche werden nicht so weit aktiviert, dass sie den Stoffwechsel vor unlösbare Aufgaben stellen. Dann entstünden nämlich die bekannten Pustel mit einer fast durchsichtigen, auch gelblichen bis leicht grünlichen Flüssigkeit, die heftig jucken. Oder es entsteht eine überaus heftige Rötung an bestimmten Stellen, an denen die Hautoberfläche leicht erhöht ist.

Die Pigmentierung der Haut kommt in Schwung, aber in einem Maße, dem der Organismus gewachsen ist.

Die Regeneration der Hautzellen bzw. ihre Versorgung wird nicht überfordert, sodass es für den Organismus nicht notwendig ist, Hautzellen aufzugeben. Wenn sich nämlich jemand nach einem Sonnenbrand „schält", so sind das ausschließlich Oberhautzellen. Sie bestehen zum größten Teil aus dem Hornstoff, der für die Bildung der Epithelzellen notwendig ist. Der Organismus konnte sie nicht mehr entsprechend versorgen und musste sie aufgeben, wodurch sie abgestorben sind. Allerdings entzieht ihnen der Organismus, bevor diese absterben, alle wertvollen Stoffe, die er noch benötigt, wodurch nur mehr ein dünnes weißes Häutchen übrigbleibt.

Das gesamte Stoffwechselgeschehen und die damit verbundenen extremen Transportanforderungen im Körper werden an die überaus starke Reizeinwirkung durch Sonnenstrahlen gewöhnt, sodass es bei entsprechenden Anforderungen in relativ kurzer Zeit zur Verfügung steht.

Ohne längerfristige Vorsorge sollte sich niemand einer intensiven Einwirkung durch die Sonne aussetzen. Sie ist einfach nicht verantwortbar und kann auf keinen Fall durch kurzfristige Maßnahmen ersetzt werden. Ohne entsprechende Vorsorge wird der Organismus vor fast unlösbare Probleme gestellt. Es entstehen dann meistens Hypotheken, die später einmal eingelöst werden müssen. Hauptsächlich sind dies Stoffwechselrückstände, die bei entsprechender Vermehrung unter Umständen explosionsartig ausgeschieden werden (Durchfall, Brechdurchfall, Sommergrippe) und nicht mehr gut zu machende Hautschäden (Narben).

18.2.3 Kurzfristige Maßnahmen

Unmittelbar bevor sich jemand der Sonneneinstrahlung aussetzt, steht die Möglichkeit der Versorgung der Haut mit notwendigen Betriebsstoffen als Gel oder Cremegel zur Verfügung. Grundsätzlich ist dabei die Anwendung von Fetten oder Ölen abzulehnen, weil damit die feinen Kanäle verstopft werden, über die die Haut ihre Ausscheidungen durchführt. Das könnte bei der Unterbindung des Schwitzens und damit einer Behinderung des Temperaturausgleiches die Gefahr eines Hitzestaues im Körper vergrößern.

Bei vermehrter Sonneneinstrahlung auf die Haut sondert diese selbst Talg ab, wodurch sich das Auftragen von Fetten vor der Sonneneinwirkung erübrigt.

In einem Gel oder Cremegel[349] (enthält kaum Fette) sollten zur Stärkung und Unterstützung für die Haut folgende Mineralstoffe nach Dr. Schüßler enthalten sein:
- Calcium fluoratum Nr. 1 für die Epithelzellen, damit sie den geforderten Leistungen in ihrer Elastizität (Ausdehnung bei Wärme) gewachsen sind,
- Ferrum phosphoricum Nr. 3 für den erhöhten Stoffwechsel und die damit erhöhten Anforderungen im Transport,
- Kalium sulfuricum Nr. 6 zur Unterstützung der Oberhaut sowie der Pigmentierung der Haut,
- Natrium chloratum Nr. 8 zur entsprechenden Flüssigkeitsversorgung mit der Haut,
- Calcium phosphoricum Nr. 2 kommt evtl. noch in Betracht, ebenso Natrium sulfuricum Nr. 10. Das sollte jedoch individuell ausprobiert werden.

Gele oder Cremegele[350] stellen keinen Schutz vor der ultravioletten Einstrahlung dar!

Die vor dem UV-Licht wirksam schützenden Sonnenschutzpräparate sind Mittel, die entweder durch Reflexion (Rückstrahlung) oder Absorption[351] von Strahlung die Haut vor der schädigenden Einwirkung intensiver Sonnenbestrahlung (Sonnenbrand) schützen. Sie enthalten entweder absorbierende Lichtschutzstoffe, sog. UV-Absorber, die energiereiches Licht (ultraviolettes Licht) ganz oder teilweise absorbieren und in (unschädliche Wärme) umwandeln, oder reflektierende anorganische Substanzen wie Zinkoxid, Eisenoxid, Titanoxid, Calciumkarbonat u.a. Diese werden in speziellen Verfahren feinst vermahlen und den Grundlagen der Sonnenschutzmittel (Fett, Wasser, Pflegesubstanzen und Feuchtigkeitsspender) zugefügt. Beim Auftragen gelangen die winzigen Mineralkörnchen auf die Hautoberfläche und bilden dort den begehrten Schutzschild.

Die absorbierenden Lichtschutzstoffe sollten nach Möglichkeit die UVB-Strahlen herausfiltern und die bräunenden anderen Strah-

---

349 Beide bestehen zwischen 80% und 90% aus Wasser, wodurch die Versorgung der Haut mit Flüssigkeit zusätzlich unterstützt wird. Außerdem gibt die Flüssigkeit die in ihr aufgelösten Mineralstoffe sofort frei, wodurch sie der Haut direkt zur Verfügung stehen.
350 Ebenso wenig kann ein Öl oder das in einer Creme enthaltene Fett alleine gegen das UV-Licht schützen. Es ist von großer Bedeutung, keine diesbezüglichen Erwartungen zu wecken, denn wenn sich jemand auf eine solche Aussage verlassen würde, könnte das dramatische Folgen haben.
351 Das teilweise oder völlige Verschlucken einer energetischen Wellen- oder Teilchenstrahlung beim Durchgang durch Materie. Die Energie der absorbierten (aufgenommenen) Strahlung wird dabei in Wärme (Absorptionswärme) umgewandelt.

18.3 Der Lichtschutzfaktor

len so weit wie verträglich in die Haut eindringen lassen. Es gibt jedoch chemische Substanzen, die einen UVA-Filter darstellen sowie Breitbandfilter, die das UV-Licht insgesamt auf eine erträgliche Intensität reduzieren. Durch ihre Beschaffenheit sind sie ungefähr 20 Minuten nach dem Auftragen in der Lage, das auf der Haut auftreffende UV-Licht zu absorbieren. Damit dringt es in die tieferen Schichten der Haut nicht mehr ein.

Achtung: Der Organismus von Kleinkindern bis zu etwa drei Jahren kann die Substanzen der chemischen Sonnenschutzfilter nicht metabolisieren (abbauen) und ausscheiden. Daher ist es wichtig, Sonnenschutzpräparate mit reflektierenden, anorganischen Substanzen zu verwenden! Um dabei sicher zu gehen, ist es unbedingt notwendig, die Hinweise der Hersteller zu beachten oder sich fachkundig beraten zu lassen.

Die Wirksamkeit der Sonnenschutzpräparate wird durch den Lichtschutzfaktor angegeben und hängt von der Art und Konzentration der enthaltenen Schutzstoffe, der Schichtdicke des aufgetragenen Sonnenschutzes und vor allem vom Hauttyp ab. Dazu eine Übersicht über den Zusammenhang zwischen Hauttyp und Reaktion auf Sonnenlicht (s. Tab. 33):

Auf jedem Sonnenschutzprodukt ist ein Lichtschutzfaktor (LSF) angegeben. Diese Zahl ist ein Multiplikator, mit dem sich errechnen lässt, wie lange man nach dem Auftragen des Präparates in der Sonne bleiben darf, ohne dass die Haut geschädigt wird. Das ist für die einzelnen Hauttypen[352] verschieden. Wer blonde bis hellbraune Haare und blaue, graue oder braune Augen hat, darf ungeschützt höchstens zehn Minuten in der Sonne sein, ohne Hautschäden zu riskieren.

Tab. 33: Zusammenhang zwischen Hauttyp und Reaktion auf Sonnenlicht

Hauttyp	Haarfarbe	Augenfarbe	Haut	Sonnenbrand	Bräunung
I	blond oder rötlich	blau bis grün	hell	immer	keine
II	blond bis hellbraun	blau, grau, braungrün	hell	häufig	gering
III	braun	braun	hellbraun	gelegentlich	deutlich
IV	dunkelbraun	braun	braun	nie	stark

---

352 Eine kurze Übersicht über die 4 Hauttypen und die für sie empfohlenen Lichtschutzfaktoren:
  Typ I hat sehr helle Haut, rötliche Haare und blaue oder grüne Augen. Begibt er sich ungeschützt in die Sonne, können Zellschäden bereits nach fünf Minuten (Eigenschutzzeit) auftreten, nach acht Minuten muss er mit leichten Rötungen rechnen. Sein Sonnenschutz: In den ersten Urlaubstagen LSF 20–26, danach LSF 8–16.
  Typ II hat helle Haut, blonde bis hellbraune Haare und braune, graue oder blaue Augen. Er darf 10 Minuten schutzlos in der Sonne sein, nach 15 Minuten sind Rötungen sichtbar. Er sollte sich in der ersten Urlaubszeit wie TYP I schützen, danach reicht LSF 8–12.
  TYP III hat hellbraune Haut, dunkelblonde bis hellbraune Haare und braune Augen. Er neigt nicht zu Sonnenbrand, sollte aber ungeschützt nicht länger als 15–25 Minuten in der Sonne sein. Zu Urlaubsbeginn sollte er Präparate mit LSF 12–16 benutzen, danach genügt LSF 8.
  TYP IV hat braune Haare, braune Augen und braune Haut. Er wird immer braun, Sonnenbrände sind selten. Sein Sonnenschutz: Zu Beginn LSF 6–16, dann 6–8. Zu berücksichtigen ist dabei immer, ob sich jemand vorbereitend auf den Urlaub immer wieder der Sonne aussetzen konnte und dabei schon eine Bräunung aufbauen konnte. Je nach Grad der Vorbräunung kann der LSF verringert werden. In der Praxis beträgt der Verminderungsfaktor 2/3, 1/2–1/3.

Schützt jemand mit diesem Hauttyp seine Haut mit Sonnenmilch LSF 8, darf er achtmal so lange, als er ungeschützt in der Sonne bleiben könnte, also 80 Minuten, in der Sonne bleiben. Ein Nachcremen verlängert diese Zeit nicht, die Haut ist dann in ihrer Regenerationsfähigkeit erschöpft. (Den Sonnenschutz erneuern sollte man aber regelmäßig, denn durch Kontakt mit Wasser oder beim Abtrocknen geht wertvoller Schutz verloren.)

Einen Schutz vor ultraviolettem Licht können die Gele oder Cremegele, welche die Mineralstoffe nach Dr. Schüßler enthalten, nicht leisten. Allerdings ist es möglich, über das aufgetragene Gel, wenn es in die Haut eingezogen ist, das jeweils entsprechende Sonnenschutzmittel mit dem notwendigen Sonnenschutzfaktor aufzutragen. Allerdings darf jemand, der mit Hilfe der Mineralstoffe nach Dr. Schüßler seine Haut langfristig gestärkt hat, zu Recht erwarten, dass er die Sonne wesentlich länger verträgt. Die Haut ist dann viel robuster und widerstandsfähiger.

18.4 Sonnenallergie (Mallorca-Akne)

Die Sonnenallergie ist ein stark juckender Ausschlag, der bei manchen Menschen, wenn sie sich der Sonne aussetzen, an den ersten Tagen auftritt. Es ist dabei davon auszugehen, dass im Gewebe der Haut Schlacken abgelagert sind, die durch die Sonneneinstrahlung aktiviert werden. Stehen dem Organismus keine Mineralstoffe für die Ausscheidung an die Hautoberfläche zur Verfügung, entstehen durchsichtige Bläschen.

Die Mallorca-Akne, wie die Sonnenallergie noch genannt wird, entsteht durch das gleichzeitige Zusammentreffen von UVA-Strahlen und Fetten und/oder Tensiden (aus Sonnenschutzmitteln, Kosmetika oder Shampoos) auf der Haut.

Es gibt zwei Möglichkeiten, der Entstehung der Mallorca-Akne vorzubeugen:

- UVA-Strahlen möglichst vollständig ausschalten: hoher LSF und UVA-Filter oder
- Fette und Emulgatoren von der Haut komplett fernhalten: fettfreie Sonnenschutzmittel und After-Sun-Präparate.

18.5 Die Pflege der Haut danach

Da es der Haut während der intensiven Sonneneinstrahlung und der damit verbundenen Belastung nicht möglich ist, die notwendigen Instandhaltungs- und Regenerationsarbeiten zu leisten, kommt der Pflege der Haut nach der Sonneneinwirkung besondere Bedeutung zu. Wir unterscheiden dabei zwei Stufen:

Kurzfristig muss die Haut, wenn es zu Reaktionen wie Rötung, starke Erwärmung der Haut oder gar zu einem Sonnenbrand gekommen ist, mit folgenden Mineralstoffen durch ein Gel bzw. Cremegel versorgt werden:

- Calcium fluoratum Nr. 1
  verstärkt die Hornhaut der Haut (Epithelzellen) und fördert den Bräunungsvorgang.
- Ferrum phosphoricum Nr. 3
  unterstützt den Organismus in seinen vielfältigen, dringend notwendigen Transportaufgaben.
- Kalium sulfuricum Nr. 6
  macht den Bräunungsvorgang durch die Einlagerung von Melaninen in der obersten Hautschicht bzw. der Einfärbung der obersten Hornhautschicht (siehe Calcium fluoratum Nr. 1).
- Natrium chloratum Nr. 8
  ermöglicht den Zellen, den belasteten Flüssigkeitshaushalt wieder in Ordnung zu bringen.

Für die **längerfristige** Versorgung bzw. Pflege müssen der Haut noch weitere Mineralstoffe zur Verfügung gestellt werden. Das dabei verwendete Gel oder Cremegel müsste folgende Mineralstoffe nach Dr. Schüßler enthalten:

18.5 Die Pflege der Haut danach

- Calcium fluoratum Nr. 1
  für das Bindegewebe bezüglich der Elastizität und Geschmeidigkeit,
- Calcium phosphoricum Nr. 2
  für alle im Eiweißstoffwechsel anfallenden Verbindungen,
- Ferrum phosphoricum Nr. 3
  zur Unterstützung aller notwendigen Transporte sowie für eine ausreichende Oxidation in den Zellen,
- Kalium phosphoricum Nr. 5
  für jene Energie, die für die Wiederherstellung der Haut notwendig ist,
- Kalium sulfuricum Nr. 6
  zur Versorgung der Oberhaut und eine ausreichende Pigmentierung der Haut,
- Natrium chloratum Nr. 8
  für die Versorgung der Zellen mit Flüssigkeit, die im Übermaß zur Temperaturregelung während des Aufenthaltes unter Sonneneinwirkung verbraucht wurde, sowie zum Auffüllen der Speicher, denn Natrium chloratum Nr. 8 wurde auch dafür verbraucht, dass die Flüssigkeit als Schweiß an die Körperoberfläche treten konnte,
- Silicea Nr. 11
  für das Bindegewebe, damit die Haut nicht zu schnell altert.

Das Gel oder Cremegel wird dabei nicht nur einmal nach der Sonneneinwirkung aufgetragen, sondern mehrmals, bis die Haut gesättigt ist und das aufgetragene Mittel nicht mehr so schnell einzieht bzw. aufgenommen wird.

Auch bei der Pflege der Haut kommt es nicht so sehr auf Fettstoffe als auf Feuchtigkeit an, was durch den hohen Anteil an Wasser im Gel oder Cremegel berücksichtigt wird.

Wenn jemand durch eine ausreichende Versorgung des Organismus mit Betriebsstoffen (Mineralstoffe nach Dr. Schüßler) vorgesorgt hat, wird er immer weniger unmittelbar vorher oder nachher für die Haut sorgen müssen. Außerdem wird er feststellen, wie der Organismus scheinbar mühelos, ohne besondere Nebenerscheinungen, für die Bräunung und dadurch für den Schutz des Körpers sorgt. Dann wird der Aufenthalt in der Sonne ein reines Vergnügen!

Tab. 34: Übersicht: Sonnenschutz aus biochemischer Sicht

Problemstellung	Beschreibung	benötigte Mineralstoffe		
Vorsorge vorher: langfristig	Vorbereitung bzw. Vorsorge über Monate	Natrium phosphoricum Nr. 9, Natrium sulfuricum Nr. 10	Natrium chloratum Nr. 8, Calcium fluoratum Nr. 1	Kalium sulfuricum Nr. 6, Ferrum phosphoricum Nr. 3
Maßnahmen vorher: mittelfristig	einige Wochen	langsames Gewöhnen an die Sonneneinstrahlung		
Maßnahmen vorher: kurzfristig	einige Stunden	Calcium fluoratum Nr. 1, Ferrum phosphoricum Nr. 3	Kalium sulfuricum Nr. 6, Natrium chloratum Nr. 8	Calcium phosphoricum Nr. 2, Natrium sulfuricum Nr. 10
Pflege nachher: kurzfristig	einige Stunden	Calcium fluoratum Nr. 1, Ferrum phosphoricum Nr. 3	Kalium sulfuricum Nr. 6, Natrium chloratum Nr. 8	
Pflege nachher: langfristig	einige Tage	Calcium fluoratum Nr. 1, Ferrum phosphoricum Nr. 3	Kalium sulfuricum Nr. 6, Natrium chloratum Nr. 8	Calcium phosphoricum Nr. 2, Kalium phosphoricum Nr. 5, Silicea Nr. 11

19 Die Mineralstoffe nach Dr. Schüßler in Tropfenform

Häufig ergibt sich das Problem, dass Mineralstoffe dringend an Stellen des Körpers – wie zum Beispiel an den Augen, Ohren oder der Nase – benötigt würden, die weder Alkohol noch Milchzucker vertragen, besonders wenn sie entzündet oder sonst irgendwie gereizt sind. Diese Stoffe sind der Transporter für die feinst verriebenen und verdünnten Mineralstoffe. Sie wurden wegen ihrer Haltbarkeit und vor allem auch wegen ihrer Verträglichkeit gewählt.

Aus der Praxis:

Sie war 1½ Jahre alt, als sie an chronischer Polyarthritis erkrankte. Als sie mit 38 Jahren zum Mineralstoffberater kam, war sie durch die krankhaften Gelenkveränderungen ein Krüppel und konnte kaum noch sehen. Nach drei Jahren intensiver Begleitung waren zwar ihre Verkrüppelungen nicht behoben, sie hatte jedoch keine Schmerzen mehr und konnte sich wieder ungehindert bewegen. Nach den vielen Jahren des Leidens konnte sie endlich ein wenig Urlaub machen. Sie besuchte mit ihrem Freund die Therme Loipersdorf (Steiermark) und schrieb von dort ihrem Mineralstoffberater eine Ansichtskarte mit folgendem Text: „Es geht uns gut, es ist einfach herrlich. Danke für den guten Tipp. Viele liebe Grüße senden ...."

Es war gar nicht selbstverständlich, dass sie die Karte schreiben konnte. Die Verbesserung ihrer Sehkraft war durch ein ganz besonderes Erlebnis geprägt.

Eines Abends rief die Patientin ihren Berater völlig verzweifelt an. Sie berichtete von einer angehenden Augenentzündung, wie sie schon sehr oft aufgetreten war. Dabei handelte es sich bei ihr um die rheumatische Erkrankung der Muskeln des Augapfels, welche außerordentlich schmerzhaft ist. Als sie noch ein Kind war, genügten Tropfen. Aber später, als diese keine Linderung der Schmerzen bringen konnten, wurden ihr schmerzbetäubende Mittel direkt in das Auge gespritzt. Es blieb keine andere Möglichkeit.

Nun kündigte sich wieder ein solcher Schub an, und sie hatte schreckliche Angst vor den Injektionen. Sie fragte, ob es denn keine Möglichkeit gäbe, mit den Mineralstoffen eine Linderung zu erreichen. Es blieb kein anderer Ausweg, als ihr die Zubereitung der Mineralstofftropfen zu erklären, damit sie diese anwenden konnte. Das Hauptmittel war in diesem Fall einer entstehenden intensiven Entzündung Ferrum phosphoricum Nr. 3, von dem sie einige Tabletten, wie unten beschrieben, auflöste und in das Auge tröpfelte. Am nächsten Tag rief sie voller Freude an, dass sie gar nicht so viele Arme habe, wie sie gerne hätte, um ihren Berater zu umarmen, denn die Schmerzen waren deutlich zurückgegangen. Im weiteren Verlauf der Begleitung hat sie dann ihre Augen mit den Mineralstoffen versorgt, die jeweils angebracht waren, sodass sie schließlich einigermaßen mit starken Brillen wieder etwas sehen konnte.

Der allerbeste Trägerstoff für Heilmittel jeglicher Art ist das Wasser. Dieses kann aber von den produzierenden Firmen nicht pur verwendet werden, da es verdirbt. Dies spielt natürlich keine so große Rolle, wenn die Tropfen selbst hergestellt werden. Es wird dafür destilliertes Wasser gebraucht, das in jeder Apotheke besorgt werden kann, oder es wird Wasser abgekocht und damit keimfrei gemacht. Man sollte wegen der begrenzten Haltbarkeit die Mengen dabei klein halten. Weiterhin benötigt man eine Augentropfflasche (10 ml oder 20 ml) wegen der Reinlichkeit und damit die Flüssigkeit tropfenweise dosiert werden kann.

Zuerst werden 4 cl (= 40 ml) Wasser in ein Glas gegeben, es kann auch ein wenig mehr sein. Dann wird die angegebene Menge an Mineralstofftabletten darin aufgelöst, ohne umzurühren. Die Wirkstoffe lösen sich im Wasser gut auf. Die Flüssigkeit wird vorsichtig in das vorbereitete, ausgekochte Fläschchen geschüttet, ohne dass vom Milchzucker etwas mit hineinkommt, damit die zum Eintropfen verwendete Lösung klar ist. Was an Flüssigkeit zuviel ist, wird mit dem Milchzucker weggeschüttet.

Die Tropfen sind nun fertig und können verwendet werden. Sie sollten jedes Mal nach Gebrauch gut verschlossen werden, denn so kann die Haltbarkeit verlängert werden.

> **Hinweis:** Es sollte nicht in frisch operierte Augen eingetropft werden, da die Tropfen nicht vollkommen steril sind!

19.1 Tropfen für Wunden und Verletzungen

Wenn die Wunden und Verletzungen so schmerzen, dass weder Salben noch aufgelöste Mineralstoffe aufgelegt werden können, ist zu überlegen, ob auch hier über Tropfen Mineralstoffe eingesetzt werden könnten.

> **Hinweis:** Die Tropfen ersetzen natürlich nicht die Einnahme der Mineralstoffe. Dieser ist das Hauptaugenmerk zu widmen. Die Tropfen werden bis auf wenige Ausnahmen zusätzlich zur Unterstützung des Heilungsvorganges eingesetzt.

Eine Zusammenstellung von Tropfen für Augen, Nase, Ohren und Mund findet sich im Anschluss an diesen Abschnitt (s. Tab. 35–38).

Tab. 35: Mineralstofftropfen für die Augen

Anwendung	Nummer	Stückzahl
Entzündungen oder Schmerzen	3	5
Lichtempfindlichkeit	11	5
geplatzte Äderchen	10+11	je 3
Trockenheit, als ob Sand im Auge wäre	8	5
wenn das Auge brennt, oder die Tränenflüssigkeit	8	5
Ermüdung und Schwächung (Pflege)	3+8+11	je 2
Sehschwäche (nach Krankheit, Überanstrengung)	5+8+10	je 2
Bindehautentzündung	3+4+9+11	je 2
grünlich-gelbe Farbe der Augäpfel	10	5
Flecken und Narben auf der Hornhaut	1+8	je 3
Funken und Farbensehen	10+11	je 3
Grauer Star	4+8+9+11	je 2
Grüner Star	4+5+7+8+10+11	je 1

Anmerkung zur Starerkrankung: Einen Versuch ist es auf jeden Fall wert, es sollten aber auf keinen Fall die vom Arzt verschriebenen Medikamente weggelassen werden.

19.2 Aufsprühen von Mineralstoffen

Eine sehr gute Möglichkeit ergibt sich durch das Aufsprühen von Mineralstoffen, „wenn sonst gar nichts mehr geht". Die Lösung der Mineralstoffe wird in eine Sprühflasche eingefüllt und kann dann so oft wie möglich angewendet werden.

Diese Form der Applikation hat sich vor allem bei offenen Beinen und Brandwunden bewährt. Auch andere Hautverletzungen und schwere Hautkrankheiten wie Neurodermitis kommen hier in Frage.

Tab. 36: Mineralstofftropfen für die Nase

Anwendung	Nummer	Stückzahl
Schnupfen, wässrig, durchsichtig („wenn es rinnt")	8	5
Geruchsverlust	8	5
gelb-schleimige Absonderungen	6	5
dicke, gelb-eitrige Absonderungen	9+11+12	je 2
geschwollene Schleimhäute (wenn man nur noch schlecht oder überhaupt keine Luft bekommt)	8	5
stinkende, wundmachende Absonderungen	5+8	je 3
eintrocknende Schleimhäute	8	5
bei Schnupfen mit Entzündung der Nase	3+8	je 3

Tab. 37: Mineralstofftropfen für die Ohren

Anwendung	Nummer	Stückzahl
Schmerzen	3	5
Druck im Ohr	10	5
Mittelohrentzündung	3+4+10	je 2
gelbliche Absonderungen	6	5
grünliche Absonderungen	10	5
mit stinkendem, dickem Eiter	5+6+9+11	je 2

Achtung: Wenn das Ohr offen ist (Trommelfell), darf auf keinen Fall eingetropft werden.

Tab. 38: Mineralstofftropfen für den Mund

Anwendung	Nummer	Stückzahl
Tropfen für den Mund		
Mundfäule	3+5+8	je 3

Tropfen für den Mund kommen nur in Frage, wenn die Mineralstofftabletten nicht mehr gelutscht werden können, wie zum Beispiel bei Mundfäule.

Die Mineralstoffe nach Dr. Schüßler als Dilutionen

Für Anwender, die unter Laktoseintoleranz leiden, gibt es eine gute Ausweichmöglichkeit, die ebenso für Diabetiker geeignet ist, wenn sie den Milchzucker gänzlich meiden wollen.

Einem homöopathisch ausgebildeten Apotheker ist es möglich, eine potenzierte Dilution der Mineralstoffe herzustellen. Homöopathische Lösungen werden mit einem 40–50%igen Alkohol hergestellt. Für den letzten Potenzierungsschritt wird ein 20%iger Alkohol empfohlen, damit auf der einen Seite der Schutz gegen Schimmelpilz gewährleistet ist und auf der anderen Seite für den Anwender der Alkohol so weit wie möglich reduziert wird.

Es ist aber für den Anwender auch möglich, eine D5 oder eine D11 zu besorgen und dann jeweils 1 ml der Dilution mit 9 ml destilliertem Wasser zu verdünnen und selbst zu verschütteln.

Der Verschüttelungsvorgang besteht darin, die Flasche mit dem verdünnten Inhalt in der Hand zu halten, nach oben zu führen und in einer 8er-Schleife nach unten auf eine harte Unterlage zu stoßen. Dieser Vorgang müsste 21-mal durchgeführt werden. Dies ist sicherlich keine einwandfreie homöopathische Verschüttelung nach dem Arzneibuch. Es ist jedoch darauf hinzuweisen, dass es bei den Mineralstoffen nach Dr. Schüßler auf eine die Mineralstoffmoleküle vereinzelnde Verdünnung ankommt und nicht so sehr auf die energetische Aufladung durch den Potenzierungsvorgang.

Die beschriebene Vorgangsweise ist eine wunderbare Möglichkeit, die Laktose zu vermeiden und ist in ihrer Wirkung bestätigt durch Anwendung und Erfahrung.

1 ml der verdünnten wässrigen Lösung entspricht 20 Tropfen und diese wiederum 4 Mineralstofftabletten.

1 ml der alkoholischen Lösung entspricht 30 Tropfen und diese wiederum 4 Mineralstofftabletten.

Aus der Praxis:
Eine Dame mit Schilddrüsenproblemen und einer hochgradigen Laktoseunverträglichkeit strebte durch eine Einnahme von Kalium jodatum Nr. 15 für ihre Schilddrüsenprobleme eine Entlastung an. Für das Erste versuchte sie den empfohlenen Weg des Auflösens und nachfolgenden Abschüttens der Lösung und deren Einnahme. Sie hatte jedoch heftigste Reaktionen und musste wohl oder übel auf die Einnahme von Mineralstoffen nach Dr. Schüßler überhaupt verzichten.

Da sie aber ein unternehmungslustiger und neugieriger Mensch ist, ließ sie nicht locker, nach neuen Wegen zu suchen. Mit Hilfe einer erfahrenen Apothekerin gelang es ihr auf dem oben beschriebenen Weg, an eine Zubereitung der Mineralstoffe heranzukommen, die komplett laktosefrei ist. Durch die nun mögliche Einnahme von Kalium jodatum Nr. 15 besserten sich ihre Schilddrüsenwerte, was auch durch ärztliche Befunde bestätigt wurde. Außerdem hat sie durch die Einnahme weiterer Mineralstoffe ihren Gesundheitszustand wesentlich verbessern können.

21 Die Mineralstoffe nach Dr. Schüßler als Zäpfchen

Eine besonders interessante Applikationsform, weil neu für Mineralstoffe nach Dr. Schüßler, sind Zäpfchen. Hier werden die Mineralstoffe in besonders konzentrierter Form (bis zu 20%) in die Zäpfchenmasse eingearbeitet. Der Schüßler-kundige Apotheker kann hier seiner Kreativität freien Lauf lassen. Besonders gut wirksam sind Zäpfchen

- bei Entzündungen des Dickdarms (Nr. 3, 6 und 10),
- als Hämorrhoidalzäpfchen, bei innenliegenden, schmerzenden Hämorrhoiden (Nr. 1, 3, 4, 9 und 11).

Eine weitere Indikation für Zäpfchen ist angezeigt in der Frauenheilkunde, z.B. bei

- trockenen Vaginalschleimhäuten (Nr. 3, 5 und am meisten von Nr. 8),
- Entzündungen der Vaginalschleimhaut (Nr. 3, 5, 8 und 12),
- Schleimhautatrophie (Nr. 1, 3, 4, 5 und am meisten von Nr. 8),
- Fluor genitalis entsprechend der Farbe der Absonderungen (weißlich Nr. 4, gelblich Nr. 6, grünlich Nr. 10)
- Herpes genitalis (Nr. 3, 4, 5, 8, 10, 11),
- Pilzerkrankungen (Nr. 4, 5, 6, 8, 9 und 12).

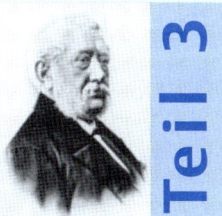

Teil 3

**Repertorium:
Anwendungsteil unter Berücksichtigung
von Homöopathie, Bachblüten-Therapie
und Naturheilweisen**

Auswahl der biochemischen Mittel nach Dr. Schüßler

Die Auswahl der Mineralstoffe nach Dr. Schüßler wird immer mit dem Mineralstoffberater in Zusammenhang stehen. Er hat eine ihm eigene Sichtweise, die bestimmte Schwerpunkte hervorheben wird, dafür andere für weniger wichtig erachtet.

Ein Beispiel möge diesen Sachverhalt näher erläutern: Bei einer eitrigen Angina liegt vor allem eine Schwächung des Immunfeldes vor, durch welche Bakterien ein Milieu vorfanden, in dem sie sich ausbreiten konnten. Der Organismus hat versucht, mit den anstürmenden Krankheitserregern zu Rande zu kommen. Die Abfallprodukte dieser Auseinandersetzung liegen nun als Eiter vor.

- Als kurzfristige Maßnahme ist die Gabe von Calcium sulfuricum angebracht, da es den Eiter förmlich aufsaugt und entfernt.
- Lehnt ein Mineralstoffberater jedoch die Erweiterung der Mineralstoffe nach Dr. Schüßler auf 12 verschiedene Mittel aus, dann wird er, wie es selbst Dr. Schüßler vorgeschlagen hat, Natrium phosphoricum und Silicea reichen.
- Sieht ein anderer Mineralstoffberater die Erkrankung als Folge einer Übersäuerung, weil diese das Immunfeld derart geschwächt hat, wird er unter Umständen nur Natrium phosphoricum geben und vielleicht auf lange Sicht auch einen Erfolg haben.

Es lassen sich hier nicht nur verschiedene Möglichkeiten der Betrachtung einer Krankheit in Bezug auf die zu wählenden Mineralstoffe feststellen, sondern auch ein Unterschied in der Sichtweise, was die Aktualität betrifft. Die verschiedenen Berater können ihre Schwerpunkte sowohl in kurzfristigen als auch weitreichenden Maßnahmen oder gar in der Vorsorge sehen. Deshalb besteht durchaus die Möglichkeit, daß die bei den verschiedenen Einträgen gewählten Mineralstoffe zu anderen Büchern oder ihren eigenen Vorstellungen divergieren.

Auch die Wahl der *Hauptmittel*, welche im Anwendungsteil durch einen Stern markiert sind, unterliegt dem geschilderten Tatbestand. Die Anzahl der Hauptmittel wurde jeweils auf höchstens zwei Mineralstoffe beschränkt.

Wir bitten um wohlwollendes Erwägen der ausgewählten Mineralstoffe, wobei es durchaus möglich ist, dass das eine oder andere angegebene Mittel nicht entspricht, dafür aber ein anderes verabreicht werden muss, weil sich das Leben nicht festschreiben lässt. Es kommt immer wieder zu Abweichungen, die berücksichtigt werden müssen. Insgesamt wird festgestellt werden können, dass die empfohlenen Mineralstoffe durchaus dem Mangel, der sich zeigt, entsprechen.

2 Die Anwendung der Biochemie nach Dr. Schüßler bei Tieren

Tiere sprechen auf die Verabreichung von Mineralstoffen nach Dr. Schüßler unmittelbar an. Bei ihnen sind keine Barrieren vorhanden, ebenso wenig wie bei kleinen Kindern. Was die Bereiche der Anwendung betrifft, entsprechen sie denselben wie beim menschlichen Körper, da er in seinem Aufbau und seiner Funktionsweise ein „animalischer Körper" (Dr. Schüßler) ist. Deshalb ist es nicht notwendig, eine eigene Anwendungsliste zu erstellen.

Homöopathie, ihre Gesetze und Anwendungsmöglichkeiten

Das Wort „Homöopathie" setzt sich zusammen aus den Worten „homoios" (= ähnlich) und „pathos" (= Leiden, Krankheit), im Unterschied zur „Allopathie" („allos" = andersartig, fremdartig).

Der Begründer der Homöopathie war der Arzt Dr. Christian Friedrich Samuel Hahnemann (geb. 1755 in Meissen, gest. 1843 in Paris), der die Grundsätze aus der alten chinesischen, arabischen und indischen Medizin übernommen und experimentell untermauert hat.

Es werden Stoffe verwendet, die homöopathisch aufbereitet aus allen Bereichen der Natur stammen, vorwiegend aus dem Pflanzen-, Mineral- und Tierreich, aus Ausscheidungen Erkrankter und auch Kunstprodukte und Umweltgifte. Die Kenntnisse über deren Wirkungen stammen unter anderem aus Arzneiprüfungen am gesunden Menschen und werden nach dem Ähnlichkeitsgesetz „Ähnliches kann durch Ähnliches geheilt werden"[353] angewendet.

Der homöopathisch ausgebildete Arzt wählt eine Arznei, die pur oder nur geringfügig verdünnt imstande ist, eine Krankheit auszulösen, ähnlich der zu heilenden Erkrankung. Mittels einer nach bestimmten Regeln aufbereiteten Arznei – einer so genannten potenzierten Arznei – setzt der homöopathische Arzt einen Reiz, der den Organismus veranlassen soll zu reagieren, zu regulieren, im Sinne der Selbstheilungstendenz des Organismus.

Ein Beispiel: Kaffee oder Tee kann bei empfindlichen Menschen Erregung, Herzklopfen, Unruhe und Schlaflosigkeit bewirken. In der Homöopathie kann nun Coffea (= Kaffee) oder Thea (= Tee) in potenzierter Form bei diesen Beschwerden angezeigt sein, auch ohne vorherigen Genuss von Kaffee oder Tee. Die auslösende Ursache der Nervenüberreizung kann ein aufregender Film, eine Diskussion oder auch eine freudige Nachricht gewesen sein.

In der klassischen Homöopathie bedarf es eines ausführlichen Gesprächs zwischen Arzt und Patienten, um das für jeden Menschen passende, individuell abgestimmte Heilmittel zu finden. Bei der Wahl des Mittels sollen möglichst alle Symptome des erkrankten Menschen, seine Leib-, Geist- und Gemütssymptome berücksichtigt werden, seine ererbten und erworbenen Verhaltensweisen, die auslösenden Ursachen seiner Erkrankung sowie sein Umfeld. Nicht die Krankheit steht im Mittelpunkt, sondern der erkrankte Mensch. Auf der Suche nach der passenden Arznei sind individuell auftretende Begleiterscheinungen, die so genannten Modalitäten, von großer Bedeutung.

Schnupfen ist nicht gleich Schnupfen!

Der Nasenfluss kann mild oder wundmachend sein, der Ausfluss klar, weiß, gelblich, grün oder blutig. Er kann zäh, krustig oder leicht löslich sein. Die Besserung kann durch Wärme oder in frischer Luft erfolgen. Deshalb erfordert diese Heilkunst ein großes Wissen der Arzneimittelbilder, großes Einfühlungsvermögen und eine geschulte Beobachtung. Die Homöotherapie kann und sollte daher nur von speziell dazu ausgebildeten Ärzten praktiziert werden. Wohl aber kann der mit der Methode vertraute Laie – noch ehe sich eine Erkrankung manifestiert – Maßnahmen ergreifen, bis ärztliche Hilfe eintrifft. Die Homöotherapie ist eine Medizin der Vorbeugung und somit eine wertvolle Hilfe in der Fa-

---

353 *Lateinisch*: Similia similibus curentur.

milie. Sie ist menschengerecht, sie basiert nicht auf Tierversuchen, sondern auf der Beobachtung und der Arzneimittelprüfung am Menschen. Sie wirkt beim Säugling, beim Bewusstlosen, beim Tier. Sie ist dort nicht angezeigt, wo die Regulationsmechanismen massiv unterdrückt werden und versagen, oder wenn ein chirurgischer Eingriff notwendig ist.

Es gibt allerdings auch so genannte „bewährte Indikationen" – bei banalen Erkrankungen bis zum Aufsuchen eines Arztes –, wo auch ohne ausführliche Anamnese[354] homöopathische Mittel versucht werden können, wenn die Modalitäten – wie später noch beschrieben wird – zutreffen.

3.1 Die gebräuchlichsten Potenzen und Verabreichungsformen

In der Homöopathie werden D- und C- Potenzen verwendet. Das Verdünnungsverhältnis ist bei D-Potenzen 1:10, d.h. ein Teil einer Arzneisubstanz wird mit 9 Teilen Lösungsmittel (43% Ethanol) verdünnt und 10-mal kräftig geschüttelt (dynamisiert). Das ergibt die D1.

Ein Teil der D1 wird wiederum mit 9 Teilen Lösungsmittel verdünnt und ebenso wie die erste Mischung verschüttelt, was die D2 (1:100) ergibt. Der Vorgang wird so lange wiederholt, bis die gewünschte Potenzierung erreicht ist.

Flüssige Arzneien werden verschüttelt, feste Substanzen stufenweise verrieben. Einfaches Verdünnen – ohne Verschüttelung – ergibt jedoch keine homöopathische Wirkung.

Die Zahl nach dem D (decem = 10) gibt die Potenz an; so entspricht z.B. eine Potenzierung von 1:10 000 einer D4. Bei den C-Potenzen (centum = 100) erfolgt die Potenzierung in Hunderterschritten.

Der Vollständigkeit halber sei erwähnt, dass es auch noch andere Potenzen, wie z.B. LM-Potenzen, gibt, auf die aber in diesem allgemein gehaltenen Rahmen nicht näher eingegangen wird.

Homöopathische Arzneien werden in verschiedenen Formen angeboten:
- In flüssiger Form als „Dilution". Die Tropfen enthalten als Arzneiträger 43% Ethanol und sind daher für Kinder und Säuglinge oder für Patienten mit Alkohol-Unverträglichkeit nicht geeignet.
- Als Streukügelchen (Globuli). Die Trägersubstanz besteht aus kleinen Rohr- bzw. Rübenzuckerkügelchen, an deren Oberfläche die potenzierte aufgesprühte Arzneisubstanz haftet.
- Als Verreibung oder „Trituration". In diesem Fall ist der Arzneiträger Milchzuckerpulver in lockerer Form.
- In Tablettenform. In dieser Form wird die Arzneisubstanz mit Milchzucker verrieben und anschließend in Tablettenform gepresst.
- Bei der Einnahme entsprechen: 5 Tropfen = 5 Globuli = 1 Tablette = 1 Messerspitze in Pulverform.
- Die Mittel werden auch noch in weiteren Formen angeboten und verabreicht: Ampullen, Salben, Zäpfchen, Nasen-, Ohren- und Augentropfen.

Der mit dem homöopathischen Arzneimittelbild und dem jeweils zugeordneten Krankheitsbild vertraute Arzt wird entscheiden, welche Potenz im konkreten Fall zur Anwendung kommen soll.
Im Allgemeinen gilt:
- Bei organisch-körperlichen Beschwerden sogenannte Tiefpotenzen: D3, D6, C3, C6. Sie werden in der Regel 3-mal täglich eingenommen.
- Bei funktionellen Beschwerden mittlere Potenzen: etwa D12, C12. Die Einnahme erfolgt 1–2-mal täglich.
- Bei „psychischen" Störungen sowie zur Beeinflussung der Konstitution so genannte

---

[354] *Anamnese*: Die Vorgeschichte des Kranken eingeschlossen das familiäre, berufliche und soziale Umfeld.

Hochpotenzen: D30, D200, D1000 und höher; C30, C200, C1000 und höher. Einnahme bei Bedarf, 14-tägig, alle 4 Wochen oder nach einem noch längeren Zeitraum.

Liegt die Auslösung einer Störung länger zurück, wird eine Hochpotenz angezeigt sein; ebenso bei guter Kenntnis des Arzneimittelbildes und des Krankheitsbildes des Menschen – auch bei organisch akuten Störungen.

Eine Hochpotenz gehört jedoch nicht in die Hand des Laien, da sie einer besonders genauen Kenntnis des Arzneibildes bedarf.

3.2 Die Homöopathie ist eine Regulationstherapie

Krankheiten sind Ausdruck gestörter Regelsysteme im Organismus. Heilung im ganzheitlichen Sinn bedeutet, durch die Wahl der richtigen Methode – des richtigen Mittels – den Organismus zu veranlassen, die Störung selbst zu beheben. Aktive regulationstherapeutische Maßnahmen werden aber nur dort Erfolg haben, wo die Regelsysteme gestört, aber nicht zerstört sind.

Heilen bedeutet die Wiederherstellung der ordnenden Kräfte in allen Schichten der Person (M. Dorcsi). Die Homöopathie ist also eine „Medizin der Person".

Noch einmal sei an dieser Stelle darauf hingewiesen, dass die Wahl der homöopathischen Arznei nach drei Grundregeln erfolgt:
- Aufgrund der *Arzneiprüfung* am gesunden Menschen.
Hahnemann hat Arzneien zum Teil in konzentrierter Form sich, seiner Familie und seinen Schülern verabreicht und beobachtet, welche Befindlichkeitsveränderungen auftraten – sowohl in geistig-seelischer, als auch in körperlicher Hinsicht.
- Aufgrund der *Ähnlichkeitsregel*.
Hat ein erkrankter Mensch gewisse Anzeichen einer bestimmten Krankheit, wandte Hahnemann jene Arznei an, die am Gesunden ähnliche Symptome zeigten. Um aber den gestörten Organismus in seiner Regulation nicht noch mehr zu belasten, hat Hahnemann die Konzentration der Arznei stufenweise herabgemindert, aber durch Verschüttelung deren Wirksamkeit erhöht, was er „potenzieren" nannte.
- Aufgrund der *Informationsübertragung*.
Durch die Verschüttelung geht die Information der Arzneisubstanz auf die Trägersubstanz über und von dieser auf den Organismus. Es handelt sich also, besonders wenn es die höheren Potenzen betrifft, nicht mehr um eine stoffliche, sondern um eine energetisch-informative Wirkung. Man spricht daher von einer Energie-Signalsteuerung.

Dazu ein Beispiel: Man kann einen Verkehrsstrom regulieren, indem die Fahrbahn mittels groben Betonklötzen versperrt wird. Das kommt vom Bild her einer stofflichen Beeinflussung des Körpers gleich. Es ist genauso gut möglich, eine Signalleuchte aufzustellen. Allerdings genügt auch schon eine einfache Stopptafel als Information.

3.3 Homöopathie und die Mineralstofflehre nach Dr. Schüßler

Den Arzneiversuch am gesunden Menschen und die daraus resultierende Wahl der Arznei kennt die Biochemie nach Dr. Schüßler nicht, wohl aber die potenzierte Form der Arznei, nämlich der Mineralstoffe.

Die Mineralstofflehre nach Dr. Schüßler hat zum Ziel, dem Organismus zur Verfügung zu stellen, was er braucht. Er wird versorgt, bis Leistung wieder möglich ist. Leistung wird hier auch als Regeneration und Entschlackung verstanden, wodurch der Organismus sich wieder in Richtung Gesundheit bewegt und mit Belastungen wieder zurückkommt.

3.4 Verwendung der homöopathischen Mittel im Anwendungsteil

Der Gebrauch des Anwendungsteils zum Auffinden eines homöopathischen Mittels ist keine klassische homöopathische Vorgangsweise. Die angeführten homöopathischen Mittel stellen eine Auswahl aus dem unermesslichen Schatz der Homöopathie dar. Gleichzeitig sollen sie als Anregung dafür dienen, in einer der Arzneimittellehren das Wissen um die Arzneien zu vertiefen und die einzelnen Mittel unterscheiden zu lernen.

Wenn nach einem im Anwendungsteil aufgeführten homöopathischen Arzneimittel *keine* Potenz angegeben ist, so muss diese vom homöopathischen Arzt jeweils individuell verordnet werden!

Sollten akute Beschwerden in kurzer Zeit – das sind wenige Stunden – nicht abklingen, oder sollte bei länger bestehenden Beschwerden keine fühlbare Änderung in wenigen Tagen spürbar sein, wenden Sie sich in jedem Fall an einen Arzt und lassen Sie die Ursachen Ihrer Erkrankung abklären.

Hinweise zur Therapie mit Blütenessenzen nach Dr. Bach

Sie werden im Anwendungsteil auch Hinweise zur Verwendung von Bachblüten finden. Die Bachblüten wurden von Dr. Edward Bach, einem englischen Arzt, gefunden und angewendet. Es handelt sich um 38 Blütenextrakte, die auf besondere Art hergestellt und zur Anwendung verdünnt eingenommen werden. Dr. Bach brachte die Schwingung der Pflanzen in Zusammenhang mit der Schwingung des Menschen, nach der Erkenntnis, dass alles, was sich am bzw. im menschlichen Körper abbildet (sichtbar wird), auch im nicht sichtbaren Schwingungsfeld des Menschen vorhanden ist. Wir beschreiben diesen Bereich hier absichtlich nicht als Seele. Der Mensch hat viele verschiedene Ausstrahlungsmöglichkeiten wie Energie, Geist, Charakter, Gefühl, Farben usw. Diese Möglichkeiten fließen ineinander, beeinflussen einander, sind eine ohne die andere nicht denkbar und machen den Menschen zu einem unverwechselbaren einzigartigen Wesen. Ist das Zusammenspiel, der Fluss des Austausches der Ebenen untereinander irgendwie gestört, so wirkt sich diese Blockade auf alle Bereiche des Wesens Mensch aus. In der Kirlian-Fotografie wird zum Beispiel eine Störung der Aura[355] sichtbar gemacht und als Diagnosemöglichkeit verwendet. Starke Abweichungen von einem natürlichen, ausgeglichenen, fließenden Strahlungsfeld wirken immer auch auf den körperlichen Bereich.

Der Organismus kompensiert diese Störungen, bis er seine Reserven verbraucht hat. Erst dann kommt es zum Sichtbarwerden auf der körperlichen Ebene, eines Krankheitsbildes. Störungen werden meistens erst dann als Krankheit beschrieben, wenn sie sich auf der körperlichen Ebene zeigen. Für die Gesundheit ist also nicht nur jener sichtbare Körper von Bedeutung, wesentlich ist vor allem auch das nicht sichtbare Strahlungsfeld des Menschen.

Dort setzen Methoden wie Bachblüten-, Aroma- oder Farbtherapie (besonders auch zur Vorsorge) an.

Betrachten Sie also besonders die Bachblüten als Möglichkeit zur „Pflege" der Gesundheit. Charakterliche Gegebenheiten verschwinden nicht. Ihre Bearbeitung wird erleichtert, weil die ins Stocken gekommene Kommunikation der verschiedenen Ebenen untereinander wieder ermöglicht wird. Der Anwendungsteil dient dazu, Anleitungsmöglichkeiten für das tägliche Leben zu geben, für leichte Fälle, welche von Laien behandelt werden können.

> Beachten Sie unsere Hinweise zur Inanspruchnahme einer ärztlichen Behandlung. Es ist wichtig zu wissen, wann ein Arzt hinzugezogen werden soll! Eine echte Therapie, auch eine Bachblüten-Therapie gehört in die Hand eines gut ausgebildeten Therapeuten, Arztes, Heilpraktikers, genauso wie auch die Homöopathie.

Für den Laien eignen sich Bachblüten zur Selbstbehandlung leichter Fälle oder auch zur Unterstützung einer ärztlichen Therapie. Sie haben keine medikamentösen Nebenwirkungen. Wenn Sie sich genauer über Bachblüten informieren wollen, stehen Ihnen viele ausführliche Bücher zu diesem Thema zur Verfügung.

---

355 *Aura*: verstanden als Strahlungsfeld unter anderem mit seinen energetischen und farbigen Anteilen.

5 Hinweise zur Orthomolekularen Medizin

Die Orthomolekulare Medizin hat in den letzten Jahren immer mehr an Bedeutung gewonnen. Wörtlich übersetzt heißt sie „Medizin der richtigen Moleküle" und geht auf den Biochemiker und Nobelpreisträger Linus Pauling zurück. Im Vordergrund steht dabei, durch die Zufuhr von Nährstoffen Erkrankungen vorzubeugen, indem latente Mängel ausgeglichen werden, die der Körper für sein natürliches, gesundes Stoffwechselgeschehen braucht. Sie wird also vor allem als Prophylaxe gesehen. Die verwendeten Nährstoffe werden als Mikronährstoffe bezeichnet, worunter man vor allem Vitamine, Vitaminoide (= vitaminähnliche Stoffe), Mineralstoffe, Spurenelemente, essenzielle Fett- und Aminosäuren sowie Enzyme versteht.

Man hat die ernährungsphysiologische Bedeutung dieser Mikronährstoffe im natürlichen Verband der Begleitstoffe in den Pflanzen erkannt, weshalb vor allem pflanzliche, natürliche Ausgangsmaterialien bevorzugt werden, die diese Mikronährstoffe in verschiedenen biologischen Stufen enthalten. Entsprechend dem Grundsatz „Lebendiges nur aus Lebendigem" sollte eine Mikronährstoffzufuhr mit naturbelassenen Produkten erfolgen.

Dabei spielt auch die Ernährung und deren Qualität eine wesentliche Rolle. Heute wissen wir, dass 80% aller Erkrankungen als ernährungsbedingt eingestuft werden (WHO). Besonders die rapide Zunahme der Zivilisationskrankheiten ist ein Hinweis dafür, dass wir trotz unserer vielfältigen Nahrungsmittel eine ungenügende Nährstoffzufuhr erreichen. Vitamine und Mineralstoffe werden heute viel weniger über unsere Nahrung aufgenommen, auf Grund der verarmten Böden und der langen Transportwege bzw. der künstlichen Reifung und Haltbarmachung von Obst und Gemüse.

Im Teil I des Handbuches haben wir uns genauer mit den Nachteilen unserer veränderten Nahrung auseinander gesetzt (s. S. 11).

Zwar sind ausgeprägte Mangelerscheinungen heute in unseren Breiten praktisch nicht mehr anzutreffen, dafür beobachtet man umso mehr die latenten Mängel. Aus diesem Grund wird die so genannte grobstoffliche Versorgung des Körpers mit den entsprechenden Mitteln aus der Orthomolekularen Medizin immer wichtiger, zusätzlich zu der Versorgung mit den Mineralstoffen nach Dr. Schüßler.

Die Biochemie nach Dr. Schüßler beschäftigt sich ausschließlich mit intrazellulären Mängeln, also den Mineralstoffen innerhalb der Zellen, die den Stoffwechsel steuern. Dabei ist die Verdünnung und Vereinzelung der Mineralstoffmoleküle in der Trägersubstanz und in der Zusammensetzung, wie sie im Körper vorkommen, Voraussetzung für deren Wirksamkeit. Wir bezeichnen diese Steuerungsmineralstoffe als Funktionsmittel bzw. die „Mikro-Ebene".

In der Orthomolekularen Medizin werden unter der Bezeichnung „Mikronährstoffe" nicht nur Mineralstoffe zugeführt, sondern auch andere vitale Stoffe. Durch diese Gaben werden Defizite ausgeglichen, die durch die mangelhafte Ernährung des Menschen entstanden sind und die wir aus der Sicht der Biochemie nach Dr. Schüßler als „Makro-Ebene" bezeichnen. Die Biochemie nach Dr. Schüßler substituiert im intrazellulären Bereich (Mikro-Ebene), weshalb wir in der Diktion der Schüßler'schen Biochemie von Mikro- und Makromineralien sprechen.

Im Sinne einer physiologischen nahrungsergänzenden Prophylaxe kann eine hervorragende Synergie aus der Kombination der beiden Ebenen beobachtet werden. Deshalb haben wir uns entschlossen, die Orthomolekula-

5 Hinweise zur Orthomolekularen Medizin

re Medizin in eine vernetzende Sicht zur Gesunderhaltung der Menschen mit einzubeziehen und sie in unser Repertorium, soweit für uns ersichtlich und erprobt, aufzunehmen.

Damit wird die Biochemie nach Dr. Schüßler noch besser in die Gesundheitspflege integriert. Daraus folgt jedoch auch eine noch deutlichere Hinwendung zum Substitutionsmodell in der Biochemie nach Dr. Schüßler, zum Wohle der Gesundheit des modernen Menschen.

6 Anwendungsteil[356]

Hinweis zum Gebrauch

* markiert das Hauptmittel. Die Anzahl der Hauptmittel wurde jeweils auf höchstens zwei Mineralstoffe beschränkt.

Bei vielen Symptomen haben wir ausdrücklich darauf hingewiesen, dass die Behandlung nicht ohne ärztliche Begleitung erfolgen darf. Auch ohne diesen ausdrücklichen Hinweis ist bei vielen weiteren schweren gesundheitlichen Belastungen, die im Anwendungsteil aufgeführt werden, angeraten, unbedingt einen Fachmann hinzuzuziehen. Eine Abklärung des Befundes ist z. B. auf jeden Fall angezeigt bei Beschwerden, die mit starken Schmerzen einhergehen, wenn Beschwerden über längere Zeit anhalten oder wenn Beschwerden zu einer Verunsicherung führen.

Abenddämmerung

wehmütige Stimmung gegen den Abend hin – leichte Niedergedrücktheit
Nr. 6 Kalium sulfuricum
Homöopathie: Lycopodium D12, Phosphorus D12: wenn die Leber beteiligt ist. Hepar sulfuris D12, Causticum D12, Pulsatilla

Hinweis: Am späten Nachmittag, gegen 16 Uhr, schaltet die Natur die Sauerstoffproduktion zurück, was besonders jene Menschen spüren, welche einen großen Mangel an diesem Mineralstoff haben. Empfehlenswert sind ausgedehnte Spaziergänge in Bachnähe (Hydroionen).

Abführmittel

→ **Darmträgheit**

Folge von Abführmitteln – erhöhter Mineralstoffverbrauch
Nr. 1 Calcium fluoratum, *Nr. 5 Kalium phosphoricum, Nr. 7 Magnesium phosphoricum, *Nr. 8 Natrium chloratum, Nr. 10 Natrium sulfuricum

Homöopathie: Hydrastis D6, Nux vomica D30, Sulfur D30

Missbrauch
Nr. 3 Ferrum phosphoricum, Nr. 5 Kalium phosphoricum, Nr. 8 Natrium chloratum, Nr. 10 Natrium sulfuricum, Nr. 12 Calcium sulfuricum
Homöopathie: Nux vomica D30, Sulfur D30
→ **Säuglinge – Stuhl**

Ablagerungen

durch Säurebelastung: in Form von Steinen, Grieß, Knoten an den Nerven bzw. Sehnen
Nr. 2 Calcium phosphoricum, Nr. 8 Natrium chloratum, *Nr. 9 Natrium phosphoricum, Nr. 11 Silicea, Nr. 23 Natrium bicarbonicum
Die Mineralstoffkombination ist in der Anwendung als Cremegel besonders zu empfehlen.

Homöopathie: Berberis D3, Lycopodium D6, Acidum benzoicum D3, Lithium benzoicum D3, Juniperus D4, Sarsaparilla D4, Perilla ocymoides D3
→ **Blasensteine** → **Steinbildung** → **Niere** → **Galle**

durch Zufuhr von zu viel Eiweiß (Orangenhaut)
Nr. 2 Calcium phosphoricum, Nr. 9 Natrium phosphoricum, *Nr. 12 Calcium sulfuricum, Nr. 23 Natrium bicarbonicum

von Hornstoff, Hornhaut
→ **Hautabsonderungen**
Nr. 1 Calcium fluoratum
Der Mineralstoff ist in der Anwendung als Cremegel besonders zu empfehlen.

Ablehnungshaltung

gegen Brot
Nr. 8 Natrium chloratum
Homöopathie: China D12, Lycopodium D12, Kalium carbonicum D6, Causticum D12

---

356 Viele weitere praktische Hinweise und Einnahmeempfehlungen sind im Repertorium „Praxis der Biochemie nach Dr. Schüßler" (s. S. 703) zu finden.

gegen Fett, Butter
Nr. 9 Natrium phosphoricum
Homöopathie: Phosphorus D12, Pulsatilla D12, China D4, Carbo vegetabilis D12

gegen Fleisch
*Nr. 3 Ferrum phosphoricum, Nr. 9 Natrium phosphoricum, Nr. 11 Silicea
Homöopathie: Calcium carbonicum D12, Lycopodium D12, Colchicum D12 (schon beim Riechen von Fleisch), Graphites D12, Causticum D12, Arsenicum D12

gegen Knoblauch und Zwiebel
Homöopathie: Sabadilla, Thuja occidentalis, Lycopodium

Hinweis: Eine Ablehnung könnte auch dadurch verursacht werden, dass mehr als 1 Zehe Knoblauch bereits den Blutdruck senkt.

gegen Milch
Nr. 2 Calcium phosphoricum
Homöopathie: Aethusa D4, Calcium carbonicum, China D4, Magnesium carbonicum D12, Lac defloratum, Pulsatilla

Hinweis: Hängt mit einem bestimmten Typ zusammen. Kann auch von der Hay'schen Trennkost her verstanden werden, wenn jemand ein empfindliches Gespür hat, dass er Eiweiß und Kohlenhydrate nicht mischen sollte.

gegen warme Speisen
Nr. 2 Calcium phosphoricum, *Nr. 3 Ferrum phosphoricum, Nr. 5 Kalium phosphoricum, Nr. 7 Magnesium phosphoricum, *Nr. 8 Natrium chloratum, Nr. 11 Silicea
Homöopathie: China D4, Petroleum D12, Lycopodium D12 (Verlangen und Abneigung)

Abmagerung

allgemein – ohne Erkrankungserscheinungen
*Nr. 2 Calcium phosphoricum, Nr. 5 Kalium phosphoricum, Nr. 8 Natrium chloratum, Nr. 18 Calcium sulfuratum
Homöopathie: Lycopodium D6, Abrotanum D3, Argentum metallicum, Arsenicum, Natrium chloratum D30, Natrium chloratum – in Hochpotenz durch den Fachmann verordnet; Jodum, Hedera helix

Hinweis: Bei ungewöhnlicher Abmagerung ist zur Klärung ein Arzt aufzusuchen.

bei Durchfall
Nr. 5 Kalium phosphoricum
Homöopathie: China D4, Arsenicum D6, Veratrum album D4, Natrium chloratum D30, Natrium chloratum – in Hochpotenz von einem Fachmann verordnet.

Hinweis: Bei starkem Durchfall muss auch an den Flüssigkeits- und Mineralstoffverlust gedacht werden. Nicht zu lange auf fachkundige Beratung verzichten!
→ **Durchfall**

Abortus

Genesung nach Abortus
Nr. 3 Ferrum phosphoricum, *Nr. 5 Kalium phosphoricum, Nr. 8 Natrium chloratum
Homöopathie: Arnica D6/D12 (bei Blutungsneigung D12), Natrium chloratum D30

Hinweis: Äußerste Schonung ist notwendig. Eine psychische Unterstützung durch die Familie ist von großer Bedeutung.

Verhütung
Nicht ohne ärztliche Begleitung!
Nr. 1 Calcium fluoratum, *Nr. 5 Kalium phosphoricum, Nr. 8 Natrium chloratum
Homöopathie:
habituell: Kalium carbonicum D6
Frühabortus: Sabina D12, zweite Schwangerschaftshälfte: Secale cornutum D12
Vor allem bei Neigung zu Weinerlichkeit: Ignatia D30
Aconitum D30 (Angst, Schreck)
Kalium carbonicum D6 (niedriger Blutdruck)

Hinweis: Der Druck von außen muss abgebaut werden!

→ **Schwangerschaft**

Abrasio

→ **Kürettage**

Abschuppung

auf dem Kopf
Nr. 8 Natrium chloratum (kleine weiße Schuppen, liegen auf dem Kragen)
Homöopathie: Alumina, Graphites, Oleander, Selenium, Sulfur, Thuja, Kalium carbonicum, Calcium car-

bonicum D12, Viola tricolor D4, Arsenicum album D12
→ **Haare**

auf der Haut – auf klebrigem Grund
Nr. 2 Calcium phosphoricum, *Nr. 6 Kalium sulfuricum
Homöopathie: Calcium carbonicum, Selenium, Sulfur, Arsenicum album, Sepia, Silicea, Thuja

Hinweis: Unregelmäßige Schuppen auf klebrigem, gelblich-bräunlichem Untergrund (v. a. nach schweren Krankheiten) weisen auf einen Mangel an Kalium sulfuricum hin. Nach schweren Krankheiten muss der Organismus viele Belastungsstoffe ausscheiden. Für das Entfernen der Krankheitsstoffe verbraucht der Organismus sehr viel vom Mineralstoff Nr. 6, was zu Schuppen auf der Haut führt. Dies kann vermindert werden durch die Gabe des angeführten Mineralstoffes. Besonders angezeigt nach schweren Krankheiten und dem Einsatz von Chemotherapie.

auf der Haut – trocken
kleine weiße Schuppen – Fischschuppenkrankheit
Nr. 1 Calcium fluoratum, Nr. 8 Natrium chloratum
Homöopathie: Alumina, Causticum, Arsenicum, Phosphorus, Luesinum in Hochpotenz

→ **Ichthyosis**

Absonderungen

ätzend scharf, wundmachend
Nr. 8 Natrium chloratum, Nr. 9 Natrium phosphoricum
Homöopathie: Acidum fluoricum D12, Acidum nitricum D4, Arsenicum D6, Borax, Cantharis, Cepa, Crocus, Hydrastis, Jodum, Kalium jodatum, Kreosotum, Mercurius corrosivus, Mercurius solubilis, Mezereum, Phosphorus, Sepia, Sulfur, Syphilinum, Thuja D4

bei Entzündungen, nässend
*Nr. 3 Ferrum phosphoricum, Nr. 10 Natrium sulfuricum, Nr. 24 Arsenum jodatum
Homöopathie: Echinacea angustifolia D1 zur Unterstützung, Cantharis, Capsicum, Euphorbium, Mezereum

bräunlich gelb, ocker, reichliche Abschuppung auf klebrigem Untergrund
Nr. 6 Kalium sulfuricum
Homöopathie: Acidum nitricum D6, Kalium bichromicum D8, Kreosotum, Lilium, Secale, Cinnabaris, Magnesium sulfuricum, Mercurius solubilis, Pulsatilla, Sepia, Sulfur, Thuja

eitrig
Nr. 9 Natrium phosphoricum, Nr. 11 Silicea, Nr. 12 Calcium sulfuricum
Homöopathie: Hepar sulfuris, Hydrastis, Kalium sulfuricum, Mercurius solubilis, Sepia, Silicea
dick: Argentum nitricum D12, Hepar sulfuris D10, Pulsatilla D6, Thuja D6, Aethiops antimonialis D4
dünn: Silicea D6, Arsenicum D6

Hinweis: Bräunlich gelber oder grünlich gelber Schleim darf nicht mit Eiter verwechselt werden.

eiweißhaltig
Nr. 2 Calcium phosphoricum
Homöopathie: Alumina, Apis D4, Borax, Calcium carbonicum, Coccus cacti D4, Phosphorus D12, Stannum D4

Faserstoff – Hautgrieß
Nr. 4 Kalium chloratum

faserstoffhaltig, weiß oder weißgrau, fadenziehend
Nr. 4 Kalium chloratum
Homöopathie: Coccus cacti D4, Borax D3, Corallium rubrum D4, Causticum D12
zäh in Klumpen: Kalium bichromicum D12
wenn sich der Speichel zieht, eventuell beim Zähneputzen: Ipecacuanha D4

fettige Ausschwitzung
Nr. 9 Natrium phosphoricum
Homöopathie: Aesculus, Pulsatilla D12

gelatineartig, brennend
Nr. 8 Natrium chloratum
Homöopathie: Argentum metallicum D6/D12

grünlich gelb, wässrig, eitrig
Nr. 10 Natrium sulfuricum
Homöopathie: Acidum nitricum D6, Pulsatilla D6, Stannum metallicum D6 (schleimig)

hell, wässrig, schleimig, glasig
Nr. 8 Natrium chloratum
Homöopathie: Arnica D12, Stannum

honiggelb, rahmartig
Nr. 9 Natrium phosphoricum
Homöopathie: Pulsatilla D6, Hepar sulfuris D6/ D12

Hornstoff, Hornhaut – verstärkt
Nr. 1 Calcium fluoratum
Homöopathie: Antimonium crudum[357] D6/D12

Hinweis: Wirkt auch in Fällen langjähriger, manchmal jahrzehntelanger Belastung überraschend gut! Vor allem als Salbe oder Cremegel sehr gut wirksam, neben der Einnahme der Tabletten (Einnahme ungefähr jede halbe Stunde eine Tablette).

mehlartig, trocken
Nr. 4 Kalium chloratum
Homöopathie: Arsenicum D12, Dulcamara D6, Lycopodium D12

scharf, übel riechend
Nr. 11 Silicea
Homöopathie: Jodum, Lycopodium D12, Acidum nitricum D4, Sepia D12, Thuja D4, Arsenicum D6, Acidum carbolicum, Mercurius solubilis, Sulfur

Hausapotheke: Wenn jemand stark transpiriert und dabei unangenehm riecht (auch Schweißfüße gehören hier dazu), kann eine Salbeitinktur hilfreich sein.

übel riechend, schmierig
Nr. 5 Kalium phosphoricum
Homöopathie: Kreosotum D4, Thuja D6, Stannum jodatum D6
zäh: Kalium bichromicum D12, Sepia D6

Absonderungen, eingetrocknet

gelbe Eiterkruste
Nr. 9 Natrium phosphoricum, Nr. 11 Silicea, Nr. 12 Calcium sulfuricum
Homöopathie: Mezereum D4, Arsenicum album, Silicea, Sulfur

gelbliche Schuppen
Nr. 6 Kalium sulfuricum
Homöopathie: Calcium carbonicum, Calcium fluoratum, Calcium phosphoricum, Croton tiglium, Graphites, Hepar sulfuris, Lycopodium, Mercurius solubilis, Mezereum, Oleander, Phosphorus, Silicea, Sulfur, Tuberculinum, Vinca minor, Viola tricolor
→ Milchschorf

Hornhaut – verstärkt
Nr. 1 Calcium fluoratum
Homöopathie: Antimonium crudum D6, Graphites D6, Silicea D6

---
357 Neue Nomenklatur: Stibium sulf. nigrum laevigatum.

mehlartig, trocken
Nr. 4 Kalium chloratum
Homöopathie: Arsenicum, Calcium, Dulcamara, Lycopodium (Konstitution beachten!)

Mitesser
Nr. 9 Natrium phosphoricum
Homöopathie: Calcium carbonicum, Graphites, Juglans regia, Sepia, Sulfur (Konstitution beachten!)

übel riechende, schmierige Schuppen oder Krusten
Nr. 5 Kalium phosphoricum
Homöopathie: Graphites D6/D12/D30, Mezereum, Mercurius, Kalium bichromicum

weiße Schuppen
Nr. 8 Natrium chloratum
Homöopathie: Arsenicum album

weiß-gelbliche Kruste
Nr. 2 Calcium phosphoricum
Homöopathie: Kalium sulfuricum D6

Abstillen

→ **Milchabsonderung**
Nr. 10 Natrium sulfuricum
Homöopathie: Phytolacca D4, Bryonia D4/D30 (1x 5 Globuli)

Hausapotheke: Kampfersalbe, Quarkwickel/Topfenwickel

Hinweis: Der Mineralstoff Nr. 10 ist auch bei zu viel Milch angebracht.

Abszess

allgemein
Nr. 3 Ferrum phosphoricum, Nr. 4 Kalium chloratum, *Nr. 9 Natrium chloratum, Nr. 10 Natrium sulfuricum, Nr. 11 Silicea, Nr. 12 Calcium sulfuricum, Nr. 21 Zincum chloratum
Zu Beginn der äußeren Versorgung sollten die Mineralstoffe als Brei aufgelegt werden (→ „Äußere Anwendung", S. 160ff.), später als Salbe oder Cremegel.

Homöopathie: Aconitum, Anthracinum, Apis, Arnica, Belladonna, Lachesis, Pyrogenium, Hepar sulfuris, Mater perlarum D4, Mercurius solubilis, Echinacea

bei übel riechendem Eiter, der blutig ist
zusätzlich
Nr. 5 Kalium phosphoricum
Homöopathie: Acidum nitricum D6, Hydrastis D4, Phosphorus D12, Mercurius cyanatus

brennend
Nr. 9 Natrium phosphoricum, Nr. 11 Silicea, Nr. 12 Calcium sulfuricum
Homöopathie: Arsenicum D6, Causticum D6, Sulfur, Sulfur jodatum D4

Eiterbeule – allgemein – reifer Abszess
Nr. 9 Natrium phosphoricum, Nr. 11 Silicea, Nr. 12 Calcium sulfuricum
Homöopathie: Myristica sebifera D4 („homöopathisches Messer")

Hausapotheke: 2-mal täglich Bäder aus Meisterwurz und Käsepappel – so heiß wie möglich.

Eiter blutig, jauchig stinkend
zusätzlich
Nr. 5 Kalium phosphoricum
Homöopathie: Acidum nitricum D6, Kreosotum, Lachesis, Asa foetida, Secale, Graphites, Crotalus

Eiter grünlich
Nr. 9 Natrium phosphoricum, Nr. 10 Natrium sulfuricum, Nr. 11 Silicea, Nr. 12 Calcium sulfuricum
Homöopathie: Secale cornutum D4

Eiter wässrig
Nr. 9 Natrium phosphoricum, Nr. 10 Natrium sulfuricum, Nr. 11 Silicea, Nr. 12 Calcium sulfuricum
Homöopathie: Acidum nitricum D4

pochend, schmerzend
Nr. 3 Ferrum phosphoricum, Nr. 9 Natrium phosphoricum, Nr. 11 Silicea, Nr. 12 Calcium sulfuricum
Homöopathie: Belladonna D30 (10 Tropfen oder 10 Globuli in 1/16 Liter Wasser auflösen und alle 20 Minuten schluckweise trinken.)

verhärtet
*Nr. 1 Calcium fluoratum, Nr. 9 Natrium phosphoricum, Nr. 11 Silicea, Nr. 12 Calcium sulfuricum
Homöopathie: Belladonna D30, Arnica D30, Lachesis D12 (violett)

wässrig-grünlich-gelber Eiter
Nr. 9 Natrium phosphoricum, Nr. 10 Natrium sulfuricum, Nr. 11 Silicea, Nr. 12 Calcium sulfuricum
Homöopahtie: Mercurius

wenn die Geschwulst verhärtet ist
Nr. 1 Calcium fluoratum, Nr. 9 Natrium phosphoricum, Nr. 11 Silicea, Nr. 12 Calcium sulfuricum
Homöopathie: Alumina, Lycopodium, Pulsatilla, Calcium carbonicum

Abwehrkräfte

für den Winter (Kinder)
Nr. 3 Ferrum phosphoricum, Nr. 4 Kalium chloratum, Nr. 5 Kalium phosphoricum, Nr. 8 Natrium chloratum
Homöopathie: Tuberculinum in Hochpotenz (seltene Gaben – Konstitution beachten)

zur Stärkung
Nr. 3 Ferrum phosphoricum, *Nr. 5 Kalium phosphoricum, *Nr. 8 Natrium chloratum, Nr. 9 Natrium phosphoricum, Nr. 10 Natrium sulfuricum
Homöopathie: Echinacea D6

*Hausapotheke: Holundertee, Lindenblütentee, Frischpflanzenextrakte vom Sonnenhut: Echinacin
Teemischung: Fenchel 10,0 g / Kamille 15,0 g / Augentrost 25,0 g
1 Teelöffel dieser Mischung mit 1/4 Liter Wasser überbrühen, 15 Minuten ziehen lassen, abseihen, täglich morgens und abends die Augen mit der Abkochung abspülen und über den Tag verteilt 1/4 Liter trinken (mehrere Monate lang).
Die Mischung dient zur Umstimmung für Kinder mit schwächlicher Konstitution (Anzeichen: Anfällig für Schnupfen, Husten, geschwollene Halsdrüsen, lichtscheu, wenig Abwehrkräfte).*

Achselschweiß

Achselschweiß
Nr. 11 Silicea
Homöopathie: Sepia D12, Petroleum D12, Sulfur D12, Kalium carbonicum D6

Hausapotheke: Trinken von Salbeitee – auch Waschungen damit sind empfehlenswert!

Äderchen – Erweiterung

→ **Besenreiser**

Aderverkalkung, Arteriosklerose, Arterienverkalkung

allgemein
Nr. 1 Calcium fluoratum, Nr. 9 Natrium phosphoricum, Nr. 11 Silicea
Homöopathie: Arnica D4, Aurum D4, Barium carbonicum D6, Plumbum D6/D12
→ **Arteriosklerose**
→ **Sklerose**

Vorbeugung
Nr. 9 Natrium phosphoricum
Homöopathie: Arnica D4, Aurum D4, Barium carbonicum D6, Plumbum D6/D12 (Konstitution beachten)

Hausapotheke: Knoblauch beugt vor, darf allerdings nicht übertrieben werden. Knoblauch senkt den Blutdruck. Eine Zehe pro Tag ist die obere Grenze.

Hinweis: Es ist vor allem auch auf die entsprechende Ernährung zu achten. Vielfach haben Menschen diese Beschwerden, die von innen viel Druck haben, sich aber nicht nach außen trauen. Die Menschen stehen auf dem Gas- und Bremspedal zugleich.

zur Behandlung
Nr. 1 Calcium fluoratum, Nr. 9 Natrium phosphoricum, Nr. 11 Silicea, Nr. 15 Kalium jodatum, Nr. 16 Lithium chloratum

Adipositas

→ **Fett – Fettsucht**

ADS

Aufmerksamkeits-Defizit-Syndrom
→ **Hyperaktivität** → **Altklugheit der Kinder**

After

Afterekzem
Nr. 3 Ferrum phosphoricum, Nr. 4 Kalium chloratum, *Nr. 6 Kalium sulfuricum, Nr. 8 Natrium chloratum, *Nr. 10 Natrium sulfuricum
Die angegebene Mischung sollte auch als Cremegel angewendet werden.

Homöopathie: Acidum nitricum D12 (nässend), Nux vomica D12 (trocken), Ratanhia D4 (wie Kletten im After), Aloe D4, Berberis, Graphites

Afterfistel
Nr. 9 Natrium phosphoricum, Nr. 11 Silicea, Nr. 12 Calcium sulfuricum
Wenn die Fistel entzündet ist, zusätzlich: Nr. 3 Ferrum phosphoricum
Homöopathie: Berberis D3, Calcium fluoratum D6
Sommerverschlimmerung: Acidum hydrofluoricum D6
Winterverschlimmerung: Silicea D6, Causticum D6/D12

Afterjucken
Nr. 6 Kalium sulfuricum, Nr. 7 Magnesium phosphoricum, Nr. 10 Natrium sulfuricum
Die angegebene Mischung sollte auch als Cremegel angewendet werden.

Homöopathie: Berberis D3, Acidum nitricum D6, Antimonium crudum D6, Cina D4, Ambra D6, Sulfur

Hausapotheke: Königskerzentee

Aftervorfall
*Nr. 1 Calcium fluoratum, Nr. 5 Kalium phosphoricum, Nr. 8 Natrium chloratum, *Nr. 11 Silicea
Homöopathie: Aloe D4, Sulfur
bei Durchfall: Podophyllum D6, Hamamelis D4, Ruta D3
bei Verstopfung: Lycopodium D12, Stannum D12, Sepia D6

Einrisse, Fissuren, Schrunden
*Nr. 1 Calcium fluoratum, Nr. 11 Silicea
Die Mineralstoffkombination ist in der Anwendung als Salbe oder Cremegel besonders zu empfehlen.

Homöopathie: Calcium fluoricum D6, Calcium phosphoricum D6, D12, Sulfur D6, Graphites D12

Hausapotheke: Paeoniasalbe, Hamamelissalbe, Arnikasalbe, besonders wirksam ist die in Vergessenheit geratene Leinkrautsalbe, vor allem in Verbindung mit Hämorrhoiden; Ratanhiawurzel: Spülung und Sitzbad

juckend mit Bläschen
Nr. 8 Natrium chloratum
Homöopathie: Silicea D6, Acidum nitricum D6

wund
Nr. 9 Natrium phosphoricum
Homöopathie: Sulfur, Arsenicum, Mercurius, Thuja

Hinweis: Bei Wundsein niemals Puder verwenden, weil sich feuchte Klumpen bilden, welche die Haut noch mehr reizen, besser sind Wundsalben.

Aging

→ **Altern**

Agoraphobie

→ **Platzangst**

Akne

Acne rosacea
Nr. 3 Ferrum phosphoricum, *Nr. 4 Kalium chloratum, Nr. 6 Kalium sulfuricum, *Nr. 9 Natrium phosphoricum, Nr. 10 Natrium sulfuricum
Die Mineralstoffkombination ist in der Anwendung als Cremegel besonders zu empfehlen.

Homöopathie: Aurum colloidale D4, Carbo animalis D6/D12, Ledum D4, Lachesis D12/D30

Orthomolekulare Medizin: Vitamin-B-Komplex

Akne als Pillenfolge – Pille wechseln!
*Nr. 2 Calcium phosphoricum, Nr. 8 Natrium chloratum, Nr. 9 Natrium phosphoricum
Homöopathie: Agnus castus D4, Lachesis D12

allgemein – Acne vulgaris
*Nr. 3 Ferrum phosphoricum, Nr. 4 Kalium chloratum, *Nr. 9 Natrium phosphoricum, Nr. 11 Silicea, Nr. 21 Zincum chloratum
Die Mineralstoffkombination ist in der Anwendung als Cremegel besonders zu empfehlen.

Homöopathie: Sulfur jodatum D6/D12, Kalium bromatum D6/D12, Juglans regia D4

Bachblüten:
Crab Apple: Akne als Folge von Ekel gegen sich selbst, Ekel vor allem, was unrein ist, Hautunreinheit als Ausdruck der inneren Einstellung – Toiletten, Bakterien!
Clematis (bei blasser Haut): Als Folge einer schlechten nicht ausgewogenen Darmflora, wodurch die Entgiftung der Schlacken nicht möglich ist, kommt es zur Entgiftung über die Haut.
Impatiens (bei entzündlicher Haut)
Mustard (bei teigiger Haut mit vermindertem Tonus)
Chestnut Bud (Abwehrhaltung gegen eine vermeintlich feindliche Umwelt)

Hausapotheke: Teemischung aus Stiefmütterchen und Thymian zu gleichen Teilen

Hinweis: Unter Akne sind entzündete, rote Pusteln, verhärtete Talgdrüsen, verstopfte Talgdrüsen zu verstehen.

Ernährung beachten: Nicht scharf, süß oder sauer; Schokoladenkonsum total einschränken!
→ **Verlangen nach**

Entzündungen – „roter Hof"
zusätzlich
Nr. 3 Ferrum phosphoricum
Homöopathie: Hepar sulfuris D12, Mercurius solubilis D4, Belladonna, Pulsatilla, Mezereum, Staphisagria, Sulfur

Hautfinne – Akneknötchen
Nr. 3 Ferrum phosphoricum, Nr. 4 Kalium chloratum, *Nr. 9 Natrium phosphoricum
Homöopathie: Sepia D6, Natrium chloratum D12

Jugendliche
Nr. 3 Ferrum phosphoricum, Nr. 4 Kalium chloratum, * Nr. 9 Natrium phosphoricum, Nr. 24 Arsenum jodatum
Homöopathie: Sulfur jodatum D4/D12

Pubertät
*Nr. 3 Ferrum phosphoricum, Nr. 4 Kalium chloratum, *Nr. 9 Natrium phosphoricum, Nr. 11 Silicea, Nr. 12 Calcium sulfuricum, Nr. 24 Arsenum jodatum
Die Mineralstoffkombination ist in der Anwendung als Cremegel besonders zu empfehlen.

Homöopathie: Selenium D4 (bei Knaben); bei Mädchen um das Kinn: Juglans regia D4; zur Regelzeit: Sepia D6, Cimicifuga D6; Wechsel zwischen fetter und trockener Haut: Sulfur D6/D12, Selenium D12

Bachblüten: Aufgrund der hormonellen Entwicklung kommen die Jugendlichen oft mit sich selbst nicht zurecht. Dabei können vor allem bei Mädchen Ekelgefühle ihrer körperlichen Entwicklung gegenüber entstehen. Hier hilft Gorse.

zusätzlich
Nr. 21 Zincum chloratum

Albträume

allgemein
Nr. 2 Calcium phosphoricum, Nr. 5 Kalium phosphoricum, Nr. 7 Magnesium phosphoricum

Hinweis: Zur Vorbedingung einer erfolgreichen Behandlung gehört auch die Kontrolle des Schlafplatzes.

Allergien

Die „inneren" Ursachen dürfen nicht übersehen werden.

Albuminurie

→ **Eiweiß im Harn**

Alkohol

die Entwöhnung wird unterstützt durch
Nr. 7 Magnesium phosphoricum, *Nr. 8 Natrium chloratum, Nr. 10 Natrium sulfuricum
Homöopathie: Acidum sulfuricum D30, Ledum

Vitamin-B-Komplex, überwiegend basische Kost, Lecithin

Vergiftung durch Alkoholmissbrauch
*Nr. 8 Natrium chloratum, Nr. 9 Natrium phosphoricum, Nr. 10 Natrium sulfuricum, Nr. 21 Zincum chloratum
Homöopathie: Nux vomica D30, Ranunculus bulbosus in Hochpotenzen (Delirium)

Vitamin-B-Komplex, überwiegend basische Kost, Lecithin

wenn das Bedürfnis nach Alkohol sehr stark ist – Alkoholismus
Nr. 4 Kalium chloratum, *Nr. 8 Natrium chloratum, Nr. 10 Natrium sulfuricum, Nr. 21 Zincum chloratum
Homöopathie: Sulfur D4-D200 (Hochpotenzen vom Fachmann verordnet); Acidum sulfuricum, Nux vomica, Lachesis, Sepia

Bachblüten: Agrimony + Rock Rose + Cherry Plum

Vitamin-B-Komplex, überwiegend basische Kost, Lecithin

Alkoholentgiftung

der Leber wird gefördert
Nr. 10 Natrium sulfuricum, Nr. 21 Zincum chloratum
Homöopathie: Carduus marianus D2

Basische Kost

Allergien

allgemein
*Nr. 2 Calcium phosphoricum, Nr. 3 Ferrum phosphoricum, Nr. 4 Kalium chloratum, *Nr. 8 Natrium chloratum, Nr. 10 Natrium sulfuricum, Nr. 21 Zincum chloratum
Die angegebene Mineralstoffkombination ist in diesem Fall besonders für Nase und Augen auch in der Anwendung als Tropfen zu empfehlen (→ „Mineralstoffe nach Dr. Schüßler als Tropfen" auf S. 426ff.)

Homöopathie: Lycopodium, Apis, Calcium carbonicum, Natrium chloratum, Tuberculinum

Bachblüten: Crab Apple (bei übertriebenem Abwehrverhalten gegen Schmutz), Chestnut Bud (Abwehr gegen feindliche Umwelt)

Überwiegend basische Kost, Gemüse, evtl. Eiweißfasten, kaltgepresste Öle

BaseCare Basenbad

gegen Konservierungsmittel
Nr. 2 Calcium phosphoricum, Nr. 4 Kalium chloratum, Nr. 8 Natrium chloratum, *Nr. 10 Natrium sulfuricum
Homöopathie: Sabadilla D12, Nux vomica D6
→ **Heuschnupfen**

Kälteallergie
Nr. 2 Calcium phosphoricum, *Nr. 8 Natrium chloratum
Homöopathie: Dulcamara (feucht – kalt) in Hochpotenzen

Katzenallergie
*Nr. 2 Calcium phosphoricum, Nr. 3 Ferrum phosphoricum, Nr. 6 Kalium sulfuricum, *Nr. 8 Natrium chloratum, Nr. 10 Natrium sulfuricum
Homöopathie: Pulsatilla in Hochpotenz

Hinweis: Zur Vorbedingung einer erfolgreichen Behandlung gehört die Kontrolle des Schlafplatzes. Ursachen aus anderen Ebenen, wie zum Beispiel der charakterlichen, sind ebenfalls in Betracht zu ziehen.

Nahrungsmittelallergie
Nr. 4 Kalium chloratum, Nr. 6 Kalium sulfuricum, Nr. 8 Natrium chloratum, Nr. 10 Natrium sulfuricum
Homöopathie: Okoubaka D2, Arsenicum album D12, Antimonium crudum D6

Hinweis: Vermeiden von Nahrungsmitteln, die nicht vertragen werden – Selbstbeobachtung!
→ **Ablehnungsverhalten**

Sonnenallergie
Nr. 10 Natrium sulfuricum
Homöopathie: Acidum fluoricum D6/D12

Hinweis: Im Körper, vor allem im oberflächlichen Gewebe, sind zu viele Abfallstoffe gespeichert, die aufgrund des Mangels am Mineralstoff Nr. 10 auf ihre Ausscheidung warten. Durch die Einstrahlung der Sonne wird der Mangel verschärft, wodurch es zu äußerst heftigen Reaktionen kommt! Eine gründliche Reinigung des Körpers von den Schlacken ist Voraussetzung dafür, dass die Sonne wieder vertragen wird.
→ Kap. 18: Zur Frage des Sonnenschutzes aus der Sicht der Biochemie nach Dr. Schüßler (S. 420ff.)

Waschmittelallergie
Nr. 3 Ferrum phosphoricum, Nr. 4 Kalium chloratum, Nr. 6 Kalium sulfuricum, *Nr. 8 Natrium chloratum, Nr. 10 Natrium sulfuricum
Homöopathie: Okoubaka D2 (sollte versucht werden!)

Hinweis: Das Waschmittel muss gewechselt werden, unter Umständen mehrere Male, bis das Richtige gefunden ist!

Alopecia areata

kreisrunder Haarausfall
Nr. 5 Kalium phosphoricum, Nr. 21 Zincum chloratum
Essenzielle Fettsäuren, BaseCare Basenbad als lokale Packung
→ **Haare**

Alter

Auswirkungen des Alterungsprozesses
Nr. 1 Calcium fluoratum, Nr. 5 Kalium phosphoricum, Nr. 8 Natrium chloratum, *Nr. 11 Silicea, Nr. 22 Calcium carbonicum
Homöopathie: Ambra D3 (Vergesslichkeit, Grübeln, Schlaflosigkeit)

Altern

frühzeitig durch körperliche Überbeanspruchung
Nr. 1 Calcium fluoratum, *Nr. 11 Silicea, Nr. 22 Calcium carbonicum
Homöopathie: Acidum fluoricum, Ambra, Conium, Lycopodium, Silicea, Argentum metallicum, Arsenicum

Hinweis: Menschen können schon nach der reichlichen Einnahme der Mineralstoffe im Zeitraum von einigen Monaten um Jahre jünger aussehen.

frühzeitig durch oxidativen Stress
→ **Erschöpfung**

Altersdiabetes

allgemein
Nr. 6 Kalium sulfuricum, Nr. 7 Magnesium phosphoricum, Nr. 9 Natrium phosphoricum, *Nr. 10 Natrium sulfuricum, *Nr. 12 Calcium sulfuricum, Nr. 17 Manganum sulfuricum, Nr. 21 Zincum chloratum, Nr. 27 Kalium bichromicum
Homöopathie: Natrium chloratum – in Hochpotenz durch den Fachmann verordnet; Arsenicum D30, Barium carbonicum D12 (verkalkt, blass), Sulfur D12 (rot), Secale cornutum D4, Galega officinalis D4, Syzygium jambolanum D2

Hinweis: Bei dieser Form von Diabetes ist eine geeignete Diät sehr hilfreich. Informationen hierüber sind beim Arzt, in der Apotheke oder im Buchhandel erhältlich.

Vorwiegend basische vollwertige Ernährung.
Vitamin-B-Komplex

Altersflecken

→ **Pigmentflecken**

Altersherz

Vorsorge
*Nr. 1 Calcium fluoratum, Nr. 3 Ferrum phosphoricum, Nr. 5 Kalium phosphoricum, Nr. 7 Magnesium phosphoricum, Nr. 9 Natrium phosphoricum, *Nr. 11 Silicea
Homöopathie: Crataegus D2, Strophanthus D2/D4, Ginseng D4

Altersstar

→ **Starerkrankung**

Altklugheit der Kinder

übertrieben aufgeweckt
Nr. 2 Calcium phosphoricum, Nr. 3 Ferrum phosphoricum, Nr. 5 Kalium phosphoricum, Nr. 7 Magnesium phosphoricum, *Nr. 9 Natrium phosphoricum, Nr. 11 Silicea, Nr. 14 Kalium bromatum, Nr. 15 Kalium jodatum, Nr. 21 Zincum chloratum, Nr. 22 Calcium carbonicum (da oft auch Entwicklungsrückstände vorhanden sind)
Homöopathie: Phosphorus, Calcium phosphoricum, Lycopodium

Bachblüten: Heather (Kinder, die aufdringlich die Aufmerksamkeit auf sich ziehen wollen), Chicory (Kinder, die sofort weinen, wenn sie etwas nicht bekommen)

Hinweis: Bringen Kinder der Welt der Erwachsenen gegenüber eine übergroße Aufmerksamkeit auf, dann bedeutet das für sie eine große Anspannung und Anstrengung. Sie wollen nicht nur diese Welt verstehen, sondern auch in ihr leben und sich bewegen. Es entsteht dabei eine unangenehme Atmosphäre insofern, als die Kinder dabei eine ihrem Alter unangemessene Verhaltensweise ausbilden. Die Diskrepanz zwischen dem erwarteten altersgemäßen Verhalten und dem künstlichen, unnatürlichen Verhalten ist die Ursache der Überanstrengung der Kinder, die zusätzlich zu Gereiztheit und überflüssigen Reibungen führt. Steht hinter dem ganzen Bemühen die Sehnsucht, gesehen zu werden, was meistens der Fall ist, ist es die unbedingte Pflicht der Erwachsenen, denen das Kind anvertraut ist, sich dem Kind bedingungslos zuzuwenden und es zu ermutigen, mehr zu Lebensäußerungen zu stehen, die dem Alter angemessen sind. Außerdem braucht das Kind eine Hilfestellung, die es ihm ermöglicht, eine eigene Welt aufzubauen und zu dieser auch stehen zu können, ohne dass es in die Angst verfällt, dann allein zu sein. Es entstehen dabei für das Kind voneinander relativ unabhängige Welten, die der Erwachsenen und die des Kindes, die jeweils gegenseitig besucht werden können. Dabei werden die ersten Lernschritte zu einer gesunden Abgrenzung getan.

Vitamin-B-Komplex, vollwertige Ernährung, Vermeidung von Zucker und Weißmehl, kaltgepresste Pflanzenöle
→ Hyperaktivität

Alzheimer

→ Demenz
Homöopathie: Barium carbonicum, Conium, Plumbum, Viscum album, Opium

Amalgambelastung

Ausleitung
Nr. 4 Kalium chloratum, Nr. 6 Kalium sulfuricum, Nr. 8 Natrium chloratum, *Nr. 10 Natrium sulfuricum, Nr. 21 Zincum chloratum, Nr. 26 Selenium
Homöopathie: Selenium D4, Silberamalgam D30, Argentum metallicum, Sulfur, Hepar sulfuris, Phytolacca

Ameisenlaufen

auf der Haut
Nr. 9 Natrium phosphoricum, Nr. 10 Natrium sulfuricum, *Nr. 11 Silicea
Homöopathie: Aconitum D30, Arnica, Aurum, Secale, cornutum D4

Gefühl des Einschlafens von Armen oder Beinen
Nr. 2 Calcium phosphoricum
Homöopathie: Aconitum D30, Arnica D30

Hinweis: Wenn sich jemand schwer tut beim Loslassen, wovon auch immer (Kinder, Partner, Beruf, Lebensabschnitte ...)!

Ammoniakausscheidung

wird gefördert
Nr. 10 Natrium sulfuricum, Nr. 17 Manganum sulfuricum, Nr. 23 Natrium bicarbonicum

Amöbenruhr

allgemein
Nicht ohne ärztliche Begleitung!
*Nr. 3 Ferrum phosphoricum, Nr. 4 Kalium chloratum, Nr. 7 Magnesium phosphoricum, Nr. 8 Natrium chloratum, *Nr. 9 Natrium phosphoricum, Nr. 10 Natrium sulfuricum
Homöopathie: Cantharis, Colocynthis, Colchicum, Arsenicum, Uzara

Amputationsneuralgie

allgemein
*Nr. 5 Kalium phosphoricum, Nr. 7 Magnesium phosphoricum, Nr. 8 Natrium chloratum, Nr. 9 Natrium phosphoricum, *Nr. 11 Silicea
Homöopathie: Allium cepa D4, Hypericum D4, Arnica D4

Anämie, Blutarmut

allgemein
Nr. 2 Calcium phosphoricum, Nr. 3 Ferrum phosphoricum, Nr. 5 Kalium phosphoricum, Nr. 6 Kalium sulfuricum, Nr. 8 Natrium chloratum
Homöopathie: Abrotanum D3, China D4, Chininum arsenicosum D4, Natrium chloratum in Hochpotenzen

Blutarmut der Kinder
*Nr. 2 Calcium phosphoricum, Nr. 3 Ferrum phosphoricum, Nr. 8 Natrium chloratum, Nr. 11 Silicea
Hinweis: Die Blutarmut wird durch ungünstige Einflüsse bei den Kindern begünstigt. Deshalb sollten die Lebensbedingungen für die Kinder optimal gestaltet werden. Für Kinder ist „nichts gut genug"!

Aneurysma

Ausbuchtung der Aderwand
Nicht ohne ärztliche Begleitung!
Nr. 1 Calcium fluoratum, Nr. 11 Silicea
Homöopathie: Arnica D4, Aurum D4 (große Arterien), Lycopodium, Barium, Kalium jodatum

Hinweis: Darunter versteht man Gefäßerweiterungen, Ausbuchtungen. Sie sind in großen Gefäßen absolut lebensgefährlich.
→ **Besenreiser**

Angina

→ **Halsentzündung**
Hausmittel: Blätter der Hauswurz lutschen, Salbeitee trinken und damit gurgeln.

Angina pectoris

allgemein
Nr. 5 Kalium phosphoricum, Nr. 6 Kalium sulfuricum, *Nr. 7 Magnesium phosphoricum, als „heiße 7", Nr. 11 Silicea
Die angegebene Mischung sollte auch als Cremegel verwendet werden.

Homöopathie: Aconitum D30, Arnica D30 (rot), Cactus D3 (wie von einer Faust gepackt), Aurum, Glonoinum, Naja, Iberis, Viscum, Tabacum

Hausapotheke: Weißdorntropfen

Hinweis: Hier liegt ein organisches und nervöses Herzleiden vor, welches mit anfallsweise auftretenden Schmerzen in der Herzgegend mit Beklemmungsgefühlen verbunden ist, die sich bis zur Todesangst steigern können. Die Nr. 3 Ferrum phosphoricum ist zusätzlich erforderlich, wenn die Schmerzen mit einem Frostgefühl verbunden sind.

Angiom

→ **Muttermal**

Angriffslust

wenn Kinder „aggressiv" sind
*Nr. 2 Calcium phosphoricum, Nr. 7 Magnesium phosphoricum, Nr. 9 Natrium phosphoricum, Nr. 11 Silicea
Homöopathie: Acidum nitricum D30, Stramonium D30, Hepar sulfuris D30, Staphisagria D30

Ergänzende Informationen:
→ **Hyperaktivität**

Angstzustände

allgemein – bedürfen zusätzlich unbedingt einer Betrachtung der psychosomatischen Komponente (evtl. Psychotherapie)

Angst der Kinder
*Nr. 1 Calcium fluoratum, Nr. 2 Calcium phosphoricum, Nr. 4 Kalium chloratum, *Nr. 5 Kalium phosphoricum, Nr. 7 Magnesium phosphoricum, Nr. 9 Natrium phosphoricum, Nr. 11 Silicea
Homöopathie: Aconitum D30, Calcium carbonicum, Barium carbonicum, Phosphorus, Stramonium, Belladonna, Arsenicum

*Bachblüten: Mimulus (für mimosenhaft-ängstliche, lärmempfindliche Kinder, wobei die Angst immer in Bezug zu konkreten Dingen steht, z.B. Zug, Ohrfeigen ...)
Aspen (Kinder, die Angst vor Geistern, dunklen Räumen haben, irreale – nicht konkrete Ängste)*

Hinweis: Dabei sind viele Faktoren abzuklären. Nicht nur der Schlafplatz, auch die „seelische" Nahrung (unter anderem beim Fernsehen) ist zu beachten. Die Angst eines Kindes ist unbedingt ernst zu nehmen. Oft spiegelt sich in der Angst eines Kindes die Angst eines Erwachsenen wider (meistens eines Elternteiles), welcher zu dieser nicht stehen kann!

Angst um andere
Nr. 12 Calcium sulfuricum
Homöopathie: Causticum, Phosphorus, Aconitum, Carcinosinum, Calcium-Salze

Bachblüten: Red Chestnut

→ Psychosomatik in der Biochemie nach Dr. Schüßler (Haug Verlag 2004)

durch innere Unruhe
Nr. 7 Magnesium phosphoricum, Nr. 14 Kalium bromatum, Nr. 15 Kalium jodatum
Homöopathie: Aconitum D30, Calcium phosphoricum, Chamomilla, Calcium fluoratum, Jodum, Arsenicum

Bachblüten: Impatiens (sehr ungeduldig, fahrig), Scleranthus (launisch-wechselhaft)

durch überreizte Nerven
Nr. 5 Kalium phosphoricum, Nr. 8 Natrium chloratum, Nr. 9 Natrium phosphoricum, *Nr. 11 Silicea, Nr. 14 Kalium bromatum
Homöopathie: Argentum nitricum D12, Ambra D3, Avena sativa D2, Magnesium carbonicum D12

Bachblüten: Die geeigneten Blütenessenzen sollten in diesem Fall durch eine eingehende fachliche Beratung gefunden werden.

fehlender Mut
Nr. 5 Kalium phosphoricum
Homöopathie: Calcium carbonicum, Silicea, Acidum phosphoricum, Natrium chloratum, Barium carbonicum

in tiefen Schichten des Gemütes
Nr. 22 Calcium carbonicum
Homöopathie: Barium, Calcium

Lampenfieber
Nr. 7 Magnesium phosphoricum
Homöopathic: Argentum nitricum D12, Strophanthus D4, Gelsemium D4, Mercurius

verbunden mit Unruhe
Nr. 22 Calcium carbonicum
Homöopathie: Argentum, Zincum, Arsenicum, Jodum

vor der Enge
Nr. 2 Calcium phosphoricum, Nr. 6 Kalium sulfuricum
Homöopathie: Aconitum D30

Hinweis: Angst wegen Einengung betrifft die Nr. 2 der Mineralstoffe; Angst vor der Enge wegen zu wenig Luft betrifft die Nr. 6.

Bei langen Spaziergängen in freier Natur gut ausatmen.

Anorexia nervosa

→ Magersucht

Anpassungsschwierigkeiten nach dem Fliegen

→ Jetlag

Anschwellung

allgemein
Nr. 4 Kalium chloratum, Nr. 10 Natrium sulfuricum
Die Mineralstoffkombination ist in der Anwendung als Salbe oder Cremegel besonders zu empfehlen.

Homöopathie: Arnica D30, Bryonia D3, Colchicum D6, Guajacum D4, Phytolacca D4, Apis D4, Belladonna

der Gelenke, nach Druck bleibt eine Vertiefung
Nicht ohne ärztliche Begleitung!
Nr. 2 Calcium phosphoricum, Nr. 4 Kalium chloratum, Nr. 8 Natrium chloratum, *Nr. 10 Natrium sulfuricum, Nr. 11 Silicea
Die Mineralstoffkombination ist in der Anwendung als Salbe oder Cremegel besonders zu empfehlen.

Hausapotheke: Reinigungstee trinken.

Hinweis: Viel Bewegung ist anzuraten, Beine hoch lagern. Im Bett dürfen die Beine nicht über 5 cm hoch gelagert werden, da sonst ein zu großer Druck für das Herz entsteht.

wenn die Anschwellung sehr schwerwiegend ist, zusätzlich
Nr. 5 Kalium phosphoricum

wenn nach schmerzhaftem Druck keine Vertiefung bleibt – rheumatisch
*Nr. 8 Natrium chloratum, Nr. 9 Natrium phosphoricum, Nr. 11 Silicea
Die Mineralstoffkombination ist in der Anwendung als Salbe oder Cremegel besonders zu empfehlen.

Ansehen lassen

kann sich wegen seiner Hemmungen nicht ins Antlitz sehen lassen
Nr. 5 Kalium phosphoricum
Homöopathie: Antimonium crudum D30, Arsenicum D30, Cuprum, Cina, Natrium chloratum, Lycopodium

Hinweis: Alle Bereiche einer möglichen Ermutigung des Betroffenen sind auszuschöpfen!

Anspannung

allgemein
Nr. 2 Calcium phosphoricum, *Nr. 7 Magnesium phosphoricum
Homöopathie: Argentum nitricum D12, Nux vomica D12

Bachblüten: Cherry Plum (totale psychische und physische Anspannung, Angst durchzudrehen), Crab Apple (übergenau, pedantische Haltung verbunden mit Unreinheitsgefühl, Grausen vor Spinnen und Schlangen)

Antibaby-Pille

die Belastung wird möglichst ausgeglichen durch
Nr. 1 Calcium fluoratum, Nr. 2 Calcium phosphoricum, Nr. 4 Kalium chloratum, Nr. 6 Kalium sulfuricum, Nr. 9 Natrium phosphoricum, Nr. 10 Natrium sulfuricum, Nr. 11 Silicea, Nr. 15 Kalium jodatum

Antibiotika

Missbrauch von Antibiotika – stets vermeiden!
*Nr. 3 Ferrum phosphoricum, Nr. 4 Kalium chloratum, Nr. 8 Natrium chloratum, Nr. 9 Natrium phosphoricum, *Nr. 10 Natrium sulfuricum, Nr. 26 Selenium
Homöopathie: Sulfur D4 (14 Tage lang 2 x 1 Tablette)

Hinweis: Nach einer Behandlung mit Antibiotika die Darmflora behutsam wieder aufbauen – Joghurt, eubiotische Mittel (z. B. Symbioflor).

Antioxidanzienmischung

biochemische
*Nr. 3 Ferrum phosphoricum, Nr. 6 Kalium sulfuricum, Nr. 10 Natrium sulfuricum, Nr. 17 Manganum sulfuricum, Nr. 19 Cuprum arsenicosum, Nr. 21 Zincum chloratum, Nr. 26 Selenium

Antiseptikum

biochemisches
Nr. 5 Kalium phosphoricum
Homöopathie: Arnica, Calendula, Mercurius

Antriebslosigkeit

Nr. 15 Kalium jodatum, Nr. 21 Zincum chloratum
Homöopathie: Acidum phosphoricum

→ **Apathie**

Anurie

fehlende oder stark verminderte Harnausscheidung
Nicht ohne ärztliche Begleitung!
Nr. 8 Natrium chloratum
Homöopathie: Aconitum D30 (Folge von Kälte, Wind, Schreck), Arnica D30 (Verletzung), Staphisagria D3 (Operation)

Aortaschwäche

allgemein
Nr. 1 Calcium fluoratum, Nr. 11 Silicea
Homöopahtie: Acidum oxalicum D4

Apathie, Antriebs- und Teilnahmslosigkeit

allgemein
*Nr. 5 Kalium phosphoricum, Nr. 8 Natrium chloratum, Nr. 10 Natrium sulfuricum, Nr. 21 Zincum chloratum, Nr. 22 Calcium carbonicum
Homöopathie: Acidum phosphoricum, Gelsemium, Phosphorus, Sepia, Sulfur

Bachblüten:
Clematis (lebt in der Fantasiewelt)
Wild Rose (innere Kapitulation, alles scheint sinnlos)
Hornbeam (totale Erschöpfung, will nur schlafen)
Olive (totale Erschöpfung, besonders akut)
Mustard (depressiv verstimmt)
→ **Melancholie**
→ **Pessimismus**

Aphthen

allgemein – grauweiß oder weiß
Nr. 3 Ferrum phosphoricum, Nr. 4 Kalium chloratum, Nr. 5 Kalium phosphoricum, Nr. 12 Calcium sulfuricum
Homöopathie: Borax D3

Hinweis: Aphthen sind eine entzündliche Schleimhautveränderung im Mund, evtl. auch an den äußeren Geschlechtsorganen, in Form schmerzhafter, bis linsengroßer, rundlicher, geröteter, ödematöser oder infiltrativer Herde mit festhaftendem, fibrinösem Belag (Pseudomembranen) und zentralem Defekt. (Roche Lexikon Medizin, 4. Aufl.)

Orthomolekulare Medizin: Folsäure mit Vitamin B_{12} und/oder Eisen, Zink
→ **Mundschleimhaut (Stomatitis)**

Aphthenwasser – austretende Gewebsschlacke – meist farblos bis leicht grünlich
Nr. 2 Calcium phosphoricum, Nr. 4 Kalium chloratum, Nr. 6 Kalium sulfuricum, Nr. 8 Natrium chloratum, Nr. 9 Natrium phosphoricum, Nr. 10 Natrium sulfuricum, Nr. 12 Calcium sulfuricum

Hinweis: Das Aphthenwasser juckt sehr!

brennend, stechend
Nr. 3 Ferrum phosphoricum
Homöopathie: Apis D12

mit einem hellroten Rand, leicht blutend
Nr. 5 Kalium phosphoricum
Homöopathie: Acidum nitricum D12

Soor
Nr. 3 Ferrum phosphoricum, Nr. 4 Kalium chloratum, Nr. 12 Calcium sulfuricum
Homöopathie: Borax D3, Taraxacum D3 (Leberbelastung)

wenn gelb, wie gestanzt
Nr. 9 Natrium phosphoricum
Homöopathie: Kalium bichromicum D12

Apoplexie

→ **Gehirnschlag**

Appendizitis

→ **Blinddarmentzündung**

Appetit

Appetitlosigkeit – mittelfristig
Nr. 2 Calcium phosphoricum, Nr. 4 Kalium chloratum, Nr. 6 Kalium sulfuricum
Homöopathie: Abrotanum D4 („hom. Fressmittel"), China D4, Chininum arsenicosum D4

Hausapotheke: Bitterkleetee (eine halbe Stunde vor dem Essen trinken), leichter Wermuttee

Appetitmangel – kurzfristig
Nr. 2 Calcium phosphoricum, *Nr. 5 Kalium phosphoricum, Nr. 8 Natrium chloratum, Nr. 15 Kalium jodatum (wird angeregt)
Homöopathie: China D4, Lycopodium D6/D12 (gleich satt)

Appetitverlust – dauernd
Nr. 5 Kalium phosphoricum, Nr. 8 Natrium chloratum
Homöopathie: Arsenicum D6/D12

plötzlicher Heißhunger
Nr. 9 Natrium phosphoricum
Homöopathie: Natrium chloratum – in Hochpotenz durch den Fachmann verordnet; Jodum D12, Phosphorus, Cina
Frust: Ignatia D30

übermäßiger Appetit
Nr. 2 Calcium phosphoricum, Nr. 9 Natrium phosphoricum
Homöopathie: Jodum D12 (wechselt mit Appetitlosigkeit – Schilddrüse), Sulfur D12, Nux vomica, Antimonium crudum D12

Appetitlosigkeit der Kinder

mangelnde Esslust
Nr. 2 Calcium phosphoricum, *Nr. 3 Ferrum phosphoricum, *Nr. 5 Kalium phosphoricum, Nr. 6 Kalium sulfuricum, Nr. 8 Natrium chloratum, Nr. 9 Natrium phosphoricum, Nr. 22 Calcium carbonicum
Homöopathie: Magnesium chloratum D12, Lycopodium D12, China D4, Acidum phosphoricum D6/D12

Arbeitsfähigkeit

morgens gering
*Nr. 5 Kalium phosphoricum, Nr. 9 Natrium phosphoricum, Nr. 11 Silicea
Homöopathie: Magnesium carbonicum D12, Lycopodium D12, Nux vomica

Hinweis: Für viele Menschen ist die Leistungskurve während des Tages verschieden. Bei Startschwierigkeiten ist unbedingt der Schlafplatz zu überprüfen. Wenn jemand im Tagesverlauf großen Schwankungen ausgeliefert ist, sollte diesem Problem unbedingt nachgegangen werden.

nur mit Kaffee oder Zigaretten
Nr. 7 Magnesium phosphoricum
Homöopathie: Nux vomica D6

Ärger

allgemein
Nr. 2 Calcium phosphoricum, Nr. 5 Kalium phosphoricum, *Nr. 6 Kalium sulfuricum, Nr. 8 Natrium chloratum, Nr. 9 Natrium phosphoricum, Nr. 11 Silicea
Homöopathie: Aconitum D30, Nux vomica D30

Hinweis: Aussprechen, streiten lernen!

danach – damit die Folgen beseitigt werden
Nr. 6 Kalium sulfuricum, *Nr. 10 Natrium sulfuricum
Homöopathie: Staphisagria D30 (reagiert gereizt auf vermeintliche Beleidigung)

Vorbeugung
*Nr. 6 Kalium sulfuricum, Nr. 7 Magnesium phosphoricum, Nr. 9 Natrium phosphoricum, Nr. 10 Natrium sulfuricum
Homöopathie: Aconitum D30

Arme

Nervenschmerz in den Armen
*Nr. 2 Calcium phosphoricum, Nr. 3 Ferrum phosphoricum, Nr. 5 Kalium phosphoricum, Nr. 7 Magnesium phosphoricum, Nr. 8 Natrium chloratum, Nr. 11 Silicea
Die Mineralstoffkombination ist in der Anwendung als Salbe oder Cremegel besonders zu empfehlen.

Homöopathie: Hypericum D4, Arnica D4

Arterien

Entzündung
Nr. 1 Calcium fluoratum, *Nr. 3 Ferrum phosphoricum, Nr. 9 Natrium phosphoricum, Nr. 11 Silicea
Die Mineralstoffkombination ist in der Anwendung als Salbe oder Cremegel besonders zu empfehlen.

Homöopathie: Arnica D12, Aurum D12, Lachesis D12, Crotalus D12

Arterienverkalkung

→ **Arteriosklerose**

Arteriosklerose

allgemein
Nr. 1 Calcium fluoratum, Nr. 4 Kalium chloratum, *Nr. 9 Natrium phosphoricum, Nr. 11 Silicea, Nr. 17 Manganum sulfuricum, Nr. 19 Cuprum arsenicosum, Nr. 27 Kalium bichromicum
Homöopathie: Arnica D4, Aurum D12, Calcium carbonicum, Cuprum, Jodum, Glonoinum D12, Barium carbonicum D6 / D12, Plumbum, Secale, Strontium, Viscum

Hausapotheke: Knoblauch, frische Bärlauchblätter als Spinat oder Salat!

Vitamin B_6 und B_{12} in Kombination mit Folsäure, Fischölkapseln, Coenzym Q10 als Antioxidans, faserstoffreiche Kost, ungesättigte essenzielle Fettsäuren, hochwertige Salatöle

Sklerose
Vorbeugung
Nr. 4 Kalium chloratum, *Nr. 9 Natrium phosphoricum
Homöopathie: Arnica D4, Aurum D4, Barium carb. D6, Plumbum D6/D12 (Konstitution beachten)

Hausapotheke: Knoblauch beugt vor, darf allerdings nicht übertrieben werden. Knoblauch senkt den Blutdruck. Eine Zehe pro Tag ist die obere Grenze.

Hinweis: Es ist vor allem auch auf die entsprechende Ernährung zu achten. Vielfach haben Menschen diese Beschwerden, die von innen viel Druck haben, sich aber nicht nach außen trauen. Die Menschen stehen auf dem Gas- und Bremspedal zugleich.

zur Behandlung
Nr. 1 Calcium fluoratum, Nr. 9 Natrium phosphoricum, Nr. 11 Silicea, Nr. 15 Kalium jodatum, Nr. 17 Manganum sulfuricum, Nr. 27 Kalium bichromicum
Vitamin B_6 und B_{12} in Kombination mit Folsäure, Fischölkapseln, Coenzym Q10 als Antioxidans faserstoffreiche Kost, ungesättigte essenzielle Fettsäuren, hochwertige Salatöle

die Bildung von Plaques wird reduziert
Nr. 17 Manganum sulfuricum, Nr. 27 Kalium bichromicum

Arthritis

allgemein
Nr. 1 Calcium fluoratum, *Nr. 3 Ferrum phosphoricum, Nr. 4 Kalium chloratum, Nr. 8 Natrium chloratum, Nr. 9 Natrium phosphoricum
Die Mineralstoffkombination ist in der Anwendung als Salbe oder Cremegel besonders zu empfehlen.

Homöopathie: Acidum formicicum D6/12, Hedera helix, Ammonium phosphoricum, Aconitum D30, Belladonna D30, Arnica D30, Bryonia D3, Apis D4, Colchicum D6, Rhus toxicodendron D6, Phytolacca D4, Caulophyllum D4
Besserung durch Wärme: Acidum benzoicum D3 + Berberis D3 + Lithium carbonicum D3 zu gleichen Teilen
Besserung durch Kälte: Acidum benzoicum D3 + Berberis D3 + Ledum D4 zu gleichen Teilen

Hausapotheke: Teufelskrallentee (nur wenn nicht entzündlich), Quarkwickel (Topfenwickel), Sauerkrautwickel
Hinweis: Unter Arthritis ist eine sehr schmerzhafte Entzündung von Gelenken gemeint. Sie kann sich auch über die Gelenke des ganzen Körpers ausdehnen. Häufig ist die Arthritis in den Fingergelenken zu beobachten. Das Einnehmen von Mineralstoffen nach Dr. Schüßler muss von weiteren Maßnahmen begleitet werden, da sonst kein Erfolg in Aussicht zu stellen ist. Das betrifft vor allem den Schlafplatz und die Ernährung.

rheumatoid
zusätzlich
Nr. 17 Manganum sulfuricum, Nr. 26 Selenium
Homöopathie: Bryonia D4

Arthrose

Arthrose im Kiefergelenk
Nr. 1 Calcium fluoratum, Nr. 2 Calcium phosphoricum, Nr. 8 Natrium chloratum, *Nr. 9 Natrium phosphoricum, Nr. 11 Silicea, Nr. 16 Lithium chloratum, Nr. 26 Selenium
Die Mineralstoffkombination ist in der Anwendung als Salbe oder Cremegel besonders zu empfehlen.

Homöopathie: Hekla-Lava D4, Rhus toxicodendron

Hinweis: Bei diesem Leiden daran denken, ob sich jemand durch das Leben hindurch „beißen" muss.

Gelenkdeformation
Nr. 1 Calcium fluoratum, Nr. 2 Calcium phosphoricum, Nr. 8 Natrium chloratum, *Nr. 9 Natrium phosphoricum, Nr. 11 Silicea, Nr. 16 Lithium chloratum, Nr. 26 Selenium
Die Mineralstoffkombination ist in der Anwendung als Salbe oder Cremegel besonders zu empfehlen.

Homöopathie: Actaea, Aurum, Ammonium phosphoricum, Causticum D6, Guajacum D6, Rhododendron D6, Acidum formicicum (Umstimmungsmittel), Acidum benzoicum D4, Ledum, Hedera helix, Adlumia fungosa D4

Tee: Teufelskrallentee

Orthomolekulare Medizin: Eicosapentaensäure (EPA), S-Adenosylmethionin (SAM), Vitamin E und Selen, verschiedene Tierknorpelextrakte, Glucosaminsulfat u.s.w.

Arzneimissbrauch

Bei Vergiftung: Sofortige ärztliche Hilfe notwendig! Vergiftungszentrale anrufen!

chronisch
Nr. 4 Kalium chloratum, Nr. 6 Kalium sulfuricum, Nr. 8 Natrium chloratum, *Nr. 10 Natrium sulfuricum
Homöopathie: Nux vomica, Pulsatilla, Berberis (Ausleitung)

Hinweis: Bei allen Arzneimitteln, bei denen eine Gewöhnung auftreten kann (Nasentropfen, Abführmittel, Beruhigungsmittel, Schmerzmittel), ist eine dauernde Einnahme unbedingt abzuwägen und mit dem Arzt zu besprechen.
→ **Vergiftung**

Asthma

allergisches
*Nr. 3 Ferrum phosphoricum, Nr. 4 Kalium chloratum, Nr. 5 Kalium phosphoricum, Nr. 6 Kalium sulfuricum, Nr. 7 Magnesium phosphoricum, *Nr. 8 Natrium chloratum, Nr. 10 Natrium sulfuricum, Nr. 24 Arsenum jodatum

allgemein – grundsätzlich für alle Formen
Nr. 4 Kalium chloratum, *Nr. 6 Kalium sulfuricum, Nr. 7 Magnesium phosphoricum, Nr. 10 Natrium sulfuricum, Nr. 24 Arsenum jodatum
Die beiden Mineralstoffe sind die Hauptmittel. Die Mineralstoffkombination ist in der Anwendung als Cremegel besonders zu empfehlen.

Homöopathie: Beginn: Cuprum D30, Aconitum D30, Belladonna D30, Kalium carbonicum D6, Dulcamara D4, Galphimia glauca D3, Aralia racemosa D3, Lobelia D4, Nux vomica D6 (Konstitutionsmittel, nach Modalitäten suchen!)

Hinweis: Bei dieser Krankheit sind unbedingt die Lebensumstände zu betrachten, da es seine Gründe hat, dass jemand „keine Luft mehr bekommt". Psychische Faktoren spielen hier eine große Rolle.

Vitamin-B-Komplex

begleitet von Fieber
*Nr. 3 Ferrum phosphoricum, Nr. 6 Kalium sulfuricum, Nr. 10 Natrium sulfuricum
Homöopathie: Aconitum D30, Belladonna D30

begleitet von Katarrh mit Schleimbildung
Nr. 4 Kalium chloratum, Nr. 6 Kalium sulfuricum, Nr. 10 Natrium sulfuricum
Homöopathie: Coccus cacti D4, Kalium bichromicum D12, Corallium rubrum D4

bei Kindern
Nr. 2 Calcium phosphoricum, Nr. 2 Calcium sulfuricum, Nr. 11 Silicea, *Nr. 22 Calcium carbonicum
Homöopathie: Aconitum, Belladonna, Marum verum D4, Grindelia D3 (Herbstverschlimmerung)

Hinweis: Auf eine vollwertige Nahrung, genügend Schlaf und eine ausreichende Wärmeversorgung ist zu achten!

Bronchialasthma
Nr. 2 Calcium phosphoricum, *Nr. 4 Kalium chloratum, Nr. 7 Magnesium phosphoricum, Nr. 8 Natrium chloratum, Nr. 24 Arsenum jodatum

Homöopathie: Spongia D3, Arsenicum D6/D12, Phosphorus D12

Vitamin-B-Komplex

mit Krämpfen
Nr. 6 Kalium sulfuricum, *Nr. 7 Magnesium phosphoricum, Nr. 10 Natrium sulfuricum
Homöopathie: Cuprum D30, Drosera D4, Ipecacuanha D4

mit unruhigem Herzschlag
*Nr. 2 Calcium phosphoricum, Nr. 6 Kalium sulfuricum, Nr. 10 Natrium sulfuricum
Homöopathie: Spongia D3

nach Verletzung – Folge von Schock
Nr. 2 Calcium phosphoricum, Nr. 6 Kalium sulfuricum, *Nr. 7 Magnesium phosphoricum, Nr. 12 Calcium sulfuricum
Homöopathie: Arnica D30, Hypericum D4, Aconitum D30

nervös
Nr. 2 Calcium phosphoricum, Nr. 5 Kalium phosphoricum, Nr. 6 Kalium sulfuricum, *Nr. 7 Magnesium phosphoricum, Nr. 8 Natrium chloratum, Nr. 14 Kalium bromatum
Homöopathie: Ambra D3, Mephitis D4, Acidum succinicum D4

Astigmatismus

Zerr- oder Stabsichtigkeit durch eine Hornhautverkrümmung
*Nr. 1 Calcium fluoratum, Nr. 2 Calcium phosphoricum, Nr. 5 Kalium phosphoricum, Nr. 7 Magnesium phosphoricum, *Nr. 8 Natrium chloratum, Nr. 11 Silicea
Homöopathie: Tuberculinum D200, Gelsemium D4

Atem

Atemnot – Gefühl, zu wenig Luft zu bekommen
Nr. 2 Calcium phosphoricum, Nr. 3 Ferrum phosphoricum, *Nr. 6 Kalium sulfuricum
Homöopathie: Crataegus D2, Spongia D3, Ignatia D30 (Seufzen, Kummer)

Atherosklerose

→ **Arteriosklerose**

Atmung

Beschwerden – atmet nur mit dem Brustkorb – oberflächliche Atmung
Nr. 7 Magnesium phosphoricum, als „heiße 7"

Hinweis: Atemübungen sind hilfreich: Druck bzw. Anspannung lockern.

Auffassungsvermögen

getrübt, vermindert
*Nr. 3 Ferrum phosphoricum, *Nr. 5 Kalium phosphoricum, Nr. 6 Kalium sulfuricum, Nr. 8 Natrium chloratum, Nr. 11 Silicea
Homöopathie: Ambra D3 (infolge Sorgen), Barium carbonicum, Calcium carbonicum

Vitamin-B-Komplex in hoher Dosierung

Aufgeschwemmt

ständig fröstelnd
Nr. 10 Natrium sulfuricum
Homöopathie: Kalium carbonicum D6; Folgen von Cortison: Phosphorus D12

Hinweis: Wenn der Mensch durch Cortisongaben aufgeschwemmt ist, sollte unbedingt die Calciumzufuhr beachtet werden.

Aufregung

allgemein
Nr. 2 Calcium phosphoricum, *Nr. 7 Magnesium phosphoricum, Nr. 15 Kalium jodatum
Homöopathie: Aconitum D30, Argentum nitricum D12

Bachblüten: Notfalltropfen – Rescue Remedy (6 Tropfen in 1/8 Liter Wasser, schluckweise trinken)

Angst
Nr. 2 Calcium phosphoricum
Homöopathie: Aconitum D30 (zeitweise Panikattakken), Arsenicum D6/D30, Gelsemium D30

Bachblüten:
Aspen (Angst vor unbekannten geheimnisvollen Dingen)
Mimulus (Angst vor konkreten Dingen und Ereignissen)
Rock Rose (Panikzustände, Traumata)
Larch (Erwartungsangst, mangelndes Selbstvertrauen)

Brechwürgen durch Aufregung
Nr. 2 Calcium phosphoricum, *Nr. 5 Kalium phosphoricum, Nr. 7 Magnesium phosphoricum, Nr. 8 Natrium chloratum
Homöopathie: Argentum nitricum D12

gereizte Nerven
Nr. 9 Natrium phosphoricum, *Nr. 11 Silicea
Homöopathie: Ambra D3, Argentum nitricum D12, Nux vomica D6

Bachblüten: Impatiens (Spannungsgefühle und Stress)

im Zusammenhang mit schlechten Nerven
Nr. 5 Kalium phosphoricum, Nr. 14 Kalium bromatum
Homöopathie: Ambra D3, Passiflora D2, Avena sativa

Aufsaugen

von allen Ergüssen in Gewebe oder Höhlen
Nr. 11 Silicea, Nr. 12 Calcium sulfuricum
Homöopathie: Kalium jodatum D6/D12, Sulfur jodatum D6

von Bluterguss akut
Nr. 11 Silicea
Homöopathie: Arnica D12, Acidum sulfuricum D3, Ledum D4

alter Bluterguss
Nr. 6 Kalium sulfuricum, Nr. 10 Natrium sulfuricum, Nr. 12 Calcium sulfuricum

Aufschreien im Schlaf

Unruhe
Nr. 3 Ferrum phosphoricum
Homöopathie: Apis, Belladonna, Hyoscyamus, Calcium phosphoricum D6, Cuprum, Ignatia, Tuberculinum, Zincum metallicum D12, Chamomilla D30

Bachblüten: besonders für Kinder geeignet → *Ängste*

Hinweis: Eine Vorbedingung für eine erfolgreiche Behandlung ist auch die Kontrolle des Schlafplatzes. Die „inneren" Ursachen dürfen nicht übersehen werden.

Aufstoßen

allgemein
*Nr. 7 Magnesium phosphoricum, als „heiße 7",
Nr. 8 Natrium chloratum, Nr. 9 Natrium phosphoricum
Homöopathie: Argentum nitricum D12, Carbo vegetabilis D12, Nux vomica D6, Lycopodium D12, Nux moschata D4, Asa foetida D3

Hausapotheke: Kamillentee

bitter
Nr. 10 Natrium sulfuricum
Homöopathie: Acidum nitricum, Antimonium tartaricum, Berberis D3, Bryonia D4, Nux vomica D6, Chelidonium D4, Pulsatilla

nach dem Essen
Nr. 4 Kalium chloratum, *Nr. 6 Kalium sulfuricum, Nr. 8 Natrium chloratum, Nr. 9 Natrium phosphoricum
Homöopathie: Berberis D3, Bryonia D4, Nux vomica D6, Chelidonium D4

sauer, saure Speisen
Nr. 9 Natrium phosphoricum
Homöopathie: Acidum aceticum, Acidum lacticum, Arsenicum, Conium, Iris, Magnesium carbonicum, Phosphorus, Robinia pseudacacia D12, Carbo vegetabilis, Antimonium crudum D4/D12, Nux vomica D6, Calcium carbonicum

unverdaute Speisen
Nr. 3 Ferrum phosphoricum
Homöopathie: Kreosotum D4, Cactus grandiflorus, Carbo vegetabilis, Ipecacuanha, Nux vomica

Völle, Blähungen
Nr. 6 Kalium sulfuricum
Homöopathie: Cactus grandiflorus, Argentum nitricum D12, Lycopodium D12

von Luft
Nr. 7 Magnesium phosphoricum
Homöopathie: Argentum nitricum D12, Asa foetida, Graphites (faulig), Phosphorus, Veratrum album (leer) D4/D12, Nux moschata

wenn Luft aufgestoßen wird, ohne Erleichterung bzw. Besserung zu bringen
Nr. 7 Magnesium phosphoricum
Homöopathie: Argentum nitricum D12, Nux vomica D30, Lycopodium D12, China D4 (vorübergehend)

Aufwachen

häufig gegen 1 Uhr bis 2 Uhr in der Nacht
Nr. 2 Calcium phosphoricum
Homöopathie: Lycopodium D4, Arsenicum album D12, Silicea, Sulfur

Augapfel

gelblich-bräunlich
Nr. 6 Kalium sulfuricum
Augentropfen → *„Äußere Anwendung", S. 426 ff.*

gelblich grün
Nr. 7 Magnesium phosphoricum, *Nr. 10 Natrium sulfuricum
Augentropfen → *„Äußere Anwendung", S. 426 ff.*
Homöopathie: Chelidonium D4

leicht hervortretend, deutlich betont
Nr. 14 Kalium bromatum
Homöopathie: Jodum, Lycopus D 12 (beschleunigter Puls)

milchig-bläulich
Nr. 4 Kalium chloratum
Augentropfen → *„Äußere Anwendung", S. 426 ff.*

Augen

Absonderungen: rahmartig, honiggelb, verklebt
Nr. 9 Natrium phosphoricum
Homöopathie: Pulsatilla D6, Hepar sulfuris D10, Aethiops antimonialis D6

Hausapotheke: Kamillenblütenbäder

allgemein – zur Pflege und Vorsorge
Nr. 1 Calcium fluoratum, Nr. 3 Ferrum phosphoricum, *Nr. 8 Natrium chloratum, Nr. 11 Silicea
Homöopathie: Euphrasia D4, ISO-Augentropfen, Oculo-Heel

Hausapotheke: Bäder mit Augentrost

Augen

anstrengendes Sehen
Nr. 11 Silicea
Homöopathie: Cocculus D4, Ruta D3, Phosphorus D12

ätzend, brennend
*Nr. 8 Natrium chloratum, Nr. 12 Calcium sulfuricum
Homöopathie: Belladonna D30, Arsenicum D6, Euphrasia D4, Graphites D6, Kalium jodatum (wie rohes Fleisch), Mercurius solubilis, Kreosotum, Sulfur

Augengel
Nr. 1 Calcium fluoratum, Nr. 6 Kalium sulfuricum, Nr. 10 Natrium sulfuricum, Nr. 11 Silicea, Nr. 22 Calcium carbonicum

Ausfluss gelblich
Nr. 6 Kalium sulfuricum, Nr. 12 Calcium sulfuricum
Homöopathie: Pulsatilla D4, Hepar sulfuris D12, Mercurius solubilis D10

Ausfluss ocker
Nr. 6 Kalium sulfuricum

Bewegungsschmerz
Nr. 3 Ferrum phosphoricum
Homöopathie: Bryonia D6, Belladonna, Gelsemium, Nux vomica, Apis D6

Bindehautentzündung
*Nr. 3 Ferrum phosphoricum, Nr. 6 Kalium sulfuricum, *Nr. 9 Natrium phosphoricum, Nr. 11 Silicea, Nr. 12 Calcium sulfuricum
Homöopathie: Aconitum, Belladonna, Bryonia, Cepa, Dulcamara, Euphrasia D4, Gelsemium, Mercurius solubilis D10, Apis D4

Bläschen, wässrig auf der Hornhaut
Nicht ohne ärztliche Begleitung!
Nr. 8 Natrium chloratum
Homöopathie: Rhus toxicodendron D12, Mezereum D6
→ Herpes!

brennend
Nr. 8 Natrium chloratum
Homöopathie: Arsenicum, Causticum, Kalium jodatum, Sulfur D6 (heiße Tränen), Mercurius-Salze

Druck, bei Ödemen und Stichen
Nr. 10 Natrium sulfuricum
Homöopathie: Apis D4, Kalium carbonicum D6

eitrig, gelblich grün, wässrig
Nr. 10 Natrium sulfuricum, Nr. 12 Calcium sulfuricum
Homöopathie: Hydrastis, Thuja

Entzündung akut
*Nr. 3 Ferrum phosphoricum, Nr. 4 Kalium chloratum
Homöopathie: Aconitum D30, Belladonna D30, Apis D4/D30, Arsenicum D6, Bryonia D4, Hepar sulfuris D10, Mercurius solubilis D10

Entzündung der Neugeborenen
Nr. 3 Ferrum phosphoricum, sondert sich schon etwas Eiter ab: Nr. 9 Natrium phosphoricum
Vom Mineralstoff Nr. 3 alle 10 Minuten eine Tablette und von der Nr. 9 stündlich eine Tablette verabreichen.

Entzündung nach Fiebererkrankung
*Nr. 3 Ferrum phosphoricum, Nr. 5 Kalium phosphoricum, Nr. 8 Natrium chloratum

Flimmern
Nr. 1 Calcium fluoratum, Nr. 2 Calcium phosphoricum, Nr. 5 Kalium phosphoricum, *Nr. 7 Magnesium phosphoricum, Nr. 11 Silicea
Homöopathie: Natrium chloratum – in Hochpotenz durch den Fachmann verordnet; Gelsemium D4, Euphrasia D4, Digitalis, Lachesis, Tabacum, Veratrum album

Funken, Farbensehen
*Nr. 10 Natrium sulfuricum, Nr. 11 Silicea
Homöopathie: Causticum D12, Acidum nitricum D6, Belladonna D30, Phosphorus D12, Glonoinum D6/D12/D30, Aurum, Stramonium, Nux vomica

gerötete Augenlider
*Nr. 3 Ferrum phosphoricum, Nr. 4 Kalium chloratum, Nr. 8 Natrium chloratum
Homöopathie: Arsenicum, Belladonna D12, Rhus toxicodendron D6/D12 (Bläschen), Sulfur D4/D12

geschwollene Augenlider
Nr. 10 Natrium sulfuricum
Homöopathie: Apis D4, Arsenicum D6, Chamomilla D3, Kalium carbonicum D6, Phosphorus D12, Rhus toxicodendron D6

Hinweis: Unbedingt die elektromagnetische Belastung am Schlafplatz überprüfen. Alle elektrischen Einrichtungen entfernen. Eventuell die Sicherung für den Schlafraum ausdrehen, den Schalter ausschalten!

Hell-Dunkel-Adaption
Nr. 21 Zincum chloratum

Hornhaut – Bläschen
Nr. 1 Calcium fluoratum, Nr. 8 Natrium chloratum
Homöopathie: Apis D4, D12, Rhus toxicodendron D12, Mezereum D4, Arsenicum

Hornhaut – Entzündung
Nr. 1 Calcium fluoratum, Nr. 3 Ferrum phosphoricum
Die Nr. 3 erweist sich in der Form als Tropfen als sehr hilfreich.

Homöopathie: Acidum nitricum, Hepar sulfuris, Aethiops antimonialis D4, Sulfur D6, Belladonna, Apis, Mercurius

Hornhaut – Flecken und Narben
Nr. 1 Calcium fluoratum, Nr. 8 Natrium chloratum
Homöopathie: Aethiops antimonialis D4, Kalium bichromicum D12, Calcium carbonicum, Conium D4, Graphites D12, Silicea

Hornhaut – Geschwür
→ Ulcus cornea

Hornhaut – Narben
*Nr. 1 Calcium fluoratum, Nr. 8 Natrium chloratum, Nr. 11 Silicea

Hornhaut – Trübungen
Nr. 1 Calcium fluoratum, Nr. 8 Natrium chloratum
Homöopathie: Argentum nitricum D12, Arsenicum, Calcium carbonicum D6, Aurum D6, Euphrasia, Mercurius solubilis, Sulfur, Naphtalinum

Lichtempfindlichkeit
Nr. 9 Natrium phosphoricum, *Nr. 11 Silicea, Nr. 21 Zincum chloratum
Homöopathie: Rhus toxicodendron D12, Nux vomica D30, Euphrasia D4, Belladonna D30, Apis D4, D12, Aethiops antimonialis D4

Mückensehen
*Nr. 8 Natrium chloratum, Nr. 10 Natrium sulfuricum
Homöopathie: Silicea D6, Calcium fluoricum D6, Kalium carbonicum D6, Causticum D6/D12, Phosphorus D12, Agaricus, Digitalis, Tabacum

Netzhautstörungen
Nr. 21 Zincum chloratum

Schleimhautkatarrh der Augen
zusätzlich
Nr. 22 Calcium carbonicum
Homöopathie: Euphrasia D4

Schmerz beim Vorbeugen des Kopfes
Nr. 9 Natrium phosphoricum, *Nr. 10 Natrium sulfuricum
Homöopathie: Cinnabaris D4 (Nasen-, Neben- und Stirnhöhlen)

Schmerzen
Nr. 2 Calcium phosphoricum
Homöopathie: Belladonna D30, Euphrasia D4

Schmerzen bei Fieber
Nr. 3 Ferrum phosphoricum
Homöopathie: Aconitum D30, Bryonia D4, Belladonna D30, Gelsemium D4/D30

Hinweis: Die Schmerzen entstehen vor allem in den Augenhöhlen, wenn die Augen bewegt werden.

Schmerzen nach Grippe
Nr. 10 Natrium sulfuricum
Homöopathie: Bryonia D4, Causticum D6, Dulcamara D4, Eupatorium D4, Gelsemium D4, Rhus toxicodendron D6, Vincetoxicum D4

Schmerzen, Augen neuralgisch tränend
Nr. 8 Natrium chloratum
Homöopathie: Cedron D4, Gelsemium D4

Schmerzen rheumatisch
*Nr. 9 Natrium phosphoricum, Nr. 10 Natrium sulfuricum
Homöopathie: Aconitum D30, Bryonia D4, Apis D4, Rhus toxicodendron D4/D6, Spigelia D6, Thuja D6

Sehschwäche
Nr. 17 Manganum sulfuricum, Nr. 21 Zincum chloratum
Homöopathie: Acidum phosphoricum, Ambra D3, Argentum nitricum D12, China D4, Causticum D6, Kalium carbonicum D6, Kalium phosphoricum D12, Natrium chloratum D12/D30, Phosphorus D12

Sehstörungen, nervöse
Nr. 14 Kalium bromatum
Homöopathie: Cina D4

stechender Schmerz
Nr. 7 Magnesium phosphoricum
Homöopathie: Aconitum D30, Argentum nitricum D12, Apis D4, Bryonia

Ausfluss – Fluor genitalis

tränend
Nr. 8 Natrium chloratum
Homöopathie: Calcium carbonicum D6, Euphrasia D4, Rhus toxicodendron D6, Apis D4, Chelidonium D4

tränend im Freien
Nr. 8 Natrium chloratum
Homöopathie: Euphrasia D4, Phosphorus, Silicea

trocken wie Sand
Nr. 8 Natrium chloratum
Homöopathie: Euphrasia D4, Belladonna D12, Sepia D6/D12, Sulfur, Calcium carbonicum, Graphites, Silicea

Überanstrengung
Nr. 1 Calcium fluoratum, Nr. 3 Ferrum phosphoricum, *Nr. 5 Kalium phosphoricum, *Nr. 8 Natrium chloratum, Nr. 11 Silicea
Homöopathie: Agnus castus, Arnica D12, Cocculus D4, Ruta D3, Euphrasia D3, Phosphorus D12

Augenstoffwechsel

Nr. 3 Ferrum phosphoricum, Nr. 5 Kalium phosphoricum, *Nr. 8 Natrium chloratum, Nr. 10 Natrium sulfuricum, Nr. 11 Silicea, Nr. 21 Zincum chloratum, Nr. 26 Selenium

Augenlid

Boxerauge, Brillenhämatom
Nr. 11 Silicea
Homöopathie: Ledum D3, Acidum sulfuricum D3

Entzündung, Lidrandentzündung
*Nr. 3 Ferrum phosphoricum, Nr. 4 Kalium chloratum, Nr. 9 Natrium phosphoricum, Nr. 17 Manganum sulfuricum
Die Mineralstoffkombination ist in der Anwendung als Cremegel besonders zu empfehlen.

Homöopathie: Apis, Euphrasia D12, Belladonna D30, Aconitum D30, Graphites D12, Pulsatilla, Rhus toxicodendron, Sulfur

Hausapotheke: Augentrosttee

Krampf
Nr. 7 Magnesium phosphoricum
Homöopathie: Agaricus, Arsenicum, Belladonna D30, Cuprum, Hyoscyamus, Kalium phosphoricum, Nux vomica, Rhus toxicodendron, Mercurius solubilis

Muskelschwäche, Lähmung
Nicht ohne ärztliche Begleitung!
Nr. 5 Kalium phosphoricum, Nr. 7 Magnesium phosphoricum
Homöopathie: Aconitum, Causticum D4, Gelsemium D4, Kalmia, Plumbum, Sepia, Zincum

Hinweis: Es ist darauf zu achten, ob eine Gesichtslähmung (Fazialislähmung) vorliegt!

Verhärtung
*Nr. 1 Calcium fluoratum, Nr. 11 Silicea
Homöopathie: Graphites D6, Staphisagria D6/D30

Zuckungen
Nr. 11 Silicea
Auch als Salbe oder Cremegel

Homöopathie: Cuprum D30, Agaricus D12, Cina D4/D12/D30 (Augenbrauen), Crocus, Gelsemium, Magnesium phosphoricum, Ruta

Ausdauer: mangelnde

der Kinder: beim Spielen, beim Lernen …
*Nr. 5 Kalium phosphoricum, Nr. 7 Magnesium phosphoricum, Nr. 9 Natrium phosphoricum, Nr. 11 Silicea
Homöopathie: Sulfur, Magnesium carbonicum, Jodum, Phosphorus, Calcium carbonicum

Ausfluss – Auge

gelblich – „gelbe Augenbutter"
Nr. 12 Calcium sulfuricum
Homöopathie: Mercurius solubilis D10, Hepar sulfuris D10, Pulsatilla D6

leicht tränend
Nr. 8 Natrium chloratum
Homöopathie: Cepa D10

Ausfluss – Fluor genitalis

→ Scheide

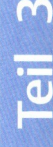

Auslachen

wenn das Kind dazu neigt, sich ausgelacht zu fühlen
Nr. 1 Calcium fluoratum, Nr. 3 Ferrum phosphoricum, *Nr. 5 Kalium phosphoricum, Nr. 8 Natrium chloratum, Nr. 11 Silicea
Homöopathie: Calcium carbonicum, Barium carbonicum

Ausleitung

allgemein
Nr. 4 Kalium chloratum, Nr. 6 Kalium sulfuricum, *Nr. 8 Natrium chloratum, *Nr. 10 Natrium sulfuricum, Nr. 18 Calcium sulfuratum, Nr. 21 Zincum chloratum, Nr. 23 Natrium bicarbonicum, Nr. 26 Selenium

Giftstoffe, belastende Stoffe durch Medikamente
Nr. 4 Kalium chloratum, Nr. 8 Natrium chloratum, *Nr. 10 Natrium sulfuricum
Homöopathie: Berberis D3, Solidago D3, Pulsatilla D6, Lycopodium D6, Nux vomica D6, Sulfur, Selenium D4

Ausscheidungen

allgemein – werden gefördert durch
Nr. 4 Kalium chloratum, Nr. 5 Kalium phosphoricum, *Nr. 8 Natrium chloratum, *Nr. 10 Natrium sulfuricum, Nr. 22 Calcium carbonicum
Hausapotheke: Essen von Sauerkraut fördert den Stuhlgang

Fremdkörper
Nr. 10 Natrium sulfuricum, *Nr. 11 Silicea
Homöopathie: Myristica sebifera D4 („homöopathisches Messer")
Folge von Fremdkörpern: Arnica D4

Giftstoffe, Medikamente
Sofortige medizinische Versorgung (Krankenhaus) ist notwendig!
Nr. 4 Kalium chloratum, Nr. 8 Natrium chloratum, *Nr. 10 Natrium sulfuricum
Homöopathie: Nux vomica D30
→ **Vergiftung**

Ausscheidungen

juckend, beißend
Nr. 10 Natrium sulfuricum
Homöopathie: Calcium carbonicum, Magnesium carbonicum, Cepa D10, Arsenicum, Sulfur

salzig brennend
Nr. 8 Natrium chloratum
Homöopathie: Arsenicum

sauer riechend
Nr. 9 Natrium phosphoricum
Homöopathie: Calcium carbonicum, Magnesium carbonicum, Hepar sulfuris, Rheum

sauer scharf
Nr. 9 Natrium phosphoricum
Homöopathie: Iris

Ausschlag

→ **Haut**

Ausschwitzung

→ **Schweiß**

Außenohr

Entzündung
Nr. 3 Ferrum phosphoricum
Tropfen aus diesem Mineralstoff sind hilfreich!

Homöopathie: Aconitum D30, Belladonna D30, Apis D4, Cantharis D6, Mercurius

Austrocknung

Augen trocken
Nr. 1 Calcium fluoratum, Nr. 8 Natrium chloratum
Homöopathie: Euphrasia D4, Calcium carbonicum D6, Sepia D12

Hinweis: Die Austrocknung der Augen ist Folge von zu wenig Tränenflüssigkeit.

der Schleimhäute
Nr. 8 Natrium chloratum
Homöopathie: Alumina D12, Natrium chloratum – in

Hochpotenz durch den Fachmann verordnet; Lycopodium D12, Argentum metallicum

wenig Speichel
Nr. 8 Natrium chloratum
Homöopathie: Natrium chloratum D200 – vom Fachmann verordnet; Bryonia D6 (trockene Schleimhäute)
Hinweis: Zu jeder Mahlzeit Wasser trinken.

Auswüchse

Überbeine
Nr. 1 Calcium fluoratum
Homöopathie: Apis D4 (akut), Acidum phosphoricum D6, Acidum benzoicum D4, Mezereum D4, Silicea D6/D12

Verhärtungen
Nr. 1 Calcium fluoratum
Homöopathie: Hekla-Lava D4

Auswurf

blutig – eitrig, reichlich stinkend
*Nr. 3 Ferrum phosphoricum, *Nr. 5 Kalium phosphoricum, Nr. 9 Natrium phosphoricum, Nr. 11 Silicea, Nr. 12 Calcium sulfuricum
Homöopathie: nur blutig: Ipecacuanha D4, Phosphorus D12, Ferrum D12, Arnica D12, Arsenicum D12, Sulfur D12, Stannum D4, Kreosotum D6

Eiter, gelb
Nr. 9 Natrium phosphoricum
Homöopathie: Hepar sulfuris D10

Eiter, grünlich
Nr. 10 Natrium sulfuricum
Homöopathie: Acidum nitricum D6, Kalium bichromicum D12, Mercurius bijodatus, Pulsatilla D6, Thuja D4, Stannum D4

Fäden ziehend
Nr. 4 Kalium chloratum
Homöopathie: Coccus cacti D4

faulig – stinkend
Nr. 5 Kalium phosphoricum
Homöopathie: Antimonium sulfuratum aurantiacum D4, Arnica, Carbo, Kreosotum D4, Lachesis, Stannum D4, Arsenicum D6, Phellandrium D4

gelblich-grün
Nr. 10 Natrium sulfuricum
Homöopathie: Kalium bichromicum D12, Natrium carbonicum D12, Psorinum, Pulsatilla D6, Stannum D12, Hydrastis D6

honiggelb
Nr. 9 Natrium phosphoricum
→ **Husten – Schleim**

mit Würgegefühl
Nr. 6 Kalium sulfuricum, Nr. 7 Magnesium phosphoricum
Homöopathie: Ipecacuanha D4, Corallium rubrum D4

mit Würgegefühl – durchsichtiger Schleim
Nr. 8 Natrium chloratum
Homöopathie: Coccus cacti D4 (hell, fadenziehend)

mit Würgegefühl – Galle
Nr. 7 Magnesium phosphoricum, *Nr. 10 Natrium sulfuricum
Homöopathie: Ipecacuanha D4, Chelidonium D4

mit Würgegefühl – Wasser
Nr. 7 Magnesium phosphoricum, *Nr. 8 Natrium chloratum
Homöopathie: Magnesium carbonicum D12

mit Würgegefühl – weißer zäher Schleim
*Nr. 4 Kalium chloratum, Nr. 7 Magnesium phosphoricum, Nr. 8 Natrium chloratum
Homöopathie: Coccus cacti D6

ockerschleimig
Nr. 6 Kalium sulfuricum
Homöopathie: Kalium bichromicum D12

schaumig – glasig
Nr. 8 Natrium chloratum
Homöopathie: Phosphorus D12, Arnica D12

weiß bis weißgrau, zäh
Nr. 4 Kalium chloratum
Homöopathie: Ambra D4, Argentum metallicum D12, Lycopodium D6, Stannum metallicum D4

Auszehrung der Kinder

verbunden mit chronischem Darmkatarrh
Nr. 22 Calcium carbonicum, Nr. 24 Arsenum Jodatum
Homöopathie: Abrotanum D3, China D4

Autofahrer

Übermüdung
Nr. 3 Ferrum phosphoricum, Nr. 5 Kalium phosphoricum, Nr. 6 Kalium sulfuricum, Nr. 8 Natrium chloratum, *Nr. 9 Natrium phosphoricum, Nr. 10 Natrium sulfuricum
Homöopathie: Cocculus D4

Hinweis: Es ist auch der energetische Gesichtspunkt zu berücksichtigen. Die Karosserie entzieht auf der energetischen Ebene Substanz!

Azidose

Übersäuerung
Nr. 9 Natrium phosphoricum, Nr. 23 Natrium bicarbonicum
Homöopathie: Nux vomica D6/D12, Magnesium carbonicum D8, Robinia pseudacacia D4/D6

Backengeschwulst

allgemein
Nr. 4 Kalium chloratum, *Nr. 9 Natrium phosphoricum, Nr. 11 Silicea
Homöopathie: Belladonna D30

mit Fieber
zusätzlich
Nr. 3 Ferrum phosphoricum
Homöopathie: Belladonna D30; weiche Schwellung: Mercurius solubilis D30

mit Verhärtung
zusätzlich
Nr. 1 Calcium fluoratum
Homöopathie: Barium carbonicum D4
→ **Mumps**

Backenknochen

harte Anschwellung
*Nr. 1 Calcium fluoratum, Nr. 11 Silicea

Bakterienruhr

allgemein
Nicht ohne ärztliche Begleitung! Antibiotika!
*Nr. 3 Ferrum phosphoricum, Nr. 4 Kalium chloratum, Nr. 7 Magnesium phosphoricum, Nr. 8 Natrium chloratum, Nr. 9 Natrium phosphoricum, *Nr. 10 Natrium sulfuricum
Homöopathie: Cantharis D6, Colocynthis D4, Arsenicum D6, Colchicum D6

Balggeschwulst

→ **Grützbeutel**

Bänder

Erschlaffung
*Nr. 1 Calcium fluoratum, Nr. 11 Silicea
Homöopathie: Belladonna, Causticum, Helonias, Lilium tigrinum, Sepia D6, Calcium phosphoricum D6/D12
→ **Umknicken der Knöchel**

schmerzend
Nr. 1 Calcium fluoratum, *Nr. 3 Ferrum phosphoricum, *Nr. 9 Natrium phosphoricum, Nr. 11 Silicea
Die Mineralstoffkombination ist in der Anwendung als Salbe oder Cremegel besonders zu empfehlen.

Homöopathie: Rhus toxicodendron D6
→ **Zerrung**

Bandscheiben

Beschwerden
Nr. 1 Calcium fluoratum, Nr. 1 Ferrum phosphoricum, Nr. 8 Natrium chloratum, Nr. 11 Silicea
Die Mineralstoffkombination ist in der Anwendung als Salbe oder Cremegel besonders zu empfehlen.

Homöopathie: Arnica D4 + Ruta D4 + Hypericum D4 zu gleichen Teilen mischen (für alle Wirbelsäulenpatienten)

Hinweis: Geh- und Sitzgewohnheiten ändern, Unterkühlung vermeiden.

Regeneration
Nr. 1 Calcium fluoratum, Nr. 5 Kalium phosphoricum, Nr. 8 Natrium chloratum, Nr. 11 Silicea
Die Mineralstoffkombination ist in der Anwendung als Salbe oder Cremegel besonders zu empfehlen.

Schäden
Nr. 1 Calcium fluoratum, Nr. 8 Natrium chloratum, Nr. 11 Silicea

Die Mineralstoffkombination ist in der Anwendung als Salbe oder Cremegel besonders zu empfehlen.

Homöopathie: Strontium carb. D12, Thallium D6, Tellurium D6/D12

Hinweis: Überlegen, ob die Einstellung zum Leben vielleicht geändert werden müsste!

Schmerzen
Nr. 1 Calcium fluoratum, *Nr. 2 Calcium phosphoricum, Nr. 3 Ferrum phosphoricum, *Nr. 7 Magnesium phosphoricum, Nr. 8 Natrium chloratum, Nr. 11 Silicea
Die Mineralstoffkombination ist in der Anwendung als Salbe oder Cremegel besonders zu empfehlen.

Teilvorfall
Nr. 1 Calcium fluoratum, *Nr. 2 Calcium phosphoricum, *Nr. 3 Ferrum phosphoricum, Nr. 9 Natrium phosphoricum, Nr. 11 Silicea
Die Mineralstoffkombination ist in der Anwendung als Salbe oder Cremegel besonders zu empfehlen.

Homöopathie: Strontium carbonicum D12, Thallium D6

Bandwurm

Befall
Nr. 10 Natrium sulfuricum
Homöopathie: Crotalus D12, Filix mas, Granatum

mit Krämpfen
zusätzlich
Nr. 7 Magnesium phosphoricum
Homöopathie: Cuprum aceticum, Cuprum oxydatum nigrum D4

Bartflechte

allgemein
*Nr. 5 Kalium phosphoricum, Nr. 6 Kalium sulfuricum, Nr. 9 Natrium phosphoricum, Nr. 10 Natrium sulfuricum, Nr. 11 Silicea
Homöopathie: Sulfur D6, Hepar sulfuris D10, Graphites D12, Cicuta virosa D4/D6

Basedow'sche Krankheit

Überfunktion der Schilddrüse (Hyperthyreose, Schilddrüsenkrankheit)

allgemein
Nicht ohne ärztliche Begleitung!
Nr. 1 Calcium fluoratum, Nr. 2 Calcium phosphoricum, Nr. 4 Kalium chloratum, Nr. 7 Magnesium phosphoricum, Nr. 8 Natrium chloratum, Nr. 14 Kalium bromatum, *Nr. 15 Kalium jodatum, Nr. 16 Lithium chloratum
Homöopathie: Jodum D12, Lycopus D12, Graphites D12
→ **Schilddrüse**
Literaturhinweis: Bruker, M.O.: Störungen der Schilddrüse. emu-Verlag.

Bauch

Blähungen
Nr. 3 Ferrum phosphoricum, Nr. 7 Magnesium phosphoricum, als „heiße 7", *Nr. 10 Natrium sulfuricum, Nr. 20 Kalium-Aluminium sulfuricum, Nr. 23 Natrium bicarbonicum
Homöopathie: Asa foetida D4, China D4, Lycopodium D12, Argentum nitricum D12, Carbo vegetabilis D6/D12

Mischung aus: Carduus marianus D2, Chelidonium D4, Taraxacum D3

Hausapotheke: Kamille-Fenchel-Anisteemischung, Kümmeltee

Hinweis: Windwasser[358] für Babys oder Erwachsene – Apotheke; Windsalbe[359] für Babys

Tipp: Kindernahrung mit Kamillentee (sehr dünn) ansetzen. Vorsicht: Allergiemöglichkeit!

Hängebauch
*Nr. 1 Calcium fluoratum, Nr. 9 Natrium phosphoricum, Nr. 11 Silicea
Homöopathie: Bänderschwäche, Senkung: Belladonna, Calcium carbonicum, Lilium, Sepia

Hinweis: Gymnastik, Massage ist hilfreich; achten auf Haltung, Ernährung.

---

358 *Windwasser:* Aqua carminativa ÖAB 9 (Österreichisches Arzneibuch 9): ätherische Öle in Wasser gelöst (Kümmel, Fenchel, Kamille, Zitrone, Pfefferminze); wird teelöffelweise eingenommen – gegen Blähungen.
359 *Windsalbe:* Unguentum aromaticum ÖAB 9: ätherische Öle in einer fetten Salbengrundlage zur Bauchmassage von Kleinkindern.

Muskelerschlaffung
Nr. 1 Calcium fluoratum

Hinweis: Gymnastik ist hilfreich!

Nervenschmerzen, Neuralgie
Nr. 3 Ferrum phosphoricum, Nr. 7 Magnesium phosphoricum, *Nr. 9 Natrium phosphoricum, Nr. 11 Silicea
Homöopathie: Aconitum, Belladonna, Colocynthis D4, Nux vomica D6, Rhus tox., Causticum, Kalmia, Spigelia, Cedron, Aranea diadema, Arsenicum, Verbascum

Völlegefühl
Nr. 6 Kalium sulfuricum
Homöopathie: Aloe, Argentum nitricum, Carbo, China, Lycopodium, Nux vomica, Sepia, Sulfur

Bauchfellentzündung

allgemein
Nicht ohne ärztliche Begleitung!
Nr. 3 Ferrum phosphoricum, Nr. 4 Kalium chloratum
Homöopathie: Apis, Bryonia, Mercurius, Rhus toxicodendron, Lachesis D12, Spongia D3
Hinweis: Die Krankheit ist lebensbedrohend!

begleitet von Verstopfung
zusätzlich
Nr. 10 Natrium sulfuricum, Nr. 11 Silicea, Nr. 12 Calcium sulfuricum
Homöopathie: Lycopodium, Nux vomica D6/D12/ D30

hohes Fieber
Nr. 5 Kalium phosphoricum
Homöopathie: Aconitum, Belladonna, Lachesis

krampfartig, mit Schmerzen
zusätzlich
Nr. 7 Magnesium phosphoricum
Homöopathie: Chamomilla

sauer riechend
Nr. 9 Natrium phosphoricum

Bauchschmerzen

allgemein
Nr. 1 Calcium fluoratum, Nr. 3 Ferrum phosphoricum, Nr. 4 Kalium chloratum, *Nr. 7 Magnesium phosphoricum, Nr. 9 Natrium phosphoricum, Nr. 10 Natrium sulfuricum
Die Mineralstoffkombination ist in der Anwendung als Salbe oder Cremegel besonders zu empfehlen.

Homöopathie: Aconitum, Belladonna, Bryonia D4, Chamomilla D3, China D4, Cina D4, Colchicum D6, Dioscorea D4, Kalium carbonicum D6, Magnesium carbonicum D12, Tabacum

Blähungen
Nr. 3 Ferrum phosphoricum, Nr. 7 Magnesium phosphoricum, *Nr. 10 Natrium sulfuricum, Nr. 20 Kalium-Aluminium sulfuricum, Nr. 23 Natrium bicarbonicum
Homöopathie: Argentum nitricum D12, Lycopodium D12, Dioscorea D4

Hinweis: Es handelt sich um schneidende Schmerzen. Hier sind Bauchwickel anzuraten!

Wenn ein Mangel an Natrium sulfuricum vorliegt, stinken die Winde.

krampfhaft, vor Schmerzen krümmend
Nr. 7 Magnesium phosphoricum
In diesem Fall unbedingt als „heiße 7" einzunehmen!
Homöopathie: Colocynthis D4

Seitenstechen
*Nr. 7 Magnesium phosphoricum, Nr. 8 Natrium chloratum
Homöopathie: Chelidonium D4, Kalium carbonicum D6, Calcium phosphoricum D6, Ceanothus D4, Acidum phosphoricum D6

Hinweis: Das Seitenstechen geht meistens von der Milz aus. Es zeigt häufig, dass der Energiehaushalt nicht in Ordnung ist. Die Schmerzen können sich über das Zwerchfell bis zur Leber, also über den ganzen oberen Bauchraum ausdehnen.

Bauchspeicheldrüse

allgemein
Nicht ohne ärztliche Begleitung!
Nr. 4 Kalium chloratum, *Nr. 6 Kalium sulfuricum, Nr. 7 Magnesium phosphoricum, Nr. 8 Natrium chloratum, Nr. 10 Natrium sulfuricum
Homöopathie: Belladonna, Iris, Dioscorea, Phosphorus, Nux vomica D6, Mandragora D6, China D4, Magnesium carbonicum D6, Veratrum album D4, Tabacum D30, Arsenicum D6

Hinweis: Die Bauchspeicheldrüse bildet für die Verdauung unbedingt notwendige Enzyme sowie das für die Verarbeitung des Zuckers notwendige Insulin.

die Tätigkeit wird zusätzlich aktiviert durch
Nr. 23 Natrium bicarbonicum

eine Erkrankung wird günstig beeinflusst
zusätzlich
Nr. 21 Zincum chloratum
Homöopathie: Eichhornia D2/4/6

Stoffwechselstörung
zusätzlich
Nr. 26 Selenium
Homöopathie: Lycopodium D6/D12, Taraxacum D3

Bechterew'sche Krankheit

Wirbelsäulenverkrümmung
Nicht ohne ärztliche Begleitung!
*Nr. 1 Calcium fluoratum, Nr. 2 Calcium phosphoricum, *Nr. 7 Magnesium phosphoricum, Nr. 8 Natrium chloratum, Nr. 9 Natrium phosphoricum, Nr. 11 Silicea
Die Mineralstoffkombination ist in der Anwendung als Salbe oder Cremegel besonders zu empfehlen.

Homöopathie: Calcium-Salze, Strontium carbonicum D12, Hekla-Lava D4, Tellurium D4

Bedrücktheit

→ **Depressive Zustände** → **Melancholie**

Begeisterungsfähigkeit

mangelnde
*Nr. 5 Kalium phosphoricum, Nr. 6 Kalium sulfuricum, *Nr. 7 Magnesium phosphoricum, Nr. 8 Natrium chloratum

Hinweis: Eventuell vorhandene Überforderungen müssen abgeklärt werden. „Wenn man vor lauter Arbeit nicht mehr weiß, wo man anfangen soll." – Den großen Packen in kleine Stücke zerteilen und einen Weg zur Bewältigung entdecken.

Begriffsstutzigkeit

„lange Leitung", Neigung zur Langsamkeit
Nr. 3 Ferrum phosphoricum, *Nr. 5 Kalium phosphoricum, Nr. 6 Kalium sulfuricum, Nr. 8 Natrium chloratum
Homöopathie: Calcium carbonicum, Silicea, Pulsatilla (alles kommt zu spät), Barium carbonicum

Beine

Geschwüre
Nr. 4 Kalium chloratum, Nr. 8 Natrium chloratum, *Nr. 9 Natrium phosphoricum, *Nr. 10 Natrium sulfuricum, Nr. 11 Silicea, Nr. 12 Calcium sulfuricum
Die angegebene Mischung sollte auch als Salbe oder Cremegel verwendet werden.

Homöopathie: Kreosotum D4, Secale D4

Krämpfe
Nr. 2 Calcium phosphoricum
Auch als Salbe oder Cremegel. Vor allem bei Wadenkrämpfen ist dieser Mineralstoff hochwirksam!

Homöopathie: bei Gefäßkrämpfen: Secale cornutum D4, Cuprum arsenicosum

offen
Nr. 4 Kalium chloratum, Nr. 9 Natrium phosphoricum, *Nr. 10 Natrium sulfuricum, Nr. 11 Silicea, Nr. 12 Calcium sulfuricum
Homöopathie: Arsenicum D6, Secale D4, Kreosotum D4, Echinacea in der Urtinktur

Hausapotheke: Lebertransalbe mit Zinkoxidanteil, panthenolhaltige Salben, Bäder mit Meisterwurz, Arnikasalbe

Schwäche, wackelig
Nr. 3 Ferrum phosphoricum, Nr. 5 Kalium phosphoricum, Nr. 8 Natrium chloratum
Homöopathie: Acidum phosphoricum, Alumina, Arsenicum, Calcium carbonicum, Causticum, Cocculus, Gelsemium, Phosphorus, Silicea, Stannum, Tabacum, Veratrum album

Schweregefühl
Nr. 10 Natrium sulfuricum
Homöopathie: Acidum phosphoricum D6, Aesculus D4 (Stauung), Agaricus D12, Calcium carbonicum, Carduus marianus D2, Hamamelis D4, Natrium carbonicum, Plumbum, Pulsatilla D6, Sepia D6, Sulfur D6

Hinweis: Das Schweregefühl kann von den Beinen ausgehend auf den ganzen Körper übergreifen.

Beklemmungen

allgemein
*Nr. 6 Kalium sulfuricum, Nr. 7 Magnesium phosphoricum
Homöopathie: Aconitum D30, Argentum nitricum D12, Cactus grandiflorus D4, Aurum metallicum D6/D12, Ignatia D12/D30

Beläge

→ Zungenbelag

Beleidigung

fühlt sich schnell beleidigt
Nr. 8 Natrium chloratum
Homöopathie: Ignatia D30, Staphisagria D30, Acidum nitricum D30

Benommenheit

allgemein – Kreislaufschwäche
Nr. 3 Ferrum phosphoricum, Nr. 5 Kalium phosphoricum, Nr. 8 Natrium chloratum
Homöopathie: Gelsemium D4

Bergsteigen

Beschwerden beim Bergsteigen
Nr. 2 Calcium phosphoricum, *Nr. 3 Ferrum phosphoricum, Nr. 5 Kalium phosphoricum, Nr. 8 Natrium chloratum
Homöopathie: Arnica D30, Rhus toxicodendron D30 (Überanstrengung, Verletzung)

Höhenangst
Nr. 1 Calcium fluoratum, Nr. 2 Calcium phosphoricum, *Nr. 5 Kalium phosphoricum, *Nr. 7 Magnesium phosphoricum, Nr. 11 Silicea
Homöopathie: Argentum nitricum D12

Beruhigung

der Gedanken
Nr. 2 Calcium phosphoricum, Nr. 6 Kalium sulfuricum, *Nr. 7 Magnesium phosphoricum
Homöopathie: Coffea D12, Ambra D3

Bachblüten: White Chestnut (die Gedanken kreisen um ein Problem, man kann nicht einschlafen, zwanghafter innerer Dialog, Teufelskreis)

der Nerven
Nr. 2 Calcium phosphoricum, *Nr. 7 Magnesium phosphoricum
Homöopathie: Ambra D3, Avena sativa D2

der willkürlichen Muskeln
Nr. 2 Calcium phosphoricum
Homöopathie: Zincum D12 (Beine), Kalium bromatum D12 (Finger)

des Herzens
Nr. 2 Calcium phosphoricum, Nr. 7 Magnesium phosphoricum
Homöopathie: Aconitum D30, Strophanthus D4

innere Unruhe
Nr. 14 Kalium bromatum, Nr. 15 Kalium jodatum
Homöopathie: Valeriana D12, Zincum valerianicum D4

Berührungsangst

will sich nicht anfassen lassen
Nr. 3 Ferrum phosphoricum, *Nr. 5 Kalium phosphoricum, Nr. 7 Magnesium phosphoricum, Nr. 11 Silicea
Homöopathie: Antimonium crudum D4/D12, Arnica D30

Bachblüten: Crab Apple (hat vor allem ein Grausen)

Beschwerden

→ **Kap. 3.2 Erkennungszeichen für einen bestimmten Mangel, s. S. 184**

am Abend zunehmend
*Nr. 6 Kalium sulfuricum, Nr. 11 Silicea
Homöopathie: Acidum nitricum, Ambra D3, Aconitum D30, Arsenicum, Belladonna D30, Calcium carbonicum, Causticum, Hepar sulfuris, Lycopodium D12, Phosphorus, Sepia D12

Bettnässen

an der See (am Meer)
Nr. 8 Natrium chloratum, Nr. 10 Natrium sulfuricum, Nr. 15 Kalium jodatum
Homöopathie: Arsenicum, Magnesium carbonicum, Sepia, Natrium chloratum

durch feuchtkühles Wetter
*Nr. 6 Kalium sulfuricum, Nr. 7 Magnesium phosphoricum, Nr. 8 Natrium chloratum
Homöopathie: Calcium phosphoricum, Dulcamara D4, Natrium sulfuricum, Nux vomica, Rhus toxicodendron D6, Rumex

durch geistige Anstrengung
Nr. 5 Kalium phosphoricum, Nr. 8 Natrium chloratum, Nr. 10 Natrium sulfuricum
Homöopathie: Phosphorus D30, Calcium carbonicum D30

durch Kälte, Nässe
Nr. 6 Kalium sulfuricum, Nr. 8 Natrium chloratum, Nr. 10 Natrium sulfuricum
Homöopathie: Abrotanum, Antimonium crudum, Aranea, Arsenicum, Calcium carbonicum, Calcium phosphoricum, China, Dulcamara D30, Hepar sulfuris, Kalium carbonicum, Nux vomica, Pulsatilla, Phosphorus, Rhus toxicodendron D12, Sulfur, Thuja, Tabacum, Veratrum album, Zincum

durch Mattigkeit
Nr. 9 Natrium phosphoricum
Homöopathie: Calcium phosphoricum D12, Natrium chloratum D30, Silicea D12, Acidum phosphoricum D6/D12

durch plötzliche Anfälle (Hass)
Nr. 10 Natrium sulfuricum
Homöopathie: Aconitum D30, Belladonna D30, Staphisagria, Stramonium, Nux vomica

durch Witterungswechsel
Nr. 2 Calcium phosphoricum, Nr. 5 Kalium phosphoricum, *Nr. 7 Magnesium phosphoricum, Nr. 11 Silicea
Homöopathie: Arsenicum, Barium carbonicum, Belladonna, Calcium carbonicum, Gelsemium, Kalium carbonicum, Nux vomica, Phosphorus, Psorinum, Rhododendron, Dulcamara, Calcium phosphoricum, Silicea, Sulfur, Tuberculinum

in trockener Luft verringert
Nr. 8 Natrium chloratum

mehr an der linken Körperseite
Nr. 10 Natrium sulfuricum
Homöopathie: Argentum nitricum D12, Lachesis D12, Phosphorus D12

morgens verstärkt
Nr. 5 Kalium phosphoricum, Nr. 8 Natrium chloratum
Homöopathie: Arnica, Arsenicum, Causticum, Cocculus, Lachesis, Kalium carbonicum, Lycopodium, Nux vomica D6, Calcium carbonicum D6, Phosphorus, Silicea D12, Sulfur

nach dem Schwitzen verringert
Nr. 8 Natrium chloratum
Homöopathie: Aconitum D30

periodische Beschwerden, immer wiederkehrend
Nr. 10 Natrium sulfuricum
Homöopathie: Cedron D4

Hinweis: Zur Vorbedingung einer erfolgreichen Behandlung gehört auch die Kontrolle des Schlafplatzes.

rheumatisch → Rheumatismus

schlimmer in Bewegung
Nr. 11 Silicea
Homöopathie: Arnica D6, Bryonia D4

Besenreiser

allgemein
Nr. 1 Calcium fluoratum, *Nr. 4 Kalium chloratum, Nr. 9 Natrium phosphoricum, Nr. 11 Silicea
Die Mineralstoffkombination ist in der Anwendung als Salbe oder Cremegel besonders zu empfehlen.

Homöopathie: Abrotanum D3

Hinweis: Vermeiden von allem, was den Mineralstoff Kalium chloratum besonders verbraucht, wie Alkoholkonsum, Milch- und Kakaogenuss. – Strombelastung ist besonders zu beachten!

Bettnässen

allgemein
Nr. 10 Natrium sulfuricum
Homöopathie: Ferrum phosphoricum D12, Tuberculinum, Causticum D12, Petroselinum D4, Equisetum D6

Hinweis: Bei diesen Beschwerden ist unbedingt der Schlafplatz zu überprüfen. Auch unter dem Bett in einem tieferen Geschoss liegende Tanks (Öl, Gas, Wasser) haben in diesem Zusammenhang großen Einfluss.

bei Nervenschwäche
*Nr. 5 Kalium phosphoricum, Nr. 8 Natrium chloratum
Homöopathie: Ambra D3, Gelsemium D4, Argentum nitricum D12

beim Husten
Nr. 1 Calcium fluoratum, Nr. 3 Ferrum phosphoricum, Nr. 5 Kalium phosphoricum, Nr. 8 Natrium chloratum
Homöopathie: Causticum D6/D12, Sepia D6, Kalium carbonicum D6

Hinweis: Beckenbodengymnastik ist anzuraten.

der Kinder
Nr. 3 Ferrum phosphoricum, Nr. 5 Kalium phosphoricum, Nr. 10 Natrium sulfuricum

Hinweis: Wird auf ein Versagen der Empfindungen in der Harnblasenschleimhaut zurückgeführt. Wichtig ist ein verständnisvoller Umgang mit den Kindern.

der Kinder bei Würmern
Nr. 9 Natrium phosphoricum
Homöopathie: Cina D4

Inkontinenz
*Nr. 1 Calcium fluoratum, Nr. 2 Calcium phosphoricum, *Nr. 5 Kalium phosphoricum, Nr. 10 Natrium sulfuricum
Homöopathie: Zincum metallicum D6/D12, Gelsemium D4, Sepia D6, Causticum D6, Kalium carbonicum D6

Hinweis: Darunter versteht man das Unvermögen zu kontrolliertem Zurückhalten (Retention) der Exkremente (Stuhl- und Harninkontinenz).

kleiner Kinder
Nr. 2 Calcium phosphoricum, *Nr. 10 Natrium sulfuricum
Homöopathie: Pulsatilla D12, Tuberculinum, Causticum D12, Ferrum phosphoricum D12

Bachblüten: Crab Apple

Hinweis: Eine Vorbedingung zur erfolgreichen Behandlung ist auch die Kontrolle des Schlafplatzes.

Beulen

durch Schlag oder Stoß
Nr. 3 Ferrum phosphoricum, Nr. 4 Kalium chloratum
Homöopathie: Arnica D12

Hausapotheke: Kastanien in 70%igen Alkohol ansetzen, die Beulen damit einreiben.

mit Bluterguss → Bluterguss

verhärtet
Nr. 1 Calcium fluoratum
Homöopathie: Conium D4

Bewegung

bei allgemeinem Verlangen nach Bewegung
Nr. 11 Silicea
Homöopathie: Pulsatilla D12, Sepia D12

Bewegungszwang
Nr. 2 Calcium phosphoricum
Homöopathie: Tarantula hispanica, Agaricus D12

Bachblüten: Impatiens (hektische Kinder, denen nichts schnell genug geht, die nur laufen)

wenn am Anfang der Bewegung die Schmerzen sich verschlimmern
Nr. 5 Kalium phosphoricum, Nr. 8 Natrium chloratum
Homöopathie: Rhus toxicodendron D6

wenn Bewegung die Beschwerden verschlimmert
Nr. 3 Ferrum phosphoricum
Homöopathie: Bryonia D4, Arnica D4/D12

wenn Bewegung die Schmerzen verringert
Nr. 2 Calcium phosphoricum
Homöopathie: Cimicifuga D6, Sepia D6, Zincum valerianicum D4

wenn die Bewegung abgelehnt wird zugunsten von entspannendem Ausruhen
Nr. 8 Natrium chloratum

Bienenstiche

allgemein
Nr. 2 Calcium phosphoricum, Nr. 3 Ferrum phosphoricum, *Nr. 8 Natrium chloratum

Zu Beginn der äußeren Versorgung sollten die Mineralstoffe als Brei aufgelegt werden (→ „Äußere Anwendung", S. 160ff.), später als Salbe oder Cremegel.

Homöopathie: Apis D4/D30

Hausapotheke: Kalte Umschläge

Bindegewebe

Abmagerung
Nr. 1 Calcium fluoratum, Nr. 4 Kalium chloratum, Nr. 9 Natrium phosphoricum, Nr. 10 Natrium sulfuricum, Nr. 11 Silicea, Nr. 12 Calcium sulfuricum
Homöopathie: Jodum, Phosphorus, Lycopodium, Magnesium carbonicum, Arsenicum album

allgemein – zur Pflege
Nr. 1 Calcium fluoratum, *Nr. 11 Silicea, Nr. 12 Calcium sulfuricum
Die Mineralstoffkombination ist in der Anwendung als Salbe oder Cremegel besonders zu empfehlen.

Aufbaumittel
Nr. 1 Calcium fluoratum, Nr. 2 Calcium phosphoricum, Nr. 4 Kalium chloratum, Nr. 8 Natrium chloratum, Nr. 11 Silicea
Homöopathie: Acidum fluoricum D6, Calcium phosphoricum D6 (Konstitution beachten!)

Bindegewebsstarre Kompaktierung
Nr. 12 Calcium sulfuricum
Basenbäder

Durchlässigkeit des Bindegewebes
Nr. 5 Kalium phosphoricum, Nr. 8 Natrium chloratum, Nr. 12 Calcium sulfuricum

Entzündung
*Nr. 3 Ferrum phosphoricum, Nr. 9 Natrium phosphoricum, Nr. 10 Natrium sulfuricum, Nr. 12 Calcium sulfuricum
Homöopathie: Apis D4, Belladonna D30, Aconitum D30

Entzündung mit Eiter
Nr. 5 Kalium phosphoricum, *Nr. 9 Natrium phosphoricum, Nr. 11 Silicea, Nr. 12 Calcium sulfuricum
Homöopathie: Mercurius solubilis D10, Hepar sulfuris D10

Erschlaffung, Austrocknung
Nr. 1 Calcium fluoratum, Nr. 8 Natrium chloratum, Nr. 11 Silicea
Die Mineralstoffkombination ist in der Anwendung als Salbe oder Cremegel besonders zu empfehlen.

Homöopathie: Alumina D12, Causticum D12, Argentum metallicum, Lycopodium, Arsenicum

Schwäche
Nr. 1 Calcium fluoratum, Nr. 5 Kalium phosphoricum, Nr. 8 Natrium chloratum, Nr. 11 Silicea, Nr. 12 Calcium sulfuricum, Nr. 19 Cuprum arsenicosum
Die Mineralstoffkombination ist in der Anwendung als Salbe oder Cremegel besonders zu empfehlen.

Homöopathie: Lilium tigrinum D6 (Frauen), Sepia D6

Bachblüten: Mischung aus: Gentian + Willow + Wild Rose (Unsicherheit im Erkennen und Werten)

Verhärtung
Nr. 1 Calcium fluoratum, Nr. 19 Cuprum arsenicosum
Homöopathie: Hydrocotyle

versulzt
Nr. 4 Kalium chloratum, Nr. 8 Natrium chloratum, Nr. 9 Natrium phosphoricum, Nr. 11 Silicea, Nr. 12 Calcium sulfuricum

Bindegewebsazidose

Nr. 9 Natrium phosphoricum, Nr. 11 Silicea, Nr. 12 Calcium sulfuricum
Durch die Gabe von Basenpulver kann die Ursache der Bindegewebsazidose nicht behoben werden!

Bindehautentzündung

des Auges – Konjunktivitis
*Nr. 3 Ferrum phosphoricum, Nr. 4 Kalium chloratum, Nr. 6 Kalium sulfuricum, Nr. 8 Natrium chloratum, *Nr. 9 Natrium phosphoricum, Nr. 11 Silicea, Nr. 12 Calcium sulfuricum
Homöopathie: Euphrasia D4, Apis D4, Belladonna D30, Ferrum phosphoricum D6, Ruta D3

Hausapotheke: Augentrosttee (1 Teelöffel davon mit 1/4 Liter Wasser erhitzen, 2 Minuten stehen lassen, abseihen und einige Kristalle Salz hinzufügen) – als Augenspülung anwenden!

eitrig
Nr. 9 Natrium phosphoricum, Nr. 11 Silicea, Nr. 12 Calcium sulfuricum
Homöopathie: Hepar sulfuris D12, Mercurius solubilis D12

trocken, sandig
Nr. 8 Natrium chloratum
Homöopathie: Euphrasia D4, Aconitum D30, Calcium carbonicum D6, Sepia D12

Bitter

wenn Verlangen nach bitteren Speisen und Getränken vorliegt
Nr. 10 Natrium sulfuricum
Homöopathie: Aconitum, Graphites, Digitalis purpurea, Natrium chloratum
→ Geschmack

Blähkolik

der Säuglinge → **Säugling**
Nr. 2 Calcium phosphoricum, Nr. 7 Magnesium phosphoricum, Nr. 10 Natrium sulfuricum, Nr. 19 Cuprum arsenicosum
Die Mineralstoffkombination ist in der Anwendung zuerst als Brei oder Kompresse und nach Erleichterung als Salbe oder Cremegel besonders zu empfehlen.

Erwachsene – unter Umständen verbunden mit Verstopfung
zusätzlich
Nr. 20 Kalium-Aluminium sulfuricum
Homöopathie: Magnesium phosphoricum D6

Blähungen

allgemein
*Nr. 7 Magnesium phosphoricum, Nr. 8 Natrium chloratum, Nr. 9 Natrium phosphoricum, *Nr. 10 Natrium sulfuricum
Homöopathie: Argentum nitricum D12, Carbo vegetabilis D6, Chamomilla D3, China D4, Asa foetida D3, Sulfur D6

Hausapotheke: Kamillentee, Fencheltee, Kümmeltee, Engelwurztee; Windwasser (Aqua carminativa ÖAB 9 (Österreichisches Arzneibuch 9): ätherische Öle in Wasser gelöst (Kümmel, Fenchel, Kamille, Zitrone, Pfefferminze); wird teelöffelweise eingenommen – gegen Blähungen; Windsalbe[360] (Unguentum aromaticum ÖAB 9: ätherische Öle in einer fetten Salbengrundlage zur Bauchmassage von Kleinkindern.)

mit Druckschmerz
Nr. 6 Kalium sulfuricum
Homöopathie: Nux vomica D6, Abies nigra D3/D4

mit Kolik
Nr. 7 Magnesium phosphoricum, als „heiße 7"
Homöopathie: Belladonna D30, Colocynthis D4, Nux vomica D4, Dioscorea D4, Magnesium carbonicum D12

nach dem Essen
Nr. 6 Kalium sulfuricum
Homöopathie: Nux vomica D6, Lycopodium D6, China D4, Abies nigra D4

Völle, Aufstoßen
*Nr. 6 Kalium sulfuricum, Nr. 8 Natrium chloratum, Nr. 9 Natrium phosphoricum
Homöopathie: Argentum nitricum D12, Abies nigra D4, Lycopodium D6/D12, Nux vomica D6, Nux moschata D12

Bläschen

Ausschlag → **Haut** → **Herpes**

Ausschlag um den Mund
Nr. 8 Natrium chloratum
Homöopathie: Aconitum, Belladonna, Natrium chloratum – in Hochpotenz durch den Fachmann verordnet; Rhus toxicodendron D6/D12, Mercurius, Arsenicum (rezid.)

Bläschen auf der Hornhaut des Auges
Nicht ohne ärztliche Begleitung!
Nr. 8 Natrium chloratum
Homöopathie: Acidum nitricum D6, Arsenicum D6, Calcium carbonicum, Euphrasia D4, Hepar sulfuris, Kalium chloratum, Mezereum D4, Natrium chloratum – in Hochpotenz durch den Fachmann verordnet; Croton D6, Pulsatilla, Ranunculus bulbosus D6, Capsicum, Rhus toxicodendron

---

360 Siehe dazu die Ausführungen bei Nr. 10 Natrium sulfuricum S. 349, zu Nr. 20 Kalium-Aluminium sulfuricum S. 395f. und zu Nr. 23 Natrium bicarbonicum S. 401ff.

Blase – Harnblase

Bläschen im Mund → **Mundfäule**
Eiterbläschen
Nr. 9 Natrium phosphoricum, Nr. 11 Silicea, Nr. 12 Calcium sulfuricum
Homöopathie: Mercurius solubilis D10, Hepar sulfuris D10

Bläschen auf der Haut

allgemein
Nr. 8 Natrium chloratum, Nr. 10 Natrium sulfuricum
Die Mineralstoffkombination ist in der Anwendung als Salbe oder Cremegel besonders zu empfehlen.

Homöopathie: Mezereum D4, Rhus toxicodendron D6/D30, Clematis D4, Croton D6, Ranunculus bulbosus D4

blutig – faulig stinkend – schmierige Kruste oder Schuppen
Nr. 5 Kalium phosphoricum
Homöopathie: Acidum nitricum D6, Cantharis D6, Kreosotum D4

bräunlich gelb – schmierig – gelbe Krusten bildend
Nr. 6 Kalium sulfuricum
Homöopathie: Cantharis D6, Graphites D6/D12, Mezereum D4

eitrig oder Eiterkruste
Nr. 9 Natrium phosphoricum, Nr. 11 Silicea, Nr. 12 Calcium sulfuricum
Homöopathie: Antimonium crudum D6, Mezereum D4, Viola tricolor D4

eiweißhaltig, eingetrocknet, weißgelbliche Kruste
Nr. 2 Calcium phosphoricum
Homöopathie: Capsicum D4 (stechend, brennend, eitrig)

honiggelb, beim Öffnen gelbe Krusten bildend
Nr. 9 Natrium phosphoricum
Homöopathie: Hepar sulfuris D10, Graphites D6

Inhalt faserstoffartig, stark gewölbt, Inhalt mehlartig
Nr. 4 Kalium chloratum
Homöopathie: Croton D4 (stark juckend), Graphites, Hepar sulfuris, Phosphorus, Zincum, Ammonium carbonicum

wasserhell oder weiße Schuppen
Nr. 8 Natrium chloratum
Homöopathie: Arsenicum, Clematis D4 (brennende Bläschen)

wässrig gelb, juckend – oft als Reaktion auf chemische Belastungen der Haut z.B. bei Malern, oder Sonnenallergie
Nr. 10 Natrium sulfuricum
Homöopathie: Mercurius (gelblich)

Blase – Harnblase
Entzündung – Katarrh

brennend
Nr. 3 Ferrum phosphoricum, Nr. 8 Natrium chloratum
Homöopathie: Berberis D3, Cantharis D6, Causticum D6, Terebinthina D4

chronisch
Nr. 6 Kalium sulfuricum, Nr. 11 Silicea, Nr. 12 Calcium sulfuricum, Nr. 16 Lithium chloratum
Homöopathie: Causticum D4/D6/D12, Lycopodium, Sepia

Katarrh
*Nr. 3 Ferrum phosphoricum, Nr. 7 Magnesium phosphoricum, *Nr. 8 Natrium chloratum, Nr. 11 Silicea, Nr. 16 Lithium chloratum
Homöopathie: Dulcamara D6 (bei Kälte), Aconitum D30

Hausapotheke: Bärentraubenblättertee, gemischt mit Bruchkraut

Reizung – Entzündung
*Nr. 3 Ferrum phosphoricum, Nr. 4 Kalium chloratum, Nr. 8 Natrium chloratum, *Nr. 9 Natrium phosphoricum, Nr. 10 Natrium sulfuricum, Nr. 16 Lithium chloratum
Homöopathie: Aconitum, Apis, Arsenicum, Belladonna, Cantharis, Dulcamara D4, Equisetum, Lachesis, Medorrhinum, Petroselinum

Hausapotheke: Blasentee (Zinnkraut, Hirtentäschel, Beerentraubenblätter, Vogelknöterich – einzeln oder gemischt)

Den Bärentraubenblättertee kalt ansetzen, 10 Stunden (über Nacht) stehen lassen, erwärmen und langsam trinken.

Urin braun
Nr. 6 Kalium sulfuricum, Nr. 9 Natrium phosphoricum
Homöopathie: Lithium carbonicum D4, Terebinthina D4 (blutig, rauchig, Veilchengeruch)

Urin eitrig
Nr. 9 Natrium phosphoricum, Nr. 11 Silicea, Nr. 12 Calcium sulfuricum
Homöopathie: Cantharis D6, Thuja D6

Urin riecht deutlich sauer
Nr. 9 Natrium phosphoricum

Blase – Harnblase

allgemein – zur Stärkung
Nr. 1 Calcium fluoratum, Nr. 3 Ferrum phosphoricum, Nr. 8 Natrium chloratum, Nr. 9 Natrium phosphoricum
Hausapotheke: Blasentee (Zinnkraut, Hirtentäschel, Bärentraubenblätter, Vogelknöterich – einzeln oder gemischt)

Den Bärentraubenblättertee kalt ansetzen, 10 Stunden (über Nacht) stehen lassen, erwärmen und langsam trinken.

Hinweis: Warmhalten der Blasengegend mit einer Wärmeflasche ist zu empfehlen.

Blasenschleimhautentzündung – Zystitis
*Nr. 3 Ferrum phosphoricum, Nr. 8 Natrium chloratum, Nr. 9 Natrium phosphoricum
Homöopathie: Aconitum D30 (akut), Cantharis D6 (Brennen), Belladonna D30, Apis D4, Dulcamara D4, Thuja D4, Coccus cacti D4

Blasenschwäche
Nr. 1 Calcium fluoratum, Nr. 5 Kalium phosphoricum, Nr. 9 Natrium phosphoricum, Nr. 10 Natrium sulfuricum
Homöopathie: Causticum D6/D12

die Ausscheidung anregend
Nr. 8 Natrium chloratum, Nr. 10 Natrium sulfuricum
Homöopathie: Berberis D3 + Solidago D3 (zu gleichen Teilen)

Krampf
Nr. 3 Ferrum phosphoricum, *Nr. 7 Magnesium phosphoricum
Homöopathie: Cantharis D6, Nux vomica D4, Sarsaparilla D4/D12, Pareira brava D3

Lähmung – Notfall! Arzt rufen!
Nr. 3 Ferrum phosphoricum, *Nr. 5 Kalium phosphoricum, Nr. 9 Natrium phosphoricum, Nr. 10 Natrium sulfuricum
Homöopathie: Causticum D6/D12 (chronisch), Hyoscyamus D30

Reizblase – nervös
Nr. 3 Ferrum phosphoricum, Nr. 7 Magnesium phosphoricum, *Nr. 9 Natrium phosphoricum
Homöopathie: Argentum nitricum D12, Causticum D6, Ambra D3, Nux vomica, Eupatorium purpureum

Schließmuskelschwäche der Blase
*Nr. 1 Calcium fluoratum, Nr. 3 Ferrum phosphoricum, Nr. 5 Kalium phosphoricum, Nr. 8 Natrium chloratum
Homöopathie: Dulcamara D6 (bei Kälte), Selenium D6, Conium D4

Hinweis: Beckenbodengymnastik ist sehr zu empfehlen!

Schrumpfblase
Nr. 1 Calcium fluoratum, Nr. 9 Natrium phosphoricum
Homöopathie: Plumbum

Zyste – Abgang
*Nr. 3 Ferrum phosphoricum, Nr. 5 Kalium phosphoricum, Nr. 8 Natrium chloratum, Nr. 10 Natrium sulfuricum
Ein- oder mehrkammeriger, durch eine Kapsel abgeschlossener sackartiger Tumor mit dünn- oder dickflüssigem Inhalt.

Blasen – Haut

nach der Wanderung
Nr. 3 Ferrum phosphoricum, Nr. 5 Kalium phosphoricum, *Nr. 8 Natrium chloratum
Die angegebenen Mineralstoffe sind einzunehmen und als Brei aufzulegen.
Homöopathie: Cantharis D6 (1–3 x 5 Globuli)

nach Verbrennungen
Nr. 3 Ferrum phosphoricum, Nr. 8 Natrium chloratum
Zu Beginn der äußeren Versorgung sollten die Mineralstoffe als Brei aufgelegt werden (→ „Äußere Anwendung", S. 160ff.), später als Salbe oder Cremegel.
Homöopathie: Apis D4 (wässrige Anschwellungen, Stechen und Brennen, Kühle bessert), Cantharis D4

(Blasenbildung, Brennen, Verlangen nach Kühle), Rhus toxicodendron D30 (mehr oberflächliche Verbrennung im Stadium der sekretgefüllten Bläschen mit Rötung und Brennen), Arsenicum album D12 (bei tiefen Verbrennungen, heftigen brennenden Schmerzen, Verlangen nach warmen Auflagen), Causticum D12 (lindert Brennschmerz, regeneriert geschädigtes Gewebe)

Hinweis: Als erste Hilfe: Immer unter fließendes kaltes Wasser halten.

Zur Heilung Lebertran-, Zinksalben mit Perubalsam[361] (wirkt desinfizierend) auftragen.

wässrig
Nr. 8 Natrium chloratum

wässrig – blutig
Nr. 5 Kalium phosphoricum

wässrig – gelblich-grünlicher Inhalt
Nr. 10 Natrium sulfuricum
Homöopathie: Ranunculus bulbosus (bläulich und ätzend)

Blasensteine

allgemein
Nr. 2 Calcium phosphoricum, Nr. 7 Magnesium phosphoricum, *Nr. 9 Natrium phosphoricum
Homöopathie: Arnica (Sand), Berberis, Coccus cacti, Equisetum, Terebinthina, Equisetum hiemale

Hinweis: Sehr viel trinken, Treppen steigen, ein warmes Bad nehmen; Wärme tut gut.

Ausscheidung
Nr. 5 Kalium phosphoricum, *Nr. 7 Magnesium phosphoricum, als „heiße 7", Nr. 9 Natrium phosphoricum, Nr. 11 Silicea
Homöopathie: Berberis D3, Solidago D3

Schmerzen krampfartig
Nr. 7 Magnesium phosphoricum, als „heiße 7"
Homöopathie: Nux vomica D4

Blässe

allgemein
*Nr. 2 Calcium phosphoricum, Nr. 3 Ferrum phosphoricum, Nr. 7 Magnesium phosphoricum
Homöopathie: Calcium carbonicum, Kalium carbonicum, Acidum phosphoricum (wie Schneewittchen)

Bachblüten: Clematis (sehr blasse verträumte Kinder)

Hinweis: Die Blässe entsteht meistens durch eine Verkrampfung der Muskeln. Durch diese werden die Adern verengt, sodass durch die schlechte Durchblutung keine frische, lebendige Farbe im Gesicht erscheint. Die Verkrampfung bzw. Anspannung kann viele Ursachen haben. Die angegebenen Mineralstoffe entspannen, sodass die Durchblutung wieder besser erfolgen kann.

weiß wie die Wand
Nr. 12 Calcium sulfuricum

Bleichsucht

bei Weinerlichkeit
Nr. 5 Kalium phosphoricum
Homöopathie: Pulsatilla D6.
Zusätzlich unbedingt ein pflanzliches Lecithin einnehmen!
→ Blutarmut

Chlorosis
*Nr. 2 Calcium phosphoricum, Nr. 4 Kalium chloratum, Nr. 5 Kalium phosphoricum, Nr. 8 Natrium chloratum, Nr. 17 Manganum sulfuricum, Nr. 19 Cuprum arsenicosum
Homöopathie: Acidum phosphoricum D6

Hinweis: Die Ursache der Chlorosis wird einem Eisenmangel, einer Anämie, zugeschrieben. In der Biochemie nach Dr. Schüßler wird davon ausgegangen, dass dem Organismus bei dieser Krankheit zu wenig von der Nr. 2 Calcium phosphoricum zur Verfügung steht, um die vielen Eiweißverbindungen aufzubauen, die im Blut enthalten sind. Deshalb ist es in dieser Heilweise das Mittel der Wahl. Auch durch eine gut gewählte Ernährung kann auf dieses Problem eingegangen werden.

---

[361] Perubalsam kann, trotz seiner guten Heilwirkungen, unter Umständen eine allergische Reaktion auslösen. Deshalb lieber zuerst auf einer kleineren Hautfläche testen.

Blinddarmentzündung

allgemein
Nicht ohne ärztliche Begleitung!
Nr. 1 Calcium fluoratum, *Nr. 3 Ferrum phosphoricum, Nr. 4 Kalium chloratum, Nr. 5 Kalium phosphoricum, Nr. 7 Magnesium phosphoricum
Homöopathie: Belladonna D30 (ganz zu Beginn), Aconitum D30

Hinweis: Bei Verdacht unbedingt den Arzt aufsuchen oder rufen! (Temperatur in Achsel und After messen – bei 1° C Unterschied ist sofort der Arzt zu rufen). – Nie einen Einlauf machen!

mit Leibschmerzen
Nicht ohne ärztliche Begleitung!
Nr. 10 Natrium sulfuricum
Homöopathie: Colocynthis D4, Apis D4, Bryonia D4

Blinddarmreizung

allgemein
Nicht ohne ärztliche Begleitung!
Nr. 1 Calcium fluoratum, *Nr. 3 Ferrum phosphoricum
Homöopathie: Bryonia, Belladonna

Hinweis: Nie einen Einlauf machen!

Blut

Anämie, Blutarmut
*Nr. 2 Calcium phosphoricum, Nr. 3 Ferrum phosphoricum, Nr. 4 Kalium chloratum, Nr. 5 Kalium phosphoricum, Nr. 8 Natrium chloratum, Nr. 19 Cuprum arsenicosum
Homöopathie: Abrotanum D3, Natrium chloratum – in Hochpotenz durch den Fachmann verordnet; Ferrum phosphoricum D4, Ferrum arsenicosum D4

Hinweis: Die Blutarmut muss nicht unbedingt mit einem Eisenmangel zusammenhängen, sondern evtl. mit der Neubildung, welche nach dem Mineralstoff Nr. 2 verlangt.
Makro-Ebene: ein Eisenpräparat, eventuell auch ein Kupferpräparat aus der orthomolekularen Medizin.

Aufbau
Nr. 2 Calcium phosphoricum, Nr. 4 Kalium chloratum
Homöopathie: China D4, Manganum aceticum D4, Chininum arsenicosum D4

Bildung
*Nr. 2 Calcium phosphoricum, Nr. 5 Kalium phosphoricum, Nr. 8 Natrium chloratum, Nr. 17 Manganum sulfuricum

Hinweis: Einer gesunden, vollwertigen Ernährung ist große Bedeutung beizumessen!

dickflüssig
Nr. 4 Kalium chloratum
Homöopathie: Chamomilla, China, Sepia, Rhus toxicodendron

erhaltend, Vorsorge
*Nr. 2 Calcium phosphoricum, Nr. 3 Ferrum phosphoricum, Nr. 4 Kalium chloratum, Nr. 5 Kalium phosphoricum, Nr. 9 Natrium phosphoricum, Nr. 10 Natrium sulfuricum
Homöopathie: Natrium chloratum – in Hochpotenzen durch den Fachmann verordnet.

hellrot oder schwärzlich
Nr. 5 Kalium phosphoricum
Homöopathie: Millefolium, Ipecacuanha, Erigeron, Acidum sulfuricum, Hamamelis, Crotalus (gerinnt nicht), Phosphorus

im Erbrochenen
Nr. 3 Ferrum phosphoricum
Homöopathie: Arsenicum, China, Hamamelis, Phosphorus

im Stuhl
nicht ohne ärztliche Begleitung!
Nr. 1 Calcium fluoratum, Nr. 4 Kalium chloratum, Nr. 9 Natrium phosphoricum, Nr. 11 Silicea, Nr. 12 Calcium sulfuricum

Hinweis: Hellrotes Blut deutet auf geplatzte Adern im Enddarm hin (eventuell: Hämorrhoiden).

reinigend
Nr. 8 Natrium chloratum, Nr. 9 Natrium phosphoricum, *Nr. 10 Natrium sulfuricum, Nr. 11 Silicea
Hausapotheke: Reinigungstee

wässrig
Nr. 10 Natrium sulfuricum

Blutandrang

Wallungen
Nr. 3 Ferrum phosphoricum, Nr. 7 Magnesium phosphoricum, *Nr. 8 Natrium chloratum, Nr. 13 Kalium

arsenicosum, *Nr. 14 Kalium bromatum, Nr. 16 Lithium chloratum
Homöopathie: Aconitum D30, Belladonna D30, Glonoinum D12, Lachesis D12, Sanguinaria D4

Hausapotheke: Tee, Wechselbäder
→ **Wechseljahre**

zum Kopf
*Nr. 3 Ferrum phosphoricum, Nr. 7 Magnesium phosphoricum, Nr. 11 Silicea
Homöopathie: Arnica, Glonoinum, Lachesis, Gelsemium

Blutarmut

allgemein
*Nr. 2 Calcium phosphoricum, Nr. 3 Ferrum phosphoricum, Nr. 5 Kalium phosphoricum, Nr. 8 Natrium chloratum, Nr. 17 Manganum sulfuricum, Nr. 19 Cuprum arsenicosum
Homöopathie: China D4, Acidum phosphoricum D3, Natrium chloratum – in Hochpotenz durch den Fachmann verordnet.
→ **Bleichsucht**
→ **Blut – Anämie**

Blutdruck

Blutdruckabfall
Nr. 15 Kalium jodatum
Homöopathie: Camphora (Urtiktur) 1 Tropfen

erhöht
Nicht ohne ärztliche Begleitung!
Nr. 1 Calcium fluoratum, Nr. 2 Calcium phosphoricum, Nr. 7 Magnesium phosphoricum, *Nr. 8 Natrium chloratum, Nr. 9 Natrium phosphoricum, *Nr. 10 Natrium sulfuricum, Nr. 11 Silicea, Nr. 15 Kalium jodatum
Homöopathie: Arnica, Aurum metallicum, Barium carbonicum, Lachesis, Nux vomica, Plumbum metallicum, Secale, Strontium carbonicum, Viscum album, Crataegus D4, Conium

Hausapotheke: Bärlauchtee, Misteltee zur Senkung des Blutdrucks

erhöht – zu hoher Kochsalz-Konsum
Nr. 8 Natrium chloratum

niedrig
Nr. 3 Ferrum phosphoricum, Nr. 5 Kalium phosphoricum, Nr. 7 Magnesium phosphoricum, Nr. 8 Natrium chloratum, Nr. 9 Natrium phosphoricum
Homöopathie: Veratrum album D4, D12, Kalium carbonicum D6, Cactus D3, Crataegus (Urtinktur)

Hausapotheke: Rosmarin als Tee oder in Rosmarinwein; auch als Bad (jedoch nicht abends)

Bluterguss

allgemein
Nr. 1 Calcium fluoratum, Nr. 3 Ferrum phosphoricum, Nr. 4 Kalium chloratum, *Nr. 11 Silicea, *Nr. 12 Calcium sulfuricum
Die äußerliche Anwendung in Form von aufgelösten Mineralstofftabletten (Brei) und Salben unterstützt den Heilungsvorgang enorm.

Homöopathie: Acidum sulfuricum D3, Arnica D12/D30, Ledum D4

Hausapotheke: Umschläge mit Arnikatinktur (1:4 verdünnt)

akut
Nr. 3 Ferrum phosphoricum, *Nr. 11 Silicea, Nr. 12 Calcium sulfuricum
Homöopathie: Acidum sulfuricum D3 – alle 2 Stunden 5 Globuli

alt
Nr. 10 Natrium sulfuricum, Nr. 12 Calcium sulfuricum

Blutfülle

→ **Blutandrang**

Blutgefäße

Erweiterung
*Nr. 1 Calcium fluoratum, Nr. 3 Ferrum phosphoricum, Nr. 11 Silicea
Die angegebene Mischung sollte auch als Salbe, Gel oder Cremegel angewendet werden.

Homöopathie: Aconitum, Ferrum metallicum, Glonoinum

für die Kapillaren
*Nr. 1 Calcium fluoratum, Nr. 4 Kalium chloratum, Nr. 9 Natrium phosphoricum, *Nr. 11 Silicea
Homöopathie: Acidum fluoricum, Lachesis, Secale cornutum

krampfhaft verengt
Nr. 1 Calcium fluoratum, Nr. 2 Calcium phosphoricum, *Nr. 7 Magnesium phosphoricum
Homöopathie: Cuprum arsenicosum, Secale cornutum, Arsenicum, Plumbum

zur Stärkung und Pflege
*Nr. 1 Calcium fluoratum, Nr. 4 Kalium chloratum, Nr. 9 Natrium phosphoricum, *Nr. 11 Silicea
Die Mineralstoffkombination ist in der Anwendung als Salbe oder Cremegel besonders zu empfehlen.

Homöopathie: Arnica D6, Abrotanum D3, Aesculus D4

Blutgerinnung

fördernd
Nicht ohne ärztliche Begleitung!
*Nr. 2 Calcium phosphoricum, Nr. 4 Kalium chloratum, Nr. 12 Calcium sulfuricum

Blutmangel – Anämie

→ **Blutarmut**

Blutreinigung

allgemein
Nr. 4 Kalium chloratum, Nr. 6 Kalium sulfuricum, Nr. 8 Natrium chloratum, Nr. 9 Natrium phosphoricum, Nr. 10 Natrium sulfuricum, Nr. 12 Calcium sulfuricum, Nr. 23 Natrium bicarbonicum
Hinweis: Durch Trinken von Tee kann die Blutreinigung unterstützt werden (→ Hinweise zum Teetrinken auf S. 173).

Blutschwamm – Fungus haematodes

allgemein
Nr. 1 Calcium fluoratum, Nr. 3 Ferrum phosphoricum, Nr. 11 Silicea, Nr. 12 Calcium sulfuricum
Die Mineralstoffkombination ist in der Anwendung als Salbe oder Cremegel besonders zu empfehlen.

Homöopathie: Arnica D4, Abrotanum D3

Blutungen

bei Verletzungen
Nr. 3 Ferrum phosphoricum, Nr. 17 Manganum sulfuricum
Homöopathie: Arnica D30, Phosphorus D30 (vor allem nach dem Zahnziehen)

dick, zäh
Nr. 4 Kalium chloratum
Homöopathie: Hamamelis D4, Crocus sativus, Mercurius

faulig, schwärzlich rot, dickflüssig
Nr. 5 Kalium phosphoricum
Homöopathie: Arsenicum D6, Pyrogenium, Secale D6

gerinnend hellrot
Nr. 3 Ferrum phosphoricum
Homöopathie: Erigeron canadensis, Millefolium, Sabina

nicht gerinnend
Nr. 2 Calcium phosphoricum, Nr. 3 Ferrum phosphoricum, Nr. 12 Calcium sulfuricum
Homöopathie: Ipecacuanha D4, Crotalus, Lachesis, Phosphorus

wässrig
Nr. 8 Natrium chloratum, *Nr. 10 Natrium sulfuricum
Homöopathie: Crotalus horridus, Secale cornutum

Blutvergiftung

allgemein – Sofortige medizinische Versorgung (Krankenhaus) ist notwendig!
Nr. 5 Kalium phosphoricum, Nr. 6 Kalium sulfuricum, Nr. 8 Natrium chloratum, Nr. 10 Natrium sulfuricum
Erkundigen Sie sich nach der nächsten zentralen Auskunft bei Vergiftungen, besonders, wenn Kleinkinder im Haushalt leben!

Blutverlust

durch Verletzungen
*Nr. 2 Calcium phosphoricum, Nr. 3 Ferrum phosphoricum, Nr. 5 Kalium phosphoricum, Nr. 8 Natrium chloratum
Homöopathie: Arnica D30

Blutzirkulation

→ **Kreislauf**

Blutzucker

Regulierung
Nr. 21 Zincum chloratum, Nr. 27 Kalium bichromicum
Makro-Ebene: ein gutes ChromIII-Präparat, Chrom ist im Körper Bestandteil des Glucosetoleranzfaktors

Borreliose

durch Borrelien hervorgerufene Krankheit Nicht ohne ärztliche Begleitung!
Nr. 3 Ferrum phosphoricum, Nr. 5 Kalium phosphoricum, Nr. 8 Natrium chloratum, Nr. 10 Natrium sulfuricum

Hinweis: Die Erreger, Bakterien, werden auch durch Zecken übertragen. Sie werden in der Medizin mit Hilfe von Antibiotika bekämpft.

Brand

wenn Gewebe abstirbt
Nr. 5 Kalium phosphoricum
Homöopathie: Anthracinum, Kreosotum D4, Arsenicum D6

Hausapotheke: Ein altes Hausmittel zur Wundreinigung ist Perubalsam.

Hinweis: Bei fauligem Geruch nicht ohne ärztliche Begleitung!

Brandblasen

allgemein
Nr. 3 Ferrum phosphoricum, Nr. 8 Natrium chloratum
Homöopathie: Cantharis D6

Hinweis: Die äußerliche Anwendung ist zu bevorzugen. – Brandblasen nicht aufstechen!
→ **Verbrennung**

Brandwunden

allgemein
Nr. 3 Ferrum phosphoricum, Nr. 8 Natrium chloratum
Homöopathie: Aconitum, Apis, Arnica, Belladonna, Cantharis D6, Causticum, Hamamelis

Hausapotheke: Calendula-Salbe, ätherisches Lavendelöl, Bachblüten, Notfallsalbe

Hinweis: Je nachdem, ob die Haut unverletzt ist oder nicht, richtet sich die Wahl der äußerlichen Anwendung; erste Hilfe jedenfalls mit einem Brei von Schüßler-Salzen!

eiternd
Nr. 9 Natrium phosphoricum, Nr. 11 Silicea, *Nr. 12 Calcium sulfuricum
Homöopathie: Calendula D4, Echinacea, Lachesis D12

Hinweis: Es besteht die Gefahr der Sepsis!

faulig
Nr. 5 Kalium phosphoricum, Nr. 8 Natrium chloratum
Homöopathie: Kreosotum D4, Pyrogenium D30 (1 x 5 Globuli)

Risswunden
*Nr. 3 Ferrum phosphoricum, Nr. 5 Kalium phosphoricum, Nr. 8 Natrium chloratum, Nr. 11 Silicea
Die Mineralstoffkombination ist in der Anwendung als Salbe oder Cremegel besonders zu empfehlen.

Homöopathie: Bellis perennis

Brechdurchfall

allgemein
Nr. 3 Ferrum phosphoricum, Nr. 10 Natrium sulfuricum
Homöopathie: Arsenicum D6 (schwer), Veratrum album D4/D12, Ferrum phosphoricum D12 (leicht), Antimonium crudum D6, Nux vomica D6, Okoubaka D3 (entgiftend)

Hinweis: Der Elektrolythaushalt muss ausgeglichen werden. Durch den Brechdurchfall erleidet der Organismus einen enormen Mineralstoffverlust.

der Kinder
Nr. 10 Natrium sulfuricum
Hausapotheke: Teepause einhalten! (→ Durchfall – allgemein), löffelweise Kamillentee einflößen.

Hinweis: Wenn keine Flüssigkeitsaufnahme möglich ist, dann unbedingt parenteral (unter Umgehung des Verdauungstraktes) ernähren! Für Kinder ist dieser Zustand gefährlich, weil sie besonders schnell austrocknen (Exsikkose). Wenn das Kind apathisch wird, bzw. die Hautspannkraft (Tonus) nachlässt, sofort den Arzt rufen oder ein Krankenhaus anrufen!

mit Fieber
zusätzlich
Nr. 3 Ferrum phosphoricum

mit Kolik
zusätzlich
Nr. 7 Magnesium phosphoricum
→ **Durchfall**

Brechreiz

nach Anstrengung
Nr. 5 Kalium phosphoricum
Homöopathie: Arnica D12

nach dem Essen
Nr. 3 Ferrum phosphoricum, *Nr. 6 Kalium sulfuricum, Nr. 8 Natrium chloratum, Nr. 9 Natrium phosphoricum, Nr. 10 Natrium sulfuricum
Die Mischung in aufgelöster Form tropfenweise einnehmen oder eingeben.

Homöopathie: Nux vomica D6, Ipecacuanha D4

Hausapotheke: Pfefferminztee

Brennen

ein Gefühl des inneren Brennens
Nr. 8 Natrium chloratum
Homöopathie: Phosphorus D12, Sulfur D12, Arsenicum D6/D12, Sanguinaria D4

Brillenhämatom

Bluterguss in den Augenlidern
Nr. 11 Silicea
Auch als Salbe oder Cremegel empfehlenswert.

Homöopathie: Acidum sulfuricum D3, Ledum D4

Bronchialasthma

→ **Asthma**

Bronchialkatarrh

→ **Bronchitis**

Bronchitis

allgemein, bei Verschleimung
Nr. 2 Calcium fluoratum, Nr. 3 Ferrum phosphoricum, *Nr. 4 Kalium chloratum, Nr. 6 Kalium sulfuricum, Nr. 8 natrium chloratum, Nr. 11 Silicea, Nr. 12 Calcium sulfuricum
Die Mineralstoffkombination ist in der Anwendung als Hustensalbe besonders zu empfehlen.

Hausapotheke: Ziegenbutter auf Brust und Rücken auflegen.

bellender Husten
Nr. 1 Calcium fluoratum, Nr. 2 Calcium phosphoricum, Nr. 4 Kalium chloratum
Homöopathie: Aconitum D30, Belladonna D12, Drosera D4, Gelsemium D4, Hepar sulfuris D6, Kalium bromatum, Phosphorus, Spongia D3, Sticta D4

Hausapotheke: Zum Lösen eignet sich Eibischtee gut.

Tipp: Zwiebel leicht geröstet auf die Brust auflegen (warm!) oder Quarkwickel (Topfenwickel) machen.

Besonders bei Kindern: Zum Lösen im Bereich der Lungen am Rücken leicht klopfen.

krampfartiger Husten
Nr. 4 Kalium chloratum, Nr. 7 Magnesium phosphoricum, Nr. 8 Natrium chloratum
Homöopathie: Cuprum D6, Ipecacuanha D4, Drosera D4, Tartarus stibiatus[362] D4, Grindelia D4

Hausapotheke: Spitzwegerichtee, Thymiantee zum Beruhigen

mit Fieber
zusätzlich
Nr. 3 Ferrum phosphoricum
Homöopathie: Aconitum D30, Belladonna D30

mit schwer löslichem Auswurf
zusätzlich
Nr. 24 Arsenum jodatum

---

[362] Neue Nomenklatur: Antimonium tartaricum.

Homöopathie: Senega D4, Antimonium tartaricum D6, Coccus cacti D4, Corallium D6, Digitalis, Kalium bromatum D12, Kalium carbonicum D6, Phosphorus D12, Stannum D4

trockener Reizhusten
Nr. 8 Natrium chloratum
Homöopathie: Aconitum D30, Arsenicum D6, Belladonna D30, Bryonia D4, Causticum D6/D12, Crataegus, Eupatorium D4, Kalium bromatum D12, Phosphorus D12, Sticta pulmonaria D4, Hyoscyamus D4, Verbascum D3 (hohl), Rumex D4, Drosera D4

Bruch

Bruch der Bauchdecke – die Eingeweide können austreten
Nicht ohne ärztliche Begleitung!
Nr. 1 Calcium fluoratum, Nr. 5 Kalium phosphoricum, Nr. 8 Natrium chloratum, Nr. 11 Silicea
Die Mineralstoffkombination ist in der Anwendung als Salbe oder Cremegel besonders zu empfehlen.

Homöopathie: Acidum fluoricum, Aloe, Colocynthis D4, Guajacum D4, Lobelia D4, Magnesium chloratum, Mercurius solubilis, Nux vomica, Cocculus, Lycopodium, Tabacum, Veratrum album

Knochenbrüche
Nr. 1 Calcium fluoratum, Nr. 2 Calcium phosphoricum, *Nr. 3 Ferrum phosphoricum, Nr. 11 Silicea
Homöopathie: Symphytum D2/D6

Hausapotheke: Nach dem Abnehmen des Gipses mit Steinsalz baden, um die Beweglichkeit wieder zu erlangen.

rheumatische Schmerzen an alten Bruchstellen
Nr. 7 Magnesium phosphoricum, Nr. 8 Natrium chloratum, *Nr. 9 Natrium phosphoricum, Nr. 11 Silicea
Homöopathie: Strontium carbonicum D12

Brust – weiblich[363]

Eiterung
Nicht ohne ärztliche Begleitung!
*Nr. 9 Natrium phosphoricum, Nr. 11 Silicea, Nr. 12 Calcium sulfuricum

Homöopathie: Arsenicum D6 (Brennen, Durst, hohes Fieber), Hepar sulfuris D6/D10, Mercurius solubilis D10

Entzündung
*Nr. 3 Ferrum phosphoricum, Nr. 12 Calcium sulfuricum
Homöopathie: Aconitum, Belladonna, Bryonia, Apis

Hausapotheke: Quarkwickel (Topfenwickel) auflegen.

hängend
Nr. 1 Calcium fluoratum

Juckreiz
Nr. 6 Kalium sulfuricum, Nr. 7 Magnesium phosphoricum, Nr. 10 Natrium sulfuricum
Die Mineralstoffkombination ist in der Anwendung als Salbe oder Cremegel besonders zu empfehlen.

Homöopathie: Conium D30

Knoten – Achtung, sofort zum Facharzt zur Kontrolle
*Nr. 1 Calcium fluoratum, Nr. 9 Natrium phosphoricum, Nr. 11 Silicea
Homöopathie: Phytolacca D4, Conium D4, Graphites D6, Carbo animalis

Hinweis: Mammographie bzw. Ultraschalluntersuchung nicht versäumen!

Schmerzen vor der Periode
Nr. 7 Magnesium phosphoricum
Den Mineralstoff als „heiße 7" einnehmen!

Homöopathie: Phytolacca D4

Schwellung
Nr. 4 Kalium chloratum

Verhärtung
Nr. 1 Calcium fluoratum, Nr. 11 Silicea, Nr. 12 Calium sulfuricum
Homöopathie: Conium D4, Phytolacca D4

Verhärtung der Brust bei stillenden Müttern – „Betonbrust"
Nr. 3 Ferrum phosphoricum, Nr. 4 Kalium chloratum, Nr. 8 Natrium chloratum, *Nr. 10 Natrium sulfuricum
Homöopathie: Bryonia C30 (1 x 5 Globuli tgl.)

---

363 Siehe auch „Schüßler-Salze für Frauen" (→ S. 703).

Hausapotheke: Heißer Dampfwickel, dann sofort das Kind anlegen bzw. die Milch abpumpen!

Brustdrüsen

Eiterung
Nicht ohne ärztliche Begleitung!
Nr. 9 Natrium phosphoricum, Nr. 11 Silicea, Nr. 12 Calcium sulfuricum
Homöopathie: Hepar sulfuris D10, Mercurius solubilis D12 – auch Hochpotenzen durch den Arzt

Entzündung – Mastitis
Nicht ohne ärztliche Begleitung!
*Nr. 3 Ferrum phosphoricum, Nr. 4 Kalium chloratum, Nr. 9 Natrium phosphoricum, Nr. 12 Calcium sulfuricum
Homöopathie: Aconitum, Apis, Belladonna, Bryonia D4, Hepar sulfuris, Lac caninum, Mercurius solubilis, Phytolacca D4

Hinweis: Hauptsächlich bei stillenden Müttern bildet sich eine Entzündung.

Neuralgie der Brustwarze
Nr. 3 Ferrum phosphoricum
Homöopathie: Ranunculus bulbosus D4, Cimicifuga D4/D12, Croton D4, Phytolacca D4

Schwellung und Schmerzen der Brustdrüsen, vor allem prämenstruell und zur Zeit der Ovulation – berührungsempfindlich
*Nr. 3 Ferrum phosphoricum, Nr. 8 Natrium chloratum, Nr. 10 Natrium sulfuricum, Nr. 15 Kalium jodatum, Nr. 13 Kalium arsenicosum
Homöopathie: Lac caninum D6/D12, Phytolacca D4

Hinweis: prämenstruell: vor der Regel; Ovulation: Eisprung

Brustenge

→ **Beklemmungen**

Brustkrämpfe
Nr. 19 Cuprum arsenicosum
Homöopathie: Arnica, Arsenicum, Belladonna, Cicuta, Cuprum, Nux moschata, Plumbum, Strychninum, Zincum

Brustfellentzündung

allgemein
*Nr. 3 Ferrum phosphoricum, Nr. 4 Kalium chloratum, Nr. 5 Kalium phosphoricum, Nr. 8 Natrium chloratum, Nr. 9 Natrium phosphoricum

Brustkorb

Beklemmung
Nr. 3 Ferrum phosphoricum, Nr. 7 Magnesium phosphoricum
Homöopathie: Aurum, Cactus, Aconitum, Kalium nitricum, Lobelia, Phosphorus

Rheuma der Brustkorbmuskeln
Nr. 8 Natrium chloratum, *Nr. 9 Natrium phosphoricum, Nr. 10 Natrium sulfuricum, Nr. 11 Silicea, Nr. 12 Calcium sulfuricum
Die Mineralstoffkombination ist in der Anwendung als Salbe oder Cremegel besonders zu empfehlen.
Homöopathie: Ranunculus bulbosus D4, Arnica D6

Hinweis: Zwischen Brustkorb und Rippen befinden sich Gelenke, die unter Spannung schmerzen, in die aber auch Belastungsstoffe, wie in alle Gelenke, abgelagert werden.

Brustwarzen

Blutung, wund
Nr. 1 Calcium fluoratum, Nr. 3 Ferrum phosphoricum, Nr. 5 Kalium phosphoricum, Nr. 8 Natrium chloratum, Nr. 11 Silicea
Homöopathie: Phellandrium D4, Bellis perennis D3, Arnica D6, Hamamelis D3
Für stillende Mütter: Ratanhia D4 (3–4x tgl. 5 Globuli)

Äußere Anwendung: Gel W

eiternd
Nicht ohne ärztliche Begleitung!
Nr. 9 Natrium phosphoricum, Nr. 11 Silicea, Nr. 12 Calcium sulfuricum
Homöopathie: Hepar sulfuris D6/D10 und Hochpotenzen

Pflege
Nr. 1 Calcium fluoratum, Nr. 3 Ferrum phosphoricum, Nr. 5 Kalium phosphoricum, Nr. 8 Natrium chloratum, Nr. 11 Silicea

Die Mineralstoffkombination ist in der Anwendung als Salbe oder Cremegel besonders zu empfehlen.

Hausapotheke: Stillende Mütter: Pflege der Brustwarzen mit Calendula-Salbe

Risse in der Brustwarze
*Nr. 1 Calcium fluoratum, Nr. 5 Kalium phosphoricum, Nr. 11 Silicea
Die Mineralstoffkombination ist in der Anwendung als Salbe oder Cremegel besonders zu empfehlen.

Homöopathie: Acidum fluoricum, Acidum nitricum, Castor equi, Graphites, Petroleum

Rote Brustwarzen (Frau erschrickt leicht, Schweiß, Fieber): Belladonna D30 (1x tgl. 5 Globuli)

stechendes Gefühl
Nr. 11 Silicea
Homöopathie: Phytolacca D4, Phellandrium D4

Vorbereitung auf das Stillen
Nr. 1 Calcium fluoratum, Nr. 3 Ferrum phosphoricum, Nr. 5 Kalium phosphoricum, Nr. 8 Natrium chloratum, Nr. 11 Silicea

Hinweis: Täglich kalt duschen, mit einer Bürste abreiben, um die Widerstandskraft zu stärken und einem Wundwerden vorzubeugen.

Bulimie

Nr. 2 Calcium phosphoricum, Nr. 3 Ferrum phosphoricum, Nr. 5 Kalium phosphoricum, Nr. 7 Magnesium phosphoricum, Nr. 11 Silicea
Homöopathie: Aethusa D3, Ipecacuanha D4, Ignatia, Phosphorus, Psorinum, Sulfur, Magnesium carbonicum – in Hochpotenz von einem Fachmann verordnet! Konstitution beachten!

Hinweis: Das Denken ist beherrscht von dem Gedanken „Ich bin zu dick"! Diese doch sehr schwere Belastung eines Menschen gehört in die Hände von Therapeuten und hängt sicher auch damit zusammen, dass manche Mädchen ihre „Wirklichkeit" nicht annehmen können.

Callus

→ **Kallus**

Candidamycosis

→ **Pilzerkrankung – Soor – Moniliasis**

Candida albicans

→ **Pilzerkrankung – Darmpilz**

Carcinom

→ **Karzinom**

Cellulite

→ **Zellulite**

Chalazion

→ **Gerstenkorn (Hagelkorn)**

Hinweis: Eine durch die Entzündung der Meibom-Drüsen hervorgerufene, erbsengroße Schwellung unter der Lidhaut.

Chinarestaurant-Syndrom

Glutamatunverträglichkeit
Nr. 8 Natrium chloratum, Nr. 10 Natrium sulfuricum

Cholestase

„Gallestauung"
Nr. 1 Calcium fluoratum, Nr. 2 Calcium phosphoricum, *Nr. 7 Magnesium phosphoricum, Nr. 10 Natrium sulfuricum, Nr. 12 Calcium sulfuricum
Homöopathie: Magnesium carbonicum D6, Mercurius dulcis D12, Mandragora D6
Bewährte Mischung: Carduus D3 + Chelidonium D3 + Taraxacum D3 zu gleichen Teilen mischen.

Hausapotheke: Mischung aus Erdrauchtee + Pfefferminztee + Tausendgüldenkrauttee

Phytotherapie: Artischockenextrakt erleichtert den Gallenfluss.

Hinweis: Stauung der Gallenflüssigkeit in den Gallenwegen; führt zu Lebervergrößerung, Gelbsucht.

Cholesterin

hoch
Nr. 7 Magnesium phosphoricum, *Nr. 9 Natrium phosphoricum, Nr. 10 Natrium sulfuricum, Nr. 27 Kalium bichromicum
Homöopathie: Cholesterinum D10/D30

Hinweis: Stress abbauen, fettarme Kost!
Apfelpektin, Quittengelee

Orthomolekulare Medizin: Cholin, Fischölkapseln, Eicosapentaensäure, Vitamin-B-Komplex, Carnitin, Chrom, Selen, Tocopherole

Ernährung: Faserstoffreiche Ernährung

niedrig
Nr. 7 Magnesium phosphoricum, Nr. 27 Kalium bichromicum
Homöopathie: Cholesterinum D4

Cholesterinsynthese

wird reguliert
Nr. 27 Kalium bichromicum

chronisch degenerative Erkrankungen
Nr. 6 Kalium sulfuricum, Nr. 8 Natrium chloratum, Nr. 9 Natrium phosphoricum, Nr. 10 Natrium sulfuricum, * Nr. 12 Calcium sulfuricum

Claustrophobie

Nr. 6 Kalium sulfuricum
Homöopathie: Argentum nitricum D 12, Aconitum D30 (Angst, Ärger, Aufregung)

Coffein

Belastung durch Coffein
Nr. 3 Ferrum phosphoricum, Nr. 6 Kalium sulfuricum, *Nr. 7 Magnesium phosphoricum, Nr. 9 Natrium phosphoricum
Homöopathie: Coffea D12, Thea D12, Nux vomica D30

Colitis

→ **Kolitis**

Colitis ulcerosa

→ **Kolitis, ulzerierende**

Combustio

→ **Verbrennung**

Croup

→ **Krupp**

Damm

für die Elastizität zur Geburt
Nr. 1 Calcium fluoratum
Vor allem als Cremegel oder Salbe

Dämmerzustand

allgemein
Nr. 2 Calcium phosphoricum, Nr. 3 Ferrum phosphoricum, *Nr. 5 Kalium phosphoricum, Nr. 8 Natrium chloratum

Darm

Blutungen
Nicht ohne ärztliche Begleitung!
Nr. 2 Calcium phosphoricum, *Nr. 3 Ferrum phosphoricum, Nr. 5 Kalium phosphoricum, Nr. 11 Silicea, Nr. 13 Kalium arsenicosum
Homöopathie: Arnica, Belladonna, Millefolium D2 (hellrot, aktiv), Hydrastis D4, Hamamelis D4 (dunkel passiv), Carbo vegetabilis D30, Mercurius corrosivus D30, Acidum sulfuricum, Erigeron, Arsenicum, Kreosotum, Phosphorus

Hinweis: Wenn die Blutungen hellrot sind, handelt es sich meistens um Hämorrhoiden.

Darmgrippe
*Nr. 3 Ferrum phosphoricum, Nr. 4 Kalium chloratum, Nr. 6 Kalium sulfuricum, Nr. 8 Natrium chloratum, *Nr. 10 Natrium sulfuricum
Homöopathie: Arsenicum D6, Dulcamara D4, Veratrum album D4, Ferrum phosphoricum D12

Hinweis: Große Bedeutung hat die Ausscheidung der aufgestauten Schlacken über den Darm!

Entzündung
Nr. 3 Ferrum phosphoricum, Nr. 4 Kalium chloratum, Nr. 8 Natrium chloratum, Nr. 13 Kalium arsenicosum
Homöopathie: Veratrum album D4, D12, Antimonium crudum D4, Argentum nitricum D12, Arnica D6, Arsenicum D6, Baptisia D4, Bryonia D4, Chamomilla D3, China D4, Colocynthis D4, Croton D6, Mercurius sublimatus corrosivus D6, Podophyllum D6, Rheum, Sulfur

Erweiterung – Ausbuchtung – Divertikel
Nicht ohne ärztliche Begleitung!
*Nr. 1 Calcium fluoratum, Nr. 3 Ferrum phosphoricum, Nr. 5 Kalium phosphoricum, Nr. 6 Kalium sulfuricum, Nr. 11 Silicea
Homöopathie: Aethiops antimonialis D4, Mercurius corrosivus D4, Sulfur D6

Hinweis: Trotz häufiger Verstopfung keinen Einlauf machen, besser Abführmittel verwenden!

Geschwür
Nr. 7 Magnesium phosphoricum, Nr. 8 Natrium chloratum, *Nr. 9 Natrium phosphoricum, Nr. 11 Silicea, Nr. 12 Calcium sulfuricum
Homöopathie: Acidum nitricum D6, Cuprum D30, Hydrastis D4

Lähmung
Nr. 5 Kalium phosphoricum, Nr. 8 Natrium chloratum
Homöopathie: Opium, Nux vomica, Staphisagria (nach Operation), Causticum, Plumbum

Polypen
Nicht ohne ärztliche Begleitung!
*Nr. 2 Calcium phosphoricum, Nr. 10 Natrium sulfuricum
Homöopathie: Thuja D6, Causticum D6, Arsenicum D6

Schlaffheit
Nr. 1 Calcium fluoratum, Nr. 3 Ferrum phosphoricum

Schmerzen – kolikartig, schneidend
Nr. 7 Magnesium phosphoricum, als „heiße 7", Nr. 19 Cuprum arsenicosum, Nr. 20 Kalium-Aluminium sulfuricum
Homöopathie: Chamomilla D3, Colocynthis D4, Arsenicum (bohrende Schmerzen), Dioscorea D4, China D4

Hinweis: Schmerzen sind immer Hilfeschreie des Körpers, daher vor einer Untersuchung nicht mit Schmerzmitteln unterdrücken.

Schmerzen – krampfartig
Nr. 2 Calcium phosphoricum, *Nr. 7 Magnesium phosphoricum, Nr. 19 Cuprum arsenicosum
Homöopathie: Plumbum metallicum D6/D12, Cuprum metallicum D6, Colocynthis D4, Nux vomica D6

Hausapotheke: Kalmuswurzeltee

Zwölffingerdarmgeschwüre
Nr. 7 Magnesium phosphoricum, Nr. 8 Natrium chloratum, *Nr. 9 Natrium phosphoricum, Nr. 11 Silicea, Nr. 12 Calcium sulfuricum
Homöopathie: Argentum nitricum D12, Ignatia D4/D12, Mandragora D6, Anacardium D6

Hausapotheke: Teemischung aus Käsepappel und Kamille zu gleichen Teilen

Darmkatarrh

allgemein
Nr. 2 Calcium phosphoricum, Nr. 6 Kalium sulfuricum, Nr. 8 Natrium chloratum
Homöopathie: Sulfur D4, Podophyllum D4

Hinweis: Die Behandlung kann mit Tierkohle unterstützt werden.

Blähungskolik
Nr. 7 Magnesium phosphoricum, Nr. 20 Kalium-Aluminium sulfuricum
Homöopathie: China D4, Chamomilla D30, Colocynthis D4, Cuprum D4

Hausapotheke: Kalmuswurzeltee

Vor allem bei Kindern: Bei jedem Wickeln Bauchmassage (sanft) mit Windsalbe[364], zu jedem Milchfläschchen Tropfen gegen Blähungen oder Windwasser[365] für Kinder. Bei gestillten Kindern ist auf die Ernährung der Mutter zu achten!

brandig
zusätzlich
Nr. 5 Kalium phosphoricum

---
364 Siehe Fußnote 303 auf S. 336.
365 Siehe Fußnote 302 auf S. 336.

Homöopathie: *Acidum nitricum D4, Carbo animalis, Kalium bichromicum D12, Hydrastis D4, Phosphorus (Geschwüre)*
→ **Durchfall**

Erbrechen – faulig stinkend
Nr. 5 Kalium phosphoricum
Homöopathie: *Arsenicum album D6, Kreosotum D6*

Kotklumpen, schleimig
Nr. 8 Natrium chloratum
Homöopathie: *Antimonium crudum D4*

mit Fieber
zusätzlich
Nr. 3 Ferrum phosphoricum
Homöopathie: *Aconitum, Belladonna, Mercurius corrosivus D8*

Mund – wässrig-schleimig
Nr. 8 Natrium chloratum

nach fetten Speisen
Nr. 9 Natrium phosphoricum
Homöopathie: *Pulsatilla D6*

ockerschleimig
Nr. 6 Kalium sulfuricum
Homöopathie: *Argentum nitricum D12, Aethiops antimonialis D4*
→ **Durchfall**

wässrig, gallig
Nr. 10 Natrium sulfuricum
Homöopathie: *Aconitum D30, Aethusa, Chamomilla, Colchicum, Colocynthis D4, Croton D6, Dulcamara, Elaterium D4, Mercurius dulcis D6, Veratrum album*

Darmkolik

allgemein
Nr. 7 Magnesium phosphoricum als „heiße 7", Nr. 10 Natrium sulfuricum, Nr. 19 Cuprum arsenicosum, Nr. 20 Kalium-Aluminium sulfuricum
Homöopathie: *Colocynthis D4, Nux vomica D6, Arsenicum D6, Cuprum metallicum D6*
→ **Kolik**

Darmträgheit

allgemein
Nr. 3 Ferrum phosphoricum, Nr. 4 Kalium chloratum, *Nr. 7 Magnesium phosphoricum, Nr. 8 Natrium chloratum, Nr. 10 Natrium sulfuricum
Homöopathie: *Bryonia, Calcium carbonicum, Conium, Graphites (tagelang kein Drang), Hepar sulfuris, Kalium carbonicum, Magnesium chloratum, Natrium chloratum – in Hochpotenz durch den Fachmann verordnet; Silicea D12, Alumina D12, Nux vomica D30 (Konstitutionsmittel beachten!)*

Hinweis: Ernährung: Sauerkraut, Vollkornbrot

chronisch
Nr. 3 Ferrum phosphoricum, *Nr. 7 Magnesium phosphoricum, Nr. 8 Natrium chloratum
Homöopathie: *Lycopodium D12, Nux vomica D6, Natrium chloratum D12, Plumbum D6/D12, Sepia D6/D12*

Hinweis: Folgende Empfehlungen zur Darmregulierung können gegeben werden:
Kaliumreiche Kost, Banane, Orange, Quellmittel – Weizenkleie (viel trinken). – Der Darminhalt wird vergrößert, wodurch die Peristaltik angeregt wird.
Leinsamen (über Nacht einweichen) – Der Schleim hüllt den Darminhalt ein, wodurch er leichter ausscheidbar wird.
Dörrobst (über Nacht einweichen) – Birnen, Feigen, Zwetschgen.
Joghurt zur Pflege der Darmflora. Sanierung der Darmflora mit eubiotischen Mitteln (z. B. Symbioflor).

Dauerstress

führt zu Chrommangel
Nr. 27 Kalium bichromicum
Homöopathie: *Nux vomica*

führt zu Magnesiummangel
Nr. 7 Magnesium phosphoricum

Dekubitus – Wundliegen

Nekrosen und Geschwürbildung der Haut oder der Schleimhaut
Nicht ohne ärztliche Begleitung!
Nr. 1 Calcium fluoratum, *Nr. 3 Ferrum phosphoricum, *Nr. 5 Kalium phosphoricum, Nr. 8 Natrium chloratum, Nr. 11 Silicea, Nr. 21 Zincum chloratum

Die Mineralstoffkombination ist in der Anwendung als Salbe besonders zu empfehlen. Wenn das nicht möglich ist, mit Mineralstofflösung aus der Sprühflasche mehrmals täglich benetzen.

Homöopathie: Lachesis D12, Arsenicum album D6, Secale corn. D4, Phosphorus D5, Abrotanum D4, Arnica D4, Belladonna D6, Hamamelis D3, Hepar sulfuris, Echinacea D2, Cantharis D6 (Brennen), Rhus toxicodendron D30, Calendula-Salbe, Aristolochia-Salbe

Hausapotheke: Umschläge mit Arnica (1:5 mit Wasser verdünnt)

Orthomolekulare Medizin: Zink

Phytotherapie: Centella-asiatica-Extrakt

bei Kranken
Nr. 1 Calcium fluoratum, *Nr. 3 Ferrum phosphoricum, *Nr. 5 Kalium phosphoricum, Nr. 8 Natrium chloratum, Nr. 11 Silicea
Die Mineralstoffkombination ist in der Anwendung als Salbe oder Cremegel besonders zu empfehlen.

Homöopathie: Abrotanum D4, Arnica D4, Arsenicum, Belladonna D6, Hamamelis D3, Hepar sulfuris, Echinacea D2, Cantharis D6 (Brennen), Rhus toxicodendron D30

Hausapotheke: Calendula-Salbe, Aristolochia-Salbe

von Säuglingen
Nr. 8 Natrium chloratum, Nr. 9 Natrium phosphoricum
Die Mineralstoffkombination ist in der Anwendung als Salbe oder Cremegel besonders zu empfehlen.

Hausapotheke: Calendula-Salbe

Hinweis: Eine Vorbedingung für eine erfolgreiche Behandlung ist auch die Kontrolle des Schlafplatzes.

Demenz

auch Alzheimer
Nr. 1 Calcium fluoratum, Nr. 3 Ferrum phosphoricum, Nr. 5 Kalium phosphoricum, Nr. 8 Natrium chloratum, *Nr. 20 Kalium-Aluminium sulfuricum, Nr. 21 Zincum chloratum
Homöopathie: Ambra D3, Calcium carb., Conium, Arnica, Barium, Helleborus, Glonoinum, Plumbum

Orthomolekulare Medizin: Vitamin-B-Komplex hoch dosiert, Zink, Selen, Lecithin u.s.w.

Phytotherapie: Ginkgo-biloba-Präparat

bei zusätzlicher Schadstoffbelastung
zusätzlich
Nr. 6 Kalium sulfuricum, Nr. 10 Natrium sulfuricum, Nr. 26 Selen

Denken

Lernmischung
Nr. 3 Ferrum phosphoricum, Nr. 5 Kalium phosphoricum, Nr. 6 Kalium sulfuricum, Nr. 8 Natrium chloratum (evtl. Nr. 10 Natrium sulfuricum)
Homöopathie: Agaricus D12 (Studentenfutter), Acidum picrinicum D2

Bachblüten: Examenstropfen: Gentian + Elm + Clematis + Larch + White Chestnut

Hinweis: Zur Unterstützung ist eine begleitende Motivierung der Kinder unerlässlich! Vor allem ist es von großer Bedeutung, dass die Kinder spüren, dass die Schule, das Lernen und das Fortkommen den Eltern am Herzen liegt. Wie es dem Kind beim Lernen geht, sollte unbedingt berücksichtigt werden. Ein Kind ist keine Lernmaschine!

Schwerfälligkeit – wenn die Beweglichkeit bzw. Flexibilität fehlt
Nr. 1 Calcium fluoratum, Nr. 8 Natrium chloratum
Homöopathie: Bariumsalze, Calcium carbonicum (Konstitution beachten!)

strengt an – wenn es Überwindung kostet
Nr. 5 Kalium phosphoricum, Nr. 11 Silicea
Homöopathie: Calcium phosphoricum, Oleander D12

Unfähigkeit – Gefühl, als ob man ein Brett vor dem Kopf hätte
Nr. 5 Kalium phosphoricum, Nr. 8 Natrium chloratum
Homöopathie: Barium carbonicum, Cocculus D4, Gelsemium D4, Nux vomica D30, Rhus toxicodendron D12

Depression

Die Depression gehört grundsätzlich in fachkundige Betreuung!
Homöopathie: Acidum phosphoricum, Natrium chloratum, Cimicifuga, Sepia, Aurum, Arnica, Lycopodium, Arsenicum

Die Menschen sprechen viel zu schnell von der Krankheit der Depression, sodass der Eindruck entsteht, sie würde verharmlost. Dabei wird übersehen, dass dies eine sehr schwere Krankheit ist. Die Depression ist häufig mit einer Überforderung verbunden, die der Betroffene nicht mehr erfüllen kann. Diese entsteht entweder im Inneren des Menschen, wenn z.B. Ideale verwirklicht werden sollen, aber auch, wenn jemand etwas Unmögliches von sich verlangt. Oder die Überforderung wird von außen an den Menschen herangetragen und dieser hat nicht genug Mut, sich dagegen abzugrenzen.

Depressive Zustände

allgemein – ausgepowert
Nr. 3 Ferrum phosphoricum, Nr. 5 Kalium phosphoricum, Nr. 8 Natrium chloratum, Nr. 21 Zincum chloratum
Homöopathie: Acidum phosphoricum, Sepia

Bachblüten: Mustard (bei innerer Leere – Melancholie – vorübergehend)
Gentian (bei einem konkreten Grund – exogen – von außen)
Gorse (Hoffnungslosigkeit)
Honeysuckle (bei Sehnsucht nach Vergangenem, auch bei Heimweh)

Hausapotheke: Johanniskrauttee

Orthomolekulare Medizin – Makro-Ebene: Lecithin, Zink, Vitamin-B-Komplex, Vitamin C (gepuffert)

Gemütsverstimmung
Nr. 15 Kalium jodatum
Homöopathie: Acidum phosphoricum D6/D12, Ignatia D30, Sepia

Hinweis: Der Mangel am Mineralstoff Nr. 15 ist im Gebirge weit verbreitet. Viele Menschen vertragen jedoch die groben Gaben an Jod nicht, welche in jodiertem Salz oder in Medikamenten verabreicht werden, unter Umständen auch nicht die Hormonsubstitution (Ergänzung). Für diese ist Kalium jodatum eine sehr gute Möglichkeit zu versuchen, mit ihren Beschwerden zurechtzukommen.

manisch-depressive Zustände
Nr. 16 Lithium chloratum

Niedergedrücktheit
Nr. 2 Calcium phosphoricum, *Nr. 5 Kalium phosphoricum, Nr. 15 Kalium jodatum, Nr. 16 Lithium chloratum
Homöopathie: Ambra D3, Acidum phosphoricum D6/D12

Hinweis: Vor allem sind kurzfristig auftretende radioaktive Belastungen zu berücksichtigen. Diese belasten nämlich die Schilddrüse, was in weiterer Folge sehr belastende Gemütszustände erzeugt.

Makro-Ebene: Lecithin, essenzielle Fettsäuren

Verdrießlichkeit, Niedergeschlagenheit
Nr. 6 Kalium sulfuricum
Homöopathie: Phosphorus

Diabetes insipidus

Wasserharnruhr
Nr. 8 Natrium chloratum
Störung des Wasserstoffwechsels mit zwanghafter Steigerung der Wasserausscheidung und des zu krankhaftem Durst führenden Wasserbedarfs.

Diabetes mellitus

Zuckerkrankheit – Stoffwechselkrankheit infolge Insulinmangels
Nicht ohne ärztliche Begleitung!
Typ I – Insulingaben
Typ II – Diät
Nr. 6 Kalium sulfuricum, Nr. 7 Magnesium phosphoricum, *Nr. 10 Natrium sulfuricum, Nr. 17 Manganum sulfuricum, Nr. 19 Cuprum arsenicosum, Nr. 21 Zincum chloratum, Nr. 27 Kalium bichromicum
Siehe dazu: Informationen zum Milchzucker im ersten Teil, S. 91

Die Mineralstoffe werden in diesem Falle aufgelöst, der Milchzucker bleibt am Boden und wird am Schluss, wenn das Glas geleert ist, weggeschüttet. Bei besonders schweren Fällen wird das Wasser nach dem Auflösen der Mineralstoffe vorsichtig abgeleert, damit so wenig Milchzucker wie möglich in das Wasser kommt. Im Wasser sind dann die Mineralstoffe enthalten, welches langsam Schluck für Schluck geleert wird.
Homöopathie: Konstitutionsmittel: Natrium chloratum – in Hochpotenz durch den Fachmann verordnet (Folgen von Kummer – Diabetesbeginn)
Syzygium jambolanum D2 (senkt Urin- und Blutzuckerspiegel)
Galega officinalis D4 (mittelschwerer Altersdiabetes)
Tabacum D6 (Schwindel, Übelkeit)
Secale D4, Cuprum D4 (Krämpfe)
Ansonsten Konstitutionsmittel beachten!

Hausapotheke: Bohnenschalentee kann unterstützend wirken.

Hinweis: Sehr genau auf die richtige Ernährung achten! – Auf eine gute ärztliche Versorgung muss Wert gelegt werden!

1 BE (Broteinheit) entspricht 12 g Kohlenhydrate oder Zucker, das sind ca. 48 Tabletten.

Makro-Ebene: Zusätzlich wird ein Vitamin-B-Komplex-Präparat empfohlen, ebenso Zink, auch grobstofflich.
Bei Polyneuropathien ist zusätzlich die Einnahme von Alphaliponsäure empfehlenswert.
Omega-3/6-Fettsäuren im Verhältnis 1:4 täglich einnehmen.

Diabetes Typ I

Nr. 6 Kalium sulfuricum, Nr. 10 Natrium sulfuricum, Nr. 17 Manganum sulfuricum, Nr. 21 Zincum chloratum, Nr. 27 Kalium bichromicum

Hinweise: siehe oben!

Im Alter liegt meist eine Kombination von Typ I und Typ II vor.

Diabetes Typ II

Nr. 6 Kalium sulfuricum, Nr. 10 Natrium sulfuricum, Nr. 17 Manganum sulfuricum, Nr. 21 Zincum chloratum, Nr. 27 Kalium bichromicum
Homöopathie: Datisca D3, Syzygium jambolanum D3

Hinweis: Zucker- und Kohlenhydratkonsum einschränken sowie auf eine proteinarme Kost achten.

Für ausreichend Bewegung sorgen.

Folgeerkrankungen sind möglich: Arteriosklerose, Bluthochdruck, Durchblutungsstörungen

in schweren Fällen zusätzlich
Nr. 3 Ferrum phosphoricum, Nr. 5 Kalium phosphoricum, Nr. 8 Natrium chloratum
Homöopathie: Tabacum D30 (Kollaps), Phosphorus D12, Plumbum met. D6, Kreosotum D4, Secale D4

bei geschwollenen Beinen ist das Hauptmittel
Nr. 10 Natrium sulfuricum
Homöopathie: Pulsatilla, Hamamelis, Aesculus

Dickdarm

Dickdarmdivertikel – Ausbuchtungen des Dickdarms
Nicht ohne ärztliche Begleitung!
*Nr. 1 Calcium fluoratum, Nr. 3 Ferrum phosphoricum, Nr. 11 Silicea
Homöopathie: Sulfur D6, Aethiops antimonialis D4, Mercurius corrosivus D6

Hinweis: Das Divertikel ist eine meist sackförmige Wandausstülpung eines Hohlorgans, wie z.B. des Darms.

Bei Verstopfung in diesem Fall niemals einen Einlauf machen!
Dickdarmentzündung → Kolitis

Diphtherie
Nicht ohne ärztliche Begleitung!

bei leicht geschwollenen Schleimhäuten und weißem, leicht grauem Belag
Nr. 4 Kalium chloratum
Homöopathie: Aconitum D30, Belladonna D30, Apis D4, Mercurius cyanatus D4, Kalium bichromicum D6

Hinweis: Nach einer Inkubationszeit von 3–5 Tagen treten häutig-faserstoffartige Absonderungen auf den betroffenen Schleimhäuten auf. Von der ansteckenden Krankheit können folgende Bereiche betroffen sein: Mandeln, Nase, Rachen und Kehlkopf.

beim Abklingen der Krankheit, zur Regeneration
Nr. 4 Kalium chloratum, *Nr. 6 Kalium sulfuricum, Nr. 8 Natrium chloratum, Nr. 10 Natrium sulfuricum
Homöopathie: Chininum arsenicosum D4, Baptisia D4

wenn die Krankheit einen ernsten Verlauf zu nehmen droht
Nr. 2 Calcium phosphoricum, Nr. 5 Kalium phosphoricum
Homöopathie: Lachesis D12, Causticum D6, Gelsemium D4

zur Stärkung des Immunfeldes als Vorbeugung
Nr. 3 Ferrum phosphoricum, Nr. 5 Kalium phosphoricum
Homöopathie: Echinacea

Distorsion

Verdrehung, Verzerrung
→ **Zerrung**

Divertikel

→ **Darm – Erweiterung**

Doppeltsehen

bei Schwindel
Nicht ohne ärztliche Begleitung!
Nr. 1 Calcium fluoratum, *Nr. 2 Calcium phosphoricum, Nr. 5 Kalium phosphoricum, Nr. 8 Natrium chloratum
Homöopathie: Aurum, Cicuta, Conium D6, Gelsemium D4/D12, Oleander D12, Cyclamen D4, Aranea diadema D4/D12, Natrium chloratum, Nux vomica

Down-Syndrom

→ **Trisomie 21**

Druck am Hals

→ **Schilddrüse**
Nr. 15 Kalium jodatum

Druckgefühl im Oberbauch

durch Säurebelastung, Druckgefühl im Magen
Nr. 9 Natrium phosphoricum
Homöopathie: Abies nigra D 3, Nux vomica D 6

durch zu viel Essen
→ **Völlegefühl**

Druckgeschwür

durch Prothese
*Nr. 3 Ferrum phosphoricum, Nr. 4 Kalium chloratum, Nr. 5 Kalium phosphoricum, *Nr. 9 Natrium phosphoricum, Nr. 11 Silicea, Nr. 12 Calcium sulfuricum
Die Mineralstoffkombination ist in der Anwendung als Salbe oder Cremegel besonders zu empfehlen.

Homöopathie: Arnica D4, Calendula D2 oder Urtinktur, Echinacea
Hausapotheke: Mit Salbeitee spülen.

Drüsen

allgemein – zur Stärkung
Nr. 4 Kalium chloratum, Nr. 7 Magnesium phosphoricum
Homöopathie: Spongia, Barium jodatum, Barium carbonicum, Calcium carbonicum, Mercurius

Eiterung
Nr. 9 Natrium phosphoricum, Nr. 11 Silicea, Nr. 12 Calcium sulfuricum
Homöopathie: Hepar sulfuris D10, Lachesis D12

Entzündung
*Nr. 3 Ferrum phosphoricum, Nr. 4 Kalium chloratum
Homöopathie: Aconitum D30, Arnica, Apis, Arsenicum, Belladonna D30, Echinacea, Mercurius solubilis D10

Geschwülste – weich
Nr. 4 Kalium chloratum

Schwellung
*Nr. 4 Kalium chloratum, Nr. 9 Natrium phosphoricum, Nr. 11 Silicea, Nr. 12 Calcium sulfuricum
Die Mineralstoffkombination ist in der Anwendung als Salbe oder Cremegel besonders zu empfehlen.

Homöopathie: Jodum, Hedera helix, Badiaga

steinhart
Nr. 1 Calcium fluoratum
Homöopathie: Conium D4

Verhärtungen
*Nr. 1 Calcium fluoratum, Nr. 9 Natrium phosphoricum, Nr. 11 Silicea
Die Mineralstoffkombination ist in der Anwendung als Salbe oder Cremegel besonders zu empfehlen.

Homöopathie: Aurum, Calcium jodatum, Graphites D6, Barium carbonicum, Barium jodatum, Conium D6, Acidum fluoricum, Carbo animalis, Mercurius solubilis

als ob sie verhärtet wäre
Nr. 12 Calcium sulfuricum
Die Drüse kann ob ihrer kompaktierten Wandungen ihre Sekrete nicht ausscheiden und wird von innen her

Duckmäuser

zieht sich eher zurück und unterwirft sich freiwillig
Nr. 5 Kalium phosphoricum, Nr. 8 Natrium chloratum
Homöopathie: Calcium carbonicum, Barium carbonicum, Silicea

Duftstoffe

verbrauchen viele Mineralstoffe wegen ihrer intensiven Wirkung
*Nr. 4 Kalium chloratum, Nr. 8 Natrium chloratum, Nr. 10 Natrium sulfuricum
Homöopathie: China, Cocculus, Cyclamen, Graphites, Lycopodium, Ignatia, Phosphorus D12, Nux vomica D30, Sanguinaria, Tabacum

Dünndarm

Entzündung
*Nr. 3 Ferrum phosphoricum, Nr. 4 Kalium chloratum, Nr. 8 Natrium chloratum, Nr. 9 Natrium phosphoricum
Homöopathie: Abrotanum D3, Aloe D6, Antimonium crudum D4, Argentum nitricum D12, Arsenicum D6, Calcium carbonicum D6, China D4, Mercurius solubilis D6, Mercurius dulcis D4, Phosphorus D12, Sulfur D6 (chronisch), Bryonia D4, Chamomilla, Colocynthis, Mercurius corrosivus, Podophyllum D6, Rheum, Tabacum D30, Veratrum album D12

Durchblutungsstörung

arterielle
Nr. 1 Calcium fluoratum, Nr. 3 Ferrum phosphoricum, *Nr. 7 Magnesium phosphoricum, Nr. 11 Silicea
Homöopathie: Acidum fluoricum D12, Arnica D6/D12, Arsenicum D6, Aurum, Barium, Calcium, Crataegus, Cuprum, Glonoinum, Jodum, Plumbum, Secale, Strontium, Tabacum, Viscum

Phytotherapie: Pflanzliche Mittel mit dem Extrakt aus Ginkgobaumblättern können eingesetzt werden!

der Hände
Nr. 1 Calcium fluoratum, *Nr. 2 Calcium phosphoricum, Nr. 11 Silicea
Folgende Mineralstoffmischung kann empfohlen werden: Nr. 1, Nr. 2, Nr. 8, Nr. 9 und Nr. 11.

Diese Mineralstoffkombination ist in der Anwendung als Salbe oder Cremegel besonders zu empfehlen.
Homöopathie: Aconitum D30, Calcium carbonicum, Aranea diadema D12, Viscum D6

Hinweis: Meistens liegt die Belastung im Nacken. Dort werden die Adern eingeengt oder die Nerven im Rückgrat durch die zu hohe Spannung geklemmt, bzw. der Energiefluss in die Arme behindert.

des Gehirns
Nicht ohne ärztliche Begleitung!
Nr. 2 Calcium phosphoricum, *Nr. 3 Ferrum phosphoricum, *Nr. 5 Kalium phosphoricum, Nr. 7 Magnesium phosphoricum, Nr. 8 Natrium chloratum, Nr. 11 Silicea
Homöopathie: Cocculus D3, Arnica, Aurum, Barium, Cuprum, Plumbum, Paris quadrifolia D4/D12, Secale D4, Viscum D4/D6

wenn die Beine einschlafen, Ameisenlaufen
Nicht ohne ärztliche Begleitung!
Nr. 2 Calcium phosphoricum
Homöopathie: Conium D6, Viscum D6

Hinweis: Bei dieser Störung muss darauf geachtet werden, ob tatsächlich eine Durchblutungsstörung vorliegt, oder ob es sich um eine Nervenstörung handelt, die aus dem Rückgrat ausstrahlt. Dann müsste unbedingt die Spannung im Rücken gelockert werden.

wenn die Hände und Füße chronisch kalt sind
Nr. 1 Calcium fluoratum, Nr. 2 Calcium phosphoricum, *Nr. 8 Natrium chloratum, Nr. 11 Silicea
Homöopathie: Calcium carbonicum, Acidum phosphoricum

Hausapotheke: Kneipp-Wechselbäder können hier ebenfalls Abhilfe schaffen.

Durchfall – Diarrhoe

allgemein
Nr. 3 Ferrum phosphoricum, Nr. 8 Natrium chloratum, Nr. 19 Cuprum arsenicosum, Nr. 21 Zicum chloratum, Nr. 22 Calcium carbonicum
Homöopathie: Aconitum D30, Sulfur D4, Veratrum album D4, Arsenicum D6

Hausapotheke: Bohnenkrauttee bei Gärung, Eichenrindentee, Heidelbeertee (vor allem bei Kindern); auch leichter schwarzer Tee ist geeignet.

Diät:
Teefasten: Es werden 6 Stunden lang nur ungezuckerte Tees getrunken – nichts anderes gegessen oder getrunken (Schwarztee stützt auch den Kreislauf, Kamillentee beruhigt Krämpfe).
Vermeiden sollte man: Schokolade, Zucker, Fett, Fleisch, rohes Obst außer: Brauner (an der Luft) geriebener Apfel, zerdrückte Banane.
Nach dem Teefasten: Reis gekocht und gesalzen, Karotten gekocht und gesalzen, viel trinken, eventuell: Grieß ungekocht kauen und schlucken, auch getrocknete Heidelbeeren kauen und schlucken. Elektrolythaushalt beachten!
Langsam den Darm wieder aufbauen – Schonkost: Gemüse, auch Vollkornprodukte verwenden, um die Darmtätigkeit wieder in Gang zu bringen.

Ausscheidung unverdauter Speisen
Nr. 3 Ferrum phosphoricum
Homöopathie: Antimonium crudum D6, Arsenicum D6, Calcium carbonicum, China D4, Ferrum metallicum D6, Kreosotum D6, Magnesium carbonicum D12, Oleander, Phosphorus D12, Podophyllum D6, Secale cornutum

Bauchschneiden – gallig
Nr. 10 Natrium sulfuricum
Homöopathie: Aconitum D30, Colchicum D6, Dulcamara D4, Magnesium carbonicum D30, Mercurius dulcis D4, Chamomilla D3, Podophyllum D6

blutig – eitrig
Nr. 9 Natrium phosphoricum, Nr. 11 Silicea, Nr. 12 Calcium sulfuricum
Homöopathie: Arsenicum D6, Arnica D6, Cantharis D6, Mercurius corrosivus D30, Phosphorus

blutig – schleimig
Nr. 8 Natrium chloratum, Nr. 12 Calcium sulfuricum
Homöopathie: Acidum nitricum D4, Argentum nitricum D12, Arsenicum album D6, Cantharis D6, Aloe D4, Arnica D6, Carbo vegetabilis D6/D12, Colchicum D6, Mercurius corrosivus D4, Nux vomica D6, Hydrastis D4, Lachesis D12, Phosphorus D12

chronisch
Nr. 8 Natrium chloratum, Nr. 19 Cuprum arsenicosum, Nr. 21 Zincum chloratum
Homöopathie: Abrotanum D3, Arsenicum, Calcium carbonicum, Gratiola, Phosphorus, Silicea, Sulfur D6

Aufbau der Darmflora mit Lactobacillus- oder Bifido-Kulturen
→ **Darmkatarrh**

durch Übersäuerung
Nr. 9 Natrium phosphoricum
Homöopathie: Acidum phosphoricum D4, Iris D6, Hepar sulfuris D10, Rheum D6, Antimonium crudum D8

goldgelb
Nr. 9 Natrium phosphoricum
Homöopathie: Croton D6, Chelidonium D4, China D4, Acidum sulfuricum D4, Aloe D6, Iris D4, Podophyllum D6

grünlich gelb
Nr. 10 Natrium sulfuricum
Homöopathie: Aethusa D4, Argentum nitricum D12, Magnesium carbonicum D12 (wässrig, schaumig, grün), Veratrum album D4, D12, Arsenicum album D6, Chamomilla D3, Podophyllum D6

mit Schleimhautfetzen
Nr. 6 Kalium sulfuricum
Homöopathie: Aethiops antimonialis D4, Cantharis D4, Colocynthis D4

Hinweis: Dabei kann es sich um eine Unterversorgung der Steuerung des Darms durch Schädigung der Wirbelsäule handeln.

mit Verstopfung wechselnd
Nicht ohne ärztliche Begleitung!
Nr. 10 Natrium sulfuricum
Homöopathie: Abrotanum, Arsenicum, Carduus marianus, Ferrum metallicum, Ignatia, Pulsatilla, Oleander D6, Sulfur D6, Podophyllum D6, Antimonium crudum D4, Mezereum D4, Phosphorus D12 (Bleistiftstühle), Lycopodium, Niccolum aceticum

Hinweis: Achtung! Unbedingt eine Untersuchung durchführen lassen, welche die Ursachen abklärt.

sauer riechend, wie gehackt
*Nr. 9 Natrium phosphoricum, Nr. 10 Natrium sulfuricum
Homöopathie: Acidum sulfuricum D4, Colocynthis D4, Hepar sulfuris, Hydrastis D6, Calcium carbonicum D6, Chamomilla D3, Magnesium carbonicum D12, Natrium phosphoricum D6, Pulsatilla D6, Rheum D4

schaumig
Nr. 8 Natrium chloratum

Homöopathie: Elaterium D6, Gratiola D6, Kalium bichromicum D12, Magnesium carbonicum D6

stinkend faulig
Nr. 5 Kalium phosphoricum
Homöopathie: China D4, Arsenicum D6, Pyrogenium D12, Psorinum D30

Hausapotheke: Wermuttee, Beifußtee
→ **Stuhl**

wässrig – gallig
Nr. 10 Natrium sulfuricum, Nr. 13 Kalium arsenicosum
Homöopathie: Colocynthis D4, Dulcamara D4, Gnaphalium D6, Podophyllum D6

wässrig – schleimig
Nr. 8 Natrium chloratum, Nr. 13 Kalium arsenicosum
Homöopathie: Kalium phosphoricum D12, Pulsatilla D6, Nux moschata D4, Hydrastis D4, Sulfur D4

wässrig mit plötzlichem Bauchschneiden
Nr. 7 Magnesium phosphoricum, Nr. 13 Kalium arsenicosum
Homöopathie: Iris, Magnesium carbonicum D12, Nux moschata D4, Gnaphalium D6, Rhus toxicodendron, Sulfur

Durst

allgemein
Nr. 8 Natrium chloratum
Homöopathie:
Durst vermehrt: Arsenicum, Bryonia, Calcium, Natrium chloratum, Phosphorus, Sulfur, Veratrum album

Durst vermindert: Apis, Cantharis, Hyoscyamus, Nux moschata, Sepia, Stramonium, Tabacum

Hinweis: Der Mineralstoff Nr. 8 ist bei zu viel, aber auch bei zu wenig Durst angebracht, da er dem Organismus hilft, den Flüssigkeitshaushalt in Ordnung zu bringen.

→ den ergänzenden Text über das Teetrinken auf S. 173.

Dysmenorrhoe

heftige Regelkrämpfe mit Rückenschmerzen
→ **Menstruation**

Dyspepsie

→ **Darm, Darmkatarrh, Durchfall**

Hinweis: Unter Dyspepsie versteht man eine Verdauungsstörung infolge einer Veränderung der Enzymproduktion bzw. Störungen der Darmbeweglichkeit und Darmflora.

Eierstock

Entzündung
*Nr. 3 Ferrum phosphoricum, Nr. 4 Kalium chloratum, Nr. 12 Calcium sulfuricum
Homöopathie: Aconitum D30, Belladonna D30, Apis D4, Lachesis D12, Argentum nitricum (links), Thuja D4

Schmerzen
Nr. 3 Ferrum phosphoricum
Homöopathie: Arsenicum album D6, Bryonia D3, Cantharis D6, Colocynthis D4, Hamamelis D3

Verwachsungen, vor allem nach einer Entzündung
Nr. 1 Calcium fluoratum, *Nr. 2 Calcium phosphoricum, Nr. 5 Kalium phosphoricum, Nr. 8 Natrium chloratum, Nr. 11 Silicea
Homöopathie: Bellis perennis D3, Lilium tigrinum D6, Sepia D4

Zyste – Nicht ohne ärztliche Begleitung!
Nr. 1 Calcium fluoratum, Nr. 3 Ferrum phosphoricum, Nr. 4 Kalium chloratum, Nr. 8 Natrium chloratum, *Nr. 10 Natrium sulfuricum
Homöopathie: Cantharis D6, Apis D4, Thuja D6

Eileiterentzündung

bei akuten Schmerzen
Nr. 3 Ferrum phosphoricum
Homöopathie: Aconitum, Belladonna

wenn sie länger andauert
*Nr. 3 Ferrum phosphoricum, Nr. 4 Kalium chloratum, Nr. 9 Natrium phosphoricum, Nr. 10 Natrium sulfuricum
Die Mineralstoffkombination ist als Salbe, Gel oder Cremegel besonders zu empfehlen.

Einkoten

wenn die Kontrolle über den Schließmuskel schwer fällt
Nr. 1 Calcium fluoratum, Nr. 11 Silicea
Homöopathie: Causticum D12, Aloe D12

Einlauf

bei Verstopfung
Nr. 3 Ferrum phosphoricum, Nr. 7 Magnesium phosphoricum, Nr. 8 Natrium chloratum, Nr. 10 Natrium sulfuricum

Hinweis: Es muss gewährleistet sein, dass keine Blinddarmreizung oder Entzündung vorliegt!

zur Regeneration, vor allem nach dem Einsatz von starken Medikamenten
Nr. 3 Ferrum phosphoricum, Nr. 4 Kalium chloratum, Nr. 5 Kalium phosphoricum, Nr. 7 Magnesium phosphoricum, Nr. 8 Natrium chloratum, *Nr. 10 Natrium sulfuricum

Hinweis: Auch nach schweren Durchfällen können diese Einläufe hilfreich sein.

zur Reinigung, vor allem bei Fastenkuren
Nr. 1 Calcium fluoratum, Nr. 3 Ferrum phosphoricum, Nr. 4 Kalium chloratum, Nr. 5 Kalium phosphoricum, Nr. 6 Kalium sulfuricum, Nr. 7 Magnesium phosphoricum, Nr. 8 Natrium chloratum, *Nr. 10 Natrium sulfuricum
Nr. 1 – Elastizität der Darmwände, Nr. 3 – Aktivierung der Darmzotten und Durchblutungsförderung, Nr. 4 – Arbeit der Drüsen und Entgiftung, Nr. 5 – Desinfizierung, Nr. 6 – Bindung der alten Schlacken, Nr. 8 – Flüssigkeitsregulierung und Entgiftung, Nr. 10 – Entschlackung

Anwendung: Es werden von jedem Mineralstoff 5-7 Tabletten aufgelöst und ohne Milchzucker zur Flüssigkeit dazugegeben. Das Wasser sollte abgekocht sein.

Einnässen

→ **Bettnässen**

Einrisse

→ **After**

an den Augenlidern
*Nr. 1 Calcium fluoratum, Nr. 3 Ferrum phosphoricum, Nr. 11 Silicea
Homöopathie: Antimonium crudum D12, Alumina D12, Graphites D12, Sulfur D6

der Haut
Nr. 1 Calcium fluoratum
Der Mineralstoff ist als Salbe zu empfehlen!

Homöopathie: Acidum nitricum, Antimonium crudum, Arnica, Graphites, Hepar, Mercurius, Paeonia, Petroleum, Pulsatilla, Sepia, Silicea, Sulfur

Schrunden am Ohransatz
*Nr. 1 Calcium fluoratum, Nr. 3 Ferrum phosphoricum, Nr. 6 Kalium sulfuricum, Nr. 10 Natrium sulfuricum
Die angegebene Mischung sollte auch als Salbe oder Cremegel angewendet werden.

Homöopathie: Graphites D12, Petroleum D12, Viola tricolor D4

Einschießen

plötzlich – Ischiasschmerzen
Nicht ohne ärztliche Begleitung!
Nr. 2 Calcium phosphoricum, *Nr. 7 Magnesium phosphoricum, Nr. 11 Silicea
*Die Nr. 7 ist als „heiße 7" zu nehmen!
Die Mineralstoffkombination ist in der Anwendung als Salbe oder Cremegel besonders zu empfehlen.*

Homöopathie: Colocynthis D4, Aconitum D30

Einschlafen

Einschlafstörung
Nr. 2 Calcium phosphoricum, Nr. 7 Magnesium phosphoricum, Nr. 14 Kalium bromatum
*Homöopathie:
Sorgen: Ambra D3
Gedankenstrom: Coffea D12*

zusätzlich ist zu überlegen
Nr. 21 Zincum chloratum
Homöopathie: Zincum valerianicum D4 (Unruhe in den Beinen)
→ **Schlafstörung**

von Gliedmaßen → Durchblutungsstörungen
Nr. 1 Calcium fluoratum, *Nr. 2 Calcium phosphoricum, Nr. 11 Silicea
Homöopathie: Aconitum D30, Secale D4

Eireifung

verzögert
Nr. 21 Zincum chloratum
Homöopathie: Natrium chloratum

Eisenbahn

Platzangst
Nr. 6 Kalium sulfuricum

Reisekrankheit: Übelkeit
Nr. 5 Kalium phosphoricum, Nr. 9 Natrium phosphoricum
Homöopathie: Cocculus D4, Petroleum D12, Arsenicum album D12, Tabacum D30

Bachblüten: Scleranthus oder Notfalltropfen (Rescue Remedy)

Eisenmangel

allgemein
*Nr. 3 Ferrum phosphoricum, Nr. 5 Kalium phosphoricum, Nr. 17 Manganum sulfuricum, Nr. 19 Cuprum arsenicosum
Homöopathie: Ferrum metallicum D6, Arsenicum, Phosphorus

Hausapotheke: Schwarzbeeren als Tee (Heidelbeeren)

Hinweis: Bei einem schwerwiegenden Eisenmangel muss ein traditionelles Eisenpräparat dazu gegeben werden.

Eiter

Fisteln
Nr. 12 Calcium sulfuricum
Homöopathie: Acidum fluoricum D6/D12, Acidum nitricum D6, Berberis D3, Calcium fluoratum D6/D12, Graphites D6, Hepar sulfuris, Silicea D6/D12, Tuberculinum D200 vom Fachmann verordnet

Hausapotheke: Calendula-Salbe

Fluss
Nr. 11 Silicea, Nr. 12 Calcium sulfuricum
Homöopathie: Hepar sulfuris D6 (fördert), Hepar sulfuris D12/D30/D200 (kann rechtzeitig verhindern), Myristica sebifera D4 („homöopathisches Messer")

Pickel – Akne
*Nr. 9 Natrium phosphoricum, Nr. 11 Silicea, Nr. 12 Calcium sulfuricum
Homöopathie: Sulfur jodatum D6, Sepia D12, Kalium bromatum D4, Juglans regia D4

Bachblüten: Crab Apple (besonders in der Pubertät, verbunden mit dem Gefühl, unrein zu sein, führt zu Hautjucken bzw. Hautunreinheiten)

Hausapotheke: Teemischung aus Thymian und Stiefmütterchen zu gleichen Teilen

Hinweis: Die gründliche Hautreinigung ist sehr wichtig!

Pustel
Nr. 9 Natrium phosphoricum, Nr. 11 Silicea
Homöopathie: Antimonium crudum, Arsenicum, Borax, Bromum, Calcium carbonicum, Crotalus, Jodum, Juglans, Kalium bromatum, Kalium jodatum, Kreosotum, Mezereum, Rhus toxicodendron, Sulfur jodatum

Eiterungen

allgemein
Nr. 9 Natrium phosphoricum, Nr. 11 Silicea, Nr. 12 Calcium sulfuricum
Homöopathie: Hepar sulfuris D6, Mercurius solubilis D6/D12, Myristica sebifera D4 (zur Ausheilung)

Hausapotheke: Bäder mit Meisterwurztee können gute Erfolge bringen.

Hinweis: Bei Dr. Schüßler steht in seiner „Abgekürzten Therapie" auf Seite 31: „Bildet sich ein Eiterherd, so ist silicea anzuwenden, welche in einigen Fällen die Resorption des Eiters, in den meisten Fällen aber den Durchbruch des Eiters nach außen und dadurch Heilung bewirkt. Wird der Eiter übel riechend, so ist Kalium phosphoricum zu geben; bleiben Verhärtungen zurück, so ist Fluorcalcium anwendbar."

bei offener Wunde
Nr. 12 Calcium sulfuricum
Homöopathie: Calendula D2, Echinacea D2

Hausapotheke: perubalsamhaltige Salbe, Eisenkrautsalbe

chronisch
Nr. 12 Calcium sulfuricum
Homöopathie: Pulsatilla D6, Silicea D6

grünlich gelb – wässrig
zusätzlich
Nr. 10 Natrium sulfuricum

stinkend – schmierig
Nr. 1 Calcium fluoratum, *Nr. 5 Kalium phosphoricum, Nr. 8 Natrium chloratum
Homöopathie: Aurum, Mercurius, Mezereum, Acidum nitricum, Kreosotum, Mater perlarum

übel riechend
zusätzlich
Nr. 5 Kalium phosphoricum
Homöopathie: Pyrogenium D30, Lachesis D12

Eiweiß

Abbau
Nr. 12 Calcium sulfuricum

Aufbau und Verarbeitung
Nr. 2 Calcium phosphoricum, Nr. 4 Kalium chloratum
Hinweis: Vor allem für die Muskeln von Bedeutung!

im Urin
Nicht ohne ärztliche Begleitung!
*Nr. 2 Calcium phosphoricum, Nr. 3 Ferrum phosphoricum, Nr. 8 Natrium chloratum
Homöopathie: Apis, Argentum nitricum, Arsenicum, Helleborus, Phosphorus

Hinweis: Dabei kann es sich um eine Infektion oder gar eine Nierenschädigung (Nephrose) handeln, sodass die Begleitung durch den Arzt notwendig ist.

Eiweiß im Harn

Albuminurie, vor allem bei Kindern!
Nicht ohne ärztliche Begleitung!
Nr. 2 Calcium phosphoricum, Nr. 6 Kalium sulfuricum, Nr. 5 Kalium phosphoricum, Nr. 8 Natrium chloratum

Hinweis: Bei Dr. Schüßler steht in der „Abgekürzten Therapie" auf Seite 32: „Dem Eiweißharnen entsprechen Kalium sulphuricum, Calcarea phosphorica, Kalium phosphoricum und Natrium muriaticum. Die begleitenden Symptome und die konstitutionellen Verhältnisse der betr. Kranken müssen bei der Wahl der Mittel den Ausschlag geben. Das Eiweißharnen nach Scharlach erfordert Kalium sulphuricum. Die gesunden Epithelzellen der Harnkanälchen leisten dem Druck des Blut-Eiweißes Widerstand; nur die erkrankten Zellen lassen Eiweiß in die Harnkanälchen treten. Das betr. Epithelium kann erkranken wegen mangelhafter Sauerstoffzufuhr, oder wegen zu frühzeitigen Zerfalles oder wegen verzögerter Teilung und Neubildung von Zellen."

Eiweißspeicherkrankheit

Nr. 2 Calcium phosphoricum, Nr. 4 Kalium chloratum, Nr. 9 Natrium phosphoricum, Nr. 10 Natrium sulfuricum, Nr. 12 Calcium sulfuricum

Hinweis: Prof. Wendt hat sich mit diesem Phänomen wissenschaftlich auseinandergesetzt.

Ekzeme

allgemein – auf der Haut
Nr. 3 Ferrum phos., Nr. 4 Kalium chlor., Nr. 6 Kalium sulf., *Nr. 9 Natrium phos., *Nr. 10 Natrium sulf., Nr. 12 Calcium sulf. und (evtl. Nr. 13 Kalium arsen., + Nr. 24 Arsenum iod.)

Bachblüten: Crab Apple + Holly + Cherry Plum + Pine als Salbe

auf behaarter Kopfhaut
Nr. 1 Calcium fluoratum, Nr. 6 Kalium sulfuricum, *Nr. 8 Natrium chloratum, Nr. 9 Natrium phosphoricum, Nr. 11 Silicea
Homöopathie: Sulfur D6/D12, Staphisagria D12, Graphites D6, Oleander D4, Petroleum D4, Viola tricolor D4
→ **Haare, Haarwasser (biochemisches)**

auf der Haut → **Haut**

bei nässenden Ekzemen sollte zusätzlich überlegt werden
Nr. 21 Zincum chloratum, Nr. 24 Arsenum jodatum
Homöopathie: Graphites D6, Oleander D4, Petroleum D4, Thuja D4, Arsenicum D6, Rhus toxicodendron D6

Gehörgang
Nr. 2 Calcium phosphoricum, Nr. 6 Kalium sulfuricum, *Nr. 9 Natrium phosphoricum, Nr. 10 Natrium sulfuricum
Homöopathie: Alumina D12

im Halsbereich vorne – u.U. verbunden mit Lymphknotenschwellungen
*Nr. 2 Calcium phosphoricum, Nr. 6 Kalium sulfuricum, *Nr. 9 Natrium phosphoricum, Nr. 10 Natrium sulfuricum, Nr. 12 Calcium sulfuricum
Die Mineralstoffkombination ist in der Anwendung als Cremegel besonders zu empfehlen.

Bachblüten: Crab Apple (besonders in der Pubertät)

im weiblichen Genitalbereich
Nr. 3 Ferrum phosphoricum, Nr. 4 Kalium chloratum, *Nr. 6 Kalium sulfuricum, *Nr. 8 Natrium chloratum, Nr. 9 Natrium phosphoricum, Nr. 10 Natrium sulfuricum
Die Mineralstoffkombination ist in der Anwendung als Salbe oder Cremegel besonders zu empfehlen.

Homöopathie: Acidum nitricum D4, Medorrhinum in Hochpotenzen – von einem Fachmann verordnet; Croton D6, Natrium sulfuricum D12, Sepia D6/D12, Thuja D6

Orthomolekulare Medizin: Vitamin-B-Komplex, essenzielle Fettsäuren, Salatölmischung (S. 42)

mit Asthma
Nr. 1 Calcium fluoratum, Nr. 3 Ferrum phosphoricum, Nr. 4 Kalium chloratum, *Nr. 6 Kalium sulfuricum, Nr. 7 Magnesium phosphoricum, Nr. 9 Natrium phosphoricum
Die Mineralstoffkombination ist in der Anwendung als Salbe oder Cremegel besonders zu empfehlen.

Homöopathie: Dulcamara D4 (vikariierend mit Gicht, Asthma, Haut)

um die Augenbrauen
Nr. 6 Kalium sulfuricum, *Nr. 10 Natrium sulfuricum, Nr. 22 Calcium carbonicum
Die Mineralstoffkombination ist in der Anwendung als Salbe oder Cremegel besonders zu empfehlen.

Homöopathie: Petroleum D12, Graphites D12, Causticum D12, Natrium chloratum, Sulfur D6/D12

Elastizitätsverlust

der Haut
*Nr. 1 Calcium fluoratum, Nr. 2 Calcium phosphoricum, Nr. 11 Silicea
Die angegebene Mischung sollte auch als Salbe oder Cremegel angewendet werden.

der Muskeln und Bänder
*Nr. 1 Calcium fluoratum, Nr. 5 Kalium phosphoricum, Nr. 8 Natrium chloratum, Nr. 11 Silicea
Die Mineralstoffkombination ist in der Anwendung als Salbe oder Cremegel besonders zu empfehlen.

Homöopathie: Sepia, Lilium tigrinum, Senecio

Elektromagnetische Belastungen

allgemein
Nr. 4 Kalium chloratum, Nr. 7 Magnesium phosphoricum, *Nr. 10 Natrium sulfuricum

Hinweis: Vor allem die Strombelastung am Schlafplatz ist zu berücksichtigen. Netzfreischaltgerät!

Empfindlichkeit

bei Feuchtigkeit
Nr. 6 Kalium sulfuricum
Homöopathie: Dulcamara D30, Natrium sulfuricum D12, Rhus toxicodendron D30, Sulfur, Thuja

bei Lärm, Geräuschen und Licht
Nr. 11 Silicea
Homöopathie: Apis, Arnica, Arsenicum, Aurum, Chamomilla, Coffea D30, Hyoscyamus, Hypericum, Jodum, Lycopodium, Phosphorus D30, Nux vomica D30, Sepia, Stramonium, Sulfur

Bachblüten: Mimulus

bei Zugluft
Nr. 8 Natrium chloratum
Homöopathie: Aconitum, Belladonna, Hepar sulfuris D10, Kalium carbonicum, Nux vomica D12, Rhus toxicodendron, Sulfur, Zincum metallicum D12, Arsenicum D12

beim Ziehen an den Haaren
Nr. 11 Silicea
Homöopathie: Acidum nitricum, Asarum, Bryonia, Calcium phosphoricum, China, Ignatia, Phosphorus

im Kopfbereich
Nr. 11 Silicea
Homöopathie: *Aconitum, Belladonna, Glonoinum, Mezereum, Arsenicum*

Schmerzempfindlichkeit
Nr. 2 Calcium phosphoricum, Nr. 5 Kalium phosphoricum, Nr. 8 Natrium chloratum, *Nr. 11 Silicea
Homöopathie: *Coffea D12, Chamomilla D30, Hypericum D4*

Hinweis: Menschen haben eine körperlich, konstitutionell bedingte unterschiedliche Schmerzschwelle, welche beachtet und respektiert werden muss. Sie lässt sich durch die Mineralstoffe nur bedingt beeinflussen.

Emphysem
Nicht ohne ärztliche Begleitung!

allgemein
Nr. 7 Magnesium phosphoricum
Das Magnesium phosphoricum als „heiße 7" ist geeignet, im Körper Gase zu binden.

Hinweis: Es handelt sich dabei um das übermäßige oder ungewöhnliche Vorkommen von Luft (Gas) in Körpergeweben, -organen oder -höhlen.

Lungenemphysem
Nr. 1 Calcium fluoratum, Nr. 3 Ferrum phosphoricum, Nr. 6 Kalium sulfuricum, *Nr. 7 Magnesium phosphoricum
Die Mineralstoffkombination ist in der Anwendung als Salbe oder Cremegel besonders zu empfehlen.

Homöopathie: *Stannum metallicum D6/D12, Senega D4, Antimonium tartaricum D4*

Hinweis: Atemübungen können hilfreich sein!

Endometriose

gutartige Wucherung der Gebärmutterschleimhaut
Nicht ohne ärztliche Begleitung!
*Nr. 2 Calcium phosphoricum, Nr. 9 Natrium phosphoricum, Nr. 11 Silicea, Nr. 25 Aurum chloratum natronatum
Homöopathie: *Borax D3 (Konstitution beachten!)*

Endometritis

Entzündung der Gebärmutterschleimhaut
Nicht ohne ärztliche Begleitung!
*Nr. 3 Ferrum phosphoricum, Nr. 5 Kalium phosphoricum, Nr. 8 Natrium chloratum
Homöopathie: *Belladonna D6*

Energiemangel

Antriebsmangel
Nr. 3 Ferrum phosphoricum, *Nr. 5 Kalium phosphoricum, Nr. 8 Natrium chloratum
Homöopathie: *Acidum phosphoricum D12*

Bachblüten: Olive (akute Überarbeitung), Oak (ist überarbeitet, macht trotzdem weiter), Centaury (ausgelaugt infolge zu großer Hilfsbereitschaft – Helfersyndrom)

Energiemischung

→ **Power-Mischung**

Engegefühl

im Brustkorb
Nr. 7 Magnesium phosphoricum
Homöopathie: *Aconitum D30, Cactus grandiflorus D3, Phosphorus D12*

Hinweis: Auch auf Belastungen im Gefühlsbereich und im charakterlichen Bereich achten!

im Kopf
Nr. 2 Calcium phosphoricum
Homöopathie: *(Bandgefühl) Anacardium, Argentum nitricum, Gelsemium, Hepar, Spigelia, Theridion*

Englische Krankheit

→ **Rachitis**

Enkopresis

das willkürliche oder unwillkürliche Absetzen vom Stuhl
Nr. 1 Calcium fluoratum, Nr. 3 Ferrum phosphoricum, *Nr. 5 Kalium phosphoricum, Nr. 7 Magnesium phosphoricum, Nr. 11 Silicea

Homöopathie: Aloe D12 (falsche Freunde), Apis (After scheint offen zu sein), Causticum D6/D12, Secale cornutum
→ **Einkoten**

Enteritis

→ **Colitis (Schleimhautentzündung des Dickdarms)**

Entzündung der Darmwand, im Besonderen der des Dünndarms
→ **Dünndarm**

Enteritis regionalis Crohn

Morbus Crohn
Nr. 3 Ferrum phosphoricum, Nr. 4 Kalium chloratum, Nr. 5 Kalium phosphoricum, Nr. 8 Natrium chloratum, *Nr. 10 Natrium sulfuricum, Nr. 12 Calcium sulfuricum
Chronische, meist in Schüben verlaufende Erkrankung, die alle Abschnitte des Verdauungstraktes erfassen kann.

Homöopathie: Ambra, Argentum, nitricum, Mercurius sublimatus corrosivus, Croton, Abrotanum

Orthomolekulare Medizin: Vitamin-B-Komplex, Zink, Selen, usw.

Entgiftung

allgemein
Nr. 4 Kalium chloratum, Nr. 8 Natrium chloratum
Homöopathie: Berberis D3, Taraxacum D3, Chelidonium D3, Carduus D2, Lycopodium D6, Nux vomica D6/D30, Solidago D3, Sulfur D6, Okoubaka D2, Vincetoxicum D4

Hausapotheke: Reinigungstee

Hinweis: Entgiftung bedeutet, dass die Schadstoffe unschädlich gemacht werden, weil sie eine chemische Verbindung eingehen. Sie sind dadurch nicht mehr belastend, aber die Ausscheidung aus dem Körper ist damit nicht verbunden.

Schwermetalle
Nr. 8 Natrium chloratum, Nr. 18 Calcium sulfuratum, Nr. 21 Zincum chloratum, Nr. 26 Selenium
Homöopathie: Plumbum, Cuprum, Selenium

Entsäuerung

allgemein
Nr. 9 Natrium phosphoricum, Nr. 21 Zincum chloratum, Nr. 23 Natrium bicarbonicum

Hinweis: Zur Entsäuerung sind unbedingt die Ernährungsgewohnheiten zu überlegen. Eine Reduzierung der meist zu hohen Spannung im Leben (Tonus) ist empfehlenswert. Dabei ist zu beachten, dass zwischen Temperament bzw. Mentalität und selbst erzeugter Spannung zu unterscheiden ist. Die Spannung der Muskeln erzeugt nämlich sehr viel Säure, die ununterbrochen Mineralstoffe zur Neutralisierung frisst.

Entschlackung

allgemein
Schadstoffe
Nr. 9 Natrium phos., *Nr. 10 Natrium sulf., Nr. 11 Silicea, Nr. 12 Calcium sulf., Nr. 18 Calcium sulf., Nr. 20 Kalium-Aluminium sulf., Nr. 26 Selenium

Hausapotheke: Birkenblätter- und Gänsefingerkrauttee

Hinweis: Zur Entschlackung sollten auch Trinkkuren (Montecatini) und das Trinken von Reinigungstees beachtet werden.

Ein sehr empfehlenswertes Buch dazu: Jentschura, P./Lohkämper, J.: Gesundheit durch Entschlackung. Gesundheitsverlag Jentschura, Münster 1998.

Reinigung der Zellen
Nr. 6 Kalium sulfuricum

Entschlackungskur

vor allem für das Frühjahr
Nr. 3 Ferrum phosphoricum, Nr. 4 Kalium chloratum, Nr. 5 Kalium phosphoricum, Nr. 6 Kalium sulfuricum, Nr. 8 Natrium chloratum, Nr. 9 Natrium phosphoricum, Nr. 10 Natrium sulfuricum, Nr. 11 Silicea, Nr. 12 Calcium sulfuricum, Nr. 26 Selenium

Entwicklungsstörungen

der Kinder
Nr. 2 Calcium phosphoricum, Nr. 3 Ferrum phosphoricum, Nr. 5 Kalium phosphoricum, Nr. 8 Natrium chloratum, Nr. 21 Zincum chloratum, Nr. 22 Calcium carbonicum

Homöopathie: Calcium carbonicum, Barium carbonicum, Magnesium carbonicum, Lycopodium

für die geistige Entwicklung
Nr. 19 Cuprum arsenicosum

für die sexuelle Entwicklung
Nr. 21 Zincum chloratum

Entwöhnung

von Suchtmitteln (Alkohol, Nikotin, Kaffee, Schokolade ...)
Nr. 7 Magnesium phosphoricum, Nr. 8 Natrium chloratum
Die „heiße 7" kann nur unterstützend wirken. Die Hauptarbeit muss jeder selbst von der charakterlichen Ebene her mit seinem Willen, seiner Ausdauer und Geduld leisten.

Homöopathie: Nux vomica D30; für Nikotin: Tabacum D30, Plantago major D4

Bachblüten: Suchtentwöhnung: Mischung aus Agrimony + Cherry Plum + Heather + Larch + Centaury + Gentian + Walnut

Entzündungen

akut
Nr. 3 Ferrum phosphoricum, Nr. 9 Natrium phosphoricum
Homöopathie: Aconitum D30, Belladonna D30

Ausheilung
*Nr. 3 Ferrum phosphoricum, Nr. 5 Kalium phosphoricum, Nr. 8 Natrium chloratum, Nr. 11 Silicea
Homöopathie: Silicea D6/D12

chronisch
*Nr. 3 Ferrum phosphoricum, Nr. 4 Kalium chloratum, Nr. 6 Kalium sulfuricum, *Nr. 9 Natrium phosphoricum, Nr. 12 Calcium sulfuricum, Nr. 23 Natrium bicarbonicum
Homöopathie: Sulfur D4

eitrig – chronisch
Nr. 3 Ferrum phosphoricum, Nr. 12 Calcium sulfuricum
Homöopathie: Hepar sulfuris D6, Silicea D6

Enuresis

→ **Bettnässen**

Enzephalitis

Gehirnentzündung
Nicht ohne ärztliche Begleitung!
Nr. 3 Ferrum phosphoricum, Nr. 5 Kalium phosphoricum, Nr. 8 Natrium chloratum
Homöopathie: Apis D4, Bryonia D4, Helleborus D4, Belladonna D30, Gelsemium D4, Veratrum album D4

Enzymaktivator

Nr. 7 Magnesium phosphoricum, Nr. 17 Manganum sulfuricum
Mangan ist in sehr vielen Enzymen enthalten bzw. an deren Bildung beteiligt.

für Metalloenzyme
Nr. 19 Cuprum arsenicosum

Epilepsie – Fallsucht

allgemein
Nicht ohne ärztliche Begleitung!
Nr. 2 Calcium phosphoricum, Nr. 4 Kalium chloratum, Nr. 5 Kalium phosphoricum, *Nr. 7 Magnesium phosphoricum, Nr. 9 Natrium phosphoricum, Nr. 11 Silicea, Nr. 17 Manganum sulfuricum, Nr. 19 Cuprum arsenicosum, Nr. 21 Zincum chloratum
Homöopathie: Cuprum, Argentum, Zincum, Hyoscyamus, Bufo rana, Stramonium

Hinweis: Diese Krankheit kann mit den Mineralstoffen nach Schüßler nicht behandelt werden. Die angegebenen Mineralstoffe sollen dem leidenden Menschen helfen, mit den Begleitumständen und Folgen besser zurechtzukommen.

Orthomolekulare Medizin: Kupfer, Mangan, Zink

Erbrechen

akut, krampfhaft
Nr. 7 Magnesium phosphoricum
Homöopathie: Aethusa D4, Antimonium crudum D4, Arsenicum D6/D30, Ipecacuanha D4, Iris D4, Nux vomica D6, Acidum nitricum D12, Belladonna D30, Phosphorus D12, Tabacum D30, Veratrum album D4

Hausapotheke: Pfefferminztee schluckweise trinken.

bräunlich – schwärzlich
Nr. 5 Kalium phosphoricum, Nr. 8 Natrium chloratum
Homöopathie: Conium D4, Crotalus D12, Kreosotum, Mezereum, Arsenicum, Secale D4

gallig – schleimig – blutig
Nr. 8 Natrium chloratum, Nr. 10 Natrium sulfuricum
Homöopathie: Aconitum, Belladonna, Bryonia, Chelidonium, Colocynthis, Chamomilla, Ipecacuanha, Nux vomica D6, Podophyllum D6

von dunklem Blut
Nr. 5 Kalium phosphoricum, Nr. 8 Natrium chloratum
Homöopathie: Conium D4, Arsenicum D6, Crotalus, Hamamelis D4, Millefolium D3 (hellrotes Blut)

von durchsichtigem Schleim
Nr. 8 Natrium chloratum
Homöopathie: Antimonium crudum D8, Arnica D12, Cantharis D6, Ipecacuanha D4, Stannum, Coccos cacti

von Galle
Nr. 10 Natrium sulfuricum
Homöopathie: Aconitum, Belladonna, Bryonia, Chelidonium, Digitalis, Ipecacuanha, Nux vomica, Podophyllum, Secale cornutum D4, Arsenicum D6, Iris versicolor D4, Carduus marianus D2, Chamomilla D3, Eupatorium perfoliatum D4

von hellrotem Blut
Nicht ohne ärztliche Begleitung!
Nr. 3 Ferrum phosphoricum
Homöopathie: Ipecacuanha D4, Phosphorus D12, Millefolium D3

von saurer Flüssigkeit
Nr. 9 Natrium phosphoricum
Homöopathie: Iris D4, Lycopodium D12, Magnesium carbonicum D12, Robinia pseudacacia D12, Nux vomica D12, Sulfur D6, Mandragora D6

von Schaum
Nr. 8 Natrium chloratum
Homöopathie: Apis D4, Arsenicum D6, Berberis D3, Bryonia D4, Cuprum D6, Kreosotum D4, Veratrum album D4, Podophyllum D6, Tabacum D3 (andauernd, Schwindel)

von Speisen
Nr. 3 Ferrum phosphoricum
Homöopathie: Antimonium tartaricum, Bryonia, Ferrum metallicum D12, Kreosotum D4, Arsenicum D6, Mephites, Phosphorus, Veratrum album

von Wasser
Nr. 8 Natrium chloratum
Homöopathie: Acidum lacticum, Bryonia D4, Robinia, Veratrum album D4, Cuprum metallicum D6, Croton D6

Erektionen

morgens, schmerzhaft (im Bett)
Nr. 11 Silicea
Homöopathie: Nux vomica D6, Pulsatilla D4

Erfrierungen

alt
Nr. 10 Natrium sulfuricum
Auch als Salbe oder Cremegel zu empfehlen.

Homöopathie: Abrotanum D3 (4 Wochen), Petroleum D4/D6 (längere Zeit), Agaricus D6

Hausapotheke: Im Sommer mit Walderdbeeren einreiben.

brandig
Nr. 5 Kalium phosphoricum

Hinweis: Tritt heute nur noch selten auf.

Hände und Füße, Nase
Nr. 10 Natrium sulfuricum
Zu Beginn der äußeren Versorgung sollte der Mineralstoff als Brei aufgelegt werden (→ Äußere Anwendung, S. 160ff.), später als Salbe oder Cremegel.

Homöopathie: Abrotanum D3, Acidum fluoricum D6/D12, Petroleum D6

Hausapotheke: Umschläge und Bäder mit Tormentillwurzel

Schmerzen
*Nr. 3 Ferrum phosphoricum, Nr. 10 Natrium sulfuricum

Erguss

→ **Bluterguss**

aufsaugende Wirkung bei entzündlichen Ergüssen
Nr. 11 Silicea, Nr. 12 Calcium sulfuricum, Nr. 24 Arsenum jodatum

Ansammlung bzw. Erguss von Flüssigkeit ins Gewebe
Nr. 4 Kalium chloratum, Nr. 10 Natrium sulfuricum, Nr. 11 Silicea, Nr. 12 Calcium sulfuricum
Die Mineralstoffkombination ist in der Anwendung als Salbe oder Cremegel besonders zu empfehlen.

Homöopathie: Kalium jodatum D4, Sulfur jodatum D4, Bryonia D4

Erholung – Rekonvaleszenz

allgemein → Regeneration
Nr. 1 Calcium fluoratum, Nr. 2 Calcium phosphoricum, *Nr. 3 Ferrum phosphoricum, Nr. 4 Kalium chloratum, *Nr. 5 Kalium phosphoricum, Nr. 8 Natrium chloratum, Nr. 11 Silicea
Homöopathie: Natrium chloratum in Hochpotenz – durch den Fachmann verordnet; China D4

Bachblüten: Erholungsbäder mit Olive + Hornbeam. Badezusätze beeinträchtigen die Wirkung der Bachblüten nicht.

Hinweis: Auf Ernährung, Erholung, Ruhe achten, in Geduld üben!

Erinnerungsvermögen

geschwächt
*Nr. 5 Kalium phosphoricum, Nr. 8 Natrium chloratum, Nr. 10 Natrium sulfuricum, Nr. 11 Silicea
Homöopathie: Ambra D3, Acidum phosphoricum D12, Argentum metallicum D12, Lycopodium D12

Orthomolekulare Medizin: hohe Gaben von Vitamin-B-Komplex

Erkältungen

allgemein
*Nr. 3 Ferrum phosphoricum, *Nr. 4 Kalium chloratum, *Nr. 5 Kalium phosphoricum, Nr. 8 Natrium chloratum, Nr. 9 Natrium phosphoricum, Nr. 10 Natrium sulfuricum
Homöopathie: Aconitum D30, Belladonna D30 (als Anfangsmittel), Dulcamura Rhus toxicod.

Hausapotheke: Erkältungsbäder mit Eukalyptus und Fichtennadeln

Fieber
Nr. 3 Ferrum phosphoricum

Homöopathie: Aconitum, Belladonna, Eupatorium D4, Gelsemium D4

Vorbeugung
Nr. 3 Ferrum phosphoricum, Nr. 9 Natrium phosphoricum, Nr. 11 Silicea
Homöopathie: Camphora rubini D1 (1 Tropfen) – täglich in Grippezeiten; besonders bei Kindern Echinacea D6

Hausapotheke: Wechselbäder nach Kneipp, Bewegung in frischer Luft

Erkältungskrankheiten

chronisch
*Nr. 3 Ferrum phosphoricum, Nr. 4 Kalium chloratum, Nr. 6 Kalium sulfuricum, Nr. 10 Natrium sulfuricum
Homöopathie: Tuberculinum (alle 4 Wochen 5 Globuli in Hochpotenzen) – von einem fachkundigen Berater zu verordnen (Konstitution beachten!)

zum Abklingen
*Nr. 5 Kalium phosphoricum, Nr. 6 Kalium sulfuricum, Nr. 8 Natrium chloratum
Homöopathie: Influenzinum in Hochpotenzen – von einem fachkundigen Berater verordnet.

Ermüdung

durch Sauerstoffmangel
Nr. 3 Ferrum phosphoricum, *Nr. 6 Kalium sulfuricum, Nr. 17 Manganum sulfuricum
Homöopathie: Crataegus D2, Sepia D6, Kalium carbonicum D6

Mattigkeit
Nr. 9 Natrium phosphoricum
Homöopathie:
vormittags: Kalium carbonicum, Natrium chloratum, Sulfur
nachmittags: China, Lycopodium, Nux vomica, Sepia

Hinweis: Zu bestimmten Zeiten des Tages treten Konzentrationen von Säure auf, wie zum Beispiel im Magen, wodurch es zu dieser Mattigkeit kommt – meistens am späten Vormittag und Nachmittag.

schwerwiegend durch Erschöpfung
Nr. 2 Calcium phosphoricum, *Nr. 5 Kalium phosphoricum, Nr. 22 Calcium carbonicum

Homöopathie: Abrotanum D3, Acidum phosphoricum D4, Natrium chloratum D200 (1 x 5 Globuli im Monat), China D4, Helonias D4

Bachblüten: Hornbeam (bei geistiger Erschöpfung), Olive + Oak (bei körperlicher Erschöpfung)

*Hinweis: Menschen, die allzu leicht bereit sind, sich zu überfordern, sollten sich ihre charakterlichen Strukturen anschauen. Vielleicht lassen sich manche Forderungen an sich selbst reduzieren.
(Literaturhinweis zu diesem Thema: Künkel, F.: Die Arbeit am Charakter. Friedrich Bahn Verlag, Konstanz.)*

Mako-Ebene: Lecithin

Ernährung

→ **Appetit**

Eröffnungsdosierung

Wenn schwerwiegende Probleme bei älteren Menschen vorliegen oder chronisch sind, wird mit der Hälfte oder einem Drittel der empfohlenen Menge im Hinblick auf die Krankheitsstarre begonnen.

Erregbarkeit

besondere Erregbarkeit
Nr. 10 Natrium sulfuricum, Nr. 15 Kalium jodatum
Homöopathie: Phosphorus, Lycopodium, Chamomilla, Coffea, Staphisagria, Nux vomica

Erregungszustände

allgemein – werden gedämpft durch
Nr. 7 Magnesium phosphoricum, Nr. 14 Kalium bromatum
Homöopathie: Stramonium D30, Aconitum D30, Belladonna D30, Hyposcyamus, Ambra, Chamomilla

Bachblüten: Notfalltropfen

Erröten

begleitet vom Gefühl, bloßgestellt zu werden, oder von der Angst, durchschaut zu werden
Nr. 7 Magnesium phosphoricum, als „heiße 7"
Homöopathie: Ignatia D30, Pulsatilla D30, Ambra D3

Bachblüten: Larch

Hinweis: Weitere Informationen finden Sie im Internet unter www.erroetungsangst.de

Erschlaffung

der Haut – faltig, runzelig
Nr. 1 Calcium fluoratum, Nr. 5 Kalium phosphoricum, Nr. 6 Kalium sulfuricum, Nr. 8 Natrium chloratum, Nr. 11 Silicea
Die angegebene Mischung sollte auch als Salbe oder Cremegel angewendet werden.

Homöopathie: Lycopodium (bereits der Säugling schaut alt aus)

von Bändern und elastischen Fasern
*Nr. 1 Calcium fluoratum, Nr. 11 Silicea
Die Mineralstoffkombination ist in der Anwendung als Salbe oder Cremegel besonders zu empfehlen.

Homöopathie: Carduus marianus D2 und Calcium fluoratum D12 (für Tänzerinnen, M. Dorcsi)
→ **Umknicken der Knöchel**

Erschöpfung

allgemein
Nr. 3 Ferrum phosphoricum, Nr. 5 Kalium phosphoricum, Nr. 8 Natrium chloratum, Nr. 22 Calcium carbonicum
Homöopathie: Acidum phosphoricum D6/D12, Ambra D3, Arnica D6, D12, Berberis D3, Lycopodium D12, Helonias, Phosphorus

Makro-Ebene: Lecithin, Salatölmischung (S. 42)

**bei Abmagerung
Nicht ohne ärztliche Begleitung!**
Nr. 2 Calcium phosphoricum, Nr. 16 Lithium chloratum, Nr. 18 Calcium sulfuratum
Homöopathie: Arsenicum D6/D12, Abrotanum

durch innere Unruhe
zusätzlich
Nr. 7 Magnesium phosphoricum
Homöopathie: Argentum nitricum D12, Arsenicum D6/D12, Phosphorus D12 (Konstitution beachten)

Erschöpfungszustände mit Gewichtsverlust trotz Heißhunger
Nr. 18 Calcium sulfuratum
Homöopathie: Jodum

mit Nervosität verbunden
Nr. 5 Kalium phosphoricum, Nr. 8 Natrium chloratum
Homöopathie: Ambra, Selenium, Phosphorus, Argentum nitricum

totale Erschöpfung, schwindende Lebenskraft

Nr. 5 Kalium phosphoricum in sehr hohen Gaben
1 Tablette alle zwei bis drei Minuten

Homöopathie: Carbo vegetabilis, Arsenicum

Makro-Ebene: Lecithin

Erste Hilfe

allgemein
Nr. 3 Ferrum phosphoricum
Homöopathie: Aconitum D30, Belladonna D30, Arnica D30, Apis D4

Bachblüten: Star of Bethlehem (gegen Schockerlebnis)

Erstickungsanfälle

→ Schock

allgemein – Sofortige medizinische Versorgung (Krankenhaus) ist notwendig!
Nr. 7 Magnesium phosphoricum
Homöopathie: Aconitum D30

bei Allergien – Unbedingt sofort ärztliche Hilfe in Anspruch nehmen!
Nr. 3 Ferrum phosphoricum, *Nr. 6 Kalium sulfuricum, Nr. 8 Natrium chloratum
Homöopathie: Aconitum D30, Belladonna D30, Arsenicum D30, Lachesis D30, Apis D30, Veratrum D3/D4

Hinweis: Wenn eine solche Gefährdung bekannt ist, sollte man immer ein Notfallmedikament mit sich führen.

Erstickungshusten
Nr. 2 Calcium phosphoricum, Nr. 4 Kalium chloratum, *Nr. 8 Natrium chloratum, Nr. 15 Kalium jodatum
Die Mineralstoffkombination ist in der Anwendung als Salbe oder Cremegel besonders zu empfehlen.

Homöopathie: Sambucus D4 (Kinder), Belladonna D30, Stramonium D30 (rot, Aufsetzen bessert), Hyoscyamus D12 (abends beim Niederlegen)

Hinweis: Häufig ist das schluckweise Trinken von Wasser eine wertvolle Hilfe, weil die Trockenheit des Kehlkopfes als Ursache des Hustenreizes ausgeschaltet wird.

Erstverschlimmerung

→ **Reaktionen**
Eine Erstverschlimmerung tritt nur bei Anwendung der Homöopathie auf. In der Biochemie nach Dr. Schüßler gibt es Reaktionen.

Erwachen

nächtliches, gegen 1 Uhr
Nr. 2 Calcium phosphoricum
Homöopathie: Arsenicum

Hinweis: Das Erwachen ist meistens von einem zu schnellen Herzschlag begleitet.

Erysipel

→ Rotlauf, Rose, Wundrose
Nicht ohne ärztliche Begleitung!

Erythem

→ Haut – Rötung

Essen

Heißhunger
Nr. 9 Natrium phosphoricum
Homöopathie: Sulfur D12, Ignatia D30 („mitmenschlich" statt Essen: Wenn das Essen der Ersatz für fehlenden menschlichen Kontakt wird), Jodum

Sucht – Bulimie
Nicht ohne ärztliche Begleitung!

Unbehagen nach dem Essen
Nr. 8 Natrium chloratum
Homöopathie: Nux vomica D6, Antimonium crudum D6, Lycopodium D12, Argentum nitricum D12

Völlegefühl

Nr. 6 Kalium sulfuricum
Homöopathie: Mandragora D6, Abies nigra D4, Nux vomica D6, Lycopodium D12, China D4, Carbo vegetabilis D12

Hausapotheke: → **Blähungen**

Euphorie

→ **Überschwänglichkeit, übertriebene**

Eustachi'sche Röhre

Druckausgleich im Kopf behindert
Nr. 4 Kalium chloratum, Nr. 9 Natrium phosphoricum, Nr. 10 Natrium sulfuricum
Homöopathie: Hydrastis D4, Pulsatilla D4, Mercurius solubilis D10, Phytolacca D4, Sulfur D4

Exanthem

Ausschlag → **Haut**

Exsudat

allgemein
Nr. 4 Kalium chloratum, Nr. 6 Kalium sulfuricum, Nr. 10 Natrium sulfuricum
Homöopathie: Sulfur jodatum D4, Kalium jodatum D12, Bryonia D4, Apis D4

Hinweis: Es handelt sich um die im Rahmen einer Entzündung aus den Gefäßen ausgetretene Flüssigkeit, die mehr oder weniger trübe ist, je nach Eiweiß- und Zellgehalt.

Extrasystolen

→ **Herz**
Nr. 7 Magnesium phosphoricum
Als „heiße 7"

Fallsucht

→ **Epilepsie**
Nicht ohne ärztliche Begleitung!

Faltenbildung

Gesichtspflege – den Falten wird vorgebeugt durch
Nr. 1 Calcium fluoratum, *Nr. 11 Silicea
Die Mineralstoffkombination ist in der Anwendung als Salbe oder Cremegel besonders zu empfehlen.

Farben- und Funkensehen

allgemein – Sofortige medizinische Versorgung (Krankenhaus) ist notwendig!
*Nr. 10 Natrium sulfuricum, Nr. 11 Silicea
Homöopathie: Phosphorus D12, Causticum D12, Belladonna, Conium, Arsenicum, Acidum fluoricum, Cina

in der „Abgekürzten Therapie" wird empfohlen
Nr. 7 Magnesium phosphoricum, Nr. 9 Natrium phosphoricum

Fasern

Elastizität der Fasern, auch Bänder und Sehnen
Nr. 1 Calcium fluoratum

Makro-Ebene: Lecithin

Orthomolekulare Medizin: Essenzielle Fettsäuren

Faseraufbau, Erhaltung
Nr. 2 Calcium phosphoricum, Nr. 4 Kalium chloratum, Nr. 11 Silicea

Makro-Ebene: Kieselerde, Calcium

Orthomolekulare Medizin: Vitamin C (gepuffert)

Faserstoff

hat zu tun mit
Nr. 4 Kalium chloratum

Faulheit

→ **Apathie, Antriebsschwäche**

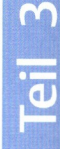

Fazialisparese, Fazialislähmung
Nicht ohne ärztliche Begleitung!

Lähmung des Nervus facialis (versorgt einen Teil der Gesichtsmuskulatur)
*Nr. 5 Kalium phosphoricum, Nr. 8 Natrium chloratum, Nr. 11 Silicea
Die Mineralstoffkombination ist in der Anwendung als Salbe oder Cremegel besonders zu empfehlen!

Homöopathie: Aconitum, Arnica, Dulcamara, Gelsemium, Causticum D6, Nux vomica, Plumbum, Rhus toxicodendron, Zincum

Fehlgeburt

drohende → Abortus
Nicht ohne ärztliche Behandlung!
Nr. 1 Calcium fluoratum, Nr. 3 Ferrum phosphoricum, *Nr. 5 Kalium phosphoricum, *Nr. 8 Natrium chloratum, Nr. 11 Silicea
Homöopathie: Aconitum, Arnica, Gelsemium, Sabina, Kalium carbonicum D6 (habituell)

zur Nachbehandlung
Nr. 1 Calcium fluoratum, Nr. 2 Calcium phosphoricum, Nr. 3 Ferrum phosphoricum, *Nr. 5 Kalium phosphoricum, Nr. 7 Magnesium phosphoricum, *Nr. 8 Natrium chloratum
Homöopathie: Arnica D12

Feigwarzen

allgemein
Nr. 2 Calcium phosphoricum, Nr. 4 Kalium chloratum, Nr. 10 Natrium sulfuricum
Homöopathie: Calcium carbonicum, Thuja, Sepia, Acidum nitricum

Ferse

Fersenrisse: Entstehen hauptsächlich durch übermäßige Hornstoffabsonderung
Nr. 1 Calcium fluoratum
Der Mineralstoff ist in der Anwendung als Salbe oder Cremegel besonders zu empfehlen.

Homöopathie: Antimonium crudum D4, Graphites D6

Fersenschmerzen
Nr. 1 Calcium fluoratum, *Nr. 2 Calcium phosphoricum, Nr. 3 Ferrum phosphoricum, Nr. 8 Natrium chloratum, *Nr. 9 Natrium phosphoricum, Nr. 11 Silicea
Die Mineralstoffkombination ist in der Anwendung als Salbe oder Cremegel besonders zu empfehlen.

Homöopathie: Aranea D6, Arsenicum, Berberis, Causticum, Ledum D4, Secale D4, Colchicum D6, Phytolacca, Sepia, Zincum

Fersensporn

allgemein
Nr. 2 Calcium phosphoricum, Nr. 3 Ferrum phosphoricum, Nr. 7 Magnesium phosphoricum
Homöopathie: Hekla-Lava D4

Fett

Fettleibigkeit
Nr. 9 Natrium phosphoricum
Homöopathie: Antimonium crudum, Barium carbonicum, Calcium carbonicum, Capsicum, Graphites

Fettleber
Nr. 4 Kalium chloratum, *Nr. 9 Natrium phosphoricum, Nr. 10 Natrium sulfuricum, Nr. 23 Natrium bicarbonicum, Nr. 26 Selenium
Homöopathie: Arsenicum D6, Phosphorus D12, Chelidonium D4, Cholesterinum D10, Carduus marianus D2, Manganum aceticum

Fettsucht – Adipositas
Nr. 9 Natrium phosphoricum, Nr. 27 Kalium bichromicum
Homöopathie: Aurum, Cimicifuga (endokrin – drüsenbedingt), Fucus vesiculosus D6, Graphites (Konstitution beachten!)

Geschwulst – Lipome
Nr. 9 Natrium phosphoricum
Auch als Salbe oder Cremegel zu empfehlen.

Homöopathie: Barium carbonicum D4, Silicea D6

Hinweis: Unter Fettgewebegeschwulst ist eine gutartige, langsam wachsende, meist kugelige Geschwulst aus vergrößerten Fettgewebszellen zu verstehen, welche bevorzugt im Unterhautzellgewebe entsteht.

Stoffwechselstörungen
Nr. 9 Natrium phosphoricum
Homöopathie: Lycopodium D6, Berberis D3

Feuchtblattern

→ **Windpocken**

Feuermal

allgemein
Nr. 1 Calcium fluoratum, Nr. 4 Kalium chloratum, Nr. 11 Silicea, Nr. 12 Calcium sulfuricum
Homöopathie: Acidum hydrofluoricum D6/D12, Abrotanum D3

Fieber

Fieberkrampf
Nr. 2 Calcium phosphoricum, Nr. 3 Ferrum phosphoricum, Nr. 5 Kalium phosphoricum, Nr. 7 Magnesium phosphoricum, Nr. 19 Cuprum arsenicosum
Homöopathie: Belladonna D30, Cuprum D30

für Kinder
Nr. 3 Ferrum phosphoricum (niedriges Fieber)
Homöopathie: Aconitum D30, Belladonna D30

Hausapotheke: Essigstrümpfe – österr.: Essigpatscherln: Nur bei heißen Füßen: Ein Paar Baumwollsocken mit verdünntem Essig tränken und ziemlich nass anziehen, darüber ein Paar Wollsocken. Bei hohem Fieber zusätzlich Essigwadenwickel anwenden.

Bei kalten Füßen: Baumwollsocken in Essigwasser tränken, sehr gut auswringen, erst dann anziehen und Wollsocken darüber.

Kaltwaschungen: Nur bei heißen Füßen: Wollsocken anziehen, ebenso Oberkörper angezogen lassen, das Gesäß in lauwarmes Wasser eintauchen, Beine und Füße bleiben draußen. Mit grobem Waschlappen das Gesäß gut abreiben, auch die Oberschenkel. Jetzt durch Zulaufen von kaltem Wasser die Wassertemperatur langsam senken, dabei immer fest das Gesäß mit dem Waschlappen abreiben, bis das Wasser wirklich kalt ist. Dann wird das Kind abgetrocknet und ins Bett gelegt.

hohes Fieber, über 38,5–38,8 °C
Nr. 5 Kalium phosphoricum
Homöopathie: Belladonna D6/D12

Hausapotheke: Wadenwickel, Essigstrümpfe – siehe oben.

Hinweis: Wenn das hohe Fieber längere Zeit nicht weicht, kann auch ein Mangel an der Nr. 2 damit verbunden sein.

kalte Hände und Füße
Nr. 3 Ferrum phosphoricum, *Nr. 8 Natrium chloratum
Homöopathie: Calcium carbonicum D6/D12, Calcium phosphoricum D6/D12, Pulsatilla D12, Belladonna

kaltes Fieber
Nr. 2 Calcium phosphoricum

Krampf bei Kindern
Nr. 2 Calcium phosphoricum, Nr. 19 Cuprum arsenicosum
Homöopathie: Belladonna D30, Cuprum D30

mit Erregungszuständen und innerer Unruhe
Nr. 2 Calcium phosphoricum, *Nr. 3 Ferrum phosphoricum, Nr. 5 Kalium phosphoricum, Nr. 7 Magnesium phosphoricum, Nr. 11 Silicea, Nr. 13 Kalium arsenicosum, Nr. 14 Kalium bromatum, Nr. 15 Kalium jodatum
Homöopathie: Chamomilla D3

Bachblüten: Impatiens

niedriges Fieber, bis 38,5 bis 38,8 °C
Nr. 3 Ferrum phosphoricum

Schüttelfrost
Nr. 2 Calcium phosphoricum, Nr. 3 Ferrum phosphoricum, Nr. 5 Kalium phosphoricum, *Nr. 10 Natrium sulfuricum, Nr. 12 Calcium sulfuricum
Homöopathie: Aconitum D30, China D4, Mercurius, Lachesis D12/D30, Pyrogenium D30

Hausapotheke: Heißer Lindenblütentee, warme Getränke

Hinweis: Der Körper zittert, weil er alle Poren verschließt, um keine Wärme zu verlieren. Durch das Zittern kann auch eine Erwärmung erreicht werden.

Fieberblasen – Herpes simplex

allgemein
Nr. 8 Natrium chloratum, *Nr. 10 Natrium sulfuricum, Nr. 11 Silicea, Nr. 26 Selenium
Die Mineralstoffkombination ist in der Anwendung als Salbe oder Cremegel besonders zu empfehlen.

Homöopathie: Euphorbium, Mercurius, Ranunculus bulbosus (bläuliche Bläschen), Rhus toxicodendron D30, Dulcamara D30, Acidum nitricum D6, Cantharis D6, Mezereum D4, Arsenicum, Conium, Sulfur, Sepia

Bachblüten: Sofort beim Entstehen betupfen mit Crab Apple (Stockbottle).

faserstoffhaltiger Inhalt
zusätzlich
Nr. 4 Kalium chloratum

Flüssigkeit eiweißhaltig
zusätzlich
*Nr. 2 Calcium phosphoricum, Nr. 11 Silicea

grünlich gelb
zusätzlich
Nr. 10 Natrium sulfuricum
Homöopathie: Dulcamara, Mercurius, Sulfur

grünlich gelbe Flüssigkeit
zusätzlich
Nr. 10 Natrium sulfuricum
Homöopathie: Antimonium crudum, Rhus toxicodendron, Secale

klebrig
zusätzlich
Nr. 6 Kalium sulfuricum
Homöopathie: Graphites, Mezereum, Sulfur

mit mehlartigem Inhalt
zusätzlich
Nr. 4 Kalium chloratum
Homöopathie: Dulcamara, Arsenicum, Calcium, Phosphor, Silicea

schmierig
zusätzlich
Nr. 5 Kalium phosphoricum

verhärtet
Nr. 1 Calcium fluoratum
Homöopathie: Conium, Graphites, Mercurius, Lycopodium, Rhus toxicodendron, Calcium-Salze

wasserhelle Flüssigkeit
zusätzlich
Nr. 8 Natrium chloratum

weißgelblich
zusätzlich
Nr. 2 Calcium phosphoricum

Finger

→ **Gelenke**

Fingerkuppen

rissig
Nr. 1 Calcium fluoratum, Nr. 3 Ferrum phosphoricum, Nr. 11 Silicea
Die Mineralstoffkombination ist in der Anwendung als Salbe, oder Cremegel besonders zu empfehlen.

Makro-Ebene: Lecithin

Ernährung: Salatölmischung (S. 42)

Fingernägel

allzu biegsam, weich
Nr. 1 Calcium fluoratum
Homöopathie: Thuja D6

brüchig – lösen sich in Schichten auf
Nr. 11 Silicea
Homöopathie: Antimonium crudum D12, Calcium carbonicum, Calcium fluoratum, Graphites, Mercurius, Sepia, Thuja D30

hart, spröde, splittern wie Glas
Nr. 1 Calcium fluoratum
Homöopathie: Graphites, Thuja

Nagelbett entzündet
Nr. 3 Ferrum phosphoricum
Homöopathie: Acidum fluoricum D6/D12, Acidum nitricum D6, Hepar sulfuris D4, Sarsaparilla D4, Silicea D6

Hausapotheke: Calendula-Salbe, Bäder mit Meisterwurzaufguss

Nagelpilz, Pilze im Nagelbett
→ **Nägel**

Fingernägelkauen

vor allem der Kinder
*Nr. 2 Calcium phosphoricum, Nr. 7 Magnesium phosphoricum
Homöopathie: Arsenicum, Cina, Natrium chloratum, Lycopodium, Silicea, Sulfur

Hinweis: Ursachen aus anderen Ebenen, wie zum Beispiel der charakterlichen, sind auch in Betracht zu ziehen.

Fingerspitzen

rissig
Nr. 1 Calcium fluoratum
Dieser Mineralstoff sollte als Salbe mehrmals täglich einmassiert werden, eventuell auch Askinel verwenden.

Homöopathie: Antimonium crudum D12, Graphites D12, Ranunculus bulbosus D4

Hausapotheke: Hirschtalgsalbe, Melkfettsalbe

Ein altes Hausmittel: Mit Bleipflastersalbe einschmieren, über Nacht einwirken lassen, eventuell Baumwollhandschuhe anziehen.

wund
*Nr. 1 Calcium fluoratum, Nr. 3 Ferrum phosphoricum, Nr. 6 Kalium sulfuricum, Nr. 8 Natrium chloratum, Nr. 11 Silicea
Die Mineralstoffkombination ist in der Anwendung als Salbe oder Cremegel besonders zu empfehlen, eventuell Askinel.

Homöopathie: Alumina D12, Petroleum D12, Sarsaparilla D4, Phosphorus D12

Hinweis: Allergien berücksichtigen.

Fischschuppenkrankheit

→ **Ichthyosis**

Fisteln

allgemein
Nr. 4 Kalium chloratum, Nr. 9 Natrium phosphoricum, Nr. 10 Natrium sulfuricum, Nr. 11 Silicea, *Nr. 12 Calcium sulfuricum
Die Mineralstoffkombination ist in der Anwendung als Salbe oder Cremegel besonders zu empfehlen.

Homöopathie: Berberis D3, Acidum nitricum, Phosphorus, Sulfur, Calcium fluoratum D12, Tuberculinum – in Hochpotenzen von einem fachkundigen Berater verordnet.

Hinweis: Eine Fistel ist ein röhrenförmiger Gang, der von einem Hohlraum ausgeht und an der Körperoberfläche ausmündet oder nur im Körperinneren verläuft. Sie ist entweder angeboren, krankhaft erworben oder künstlich (med.) angelegt.

eitrig
Nr. 12 Calcium sulfuricum
Homöopathie: Hepar sulfuris, Acidum fluoricum, Silicea D6

Hausapotheke: Calendula-Salbe (lokal)

entzündet
Nr. 3 Ferrum phosphricum

im Mund → **Mundfäule**

Flechten

Fressflechte (Hauttuberkulose)
Nicht ohne ärztliche Begleitung!
Nr. 2 Calcium phosphoricum, Nr. 5 Kalium phosphoricum, Nr. 7 Magnesium phosphoricum, Nr. 8 Natrium chloratum, *Nr. 9 Natrium phosphoricum, Nr. 11 Silicea
Homöopathie: Graphites (Bartflechte), Konstitutionsmittel: Calcium carbonicum, Sulfur
Psorinum in seltenen Gaben in Hochpotenz, Calcium sulfuricum D12, Hydrocotyle, Phosphorus
Acidum nitricum, Arsenicum, Jodum, Hepar sulfuris, Hydrastis

Haut
Nr. 2 Calcium phosphoricum, Nr. 7 Magnesium phosphoricum, Nr. 8 Natrium chloratum, *Nr. 9 Natrium phosphoricum, Nr. 11 Silicea, Nr. 12 Calcium sulfuricum
Die Mineralstoffkombination ist in der Anwendung als Salbe oder Cremegel besonders zu empfehlen.

Homöopathie: Berberis D3, Thuja D6, Dulcamara D6, Podophyllum D6

in Gelenkbeugen, ätzend
Nr. 5 Kalium phosphoricum, Nr. 8 Natrium chloratum, *Nr. 9 Natrium phosphoricum
Die Mineralstoffkombination ist in der Anwendung als Salbe oder Cremegel besonders zu empfehlen.

Homöopathie: Carbo vegetabilis, Cuprum metallicum, Sepia, Acidum nitricum, Arsenicum, Petroleum, Graphites

→ **Mundflechte**
→ **Knötchenflechte**

Fleckfieber

Flecktyphus
Nicht ohne ärztliche Begleitung!
Nr. 5 Kalium phosphoricum, Nr. 8 Natrium chloratum

Fleischvergiftung

allgemein
Nicht ohne ärztliche Begleitung!
Nr. 5 Kalium phosphoricum, Nr. 7 Magnesium phosphoricum, *Nr. 8 Natrium chloratum, Nr. 9 Natrium phosphoricum
Homöopathie: Arsenicum D30, Nux vomica D30, Pyrogenium D30, Lachesis D30, Carbo vegetabilis D30, Okoubaka D2

Hausapotheke: Zur Darmreinigung zusätzlich Einläufe machen!

Fließschnupfen

→ **Schnupfen**

Flugzeug

Angst vor dem Fliegen
Nr. 7 Magnesium phosphoricum, als „heiße 7" zur Beruhigung
Homöopathie: Aconitum D30

Bachblüten: Mimulus

Bewegungskrankheit, ähnlich wie Seekrankheit
Nr. 5 Kalium phosphoricum, Nr. 9 Natrium phosphoricum
Die angeführten Mineralstoffe sollten vorbeugend reichlich genommen werden.

Homöopathie: Cocculus D4, Petroleum D6

Bachblüten: Scleranthus

Flugthrombose – Vorbeugung
*Nr. 3 Ferrum phosphoricum, *Nr. 4 Kalium chloratum, Nr. 5 Kalium phosphoricum, Nr. 8 Natrium chloratum

Viel trinken!

Starten und Landen
Nr. 5 Kalium phosphoricum, *Nr. 7 Magnesium phosphoricum, Nr. 8 Natrium chloratum, Nr. 11 Silicea (zur Stärkung der Nerven)
Homöopathie: Aconitum D30 (Angst, Ärger, Aufregung, Herzklopfen)

Bachblüten: Notfalltropfen

Fluor vaginalis

dünn- bis dickflüssiger Scheidenausfluss
→ **Scheide**

Föhn

bei Wetterempfindlichkeit
Nr. 2 Calcium phosphoricum, Nr. 3 Ferrum phosphoricum, Nr. 5 Kalium phosphoricum, *Nr. 7 Magnesium phosphoricum als „heiße 7", Nr. 8 Natrium chloratum, Nr. 11 Silicea
Homöopathie: Aconitum D30, Gelsemium D4, Crataegus D2, Rhododendron D4

Fontanelle

langsam schließend bei Kleinkindern
Nr. 1 Calcium fluoratum, *Nr. 2 Calcium phosphoricum, Nr. 22 Calcium carbonicum
Die Mineralstoffkombination ist in der Anwendung als Salbe oder Cremegel besonders zu empfehlen.

Homöopathie: Phosphorus, Calcium carbonicum (Konstitution beachten!)

Frechheit

vor allem der Kinder durch Überreizung
→ **Hyperaktivität**
Homöopathie: Chamomilla D3/D30, Cina

Fremdkörper

Ausscheidung, hilft dem Körper den Fremdkörper abzustoßen
Nr. 11 Silicea
Homöopathie: Myristica sebifera D4

Hinweis: Verzehr von Sauerkraut kann bei der Ausscheidung ebenfalls hilfreich sein!

Fröschleingeschwulst – Ranula

glasklare Geschwulst
Nr. 5 Kalium phosphoricum, Nr. 8 Natrium chloratum
Homöopathie: Mezereum D4, Thuja D4

Frost

Beulen
Nr. 4 Kalium chloratum, *Nr. 10 Natrium sulfuricum
Die Mineralstoffkombination ist in der Anwendung als Salbe oder Cremegel besonders zu empfehlen.

Homöopathie: Agaricus D4, Abrotanum D3, Arsenicum D30, Petroleum D6

Frostgefühle – Frösteln
Nr. 3 Ferrum phosphoricum
Homöopathie: Aconitum D30, Arsenicum D30, Calcium carbonicum, Gelsemium, Kalium carbonicum, Nux vomica, Pulsatilla, Veratrum album, Sepia

Frösteln

als leichte Form des Schüttelfrostes
Nr. 3 Ferrum phosphoricum, Nr. 10 Natrium sulfuricum
Homöopathie: Aconitum D30

Frühaufsteher

wenn es jemand im Bett nicht mehr aushält – Bettflüchter
Nr. 2 Calcium phosphoricum, Nr. 7 Magnesium phosphoricum, Nr. 10 Natrium sulfuricum
Homöopathie: Acidum hydrofluoricum, Agaricus, Hyoscyamus, Lachesis, Ferrum

Hinweis: Der Schlafplatz sollte unbedingt kontrolliert werden!

Frühgeborene

allgemein zur Stärkung
Nr. 3 Ferrum phosphoricum, Nr. 5 Kalium phosphoricum, Nr. 8 Natrium chloratum

zur Versorgung
zusätzlich Nr. 19 Cuprum arsenicosum
Für Frühgeborene ist eine vermehrte Zufuhr von Kupfer von besonderer Bedeutung, da der Embryo erst im letzten Trimenon (Drittel) Kupfer speichern kann.

Frühgeburtverhütung

→ **Abortus** → **Geburt**

Frühjahrsmüdigkeit

allgemein
Nr. 3 Ferrum phosphoricum, *Nr. 5 Kalium phosphoricum, Nr. 6 Kalium sulfuricum, Nr. 9 Natrium phosphoricum, *Nr. 10 Natrium sulfuricum, Nr. 11 Silicea, Nr. 12 Calcium sulfuricum

Hinweis: Hilfreich sind auch Entschlackung – Fastenzeit, Aufenthalt an der frischen Luft und Sauna!

Homöopathie: Aconitum D30, Gelsemium D30, Lachesis D30

Frühjahrsschnupfen
Nr. 3 Ferrum phosphoricum, Nr. 6 Kalium sulfuricum, Nr. 8 Natrium chloratum, *Nr. 10 Natrium sulfuricum
Homöopathie: Aconitum D30, Lachesis D12

Funkensehen

allgemein
*Nr. 10 Natrium sulfuricum, Nr. 11 Silicea
Homöopathie: Belladonna, Calcium carbonicum, Digitalis, Nux vomica, Phosphorus
→ **Farben- und Funkensehen**

Fürchten

Gruseln
Nr. 2 Calcium phosphoricum, *Nr. 5 Kalium phosphoricum, Nr. 8 Natrium chloratum

Homöopathie: Aconitum, Belladonna, Calcium carbonicum, Causticum, Hyoscyamus, Mercurius, Pulsatilla, Phosphorus D30, Stramonium D30

Bachblüten: Aspen (bei unkonkreten Ängsten)

Überreiztheit
Nr. 2 Calcium phosphoricum, *Nr. 9 Natrium phosphoricum, Nr. 11 Silicea
Homöopathie: Nux vomica, Phosphorus, Chamomilla, Coffea

Furunkel – Furunkulose

allgemein
Nr. 1 Calcium fluoratum, *Nr. 9 Natrium phosphoricum, Nr. 11 Silicea, Nr. 12 Calcium sulfuricum
Die Mineralstoffkombination ist in der Anwendung als Salbe oder Cremegel besonders zu empfehlen.

Homöopathie: Echinacea D2, Sulfur jodatum D4, Arnica D4, Anthracinum D30, Lachesis D12, Pyrogenium D30

zusätzlich
Nr. 21 Zincum chloratum

Füße

→ **Erfrierungen**
Nr. 10 Natrium sulfuricum
Der Mineralstoff ist in der Anwendung als Salbe oder Cremegel besonders zu empfehlen.

Homöopathie: Abrotanum D3, Petroleum D6, Agaricus D4

Hausapotheke: Einmassieren von durchblutungsfördernden Salben.

feuchtkalt
*Nr. 8 Natrium chloratum, Nr. 11 Silicea
Homöopathie: Dulcamara D4, Calcium carbonicum D6

geschwollen – nach Druck bleibt die Vertiefung
Nicht ohne ärztliche Begleitung!
Nr. 8 Natrium chloratum
Homöopathie: Apis, Arsenicum, Aurum, Cactus, Kalium carbonicum, Kalium nitricum, Rhus toxicodendron, Sulfur, Crataegus als Urtinktur bis D2, Solidago, Scilla
bei Lymphstau: Pulsatilla, Hamamelis

Hausapotheke: Wacholderbeerentee oder -kapseln

Hinweis: Hat mit der magelnden Fähigkeit des Körpers, das Wasser zu regulieren, zu tun. Kann auch das Herz betreffen!
→ **Lymphe**

geschwollen – nach Druck bleibt die Vertiefung nicht
Nr. 10 Natrium sulfuricum
Homöopathie: Strontium carbonicum D12 (nach zurückliegendem Trauma), Zincum (Frostbeulen)
→ **Lymphe**

Geschwür – offen
Nr. 1 Calcium fluoratum, Nr. 9 Natrium phosphoricum, *Nr. 10 Natrium sulfuricum, Nr. 11 Silicea, Nr. 12 Calcium sulfuricum
Homöopathie: Abrotanum, Arnica, Asa foetida D3, Hamamelis D4, Carbo animalis, Secale cornutum D4, Lachesis D12, Crotalus D12, Vipera D12
→ **Unterschenkelgeschwür**

Gicht
Nr. 3 Ferrum phosphoricum, *Nr. 8 Natrium chloratum, *Nr. 9 Natrium phosphoricum, Nr. 11 Silicea, Nr. 12 Calcium sulfuricum
Homöopathie: Acidum benzoicum, Apis, Arnica, Aurum, Berberis D3, Belladonna (zu Beginn in Hochpotenzen – fachkundiger Berater), Bryonia, Lithium carbonicum, Lycopodium, Sabina, Sulfur, Colchicum

Hinweis: Ernährungsgewohnheiten ändern! Eiweißkarenz, viel Wasser trinken!

kalt
Nr. 8 Natrium chloratum
Homöopathie: Arsenicum, China, Calcium carbonicum, Carbo vegetabilis, Sepia, Pulsatilla

kalt, aber bei heißer Stirn
Nr. 3 Ferrum phosphoricum
Homöopathie: Ferrum metallicum D6, Arnica D6, Lachesis D12, Sanguinaria D4

Schweiß
Nr. 9 Natrium phosphoricum, Nr. 11 Silicea
Homöopathie: Calcium carbonicum, Barium carbonicum, Sulfur D12, Kalium carbonicum D6, Graphites D12, Silicea D6, Sepia

Hausapotheke: Salbeitee trinken, Baden mit Tee aus Bockshornklee

Schweregefühl
Nr. 10 Natrium sulfuricum
Homöopathie: Aesculus D4, Hamamelis D4, Pulsatilla D6/D12, Sepia D12
→ **Beine**

unterdrückter Schweiß
Nr. 11 Silicea
Homöopathie: Cuprum, Pulsatilla, Sepia, Sulfur, Zincum

wund gelaufen
Nr. 3 Ferrum phosphoricum, Nr. 8 Natrium chloratum
Homöopathie: Arnica D6/D12

Hausapotheke: Arnikasalbe, Calendulasalbe, Käsepappelbad

Zuckungen im Schlaf
Nr. 11 Silicea
Homöopathie: Acidum phosphoricum, Alumina, Belladonna D30, Cuprum D12, Kalium bromatum D12, Zincum metallicum, Zincum valerianicum D4

Fußpilz

→ **Pilzerkrankung**

Fußsohlen

Bläschen auf den Fußsohlen
Nr. 1 Calcium fluoratum, Nr. 6 Kalium sulfuricum, Nr. 8 Natrium chloratum, Nr. 11 Silicea
Homöopathie: Calcium carbonicum, Natrium carbonicum, Petroleum, Sulfur

brennend
Nr. 12 Calcium sulfuricum
Homöopathie: Acidum fluoricum D6/D12, Calcium carbonicum, Chamomilla, Magnesium chloratum, Nux vomica, Petroleum, Sulfur, Lachesis, Ledum, Secale, Lycopodium, Cantharis D6, Arsenicum D6

heftiges Jucken
Nr. 5 Kalium phosphoricum, *Nr. 7 Magnesium phosphoricum, Nr. 8 Natrium chloratum, Nr. 11 Silicea
Die Mineralstoffkombination ist in der Anwendung als Salbe oder Cremegel besonders zu empfehlen.

Homöopathie: Calcium carbonicum, Berberis, Ranunculus bulbosus, Sulfur, Nux vomica, Rhus toxicodendron D30 (bei Bedarf 1 x 5 Globuli)
→ **Pilzerkrankungen – Fußpilz**

Gähnen

häufiges – durch Luftmangel
Nr. 3 Ferrum phosphoricum, Nr. 6 Kalium sulfuricum
Homöopathie: Crataegus, Agaricus, Ignatia

Hinweis: Sauerstoffzufuhr ist wichtig!

häufiges – durch Müdigkeit (Erschöpfung)
Nr. 2 Calcium phosphoricum, *Nr. 3 Ferrum phosphoricum, Nr. 5 Kalium phosphoricum, Nr. 22 Calcium carbonicum
Homöopathie: Formica rufa, Platinum, Rhus toxicodendron, Oleander, Scilla maritima, Senecio
→ **Müdigkeit**

Galle

allgemein – die Galle unterstützend
Nr. 6 Kalium sulfuricum, Nr. 9 Natrium phosphoricum, *Nr. 10 Natrium sulfuricum
Homöopathie: Belladonna D30, Mercurius dulcis D4, Carduus marianus D2, Chelidonium D3, Lycopodium D4, Taraxacum D3

Hausapotheke: Gallenteemischung aus Andorn (20 g), Pfefferminze (10 g), Löwenzahnwurzel (10 g), Wermut (10 g)

Ernährung: Vorsicht! Nicht zu fett essen!

Orthomolekulare Medizin: Lecithin – erhöht die Kapazität der Galle

Erbrechen
Nr. 3 Ferrum phosphoricum, *Nr. 7 Magnesium phosphoricum, Nr. 10 Natrium sulfuricum
Homöopathie: Eupatorium perfoliatum D4 (im Zuge einer Grippe mit Gliederschmerzen)

Gallenblasenentzündung
Nr. 3 Ferrum phosphoricum, *Nr. 10 Natrium sulfuricum, Nr. 12 Calcium sulfuricum
Homöopathie: Aconitum, Belladonna, Bryonia D4, Mandragora D6, Podophyllum D6, Pulsatilla D6

Orthomolekulare Medizin: Taurin, Vitamin E

Gallenfluss vermehrt (Hypocholie) – oder vermindert
Nr. 10 Natrium sulfuricum

Hausapotheke: Gallenabfluss fördernd: Tee aus Erdrauch mit Tausendgüldenkraut, Pfefferminze und Kamille

Grieß – Abbau – Abgang
Nr. 2 Calcium phosphoricum, *Nr. 7 Magnesium phosphoricum, Nr. 9 Natrium phosphoricum, Nr. 11 Silicea, Nr. 23 Natrium bicarbonicum
Homöopathie: Calculus biliari D10, Lycopodium D6, Berberis D3, Chelidonium D4, Chionanthus

Hausapotheke: Heiße Wickel

Steine – Grieß: Vorbeugung
Nr. 3 Ferrum phosphoricum, Nr. 7 Magnesium phosphoricum, *Nr. 9 Natrium phosphoricum, Nr. 10 Natrium sulfuricum
Homöopathie: Cholesterinum D10, Berberis D3 (bei Anlage zur Bildung von Steinen oder Grieß)

Steine – Kolik
„Heiße 7" – Nr. 7 Magnesium phosphoricum – bei Bedarf mehrmals hintereinander
Homöopathie: Colocynthis D4, Chelidonium D3, Carduus D2, Berberis D3, Chamomilla D3

Hausapotheke: Bei unruhiger Galle, Neigung zu Koliken: Teemischung aus Odermennig (10 g), Wermut (20 g)

Ganglion – Hygrom – Überbein

→ Überbein

Gangrän

→ Brand

Gangunsicherheit

als Folge von Gebrechen → unter dem jeweiligen Stichwort des Gebrechens

→ Schwindelgefühl

Gärungen

allgemein
Nr. 6 Kalium sulfuricum, Nr. 9 Natrium phosphoricum, Nr. 10 Natrium sulfuricum
Homöopathie: Carbo vegetabilis D6, China D4, Lycopodium D6, Kalium carbonicum D6, Podophyllum

Hinweis: Wenn am Abend noch Frischkost gegessen wird, kann es im Darm zu Gärungen führen.

im Darm
Nr. 6 Kalium sulfuricum, Nr. 10 Natrium sulfuricum
Homöopathie: China D4, Aloe D4, Aethiops antimonialis D6, Sulfur D6, Nux vomica D6

*Hinweis: Wenn möglich, ab 17 Uhr nichts mehr essen (besonders keine Rohkost, kein Obst). Außerdem ist zu beachten, dass Süßes und Saures nicht kombiniert werden sollte.
Wenn der Darm mit der Verdauung nicht zurechtkommt, kann es zu Gärungen kommen. Der Betreffende wird dann im Morgengrauen schlagartig munter und ist hellwach. Nach mühseligem Wiedereinschlafen ist man dann beim Aufstehen wie erschlagen, da die Gase über die Darmwand in die Blutbahn eingedrungen sind.*

Gase

allgemein → Blähungen
Nr. 7 Magnesium phosphoricum, Nr. 10 Natrium sulfuricum
Homöopathie: Argentum nitricum D12, Lycopodium D12, China D4, Antimonium crudum D6, Carbo animalis D6, Carbo vegetabilis D6, Nux vomica

Hausapotheke: Fencheltee, Kümmeltee

Gastritis – Magenschleimhautentzündung

allgemein → Magen
Nr. 3 Ferrum phosphoricum, Nr. 4 Kalium chloratum, Nr. 7 Magnesium phosphoricum, *Nr. 8 Natrium chloratum, *Nr. 9 Natrium phosphoricum, Nr. 13 Kalium arsenicosum
Homöopathie: Ambra D4, Antimonium crudum D8, Nux vomica D6, Arsenicum album D6

Hausapotheke: Teemischung aus Käsepappel und Kamille zu gleichen Teilen, 3x täglich auf leeren Magen eine Tasse trinken.

Auch eine Rollkur mit Kamille ist empfehlenswert: Morgens im Bett eine Tasse Kamillentee (ungesüßt) ziemlich schnell trinken, dann entspannt 5 Minuten auf dem Rücken liegen, nachher auf die Seite rollen, wieder 5 Minuten verharren, 5 Minuten auf dem Bauch liegen, dann auf die andere Seite rollen, wieder 5 Minuten verharren, dann auf den Rücken zurückrollen.

Hinweis: Man sollte sich die Frage stellen „Wer drückt auf den Magen?"

Aufstoßen mit Gasen
Nr. 7 Magnesium phosphoricum
Homöopathie: Nux moschata D6, Asa foetida D3, Argentum nitricum D12

bei fetten Speisen – wenn die Galle mitbeteiligt ist
Nr. 6 Kalium sulfuricum, Nr. 9 Natrium phosphoricum, Nr. 10 Natrium sulfuricum
Homöopathie: Pulsatilla D4, China D4, Mandragora D6, Taraxacum D4, Colocynthis D4, Erigeron D4, Abies nigra D4, Fel tauri D4/D6

Hausapotheke: Teemischung aus Kamille, Pfefferminze und Melisse

bei trockener Zunge und Durstgefühl
Nr. 8 Natrium chloratum
Homöopathie: Bryonia D4, Acidum muriaticum D3 (hypoacid), D12 (hyperacid)

Entzündung akut
*Nr. 3 Ferrum phosphoricum, Nr. 7 Magnesium phosphoricum
Homöopathie: Belladonna D12, Bryonia D3, D6, Aconitum D30

grünlich gelber Durchfall
Nr. 10 Natrium sulfuricum
Homöopathie: Aethusa cynapium D4, Pulsatilla D4, Ipecacuanha D4, Podophyllum D6, Chamomilla D3

krampfartige Schmerzen
Nr. 7 Magnesium phosphoricum, Nr. 19 Cuprum arsenicosum
Homöopathie: Chamomilla D3, Magnesium carbonicum D6, Chelidonium D4, Cuprum D6

mit Blähungskolik
Nr. 7 Magnesium phosphoricum, Nr. 10 Natrium sulfuricum
Homöopathie: China D4, Chamomilla D3, Nux vomica D6, Dioscorea D4

mit Kräfteverlust
Nr. 5 Kalium phosphoricum, Nr. 8 Natrium chloratum
Homöopathie: China D4, Veratrum album D4, Arsenicum D6

mit starker Säure
Vermehrt zusätzlich Nr. 9 Natrium phosphoricum
Homöopathie: Podophyllum D6, Robinia pseudoacacia D6, Iris D4, Capsicum D4, Carbo vegetabilis D4

sauer riechender Durchfall
Nr. 9 Natrium phosphoricum
Homöopathie: Hepar sulfuris D10, Magnesium carbonicum D6, Rheum D4/D6 (mit Koliken), Calcium carbonicum D6/D30

Schmerzen bei Speichelfluss
Nr. 8 Natrium chloratum
Homöopathie: Mercurius solubilis D12

Gaumen

Schmerzen
*Nr. 3 Ferrum phosphoricum, Nr. 4 Kalium chloratum
Homöopathie: Belladonna D30, Cantharis D6, Mercurius corrosivus D4

Hausapotheke: Gurgeln mit Salbeitee

Schwellungen im Gaumenbereich
*Nr. 4 Kalium chloratum, Nr. 10 Natrium sulfuricum, Nr. 12 Calcium sulfuricum
Homöopathie: Apis D4

trocken
Nr. 8 Natrium chloratum
Homöopathie: Belladonna D30, Mercurius solubilis D10, Nux moschata D4, Bryonia D6

Zäpfchenentzündung
Nr. 3 Ferrum phosphoricum
Homöopathie: Apis D4, D30, Mercurius corrosivus D4/D30

Gaumenentzündung

allgemein
Nr. 3 Ferrum phosphoricum
Homöopathie: Acidum nitricum D4, Belladonna, Cantharis D6, Mercurius corrosivus D4

Hausapotheke: Gurgeln mit Arnikatinktur (1:4 mit Wasser verdünnen)

durchsichtiger Schleim
Nr. 8 Natrium chloratum

goldgelbe Absonderung
Nr. 9 Natrium phosphoricum

ockerfarbene Absonderung
Nr. 6 Kalium sulfuricum

weißliche Absonderung
Nr. 4 Kalium chloratum

Gaumenmandeln

Belag: weiß bis weißgrau
Nr. 4 Kalium chloratum
Homöopathie: Mercurius cyanatus D6/D8, Phytolacca D4

eitrig
Nr. 9 Natrium phosphoricum, Nr. 11 Silicea, Nr. 12 Calcium sulfuricum
Homöopathie: Apis D4 (Ödem), Hepar sulfuris (drohend), Lachesis, Guajacum, Mercurius, Thuja D4

Entzündung
Nr. 3 Ferrum phosphoricum, Nr. 9 Natrium phosphoricum
Homöopathie: Aconitum, Apis, Phytolacca, Belladonna, Mercurius solubilis D6, Hepar sulfuris D6, Lachesis D12

wenn dickschleimig, verbunden mit üblem Mundgeruch
*Nr. 5 Kalium phosphoricum, Nr. 8 Natrium chloratum
Homöopathie: Acidum nitricum, Arsenicum, Baptisia, Kalium bichromicum D12, Mercurius solubilis D10, Hydrastis D4

Gebärmutter[366]

→ „Schüßler-Salze für Frauen" (→ S. 703)

Absonderungen klar, eiweißartig, mild
*Nr. 2 Calcium phosphoricum, Nr. 8 Natrium chloratum

---
366 Siehe auch „Schüßler-Salze für Frauen" (→ S. 703).

Homöopathie: Calcium carbonicum, Borax D3

Ausscheidungen bräunlich gelb – schleimig
Nr. 6 Kalium sulfuricum
Homöopathie: Lilium tigrinum D6, Thuja D4

Blutungen
Nr. 1 Calcium fluoratum, *Nr. 3 Ferrum phosphoricum, Nr. 5 Kalium phosphoricum, Nr. 8 Natrium chloratum
Homöopathie: Acidum nitricum, Acidum sulfuricum, Arnica, Belladonna, China, Crocus D4, Ipecacuanha D4, Sabina D4, Secale D4, Hamamelis D4, Phosphorus, Platinum, Pulsatilla, Sanguinaria D4

brennende Absonderungen
Nr. 8 Natrium chloratum
Homöopathie: Acidum nitricum D6, Arsenicum D6, Jodum D12, Kreosotum D4 (faulig)

eitrige Absonderungen
Nr. 9 Natrium phosphoricum, Nr. 11 Silicea, Nr. 12 Calcium sulfuricum
Homöopathie: Helonias D6, Mercurius solubilis D10 (dünn, scharf)

Gebärmutterneuralgie in Form von erhöhter Reizbarkeit der Gebärmutter und der Scheide
Nr. 3 Ferrum phosphoricum, Nr. 8 Natrium chloratum, Nr. 9 Natrium phosphoricum, Nr. 11 Silicea, Nr. 21 Zincum chloratum
Homöopathie: Colocynthis D4, Platinum D6, Lilium tigrinum D6

Orthomolekulare Medizin: Vitamin-B-Komplex, Zink

Intimpflege: Waschungen zur Pflege der Vaginalschleimhaut und des sauren Scheiden-pH-Wertes

Gebärmutteroperation → Operation

grünlich gelber Schleim
Nr. 10 Natrium sulfuricum
Homöopathie: Sepia D6, Thuja D4

Krämpfe in der Gebärmutter
Nr. 3 Ferrum phosphoricum, *Nr. 7 Magnesium phosphoricum
Homöopathie: Belladonna D30, Camphora D1, Chamomilla D3, Cimicifuga D4

Hausapotheke: Gänsefingerkrauttee

Senkung
Nr. 1 Calcium fluoratum
Homöopathie: Aurum metallicum, Lilium tigrinum D6, Sepia D6, Causticum D6, Pulsatilla D6, Platinum D6, Stannum

Hinweis: Gymnastik ist hier hilfreich!

stinkende, schmierige Absonderungen
Nicht ohne ärztliche Begleitung!
Nr. 5 Kalium phosphoricum
Homöopathie: Arsenicum D6, Kreosotum D4, Hydrastis D4, Thuja

Verlagerung
*Nr. 1 Calcium fluoratum, Nr. 11 Silicea
Homöopathie: Belladonna D6 (akut), Sepia D6, Bellis D3, Lilium D4, Helonias D12

Vorfall
*Nr. 1 Calcium fluoratum, Nr. 11 Silicea
Homöopathie: Aurum metallicum, Bellis perennis, Lachesis, Lilium, Platinum, Helonias D12, Sepia D6, Senecio, Staphisagria

Hinweis: Gymnastik ist hier hilfreich!

Gebärmutterentzündung
Nicht ohne ärztliche Begleitung!

allgemein
Nr. 3 Ferrum phosphoricum
Homöopathie: Belladonna D6

Ausfluss ätzend
*Nr. 1 Calcium fluoratum, Nr. 8 Natrium chloratum
Homöopathie: Acidum nitricum D6, Arsenicum D6, Jodum D12, Phosphorus D12, Mercurius corrosivus D8

Blutfülle – Andrang
*Nr. 3 Ferrum phosphoricum, Nr. 7 Magnesium phosphoricum
Homöopathie: Belladonna D6, Chamomilla D30, Lilium tigrinum D6, Staphisagria D6, Platinum D6, Sepia D6, Lachesis D12, Sulfur D6

Ausfluss bräunlich gelb – schleimig
Nr. 6 Kalium sulfuricum
Homöopathie: Pulsatilla D6, Borax D3, Kalium sulfuricum D4

Ausfluss eitrig
Nr. 9 Natrium phosphoricum, Nr. 11 Silicea, Nr. 12 Calcium sulfuricum
Homöopathie: Hydrastis D4, Platinum D6, Hepar sulfuris D12, Thuja D4

Geschwulst – Myom
Nr. 1 Calcium fluoratum, Nr. 4 Kalium chloratum, *Nr. 10 Natrium sulfuricum, Nr. 25 Aurum chloratum natronatum
Homöopathie: Conium D6, Acidum nitricum D6, Phytolacca D6, Aurum D6, Hamamelis, Lapis albus, Platinum, Plumbum, Sepia D6/D12

Ausfluss unangenehm riechend – faulig
Nr. 5 Kalium phosphoricum
Homöopathie: Kreosotum D4, Acidum carbolicum D4, Acidum nitricum D6, Lachesis D12, Lilium tigrimum

Geburt

Abgang des Mutterkuchens
Nr. 1 Calcium fluoratum, Nr. 5 Kalium phosphoricum
Homöopathie: Pulsatilla D6 (fördert den Vorgang)

allgemein
Nr. 7 Magnesium phosphoricum, zur Unterstützung der Wehen
Homöopathie: Caulophyllum D4, Cimicifuga D3, Chamomilla D30, Aristolochia D6

Hinweis: Gut auf die Geburt vorbereiten! Atemübungen wirken entspannend und schmerzlindernd, ebenso Aromatherapie und Damm-Massageöl.

Es wird empfohlen, den Text über die Nr. 7 Magnesium phosphoricum auf S. 289ff. besonders gut durchzuarbeiten.

Dammschnitt
Nr. 1 Calcium fluoratum, Nr. 3 Ferrum phosphoricum, Nr. 5 Kalium phosphoricum, Nr. 8 Natrium chloratum, Nr. 11 Silicea
Waschungen oder Scheidenspülungen sind mit dieser Mischung empfehlenswert.

Homöopathie: Folge von Schnittverletzung: Staphisagria D30, Arnica D6/D12

Darmgase lösend
Nr. 7 Magnesium phosphoricum
Homöopathie: Nux vomica D30

Milchbildung → Milchabsonderung
Nr. 4 Kalium chloratum, Nr. 8 Natrium chloratum
Homöopathie: Urtica urens D2, Ricinus communis D4

Rückbildung der Gebärmutter
*Nr. 1 Calcium fluoratum, Nr. 3 Ferrum phosphoricum, Nr. 11 Silicea
Homöopathie: Arnica D4, D12, D30

Hinweis: Geeignete Gymnastikübungen bereits im Wochenbett durchführen!

Vorbereitung
Nr. 1 Calcium fluoratum, Nr. 2 Calcium phosphoricum, Nr. 3 Ferrum phosphoricum, Nr. 5 Kalium phosphoricum, *Nr. 7 Magnesium phosphoricum, Nr. 8 Natrium chloratum, Nr. 11 Silicea
Homöopathie: Ab der 36. Schwangerschaftswoche Caulophyllum D3 (3x tägl. 5 Globuli), am Geburtstermin und zum Wehenbeginn stündlich 5 Globuli Pulsatilla D4 (Einnahme wie bei Caulophyllum)

Hinweis: Im 9. Monat ist die Nr. 7 zur Vorbereitung auf einen reibungslosen Geburtsvorgang von großer Bedeutung. Ferner ist auch das Damm-Massageöl sehr empfehlenswert!

Wehenschwäche
Nr. 5 Kalium phosphoricum, *Nr. 7 Magnesium phosphoricum
Homöopathie: Aristolochia, Caulophyllum D4, China, Cimicifuga, Pulsatilla, Secale cornutum

Hinweis: Der Text über die Nr. 7 Magnesium phosphoricum auf der S. 289ff. sollte in diesem Fall besonders intensiv beachtet werden.

Gedächtnis

Ermüdung
Nr. 5 Kalium phosphoricum, Nr. 8 Natrium chloratum
Homöopathie: Phosphorus D30, Ambra D3, Selenium D4, Argentum nitricum D12, Kalium carbonicum D6, Lycopodium D12, Sulfur D12
Bachblüten: Hornbeam

Konzentration fördert
Nr. 3 Ferrum phosphoricum, *Nr. 5 Kalium phosphoricum, Nr. 6 Kalium sulfuricum, Nr. 8 Natrium chloratum
Makro-Ebene: Lecithin

Achtung! Ausreichend Wasser trinken
Orthomolekulare Medizin: Vitamin-B-Komplex hoch dosiert
→ **Denken – Lernmischung**

Lücken
*Nr. 5 Kalium phosphoricum, Nr. 8 Natrium chloratum, Nr. 10 Natrium sulfuricum, Nr. 11 Silicea
Homöopathie: vergisst Namen: Lycopodium D12, Rhus toxicodendron, Medorrhinum in Hochpotenz
vergisst Zahlen: Phosphorus, Sulfur
was er sagen wollte: Ambra D3, Argentum nitricum D12
was er tun wollte: Nux moschata, Luesinum in Hochpotenz

Schwäche
Nr. 2 Calcium phosphoricum, *Nr. 5 Kalium phosphoricum, Nr. 8 Natrium chloratum, Nr. 11 Silicea, Nr. 21 Zincum chloratum
Homöopathie: Acidum phosphoricum D6, Acidum picrinicum D6, Ambra D3, Argentum nitricum D12, Natrium carbonicum D12, Silicea

Phytotherapie: Ginkgo-biloba-Präparate

Makro-Ebene: Lecithin

Orthomolekulare Medizin:
Hohe Dosen von Vitamin-B-Komplex, Folsäure und Vitamin B_{12}, Zink, Selen u.v.m

Ernährung: Salatölmischung (S. 42)

Gedanken

drehen sich im Kreise – zur Beruhigung
Nr. 2 Calcium phosphoricum, Nr. 7 Magnesium phosphoricum
Homöopathie: Ambra D3/D6, Coffea D12

Gedankenschwäche
Nr. 5 Kalium phosphoricum, Nr. 8 Natrium chloratum, Nr. 17 Manganum sulfuricum
Homöopathie: Phosphorus, Selenium, Sulfur D12, Barium carbonicum D12, Calcium carbonicum, Natrium carbonicum D12

Gefäßerweiterung

→ **Krampfadern**
Nr. 1 Calcium fluoratum, Nr. 4 Kalium chloratum, *Nr. 9 Natrium phosphoricum, Nr. 11 Silicea

Die Mineralstoffkombination ist in der Anwendung als Salbe oder Cremegel besonders zu empfehlen (Venengel).

Homöopathie: Arnica, Collinsonia (besonders in der Schwangerschaft), Secale, Sulfur

mit schmerzhafter Entzündung
zusätzlich Nr. 3 Ferrum phosphoricum
Homöopathie: Hamamelis D2, Pulsatilla D6, Lachesis D12

Hausapotheke: Einreibung: Kastanien in 70%igem Alkohol, Ringelblumensalbe

zur Vorbeugung
*Nr. 9 Natrium phosphoricum, Nr. 11 Silicea
Homöopathie: Aesculus D3 (Stauung), Carduus marianus D2, Calcium fluoricum D12, Ruta D3 (Gefäße brüchig)

gefräßig

bei diffusem Hungergefühl
Nr. 5 Kalium phosphoricum
Homöopathie: Sepia

kann besonders bei Kindern zutreffen
Nr. 7 Magnesium phosphoricum, als „heiße 7", Nr. 9 Natrium phosphoricum
Homöopathie: Sulfur, Calcium carbonicum, Antimonium crudum, Jodum, Graphites

Hinweis: Die „inneren" Ursachen dürfen nicht übersehen werden!

Gefühle

allgemein → Gemütszustände
Nr. 4 Kalium chloratum
→ Stimmung

als ob die Zähne länger werden
Nr. 1 Calcium fluoratum
Homöopathie: Bryonia, Causticum, Rhus toxicodendron, Sulfur, Magnesium carbonicum
→ Gemütszustände

wie zerschlagen – Gliederschmerz
Nr. 3 Ferrum phosphoricum, Nr. 10 Natrium sulfuricum
Homöopathie: Arnica D12 (ohne Grippe), Eupatorium D4 (grippaler Infekt)

Hinweis: Das ist die Vorstufe zum grippalen Infekt, welcher nichts anderes als eine längst überfällige Reinigung des ganzen Körpers darstellt. Gelingt es mit der Nr. 10, eine Entschlackung des Körpers so weit voranzutreiben, dass für den Organismus keine Enge entsteht, kann das Krankwerden vermieden werden.

gefühlsbetont

bei Kindern
Nr. 2 Calcium phosphoricum, *Nr. 4 Kalium chloratum, Nr. 7 Magnesium phosphoricum, Nr. 9 Natrium phosphoricum, Nr. 11 Silicea
Homöopathie: Calcium carbonicum, Pulsatilla (Konstitution beachten!), Ignatia

Hinweis: Die „inneren" Ursachen dürfen nicht übersehen werden. Vor allem sollte man nach Überforderungen oder anderen angstbehafteten Ereignissen Ausschau halten und ihren Druck vermindern.

vor allem bei Reaktionen
Nr. 7 Magnesium phosphoricum, als „heiße 7"
Homöopathie: Chamomilla, Ignatia, Natrium chloratum, Causticum (mitleidig)

Hinweis: Die „inneren" Ursachen dürfen nicht übersehen werden.

Gehen

Die ersten Gehversuche der Kinder können gut unterstützt werden mit
Nr. 1 Calcium fluoratum, Nr. 2 Calcium phosphoricum, Nr. 5 Kalium phosphoricum, *Nr. 7 Magnesium phosphoricum
Homöopathie: Calcium carbonicum D12

Kinder mit Angst
Nr. 2 Calcium phosphoricum, *Nr. 5 Kalium phosphoricum, Nr. 9 Natrium phosphoricum, Nr. 11 Silicea
Homöopathie: Barium carbonicum D6/D12, Borax, Calcium carbonicum, China

nach dem Abnehmen einer Gipshülle
Nr. 1 Calcium fluoratum, Nr. 2 Calcium phosphoricum, Nr. 8 Natrium chloratum, Nr. 9 Natrium phosphoricum, Nr. 11 Silicea
Die Mineralstoffkombination ist in der Anwendung als Salbe oder Cremegel besonders zu empfehlen.

Homöopathie: Symphytum D6 (zur Kallusbildung), Arnica D4, Ruta D4, Hypericum D3

Hausapotheke: Baden mit Steinsalz

Gehirn

Anregung der Hirntätigkeit
Nr. 5 Kalium phosphoricum, Nr. 8 Natrium chloratum, Nr. 15 Kalium jodatum
Homöopathie: Agaricus D12, Studentenfutter

Entzündung der Gehirnhaut
Sofortige medizinische Versorgung (Krankenhaus) ist notwendig!
Nr. 1 Calcium fluoratum, *Nr. 3 Ferrum phosphoricum, Nr. 8 Natrium chloratum, Nr. 11 Silicea
Homöopathie: Gelsemium D4, Zincum, Apis D4, Belladonna D6, Bryonia D4, Lachesis D12, Helleborus D4

Hinweis: Absolute Bettruhe, verdunkeltes Zimmer, Antibiotika, oft Intensivbehandlung sind hier die Maßnahmen.

Erweichung
Nr. 5 Kalium phosphoricum, Nr. 8 Natrium chloratum

Förderung der Elastizität, Wendigkeit
Nr. 1 Calcium fluoratum

Regeneration der Zellen
Nr. 5 Kalium phosphoricum, Nr. 8 Natrium chloratum
Makro-Ebene: Trinken von Wasser

Versorgung – zur Erfrischung
Nr. 8 Natrium chloratum
Makro-Ebene: Genügend Wasser trinken.

Verwässerung
Nr. 2 Calcium phosphoricum, Nr. 5 Kalium phosphoricum, Nr. 8 Natrium chloratum, *Nr. 10 Natrium sulfuricum, Nr. 11 Silicea

Gehirnerschütterung

bei Sehstörungen, welche zurückgeblieben sind
*Nr. 7 Magnesium phosphoricum, Nr. 10 Natrium sulfuricum
Homöopathie: Cicuta virosa D6

Commotio cerebri – Gehirnerschütterung
Nr. 2 Calcium phosphoricum, Nr. 5 Kalium phosphoricum, Nr. 8 Natrium chloratum
Häufige Gaben im Wechsel!

Homöopathie: Hypericum D4, Arnica D6/D12/ D30

sollten Bewusstseinsstörungen nach einer Kopfverletzung zurückbleiben
Nr. 5 Kalium phosphoricum, Nr. 8 Natrium chloratum, *Nr. 10 Natrium sulfuricum
Homöopathie: Arnica D12 und in Hochpotenzen von einem Fachmann verordnet, Cuprum, Zincum, Plumbum, Natrium carbonicum

Gehirnschlag
Nicht ohne ärztliche Begleitung!

Aufsaugen des Blutergusses
Nr. 11 Silicea
Homöopathie: Arnica D6/D12/D30

Lähmung durch
Nr. 5 Kalium phosphoricum, Nr. 8 Natrium chloratum
Homöopathie: Causticum D6, Zincum metallicum D6, Arnica D6, Hypericum D6, Oleander D4, Plumbum D6

mit Blutfülle
*Nr. 3 Ferrum phosphoricum, Nr. 7 Magnesium phosphoricum
Homöopathie: Aconitum D30, Arnica D30, Aurum D30, Belladonna D30, Glonoinum D30

salziger Speichelfluss
Nr. 8 Natrium chloratum

stillt Blutung
Nr. 2 Calcium phosphoricum

Vorbeugung
Nr. 1 Calcium fluoratum, Nr. 4 Kalium chloratum, *Nr. 9 Natrium phosphoricum, Nr. 11 Silicea
Homöopathie: Arnica D6 (Konstitution und Arzneimittelbild beachten!)

Gehirnstoffwechsel

wird gefördert
Nr. 19 Cuprum arsenicosum

Gehör

→ **Ohren**

Gehörgang

→ **Ohren**

Geifern

→ **Speichelfluss**

Geistesabwesenheit

→ **Zerstreutheit**

gelatineartige Absonderungen

durchsichtig, schleimig, glasig
Nr. 8 Natrium chloratum
Homöopathie: Arnica, Argentum metallicum, Bryonia, China, Laurocerasus, Apis, Stannum

Gelbkörperhormon

wird reguliert
Nr. 13 Kalium arsenicosum, Nr. 25 Aurum chloratum natronatum
Homöopathie: Agnus castus

Gelbsucht

allgemein
Nicht ohne ärztliche Begleitung!
Nr. 1 Calcium fluoratum, Nr. 5 Kalium phosphoricum, *Nr. 6 Kalium sulfuricum, Nr. 7 Magnesium phosphoricum, Nr. 9 Natrium phosphoricum, *Nr. 10 Natrium sulfuricum, Nr. 11 Silicea
Homöopathie: Chelidonium D6, Carduus marianus D2, Dolichos pruriens D4 (Jucken), Mercurius solubilis D10, Podophyllum D6

Hinweis: In der „Abgekürzten Therapie" von Dr. Schüßler lesen wir auf Seite 41: „Gegen jeden Fall von Gelbsucht wende man zunächst Natrium sulphuricum an. In den meisten Fällen wird man mit diesem Mittel die Heilung bewirken. – In zweiter Reihe stehen Kalium chloratum, Kalium sulphuricum und Natrium muriaticum, welche nach Maßgabe der Nebensymptome zu wählen sind."

Gelenke

allgemein – bei Beschwerden
Nr. 1 Calcium fluoratum, Nr. 2 Calcium phosphoricum, Nr. 3 Ferrum phosphoricum, Nr. 5 Kalium phosphoricum, *Nr. 8 Natrium chloratum, *Nr. 9 Natrium phosphoricum, Nr. 11 Silicea
Die angegebene Mineralstoffkombination ist als Salbe oder Cremegel hervorragend für viele Gelenkbeschwerden und zur Stärkung geeignet.

Homöopathie: Aconitum, Arnica, Apis, Belladonna, Bryonia, Causticum, Calcium carbonicum

Auftreibung – Gicht
*Nr. 8 Natrium chloratum, Nr. 9 Natrium phosphoricum, Nr. 11 Silicea, Nr. 12 Calcium sulfuricum
Die Mineralstoffkombination ist in der Anwendung als Salbe oder Cremegel besonders zu empfehlen.

Homöopathie:

Gicht: Acidum benzoicum D3, Berberis D3, Lithium carbonicum D4, Colchicum D6, Ledum D4, Guajacum D6, Causticum D6, Rhus toxicodendron

Ödem: Apis, Acidum formicicum, Bryonia D4

Hausapotheke: Rheumatee

Ernährung: Basische Gemüsebrühe, viel Wasser trinken!

*Hinweis: Purinarme Diät einhalten – Fleisch, besonders Innereien, aber auch Meeresfrüchte, Linsen, Bohnen und Erbsen vermeiden.
Bier hat einen höheren Puringehalt als Wein, deshalb besonders Bier meiden.*

Bluterguss
Nr. 11 Silicea
Homöopathie: Arnica D12

→ **Hypermobilität**

Kaugelenke knacken
Nr. 1 Calcium fluoratum, Nr. 2 Calcium phosphoricum, *Nr. 8 Natrium chloratum
Die Mineralstoffkombination ist in der Anwendung als Salbe oder Cremegel besonders zu empfehlen.

Homöopathie: Petroleum D12, Rhus toxicodendron

Hinweis: Vielleicht sollte man sich überlegen, wo man sich unbedingt „durchbeißen" muss, oder ob eine sich verbeißende Haltung schon grundsätzlich eingenommen wird.

Knacken der Gelenke
Nr. 8 Natrium chloratum, auch als Salbe oder Cremegel
Homöopathie: Causticum D6, Ferrum metallicum, Rhus toxicodendron, Sulfur, Thuja, Angustura D6

Schlottergelenke – Hypermobilität
Nr. 1 Calcium fluoratum
Auch als Salbe oder Cremegel!

Homöopathie: Causticum, Acidum phosphoricum, Calcium phosphoricum, Natrium carbonicum

Hinweis: Wenn die Beschwerden zu weit fortgeschritten sind, wird sich eine Operation nicht umgehen lassen, allerdings können die Mineralstoffe in der Nachbehandlung ein nochmaliges Auftreten der gleichen Beschwerden hintanhalten.

Schmiere
Nr. 8 Natrium chloratum

Verhärtung des Gelenkknorpels
Nr. 1 Calcium fluoratum, Nr. 8 Natrium chloratum
Homöopathie: Calcium carbonicum D12 (chronisch verdickt), Strontium carbonicum D12

wenn sich die Knochen verändern – Arthrose
Nr. 1 Calcium fluoratum, Nr. 2 Calcium phosphoricum, Nr. 8 Natrium chloratum, *Nr. 9 Natrium phosphoricum, Nr. 11 Silicea
Die Mineralstoffkombination ist in der Anwendung als Salbe oder Cremegel besonders zu empfehlen.

Homöopathie: Harpagophytum D3/D4, Hedera helix D4

Hinweis: Einer gesunden vollwertigen Ernährung ist große Bedeutung beizumessen!

Gelenkentzündung

akut
Nr. 1 Calcium fluoratum, Nr. 2 Calcium phosphoricum, *Nr. 3 Ferrum phosphoricum, Nr. 8 Natrium chloratum, *Nr. 9 Natrium phosphoricum, Nr. 11 Silicea, Nr. 22 Calcium carbonicum
Die Mineralstoffkombination ist in der Anwendung als Salbe oder Cremegel besonders zu empfehlen.

Homöopathie: Rhus toxicodendron D12, Bryonia D3, Apis D4, Lachesis D12, Aconitum D30, Belladonna D30, Acidum benzoicum D4, Acidum oxalicum D4, Acidum nitricum D4, Ledum D4

Hinweis: Keine Wärmebehandlungen – sie heizen die Entzündung noch mehr an!

am Abend schlimmer
Nr. 6 Kalium sulfuricum
Homöopathie: Causticum, Lycopodium, Pulsatilla, Strontium carbonicum D12, Mercurius solubilis D12

bohrend
Nicht ohne ärztliche Begleitung!
Nr. 2 Calcium phosphoricum, Nr. 3 Ferrum phosphoricum, Nr. 5 Kalium phosphoricum, Nr. 7 Magnesium phosphoricum, *Nr. 9 Natrium phosphoricum, Nr. 11 Silicea
Homöopathie: Arnica D12, Mercurius solubilis D12, Strontium carbonicum D12, Ruta D3

chronisch – Polyarthritis → PCP
Nr. 3 Ferrum phosphoricum, Nr. 8 Natrium chloratum, Nr. 9 Natrium phosphoricum, Nr. 10 Natrium sulfuricum, Nr. 12 Calcium sulfuricum
Die Mineralstoffkombination ist in der Anwendung als Salbe oder Cremegel besonders zu empfehlen.

Hinweis: Wärme und Bewegung sind zu empfehlen!

mit Lähmung
zusätzlich Nr. 5 Kalium phosphoricum
Homöopathie: Causticum D6/D12, Plumbum D6, Rhus toxicodendron D6, Zincum

Bachblüten: Lähmungserscheinungen in Armen und Beinen sowie Kältegefühl: Mimulus, Heather, Mustard

nächtliches Kribbeln in den Gelenken
Nr. 2 Calcium phosphoricum
Homöopathie: Aconitum, Arnica, Gnaphalium, Lycopodium, Rhus toxicodendron, Hedera helix

Hinweis: Unter Umständen handelt es sich um eine Durchblutungsstörung – Massage!

Schmerzen bei Bewegung
*Nr. 3 Ferrum phosphoricum, Nr. 5 Kalium phosphoricum
Homöopathie: Bryonia D3

Schmerzen blitzartig
Nr. 7 Magnesium phosphoricum
Homöopathie: Aconitum D30, Colocynthis D4, Kalium carbonicum D6, Magnesium carbonicum D12

Schmerzen wandernd
Nr. 6 Kalium sulfuricum
Homöopathie: Kalium carbonicum D6, Rhododendron D6, Ferrum metallicum D6, Pulsatilla D6

Sehnenschmerz
Nr. 1 Calcium fluoratum, *Nr. 9 Natrium phosphoricum, Nr. 11 Silicea
Homöopathie: Causticum D6, Rhus toxicodendron D6, Thuja D4 (Achillessehne)

Gelenkrheumatismus

allgemein
Nr. 3 Ferrum phosphoricum, Nr. 4 Kalium chloratum, *Nr. 8 Natrium chloratum, *Nr. 9 Natrium phosphoricum, Nr. 11 Silicea, Nr. 12 Calcium sulfuricum, Nr. 16 Lithium chloratum
Die Mineralstoffkombination ist in der Anwendung als Salbe oder Cremegel besonders zu empfehlen.

Homöopathie: Bryonia D3, Rhus toxicodendron D6, Causticum D6, D12, Calcium carbonicum D12, Caulophyllum D4 (kleine Gelenke), Phytolacca D4, Rhododendron D6, Acidum benzoicum D3
mit Wasserinhalt: Spiraea ulmaria

Hinweis: Auf die Ernährung achten!

mit Fieber
Nr. 3 Ferrum phosphoricum, Nr. 8 Natrium chloratum
Homöopathie: Apis D4, Bryonia D3, Phytolacca D4, Colchicum D6

Hausapotheke: Rheumatee

Hinweis: Gelenksalbe → Salbenmischungen, S. 416

Gelenkschmerzen

allgemein
Nr. 1 Calcium fluoratum, Nr. 2 Calcium phosphoricum, Nr. 3 Ferrum phosphoricum, Nr. 7 Magnesium phosphoricum, Nr. 8 Natrium chloratum, Nr. 9 Natrium phosphoricum, Nr. 12 Calcium sulfuricum, Nr. 16 Lithium chloratum, Nr. 19 Cuprum arsenicosum

Homöopathie: Caulophyllum – kleine Gelenke, Rhus toxicodendron – akut, verrenkt, Calcium phosphoricum – schwache Gelenke, Symphytum D2, Strontium carbonicum D12 – Schwellung nach Knochenbruch, Rhododendron
Gelenkneuralgie → Gicht

Gelenkschwellung

akut
Nr. 1 Calcium fluor., *Nr. 3 Ferrum phos., Nr. 4 Kalium chlor., Nr. 5 Kalium phos., Nr. 8 Natrium chlor., Nr. 9 Natrium phos., Nr. 11 Silicea, *Nr. 12 Calcium sulf.
Die Mineralstoffkombination ist in der Anwendung als Salbe oder Cremegel besonders zu empfehlen.

Homöopathie: Bryonia D4, Belladonna D30, Apis D4, Lachesis D12, Rhus toxicodendron

allgemein
*Nr. 4 Kalium chloratum, Nr. 5 Kalium phosphoricum, *Nr. 8 Natrium chloratum, Nr. 9 Natrium phosphoricum, Nr. 10 Natrium sulfuricum, Nr. 11 Silicea
Die Mineralstoffkombination ist in der Anwendung als Salbe oder Cremegel besonders zu empfehlen.

Homöopathie: Calcium carbonicum D6, Causticum D4, Jodum, Kalium carbonicum D6, Kalium jodatum D4, Sulfur jodatum D4, Actaea spicata D6

→ Gicht → Rheuma

mit Neigung zur Versteifung
Nr. 16 Lithium chloratum
Homöopathie: Causticum, Caulophyllum

mit Wasserinhalt
Nr. 2 Calcium phosphoricum, Nr. 4 Kalium chloratum, Nr. 5 Kalium phosphoricum, *Nr. 8 Natrium chloratum, *Nr. 10 Natrium sulfuricum, Nr. 11 Silicea
Die Mineralstoffkombination ist in der Anwendung als Salbe oder Cremegel besonders zu empfehlen.

Homöopathie: Arsenicum, Kalium jodatum D4, Sulfur jodatum D4, Apis D4, Bryonia D4

nach Verletzungen, Verstauchungen
Nr. 3 Ferrum phosphoricum, Nr. 4 Kalium chloratum, Nr. 5 Kalium phosphoricum, Nr. 8 Natrium chloratum
Die Mineralstoffkombination ist in der Anwendung als Salbe oder Cremegel besonders zu empfehlen.

Homöopathie: Arnica, Ruta (Beinhaut), Strontium carbonicum D12, Rhus toxicodendron
→ **Zerrung**

rheumatisch
*Nr. 8 Natrium chloratum, *Nr. 9 Natrium phosphoricum, Nr. 11 Silicea, Nr. 12 Calcium sulfuricum, Nr. 23 Natrium bicarbonicum

Die Mineralstoffkombination ist in der Anwendung als Salbe oder Cremegel besonders zu empfehlen.

Homöopathie: Colchicum D6, Guajacum D6, Actaea spicata D4, Lithium carbonicum D6

unvermittelt auftretend
Nr. 4 Kalium chloratum, Nr. 8 Natrium chloratum, Nr. 15 Kalium jodatum

Gemüt – Neigung zu einem Typ

eine Ängstlichkeit, durch innere Enge hervorgerufen, verbunden mit Zaghaftigkeit
Nr. 2 Calcium phosphoricum
Homöopathie: Calcium carbonicum D12

Bachblüten: Scleranthus (wenn man hin und her gerissen ist, wankelmütig); Cerato (unentschieden, unschlüssig, sucht die Lösung bei den anderen)

Neigung zum Weinen – wenn Mutlosigkeit jeden Unternehmungsgeist nimmt
*Nr. 5 Kalium phosphoricum, Nr. 8 Natrium chloratum
Homöopathie: Acidum phosphoricum D6, Pulsatilla D6/D30

Bachblüten: Larch (unterstützt die Stabilisierung bei Unsicherheit)

Neigung zur Abkapselung von Menschen
Nr. 12 Calcium sulfuricum
Homöopathie: Natrium chloratum, Lycopodium, Arnica, Acidum phosphoricum

wenn eine große Neigung zu gereizten Reaktionen besteht
Nr. 2 Calcium phosphoricum, Nr. 9 Natrium phosphoricum, *Nr. 11 Silicea
Homöopathie: Phosphorus, Lycopodium, Staphisagria, Anarcadium, Nux vomica, Chamomilla, Stramonium

Bachblüten: Cherry Plum (bei jähzornigen, übertriebenen Reaktionen); Impatiens (bei großer Ungeduld)

Hinweis: Diese Neigung ist oft mit einem übertrieben lebhaften Wesen, auch bei Kindern, verbunden.

wenn eine innere Unruhe das Geschehen beim Menschen bestimmt
Nr. 7 Magnesium phosphoricum, *Nr. 15 Kalium jodatum
Homöopathie: Jodum, Argentum, Cimicifuga, Lilium tigrinum, Arsenicum

wenn niedergedrückte, depressive Stimmungen vorherrschen
*Nr. 5 Kalium phosphoricum, Nr. 9 Natrium phosphoricum, Nr. 15 Kalium jodatum
Homöopathie: Ignatia D30, Sepia

Bachblüten: Mustard

wenn Schreckhaftigkeit im Vordergrund steht
Nr. 5 Kalium phosphoricum, Nr. 8 Natrium chloratum, *Nr. 11 Silicea
Homöopathie: Phosphorus

Bachblüten: Rock Rose

Hinweis: Diese Schreckhaftigkeit ist meistens verbunden mit Platzangst und Gedächtnisschwäche.
→ **Stimmung**

Genesungszeit

→ **Erholung**

Genickstarre
Nicht ohne ärztliche Begleitung!

verursacht durch Erkrankungen, die ihren Schwerpunkt im Kopf haben
*Nr. 2 Calcium phosphoricum, Nr. 5 Kalium phosphoricum, Nr. 7 Magnesium phosphoricum, Nr. 8 Natrium chloratum
Die Mineralstoffkombination ist in der Anwendung als Salbe oder Cremegel besonders zu empfehlen.

verursacht durch zu große Spannung in den Nackenmuskeln
*Nr. 2 Calcium phosphoricum, Nr. 7 Magnesium phosphoricum
Die Mineralstoffkombination ist in der Anwendung als Salbe oder Cremegel besonders zu empfehlen.

Homöopathie: Belladonna, Dulcamara, Gelsemium, Kalium jodatum, Lachesis, Zincum, Cimicifuga, Lachnanthes

Kompressen (Umschläge) mit Bachblüten: Beschwerden links: Gorse, rechts: Oak, im Schulterbereich: Olive

Die angeführten Bachblüten können auch als Salbe aufgebracht werden (auftragen, nicht einmassieren).

Hinweis: Eine Massage zur Lockerung der Muskulatur ist ebenfalls hilfreich.

Genitalien

Ekzeme
Nr. 3 Ferrum phosphoricum, *Nr. 6 Kalium sulfuricum, Nr. 8 Natrium chloratum, Nr. 9 Natrium phosphoricum, *Nr. 10 Natrium sulfuricum, Nr. 12 Calcium sulfuricum, Nr. 24 Arsenum jodatum
Die oben angeführten Mineralstoffe sind auch als Salbenkombination empfehlenswert.

*Orthomolekulare Medizin: Vitamin-B-Komplex
Spülungen mit Waschlotionen, die den pH-Wert wieder regenerieren*

Fluor genitalis → Scheide

Herpes genitalis
Nicht ohne ärztliche Begleitung!
Nr. 6 Kalium sulfuricum, Nr. 8 Natrium chloratum, *Nr. 10 Natrium sulfuricum, Nr. 21 Zincum chloratum, Nr. 26 Selenium
Die oben angeführten Mineralstoffe sind auch als Salbenkombination empfehlenswert.

Homöopathie: Acidum nitricum D6, Cantharis D6

männlich: übermäßiger Schweiß
Nr. 2 Calcium phosphoricum, *Nr. 8 Natrium chloratum
Homöopathie: Sulfur D6, Croton D6, Acidum salicylicum D6, Calcium carbonicum, Acidum phosphoricum, Silicea

weiblich: übermäßiger Schweiß
Nr. 3 Ferrum phosphoricum, *Nr. 8 Natrium chloratum, Nr. 15 Kalium jodatum
Homöopathie: Sepia D6, Croton D6, Crocus D6, Kalium carbonicum D6, Thuja, Conium, Arsenicum, Psorinum (nachts), Sambucus

übermäßiger Schweiß männlich oder weiblich
Nr. 8 Natrium chloratum
Homöopathie: Tuberculinum in Hochpotenz

Geräuschempfindlichkeit

allgemein
Die Geräuschempfindlichkeit muss von der Lärmempfindlichkeit unterschieden werden, kann aber gleichzeitig auftreten.
Nr. 11 Silicea
Homöopathie: Chamomilla D30, Coffea D12, Silicea D30, Nux vomica D30

Gereiztheit

allgemein
Nr. 2 Calcium phosphoricum, Nr. 7 Magnesium phosphoricum, *Nr. 11 Silicea
Homöopathie: Acidum nitricum, Antimonium crudum, Arnica, Colocynthis, Jodum, Magnesium, Lycopodium, Sulfur (hitzig), Staphisagria, Sepia, Nux vomica, Chamomilla, Phosphorus

Bachblüten: Cherry Plum

Hausapotheke: Baldriantee

Hinweis: Schlafplatz kontrollieren! Überforderungen – wenn möglich – reduzieren!

Gersten- oder Hagelkorn

Nr. 1 Calcium fluoratum, *Nr. 9 Natrium phosphoricum, Nr. 11 Silicea
Homöopathie: Staphisagria D3/D30 (beim ersten Anzeichen 1–2 x 5 Globuli), Graphites, Hepar sulfuris, Mercurius solubilin, Silicea, Sulfur jodatum D4

Hinweis: Es sollte nicht ausgedrückt werden, eine langsame Abheilung ist zu befürworten!

Gerstenkorn

am Augenlid
Nr. 3 Ferrum phosphoricum, Nr. 4 Kalium chloratum, *Nr. 9 Natrium phosphoricum, Nr. 11 Silicea
Die Mineralstoffkombination ist in der Anwendung als Salbe oder Cremegel besonders zu empfehlen.

Homöopathie: Apis D4, Hepar sulfuris D6, Staphisagria D30, Thuja D4

Hausapotheke: Lauwarme Augenkompressen mit Kamillentee und Augentrost zu gleichen Teilen. Ein Wattebausch wird mit dem Tee getränkt und aufgelegt.

Geruch

Empfindlichkeit gegen Blumengeruch
Nr. 3 Ferrum phosphoricum, Nr. 6 Kalium sulfuricum, Nr. 10 Natrium sulfuricum

Homöopathie: Graphites, Phosphorus, Lycopodium

Empfindlichkeit gegen Nikotingeruch
Nr. 6 Kalium sulfuricum, Nr. 10 Natrium sulfuricum, Nr. 15 Kalium jodatum

Homöopathie: Ignatia D12

Empfindlichkeit gegen starke Gerüche im Allgemeinen
Nr. 8 Natrium chloratum
Homöopathie: Colchicum

Orthomolekulare Medizin: Taurin

Geruchsempfinden

reduziert
*Nr. 8 Natrium chloratum, Nr. 21 Zincum chloratum
Homöopathie: Natrium chloratum in Hochpotenz

Geruchsverlust

allgemein
Nr. 8 Natrium chloratum
Homöopathie: Natrium chloratum – in Hochpotenz durch den Fachmann verordnet; Selenium D6, Cyclamen europaeum

Geruchstäuschung: Paris quadrifolia

bei Schnupfen
Nr. 8 Natrium chloratum
Homöopathie: Luffa D4/D12, Pulsatilla D6/D12, Ipecacuanha D4

Geschlechtsschwäche

→ Impotenz

Geschmack

bei bitterem Geschmack im Mund
Nr. 10 Natrium sulfuricum
Homöopathie: Bryonia D4, Chelidonium D4, China D4, Acidum phosphoricum D12, Hydrastis D4, Sepia D6, Taraxacum D4

wenn der Geschmackssinn eingeschränkt ist oder gar verloren gegangen ist
Nr. 8 Natrium chloratum, Nr. 21 Zincum chloratum
Homöopathie: Natrium chloratum – in Hochpotenz durch den Fachmann verordnet

wenn der salzige Geschmack im Mund vorherrscht

Nr. 8 Natrium chloratum
Homöopathie: Arsenicum album, Conium, Jodum, Mercurius solubilis, Phosphorus, Pulsatilla

wenn die Empfindungen zu sauer sind
Nr. 9 Natrium phosphoricum
Homöopathie: Calcium carbonicum D12, Robinia pseudacacia D4, Acidum oxalicum, Acidum sulfuricum, Magnesium carbonicum, Nux vomica, Phosphorus, Podophyllum, Sepia, Sulfur

Geschmacksempfinden

reduziert
*Nr. 8 Natrium chloratum, Nr. 21 Zincum chloratum

Geschwulst

Anschwellung der Schilddrüse → Schilddrüse

Anschwellung von Gelenken, wenn nach Druck die Vertiefung bleibt
Nr. 4 Kalium chloratum, Nr. 8 Natrium chloratum, *Nr. 10 Natrium sulfuricum
Die Mineralstoffkombination ist in der Anwendung als Salbe oder Cremegel besonders zu empfehlen.

verbunden mit einem üblen Geruch
Nr. 5 Kalium phosphoricum
Homöopathie: Asa foetida, Aurum, Hepar sulfuris, Mercurius, Mezereum

verursacht durch Überbeine
*Nr. 1 Calcium fluoratum, Nr. 11 Silicea
Homöopathie: Hekla-Lava D4

wenn die Gelenkschwellung schwerwiegend ist: zusätzlich
Nr. 5 Kalium phosphoricum, Nr. 11 Silicea

wenn die Geschwulst durch eine Venenentzündung bedingt ist, Krampfadern
*Nr. 1 Calcium fluoratum, *Nr. 3 Ferrum phosphoricum, Nr. 4 Kalium chloratum, Nr. 9 Natrium phosphoricum, Nr. 10 Natrium sulfuricum, Nr. 11 Silicea
Die Mineralstoffkombination ist in der Anwendung als Salbe oder Cremegel besonders zu empfehlen (Venencremegel).

Homöopathie: Arnica D6/D12, Lachesis D12, Hamamelis D4, Acidum fluoricum D4/D6

Hinweis: Schmerzen werden durch die Nr. 3 günstig beeinflusst.

wenn die Geschwulst sich verhärtet
Nr. 1 Calcium fluoratum
Homöopathie: Conium D4 (Knoten), Clematis D4, Badiaga D3

wenn Drüsen anschwellen
Nr. 2 Calcium phosphoricum, *Nr. 4 Kalium chloratum, Nr. 7 Magnesium phosphoricum, Nr. 9 Natrium phosphoricum, Nr. 11 Silicea, Nr. 12 Calcium sulfuricum
Homöopathie: Conium D4, Fucus vesiculosus D6, Scrophularia nodosa D2, Spongia D3, Abrotanum D3, Calcium hypophosphorosum D3

wenn nach schmerzhaftem Druck eine Vertiefung nicht bleibt – rheumatisch
*Nr. 8 Natrium chloratum, *Nr. 9 Natrium phosphoricum, Nr. 11 Silicea, Nr. 12 Calcium sulfuricum
Die Mineralstoffkombination ist in der Anwendung als Salbe oder Cremegel besonders zu empfehlen.

Homöopathie: Kalium jodatum D6

wenn schon eine Eiterung eingetreten ist
Nr. 9 Natrium phosphoricum, Nr. 11 Silicea, Nr. 12 Calcium sulfuricum
Homöopathie: Hepar sulfuris D6/D12

wildes Fleisch: wenn Wucherungen auftreten
Nr. 4 Kalium chloratum
Homöopathie: Graphites D12, Calendula D2

Altes Hausmittel: Perubalsam auf das wilde Fleisch auflegen.

Geschwüre

→ **Furunkel**

Gesicht

Neuralgie – sich verlagernde Schmerzen – Nervenentzündung
*Nr. 3 Ferrum phosphoricum, Nr. 5 Kalium phosphoricum, Nr. 6 Kalium sulfuricum, Nr. 8 Natrium chloratum, *Nr. 11 Silicea
Homöopathie: Aconitum D30, Belladonna D30, Colocynthis D4, Hypericum D4, Arsenicum D6, Mezereum D4, Verbascum, Prunus spinosa D4, Cimicifoga, Stannum, Cedron, Spigelia

wenn das Gesicht von einem stumpfen, fettigen Glanz gekennzeichnet ist
Nr. 9 Natrium phosphoricum
Homöopathie: Selenium, Thuja, Magnesium carbonicum

wenn das Gesicht wässrig gedunsen ist, aufgeschwemmt
Nr. 8 Natrium chloratum
Homöopathie: Apis, Arsenicum album, Phosphorus, Kalium carbonicum

wenn Drüsen im Gesicht durch minderwertiges Fett verstopft sind, Pickel – Akne
Nr. 3 Ferrum phosphoricum, Nr. 4 Kalium chloratum, *Nr. 9 Natrium phosphoricum, Nr. 10 Natrium sulfuricum
Homöopathie: Sulfur jodatum D6, D12, Sepia, Acidum picronitricum, Juglans regia (Kinn)
→ **Akne**

wenn ein Gefühl auftritt, als ob das Gesicht (teilweise) gelähmt wäre
Nr. 5 Kalium phosphoricum
Homöopathie: Aconitum, Causticum, Gelsemium, Rhus toxicodendron, Barium carbonicum D4

wenn im Gesicht eine bräunlich gelbe (ocker) Farbe überwiegt
Nr. 6 Kalium sulfuricum
Homöopathie: Berberis, Bryonia, Causticum (fahlblass, weißgelb), China, Lycopodium (graugelb), Sepia (gelblich)

wenn im Gesicht eine grünlich gelbe Farbe überwiegt
Nr. 10 Natrium sulfuricum
Hinweis: Im Volksmund spricht man davon, dass sich „jemand grün und blau ärgert". Der angegebene Mineralstoff ist auch bei einer überwiegend bläulich roten Verfärbung des Gesichtes angebracht.

wenn unwillkürliche Zuckungen auftreten, auch Tick genannt
Nr. 11 Silicea
Homöopathie: Agaricus, Gelsemium, Ignatia, Laurocerasus, Stramonium
→ **Tick**

wenn während des Essens starker Schweiß auftritt
Nr. 8 Natrium chloratum

Gesichtslähmung

→ **Fazialisparese** → **Gesicht**

Gesichtsrose – Erysipel

allgemein
Nr. 7 Magnesium phosphoricum, *Nr. 9 Natrium phosphoricum, Nr. 10 Natrium sulfuricum
Homöopathie: Apis D4, Arnica, Arsenicum, Cantharis D6, Rhus toxicodendron D30

verbunden mit Fieber
zusätzlich: Nr. 3 Ferrum phosphoricum, Nr. 5 Kalium phosphoricum
Homöopathie: Aconitum D30, Hepar sulfuris (Eiterung, Drüsenschwellung), Belladonna D30, Lachesis (Sepsis), Mercurius, Rhus toxicodendron (Blasen)

während der Heilungsphase
zusätzlich: Nr. 6 Kalium sulfuricum
Homöopathie: Silicea (verhärtet), Sulfur (rezidiv – in Abständen wiederkehrend)

Gewebe

brandig, nekrotisch
Nr. 5 Kalium phosphoricum
Homöopathie: Kreosotum, Secale

eine Bindegewebsschwäche wird günstig beeinflusst durch
Nr. 1 Calcium fluoratum, *Nr. 11 Silicea
Die Mineralstoffkombination ist in der Anwendung als Salbe oder Cremegel besonders zu empfehlen.
Homöopathie: Acidum fluoricum D6/D12

wenn in das Gewebe Ergüsse (aller Art) eingelagert sind – werden aufgesaugt
Nr. 11 Silicea, Nr. 12 Calcium sulfuricum
Homöopathie: Kalium jodatum, Sulfur jodatum

Gewicht

Gewichtszunahme durch Antriebslosigkeit
Nr. 15 Kalium jodatum
Homöopathie: Graphites, Calcium carbonicum, Sepia

Gewichtsabnahme durch innere Unruhe
Nr. 14 Kalium bromatum, Nr. 15 Kalium jodatum
Homöopathie: Jodum, Hedera helix

Gewichtsabnahme trotz Heißhunger
Nr. 18 Calcium sulfuratum
als Folge von Erschöpfung
Homöopathie: Arsenicum, Jodum

Eiweißdickleibigkeit
Nr. 2 Calcium phosphoricum, Nr. 4 Kalium chloratum
Eiweißkarenz!

Fettdickleibigkeit
Nr. 9 Natrium phosphoricum
Homöopathie: Graphites
Ernährung beachten!

Schadstoffdickleibigkeit
Nr. 10 Natrium sulfuricum
Ernährung beachten!

Gicht

allgemein
Nr. 3 Ferrum phosphoricum, *Nr. 8 Natrium chloratum, *Nr. 9 Natrium phosphoricum, Nr. 10 Natrium sulfuricum, Nr. 11 Silicea, Nr. 12 Calcium sulfuricum, Nr. 16 Lithium chloratum, Nr. 21 Zincum chloratum, Nr. 23 Natrium bicarbonicum
Die Mineralstoffkombination ist in der Anwendung als Salbe oder Cremegel besonders zu empfehlen.

Homöopathie: Aconitum, Belladonna, Arnica, Bryonia, Apis D6, Colchicum D6, Ledum D4, Lithium carbonicum D3

Hausapotheke: Haferbad: 100 g Haferstroh mit 3 Liter Wasser 20 Minuten lang kochen, abseihen, dem Vollbad zusetzen.

Hinweis: Die Ernährung muss umgestellt werden – Diät! Viel Wasser trinken, 1 Glas Gemüsesaft pro Tag, Gemüse essen, Eiweißkarenz

Orthomolekulare Medizin: Zink, Inosit

begleitet von Fieber bis 38,8 °C
zusätzlich vermehrt Nr. 3 Ferrum phosphoricum
Homöopathie: Aconitum, Belladonna

begleitet von starkem Schweiß an Händen und Füßen
zusätzlich vermehrt Nr. 11 Silicea
Homöopathie: Sulfur D4

eine vorhandene Säureüberlastung wird abgebaut durch
Nr. 9 Natrium phosphoricum, Nr. 12 Calcium sulfuricum, Nr. 23 Natrium bicarbonicum
Homöopathie: Berberis D3, Lithium carbonicum D3, Perilla ocymoides D3 (erhöhte Harnsäurewerte), Acidum oxalicum D4, Acidum benzoicum D4

Gichtanfall

Nr. 3 Ferrum phosphoricum, *Nr. 8 Natrium chloratum, *Nr. 9 Natrium phosphoricum, Nr. 10 Natrium sulfuricum, Nr. 11 Silicea, Nr. 12 Calcium sulfuricum, Nr. 16 Lithium chloratum
Von jedem Mineralstoff ca. 20 Stück auflösen und als Brei auflegen.

Homöopathie: Arnica D200 (Wärme tut gut), zu Beginn des Anfalls 5 Globuli; Belladonna D200 (kühler Umschlag tut gut), zu Beginn des Anfalls 5 Globuli; Bryonia D3 (bei Schmerzen), Ledum D4, Colchicum D4

Gichtknoten, deformierte Fingergelenke
*Nr. 8 Natrium chloratum, Nr. 9 Natrium phosphoricum, Nr. 11 Silicea, Nr. 16 Lithium chloratum
Homöopathie: Ammonium phosphoricum D4, Caulophyllum D4 (Wechsel), Actaea spicata D4, Lithium carbonicum D3, Lithium benzoicum D4

immer begleitet von starkem Schweiß
vermehrt zusätzlich Nr. 11 Silicea
Homöopathie: Acidum salicylicum D4

schmerzhafte Anschwellung und Versteifung der Gelenke
zusätzlich vermehrt Nr. 16 Lithium chloratum
Homöopathie: Causticum

verbunden mit einem Schweißausbruch am Morgen
zusätzlich vermehrt Nr. 8 Natrium chloratum

verbunden mit einer wässrigen Anschwellung
Nr. 4 Kalium chloratum, Nr. 8 Natrium chloratum, Nr. 10 Natrium sulfuricum
Homöopathie: Apis D4, Bryonia D4

verbunden mit Knoten an Sehnen, Nerven
zusätzlich Nr. 1 Calcium fluoratum, Nr. 11 Silicea
Die Mineralstoffkombination ist in der Anwendung als Salbe oder Cremegel besonders zu empfehlen.

Homöopathie: Abrotanum, Clematis, Rhus toxicodendron D6, Guajacum D4, Colchicum D4

wenn die Beschwerden am Abend schlimmer sind
zusätzlich Nr. 6 Kalium sulfuricum
Homöopathie: Guajacum D6, Aconitum D6

wenn die Beschwerden hauptsächlich in den Füßen, Beinen sind – zusätzlich
zusätzlich Nr. 10 Natrium sulfuricum
Homöopathie: Ammonium benzoicum D3 (große Zehe), Ledum D4 (Fußsohlen, Hüfte, Großzehe), Berberis D3

wenn die Gelenke knacken
zusätzlich vermehrt Nr. 8 Natrium chloratum
Homöopathie: Causticum D6, Cocculus D4, Acidum benzoicum D3, Petroleum D12, Angustura D6, Rhus toxicodendron

wenn die Schmerzen wandern
Nr. 6 Kalium sulfuricum
Homöopathie: Colchicum D6, Rhododendron D6, Kalium carbonicum D6, Pulsatilla D6/D12

wenn ein schmerzender Druck keine Vertiefung hinterlässt
*Nr. 8 Natrium chloratum, Nr. 9 Natrium phosphoricum, Nr. 10 Natrium sulfuricum, Nr. 11 Silicea, Nr. 16 Lithium chloratum
Die Mineralstoffkombination ist in der Anwendung als Salbe oder Cremegel besonders zu empfehlen.

Gifte
Nicht ohne ärztliche Begleitung!

Chemische Gifte
Nr. 4 Kalium chloratum
→ **Vergiftung**

biologische Gifte
Nr. 8 Natrium chloratum

Gingivitis

Oberflächliche Entzündung des Zahnfleischsaumes
→ **Zahnfleisch**
Homöopathie: Acidum nitricum, Kalium bichromicum, Mercurius, Myrrhis odorata, Ratanhia

Glaskörpertrübung

eine Trübung wie durch einen grauen Schleier – liegt auf der Linse
Nr. 8 Natrium chloratum
Homöopathie: Auslösung: Conium D4 (nach Verletzung), Calcium fluoratum D12

Folgende homöopathische Kur ist beim Grauen Star zu empfehlen:

17 Tage je 1 Tablette von Calcium fluoricum D12, Magnesium fluoricum D6 und Magnesium fluoricum D12, sowie 28 Tage je 5 Tropfen von Magnesium carbonicum D8 am Abend. Zusätzlich: Naphthalinum D4/D6/D12, Causticum D12

lokal eintropfen: Cineraria maritima D2
→ **Star (Grauer)**

Glaukom – Grüner Star

→ **Star (Grüner)**

wenn er durch zu hohen Druck im Auge entsteht
Nr. 4 Kalium chloratum, Nr. 5 Kalium phosphoricum, Nr. 7 Magnesium phosphoricum, *Nr. 8 Natrium chloratum, *Nr. 10 Natrium sulfuricum, Nr. 11 Silicea
Homöopathie: Aconitum D30, Belladonna D30, Glonoinum D6/D12/D30, Bryonia D4, Aurum metallicum D6, Jaborandi, Paris quadrifolia

Gleichgültigkeit

völlige Gleichgültigkeit durch Fehlsteuerung der Nerven
Nr. 14 Kalium bromatum

wenn jemand am Leben uninteressiert ist
*Nr. 5 Kalium phosphoricum, Nr. 8 Natrium chloratum, Nr. 10 Natrium sulfuricum
Homöopathie: Sulfur (lebensmüde), Acidum phosphoricum, Acidum picronitricum, Sepia, Arnica, Tabacum

Bachblüten: Clematis (verträumt, nicht anwesend), Gorse (Resignation), Willow (fühlt sich als Opfer des Schicksals), Wild Rose (erwartet nichts mehr vom Leben)

Hinweis: Eine Gesprächsbegleitung bzw. Beratung wäre für den betroffenen Menschen empfehlenswert.

Glieder

ein schwammiges Gefühl in den Gliedern, ohne Gefühl
Nr. 8 Natrium chloratum

wenn die Glieder einschlafen, Neigung dazu
*Nr. 2 Calcium phosphoricum, Nr. 11 Silicea
Homöopathie: Kalium carbonicum D6, Carbo vegetabilis D30, Aconitum D30

wenn die Glieder im Halbschlaf oder kurz vor dem Einschlafen zucken
Nr. 11 Silicea
Homöopathie: Zincum valerianicum D4, Ambra D4

Hinweis: Dieses Zucken kann auch während der Nacht auftreten.

wenn die Glieder matt und schwer sind
Nr. 6 Kalium sulfuricum, Nr. 9 Natrium phosphoricum, *Nr. 10 Natrium sulfuricum
Die Mineralstoffkombination ist in der Anwendung als Salbe oder Cremegel besonders zu empfehlen.
Homöopathie: Pulsatilla D6, Gelsemium D4, Sepia D6, Magnesium carbonicum D12, Kalium carbonicum D6

wenn die Glieder zittern
*Nr. 2 Calcium phosphoricum, Nr. 5 Kalium phosphoricum, Nr. 7 Magnesium phosphoricum, Nr. 11 Silicea
Die Mineralstoffkombination ist in der Anwendung als Salbe oder Cremegel besonders zu empfehlen.
Homöopathie: Barium carbonicum D4/D6/D12, Zincum metallicum D12, Argentum nitricum D12, Agaricus D12, Conium D4

wenn sie beim Sitzen einschlafen
*Nr. 2 Calcium phosphoricum, Nr. 10 Natrium sulfuricum

Gliederschmerzen

begleitet von innerer Unruhe, kribbelig
Nr. 7 Magnesium phosphoricum
Homöopathie: Agaricus D12, Aconitum D30, Valeriana D12, Chamomilla D3, Zincum valerianicum D4, Arsenicum D6

begleitet von Nervenschmerzen
Nr. 5 Kalium phosphoricum, Nr. 8 Natrium chloratum, Nr. 11 Silicea

Gliederschmerzen

Homöopathie: Aconitum D30, Colocynthis D4, Hypericum

eine Neuralgie ausgehend vom Nacken, bis in den Kopf hinauf ausstrahlend
*Nr. 2 Calcium phosphoricum, Nr. 5 Kalium phosphoricum, Nr. 7 Magnesium phosphoricum, Nr. 8 Natrium chloratum, Nr. 11 Silicea, Nr. 21 Zincum chloratum
Die Mineralstoffkombination ist in der Anwendung als Salbe oder Cremegel besonders zu empfehlen.

Homöopathie: Cimicifuga D4, Gelsemium D4

Bachblüten: Water Violet als Salbe (in der Mitte des Nackens auftragen), Agrimony + Cherry Plum (oft Kopfschmerzen, wenn Blasenbeschwerden damit verbunden sind)

Hinweis: Bei der Neuralgie handelt es sich um attackenweise auftretende „helle" Schmerzen im Ausbreitungsgebiet eines sensiblen oder gemischten Nervs.

mit dem Gefühl, gelähmt zu sein
*Nr. 5 Kalium phosphoricum, Nr. 8 Natrium chloratum
Homöopathie: Causticum D6/D12, Plumbum D6/D12, Gelsemium D4

mit einschlafenden Gliedern, bis zum Taubheitsgefühl sich steigernd
Nr. 2 Calcium phosphoricum
Homöopathie: Secale D4, Aranea diadema D6/D12

mit geschwollenen Gliedern, wie zum Beispiel die Knöchel
Nr. 4 Kalium chloratum, *Nr. 8 Natrium chloratum, Nr. 10 Natrium sulfuricum
Homöopathie: Acidum fluoricum D12, Strontium carbonicum D12

→ Rheuma

verbunden mit einem steifen Nacken
*Nr. 2 Calcium phosphoricum, Nr. 3 Ferrum phosphoricum, Nr. 7 Magnesium phosphoricum, Nr. 11 Silicea
Die Mineralstoffkombination ist in der Anwendung als Salbe oder Cremegel besonders zu empfehlen.

Homöopathie: Eupatorium purpureum D4, Gelsemium D4, Lachnanthes D3/D4 (Schiefhals)

von Fieber begleitet
Nr. 3 Ferrum phosphoricum
Homöopathie: Eupatorium D4 (Influenza)

wenn am Morgen verstärkter Schweiß auftritt
Nr. 8 Natrium chloratum
Homöopathie: Mercurius solubilis Hahnemanni

wenn die Gelenke knacken
Nr. 8 Natrium chloratum
Homöopathie: Natrium sulfuricum D12, Petroleum D12, Rhus toxicodendron

wenn die Glieder einschlafen
*Nr. 2 Calcium phosphoricum, Nr. 11 Silicea
Homöopathie: Gnaphalium D2, Carbo vegetabilis D12, Pulsatilla D6

wenn die Schmerzen am Abend schlimmer werden
Nr. 6 Kalium sulfuricum
Homöopathie: Colchicum D4

wenn die Schmerzen bei Anstrengung zunehmen
Nr. 2 Calcium phosphoricum, Nr. 5 Kalium phosphoricum
Homöopathie: Bryonia D4, Arnica D12, Rhus toxicodendron D6

wenn die Schmerzen im Körper wandern
Nr. 6 Kalium sulfuricum
Homöopathie: Rhododendron D6, Hydrastis D6, Kalium carbonicum D6, Pulsatilla D6/D12

wenn die Schmerzen in Ruhestellung sich steigern
*Nr. 2 Calcium phosphoricum, Nr. 7 Magnesium phosphoricum

wenn die Schmerzen nachts in der Ruhestellung stärker sind
Nr. 2 Calcium phosphoricum
Homöopathie: Arsenicum D6/D12

Hinweis: Als Vorbedingung einer erfolgreichen Behandlung ist auch die Kontrolle des Schlafplatzes notwendig!

wenn die Schmerzen rasch wechseln, die Stelle, in Intervallen
Nr. 7 Magnesium phosphoricum
Homöopathie: Rhododendron D6, Kalium carbonicum D6

wenn die Schmerzen schubweise in Intervallen auftreten
Nr. 7 Magnesium phosphoricum
Homöopathie: Cedron D4 (periodisch)

wenn sich die Beine schwer anfühlen, Schwere in den Beinen
Nr. 10 Natrium sulfuricum
Homöopathie: Pulsatilla D6, Hamamelis D3, Sepia D6

wenn sich die Schmerzen in der Bewegung beruhigen
Nr. 2 Calcium phosphoricum
Homöopathie: Sepia D6/D12, Pulsatilla D6/D12

Hinweis: Durch die Bewegung werden die schmerzenden Muskeln besser durchblutet und der Stoffwechsel kommt in Gang, sodass sich die Schmerzen dadurch verringern.

wenn sich die Schmerzen in warmen Räumen verstärken
Nr. 6 Kalium sulfuricum
Homöopathie: Pulsatilla D6/D12

Hinweis: Die Schmerzen werden bei kühler Luft etwas besser.

wenn sie am Anfang der Bewegung besonders schlimm sind
*Nr. 5 Kalium phosphoricum, Nr. 8 Natrium chloratum
Homöopathie: Rhus toxicodendron D6

wenn sie durch Bewegung sich verschlimmern – Erwärmung
Nr. 3 Ferrum phosphoricum
Homöopathie: Bryonia D4, Arnica D6/D12

wenn sie durch einen Witterungswechsel verstärkt werden
Nr. 2 Calcium phosphoricum
Homöopathie: Rhus toxicodendron D6, Rhododendron D6, Dulcamara D4, Causticum

Gliedmaßen

→ **Glieder**

Globusgefühl – Globus hystericus

Gefühl, als ob ein Knödel (Kloß) im Hals stecken würde
Nr. 7 Magnesium phosphoricum
Homöopathie: Asa foetida D3, Ignatia D30, Hedera helix (plötzliche Anschwellung), Lachesis D12, Spongia D3/D12

Glottisödem

Sofortige medizinische Versorgung (Krankenhaus) ist notwendig!
→ **Kehlkopf**
Homöopathie: Apis D30 (alle 10 Minuten 5 Globuli)

Hinweis: Es handelt sich hier um eine akute, lebensbedrohliche Schwellung der Schleimhäute im stimmbildenden Teil des Kehlkopfes.

Gonorrhoe

→ **Tripper**
Ärztliche Versorgung ist notwendig!

Grauer Star

→ **Glaukom, Starerkrankung**

Grippaler Infekt

begleitet von hohem Fieber
Nr. 5 Kalium phosphoricum, Nr. 10 Natrium sulfuricum
Homöopathie: Aconitum D30, Belladonna D30, Eupatorium D4, Camphora D1: vorbeugend tgl. 1 Tropfen

Hausapotheke: Holundertee und Lindenblütentee

*Darmreinigung mit Einläufen, um den Körper von Belastungen zu befreien.
Einlaufgerät (Apotheke oder Sanitätshaus) mit ca. einem Liter lauwarmem Wasser füllen.*

Waden- und Fußwickel mit verdünntem Essig (→ Fieber)

Waschungen (→ Fieber)

Sammelbegriff für verschiedene Symptome
*Nr. 3 Ferrum phosphoricum, Nr. 4 Kalium chloratum, Nr. 5 Kalium phosphoricum, Nr. 6 Kalium sulfuricum, Nr. 8 Natrium chloratum, *Nr. 10 Natrium sulfuricum
Homöopathie: Aconitum D30, Belladonna D30, Gelsemium D4, Eupatorium D4, Causticum D6, Influenzinum D30

Der grippale Infekt ist ein Sammelbegriff für verschiedene, durch unterschiedliche Erreger verursachte fieberhafte Allgemeinerkrankungen, meist mit Beteiligung der oberen Luftwege.

Hinweis: Der Mensch wird, da er zu wenig auf seine Gesundheit geachtet hat, zur Ruhe bzw. zum Abschalten gezwungen. Der Organismus braucht einige Zeit, um die aufgestauten Schlacken und Abfallstoffe aus dem Körper auszuführen. Dazu sind eine Reihe von Mineralstoffen notwendig. Der Verbrauch dieser Mineralstoffe ist an den entsprechenden Mangelzeichen ablesbar. Aufgrund der Beschreibungen der einzelnen Mineralstoffe kann der Vorgang nachvollzogen werden.

Zur Vorbeugung hilft eine gründliche Entschlackung des Körpers mit dem Mineralstoff Nr. 10.

Grippe – echte Virusgrippe

allgemein
Ärztliche Versorgung notwendig!
*Nr. 3 Ferrum phosphoricum, Nr. 4 Kalium chloratum, *Nr. 5 Kalium phosphoricum, Nr. 6 Kalium sulfuricum, Nr. 8 Natrium chloratum, Nr. 10 Natrium sulfuricum, Nr. 12 Calcium sulfuricum
Homöopathie: Influenzinum D200 (am Anfang der Grippe 5 Globuli und am Ende 5 Globuli)

Hinweis: Virusgrippe, Influenza: meist epidemisch auftretende Infektionskrankheit durch Influenzavirus, begleitet von hohem Fieber und Kreislaufstörungen. Besonders wichtig ist richtiges Auskurieren, Bettruhe und Aufbauen der Abwehrkräfte.

begleitet von hohem Fieber
*Nr. 5 Kalium phosphoricum, Nr. 10 Natrium sulfuricum
Homöopathie: Aconitum, Belladonna, Eupatorium, Gelsemium D4 (benommen)

niedriges Fieber
Nr. 3 Ferrum phosphoricum

→ **Zungenbelag**

zur Vorbeugung einer Grippe hilft
Nr. 3 Ferrum phosphoricum, Nr. 10 Natrium sulfuricum
Homöopathie: Aconitum D30, Belladonna D30, Influenzinum D200 – von einem fachkundigen Berater verordnet (beim ersten Anzeichen); tägl. 1 Tropfen Camphora rubini D1

Grüner Star

→ **Starerkrankungen**

Grützbeutel – Atherom

Balggeschwulst
Nr. 2 Calcium phosphoricum, Nr. 4 Kalium chloratum, Nr. 11 Silicea
Die Mineralstoffkombination ist in der Anwendung als Salbe oder Cremegel besonders zu empfehlen.

Homöopathie: Belladonna D6, Hepar sulfuris D6/D12/D30, Silicea D6

Hinweis: Darunter sind Geschwülste in der behaarten Kopfhaut zu verstehen, welche die Größe einer Erbse und darüber hinaus haben können. Die Ursache besteht in einer verstopften Talgdrüse in der Haut.

Gürtelrose

Herpes zoster
Nicht ohne ärztliche Begleitung!
Nr. 5 Kalium phosphoricum, Nr. 7 Magnesium phosphoricum, Nr. 8 Natrium chloratum, Nr. 10 Natrium sulfuricum, Nr. 26 Selenium
Die angegebene Mischung sollte auch als Cremegel angewendet werden.

Homöopathie: Mezereum D4, Rhus toxicodendron D12, Ranunculus bulbosus D4, Cantharis D4, Arsenicum album D6

Haare

allgemein – zur Kräftigung
Nr. 1 Calcium fluoratum, Nr. 2 Calcium phosphoricum, Nr. 5 Kalium phosphoricum, Nr. 8 Natrium chloratum, *Nr. 9 Natrium phosphoricum, *Nr. 11 Silicca

Homöopathie: Phosphorus D12 (feine Haare), Acidum hydrofluoricum D6/D12 (brüchig)

Hausapotheke: Waschungen mit Brennnesseltinktur, Brennnesseltee trinken, Kieselerde einnehmen.

bei Kahlköpfigkeit empfiehlt es sich, einen Versuch zu starten mit
Nr. 9 Natrium phosphoricum, Nr. 11 Silicea, Nr. 21 Zincum chloratum

Homöopathie: Thallium D6, Pel talpae D6, Lycopodium D6/D12, Selenium D4, Kalium phosphoricum D12

bei Neigung zum Ergrauen
Nr. 2 Calcium phosphoricum, Nr. 5 Kalium phosphoricum, Nr. 6 Kalium sulfuricum, Nr. 8 Natrium chloratum, *Nr. 9 Natrium phosphoricum, Nr. 10 Natrium sulfuricum, Nr. 11 Silicea
Homöopathie: Acidum phosphoricum D12, Graphites D6/D12, Lycopodium D12, Sulfur D6/D12 (Konstitution beachten!)

bei Schmerzen am Haarboden
Nr. 11 Silicea
Homöopathie: China, Bryonia, Asarum europaeum

bei Schmerzen am Haarboden, verbunden mit Fieber
Nr. 3 Ferrum phosphoricum, Nr. 11 Silicea
Homöopathie: Aconitum D30, Belladonna D30, Aethusa D4, Arsenicum D6, Calcium phosphoricum D12, Glonoinum D12, Phosphorus D12

bei Schuppenbildung auf klebrigem Untergrund
Nr. 6 Kalium sulfuricum
Homöopathie: Selenium D6, Graphites D12, Mezereum D4, Psorinum, Vinca minor D4, Natrium chloratum, Arsenicum, Sulfur

der Wuchs wird angeregt durch
Nr. 11 Silicea

Funken beim Kämmen – nur in der Dunkelheit sichtbar
Nr. 9 Natrium phosphoricum, Nr. 11 Silicea
Homöopathie: Phosphorus D12

Haarausfall

allgemein
Nr. 1 Calcium fluoratum, Nr. 5 Kalium phosphoricum, Nr. 8 Natrium chloratum, *Nr. 9 Natrium phosphoricum, *Nr. 11 Silicea, Nr. 21 Zincum chloratum

Orthomolekulare Medizin: Essenzielle Fettsäuren, Lecithin, Zink, Säure-Basen-Haushalt in Ordnung bringen, Vitamin-B-Komplex, Eisen. Zusätzlich: Packungen mit einem Basenbad, z.B. dem BaseCare

dünn, schwach
Nr. 1 Calcium fluoratum, Nr. 3 Ferrum phosphoricum, Nr. 5 Kalium phosphoricum, Nr. 8 Natrium chloratum, Nr. 9 Natrium phosphoricum, Nr. 11 Silicea

Empfehlenswert sind Haarpackungen aus dieser Mineralstoffmischung in Breiform, aber auch Bäder mit einem Basenbad und Packungen, wie z.B. dem Base-Care.

Homöopathie: Phosphorus D12, Silicea

Kopfschuppen, weiß, liegen auf dem Kragen
Nr. 1 Calcium fluoratum, Nr. 8 Natrium chloratum
Homöopathie: Alumina D12, Arsenicum D6/D12/D30, Barium carbonicum D6/D12

Haarausfall, kreisrunder
Nicht ohne ärztliche Begleitung!
*Nr. 5 Kalium phosphoricum, Nr. 11 Silicea, Nr. 21 Zincum chloratum
Homöopathie: Acidum hydrofluoricum D6, Phosphorus D12, Hepar sulfuris calcareum, Thallium aceticum D6

Hinweis: Ein kreisrunder Haarausfall kann auf tief liegende Leiden hinweisen.

totaler Haarausfall – am Kopf, Wimpern und Augenbrauen
Nr. 1 Calcium fluoratum, Nr. 3 Ferrum phosphoricum, Nr. 5 Kalium phosphoricum, Nr. 8 Natrium chloratum, Nr. 11 Silicea, * Nr. 21 Zincum chloratum
Homöopathie: Sulfur D 12 (Augenbrauen), Thallium

Kopfschuppen, weiß, liegen auf dem Kragen
Nr. 1 Calcium fluoratum, Nr. 8 Natrium chloratum
Homöopathie: Alumina D12, Arsenicum D6/D12/D30, Barium carbonicum D6/D12

wenn die Haare verstärkt ausfallen
Nr. 2 Calcium phosphoricum, Nr. 7 Magnesium phosphoricum, Nr. 8 Natrium chloratum, *Nr. 9 Natrium phosphoricum, *Nr. 11 Silicea
Homöopathie: Acidum phosphoricum D6, Kalium bromatum D12, Alumina, Arsenicum, Lycopodium D12, Selenium D12, Graphites D12, Acidum fluoricum D12, Kalium phosphoricum D12, Kalium carbonicum D6, Plumbum D6/D12

Hinweis: Es ist zu beachten, dass es einen ganz natürlichen Ausfall von ca. 70 bis 80 Haaren pro Tag gibt. Dieser ist nicht beunruhigend, wenn er nicht überbewertet wird. Der Körper stößt aber auch vermehrt Haare ab, wenn er sich regeneriert. Dies ist unter anderem nach einer Schwangerschaft der Fall. Haare sind auch Deponien für Abfallstoffe, die der Organismus sonst nicht ausscheiden kann. Natürlich gibt es auch noch einen unnatürlichen, viel zu starken Haarausfall.

wenn die Haarspitzen leicht brechen und sich spalten
*Nr. 9 Natrium phosphoricum, Nr. 11 Silicea
Homöopathie: Psorinum, Acidum hydrofluoricum D6, Phosphorus D12

wenn sich die Schuppen auf fettigem Grund befinden
Nr. 1 Calcium fluoratum, Nr. 9 Natrium phosphoricum
Homöopathie: Selenium D4, D6, Thuja D6, Vinca minor D3/D6, Viola tricolor D3

Haarwasser

biochemisches
Nr. 1 Calcium fluoratum, Nr. 5 Kalium phosphoricum, *Nr. 8 Natrium chloratum, Nr. 9 Natrium phosphoricum, Nr. 11 Silicea
Zur Pflege der Kopfhaut, der Haare, bei gespaltenen Haaren, bei Schuppen sowie zur Vorbeugung.

Das Haarwasser wird folgendermaßen hergestellt: Von den gewünschten Mineralstoffen werden jeweils 7 Tabletten, von der Nr. 8 jedoch 14 Stück, in Wasser aufgelöst. Zuerst das Wasser, dann die Tabletten ins Glas geben. Es wird nicht umgerührt, sodass das Wasser klar bleibt. Dieses wird vorsichtig in eine Flasche abgeleert und steht für die Anwendung zur Verfügung. Den übrig bleibenden Milchzucker wegschütten. Eine Flasche mit Tropfverschluss ist zu bevorzugen.

Hagelkorn, Chalazion

→ Gerstenkorn

Hallux

Nr. 1 Calcium fluoratum, Nr. 3 Ferrum phosphoricum, Nr. 5 Kalium phosphoricum, Nr. 8 Natrium chloratum, Nr. 9 Natrium phosphoricum, Nr. 11 Silicea, Nr. 15 Kalium jodatum
Unbedingt sollte mehrmals täglich eine Cremegelmischung der angeführten Mineralstoffe eingecremt werden.

Hals

Druck am Hals, Ablehnung gegen geschlossene Hemden bzw. Blusen, gegen Rollkrägen und dergleichen, kann sich bis zum Würgegefühl steigern
Nr. 15 Kalium jodatum
Homöopathie: Jodum D12, Belladonna D30, Spongia D3/D12, Lachesis D12/D30, Fucus vesiculosus, Hedera helix

Kloß im Hals – Globusgefühl
→ **Globusgefühl**
Nr. 7 Magnesium phosphoricum
Homöopathie: Ignatia D30, Ambra D30, Asa foetida, Lachesis, Valeriana

Bachblüten: Chicory (will etwas nicht schlucken)

Kratzen im Hals
Nr. 1 Calcium fluoratum, Nr. 3 Ferrum phosphoricum, *Nr. 8 Natrium chloratum
Homöopathie: Argentum nitricum D12, Causticum D12, Sabadilla D12, Sticta D4, Nux vomica, Cantharis (Brennen), Wyethia helenoides (trockener Rachen, brennende Stimmbänder)

Hausapotheke: Eibischtee

Schmerzen im Hals – noch keine Halsentzündung
Nr. 2 Calcium phosphoricum, *Nr. 3 Ferrum phosphoricum, Nr. 4 Kalium chloratum
Homöopathie: Causticum D6/D12, Belladonna D30, Phytolacca D4, Guajacum D6 (rheumatisch)

Halsentzündung – Angina

allgemein und zur Vorbeugung
Nr. 3 Ferrum phosphoricum, Nr. 4 Kalium chloratum, Nr. 12 Calcium sulfuricum
Homöopathie: Aconitum D30, Belladonna D30, Phytolacca D4, Mercurius sublimatus D6, Apis D4, Ferrum phosphoricum D12, Argentum nitricum D30

Hausapotheke: Gurgeln mit Salbei, Gurgeln mit gesättigter Kochsalzlösung zur Abtötung der Keime (das Salz entzieht den Keimen das Wasser), Schwedenkräuter, Obstessig.

Angina mit Abszess
*Nr. 3 Ferrum phosphoricum, Nr. 5 Kalium phosphoricum, Nr. 8 Natrium chloratum, Nr. 9 Natrium phosphoricum, Nr. 11 Silicea, Nr. 12 Calcium sulfuricum

Homöopathie: Hepar sulfuris, Myristica sebifera D4 („homöopathisches Messer"), Apis (Stechen), Arnica D2 (10 Tropfen ins Glas – gurgeln)

mit starkem, sehr übel riechendem Mundgeruch
zusätzlich vermehrt Nr. 5 Kalium phosphoricum
Homöopathie: Mercurius cyanatus, Petroleum, Natrium carbonicum, Baptisia, Kalium bichromicum D12

mit weißgrauem Belag – nicht schleimig
*Nr. 4 Kalium chloratum, Nr. 5 Kalium phosphoricum

wenn dabei die Mandeln gerötet sind
*Nr. 3 Ferrum phosphoricum, Nr. 9 Natrium phosphoricum
Homöopathie: Phytolacca D4 (Schmerzen ausstrahlend bis zu den Ohren), Pulsatilla, Apis

wenn der Auswurf hellgelb bis bräunlich gelb ist – schleimig
Nr. 6 Kalium sulfuricum
Homöopathie: Hepar sulfuris

wenn im Hals oder auf den Mandeln Eiter zu beobachten ist
Nr. 9 Natrium phosphoricum, Nr. 11 Silicea, *Nr. 12 Calcium sulfuricum
Homöopathie: Hepar sulfuris D10, Mercurius solubilis D10

Haltungsschäden

allgemein
*Nr. 1 Calcium fluoratum, Nr. 2 Calcium phosphoricum, Nr. 11 Silicea
Homöopathie: Calcium carbonicum, Calcium phosphoricum, Calcium fluoricum

Hinweis: Schäden in der Haltung des Menschen lassen eine innere Fehlstellung vermuten, die meistens aufgezwungen wurde. Aus der Körperhaltung lässt sich viel ablesen und viel Verständnis für einen Menschen gewinnen.

Ein ausgezeichnetes Buch in dieser Richtung kann hier empfohlen werden: Dychtwald, K.: Körperbewusstsein. Synthesis Verlag, Essen.

Gymnastik zur Haltungsverbesserung ist anzuraten!

Hämangiom

gutartige Geschwulst durch Wucherung von Blutgefäßen
Nr. 1 Calcium fluoratum, *Nr. 4 Kalium chloratum, Nr. 9 Natrium phosphoricum, *Nr. 10 Natrium sulfuricum, Nr. 11 Silicea
Homöopathie: Arnica D6, Abrotanum D3, Ferrum phosphoricum D12, Bellis perennis D3

Hinweis: Ein Hämangiom tritt in der Haut, der Unterhaut, den Schleimbeuteln und in inneren Organen auf.

Hämatemesis

Bluterbrechen → Erbrechen

Hämaturie

Blutharnen
Nicht ohne ärztliche Begleitung!
Nr. 1 Calcium fluoratum, Nr. 3 Ferrum phosphoricum, Nr. 11 Silicea
Homöopathie: Millefolium D4 (alle 10 Minuten), Arnica, Cantharis, Phosphorus
→ Harn

Hämophilie – Bluterkrankheit

Nicht ohne ärztliche Begleitung!
Homöopathie: Acidum phosphoricum, Acidum sulfuricum, Crotalus, Lachesis

Hämorrhoiden

allgemein
*Nr. 1 Calcium fluoratum, Nr. 3 Ferrum phosphoricum, Nr. 4 Kalium chloratum, Nr. 9 Natrium phosphoricum, Nr. 11 Silicea
Die Mineralstoffkombination ist in der Anwendung als Salbe oder Cremegel besonders zu empfehlen.

Homöopathie: Aesculus D4, Arnica D6/D12, Belladonna D12, Nux vomica D6, Sulfur D6, Podophyllum D6, Aloe D6, Collinsonia D4

Hausapotheke: Eichenrinden abkochen, 1 bis 2 gehäufte Teelöffel mit 1/4 Liter kaltem Wasser ansetzen, 5 Minuten kochen, abseihen, lauwarm verwenden.

Leinkrautsalbe, Paeoniasalbe, Baden mit Eichenrindenextrakt. Dampfsitzbäder mit Kamille gegen entzündete Hämorrhoiden.

Hände

bei Stauung
Nr. 10 Natrium sulfuricum
Homöopathie: Aesculus D4, Carduus marianus D2, Collinsonia D4 (Schwangerschaft), Sepia, Pulsatilla, Sulfur D4

die Rückbildung wird gefördert durch
→ **Mineralstoffe nach Dr. Schüßler als Zäpfchen (S. 430)**
zusätzlich vermehrt Nr. 1 Calcium fluoratum, Nr. 11 Silicea

verbunden mit ätzenden, brennenden Gefühlen
zusätzlich vermehrt Nr. 1 Calcium fluoratum
Homöopathie: Acidum nitricum D6, Carbo vegetabilis D12

verbunden mit brennenden Hautstellen
zusätzlich vermehrt Nr. 8 Natrium chloratum
Homöopathie: Acidum sulfuricum, Acidum muriaticum, Arsenicum, Sulfur D4

verbunden mit juckenden Hautstellen
zusätzlich Nr. 7 Magnesium phosphoricum
Homöopathie: Aconitum, Ambra D3, Berberis D3

Hausapotheke: Sitzbäder mit Wollblume (Flos Verbasci)

wenn Blutungen auftreten
Nr. 3 Ferrum phosphoricum, Nr. 4 Kalium chloratum, Nr. 5 Kalium phosphoricum
Homöopathie: Hamamelis D3, China D4, Belladonna D12

wenn Knoten oder Verhärtungen auftreten
zusätzlich vermehrt Nr. 1 Calcium fluoratum
Homöopathie: Aloe D6 (wie Trauben), Anacardium D6 (Pflockgefühl), Aesculus D3

wenn sie durch schleimige Absonderungen bedeckt sind
zusätzlich vermehrt Nr. 8 Natrium chloratum
Homöopathie: Antimonium crudum D8

Hände

bei leicht zittrigen Händen ist angebracht
*Nr. 2 Calcium phosphoricum, Nr. 11 Silicea, Nr. 14 Kalium bromatum
Die Mineralstoffkombination ist in der Anwendung als Salbe oder Cremegel besonders zu empfehlen.

Homöopathie: Agaricus D12, Ambra D3, Argentum nitricum D12, Barium carbonicum D6/D12, Cimicifuga D4, Coffea D12, Lolium, Mercurius solubilis, Manganum, Phosphorus D12, Tabacum D12

bei verstärktem, unangenehmem Schweiß ist angezeigt
Nr. 8 Natrium chloratum, *Nr. 9 Natrium phosphoricum, Nr. 11 Silicea
Homöopathie: Sulfur D12, Gelsemium D12, Pulsatilla D12, Jodum D12, Coffea D12

beim Auftreten von Blasen – mit einer gelblichen Flüssigkeit als Inhalt – juckend
Nr. 6 Kalium sulfuricum, *Nr. 10 Natrium sulfuricum
Die Mineralstoffkombination ist in der Anwendung als Salbe oder Cremegel besonders zu empfehlen.

Homöopathie: Cantharis D6, Mezereum D4
eher trocken: Rhus toxicodendron (Jucken und Brennen), Arsenicum (Brennen und Jucken)
→ **Blasen auf der Haut**

beim Auftreten von Blasen mit einer hellen, glasklaren Flüssigkeit
Nr. 8 Natrium chloratum
Homöopathie: Cantharis D6, Arnica D12

Hinweis: Treten häufig bei ungewohnter starker Arbeit auf, wenn die Regeneration der Haut überfordert ist.

kalte Hände
Nr. 8 Natrium chloratum
Homöopathie: Acidum phosphoricum D12, Pulsatilla D12, Sepia D12, Aconitum D30, Calcium carbonicum, Calcium phosphoricum

Hinweis: Unter Umständen ist der Energiefluss im Nacken blockiert. Vielleicht ist es möglich, die Verkrampfungen zu lösen und den zu hohen Druck vom eigenen Leben zu nehmen.

kribbelnde Hände, was sich bis zum Taubheitsgefühl verstärken kann
Nr. 2 Calcium phosphoricum
Homöopathie: Aconitum D30

Es hilft in diesem Fall besonders auch die äußere Anwendung in Form einer Salbe, eines Cremegels oder einer Mischung, wie z.B. der Regidol Gelenkcreme

rissige Hände, schmerzhafte Schrunden, die immer wieder aufbrechen
Nr. 1 Calcium fluoratum, Nr. 3 Ferrum phosphoricum (für die Schmerzen) vor allem auch als Salbe oder Cremegel

Homöopathie: *Antimonium crudum D6, Petroleum D12, Graphites D12, Alumina D12*

Hausapotheke: *Ringelblumensalbe*

starke, unangenehme Schweißbildung
Nr. 9 Natrium phosphoricum, Nr. 11 Silicea
Homöopathie: *Sepia D6/D12, Kalium carbonicum D6, Sanguinaria D4/D12*

Hausapotheke: *Baden mit Bockshornkleetee oder Salbeitee.*

Warzen
Nr. 1 Calcium fluoratum, Nr. 4 Kalium chloratum, *Nr. 10 Natrium sulfuricum
Die Nr. 1 kommt bei verhärteten Hautstellen in Betracht, die sehr leicht mit Warzen verwechselt werden können.
Auch die äußere Anwendung nicht vergessen! Die Mineralstoffkombination ist in der Anwendung als Salbe oder Cremegel besonders zu empfehlen.

Homöopathie: *Antimonium crudum D4, Thuja D4, Causticum D4, Dulcamara D4, Calcium carbonicum*

wenn die Finger geschwollen sind
Nr. 10 Natrium sulfuricum
Homöopathie: *Actaea spicata D3, Hepar sulfuris D10*

wenn die Fingergelenke geschwollen sind – aufgetrieben
*Nr. 8 Natrium chloratum, Nr. 9 Natrium phosphoricum, Nr. 11 Silicea, Nr. 23 Natrium bicarbonicum
Die Mineralstoffkombination ist in der Anwendung als Salbe oder Cremegel besonders zu empfehlen.

Homöopathie: *Guajacum D4, Caulophyllum D4, Ammonium phosphoricum D4*
→ Gicht

wenn die Hände im Halbschlaf zucken
Nr. 11 Silicea
Homöopathie: *Cuprum, Zincum*

wenn die Handinnenflächen leicht gelblich sind – in der Farbe des Hornstoffes
Nr. 1 Calcium fluoratum
Der Mineralstoff ist in der Anwendung als Salbe oder Cremegel besonders zu empfehlen.

Hinweis: *Die Handinnenflächen fühlen sich rau an.*

wenn Frostballen vorhanden sind
Nr. 10 Natrium sulfuricum
Homöopathie: *Abrotanum-Salbe, Petroleum-Salbe*

wenn Neigung zu Hornhautbildung besteht, ohne größere Beanspruchung
Nr. 1 Calcium fluoratum
Homöopathie: *Antimonium crudum D4*

wenn verstärkter Juckreiz auf den Händen auftritt
Nr. 6 Kalium sulfuricum, Nr. 7 Magnesium phosphoricum, Nr. 8 Natrium chloratum, *Nr. 10 Natrium sulfuricum
Die Mineralstoffkombination ist in der Anwendung als Salbe oder Cremegel besonders zu empfehlen.

Homöopathie: *Sulfur D4, Magnesium carbonicum D6, Rhus toxicodendron D30, Kreosotum D6*

Hängebauch

Bindegewebsschwäche bezüglich der Elastizität in der Bauchdecke
*Nr. 1 Calcium fluoratum, Nr. 11 Silicea
Die Mineralstoffkombination ist in der Anwendung als Salbe oder Cremegel besonders zu empfehlen.

Homöopathie: *Sepia D6, Lilium tigrinum D4, Acidum fluoricum D6/D12*

Hängeschultern

wenn der Mensch einen Eindruck macht, als ob er sich durchs Leben schleppe
*Nr. 1 Calcium fluoratum, Nr. 5 Kalium phosphoricum, Nr. 7 Magnesium phosphoricum, Nr. 11 Silicea
Homöopathie: *Phosphorus, Sulfur, Lycopodium (Konstitution beachten!)*

Hinweis: *Vor allem die psychische Situation eines Menschen gibt Aufschluss über seine körperliche Haltung.*

Harn

beim Auftreten von Sedimenten, Harngrieß
Nr. 2 Calcium phosphoricum, Nr. 9 Natrium phosphoricum
Homöopathie: *Berberis D3, Solidago D3, Lycopodium D6, Causticum D4, Sarsaparilla D4*

Entzündung mit Abgang von Eiter
Nr. 3 Ferrum phosphoricum, Nr. 9 Natrium phosphoricum, Nr. 11 Silicea, Nr. 12 Calcium sulfuricum
Homöopathie: *Hepar sulfuris, Hydrastis, Thuja*

Harn

Harnstau, wenn jemand nicht mehr Harn lassen kann
Nr. 5 Kalium phosphoricum, Nr. 8 Natrium chloratum

Hausapotheke: Entwässerungstee: Indischer Blasen- und Nierentee (Folium Orthosiphonis), Birkenblättertee

Hinweis: Ein Harnstau ist sehr häufig mit Rückenschmerzen verbunden.

Harnvergiftung – Urämie
Nicht ohne ärztliche Begleitung!
Nr. 4 Kalium chloratum, Nr. 7 Magnesium phosphoricum, Nr. 9 Natrium phosphoricum, *Nr. 10 Natrium sulfuricum
Homöopathie: Cuprum D6, Plumbum D6, Arsenicum D6

häufiger Drang zum Harnlassen
Nr. 8 Natrium chloratum
Homöopathie: Causticum D4, Cuprum arsenicosum D4 (urämische Krämpfe), Pareira brava D3 (ständig), Cantharis D6 (unerträglich)

Harnwegsentzündung
Nicht ohne ärztliche Begleitung!
*Nr. 3 Ferrum phosphoricum, Nr. 8 Natrium chloratum, Nr. 9 Natrium phosphoricum, Nr. 12 Calcium sulfuricum, Nr. 16 Lithium chloratum
Homöopathie: Cantharis D6, Aconitum, Belladonna, Dulcamara, Thuja

Krampf des Blasenschließers
Nr. 7 Magnesium phosphoricum
Homöopathie: Nux vomica D6

Hausapotheke: Bei krampfartigen Schmerzen: Bärentraubenblättertee und Bruchkraut zu gleichen Teilen (kalt ansetzen, nach 10 Stunden abseihen, vor dem Trinken leicht erwärmen).

krampfhaftes Verhalten des Harns
Nr. 3 Ferrum phosphoricum, *Nr. 5 Kalium phosphoricum, Nr. 7 Magnesium phosphoricum, Nr. 9 Natrium phosphoricum, Nr. 11 Silicea
Homöopathie: Mercurius corrosivus D30, Aconitum D30, Nux vomica D30, Clematis D3, Pareira brava D3

wenn beim Harnlassen die Harnröhre brennt
Nr. 8 Natrium chloratum
Homöopathie: Cantharis D6, Populus tremuloides D2, Lithium carbonicum D4

Hausapotheke: Bärentraubenblättertee wirkt desinfizierend (kalt ansetzen, dadurch lösen sich die Gerbstoffe nicht und der Magen wird geschont).

wenn beim Husten Tröpfchen abgehen
*Nr. 1 Calcium fluoratum, Nr. 3 Ferrum phosphoricum, Nr. 8 Natrium chloratum
Homöopathie: Causticum D4, Scilla D3, Verbascum D4, Kalium carbonicum D6, Sepia D6

wenn Blut im Harn erscheint
Nicht ohne ärztliche Begleitung!
Nr. 1 Calcium fluoratum, *Nr. 3 Ferrum phosphoricum, Nr. 9 Natrium phosphoricum, Nr. 11 Silicea
Homöopathie: Arnica D30, Millefolium D4, Phosphorus, Ipecacuanha, Hamamelis, Apis, Crotalus

Hinweis: Blut tritt entweder durch eine Schädigung der Nieren oder nach Blutung in die Harnwege auf.

wenn der Harn eiweißhaltig ist
Nicht ohne ärztliche Begleitung!
Nr. 2 Calcium phosphoricum
Homöopathie: Apis D4, Arsenicum D6, Cantharis D6, Plumbum metallicum D6/D12, Helonias D3

Hinweis: Bei solchen Beschwerden muss unbedingt eine ärztliche Begleitung erfolgen, weil eine schwerwiegende Schädigung der Niere vorliegt!

wenn der Harn nicht mehr gehalten werden kann – Harnträufeln, Harntröpfchen – Harninkontinenz
*Nr. 1 Calcium fluoratum, Nr. 5 Kalium phosphoricum, Nr. 8 Natrium chloratum, Nr. 10 Natrium sulfuricum
Homöopathie: Populus tremuloides D2 (alte Menschen), Causticum D6, Sepia D6, Conium D4, Petroselinum

Hinweis: Beckenbodengymnastik ist hier ebenfalls hilfreich!

wenn der Harn ohne Kontrolle, unwillkürlich, abgeht – Bettnässen
Nr. 5 Kalium phosphoricum, *Nr. 10 Natrium sulfuricum, Nr. 1 Calcium fluoratum
Homöopathie: Magnesium chloratum, Selenium, Causticum, Ferrum phosphoricum D12, Equisetum hiemale D6, Pulsatilla D12, Petroselinum D4

wenn der Harn unwillkürlich verhalten wird –
Nicht ohne ärztliche Begleitung!
Nr. 2 Calcium phosphoricum, Nr. 5 Kalium phosphoricum, *Nr. 7 Magnesium phosphoricum, Nr. 10 Natrium sulfuricum

Homöopathie: Acidum carboleum, China, Arsenicum, Dulcamara, Stramonium

Bachblüten: Oak

wenn der Harndrang plötzlich auftritt
Nr. 8 Natrium chloratum
Homöopathie: Petroselinum D4

wenn er vermindert ist – scharf – sauer riechend
Nr. 9 Natrium phosphoricum
Homöopathie: Acidum benzoicum, Lithium carbonicum, Mercurius sublimatus corrosivus, Aloe D6

Harngrieß

allgemein
Nr. 2 Calcium phosphoricum, Nr. 7 Magnesium phosphoricum, *Nr. 9 Natrium phosphoricum, Nr. 11 Silicea
Homöopathie: Berberis D3, Argentum nitricum D12, Lithium carbonicum D3, Acidum oxalicum D4, Acidum benzoicum D4, Natrium sulfuricum D6/D12

beim Auftreten von kolikartigen Schmerzen
Nr. 7 Magnesium phosphoricum als „heiße 7"
Homöopathie: Colocynthis D4, Arnica D12, Aconitum D30, Belladonna D30, Sarsaparilla D4

vorbeugend
Nr. 2 Calcium phosphoricum, Nr. 7 Magnesium phosphoricum, *Nr. 9 Natrium phosphoricum, Nr. 11 Silicea, Nr. 23 Natrium bicarbonicum
Homöopathie: Berberis D3, Solidago D3 (zu gleichen Teilen mischen)

wenn sich Blut im Harn befindet
Nicht ohne ärztliche Begleitung!
Nr. 1 Calcium fluoratum, *Nr. 3 Ferrum phosphoricum, Nr. 9 Natrium phosphoricum, Nr. 11 Silicea
Homöopathie: Arnica D6/D12

Harnröhre

bei Katarrh sollte zusätzlich überlegt werden
Nr. 16 Lithium chloratum
Homöopathie: Gelsemium D6, Mercurius solubilis D30 (1x 5 tgl.), Sulfur D6 (verwahrlost), Balsamum copaivae D6 (Veilchengeruch)

Entzündung der ableitenden Harnwege
Nr. 16 Lithium chloratum
Homöopathie: Aconitum, Belladonna, Cantharis, Dulcamara

Katarrh verbunden mit einem grünlich gelben, eitrigem Schleim
Nr. 10 Natrium sulfuricum, Nr. 16 Lithium chloratum
Homöopathie: Mercurius solubilis D10, Sepia D6, Pulsatilla D6, Thuja D4

Katarrh verbunden mit einem schwachgelben, dickflüssigen Schleim
Nr. 4 Kalium chloratum, *Nr. 9 Natrium phosphoricum
Homöopathie: Pulsatilla D6, Coccus cacti (zäh, fadenziehend)

Katarrh verbunden mit einem wässrigen, farblosen Schleim
Nr. 8 Natrium chloratum
Homöopathie: Natrium chloratum – in Hochpotenz durch den Fachmann verordnet

Katarrh verbunden mit gelb-eitrigen Absonderungen
Nr. 9 Natrium phosphoricum, Nr. 11 Silicea, Nr. 12 Calcium sulfuricum
Homöopathie: Cannabis sativa D6, Argentum nitricum D6, Clematis erecta, Cantharis D6, Hepar sulfuris

Katarrh verbunden mit hellgelbem bis bräunlich gelbem Schleim
Nr. 6 Kalium sulfuricum
Homöopathie: Kalium bichromicum D12, Thuja

Hinweis: Ein Katarrh ist die einfachste Form einer Schleimhautentzündung mit vermehrter Absonderung von wässrigen oder schleimigen Sekreten.

wenn der Muskel, der die Harnröhre verschließt, verkrampft ist
Nr. 7 Magnesium phosphoricum
Homöopathie: Cantharis D6, Nux vomica

wenn die Harnröhre verengt ist
*Nr. 1 Calcium fluoratum, Nr. 7 Magnesium phosphoricum, Nr. 11 Silicea
Homöopathie: Aconitum D30, Clematis D3, Nux vomica D30

Hinweis: Auf Probleme, die von anderen Ebenen – wie zum Beispiel der charakterlichen – hier hereinspielen, sollte geachtet werden.

wenn eine Blutung durch Verletzung eintritt
Nr. 3 Ferrum phosphoricum
Homöopathie: Arnica D30

Harnsäure

den Abbau der Harnsäure besorgen
Nr. 9 Natrium phosphoricum, Nr. 11 Silicea, Nr. 23 Natrium bicarbonicum
Homöopathie: Lithium carbonicum D3, Cantharis D6, Acidum oxalicum D4, Berberis D4, Lycopodium D6, Perilla ocymoides D3, Adlumina D4

Juniperus als Urtinktur: 1–10 Tropfen (Boericke, W.: Handbuch der homöopathischen Materia medica. Karl F. Haug Verlag)

Hausapotheke: Juniperustee (Wacholderbeeren): Anregung zur Ausscheidung

Hinweis: Einer gesunden vollwertigen Ernährung ist große Bedeutung beizumessen!

die Entstehung von Steinen verhindert
Nr. 2 Calcium phosphoricum, Nr. 7 Magnesium phosphoricum, *Nr. 9 Natrium phosphoricum, Nr. 23 Natrium bicarbonicum
Homöopathie: Berberis D3 + Solidago D3 (zu gleichen Teilen), Rubia tinctorum D1, Lycopodium D6/D12

Lösung der Harnsäure
Nr. 16 Lithium chloratum

Überschuss von Harnsäure in Blut und Gewebe
*Nr. 9 Natrium phosphoricum, Nr. 23 Natrium bicarbonicum

zusätzlich vermehrt, wenn Kristalle abgelagert werden
Nr. 11 Silicea

Harnstoffzyklus

wird gesteuert
Nr. 17 Manganum sulfuricum

Harnstoffsynthese

wird gefördert
Nr. 23 Natrium bicarbonicum

Harnwegsinfekte

akut
*Nr. 3 Ferrum phosphoricum, Nr. 8 Natrium chloratum, Nr. 9 Natrium phosphoricum
Homöopathie: Aconitum, Belladonna, Cantharis

Hausapotheke: Bärentraubenblättertee (kalt angesetzt)

chronisch
Nr. 3 Ferrum phosphoricum

Hinweis: Zur Vorbedingung einer erfolgreichen Behandlung gehört auch die Kontrolle des Schlafplatzes.

Hast

aus Furcht vor der eigenen Unfähigkeit
*Nr. 5 Kalium phosphoricum, Nr. 8 Natrium chloratum
Homöopathie: Ambra D3, Argentum nitricum D12

bedingt durch Zwanghaftigkeit, innerer Druck
Nr. 7 Magnesium phosphoricum, als „heiße 7"

Bachblüten: Cherry Plum

Homöopathie: Nux vomica, Jodum

durch überreizte Nerven verursacht, auch von Kopfschmerzen begleitet
Nr. 9 Natrium phosphoricum, *Nr. 11 Silicea
Homöopathie: Ambra D3, Chamomilla D30, Nux vomica D6, Cimicifuga D6

Bachblüten: Cherry Plum + Rock Rose

entstanden aus Ängstlichkeit
Nr. 2 Calcium phosphoricum
Homöopathie: Silicea (Konstitution beachten!)

Bachblüten: Aspen

entstanden durch eine innere Unruhe
Nr. 7 Magnesium phosphoricum, Nr. 15 Kalium jodatum
*Homöopathie: Zincum D12, Apis D12, Lilium tigrinum D6, Cimicifuga D12, Jodum
Hast: Magnesium carbonicum, Arsenicum*

Bachblüten: Impatiens

wenn einem angst und bange wird
Nr. 4 Kalium chloratum
Homöopathie: Aconitum D30, Arsenicum D30

Bachblüten: Rock Rose

Haut

allgemein – zur Ernährung und funktionellen Unterstützung
Nr. 1 Calcium fluoratum, Nr. 3 Ferrum phosphoricum, Nr. 4 Kalium chloratum, Nr. 6 Kalium sulfuricum, Nr. 8 Natrium chloratum, Nr. 9 Natrium phosphoricum, Nr. 10 Natrium sulfuricum, Nr. 11 Silicea, Nr. 19 Cuprum arsenicosum, Nr. 21 Zincum chloratum
Die Mineralstoffkombination ist in der Anwendung als Salbe oder Cremegel besonders zu empfehlen.

Abschuppung, klebrig
Nr. 6 Kalium sulfuricum
Homöopathie: Calcium carbonicum D12, Sulfur D4, Graphites

→ **Akne**

Altersflecken
Nr. 6 Kalium sulfuricum
Homöopathie: Lycopodium, Causticum D6/D12, Sepia (Konstitution beachten!)

Ausschläge – klebriger Untergrund
Nr. 6 Kalium sulfuricum
Homöopathie: Graphites D6

Bläschen auf der Haut
Homöopathie: Rhus toxicodendron D30, Mezereum D4, Cantharis D4, Ranunculus bulbosus
→ **Bläschen**

erschlaffte Haut – zu Faltenbildung neigend
Nr. 1 Calcium fluoratum, Nr. 11 Silicea
Die Mineralstoffkombination ist in der Anwendung als Salbe oder Cremegel besonders zu empfehlen.

Homöopathie: Alumina D12, Lycopodium D12

Farbe bräunlich gelb bis gelblich
Nr. 6 Kalium sulfuricum
Homöopathie: Sepia

gelbliche Handinnenflächen und Fußsohlen – in der Farbe des Hornstoffes (Schwielen, Hornhaut)
Nr. 1 Calcium fluoratum
Der Mineralstoff ist in der Anwendung als Salbe oder Cremegel besonders zu empfehlen.

Homöopathie: Antimonium crudum D4

Hautkribbeln beim Schlafen
*Nr. 2 Calcium phosphoricum, Nr. 11 Silicea
Homöopathie: Acidum picronitricum, Causticum, Rhus toxicodendron D12*

Hautpflege
Nr. 1 Calcium fluoratum, Nr. 4 Kalium chloratum, Nr. 5 Kalium phosphoricum, Nr. 6 Kalium sulfuricum, Nr. 8 Natrium chloratum, Nr. 11 Silicea
Die Mineralstoffkombination ist in der Anwendung als Salbe oder Cremegel besonders zu empfehlen.

→ **Gesichtscreme (S. 166)**
→ **regenerierende Körperpflegecreme (S. 166)**

heiß – trocken – schuppend – rau
Nr. 6 Kalium sulfuricum
Homöopathie: Sulfur D4

juckend
Nr. 6 Kalium sulfuricum, *Nr. 7 Magnesium phosphoricum, *Nr. 10 Natrium sulfuricum, Nr. 13 Kalium arsenicosum, Nr. 24 Arsenum jodatum
Die Mineralstoffkombination ist in der Anwendung als Salbe oder Cremegel besonders zu empfehlen.

Homöopathie: Rhus toxicodendron D30, Comocladia D3, Croton D6, Dolichos pruriens D4

Bachblüten: Impatiens

nässende Ekzeme
Nr. 13 Kalium arsenicosum, Nr. 24 Arsenum jodatum

→ **Muttermal**

Neigung zu Schrunden, Rissen in der Haut
*Nr. 1 Calcium fluoratum, Nr. 8 Natrium chloratum, Nr. 11 Silicea
Die Mineralstoffkombination ist in der Anwendung als Salbe oder Cremegel besonders zu empfehlen.

Homöopathie: Antimonium crudum D4, Hepar sulfuris D10, D30

→ **Neurodermitis**

Pigmentstörung → **Vitiligo**

Rötung – knollige Flecken
*Nr. 3 Ferrum phosphoricum, Nr. 7 Magnesium phosphoricum, Nr. 10 Natrium sulfuricum, Nr. 11 Silicea

Schuppen auf der Haut – nach schweren Krankheiten
Nr. 6 Kalium sulfuricum
Homöopathie: Sulfur D4

Hinweis: Auch nach dem Einsatz von Chemotherapie schuppt die Haut ab, wobei die Mängel allerdings von einem sachkundigen Mineralstoffberater genau beachtet werden müssen.

→ **Sonnenallergie**

trocken – fettarm
Nr. 9 Natrium phosphoricum
Homöopathie: Dulcamara, Lycopodium, Arsenicum

trocken – feuchtigkeitsarm
Nr. 8 Natrium chloratum, Nr. 15 Kalium jodatum
Homöopathie: Alumina D12, Natrium chloratum D30, Arsenicum album D12, Lycopodium D12

Hinweis: Unter trockener Haut ist eine Haut zu verstehen, die tatsächlich wenig Feuchtigkeit hat. Meistens wird unter trockener Haut eine fettarme Haut verstanden, welche spannt.

unreine Haut
*Nr. 9 Natrium phosphoricum, Nr. 11 Silicea
Homöopathie: Thuja, Selenium D4 (fettig), Kalium bromatum D12 (Akne)

Hinweis: Wichtig ist die regelmäßige Reinigung und Pflege der Haut!

Verhärtungen – warzenähnlich – auch als Knötchen auftretend
*Nr. 1 Calcium fluoratum, Nr. 5 Kalium phosphoricum, Nr. 8 Natrium chloratum
Die Mineralstoffkombination ist in der Anwendung als Salbe oder Cremegel besonders zu empfehlen.

Homöopathie: Antimonium crudum D4, D6, D12, Natrium carbonicum, Staphisagria, Rhus toxicodendron, Sulfur, Lycopodium, Calcium-Salze

→ **Waschmittelallergie**

Verrunzelung, welke Haut
Nr. 1 Calcium fluoratum
Der Mineralstoff ist in der Anwendung als Salbe oder Cremegel besonders zu empfehlen.

Hautabsonderungen

blutig – faulig riechend – schmierig
Nr. 5 Kalium phosphoricum
Homöopathie: Kreosotum D4/D12, Hepar sulfuris calcareum, Arsenicum, Silicea, Acidum nitricum, Asa foetida, Lachesis, Secale

bräunlich gelb – schleimig – klebrig
Nr. 6 Kalium sulfuricum
Homöopathie: Acidum nitricum, Sulfur

brennend
Nr. 8 Natrium chloratum
Homöopathie: Acidum nitricum D6/D12, Apis D4, Sulfur D6, Arsenicum D6, Cantharis D6, Ranunculus bulbosus D4

eitrig
Nr. 9 Natrium phosphoricum, Nr. 11 Silicea, Nr. 12 Calcium sulfuricum
Homöopathie: Hepar sulfuris, Mercurius, Sulfur

farbloser, wässriger Schleim
Nr. 8 Natrium chloratum
Homöopathie: Arsenicum, Cepa

fettig
Nr. 9 Natrium phosphoricum
Homöopathie: Selenium D4, Psorinum

Hinweis: Fettige Ausscheidungen haben auf der Hautoberfläche einen stumpfen Glanz.
→ **Akne**

grünlich gelb – wässrig
Nr. 10 Natrium sulfuricum
Homöopathie: Arsenicum, Kalium jodatum

honiggelb – rahmartig
Nr. 9 Natrium phosphoricum
Homöopathie: Pulsatilla

Hinweis: Das Fett, das aus einer verstopften Talgdrüse (Mitesser) ausgedrückt wird, hat diese Farbe.

Hornstoff – als Hornhaut – oder als Platten auf der Hautoberfläche
Nr. 1 Calcium fluoratum
Der Mineralstoff ist in der Anwendung als Salbe, Gel oder Cremegel besonders zu empfehlen.

Homöopathie: Antimonium crudum D4/D6/D12

nässende Absonderungen – allgemein
Nr. 2 Calcium phosphoricum, Nr. 4 Kalium chloratum, *Nr. 24 Arsenum jodatum
Homöopathie: Arsenicum album, Kalium jodatum

schuppig, auf klebrigem Untergrund
Nr. 6 Kalium sulfuricum
Der Mineralstoff ist in der Anwendung als Salbe oder Cremegel besonders zu empfehlen.

Homöopathie: Arsenum jodatum D4 mit scharfen Hautabsonderungen

unter der Hautoberfläche bläulich rote Verfärbung
Nr. 10 Natrium sulfuricum
Der Mineralstoff ist in der Anwendung als Salbe, Gel oder Cremegel besonders zu empfehlen.

Homöopathie: Lachesis D12 (berührungsempfindlich), Phosphorus D12, Asa foetida

unter der Hautoberfläche eitrig
Nr. 9 Natrium phosphoricum, Nr. 11 Silicea, Nr. 12 Calcium sulfuricum
Die Mineralstoffkombination ist in der Anwendung als Salbe oder Cremegel besonders zu empfehlen.

Homöopathie: Mezereum D4, Hepar sulfuris calcareum D8, Viola tricolor D4, Asa foetida

unter der Hautoberfläche grünlich gelb – bevor die Flüssigkeit austritt
Nr. 10 Natrium sulfuricum
Der Mineralstoff ist in der Anwendung als Salbe oder Cremegel besonders zu empfehlen.

Homöopathie: Comocladia dentata: tiefe Geschwüre mit harten Rändern

wässrig – glasig – farblos
Nr. 8 Natrium chloratum

weiß oder weißgrau, nicht schleimig
Nr. 4 Kalium chloratum

Hautausschläge

chronisch juckend
Nr. 6 Kalium sulfuricum, Nr. 7 Magnesium phosphoricum, *Nr. 10 Natrium sulfuricum, Nr. 24 Arsenum jodatum
Die Mineralstoffkombination ist in der Anwendung als Salbe oder Cremegel besonders zu empfehlen.

Homöopathie: Croton tiglium, Rhus toxicodendron, Psorinum, Sulfur

nässend
Nr. 22 Calcium carbonicum
zusätzlich

Hautempfindlichkeit – noch keine Allergie

gegen bestimmte Kleidung
Nr. 1 Calcium fluoratum, Nr. 2 Calcium phosphoricum, Nr. 6 Kalium sulfuricum, *Nr. 7 Magnesium phosphoricum, Nr. 11 Silicea
Homöopathie: Aconitum D30, Belladonna D30, Chamomilla D30, Comocladia (Juckreiz)

gegen die Sonne
Nr. 3 Ferrum phosphoricum
Homöopathie: Acidum fluoricum D12

gegen Waschmittel
Nr. 1 Calcium fluoratum, Nr. 3 Ferrum phosphoricum, Nr. 4 Kalium chloratum, Nr. 6 Kalium sulfuricum, *Nr. 8 Natrium chloratum, Nr. 10 Natrium sulfuricum, Nr. 11 Silicea
Homöopathie: Sulfur, Silicea, Berberis D3 (zur Ausleitung)
zusätzlich versuchen: Okoubaka D2

gegen Wasser
Nr. 8 Natrium chloratum
Homöopathie: Sulfur

Hautfinne

→ **Akne**
Hinweis: Unter Hautfinne versteht man ein Akneknötchen. Das ist eine harte verstopfte Talgdrüse, bevor sie sich entzündet.

Hautpilz

→ **Pilzerkrankung**

Heimweh

wenn das Gemüt stark belastet ist
*Nr. 5 Kalium phosphoricum, Nr. 6 Kalium sulfuricum, Nr. 8 Natrium chloratum, Nr. 10 Natrium sulfuricum

Homöopathie: Capsicum, Calcium carbonicum, Ignatia, Acidum phosphoricum, Pulsatilla, Causticum

Bachblüten: Honeysuckle

Hinweis: Die angeführten Mineralstoffe können nicht das Heimweh behandeln, sie stärken aber, damit man den Aufenthalt in der Fremde besser bewältigen kann.

Heiserkeit

allgemein
Nr. 2 Calcium phosphoricum, *Nr. 3 Ferrum phosphoricum, Nr. 4 Kalium chloratum, Nr. 7 Magnesium phosphoricum, Nr. 15 Kalium jodatum

Homöopathie: Aconitum D30, Alumina D12, Ambra D3, Argentum nitricum D12, Arum triphyllum D4, Aurum D6/D12, Bromum D6/D12, Phytolacca D4, Causticum D6/D12, Guajacum D6 (rheumatisch)

Hausapotheke: Gurgeln mit Salbei, Zinnkraut

Hinweis: In der „Abgekürzten Therapie" von Dr. Schüßler lesen wir auf Seite 44: „Bei der einfachen, nach Erkältung entstandenen Heiserkeit passt Kalium chloratum. Selten ist noch Kalium sulphuricum erforderlich. – Ist die Heiserkeit eine Folge von Überanstrengung der Stimmorgane (bei Schauspielern, Sängern etc.), so nützt Ferrum phosphoricum, eventuell Kalium phosphoricum."

begleitet vom Verlangen nach frischer Luft
Nr. 6 Kalium sulfuricum

Homöopathie: Cepa D3 (bessert), Pulsatilla, Arum triphyllum, Lachesis

beim Auftreten von einem trockenen Hustenreiz
Nr. 3 Ferrum phosphoricum, *Nr. 8 Natrium chloratum

Homöopathie: Aconitum, Belladonna, Bryonia D4, Drosera D4, Phosphorus D12, Hyoscyanus D4

durch unentwegtes Räuspern gekennzeichnet
Nr. 15 Kalium jodatum

Homöopathie: Alumina D12, Ambra D3, Spongia D12, Argentum nitricum D12

wenn sie eine Erkältung begleitet
Nr. 1 Calcium fluoratum, *Nr. 3 Ferrum phosphoricum, Nr. 4 Kalium chloratum, Nr. 6 Kalium sulfuricum, Nr. 9 Natrium phosphoricum

Homöopathie: Causticum D4, Drosera D4, Dulcamara D4, Gelsemium D4, Phytolacca D4, Arum triphyllum

wenn sie nach einer Überanstrengung auftritt
*Nr. 3 Ferrum phosphoricum, Nr. 5 Kalium phosphoricum, Nr. 8 Natrium chloratum

Homöopathie: Argentum metallicum D6/D12, Arnica D12

Heißhunger

begleitet von großem Durst
Nr. 8 Natrium chloratum

Homöopathie: Phosphorus D12, China D4, Jodum D12, Lilium tigrinum D12, Spongia, Sulfur

diffuses Hungergefühl
Nr. 5 Kalium phosphoricum

Hinweis: Es ist dies ein Hunger nach Energie, der aber durch die zugeführte Nahrung meist nicht gestillt wird.

nach allem Möglichen und man weiß nicht wonach
*Nr. 7 Magnesium phosphoricum, Nr. 8 Natrium chloratum

Homöopathie: Magnesium chloratum, Sulfur, Lycopodium, Ignatia, Cina D4, Sepia

nach Schokolade
Nr. 7 Magnesium phosphoricum

Homöopathie: Argentum nitricum, Arsenicum, Phosphor, Sepia, Staphisagria, Sulfur

nach Speisen
Nr. 9 Natrium phosphoricum

Homöopathie: Antimonium crudum, Jodum, Conium

Hinweis: Wenn sich zu viel Säure im Magen aufbaut, verlangt der Organismus, dass etwas gegessen wird, ganz gleich, was es ist. Die Säure wird dann durch die Speisen verdünnt.

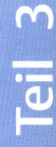

Hektisch, unruhig, „hippelig"

Nr. 14 Kalium bromatum
Homöopathie: Nux vomica (gestresst), Coffea, Cimicifuga

Hepatitis

chronisch – aktiv
Nr. 3 Ferrum phosphoricum, Nr. 6 Kalium sulfuricum, Nr. 10 Natrium sulfuricum, Nr. 17 Manganum sulfuricum, Nr. 26 Selenium

Ernährung: Alkohol meiden, Zucker einschränken

Orthomolekulare Medizin: Vitamin C, Folsäure und Vitamin B_{12}, Selen

**Leberentzündung – Gelbsucht
Nicht ohne ärztliche Begleitung!**
*Nr. 3 Ferrum phosphoricum, Nr. 5 Kalium phosphoricum, Nr. 6 Kalium sulfuricum, *Nr. 10 Natrium sulfuricum, Nr. 12 Calcium sulfuricum
Homöopathie: Carduus marianus D4, Chelidonium D4, Taraxacum D4 als unterstützende Maßnahme, Mercurius dulcis, Phosphorus
Bewährte Mischung: Carduus marianus D3 + Chelidonium D3 + Taraxacum D3 zu gleichen Teilen mischen.

Hinweis: Diät einhalten! Zucker einschränken, Alkohol vermeiden

Orthomolekulare Medizin: Vitamin C, Vitamin-B-Komplex

Vorbeugung
Nr. 6 Kalium sulfuricum, Nr. 10 Natrium sulfuricum, Nr. 26 Selenium

Hinweis: Die „inneren" Ursachen dürfen nicht übersehen werden. Probleme im Leberbereich deuten auf Schwierigkeiten hin, die durch unterdrückte Aggressionen entstehen können. Sie werden landläufig mit Ärger beschrieben.

Hepatose

Lebererkrankung mit degenerativen Veränderungen, u.a. als Fettleber
Nr. 6 Kalium sulfuricum, Nr. 9 Natrium phosphoricum, *Nr. 10 Natrium sulfuricum, Nr. 26 Selenium
Homöopathie: Arsenicum, Phosphorus D12, Berberis D3, Plumbum, Vanadium

Herpes simplex

am Beginn, die betroffenen Stellen beginnen zu spannen und zu schmerzen
Nr. 3 Ferrum phosphoricum, Nr. 8 Natrium chloratum, *Nr. 10 Natrium sulfuricum, Nr. 16 Lithium chloratum, Nr. 21 Zincum chloratum, Nr. 26 Selenium
Die Mineralstoffkombination ist in der Anwendung als Salbe oder Cremegel besonders zu empfehlen.

Homöopathie: Natrium chloratum – in Hochpotenz durch den Fachmann verordnet; Mezereum D4

Hausapotheke: Tinctura propolis auftupfen

auf dem Höhepunkt der Krankheit, im vollen Ausbruch
Nr. 3 Ferrum phosphoricum, Nr. 5 Kalium phosphoricum, Nr. 8 Natrium chloratum, Nr. 9 Natrium phosphoricum, *Nr. 10 Natrium sulfuricum, Nr. 12 Calcium sulfuricum, Nr. 21 Zincum chloratum, Nr. 26 Selenium
Die Mineralstoffkombination ist in der Anwendung als Salbe oder Cremegel besonders zu empfehlen.

Homöopathie: Mercurius solubilis D6, Borax D3, Acidum nitricum D4 (Splitterschmerz)

Bläschen, im Genitalbereich
Nr. 5 Kalium phosphoricum, Nr. 8 Natrium chloratum, *Nr. 10 Natrium sulfuricum, Nr. 11 Silicea, Nr. 21 Zincum chloratum, Nr. 26 Selenium
Homöopathie: Acidum nitricum D6, Thuja D6, Cantharis D6, Dulcamara D4, Arsenicum D6, Sepia D6, Croton tiglium D6

das Wachstum der Herpesviren wird gebremst
Nr. 16 Lithium chloratum

im Abklingen – Verkrustung
Nr. 1 Calcium fluoratum, Nr. 3 Ferrum phosphoricum, Nr. 5 Kalium phosphoricum, Nr. 6 Kalium sulfuricum, Nr. 8 Natrium chloratum, Nr. 11 Silicea, Nr. 26 Selenium
Die Mineralstoffkombination ist in der Anwendung als Salbe oder Cremegel besonders zu empfehlen.

wenn es zur Entstehung von Eiter kommt
Nr. 9 Natrium phosphoricum, Nr. 11 Silicea, Nr. 12 Calcium sulfuricum
Homöopathie: Mercurius solubilis D6, Thuja D6

Herpes zoster

→ **Gürtelrose**
Nicht ohne ärztliche Begleitung!

Herz – Nicht ohne ärztliche Begleitung!

Anregung der Herztätigkeit, Herzrasen
Nr. 2 Calcium phosphoricum, Nr. 15 Kalium jodatum
Homöopathie: Aconitum D30, Arnica D30 Crataegus ⌀/D2/D4, Argentum nitricum D12

beim Auftreten von Flattern – Herzzittern, Herzrasen
Nr. 2 Calcium phosphoricum, Nr. 15 Kalium jodatum, Nr. 16 Lithium chloratum
Homöopathie: Aconitum D30, Arnica D30
Flattern: Cactus, Convallaria, Crotalus, Digitalis, Lilium, Tabacum, Natrium chloratum D30, Phosphorus D12
Zittern: Calcium carbonicum, Lachesis, Lilium, Natrium chloratum, Spigelia
Tachykardie (Herzjagen): Aconitum, Arnica, Belladonna, Cactus, Coffea, Convallaria, Crataegus, Glonoinum, Iberis, Lachesis, Lilium, Lycopus, Naja, Natrium chloratum, Phosphorus, Spongia, Strophanthus, Tabacum, Veratrum album

beim Auftreten von Schwäche
zusätzlich: Nr. 5 Kalium phosphoricum
Homöopathie: Arnica, Arsenicum, Calcium carbonicum, Convallaria, Natrium chloratum, Phosphorus, Rhus toxicodendron, Viscum, Crataegus D2, Kalium carbonicum D6/D12, Gelsemium D4, Veratrum album D12, Digitalis

Hausapotheke: Weißdorntee (bei altersbedingten Degenerationserscheinungen)

beim Auftreten von Unruhe – beunruhigend
Nr. 2 Calcium phosphoricum, *Nr. 7 Magnesium phosphoricum, Nr. 15 Kalium jodatum
Homöopathie: Aconitum D30, Strophantus D4

Entzündung des Muskels
*Nr. 3 Ferrum phosphoricum, Nr. 5 Kalium phosphoricum, Nr. 8 Natrium chloratum
Homöopathie: Adonis D4 (stärkend), Convallaria D4 (Insuffizienz – ungenügende Leistung), Naja D10 (Folgen von Grippe)

Erschlaffung – Ermüdung – Erweiterung
*Nr. 1 Calcium fluoratum, Nr. 5 Kalium phosphoricum, *Nr. 7 Magnesium phosphoricum, Nr. 9 Natrium phosphoricum, Nr. 11 Silicea
Homöopathie: Adonis, Calcium carbonicum, Convallaria, Kalium carbonicum, Strophanthus, Phosphorus D12, Arsenicum D6, Arnica D4

Herzflattern, Herzzittern
Nr. 7 Magnesium phosphoricum, Nr. 16 Lithium chloratum

Herzklopfen: kurzzeitig aussetzend
Nr. 2 Calcium phosphoricum, Nr. 7 Magnesium phosphoricum
Homöopathie: Aconitum, Adonis, Aurum, China, Cimicifuga, Oleander, Gelsemium (Gefühl als ob …)

Herzklopfen, nervöses
Nr. 7 Magnesium phosphoricum, als „heiße 7"
Homöopathie: Acidum phosphoricum D6, Ambra D3, Argentum nitricum D12, Asa foetida D4, Cactus D3, Cimicifuga D4, Coffea D12, Gelsemium D4, Lycopus D4, Nux vomica D6, Spigelia D4

Herzklopfen, verstärkt in der Nacht
Nr. 2 Calcium phosphoricum
Homöopathie: Sepia, Spongia

Herzkrämpfe → Angina pectoris
Homöopathie: Aconitum D30, Arnica D30, Aurum metallicum D12, Natrium chloratum D30

Herzstiche
Nr. 16 Lithium chloratum
Homöopathie: Aristolochia, Cimicifuga, Kalium carbonicum, Podophyllum, Iberis D12 (nervös), Kalmia D4, Spigelia D4, Convallaria D3

im Falle einer Rhythmusstörung
Nr. 2 Calcium phosphoricum, *Nr. 7 Magnesium phosphoricum, Nr. 8 Natrium chloratum
Homöopathie: Aconitum D30, Kalium carbonicum D6, Arnica D30, Aurum metallicum

plötzlich auftretende Schmerzen
Sofortige medizinische Versorgung (Krankenhaus) ist notwendig!
*Nr. 3 Ferrum phosphoricum, Nr. 5 Kalium phosphoricum, Nr. 6 Kalium sulfuricum, Nr. 7 Magnesium phosphoricum, Nr. 11 Silicea
Homöopathie: Aconitum D30, Arnica D30, Glonoinum D12

starkes Herzklopfen
Nr. 7 Magnesium phosphoricum, Nr. 16 Lithium chloratum
*Homöopathie: Strophanthus D4 (bis zum Hals)
stürmisch: Aconitum, Arsenicum, Belladonna, Jodum, Kalmia, Lycopus, Naja, Phosphorus, Spongia, Spigelia, Viscum*

Verfettung
*Nr. 9 Natrium phosphoricum, Nr. 11 Silicea
Homöopathie: Arsenicum, Barium carbonicum, Calcium carbonicum, Jodum, Kalium carbonicum, Phosphorus D12, Sulfur

wenn die Enge und Beklemmung durch eine innere Einstellung entsteht
Nr. 2 Calcium phosphoricum, Nr. 6 Kalium sulfuricum, *Nr. 7 Magnesium phosphoricum
Homöopathie: Aconitum D30, Argentum nitricum D12

wenn ein Gefühl der Beklemmung im Brustkorb entsteht
Nr. 3 Ferrum phosphoricum, Nr. 5 Kalium phosphoricum, *Nr. 6 Kalium sulfuricum, *Nr. 7 Magnesium phosphoricum, Nr. 11 Silicea
Homöopathie: Cactus D3, Arsenicum, Lilium tigrinum D12 (wie von einem Schraubstock gepackt)

wenn ein Gefühl der Kälte entsteht
*Nr. 3 Ferrum phosphoricum, Nr. 5 Kalium phosphoricum, Nr. 8 Natrium chloratum, Nr. 11 Silicea
Homöopathie: Arsenicum D30, Calcium carbonicum, China, Heloderma, Kalium chloratum, Camphora, Veratrum album D12, Secale D4

Hinweis: Dieses Gefühl entsteht hauptsächlich, wenn die Sauerstoffversorgung nicht mehr in Ordnung ist.

wenn es nach jeder Bewegung hämmert
Nr. 11 Silicea
*Homöopathie: Glonoinum D30, Belladonna D30
Pochen: Arnica, Aurum, Jodum, Spigelia
Herzklopfen erschütternd: Arsenicum D6/D12, Spigelia D4*

wenn jemand mit einem Herzklappenfehler belastet ist
*Nr. 1 Calcium fluoratum, Nr. 2 Calcium phosphoricum, Nr. 6 Kalium sulfuricum, Nr. 11 Silicea
Homöopathie: Convallaria D2, Naja D12, Strophanthus D4, Aurum, Lithium carbonicum D4 (rheumatisch)

zur Stärkung kann empfohlen werden
Nr. 2 Calcium phosphoricum, Nr. 5 Kalium phosphoricum, *Nr. 7 Magnesium phosphoricum, Nr. 8 Natrium chloratum, Nr. 11 Silicea
Die Mineralstoffkombination ist in der Anwendung als Salbe oder Cremegel besonders zu empfehlen.

Homöopathie: Crataegus D2 + Cactus D1 + Veratrum album D3 (mischen); für alte Menschen bei niedrigem Blutdruck, Crataegus ∅/D2/D4

Herzinfarkt

akut
Unverzüglich ärztliche Hilfe holen – Notruf!
Homöopathie: Arnica D30, Aconitum D30, Tabacum D30, Arsenicum D30

Vorbeugung
Nr. 1 Calcium fluoratum, Nr. 2 Calcium phosphoricum, Nr. 3 Ferrum phosphoricum, Nr. 4 Kalium chloratum, Nr. 5 Kalium phosphoricum, Nr. 7 Magnesium phosphoricum, Nr. 8 Natrium chloratum, Nr. 11 Silicea
Die Mineralstoffkombination ist in der Anwendung als Salbe oder Cremegel besonders zu empfehlen.

Homöopathie: Cralonin (von der Firma Heel)

Hinweis: Eine entsprechende Entspannung und Entlastung ist unbedingt erforderlich. Wenn das Leben des einzelnen Menschen ihn in die Gefahr einer Schädigung des Herzens führt, dann müssen diese Lebensumstände verändert werden. Ansonsten werden nur die Schäden einer einseitigen krankmachenden Einstellung verringert, aber die fortdauernde Schädigung führt wieder zur gleichen Belastung. Ausschließlich eine Veränderung der Lebenshaltung führt zu nachhaltigen Verbesserungen der Lebenslage.

zur Nachbehandlung
Nr. 1 Calcium fluoratum, Nr. 2 Calcium phosphoricum, Nr. 4 Kalium chloratum, Nr. 5 Kalium phosphoricum, Nr. 7 Magnesium phosphoricum, Nr. 8 Natrium chloratum, Nr. 11 Silicea, Nr. 22 Calcium carbonicum
Homöopathie: Strophanthinum D8, Cralonin (von der Firma Heel)

Hinweis: Erholung – Entspannung – Neuorientierung für das Leben sind hier wichtig!

Herzklopfen

den Körper erschütternd
Nr. 8 Natrium chloratum
Homöopathie: Glonoinum D30, Belladonna D30, Strophanthus D1/D4, Natrium chloratum in Hochpotenz

nervöses Herzklopfen
*Nr. 2 Calcium phosphoricum, Nr. 3 Ferrum phosphoricum, Nr. 7 Magnesium phosphoricum
Homöopathie: Aconitum D30, Strophanthus D4, Argentum nitricum

Hausapotheke: Baldriantee (kalt ansetzen, weil sich dann die Inhaltsstoffe besser lösen)

Hinweis: Ein Ungleichgewicht im Zusammenspiel von Sympathikus und Parasympathikus kann unter Umständen die Ursache für ein nervöses Herzklopfen sein.

verbunden mit stechenden Schmerzen
Nr. 8 Natrium chloratum
Homöopathie: Spigelia D4, Kalmia D12, Kalium carbonicum D6

verstärkt in der Nacht
Nr. 6 Kalium sulfuricum
Homöopathie: Lachesis D12, Aconitum D30 (vor Mitternacht), Arsenicum album D30 (nach Mitternacht)

wenn das Herz schneller schlägt, als es zur körperlichen Befindlichkeit passt
Nr. 2 Calcium phosphoricum

Herz-Kreislauf-Erkrankungen

die Behandlung wird unterstützt durch
Nr. 3 Ferrum phosphoricum, Nr. 5 Kalium phosphoricum, Nr. 17 Manganum sulfuricum
Homöopathie: Crataegus Urtinktur/D2/D4

Herzrhythmusstörungen

Nr. 7 Magnesium phosphoricum

Herzschlag

Herzrasen
Nr. 15 Kalium jodatum
Homöopathie: Natrium chloratum, Moschus

unregelmäßig
Nr. 7 Magnesium phosphoricum

wenn der Herzschlag beschleunigt ist
Nr. 2 Calcium phosphoricum

Hinweis: Der beschleunigte Herzschlag tritt häufig nach dem Genuss von säurehaltigen Speisen und vor allem Getränken auf. Dies kann besonders deutlich nach dem Niederlegen im Bett verspürt werden, sodass man z.B. nach dem Genuss von einem Glas Weißwein schlecht einschlafen kann, weil das Herz so rasch schlägt.

Wenn man in der Nacht aufwacht, weil das Herz so schnell schlägt (meistens zwischen 1 Uhr und 2 Uhr) helfen einige Tabletten des Mineralstoffs Nr. 2 überraschend schnell.

zu langsam, zu schwach
Nr. 5 Kalium phosphoricum
Homöopathie: Digitalis

Herztätigkeit

die Herztätigkeit wird angeregt bzw. verstärkt
Nr. 2 Calcium phosphoricum, Nr. 5 Kalium phosphoricum
Homöopathie: Strophanthus D1, Aconitum D30

die Herztätigkeit wird beruhigt
Nr. 2 Calcium phosphoricum, Nr. 7 Magnesium phosphoricum
Homöopathie: Strophanthus D4, Aconitum D30, Spigelia D3, Kalmia D3

wenn sie kurzzeitig aussetzt
Nr. 5 Kalium phosphoricum, Nr. 7 Magnesium phosphoricum, Nr. 8 Natrium chloratum
Homöopathie: Gelsemium D4, Digitalis D3 (langsamer Puls), Kalium carbonicum D6, Convallaria D3

Heuschnupfen

→ Allergie

allgemein
*Nr. 3 Ferrum phosphoricum, Nr. 4 Kalium chloratum, *Nr. 8 Natrium chloratum, Nr. 10 Natrium sulfuricum, Nr. 24 Arsenum jodatum
Homöopathie: Ambra D3, Arsenicum, Cyclamen, Formidium, Galphimia glauca D4, Histamin D30, Lachesis, Pollen, Sabadilla, Sanguinaria, Natrium chloratum – in Hochpotenz durch den Fachmann verordnet.

Ernährung: Vermeiden von Eiweiß

Augen – rinnend oder trocken
vermehrt Nr. 8 Natrium chloratum
Die Verwendung von Augentropfen aus diesem Mineralstoff ist sehr zu empfehlen.

Homöopathie: Euphrasia D4 (rot), Cepa, Kalium jodatum, Sabadilla, Sanguinaria, Ranunculus bulbosus
→ **Einnahmepläne (S. 426ff.)**

Nase – rinnend oder trocken
Nr. 8 Natrium chloratum
Die Verwendung von Nasentropfen aus diesem Mineralstoff ist sehr zu empfehlen.

*Homöopathie: Arsenicum, Cepa D3, Gelsemium D4, Jodum, Lachesis, Luffa D6/D12, Sabadilla, Nux vomica
ferner: Euphorbium, Naphthalinum, Sinapis*

Sommerkatarrh durch Pollenflug
Nr. 2 Calcium phosphoricum, Nr. 4 Kalium chloratum, Nr. 5 Kalium phosphoricum, Nr. 7 Magnesium phosphoricum, *Nr. 8 Natrium chloratum
Einsatz der Mineralstoffe als Nasen- und Augentropfen (→ S. 427)*

Homöopathie: Sabadilla D4/D12, Luffa D6/D12, Cyclamen D4

Hexenschuss – Lumbago

allgemein
Nr. 1 Calcium fluoratum, *Nr. 2 Calcium phosphoricum, Nr. 3 Ferrum phosphoricum, Nr. 5 Kalium phosphoricum, *Nr. 7 Magnesium phosphoricum, Nr. 8 Natrium chloratum, Nr. 9 Natrium phosphoricum, *Nr. 11 Silicea, Nr. 22 Calcium carbonicum, Nr. 23 Natrium bicarbonicum
Die Mineralstoffkombination ist in der Anwendung als Salbe oder Cremegel besonders zu empfehlen.

Homöopathie: Tartarus emeticus D30, Aconitum D30, Arnica, Bryonia, Chamomilla, Dulcamara, Hamamelis, Natrium chloratum, Nux vomica, Phosphorus, Rhus toxicodendron D30, Selenium, Sepia, Sulfur

Hinweis: Lumbago ist eine durch sensible Eigenerregung der Lendenwirbelsäule ausgelöster, meist akut („Hexenschuss") einsetzender, zunächst Teilbereiche betreffender, meist stechender Kreuzschmerz, ohne Störung der Ischiaswurzeln; oft mit Lähmungsgefühl, Zwangshaltung, Bewegungssperre u.a. verbunden.

Hinken

bei Gefäßverschlusskrankheit
Nicht ohne ärztliche Begleitung!
Nr. 1 Calcium fluoratum, *Nr. 4 Kalium chloratum, Nr. 8 Natrium chloratum, Nr. 9 Natrium phosphoricum, Nr. 11 Silicea

Hinweis: Ursachen, welche auch noch auf anderen Ebenen, wie zum Beispiel der energetischen, liegen könnten, sind auch in Betracht zu ziehen.

bei Perthes
Nicht ohne ärztliche Begleitung!
*Nr. 1 Calcium fluoratum, *Nr. 2 Calcium phosphoricum, Nr. 5 Kalium phosphoricum, Nr. 7 Magnesium phosphoricum, Nr. 8 Natrium chloratum, Nr. 11 Silicea, Nr. 22 Calcium carbonicum
Die Mineralstoffkombination ist in der Anwendung als Salbe oder Cremegel besonders zu empfehlen.
Homöopathie: Strontium carbonicum, Thallium, Tellurium, Tuberculinum und Luesinum in Hochpotenzen

Hinweis: Es handelt sich dabei um einen Knochenzerfall des Oberschenkelkopfes, begleitet von außerordentlich starken Schmerzen.

bei Schiefstellung des Beckens
Nr. 1 Calcium fluoratum, *Nr. 2 Calcium phosphoricum, Nr. 11 Silicea

Hinweis: Orthopädie

Hinterkopfschmerzen

Spannungen im Hinterkopf – eventuell Vorstufe zur Migräne
*Nr. 2 Calcium phosphoricum, Nr. 7 Magnesium phosphoricum
Homöopathie: Arnica, Belladonna, Calcium phosphoricum, Cimicifuga, Glonoinum, Lilium, Gelsemium D4, Nux vomica, Pulsatilla, Sepia, Silicea, Sulfur, Natrium carbonicum, Natrium sulfuricum, Strontium carbonicum

Bachblüten: Agrimony + Cherry Plum + Rock Rose

Hirn

→ **Gehirn**

Hirndurchblutungsstörung

→ Durchblutungsstörungen

Hitze

bei Beschwerden im Hochsommer
*Nr. 3 Ferrum phosphoricum, Nr. 8 Natrium chloratum, Nr. 10 Natrium sulfuricum
Homöopathie: Crataegus D4, Lachesis D12, Belladonna D30, Aconitum D30, Cantharis D4, Glonoinum, Natrium carbonicum

verbunden mit Druckgefühl und der Angst durchzudrehen
Nr. 9 Natrium phosphoricum
Homöopathie: Apis, Lachesis, Glonoinum, Arsenicum

Wallungen zum Kopf
Nr. 3 Ferrum phosphoricum, Nr. 7 Magnesium phosphoricum
Homöopathie: Belladonna D30, Lachesis D12, Glonoinum D12, Sanguinaria D4/D12 („Gemälde in Rot")

Wallungen – Menopause
Nr. 8 Natrium chloratum, Nr. 13 Kalium arsenicosum, Nr. 14 Kalium bromatum, Nr. 16 Lithium chloratum
Diese Mischung wird kurmäßig genommen

Homöopathie: Lachesis, Sepia, Cicmicifuga, Aurum, Sulfur

Hoden

beim Auftreten verstärkter Schweißabsonderung
Nr. 8 Natrium chloratum
Homöopathie: Dioscorea, Magnesium chloratum, Sepia, Silicea, Sulfur D6, Thuja D6

Bruch
Nicht ohne ärztliche Begleitung!
Nr. 1 Calcium fluoratum, Nr. 11 Silicea
Homöopathie: Clematis, Digitalis (akut), Rhododendron D4, Hamamelis D4, Magnesium chloratum, Spongia

Hinweis: Durch einen Bruch dringen Baucheingeweide in den Hodensack ein. – Chirurgische Versorgung ist notwendig!

geschwollen, füllt sich mit Flüssigkeit
Nr. 2 Calcium phosphoricum, Nr. 4 Kalium chloratum, Nr. 8 Natrium chloratum, *Nr. 10 Natrium sulfuricum, Nr. 11 Silicea
Die Mineralstoffkombination ist in der Anwendung als Salbe oder Cremegel besonders zu empfehlen.

Homöopathie: Apis, Acidum fluoricum, Graphites, Jodum, Pulsatilla, Rhododendron D4, Abrotanum D4

wenn eine Entzündung sich einstellt
Nr. 2 Calcium phosphoricum, *Nr. 3 Ferrum phosphoricum, Nr. 4 Kalium chloratum
Homöopathie: Aconitum, Mercurius biiodatus D30, Pulsatilla D4, Clematis D4, Selenium

Hinweis: Ist oft eine Begleiterscheinung von Mumps.

wenn Verhärtungen auftreten
Nr. 1 Calcium fluoratum
Homöopathie: Conium D4, Phytolacca D4, Aurum D4, Mercurius, Aurum jodatum, Clematis, Spongia (hart)

Hodenquetschung

sofort nach der Verletzung
Nr. 1 Calcium fluoratum, später im Wechsel mit:
Nr. 4 Kalium chloratum, Nr. 5 Kalium phosphoricum
Homöopathie: Acidum oxalicum, Argentum, Arnica D30, Aconitum D30, Colocynthis

tritt die Gefahr einer Verhärtung ein
Nr. 1 Calcium fluoratum
Homöopathie: Spongia D4, Phytolacca D4, Conium D4, Aurum D4

vergrößert sich der Hoden nach der Verhärtung noch weiter
Nr. 1 Calcium fluoratum, Nr. 4 Kalium chloratum

Hoffnungslosigkeit

pessimistisch, schwarzseherisch, negativ
*Nr. 5 Kalium phosphoricum, Nr. 8 Natrium chloratum, Nr. 10 Natrium sulfuricum
Homöopathie: Arnica, Arsenicum, Psorinum, Aurum, Sepia
Bachblüten: Gentian (resigniert leicht)
Gorse (Hoffnungslosigkeit; wartet, was von außen kommt)
Sweet Chestnut (Gefühl der Ohnmacht)
Wild Rose (Kapitulation vor seinem Schicksal, erwartet nichts mehr vom Leben = größte Therapieblockade für Bachblüten)

die eigene Genesung betreffend
Nr. 22 Calcium carbonicum
Homöopathie: Cicmicifuga, Sepia, Calcium carbonicum in Hochpotenz

Hormone

allgemein – für die Hormonproduktion
Nr. 21 Zincum chloratum

Gelbkörperhormonregulierung
Nr. 25 Aurum chloratum natronatum
Homöopathie: Agnus castus
→ **Schilddrüse**

Hormonschwankungen – vor allem weiblich
Nr. 25 Aurum chloratum natronatum

Thymushormonproduktion
Nr. 21 Zincum chloratum

Zur Regulierung des Hormonhaushaltes
Nr. 1 Calcium fluoratum, *Nr. 2 Calcium phosphoricum, Nr. 4 Kalium chloratum, Nr. 5 Kalium phosphoricum, *Nr. 7 Magnesium phosphoricum, Nr. 8 Natrium chloratum, Nr. 11 Silicea, Nr. 13 Kalium arsenicosum, Nr. 26 Selenium
Ohne entsprechende Mineralstoffversorgung im funktionalen Bereich (Betriebsstoffbereich) ist kein geregelter Hormonhaushalt möglich! Im speziellen Fall wäre es gut, einen guten Mineralstoffberater nach Schüßler aufzusuchen.

Homöopathie: Pulsatilla, Natrium chloratum in Hochpotenz

Hornhaut

als Ablagerung von Hornstoff
→ **Hautabsonderungen**
→ **Augen**

an Füßen, Händen, Fersen
Nr. 1 Calcium fluoratum, Nr. 3 Ferrum phosphoricum, Nr. 11 Silicea
Die Mineralstoffkombination ist in der Anwendung als Salbe oder Cremegel besonders zu empfehlen.

Hornstoff

Ablagerungen
Nr. 1 Calcium fluoratum, auch als Salbe, Gel oder Cremegel
Hinweis: Sie treten hauptsächlich als Schwielen an den Händen und als Hornhaut an den Fersen auf.
→ **Haut**

Austritt
Nr. 1 Calcium fluoratum
Homöopathie: Antimonium crudum D4, Graphites D6
Hinweis: Durch eine hohe innere Spannung kann sehr viel von der Nr. 1 verbraucht werden, was dem Hornstoff den Halt nimmt, sodass er verstärkt austritt.
→ **Haut**

Hörstörungen

allgemein
Nr. 1 Calcium fluoratum, Nr. 3 Ferrum phosphoricum, Nr. 4 Kalium chloratum, Nr. 11 Silicea
Nr. 1 und Nr. 11 für die eingeengten Aderwände, durch die das Blut hindurch „pfeift", und die Nr. 3 für die verstärkte Durchblutung der feinen und feinsten Blutgefäße des Hör- und Gleichgewichtsorgans.

Homöopathie: Aconitum D30, Barium carbonicum, Belladonna D30, Chamomilla D30, Arnica D12, Ambra D4, Phosphorus D12, Plumbum D6/D12, Secale D4

Druck im Ohr
Nr. 10 Natrium sulfuricum
Homöopathie: Apis, Belladonna, Capsicum, Graphites D6, Hepar sulfuris, Lachesis, Mercurius solubilis, Pulsatilla

Mittelohrschwellung
Nr. 4 Kalium chloratum

Hörsturz

→ **Ohrerkrankungen**

Hüftgelenk

allmähliche Bewegungseinschränkung
Nr. 1 Calcium fluoratum, Nr. 2 Calcium phosphoricum, Nr. 7 Magnesium phosphoricum, *Nr. 9 Natrium phosphoricum, Nr. 11 Silicea, Nr. 22 Calcium carbonicum

Die Mineralstoffkombination ist in der Anwendung als Salbe oder Cremegel besonders zu empfehlen.

Homöopathie: Argentum metallicum D6, Calcium carbonicum D6, Causticum D6, Ledum D6, Harpagophytum D3, Lithium carbonicum D4, Phosphorus D12, Plumbum D6, Strontium carbonicum D12, Tellurium

Hinweis: Zur Vorbedingung einer erfolgreichen Behandlung gehört die Kontrolle des Schlafplatzes. Ursachen aus weiteren Ebenen, wie zum Beispiel der energetischen, sind ebenfalls in Betracht zu ziehen.

Entzündung mit erhöhter Körpertemperatur
Nr. 3 Ferrum phosphoricum
Der Mineralstoff ist in der Anwendung als Salbe oder Cremegel besonders zu empfehlen.

Knochenveränderungen
*Nr. 1 Calcium fluoratum, *Nr. 2 Calcium phosphoricum, Nr. 7 Magnesium phosphoricum, Nr. 8 Natrium chloratum, Nr. 9 Natrium phosphoricum, Nr. 11 Silicea, Nr. 12 Calcium sulfuricum, Nr. 22 Calcium carbonicum
Die Mineralstoffkombination ist in der Anwendung als Salbe oder Cremegel besonders zu empfehlen.

Homöopathie: Arnica D3 + Ruta D4 + Hypericum D3 zu gleichen Teilen mischen.

Hinweis: Die Mineralstoffe müssen sehr lange – oft jahrelang – genommen werden!

Knorpelveränderungen
Nr. 5 Kalium phosphoricum, *Nr. 8 Natrium chloratum
Der Mineralstoff ist in der Anwendung als Salbe oder Cremegel besonders zu empfehlen.

Homöopathie: Symphytum, Cartilago suis, Causticum, Petroleum, Rhus toxicodendron

Hinweis: Auch wenn es im Gelenk knackt. Bei Gelenkgeräuschen kann auch eine Knorpelveränderung vorliegen.

pochender, klopfender Schmerz mit lokaler Temperaturerhöhung
Nr. 3 Ferrum phosphoricum
Der Mineralstoff ist in der Anwendung als Salbe oder Cremegel besonders zu empfehlen.

Homöopathie: Belladonna D30, Mercurius (nachts), Mezereum (nachts), Viscum album

Schmerzen – akut
Nr. 3 Ferrum phosphoricum
Der Mineralstoff ist in der Anwendung als Salbe oder Cremegel besonders zu empfehlen.

Homöopathie: Colocynthis D4, Bellis D3, Bryonia D4, Gnaphalium D6, Magnesium carbonicum D6, Mezereum D4, Rhus toxicodendron D6, Sanguinaria D4

Schmerzen – chronisch
Nr. 1 Calcium fluoratum, Nr. 2 Calcium phosphoricum, Nr. 8 Natrium chloratum, *Nr. 9 Natrium phosphoricum, Nr. 11 Silicea
Die Mineralstoffkombination ist in der Anwendung als Salbe oder Cremegel besonders zu empfehlen.

Homöopathie: Aesculus D4, Hyoscyamus D4, Kalium carbonicum D6, Causticum D6, Plumbum D6, Rhus toxicodendron D6, Staphisagria D6, Tellurium D4/D12, Bellis perennis D3, Harpagophytum D3

Hühneraugen

allgemein
*Nr. 1 Calcium fluoratum, Nr. 8 Natrium chloratum, Nr. 11 Silicea
Homöopathie: Antimonium crudum D4, Graphites, Thuja

Hundebiss

zur ersten Versorgung: Auswaschen der Wunde – Desinfektion
Sofortige ärztliche Versorgung!
Nr. 3 Ferrum phosphoricum
Homöopathie: Arnica D30, Calendula D4

Hinweis: Zur entsprechenden Versorgung, z.B. Impfung, ist sofort ärztliche Behandlung in Anspruch zu nehmen! Wenn möglich, unbedingt den Hundebesitzer nach erfolgten Impfungen (vorgeschrieben) des Hundes befragen!

Hungergefühl

allgemein
Homöopathie: Acidum fluoricum D12, China D4, Lilium tigrinum D6, Zincum D12
→ „Verlangen nach"

Heißhunger – wenn man plötzlich etwas essen will
Nr. 9 Natrium phosphoricum
Homöopathie: Sulfur (11 Uhr), Jodum, Ignatia (Kummer), Natrium chloratum (10 Uhr), Nux vomica D6, Conium D4, Lycopodium D4, Magnesium chloratum D6, Oleander D4

mangelndes → Appetitlosigkeit

mit großem Durstgefühl
Nr. 8 Natrium chloratum
Homöopathie: Calcium carbonicum, Arsenicum, Spongia, Sulfur

nach dem Essen; oft diffus, unbestimmt; man weiß nicht, was man möchte
Nr. 5 Kalium phosphoricum
Homöopathie: Cina D4, Kalium phosphoricum D12, Sepia D12

wird entspannt durch
Nr. 7 Magnesium phosphoricum, Nr. 8 Natrium chloratum, *Nr. 9 Natrium phosphoricum
Homöopathie: Conium D4, Graphites D6/D12, Jodum D12, Mandragora D12, Ignatia D12, Anacardium D6/D12, Nux vomica, Aurum

Hüsteln

unentwegtes Hüsteln und Räuspern
Nr. 15 Kalium jodatum, Nr. 16 Lithium chloratum
Homöopathie: Spongia D3/D12, Phosphorus D12, Argentum nitricum D12

Hinweis: Dieses Hüsteln tritt sehr häufig bei Schilddrüsenbeschwerden auf; auch nach Reaktorunfällen, bei denen radioaktive Belastungsstoffe frei werden, welche die Schilddrüse belasten.

Husten

abends schlimmer, Schleimrasseln – ohne Auswurf
Nr. 4 Kalium chloratum, *Nr. 6 Kalium sulfuricum, Nr. 8 Natrium chloratum
Homöopathie: Belladonna D30, Hyoscyamus D4, Phosphor D12, Jodum D12, Tartarus emeticus D4, Ignatia D12, Conium D4, Bromum D6, Lycopodium D6

allgemein – weißer zäher Schleim
Nr. 4 Kalium chloratum
Homöopathie: Coccus cacti D6, Corallium rubrum D6, Ipecacuanha D4, Aralia racemosa D4, Hydrastis D4

Hausapotheke: Huflattichtee verflüssigt den Schleim. Schleimlösende Tees: Brusttee, Fencheltee, Anistee. Brustwickel mit warmem Öl zum Lösen – Inhalieren mit Eukalyptusöl ist ebenfalls empfehlenswert.

Hinweis: Der mit dem Mineralstoff Nr. 4 verbundene Husten ist der häufigste, da sich in den Bronchien der Speicher dieses Mineralstoffes befindet und bei Mangel der losgelöste Faserstoff als Abfall anfällt. Als Salbe empfiehlt sich die Kombination aus der Nr. 2, Nr. 4, verbunden mit der Nr. 7.

Auswurf eitrig
Nr. 9 Natrium phosphoricum, Nr. 11 Silicea, Nr. 12 Calcium sulfuricum
Homöopathie: Grindelia D4

bellend
Nr. 2 Calcium phosphoricum
Homöopathie: Aconitum, Belladonna D30, Drosera D4, Gelsemium D4, Kalium bromatum, Phosphorus, Spongia D3, Hyoscyamus D4, Sticta, Verbascum D3, Ambra D6

Hinweis: Vor allem bei den Kindern anzuwenden. Sie haben einen großen Bedarf an diesem Mineralstoff.

krampfartig
Nr. 2 Calcium phosphoricum, *Nr. 7 Magnesium phosphoricum
Homöopathie: Cuprum D6, Ipecacuanha D4, Kalium carbonicum, Mephitis D4, Ambra D6, Drosera D4, Hyoscyamus D4, Stramonium, Zincum

Hausapotheke: Thymiantee

krampfartig im oberen Brustteil
Nr. 11 Silicea
Homöopathie: Ipecacuanha D4, Tartarus emeticus D4, Cuprum D6, Bryonia D6 (Verschlimmerung im warmen Zimmer)

Hausapotheke: Spitzwegerich als Saft oder Tee

locker – verbunden mit Schmerzen in der Brust
Nr. 10 Natrium sulfuricum
Homöopathie: Eupatorium D4, Drosera D6, Aralia D4

Reizhusten
Nr. 2 Calcium phosphoricum, Nr. 8 Natrium chloratum
Homöopathie: *Aconitum D30, Belladonna, Coffea, Ignatia, Spongia D4, Sticta D4, Bryonia D4, Rumex D4, Causticum D6 (heiser, stimmlos), Ambra D4 (nervös)*

Hausapotheke: *Eibischtee, Eibischwurzeltee (mit kaltem Wasser ansetzen, 30 Minuten stehen lassen, abgießen, erst dann erwärmen) – für Kinder: Eibischsirup*

Hinweis: Trockenheit, wie z.B. zu Beginn der Heizperiode, reizt zum Husten. Daher auf eine gute Befeuchtung der Luft achten!

Schleim bräunlich gelb – ocker
Nr. 6 Kalium sulfuricum
Homöopathie: *Hydrastis D6, Kalium bichromicum D12, Pulsatilla D6*

Hinweis: Darf nicht mit Eiter verwechselt werden.

Schleim gelblich grün
Nr. 10 Natrium sulfuricum
Homöopathie: *Dulcamara D6, Hydrastis D4, Kalium bichromicum D12, Pulsatilla D6, Stannum D12*

Schleim honiggelb
Nr. 9 Natrium phosphoricum
Homöopathie: *Hepar sulfuris D6/D10*

Schleim übel riechend – faulig
Nr. 5 Kalium phosphoricum
Homöopathie: *Acidum nitricum D6, Carbo animalis, Guajacum D6, Kreosotum D4, Balsamum peruvianum D4, Stannum D6, Hepar sulfuris D6*

Schleimstau – nach der Nacht
Nr. 4 Kalium chloratum, Nr. 6 Kalium sulfuricum, Nr. 8 Natrium chloratum
Die Mineralstoffkombination ist in der Anwendung als Salbe besonders zu empfehlen.

Homöopathie: *Arsenicum, Digitalis, Calcium carbonicum, Antimonium sulfuratum aurantiacum D4, Scilla, Stannum*

trocken – ohne Schleim
Nr. 3 Ferrum phosphoricum, *Nr. 8 Natrium chloratum
Homöopathie: *Arsenicum, Belladonna, Bryonia, Causticum, Crataegus, Eupatorium, Kalium bromatum, Naphthalinum D12, Corallium rubrum (ohne und mit Schleim), Phosphor D12 (abends), Kalium carbonicum D6, D12, Spongia D12, Sticta D4, Aconitum D30, Corallium rubrum D6 (Schleim rinnt im Rachen hinten hinunter)*

wenn das Hüsteln von einem ständigen Räuspern schwer zu unterscheiden ist
Nr. 2 Calcium phosphoricum, *Nr. 15 Kalium jodatum
Homöopathie: *Spongia D3, Argentum nitricum D12, Phosphorus D12*

wenn der Schleim glasklar und leicht schaumig ist
Nr. 8 Natrium chloratum
Homöopathie: *Alumen D4, Acidum fluoricum D6/D12, Argentum nitricum, Arsenicum, Ipecacuanha, Kalium jodatum, Pulsatilla, Phosphorus D12*

wenn der Schleim im Kehlkopf entsteht – kann locker ausgehustet werden
Nr. 12 Calcium sulfuricum
Homöopathie: *Hepar sulfuris D6 (ähnlich wie Krupp), Spongia D3/D12*

würgend, verbunden mit Brechreiz
Nr. 2 Calcium phosphoricum, Nr. 4 Kalium chloratum, Nr. 7 Magnesium phosphoricum, als „heiße 7", Nr. 8 Natrium chloratum, *Nr. 15 Kalium jodatum
Homöopathie: *Antimonium tartarticum, Corallium rubrum, Lobelia, Ipecacuanha D4, Coccus cacti D4, Drosera D4, Mephitis, Nux vomica, Phosphorus, Scilla, Sepia D6*

Hydrozele

Wasserbruch einer Zyste
Nicht ohne ärztliche Begleitung!
Nr. 10 Natrium sulfuricum

Hyperaktivität

ADS (Aufmerksamkeits-Defizit-Syndrom) oder ADHS (Aufmerksamkeits-Defizit-/Hyperaktivitäts-Störung) als Zeichen innerer Unruhe
→ siehe auch: Altklugheit
*Nr. 2 Calcium phosphoricum, Nr. 5 Kalium phosphoricum, *Nr. 7 Magnesium phosphoricum, Nr. 14 Kalium bromatum, Nr. 15 Kalium jodatum, Nr. 21 Zincum chloratum, Nr. 27 Kalium bichromicum

Homöopathie: Agaricus D12, Arsenicum D30, Valeriana D30, Phosphorus D30, Chamomilla D30, Argentum nitricum D12
Konstitutionsmittel: Calcium phosphoricum

Orthomolekulare Medizin:
Vitamin-B-Komplex, auf genügende Zufuhr von essenziellen Fettsäuren achten (kalt gepresste Salatöle). Vollkorngetreide, Gemüse, frisches Obst der Saison. Weißen Zucker und Süßigkeiten vermeiden!

Hinweis: Weitere Informationen finden sie unter www.ads-hyperaktivitaet.de

aufgekratzt
Nr. 5 Kalium phosphoricum, Nr. 7 Magnesium phosphoricum
Homöopathie: Phosphorus, Coffea, Agaricus

wenn die Kinder nicht zur Ruhe kommen können
*Nr. 2 Calcium phosphoricum, Nr. 7 Magnesium phosphoricum, Nr. 9 Natrium phosphoricum, Nr. 11 Silicea
Homöopathie: Sulfur, Tuberculinum, Agaricus, Zincum, Tarantula hispanica

Hinweis: Die Kinder zeigen nach außen große Aktivität, welche aber eine innere Not darstellt. Sie fühlen sich an die Wand gedrückt. Die große Aktivität ist meistens nichts anderes als Notwehr. –

Die Ernährung ist zu beachten! Eiweiß- oder Phosphorüberschuss vermeiden!

Für Eltern, die sich besonders mit dieser Belastung ihrer Kinder beschäftigen möchten, verweisen wir auf die Homepage einer Elterngruppe in Frankfurt: www.ads-hyperaktivitaet.de
→ Zappeligkeit

Hyperämie

aktive, durch vermehrte Blutzufuhr
Nr. 3 Ferrum phosphoricum
Homöopathie: Aconitum D30, Belladonna D30, Ferrum phosphoricum, Glonoinum, Sanguinaria

Hinweis: Unter Hyperämie ist eine vermehrte Blutfülle in einem Kreislaufabschnitt (Organkreislauf) zu verstehen.

passive, wenn das Abfließen des Blutes behindert ist
*Nr. 1 Calcium fluoratum, Nr. 7 Magnesium phosphoricum, Nr. 9 Natrium phosphoricum, Nr. 11 Silicea
Homöopathie: Arnica D4, Opium, Hyoscyamus, Carbo animalis

wenn durch eine Blutvergiftung bedingt
Nicht ohne ärztliche Begleitung!
Nr. 5 Kalium phosphoricum, Nr. 8 Natrium chloratum
Homöopathie: Phytolacca, Echinacea, Lachesis, Anthracinum, Arsenicum

Hyperazidität

Übersäuerung des Magensaftes – oft stressbedingt
Nr. 8 Natrium chloratum, *Nr. 9 Natrium phosphoricum
Homöopathie: Arsenicum, Capsicum, Iris, Lycopodium, Magnesium phosphoricum, Sulfur, Tabacum, Nux vomica D6, Robinia D4, Argentum nitricum D6/D12, Antimonium crudum D6, Phosphorus D12

Hausapotheke: Tee aus Käsepappel mit Kamille – zu gleichen Teilen gemischt.

Hinweis: Bei der Ernährung darauf achten, dass keine sauren Obstsorten verzehrt werden; Kaffee – Alkohol – Nikotin vermeiden!

Hyperglykämie

→ **Diabetes**
→ **Zuckerkrankheit**
zusätzlich Nr. 27 Kalium bichromicum

Hyperlipidämie

→ **Cholesterin hoch**

Hypermobilität

Nr. 1 Calcium fluoratum, *Nr. 2 Calcium phosphoricum, Nr. 7 Magnesium phosphoricum, Nr. 8 Natrium chloratum, Nr. 9 Natrium phosphoricum, Nr. 11 Silicea

Hinweis: Eine Vorbedingung für eine erfolgreiche Behandlung ist auch die Kontrolle des Schlafplatzes. Einer gesunden vollwertigen Ernährung ist große Bedeutung beizumessen! Ursachen aus anderen

Ebenen, wie zum Beispiel der charakterlichen, sind ebenfalls in Betracht zu ziehen.
→ **Bänder, Sehnen**

Hyperthyreose

allgemein
Überfunktion der Schilddrüse
→ **Schilddrüse**
Nr. 14 Kalium bromatum, Nr. 15 Kalium jodatum, Nr. 16 Lithium chloratum, Nr. 19 Cuprum arsenicosum, Nr. 26 Selenium
Homöopathie: Hedera helix, Lycopus, Magnesium carbonicum, Magnesium fluoratum, Spongia, Jodum und Natrium chloratum in Hochpotenzen

Regulierung der Funktion
Nr. 15 Kalium Jodatum

Unruhe
Nr. 14 Kalium bromatum

reduziert die Jodaufnahme, nervös
Nr. 16 Lithium chloratum

Hormonregulierung
Nr. 19 Cuprum arsenicosum, Nr. 26 Selenium

Hypertonie

→ **Blutdruck**
Nr. 4 Kalium chloratum, Nr. 8 Natrium chloratum, Nr. 10 Natrium sulfuricum

Hinweis: Erhöhung eines Drucks oder einer Spannung über die Norm hinaus. Vor allem ist dabei der Bluthochdruck gemeint.

Orthomolekulare Medizin: Vitamin-B-Komplex, Coenzym Q 10, Selen, Taurin
Ernährung: Proteinarme Kost

Hypertrophie

wenn ein Organ oder Gewebe außerordentlich an Umfang zunimmt
Nr. 5 Kalium phosphoricum, Nr. 7 Magnesium phosphoricum, Nr. 9 Natrium phosphoricum, *Nr. 10 Natrium sulfuricum

Hinweis: Die Zunahme geht ohne Gewebeveränderung vor sich.

Hyperventilation

wenn über den Bedarf hinaus die Lungen mit Luft versorgt werden
Nicht ohne ärztliche Begleitung!
Nr. 2 Calcium phosphoricum, *Nr. 6 Kalium sulfuricum, Nr. 7 Magnesium phosphoricum, als „heiße 7"
Homöopathie: Carbo vegetabilis D30, Tabacum D30

Hypoazidität

Subazidität, wenn im Magensaft zu wenig Säure vorhanden ist
*Nr. 8 Natrium chloratum, Nr. 9 Natrium phosphoricum
Homöopathie: Abies nigra, Anacardium, Acidum muriaticum D3, Acidum aceticum D3, China, Graphites, Natrium carbonicum

Hausapotheke: Mit Zitronensaft die Speisen säuern.

Hypocholie

→ **Galle**

Hypochondrie

eingebildete Krankheit – zur Stärkung
Nr. 5 Kalium phosphoricum, Nr. 8 Natrium chloratum
Homöopathie: Acidum phosphoricum, Agnus, Ambra D3, Calcium carbonicum, Cimicifuga, Conium, Hypericum, Platinum, Nux vomica D30, Ignatia, Sabadilla, Selenium, Sepia, Phosphorus, Staphisagria, Lilium, Arsenicum

Bachblüten: Heather (will im Mittelpunkt stehen)

Hinweis: Letztlich gibt es keine eingebildete Krankheit. Alle Phänomene des Lebens haben ihre Bedeutung. Es kommt auf einen guten Umgang mit ihnen an. Entweder ist das Leiden nicht verständlich, nicht nachvollziehbar, oder der Kranke braucht das Leiden, um Zuwendung zu bekommen, um überleben zu können. Dann hat aber die Frage große Bedeutung, warum der Kranke auf dieses Mittel angewiesen ist und nicht den Mut hat, seine Probleme offen auszusprechen!

Hypoglykämie

→ Diabetes
→ Zuckerkrankheit
zusätzlich Nr. 27 Kalium bichromicum

Hypothyreose

**allgemein
Schilddrüsenunterfunktion**
→ **Schilddrüse**
Nr. 14 Kalium bromatum, Nr. 15 Kalium jodatum, Nr. 19 Cuprum arsenicosum, Nr. 26 Selenium
Homöopathie: Calcium carbonicum, Kalium carbonicum, Barium carbonicum, Graphites

Beklemmungsgefühle, depressive Verstimmung, Unruhe
Nr. 14 Kalium bromatum

Funktion der Schilddrüse, Größe
Nr. 15 Kalium jodatum

Hormonregulierung
Nr. 19 Cuprum arsenicosum

**Grundumsatzsteigerung
Hormonregulierung**
Nr. 26 Selenium

Hypotonie

→ **Blutdruck**
Nr. 5 Kalium phosphoricum, Nr. 8 Natrium chloratum

Hinweis: Erniedrigung einer Spannung oder eines Drucks unter die Norm; z.B. Abnahme des Muskeltonus, des Liquordrucks – des Augeninnendrucks. Hier ist die Erniedrigung des Blutdruckes gemeint, und zwar des arteriellen Blutdrucks auf Werte unter 105/ 60 mm Quecksilbersäule.

Hysterie

Versuch einer neurotischen Scheinlösung
Nr. 3 Ferrum phosphoricum, Nr. 5 Kalium phosphoricum, *Nr. 7 Magnesium phosphoricum, Nr. 9 Natrium phosphoricum, Nr. 11 Silicea
Homöopathie: Asa foetida, Chamomilla, Cimicifuga, Crocus, Lachesis, Ignatia D30, Moschus D30, Nux moschata D30, Platinum, Staphisagria, Valeriana

Hinweis: Die Gabe von Mineralstoffen allein wird dem Leiden, dass die „Nerven durchdrehen", nicht gerecht!

wenn durch eine eingebildete Aufregung der Blutdruck steigt → **Blutdruck**

Ichthyosis

Fischschuppenkrankheit
Nr. 1 Calcium fluoratum, Nr. 3 Ferrum phosphoricum, Nr. 5 Kalium phosphoricum, Nr. 8 Natrium chloratum, Nr. 11 Silicea

Hinweis: Durch einen Mangel an Calcium fluoratum in der Epidermis, der Oberhaut, verliert der Hornstoff seine Elastizität und verhärtet. In Form von harten weißen, kleinen Schuppen auf trockener Haut wird er dann vom Körper abgestoßen, weil er nicht länger gebunden werden kann. Diese Schuppen sind zu unterscheiden von den weichen, leicht gelblichen auf klebrigem Untergrund, welche auf einen Mangel an Kalium sulfuricum hinweisen.

Ikterus

→ **Gelbsucht**

Ileus

**Darmverschluss
Sofortige medizinische Versorgung (Krankenhaus) ist notwendig!**

Hinweis: Bei diesem Krankheitsbild niemals einen Einlauf machen!

Iliosakralgelenke

Kreuz- und Darmbein betreffend
→ **Kreuzdarmbeingelenk**

Immunsystem

**allgemein
zur Stärkung**
Nr. 2 Calcium phosphoricum, *Nr. 3 Ferrum phosphoricum, Nr. 4 Kalium chloratum, Nr. 9 Natrium phosphoricum, Nr. 16 Lithium chloratum, Nr. 23 Natrium bicarbonicum

Homöopathie: Echinacea D2/D4/D6 (5 Globuli täglich beugen Erkältungskrankheiten vor)

Hinweis: Wesentlich für das Immunsystem ist die Absenkung des Säurespiegels. Die Säure „frisst" wertvolle Mineralstoffe, die zum Aufbau des Energiefeldes bzw. Immunfeldes von großer Bedeutung sind.

geschwächt
Nr. 3 Ferrum phosphoricum, Nr. 21 Zincum chloratum
In hohen Dosen!

wird gestärkt
Nr. 3 Ferrum phosphoricum, Nr. 5 Kalium phosphoricum, Nr. 8 Natrium chloratum, Nr. 21 Zincum chloratum

Orthomolekulare Medizin: Lecithin, Taurin, Alphaliponsäure, Flavonoide, Tocopherole, Carotinoide, Vitamin-B-Komplex, Coenzym 10, Vitamin C

Impetigo

Eiter-, Krusten-, Pustelflechte
Homöopathie: Antimonium tartaricum D4, Mercurius solubilis D10, Rhus toxicodendron D12, Calcium carbonicum, Sulfur, Graphites, Mezereum, Arsenicum, Viola tricolor, Hepar sulfuris, Staphisagria
→ Flechte

Impffolgen

Ausschlag
Nr. 2 Calcium fluoratum, Nr. 3 Ferrum phosphoricum, Nr. 4 Kalium chloratum, Nr. 10 Natrium sulfuricum
Die Mineralstoffkombination ist in der Anwendung als Salbe oder Cremegel besonders zu empfehlen: Nr. 4 + Nr. 6 + Nr. 8 + Nr. 10

Homöopathie: Silicea D6, Antimonium tartaricum D4, Sulfur (Ausscheidung)

Hinweis: Der Ausschlag zeigt, dass der Organismus einen Reinigungsprozess durchführen muss. Innere und äußere Anwendung kann empfohlen werden. Der Organismus braucht sehr lange, bis der Körper von den belastenden Substanzen wieder frei ist.

bei wasserhellen Ausscheidungen
zusätzlich Nr. 8 Natrium chloratum

kommt es zu eitrigen Prozessen
Nr. 9 Natrium phosphoricum, Nr. 11 Silicea, Nr. 12 Calcium sulfuricum
Homöopathie: Tartarus stibiatus D6, Hepar sulfuris, Mercurius solubilis

sind die Ausscheidungen nässend und in der Farbe grünlich gelb
zusätzlich Nr. 10 Natrium sulfuricum
Homöopathie: Thuja D6

wenn die Oberhaut auf klebrigem Untergrund abschuppt
Nr. 6 Kalium sulfuricum

Impfung

allgemein zur Vorbeugung von Folgen
Nr. 2 Calcium phosphoricum, Nr. 3 Ferrum phosphoricum, Nr. 4 Kalium chloratum, Nr. 12 Calcium sulfuricum
Jeweils zwei bis drei Wochen vor und nach der Impfung

Homöopathie: Vaccininum D30 (zur Ausleitung), Thuja D30, Berberis D3, Variolinum D12

Hinweis: Bezüglich Impfungen sei angemerkt, dass ein sparsamer Umgang zu empfehlen ist, damit die Belastungen für den Organismus so gering wie möglich gehalten werden.

Impotenz

Geschlechtsschwäche
→ **Sterilität**
Nr. 2 Calcium phosphoricum, *Nr. 5 Kalium phosphoricum, Nr. 7 Magnesium phosphoricum, Nr. 8 Natrium chloratum, Nr. 9 Natrium phosphoricum, Nr. 11 Silicea

Homöopathie: Agnus, Ambra, Barium carbonicum, Caladium, Calcium carbonicum, Ferrum metallicum, Graphites, Jodum, Lycopodium, Phosphorus, Pulsatilla, Sepia, Sulfur, Selenium D6, Staphisagria D12, Conium D4, Acidum phosphoricum D6/D12

Impotenz männlich: Agnus castus D 4: sex. Schwäche, depressiv
Caladium seguinum D1: mangelnde Libido, Ejaculativ praecox
Damiana D1: Libido normal, sexuelle Schwäche
Acidum phosphoricum D3: heftige Libido, mangelnde Erektion, Schwäche – Pollution.

Kalium phosphoricum D6: Nervenschwäche, sexuelle Schwäche, Kreuzschmerzen
Lycopodium D6: präsenile Impotenz, Libido positiv, Erektion schlecht
Selenium D6: Impotenz aus Schwäche
Staphisagria D12: Impotenz neurasthenisch

Bachblüten: Larch (mangelndes Selbstvertrauen, Potenzschwäche), Olive (körperlich-physische Schwäche), Mimulus (Angst)

Hinweis: Hinter der Schwäche verstecken sich meistens noch andere Leiden bzw. Probleme, die genauer betrachtet gehören. Die Mineralstoffe können nur unterstützend wirken.

Infektion

Vorbeugung
*Nr. 3 Ferrum phosphoricum, Nr. 9 Natrium phosphoricum, Nr. 10 Natrium sulfuricum, Nr. 23 Natrium bicarbonicum
Homöopathie: Aconitum D30, Belladonna D30, Echinacea D2

Hinweis: Infektion, Ansteckung: Eindringen von Mikroorganismen (z.B. Bakterien, Viren, Pilze, Parasiten) in einen Makroorganismus (z.B. menschlicher Körper), wo sie haften bleiben und sich vermehren. Das ist allerdings nur bei einem geschwächten Immunfeld (→S. 61f.) möglich.

zur Nachbehandlung
Nr. 2 Calcium phosphoricum, Nr. 4 Kalium chloratum, Nr. 8 Natrium chloratum

Infektionsabwehr
Nr. 3 Ferrum phosphoricum, Nr. 5 Kalium phosphoricum, Nr. 8 Natrium chloratum, Nr. 16 Lithium chloratum, Nr. 21 Zincum chloratum
Homöopathie: Camphora rubini D1 – 1 Tropfen in Grippezeiten

Infektanfälligkeit

schwaches Immunfeld
Ferrum phosphoricum Nr. 3
7 bis 10 Stück pro Tag über Monate eingenommen reduziert die Infektanfälligkeit drastisch.

Infertilität

→ **Sterilität**
→ **Unfruchtbarkeit**

Infertilität, idiopathische

ohne organische Ursache, Häufigkeit 15% – 20%
Nr. 3 Ferrum phosphoricum, *Nr. 5 Kalium phosphoricum, Nr. 8 Natrium chloratum, Nr. 19 Cuprum arsenicosum, *Nr. 21 Zincum chloratum, Nr. 26 Selenium
Orthomolekulare Medizin: Kupfer, Zink, Selen, Eisen, Taurin, Alphaliponsäure, Vitamin-B-Komplex
Tipp: Wichtig ist ein unbelasteter Schlafplatz bezüglich geopathologischer Störungen.

Influenza

→ **Grippe**

Inkontinenz

→ **Harn**
→ **Stuhlabgang**

Innere Unruhe

allgemein
Nr. 4 Kalium chloratum, *Nr. 7 Magnesium phosphoricum, Nr. 14 Kalium bromatum, Nr. 15 Kalium jodatum
Homöopathie: Apis, Jodum, Cimicifuga, Lilium, Staphisagria, Argentum nitricum D12, Phosphorus D12, Nux vomica D30, Arsenicum D6/D12

Bachblüten: Impatiens (Hast), Cherry Plum (zwanghaft)

Insektenstiche

allgemein
Nr. 2 Calcium phosphoricum, Nr. 3 Ferrum phosphoricum, Nr. 4 Kalium chloratum, Nr. 8 Natrium chloratum, Nr. 10 Natrium sulfuricum
Innerlich und äußerlich anzuwenden. Bei starken Reaktionen äußerlich einen Brei auflegen, da die Salbe weniger Wirkstoffe enthält. Die Nr. 2 ist für die Verarbeitung der fremden eingedrungenen Eiweißsubstanzen notwendig. Nr. 3 für den roten Hof, Nr. 8 für die

biologischen Gifte, Nr. 10 für den meistens nachfolgenden Juckreiz.

Homöopathie: *Apis D30, Arsenicum D6/D30, Lachesis D12, Ledum D4, Staphisagria D3/D6*

Insulin

Nr. 6 Kalium sulfuricum, Nr. 21 Zincum chloratum

Interesselosigkeit

→ Apathie

Intertrigo

Hautwolf → Wolf

Iritis

Entzündung der Regenbogenhaut
Nicht ohne ärztliche Begleitung!
*Nr. 3 Ferrum phosphoricum, Nr. 4 Kalium chloratum, Nr. 8 Natrium chloratum, Nr. 11 Silicea
Homöopathie: *Bryonia D4, Glonoinum D12, Belladonna D30, Aconitum D30, Staphisagria D12, Euphrasia D4, Rhus toxicodendron D6, Gelsemium*

Ischialgie

Schmerzen im Bereich der Lendenwirbelsäule
*Nr. 2 Calcium phosphoricum, Nr. 3 Ferrum phosphoricum, Nr. 7 Magnesium phosphoricum, Nr. 11 Silicea
Die Mineralstoffkombination ist in der Anwendung als Salbe oder Cremegel besonders zu empfehlen.

Homöopathie: *Rhus toxicodendron D30, Aconitum D30, Tartarus emeticus D30, Kalium carbonicum D6, Nux vomica D30, Lycopodium D12, Gnaphalium D2*

Hausapotheke: *Empfehlenswert sind Moorbäder, Fango, Gymnastik und Wärme.*

Kälteanwendung ist nur angezeigt, wenn eine Entzündung vorhanden ist.

Ischias

allgemein
Nr. 1 Calcium fluoratum, Nr. 2 Calcium phosphoricum, Nr. 3 Ferrum phosphoricum, Nr. 7 Magnesium phosphoricum, Nr. 8 Natrium chloratum, *Nr. 9 Natrium phosphoricum, *Nr. 11 Silicea, Nr. 19 Cuprum arsenicosum
Zur Kräftigung der Wirbelsäule und Vorbeugung, als Mineralstoffmischung innerlich und als Salbenmischung oder Cremegel äußerlich.

Homöopathie: *Bewährte Mischung: Arnica D3 + Ruta D3 + Hypericum D3 (zu gleichen Teilen) – Aconitum D30, Belladonna D30, Nux vomica D30, Bryonia D4, Tartarus emeticus D30, Causticum D6/D12, Arsenicum, Colocynthis D4*

Hinweis: Viel Gehen ist hilfreich!

Ausstrahlung der Schmerzen in die Hüften
Nr. 5 Kalium phosphoricum, *Nr. 9 Natrium phosphoricum, Nr. 11 Silicea
Homöopathie: *Kalium carbonicum D6, Tellurium*

bei Belastung der Nervenfasern durch Ablagerungen
*Nr. 9 Natrium phosphoricum, Nr. 11 Silicea
Homöopathie: *Bryonia D4, Colchicum D6, Colocynthis D4, Hypericum D3, Ledum D4, Lycopodium D4/D12, Sarsaparilla D4, Sepia D6 D12, Terebinthina D4*

bei Schmerzen mit erhöhter Temperatur
Nr. 3 Ferrum phosphoricum
Homöopathie: *Aconitum, Arsenicum, Bryonia D3, Chamomilla D30, Colocynthis D4, Viscum D4, Nux vomica D30, Belladonna D30*

schießender Schmerz, der immer wieder Pausen macht
Nr. 7 Magnesium phosphoricum, als „heiße 7"
Homöopathie: *Belladonna D30, Chamomilla D3, Coffea D12, Colocynthis D4, Iris D4*

wenn die reißenden Schmerzen in die Beine ausstrahlen
Nr. 8 Natrium chloratum
Homöopathie: *Arsenicum D6, Colchicum D6, Phytolacca D4, Mezereum D4, Tellurium D6, Nux vomica D30, Gnaphalium D2, Colocynthis D4, Rhus toxicodendron D30 bei Bedarf (Überanstrengung, Durchnässung)*

Jetlag

als Folge der Zeitumstellung nach einer Flugreise
Nr. 1 Calcium fluoratum, *Nr. 3 Ferrum phosphoricum, *Nr. 5 Kalium phosphoricum, Nr. 7 Magnesium phosphoricum, Nr. 8 Natrium chloratum, Nr. 11 Silicea, Nr. 25 Aurum chloratum patronatum
Homöopathie: Nux vomica D30, Cocculus D4, Eupatorium perfoliatum D4

Hinweis: Die Problematik besteht für den Organismus in der Umstellung der Organuhr, was durch den Aufenthalt im Freien (einige Stunden) unterstützt werden kann. Die Umstellung erfolgt immer leichter, der Organismus ist lernfähig!

zusätzlich kann überlegt werden
Nr. 25 Aurum chloratum natronatum

Juckreiz

→ **Allergie**

auf klebrigem Untergrund abschuppende Haut
Nr. 6 Kalium sulfuricum, Nr. 10 Natrium sulfuricum, Nr. 13 Kalium arsenicosum
Homöopathie: Graphites D12, Oleander D4, Petroleum D6/D12

Ausscheidung von Schlacken über die Haut
Nr. 10 Natrium sulfuricum, Nr. 12 Calcium sulfuricum, Nr. 13 Kalium arsenicosum
Homöopathie: Berberis D3, Sulfur D4, Lycopodium D6, Pulsatilla D6

Hinweis: Es kommt zum Juckreiz, wenn zu viele Schlackenstoffe im Körper sind, die er schwer ausscheiden kann. Über die Haut ausgeschieden jucken („beißen") diese Stoffe ungemein.

bei Hautjucken ist das Hauptmittel
Nr. 7 Magnesium phosphoricum, Nr. 10 Natrium sulfuricum, Nr. 13 Kalium arsenicosum
Innerlich und äußerlich anzuwenden!

Homöopathie: allgemein: Sulfur D6, Rhus toxicodendron D30, Dolichos D3/D4, Rumex D12, Aconitum D30, Belladonna D30, Comocladia

Bachblüten: Impatiens, Holly (entzündlich), Crab Apple, Water Violet (bei Menschen, die allgemein sehr kitzlig sind)

bei heftigem Juckreiz, wenn die anderen Mineralstoffe nicht helfen
Nr. 13 Kalium arsenicosum
Homöopathie: Mezereum D4, Arsenicum D12 (Brennen und Jucken), Rhus toxicodendron D30 (Jucken und Brennen)

Bläschen mit grünlich-gelblichem Inhalt
Nr. 10 Natrium sulfuricum
Homöopathie: Rhus toxicodendron

Bläschen mit wasserhellem Inhalt
Nr. 8 Natrium chloratum
Homöopathie: Ranunculus bulbosus D6/D12 (bläuliche Bläschen)

Juckreiz am After
*Nr. 6 Kalium sulfuricum, Nr. 8 Natrium chloratum, Nr. 9 Natrium phosphoricum
Die Mineralstoffkombination ist in der Anwendung als Salbe oder Cremegel besonders zu empfehlen.

Homöopathie: Borax D3, Cina D4, Ratanhia D4, Sulfur D4, Berberis D3

Hinweis: Diese Belastung lässt auf Darmpilz (→ Pilz) schließen, kann aber auch auf Hämorrhoiden (→ siehe dort) hinweisen! Unter Umständen kann ein belastender Bürostuhl (Metall) die Ursache sein!

Juckreiz durch Neurodermitis
→ **Neurodermitis**
Homöopathie: Konstitution beachten

Juckreiz im Bereich der weiblichen Geschlechtsorgane
Homöopathie: Sulfur, Sepia D6, Ambra D3, Conium D6, Thuja D6, Lilium tigrinum D6
→ **Scheide**

Nesselsucht – Urticaria
Nr. 4 Kalium chloratum, Nr. 5 Kalium phosphoricum, Nr. 7 Magnesium phosphoricum, Nr. 8 Natrium chloratum, *Nr. 10 Natrium sulfuricum
Homöopathie: Apis D30, Urtica urens D2, Aconitum, Acidum oxalicum, Arsenicum album D30, Dulcamara D4, Calcium carbonicum, Antimonium crudum, Sulfur, Formica rufa, Histaminum hydrochl. in Hochpotenz

Hinweis: Das ist die häufigste Erscheinungsform der allergischen Überempfindlichkeit der Haut und der Schleimhäute als Sofortreaktion auf Reize in Form von Bläschen, Quaddeln.

Kachexie

Auszehrung – Kräfteverfall
Nr. 3 Ferrum phosphoricum, 5*Nr. 5 Kalium phosphoricum, Nr. 8 Natrium chloratum, Nr. 11 Silicea
Homöopathie: Arsenicum album D6, Arnica, Carbo vegetabilis, Veratrum album, Stannum, Acidum aceticum, Tabacum, Plumbum

Hinweis: Da hier nur die wichtigsten Mineralstoffe angegeben sind, ist eine weitere genaue Beobachtung der Belastungen und gesundheitlichen Störungen zu beachten. Es ist meistens eine parenterale (unter Umgehung des Darmtraktes) Ernährung notwendig.

Kahlköpfigkeit

allgemein
Nr. 9 Natrium phosphoricum, *Nr. 11 Silicea, Nr. 21 Zincum chloratum
Homöopathie: Alumina, Barium carbonicum, Calcium carbonicum, China, Graphites, Jodum, Lycopodium, Sepia, Sulfur, Zincum, Phosphorus D12, Silicea D6, Acidum phosphoricum D6 (nervös), Selenium D4, Thallium D6, Pel talpae D6

Kakao

Beschwerden nach dem Genuss von Kakao
Nr. 7 Magnesium phosphoricum

Heißhunger auf Schokolade oder Kakao
Nr. 7 Magnesium phosphoricum

Hinweis: Das im Kakao enthaltene grobstoffliche Magnesium vergrößert den feinstofflichen Bedarf, wodurch die Sucht immer mehr verstärkt wird.

Kallusbildung

wird gefördert durch
Nr. 1 Calcium fluoratum, *Nr. 2 Calcium phosphoricum, Nr. 7 Magnesium phosphoricum, Nr. 11 Silicea
Die Mineralstoffkombination ist in der Anwendung als Salbe oder Cremegel besonders zu empfehlen.

Homöopathie: Symphytum D4, Calcium fluoratum

Verletzungsmittel: Arnica D4, Ruta D4, Hypericum D4, Strontium D6/D12, Strontium carbonicum D6, alle Calciumverbindungen

Kälte

Kältegefühl der Haut
Nr. 2 Calcium phosphoricum
Homöopathie: Hepar sulfuris (Luftzug), Aranea diadema (bis auf die Knochen), Psorinum (friert selbst im Sommer), Arsenicum, Secale cornutum

Hinweis: Wenn der Körper jedes Ausdringen von Körperflüssigkeit, eigentlich von Energie überhaupt verhindern will – Gänsehaut, „Ganslhaut".

Kältegefühl im Kopf
Nr. 2 Calcium phosphoricum
Homöopathie: Chelidonium, Dulcamara, Phosphorus, Sepia, Aranea diadema

Kältegefühl in den Extremitäten (Hände und Füße)
Nr. 8 Natrium chloratum
Homöopathie: Calcium carbonicum, Veratrum album D12, Chelidonium D4 (eisige Fingerspitzen), Sepia D6/D12, Tabacum D30

Kälteschock
Sofortige medizinische Versorgung (Krankenhaus) ist notwendig!
*Nr. 2 Calcium phosphoricum, Nr. 3 Ferrum phosphoricum, Nr. 5 Kalium phosphoricum, Nr. 8 Natrium chloratum

wenn dadurch die Beschwerden gelindert werden
Nr. 3 Ferrum phosphoricum
Homöopathie: Aconitum D30, Veratrum album D12, Tabacum D30

Hinweis: Die vorliegende Entzündung wird in der Kälte abgekühlt.

wenn dadurch die Beschwerden verstärkt werden
Nr. 8 Natrium chloratum, Nr. 11 Silicea

Kandidamykose

→ **Pilzerkrankung**

Karbunkel

→ **Furunkel**

Kampfmischung

→ **Power-Mischung**

Karbunkel

→ **Furunkel**

Karpaltunnel-Syndrom

*Nr. 1 Calcium fluoratum, *Nr. 3 Ferrum phosphoricum, Nr. 5 Kalium phosphoricum, Nr. 8 Natrium chloratum, hier ist besonders die äußere Anwendung als Cremgelmischung wichtig!
Homöopathie: Symphytum, Arnica, Ruta

Orthomolekulare Medizin: Vitamin-B-Komplex hoch dosiert, proteolytische Enzyme

Ernährung: Proteinkonsum reduzieren

Kytta-Salbe, Johannisöl-Einreibungen

Karies

zur Vorbeugung
Nr. 1 Calcium fluoratum, Nr. 2 Calcium phosphoricum, Nr. 7 Magnesium phosphoricum, Nr. 8 Natrium chloratum, Nr. 11 Silicea
Homöopathie: Staphisagria D6, Kreosotum D4, alle Calciumverbindungen

Hinweis: Man beachte auch in diesem Zusammenhang, ob sich jemand „durchbeißen" muss oder ständig ermahnt wird: „Beiß die Zähne zusammen!"

Karzinom – Krebs – Carcinoma

ausschließlich begleitend zur medizinischen Versorgung
Nr. 3 Ferrum phosphoricum, Nr. 4 Kalium chloratum, Nr. 7 Magnesium phosphoricum, Nr. 8 Natrium chloratum, Nr. 9 Natrium phosphoricum, Nr. 11 Silicea, Nr. 13 Kalium arsenicosum
Homöopathie:
Erbrechen: Cuprum aceticum D4
schwach: Acidum aceticum D4
Schmerzen: Passiflora D 2, Urtinktur

Hinweis: Um diesem Problem gerecht zu werden, wird eine Untersuchung des Schlafplatzes durch einen guten Radiästheten empfohlen.

Vorsorge
Nr. 26 Selenium

während der Chemotherapie zur Stärkung
Nr. 3 Ferrum phosphoricum, Nr. 5 Kalium phosphoricum, Nr. 8 Natrium chloratum
In sehr hohen Dosen!

Homöopathie: Passiflora D2 (Schmerz)

Hinweis: Sanfte Methoden dürfen bei schweren Belastungen nicht überschätzt und auch nicht in der Erwartung überfordert werden.

Katarakt – Grauer Star

→ **Star**

Katarrh – Absonderungen der Schleimhäute

allgemein
Nr. 8 Natrium chloratum
Da die Nr. 8 die Schleimhäute aufbaut, ist eine Ausscheidung derselben hauptsächlich mit einem Mangel an diesem Mineralstoff verbunden.

Homöopathie: Hydrastis D4 – dick, gelb, scharf, fadenziehend, Neigung zur Geschwürsbildung

bräunlich-gelblicher Schleim
Nr. 6 Kalium sulfuricum
Homöopathie: Acidum nitricum, Kalium bichromicum D12 (mit Krusten), Kreosotum, Lilium, Secale

dicker, gelblicher Eiter
Nr. 9 Natrium phosphoricum, Nr. 11 Silicea, Nr. 12 Calcium sulfuricum
Homöopathie: Calcium carbonicum; Conium, Hepar sulfuris, Hydrastis, Magnesium sulfuricum, Pulsatilla, Sepia

dünnflüssiger, grünlich gelber Eiter
Nr. 10 Natrium sulfuricum
Homöopathie: Acidum nitricum, Mercurius solubilis, Dulcamara D4, Phosphorus, Silicea

faserstoffhaltig – weiß bis weißgrau – fadenziehend
Nr. 4 Kalium chloratum
Homöopathie: Argentum metallicum (wie Baumwolle), Coccus cacti D4

glasklarer, durchsichtiger Schleim
Nr. 8 Natrium chloratum
Homöopathie: Arnica, Arsenicum, Acidum nitricum, Cepa D3, Euphorbium, Euphrasia, Jodum, Kalium jodatum, Rumex, Silicea, Sulfur

Katarrh der Ohrtrompete

→ **Ohrerkrankungen**

Katheter

Beschwerden nach Einführung eines Katheters
Nr. 3 Ferrum phosphoricum
Homöopathie: Arnica D30

zur Entspannung vor der Anwendung
Nr. 7 Magnesium phosphoricum
Homöopathie: Aconitum D30, Argentum nitricum D12

Katzenallergie

→ **Allergie**

Kehlkopf

Entzündung
*Nr. 3 Ferrum phosphoricum, Nr. 6 Kalium sulfuricum, Nr. 8 Natrium chloratum, Nr. 9 Natrium phosphoricum, Nr. 11 Silicea
Homöopathie: Aconitum D30, Belladonna D30, Apis D30, Hepar sulfuris, Spongia D3, Drosera, Verbascum, Jodum, Causticum, Phosphorus, Gelsemium, Kalium carbonicum
chronisch: Sulfur D4 (Ausschwemmung)

Kehlkopflähmung – Larynxparese
Sofortige medizinische Versorgung (Krankenhaus) ist notwendig!
Nr. 5 Kalium phosphoricum, Nr. 12 Calcium sulfuricum

Kehlkopfödem
Es muss dringend ärztliche Hilfe in Anspruch genommen werden!
Nr. 4 Kalium chloratum, Nr. 6 Kalium sulfuricum, Nr. 8 Natrium chloratum

Keloid

Wulstnarbe
*Nr. 1 Calcium fluoratum, Nr. 5 Kalium phosphoricum, Nr. 8 Natrium chloratum
Homöopathie: Silicea D12, Hekla-Lava D4, Carbo animalis D4, Graphites D6/D12

Hausapotheke: Aristolochia-Salbe

Hinweis: Eine Wulstnarbe ist eine gutartige, derbe, knotige bis bandartige Bindegewebswucherung der Haut, meistens nach Verletzungen. Durch regelmäßiges Verwenden einer guten Wundsalbe kann die Bildung eines Keloids vermieden werden!

Keratitis

→ **Augen**
Hinweis: Keratitis, Korneitis: Sammelbegriff für Krankheiten (Entzündungen) der Hornhaut des Auges

Keuchhusten
Nicht ohne ärztliche Begleitung!

allgemein
Nr. 2 Calcium phosphoricum, Nr. 5 Kalium phosphoricum, *Nr. 7 Magnesium phosphoricum, Nr. 8 Natrium chloratum, Nr. 10 Natrium sulfuricum
Homöopathie: Aconitum D30, Ambra D3 (nervös), Antimonium tartaricum D4, Arsenicum D6, Conium D4, Corallium rubrum D6, Cuprum D6/D30, Drosera D4, Hyoscyamus D4, Mephitis D4, Naphthalinum D12, Pertussinum D30 (zu Beginn und am Ende), Spongia D3, Belladonna D30, Ipecacuanha D4, Coccus cacti D6, Sticta D4, Stramonium, Veratrum album D4/D12, Zincum, Cina

Hausapotheke: Thymiantee

verbunden mit Fieber
Nr. 3 Ferrum phosphoricum
Homöopathie: Belladonna D30 (auch vorbeugend)

wenn der Schleim milchig-weiß und fadenziehend ist
Nr. 4 Kalium chloratum
Homöopathie: Coccus cacti D4, Ipecacuanha D4, Lycopodium D6/D12, Sepia D6/D12, Phosphorus D12

wenn der Schleim wässrig, glasklar-durchsichtig ist
Nr. 8 Natrium chloratum

Kiefer

Kiefergelenk-Arthrose (krankhafte Verformung des Knochens)
Nr. 1 Calcium fluoratum, Nr. 2 Calcium phosphoricum, Nr. 8 Natrium chloratum, *Nr. 9 Natrium phosphoricum, Nr. 11 Silicea
Die Mineralstoffkombination ist in der Anwendung als Salbe oder Cremegel besonders zu empfehlen.

Homöopathie: Acidum nitricum D6, Hekla-Lava D4, Petroleum D12

Hinweis: Die „inneren" Ursachen dürfen nicht übersehen werden, z.B. wenn sich jemand durch das Leben „durchbeißen" muss.

Kiefersperre
Nr. 2 Calcium phosphoricum, *Nr. 7 Magnesium phosphoricum, als „heiße 7"
Homöopathie: Belladonna, Cicuta, Cuprum, Hyoscyamus, Nux vomica, Magnesium phosphoricum D30, Stramonium, Zincum

wenn beim Kauen Gelenkgeräusche zu hören sind: Knarren, Schaben
Nr. 2 Calcium phosphoricum, Nr. 7 Magnesium phosphoricum, *Nr. 8 Natrium chloratum
Die Mineralstoffkombination ist in der Anwendung als Salbe oder Cremegel besonders zu empfehlen.

Homöopathie: Acidum nitricum D4, Rhus toxicodendron D6/D12, Petroleum D12

Kieferhöhle

Druck in der Kieferhöhle
Nr. 4 Kalium chloratum, Nr. 6 Kalium sulfuricum, *Nr. 8 Natrium chloratum, Nr. 10 Natrium sulfuricum
Die Mineralstoffkombination ist in der Anwendung als Salbe oder Cremegel besonders zu empfehlen.

Homöopathie: Cinnabaris D4 (Verschlimmerung durch Bücken), Kalium bichromicum D12

Schmerzen
Nr. 3 Ferrum phosphoricum

Vereiterung
Nr. 4 Kalium chloratum, *Nr. 9 Natrium phosphoricum, Nr. 11 Silicea, Nr. 12 Calcium sulfuricum
Homöopathie: Hepar sulfuris, Hydrastis, Kalium jodatum, Mercurius solubilis, Thuja

Kieferklemme

→ Kiefer

Kieferknochen

bei Auftreten von harten Geschwülsten
*Nr. 1 Calcium fluoratum, Nr. 9 Natrium phosphoricum, Nr. 11 Silicea
Homöopathie: Hekla-Lava D4, Aurum metallicum D6/D12

bei Beschwerden
Nr. 1 Calcium fluoratum, Nr. 2 Calcium phosphoricum, *Nr. 9 Natrium phosphoricum, Nr. 10 Natrium sulfuricum, Nr. 11 Silicea
Die Mineralstoffkombination ist in der Anwendung als Salbe oder Cremegel besonders zu empfehlen.

bei Schmerzen, verbunden mit dem Verlangen nach frischer Luft
Nr. 6 Kalium sulfuricum
Homöopathie: Lachesis D12

wenn der Geruch aus der Nase übel riecht
Nr. 5 Kalium phosphoricum
Homöopathie: Acidum nitricum D6, Kreosotum D6

wenn feuchtes Wetter eine Verschlechterung bringt
Nr. 6 Kalium sulfuricum, Nr. 10 Natrium sulfuricum
Homöopathie: Dulcamara D4, Thuja D4, Rhus toxicodendron D30

Kiefersperre

→ Kiefer

Kinder[367]

bei großer Reizbarkeit
Nr. 2 Calcium phosphoricum, Nr. 9 Natrium phosphoricum, *Nr. 11 Silicea

---

367 Siehe auch „Schüßler-Salze für Ihr Kind" (→ S. 703).

Homöopathie: Phosphorus, Nux vomica, Staphisagria, Chamomilla

Bachblüten: Cherry Plum

bei Neigung zu Weinerlichkeit
*Nr. 5 Kalium phosphoricum, Nr. 8 Natrium chloratum
Homöopathie: Pulsatilla, Ignatia, Acidum phosphoricum

Bachblüten: Heather, Chicory

einen festen und schlanken Körperbau unterstützen
Nr. 1 Calcium fluoratum, Nr. 7 Magnesium phosphoricum

Kräftigung der Beinknochen, damit die Gehversuche unterstützt werden
Nr. 1 Calcium fluoratum, *Nr. 2 Calcium phosphoricum, Nr. 7 Magnesium phosphoricum

wenn das Kind bei den ersten Schritten Angst vor dem Fallen zeigt
*Nr. 2 Calcium phosphoricum, Nr. 9 Natrium phosphoricum, Nr. 11 Silicea

Bachblüten: Larch (mangelndes Selbstvertrauen)

Kinderkrankheiten

1. Stadium im Krankheitsverlauf – solange sich der Organismus wehrt
Nr. 3 Ferrum phosphoricum
Homöopathie: Aconitum, Belladonna D30, Ferrum phosphoricum D12, Dulcamara, Arnica

2. Stadium der Krankheit – wenn sich die Krankheit im Körper festzusetzen droht, meistens von Schwellungen begleitet
Nr. 4 Kalium chloratum
Homöopathie: Apis, Bryonia, Cantharis, Berberis

3. Stadium der Krankheit – wenn sich die Krankheit festgesetzt hat und der Organismus die in den Zellen abgelagerten Krankheitsstoffe aus dem Körper ausräumt
Nr. 6 Kalium sulfuricum
Homöopathie: Mercurius, Hepar sulfuris, Hydrastis, Acidum nitricum, Myristica sebifera D4, Kreosotum, Arsenicum, Pyrogenium D30

zur Genesung und Stärkung
*Nr. 2 Calcium phosphoricum, Nr. 5 Kalium phosphoricum, Nr. 8 Natrium chloratum
Homöopathie: Abrotanum D3, Acidum phosphoricum D4, China D4, Natrium chloratum D30, Sulfur

Kinderschlaf

bei Störungen
Nr. 2 Calcium phosphoricum, *Nr. 7 Magnesium phosphoricum, als „heiße 7"
Homöopathie: Chamomilla D6 (bei Kleinkindern), Cypripedium D4 (lacht und spielt in der Nacht)

*Bachblüten:
Cherry Plum (unruhiger Schlaf, sehr spätes Einschlafen)
White Chestnut (kann Gedanken nicht abschalten)
Scleranthus (tagsüber müde, nachts aktiv)
Rock Rose + Agrimony (kommt nachts mit Ausreden ohne ersichtlichen Grund ans Bett der Eltern)*

Hinweis: Eine Vorbedingung einer erfolgreichen Behandlung ist auch die Kontrolle des Schlafplatzes. Die „inneren" Ursachen dürfen nicht übersehen werden.

Kinnbacken

verhärtete Geschwülste im Bereich der Kinnbacken
Nr. 1 Calcium fluoratum

wenn sich die Muskeln im Bereich der Kinnbacken verkrampfen
*Nr. 2 Calcium phosphoricum, Nr. 3 Ferrum phosphoricum, Nr. 7 Magnesium phosphoricum, Nr. 9 Natrium phosphoricum
Die Mineralstoffkombination ist in der Anwendung als Salbe oder Cremegel besonders zu empfehlen.

Homöopathie: Zincum D30, Magnesium phosphoricum D30

Kitzelgefühl

im Hals
Nr. 3 Ferrum phosphoricum, *Nr. 8 Natrium chloratum
Homöopathie: Conium D4, Phosphorus D12, Hyoscyamus D12, Arnica D12, Lachesis D12

im Hals durch einen vergrößerten Zapfen
Nr. 1 Calcium fluoratum
Homöopathie: Apis D4, Alumina D12, Hyoscyamus D4

verstärkt am ganzen Körper
Nr. 7 Magnesium phosphoricum
Homöopathie: Phosphorus D12

Hinweis: Dieses Kitzelgefühl deutet auf eine energetische Überladung hin, welche durch ein Duschbad mit biochemischem Duschgel für Körper und Haare (siehe äußere Anwendungen im ersten Teil, S. 163) oder durch öfteres Brausen abgeleitet werden kann.

Wenn Menschen besonders kitzlig sind, sind sie chronisch überladen, sie können die Energie nicht fließen lassen. Eine besondere Bedeutung kommt auch den Stellen zu, an denen der Mensch besonders kitzlig ist.

Kleinmütigkeit

→ **Teilnahmslosigkeit, Lebensüberdrüssigkeit, Apathie**
*Nr. 5 Kalium phosphoricum, Nr. 8 Natrium chloratum, Nr. 10 Natrium sulfuricum

Klimakterium

→ **Wechseljahre**

Klimawechsel

bei Beschwerden
Nr. 2 Calcium phosphoricum, *Nr. 3 Ferrum phosphoricum, Nr. 4 Kalium chloratum, Nr. 5 Kalium phosphoricum, Nr. 8 Natrium chloratum, Nr. 9 Natrium phosphoricum, Nr. 10 Natrium sulfuricum, Nr. 25 Aurum chloratum natronatum
Homöopathie: Aconitum D30, Belladonna D30, Nux vomica D30, Carduus marianus D2, Okoubaka D2, Dulcamara

Klopfen

klopfender Schmerz in den Schläfen
*Nr. 3 Ferrum phosphoricum, Nr. 9 Natrium phosphoricum, Nr. 11 Silicea
Homöopathie: Aconitum D30, Belladonna D30, Lachesis D30, Glonoinum D30

klopfender Schmerz – wo auch immer im Körper (z.B. im Kopf)
Nr. 3 Ferrum phosphoricum
Homöopathie: Aurum metallicum, Argentum nitricum, Belladonna D30, Aconitum D30, Sanguinaria D12

Kloßgefühl

→ **Hals**

Knacken der Gelenke

allgemein
Nr. 8 Natrium chloratum, Nr. 17 Manganum sulfuricum
Dieser Mineralstoff sollte in diesem Fall unbedingt zusätzlich als Salbe oder Cremegel eingesetzt werden!

Homöopathie: Petroleum D12, Causticum D6/D12, Rhus toxicodendron D6/D12

Knickfuß

→ **Umknicken der Knöchel**

Knie

Entzündung
Nr. 3 Ferrum phosphoricum, auch als Salbe, Gel oder Cremegel
Homöopathie: Acidum benzoicum, Belladonna, Bryonia D3, Colchicum, Apis D6, Ledum D4, Pulsatilla D6, Sticta D6, Sulfur D4
Erguss: Arsenicum D6, Jodum

Hinweis: Die Temperatur im Knie ist erhöht.

geschwollen – auf Druck nicht empfindlich, aber eine Vertiefung bleibt zurück
Nr. 4 Kalium chloratum, Nr. 8 Natrium chloratum, *Nr. 10 Natrium sulfuricum, Nr. 11 Silicea
Homöopathie: Kalium jodatum D4, Sulfur jodatum D4

Kniegelenkarthrose – Deformation
Nr. 1 Calcium fluoratum, Nr. 2 Calcium phosphoricum, Nr. 8 Natrium chloratum, *Nr. 9 Natrium phosphoricum, Nr. 11 Silicea

Die Mineralstoffkombination ist in der Anwendung als Salbe oder Cremegel besonders zu empfehlen.

Hinweis: Bei Übergewicht ist eine Entlastung durch Gewichtsabnahme günstig.

rheumatische Schmerzen – auf Druck empfindlich, keine bleibende Vertiefung
*Nr. 8 Natrium chloratum, Nr. 9 Natrium phosphoricum, Nr. 11 Silicea
Die Mineralstoffkombination ist in der Anwendung als Salbe oder Cremegel besonders zu empfehlen.

Homöopathie: Acidum benzoicum D3, Berberis D3, Colchicum D6, Lithium carbonicum D3, Acidum oxalicum D3

Schmerzen
Nr. 1 Calcium fluoratum, Nr. 2 Calcium phosphoricum, Nr. 8 Natrium chloratum, *Nr. 9 Natrium phosphoricum, Nr. 11 Silicea
Die Mineralstoffkombination ist in der Anwendung als Salbe oder Cremegel besonders zu empfehlen.

Homöopathie: Acidum fluoricum D6/D12, Arnica D4, Sepia D6, Kalium carbonicum D6, Harpagophytum D3, Bryonia D4 (jede Bewegung tut weh), Apis D4

versteift
*Nr. 1 Calcium fluoratum, Nr. 8 Natrium chloratum, Nr. 11 Silicea

Homöopathie: Causticum D6, Calcium carbonicum D12

Knöchel

→ Umknicken der Knöchel

Knochen

Aufbau
Nr. 1 Calcium fluoratum, Nr. 2 Calcium phosphoricum, Nr. 5 Kalium phosphoricum, Nr. 7 Magnesium phosphoricum, Nr. 8 Natrium chloratum, Nr. 11 Silicea, Nr. 17 Manganum sulfuricum
Die Mineralstoffkombination ist in der Anwendung als Salbe oder Cremegel besonders zu empfehlen.

Homöopathie: Calcium carbonicum, Strontium carbonicum, Symphytum, Silicea

bei Entkalkung der Knochen – brüchig
*Nr. 2 Calcium phosphoricum, Nr. 9 Natrium phosphoricum

Homöopathie: Phosphorus, Calcium carbonicum, Lycopodium, Silicea, Strontium carbonicum

Deformierungen – Veränderungen – Arthrose
Nr. 1 Calcium fluoratum
Homöopathie: Hekla-Lava D4/D12, Acidum formicicum D12, Spirea ulmaria D4, Causticum D6/D12

für die Härte der Knochen sorgt
Nr. 1 Calcium fluoratum, Nr. 7 Magnesium phosphoricum

Überbeine
*Nr. 1 Calcium fluoratum, Nr. 11 Silicea
Homöopathie: Hekla-Lava D4, Mezereum D4 (schmerzhaft), Acidum benzoicum D3

zusätzlich sollte bei Knochenbeschwerden immer auch überlegt werden
Nr. 22 Calcium carbonicum
Homöopathie: Asa foetida D6, Thallium D6, Tellurium metallicum D6, Strontium D6/D12

Knochenauswüchse

Knochenauftreibungen – Überbeine
*Nr. 1 Calcium fluoratum, Nr. 11 Silicea
Homöopathie: Hekla-Lava D4, Mezereum D4 (schmerzhaft), Kalium jodatum

Knochenbrüche

als erste Hilfe und für die Schmerzen
Nr. 3 Ferrum phosphoricum
*Homöopathie: Bellis perennis D3 (Quetschungen)
Bewährte Mischung: Arnica D4 + Ruta D3 + Hypericum D4 mischen zu gleichen Teilen*

für das Zusammenwachsen
Nr. 1 Calcium fluoratum, Nr. 2 Calcium phosphoricum, Nr. 11 Silicea
Die Mineralstoffkombination ist in der Anwendung als Salbe oder Cremegel besonders zu empfehlen.

Homöopathie: Symphytum D4 (Kallusbildung)

Schmerzen an alten Bruchstellen
Nr. 8 Natrium chloratum, Nr. 9 Natrium phosphoricum, *Nr. 11 Silicea, Nr. 22 Calcium carbonicum
Die Mineralstoffkombination ist in der Anwendung als Salbe oder Cremegel besonders zu empfehlen.

Homöopathie: Strontium carbonicum D12, Rhododendron D6 (Wetterwechsel), Calcium phosphoricum D6, Rhus toxicodendron D6 (Durchnässung, Überanstrengung)

wenn die Schmerzen rasch die Stelle wechseln und in Schüben sich ereignen
Nr. 7 Magnesium phosphoricum
Homöopathie: Hypericum D4, Kalium carbonicum D6, Strontium carbonicum D12, Mercurius solubilis D6

zusätzlich sollte bei allen Knochenleiden verabreicht werden
Nr. 22 Calcium carbonicum
Homöopathie: Acidum hydrofluoricum D6/D12, Hyoscyamus D4, Aurum metallicum D6/D12

Knocheneiterung

Fistel
Nr. 1 Calcium fluoratum, Nr. 8 Natrium chloratum, *Nr. 9 Natrium phosphoricum, Nr. 10 Natrium sulfuricum, Nr. 11 Silicea, Nr. 12 Calcium sulfuricum
Homöopathie: Acidum nitricum D6, Strontium carbonicum D12, Acidum fluoricum D6/D12

mit üblem Geruch
Nr. 1 Calcium fluoratum, *Nr. 5 Kalium phosphoricum, Nr. 8 Natrium chloratum, Nr. 9 Natrium phosphoricum, Nr. 11 Silicea, Nr. 12 Calcium sulfuricum
Homöopathie: Tellurium D6, Asa foetida D4

Knochenhautentzündung – Periostitis

Entzündung verbunden mit Erwärmung
Nr. 3 Ferrum phosphoricum
Homöopathie: Aconitum, Belladonna, Mezereum D4, Mercurius solubilis D6, Phytolacca D4, Colchicum D6

wenn eine harte Geschwulst auftritt
*Nr. 1 Calcium fluoratum, Nr. 11 Silicea

Homöopathie: Acidum fluoricum D6, D12, Hekla-Lava D4, Aurum metallicum D6 (Zerstörung des Knochens)

zur Behandlung
Nr. 1 Calcium fluoratum, Nr. 4 Kalium chloratum, Nr. 8 Natrium chloratum, *Nr. 9 Natrium phosphoricum

Die Mineralstoffkombination ist in der Anwendung als Salbe oder Cremegel besonders zu empfehlen.

Homöopathie: Acidum phosphoricum D4, Guajacum D6, Rhus toxicodendron D6, Calcium phosphoricum D6

Knochenlücken

→ Fontanelle

Knochenrheuma

ziehende, bohrende Schmerzen
Nr. 8 Natrium chloratum, *Nr. 9 Natrium phosphoricum, Nr. 10 Natrium sulfuricum, Nr. 11 Silicea, Nr. 12 Calcium sulfuricum
Die Mineralstoffkombination ist in der Anwendung als Salbe oder Cremegel besonders zu empfehlen.

Homöopathie: Colchicum D6, Phytolacca D4, Ruta D3, Strontium carbonicum D12

Knochenwachstum

Störungen – vor allem bei Kindern
Nr. 1 Calcium fluoratum, Nr. 2 Calcium phosphoricum, Nr. 5 Kalium phosphoricum, Nr. 7 Magnesium phosphoricum, Nr. 8 Natrium chloratum, Nr. 11 Silicea, Nr. 22 Calcium carbonicum
Die Mineralstoffkombination ist in der Anwendung als Salbe oder Cremegel besonders zu empfehlen.

Homöopathie: Symphytum, Calcium-Verbindungen, Erbnosoden

Knorpel

Aufbau
Nr. 5 Kalium phosphoricum, *Nr. 8 Natrium chloratum, Nr. 17 Manganum sulfuricum
Zusätzlich: Chondroitinsulfat

Homöopathie: Symphytum, Cartilago suis (Organpräparat)

bei Gelenkgeräuschen, wenn der Knorpel reibt
Nr. 8 Natrium chloratum

Geschwulst, wenn der Knorpel aufgetrieben ist
*Nr. 8 Natrium chloratum, Nr. 9 Natrium phosphoricum, Nr. 11 Silicea

Die Auftreibung ereignet sich durch die Einlagerung von Säurekristallen, durch welche sich der Knorpel entzündet und anschwillt. (→ Gicht, Rheumatismus)

Knorpelschäden
Nr. 8 Natrium chloratum, Nr. 17 Manganum sulfuricum
Homöopathie: Cartilago, Echinacea, Ruta D4, Argentum metallicum D6/D12, Petroleum

Knoten

auf der weiblichen Brust – verhärtet
Nicht ohne ärztliche Begleitung!
*Nr. 1 Calcium fluoratum, Nr. 11 Silicea, Nr. 12 Calcium sulfuricum
Homöopathie: Phytolacca D4, Conium D4

Knötchenflechte

Nr. 1 Calcium fluoratum, Nr. 3 Ferrum phosphoricum, Nr. 5 Kalium phosphoricum, Nr. 8 Natrium chloratum, Nr. 9 Natrium phosphoricum, Nr. 10 Natrium sulfuricum
Homöopathie: Stoffwechsellage beachten: in Gruppen: Tellurium. Antimonium crudum, Arsenicum album, Ledum, Phytolacca, Mercurius, Phosphor, Sulfur, Lycopodium

Kohlenoxydvergiftung

wenn der Schädel „brummt", z.B. nach einer langen Autofahrt, nach einem Einkaufsbummel in der Stadt, beim starken Straßenverkehr
Nr. 8 Natrium chloratum, Nr. 10 Natrium sulfuricum
Homöopathie: Cocculus D4, Nux vomica D6/D12

Hinweis: Es handelt sich dabei sowohl um das Kohlendioxyd wie um das bei unvollständiger Verbrennung entstehende Kohlenmonoxyd.

Koliken

allgemein
Nr. 7 Magnesium phosphoricum, als „heiße 7"
Homöopathie: Colocynthis D4, Chamomilla D3, Cuprum D6, Nux vomica D6

Hausapotheke: Fencheltee, Kümmeltee, Kamillentee

Bauchschneiden
Nr. 7 Magnesium phosphoricum, als „heiße 7"
Homöopathie: Colocynthis D4, Nux vomica D6, Lycopodium D4

Hinweis: Wenn die Winde nur in kleinen Mengen abgehen und keine Erleichterung bringen.

Blähungen, begleitet von saurem Aufstoßen
Nr. 9 Natrium phosphoricum
Homöopathie: Nux vomica D4, Robinia pseudacacia D12, Dioscorea D4, Iris versicolor D4

Blähungskolik
Nr. 20 Kalium-Aluminium sulfuricum
Homöopathie: Conium D12, Antimonium crudum D12, Chamomilla D3, Argentum nitricum D12

Blähungskolik kleiner Kinder, wenn Beine und Arme angezogen werden
Nr. 7 Magnesium phosphoricum
Homöopathie: Nux moschata, Cina D4, Colocynthis D4, China D4 (streckt die Beine)

Hausapotheke: Teemischung aus Kamille, Anis und Fenchel (→ Blähungen)

des Magen-Darm-Traktes
Nr. 19 Cuprum arsenicosum
Homöopathie: Nux vomica, Cuprum D6

durch Säureüberschuss, wenn sich der Magen verkrampft
Nr. 9 Natrium phosphoricum
Homöopathie: Nux vomica D6, Conium D4

durch Stauung der Winde im Dickdarm
Nr. 10 Natrium sulfuricum

Hinweis: Wenn die Schlacke vom Körper nicht gut abgebaut werden kann.

in der Nabelgegend
*Nr. 7 Magnesium phosphoricum, Nr. 10 Natrium sulfuricum
Homöopathie: Ipecacuanha D4, Thuja D6, Cina D4, Chamomilla D3, Thuja D6, Calcium carbonicum D6, Calcium phosphoricum D6, Calcium fluoratum D6/D12

Seitenstechen durch Schmerzen in der Milz
Nr. 7 Magnesium phosphoricum

Homöopathie: Ceanothus, Acidum phosphoricum, Guajacum

Hinweis: Diese Beschwerden deuten auf eine Überforderung des energetischen Feldes hin. Achten auf Energiefeldhygiene und allzu große Überforderungen vermeiden. Tritt vermehrt in der Pubertät auf.

Kolitis

akute
Nr. 3 Ferrum phosphoricum, Nr. 5 Kalium phosphoricum, Nr. 8 Natrium chloratum
Homöopathie: *Veratrum album D4, Arsenicum D6, Mercurius solubilis D6, Mercurius corrosivus D4, Podophyllum D6*

Hinweis: Es handelt sich um eine Schleimhautentzündung des Dickdarms.

chronisch
Nicht ohne ärztliche Begleitung!
*Nr. 3 Ferrum phosphoricum, Nr. 5 Kalium phosphoricum, Nr. 8 Natrium chloratum, Nr. 10 Natrium sulfuricum
Homöopathie: *Sulfur D4, Aethiops antimonialis D4, Ambra D3, Baptisia D6*

Hausapotheke: Tierkohle, Heilerde

Kolitis, ulzerierende

Nr. 3 Ferrum phosphoricum, Nr. 4 Kalium chloratum, Nr. 5 Kalium phosphoricum, Nr. 8 Natrium chloratum, Nr. 9 Natrium phosphoricum, Nr. 10 Natrium sulfuricum, Nr. 12 Calcium sulfuricum
Homöopathie: *Acidum nitricum, Croton, Mercurius solubilis und corrosivus, Ambra, Argentum nitricum*

Kollaps

nach Schock
Nr. 3 Ferrum phosphoricum, Nr. 5 Kalium phosphoricum, Nr. 12 Calcium sulfuricum
Homöopathie: *Opium D200, Aconitum D200 (1x5), Veratrum D3*

verbunden mit Ohnmacht
*Nr. 3 Ferrum phosphoricum, Nr. 5 Kalium phosphoricum
Homöopathie: *Aconitum D30, Camphora rubini D1, Arnica D30, Gelsemium D30, Nux moschata D30*

verbunden mit Übelkeit
Sofortige medizinische Versorgung (Krankenhaus) ist notwendig!
Nr. 2 Calcium phosphoricum, Nr. 3 Ferrum phosphoricum, *Nr. 5 Kalium phosphoricum
Homöopathie: *Veratrum album D4, Tabacum D30, Arsenicum D30, Carbo vegetabilis D30*

Konjunktivitis

→ **Bindehautentzündung**

Homöopathie: *Belladonna D30, Euphrasia D4*
allergisch: *Euphorbium D4*
chronisch: *Pulsatilla, Sulfur*

Konstitution

Förderung einer allgemein guten Konstitution
Nr. 1 Calcium fluoratum, *Nr. 2 Calcium phosphoricum, Nr. 5 Kalium phosphoricum, Nr. 8 Natrium chloratum, Nr. 11 Silicea, Nr. 22 Calcium carbonicum
Homöopathie: *Erbnososden in der Schwangerschaft, dann Konstitutionsmittel*

Konzentrationsschwäche

in der Schule → **Lernen**
Homöopathie: *Phosphorus D30, Ambra D3 (Sorgen)*

Kopfgrind

→ **Milchschorf**

Kopfgrippe

als ob man einen Schlag gegen den Kopf bekommen hätte
*Nr. 3 Ferrum phosphoricum, Nr. 4 Kalium chloratum, Nr. 6 Kalium sulfuricum, Nr. 8 Natrium chloratum, *Nr. 10 Natrium sulfuricum, Nr. 12 Calcium sulfuricum
Homöopathie: *Eupatorium perfoliatum D4, Gelsemium D4*

Hinweis: Die Beschwerden betreffen hauptsächlich die Schleimhäute und sind sehr belastend.

Kopfhaut

Schuppen
Nr. 8 Natrium chloratum
Homöopathie: Arsenicum D12, Selenium D4, Staphisagria, Sulfur, Lycopodium, Natrium chloratum D200 (1x 5 Globuli im Monat) – vom Fachmann verordnet

Hinweis: Mit dem Mineralstoff können auch Waschungen durchgeführt werden.

→ Haare

→ Haarwasser – biochemisches

wenn der Haarboden schmerzt und die Haare sich sträuben
Nr. 3 Ferrum phosphoricum, Nr. 11 Silicea
Homöopathie: China D4, Arsenicum D6, Natrium chloratum – in Hochpotenz durch den Fachmann verordnet.

Hinweis: Der Mineralstoff Nr. 11 ist noch lange einzunehmen, auch wenn die Beschwerden schon verklungen sind.

wenn die Haare aufgeladen sind (Bernsteinelektrizität)
Nr. 9 Natrium phosphoricum, Nr. 11 Silicea
Homöopathie: Phosphorus D30 (fallweise)

Hinweis: Die Haare leuchten durch die Aufladung im Dunkeln beim Kämmen.

wenn die Kopfhaut empfindlich auf Druck ist
Nr. 11 Silicea
Homöopathie: Carbo animalis, Calcium phosphoricum, Pulsatilla, Sulfur, Acidum phosphoricum, Silicea, Valeriana, China D4, Kalium phosphoricum D12, Berberis D3, Arsenicum D6, Sepia (Kämmen)

Kopfschmerzen

allgemein
Nr. 2 Calcium phosphoricum, Nr. 3 Ferrum phosphoricum, Nr. 5 Kalium phosphoricum, Nr. 6 Kalium sulfuricum, Nr. 7 Magnesium phosphoricum, Nr. 8 Natrium chloratum, Nr. 10 Natrium sulfuricum
Homöopathie: Aconitum, Belladonna, Bryonia, Gelsemium, Glonoinum, Onosmodium, Sanguinaria, Sepia, Arnica, Ignatia, Natrium chloratum, Sulfur, Coffea, China, Cimicifuga, Pulsatilla, Lachesis

als Folge geistiger Anstrengung
Nr. 5 Kalium phosphoricum, Nr. 14 Kalium bromatum
Homöopathie: Natrium chloratum, Calcium phosphoricum

Makro-Ebene: Lecithin

an der Schläfe
Nr. 11 Silicea
Homöopathie: Aconitum, Bryonia, Gelsemium, Glonoinum, Onosmodium, Sanguinaria, Sepia, Ignatia D30, Natrium chloratum D30, Cyclamen D12, China D4, Nux vomica D6, Pulsatilla D6/D12, Ignatia D12, Belladonna D30

begleitet von einem Gefühl, als läge ein Ring um den Kopf
Nr. 11 Silicea
Homöopathie: Gelsemium D4, Anacardium D12, Glonoinum D12, Sulfur D4, Cactus (wie von einem Gewicht)

begleitet von einem Kälte- oder Taubheitsgefühl, eventuell auch Kribbeln
Nr. 2 Calcium phosphoricum
Homöopathie: Agaricus D12

begleitet von klebrigen Ausschwitzungen am Kopf
Nr. 6 Kalium sulfuricum
Homöopathie: Vinca minor D3, Viola tricolor D3, Oleander

dumpf – z.B. als Folge übermäßigen Alkoholgenusses
Nr. 10 Natrium sulfuricum
Homöopathie: Nux vomica D6 (Katermittel), Acidum sulfuricum D12, Zincum D12

Hinweis: Diese Beschwerden werden im Volksmund als „Kater" bezeichnet. Die Nr. 10 wirkt in diesem Fall oft besser als ein Kopfwehmittel, da die Vergiftung des Körpers, welche vor allem im Kopf sich auswirkt, abgebaut wird. Die Kopfschmerzen können auch als Folge des Genusses von Wein (aus Fässern, die vom Schwefel nicht ausreichend gesäubert sind) oder von Speisen (Urin oder Impfstoffe im gekauften Fleisch!) erfolgen, welche Stoffe enthalten, die für den Organismus eine mehr oder weniger starke Vergiftung darstellen.

dumpf, nebelig
Nr. 8 Natrium chloratum

Wenn der Flüssigkeitshaushalt gestört wird, leidet das Gehirn unter einem Mangel an Liquorflüssigkeit, von der pro Tag ein Liter gebildet wird. Sie versorgt das Rückenmark und das Gehirn.

einseitige migräneartige Schmerzen
*Nr. 7 Magnesium phosphoricum, Nr. 8 Natrium chloratum, Nr. 11 Silicea
Homöopathie: Lachesis D12, Calcium carbonicum D12
links: Natrium chloratum, Nux vomica, Onosmodium, Spigelia, Thuja, Lachesis, Argentum nitricum, Cimicifuga
rechts: Cedron, Chelidonium, Iris, Kalium bichromicum, Sanguinaria, Belladonna, Lycopodium, Silicea

Erbrechen von durchsichtigem Schleim
Nr. 8 Natrium chloratum
Homöopathie: Belladonna D6/D12

Hinweis: Bei jedem Erbrechen verbunden mit Kopfschmerzen besteht Verdacht auf Hirnödem. Der Hirndruck kann auch auf Schlaganfall, Hirnhautentzündung oder Hirnentzündung hinweisen.

Erbrechen von unverdauten Speisen
Nr. 3 Ferrum phosphoricum
Homöopathie: Arsenicum D6, Chamomilla D3, China D4, Ferrum D6/D12, Pulsatilla D4, Kreosotum D4, Tartarus stibiatus D6

Erbrechen von weißem, zähem, fadenziehendem Schleim
Nr. 4 Kalium chloratum
Homöopathie: Ipecacuanha D4, Coccus cacti D4

hinter der Stirn
Nr. 10 Natrium sulfuricum, Nr. 11 Silicea
Homöopathie: Phosphor D12, Aconitum, Aloe, Anacardium, Belladonna, Bryonia, Cepa, Glonoinum, Kalium bichromicum, Nux vomica, Cocculus D12, Argentum nitricum, Spigelia D4, Staphisagria D12, Thuja D12, Melilotus D4

klopfend, pochend
Nr. 3 Ferrum phosphoricum
Homöopathie: Belladonna D30, Glonoinum D12, Lachesis D12, Sanguinaria D4, Acidum sulfuricum D6

Kopfschmerzen der Kinder verlangen hauptsächlich (evtl. beginnende Krankheit)
Nr. 3 Ferrum phosphoricum
Homöopathie: Calcium phosphoricum D6, Belladonna D30, Aconitum D30, Phosphorus D30, Natrium chloratum

Hinweis: Wenn die Kinder erschöpft von der Schule nach Hause kommen, benötigen sie außerdem Nr. 5 Kalium phosphoricum.

Spannungskopfschmerz
Nr. 2 Calcium phosphoricum
Homöopathie: Argentum nitricum D12

Schmerzen am Haarboden, vor allem bei Berührung der Haare
Nr. 11 Silicea
Homöopathie: China D4, Belladonna D30, Bryonia D4, Hepar sulfuris D10, Lycopodium D12, Coffea D12, Rhus toxicodendron D12, Arsenicum D6

verbunden mit einer heißen Stirn
Nr. 3 Ferrum phosphoricum
Homöopathie: Aconitum D30, Belladonna D30

verbunden mit starkem Speichelfluss
Nr. 8 Natrium chloratum
Homöopathie: Chamomilla, Agaricus, Antimonium crudum, Graphites

verbunden mit starkem Tränenfluss – brennend, scharf
Nr. 1 Calcium fluoratum, *Nr. 8 Natrium chloratum
Homöopathie: Euphrasia D4, Chelidonium D4, Rhus toxicodendron D12, Spigelia D4, Phellandrium D4

verbunden mit Verspannungen, Koliken, Muskelverkrampfungen
Nr. 7 Magnesium phosphoricum, als „heiße 7"
Homöopathie: Cuprum, Nux vomica

Bachblüten: Vervain (sich auf etwas versteifen, mit dem Kopf durch die Wand wollen)

vom Nacken aus über den Hinterkopf ausstrahlend – Spannungskopfschmerz
*Nr. 2 Calcium phosphoricum, Nr. 7 Magnesium phosphoricum, Nr. 8 Natrium chloratum
Homöopathie: Veratrum viride D4, Cimicifuga D4, Lachesis D12, Zincum D6, Sanguinaria D6, Gelsemium D4, Iris D4, Menyanthes D4, Bryonia D4, Nux vomica D6, Cocculus D4/D12

Bachblüten: Pine (auch als Salbe: Das Kreuzbein einreiben!)

wenn beim Vorbeugen des Kopfes ein Druck auf die Augenhöhlen ensteht
Nr. 10 Natrium sulfuricum
Homöopathie: Belladonna D30, Cinnabaris D4, Pru-

nus spinosa D3, Gelsemium D4, Kalium bichromicum D12

wenn der Schmerz von den Ohren nach den Zähnen hin ausstrahlt
Nr. 2 Calcium phosphoricum, Nr. 8 Natrium chloratum
Homöopathie: Colocynthis D4, Plantago D6, Chamomilla D30

wenn die Kopfschmerzen stark schwächen
Nr. 5 Kalium phosphoricum, Nr. 14 Kalium bromatum
Homöopathie: Helleborus D4, China D4, Acidum phosphoricum D6

wenn die Schmerzen durch eine Bewegung des Kopfes vermehrt werden
Nr. 3 Ferrum phosphoricum
Homöopathie: Bryonia D4

wenn die Schmerzen schießen, stechen, bohren, schubweise
Nr. 7 Magnesium phosphoricum, als „heiße 7"
Homöopathie: Bryonia D4, Colocynthis D4, Spigelia D4, Mezereum D4, Apis D4

Hinweis: Die Schmerzen wechseln dabei meistens sprunghaft die Stelle.

wenn sie gegen Abend und in der Wärme sich verstärken
Nr. 6 Kalium sulfuricum
Homöopathie: Lycopodium D4, D12 (gegen 16–18 Uhr), Sepia D6/D12

wenn sie mit Erbrechen von Galle (grün) begleitet sind
Nr. 3 Ferrum phosphoricum, Nr. 7 Magnesium phosphoricum, *Nr. 10 Natrium sulfuricum
Homöopathie: Iris D4, Bryonia D4, Ipecacuanha D4, Eupatorium perfoliatum D4

Hinweis: Wenn das Wasser der aufgelösten Mineralstoffe nicht getrunken werden kann, dann nur im Mund behalten und wieder ausspucken!

Kopfschuppen

klebrig
Nr. 6 Kalium sulfuricum
Homöopathie: Staphisagria D30, Graphites D6/D12

Hausapotheke: Klettenwurzeltee oder -öl

weiß, rieselnd
Nr. 1 Calcium fluoratum, Nr. 8 Natrium chloratum
Homöopathie: Arsenicum D6/D12, Thuja D6/D12, Natrium chloratum – in Hochpotenzen vom Fachmann verordnet, Alumina, Mezereum

→ **Haarwasser – biochemisches**

Körperbau

schwächlich
Nr. 22 Calcium carbonicum

Kot

mit Blut
Nicht ohne ärztliche Begleitung!
Nr. 3 Ferrum phosphoricum
Homöopathie: Aloe, Veratrum album, Arsenicum, Cantharis D6, Capsicum D6, Hamamelis D4, Nux vomica D6, Mercurius corrosivus D6, Alumina D12, Arsenicum D6

Hinweis: Helles Blut weist auf Darmeinrisse bzw. Aftereinrisse hin.

mit Schleim überzogene Klumpen
Nr. 8 Natrium chloratum
Homöopathie: Bryonia, Aloe, Hydrastis, Sepia, Graphites D12, Causticum D6/D12, Antimonium crudum D6

→ **Stuhl**

Kräfteverfall

allgemein
Nr. 3 Ferrum phosphoricum, *Nr. 5 Kalium phosphoricum, Nr. 7 Magnesium phosphoricum, Nr. 8 Natrium chloratum, Nr. 22 Calcium carbonicum, Cuprum, Plumbum
Homöopathie: Acidum aceticum D4, China D4, Arsenicum D6, Veratrum album D4, Tabacum D30, Cuprum, Plumbum

Krampfadern

allgemein
Nr. 1 Calcium fluoratum, Nr. 4 Kalium chloratum, *Nr. 9 Natrium phosphoricum, Nr. 11 Silicea

Die Mineralstoffkombination ist in der Anwendung als Salbe oder Cremegel besonders zu empfehlen.

Homöopathie: Acidum fluoricum D6/D12, Arnica D6, Sepia D6/D12, Sulfur D6, Aesculus D4 (Stauung)

Hausapotheke: Blutegelsalbe, Kastaniensalbe oder Tinktur
→ **Gefäßerweiterung**

Schmerzen
*Nr. 1 Calcium fluoratum, Nr. 3 Ferrum phosphoricum
Die Mineralstoffkombination ist in der Anwendung als Salbe oder Cremegel besonders zu empfehlen.

Homöopathie: Hamamelis D3, Pulsatilla D6/D12, Lachesis D12, Thallium D6, Tellurium D6

Hinweis: Diese Schmerzen entstehen, wenn sich die Krampfadern dehnen, aber nicht mehr zusammenziehen können.

Vorbeugung
Nr. 1 Calcium fluoratum, Nr. 4 Kalium chloratum, Nr. 7 Magnesium phosphoricum, *Nr. 9 Natrium phosphoricum, Nr. 11 Silicea, Nr. 23 Natrium bicarbonicum
Die Mineralstoffkombination ist in der Anwendung als Salbe oder Cremegel besonders zu empfehlen.

Homöopathie: Carduus marianus D2, Acidum fluoricum D6/D12, Lycopodium, Pulsatilla (Konstitution beachten!)

Hinweis: Der „Krampf" der Krampfadern befindet sich meistens im Becken. Hier sind sehr tief liegende Muskeln verspannt, welche den Durchfluss des Blutes behindern, wodurch das Blut dann in den Gefäßen der Beine steht und nicht mehr fließt. Insofern ist eine gute, tief gehende Entspannung von großer Bedeutung.

wenn Krampfadern durch schwaches Bindegewebe aufbrechen
Nr. 1 Calcium fluoratum, Nr. 11 Silicea
Die Mineralstoffkombination ist in der Anwendung als Salbe oder Cremegel besonders zu empfehlen.

Homöopathie: Acidum fluoricum D6/D12, Hamamelis D3, Arnica D4, Lachesis D12, Kreosotum D4, Carbo vegetabilis D4

Krämpfe

→ **Epilepsie**

Fieberkrampf
→ **Fieber**

Hustenkrämpfe
Nr. 2 Calcium phosphoricum, Nr. 3 Ferrum phosphoricum, *Nr. 7 Magnesium phosphoricum, Nr. 8 Natrium chloratum
Homöopathie: Cuprum D30, Corallium rubrum D6, Aconitum D30, Belladonna D30, Nux vomica D6-D30 (spastische Anlage)

Hausapotheke: Thymiantee, Eibischwurzeltee
→ **Husten**

hysterisch: Wenn sich durch eine nervliche oder gefühlsmäßige Überspannung die Muskeln verkrampfen
*Nr. 7 Magnesium phosphoricum, Nr. 8 Natrium chloratum
Homöopathie: Ignatia D30, Kalium phosphoricum D30, Belladonna D30, Ambra D4, Moschus, Nux moschata, Hyoscyamus, Phosphorus, Valeriana (in Hochpotenzen von einem Fachmann verordnet), Lilium tigrinum

kurz und schmerzhaft – kolikartig
Nr. 7 Magnesium phosphoricum, als „heiße 7"
Homöopathie: Colocynthis D4, Chamomilla D3, Belladonna D30 (besser durch Rückwärtsstrecken), Nux vomica D6

Melkerkrampf
*Nr. 2 Calcium phosphoricum, Nr. 5 Kalium phosphoricum, Nr. 8 Natrium chloratum, eventuell auch noch: Nr. 6 Kalium sulfuricum, Nr. 7 Magnesium phosphoricum
Homöopathie: Aconitum, Belladonna, Rhus toxicodenron, Arnica (Folgen von Überanstrengung)

Muskelkrämpfe
*Nr. 2 Calcium phosphoricum, Nr. 7 Magnesium phosphoricum, Nr. 9 Natrium phosphoricum
Homöopathie: Cuprum D4/30, Magnesium carbonicum D12, Nux vomica D6–D30, Sabadilla D4/ D12, Veratrum album D12
diabetisch: Secale D4, Cuprum D4

Hausapotheke: Gänsefingerkrauttee

Schüttellähmung
→ Parkinson

Verspannungen im Bereich des Sonnengeflechts, mit Krämpfen verbunden
Nr. 7 Magnesium phosphoricum
Homöopathie: Nux vomica D6, Cina D4, Chamomilla D3

Wadenkrämpfe
*Nr. 2 Calcium phosphoricum, Nr. 7 Magnesium phosphoricum, Nr. 9 Natrium phosphoricum
Homöopathie: Cuprum arsenicosum D6, Zincum metallicum D6, Plumbum metallicum D6, Arsenicum D6

Hausapotheke: Gänsefingerkrauttee

wenn der Tonus (die Spannung) des Menschen zu hoch ist
Nr. 1 Calcium fluoratum, *Nr. 2 Calcium phosphoricum, Nr. 5 Kalium phosphoricum, *Nr. 7 Magnesium phosphoricum, Nr. 8 Natrium chloratum, Nr. 11 Silicea
Homöopathie: Nux vomica D4/D12/D30, Argentum nitricum D12, Ambra D4

Hinweis: Spannung kann immer wieder zu Krämpfen führen, welche sich bis zu Schüttelkrämpfen steigern können. Das heißt, dass jemand von Krämpfen regelrecht geschüttelt wird.

wenn sich zahnende Kinder krümmen vor Schmerzen – krampfähnlich
Nr. 1 Calcium fluoratum, Nr. 2 Calcium phosphoricum, *Nr. 3 Ferrum phosphoricum, Nr. 5 Kalium phosphoricum, Nr. 8 Natrium chloratum
Homöopathie: Chamomilla D3 (zornig, möchte getragen werden)

Krämpfe bei Kindern

bei allen Krämpfen kann bei Kindern angewendet werden
Nr. 7 Magnesium phosphoricum, als „heiße 7"
Homöopathie: Chamomilla D3, Cuprum aceticum D6, Cina D4, Cicuta virosa D12

Krämpfe besonders nachts
Nr. 2 Calcium phosphoricum, Nr. 11 Silicea
Homöopathie: Zincum valerianicum D4, Passiflora D2 (lindert Schmerzen)

Krampfhusten

wenn der Hustenreiz nicht unter Kontrolle zu bringen ist
Nr. 2 Calcium phosphoricum, Nr. 7 Magnesium phosphoricum, *Nr. 8 Natrium chloratum, Nr. 15 Kalium jodatum
Homöopathie: Cuprum D6, Drosera D4, Ipecacuanha D4, Hyoscyamus D4, Rumex D4, Bryonia D4, Nux vomica D30, Pertussis D30

Krebs

→ Carcinom

Kreislauf

Insuffizienz und Unregelmäßigkeiten
Nr. 2 Calcium phosphoricum, *Nr. 5 Kalium phosphoricum, Nr. 7 Magnesium phosphoricum, Nr. 8 Natrium chloratum
Homöopathie: Arnica D4, Veratrum album D12, Phosphorus

Bewährte Mischung: Crataegus D2 + Cactus D3 + Veratrum album D3 (zu gleichen Teilen); Camphora rubini D1, 1 Tropfen

Hausapotheke: Passionsblume

Hinweis: Unter Insuffizienz ist die ungenügende Funktion bzw. Leistung eines Organes oder eines ganzen Systems, wie es der Kreislauf darstellt, gemeint. Wenn die Störung länger andauert, ist unbedingt eine medizinische Klärung durchzuführen. Es können versteckte Leiden, aber auch eine ununterbrochene selbstauferlegte Überlastung dahinter stecken.

Schwäche – mit leichtem Schwindelgefühl verknüpft
Nr. 2 Calcium phosphoricum, *Nr. 5 Kalium phosphoricum, Nr. 7 Magnesium phosphoricum, Nr. 8 Natrium chloratum
Homöopathie: Cocculus D4, Argentum nitricum D12

Bachblüten: evtl. Scleranthus

*Hinweis: Es ist auch das Wetter bei Wetterfühligkeit zu beachten.
Als kreislaufstärkendes Mittel könnte auch schwarzer Tee oder gar Kaffee vorübergehend helfen.*

Phytotherapie: Ginkgo biloba

Kreuzdarmbeingelenk – Iliosakralgelenk

Arthrose – krankhafte Veränderung des Gelenks
Nr. 1 Calcium fluoratum, Nr. 2 Calcium phosphoricum, Nr. 8 Natrium chloratum, *Nr. 9 Natrium phosphoricum, Nr. 11 Silicea
Die Mineralstoffkombination ist in der Anwendung als Salbe oder Cremegel besonders zu empfehlen.

Homöopathie: Calcium carbonicum D6, Strontium carbonicum D12

Hinweis: Die „inneren" Ursachen dürfen nicht übersehen werden.

Schmerzen
Nr. 1 Calcium fluoratum, Nr. 2 Calcium phosphoricum, Nr. 3 Ferrum phosphoricum, Nr. 8 Natrium chloratum, *Nr. 9 Natrium phosphoricum, Nr. 11 Silicea, Nr. 22 Calcium carbonicum
Homöopathie: Aesculus D3, Calcium carbonicum D6/D12, Thallium, Tellurium
Bewährte Mischung: Arnica D3 + Ruta D4 + Hypericum D4 (zu gleichen Teilen)

Hinweis: Das Kreuzdarmbeingelenk verbindet das Kreuzbein mit dem Darmbein. Es ist nicht sehr bekannt, jedoch von überaus großer Bedeutung. Ist es verspannt, kommt es oft zu einem Beckenschiefstand, was sich manchmal in verschieden langen Beinen auswirkt. Eine gute bioenergetische Behandlung kann diese Verspannungen lösen und den Energiefluss im Beckenbereich wieder herstellen.

Kreuzschmerzen

allgemein
Nr. 1 Calcium fluoratum, Nr. 2 Calcium phosphoricum, Nr. 3 Ferrum phosphoricum, Nr. 8 Natrium chloratum, *Nr. 9 Natrium phosphoricum, Nr. 11 Silicea, Nr. 22 Calcium carbonicum
Die Mineralstoffkombination ist in der Anwendung als Salbe oder Cremegel besonders zu empfehlen.

Homöopathie: Kalium carbonicum D6, Sepia D6, Causticum D6/D12, Harpagophytum D3, Castor equi D6/D12 (Steißbein), Nux vomica D6
Bewährte Mischung: Arnica D4 + Ruta D3 + Hypericum D3 (zu gleichen Teilen)

Hinweis: Kreuzschmerzen lassen auf einen schlechten Schlafplatz schließen, vor allem, wenn sie am Morgen am stärksten sind. Sie können unter Umständen auf eine Überlastung hinweisen, oder darauf, dass jemand seine eigene Stärke unterdrückt. „Nichts ist schwerer, als seine eigene Stärke zu leben!"

→ **Rücken**

Ischiasschmerzen → **Ischias**
Nr. 11 Silicea
Der angegebene Mineralstoff sollte auch als Salbe oder Cremegel angewendet werden.

Kreuzarthrose, schmerzhafte Knochenveränderung, Gelenkversteifung
*Nr. 1 Calcium fluoratum, Nr. 2 Calcium phosphoricum, Nr. 3 Ferrum phosphoricum, Nr. 8 Natrium chloratum, *Nr. 9 Natrium phosphoricum, Nr. 11 Silicea, Nr. 22 Calcium carbonicum
Die Mineralstoffkombination ist in der Anwendung als Salbe oder Cremegel besonders zu empfehlen.

Homöopathie: Calcium carbonicum D6, Strontium carbonicum D12, Thallium D6, Tellurium D6

Kribbeln

allgemein, nervös
*Nr. 7 Magnesium phosphoricum (eventuell als „heiße 7"), Nr. 11 Silicea, Nr. 14 Kalium jodatum,
Homöopathie: Agaricus D12, Aranea diadema D4/D12, Conium D12, Viscum album D6

der Gliedmaßen – mit dem Gefühl einschlafender Glieder
*Nr. 2 Calcium phosphoricum, Nr. 11 Silicea
Homöopathie: Aconitum D30, Hypericum D4

Hinweis: Bei Reaktionen in Richtung Säureflut Nr. 9 Natrium phosphoricum dazu geben

der Haut im Bett mit dem Gefühl, als ob man auf etwas Hartem liegen würde
*Nr. 2 Calcium phosphoricum, Nr. 11 Silicea
Homöopathie: Arnica D6/D12

Hinweis: Bei Reaktionen in Richtung Säureflut Nr. 9 Natrium phosphoricum dazu geben.
→ **Taubheit**

Kropf – Struma

→ **Schilddrüse**
Hinweis: Die Mineralstoffe müssen unter Berücksichtigung anderer Schilddrüsenmittel eingenommen werden.

Krupp
Nicht ohne ärztliche Begleitung!

allgemein
Sofortige medizinische Versorgung (Krankenhaus) ist notwendig!
Nr. 1 Calcium fluoratum, Nr. 3 Ferrum phosphoricum, Nr. 5 Kalium phosphoricum, Nr. 8 Natrium chloratum
Homöopathie: Aconitum D30, Spongia D3, Hepar sulfuris D6, Belladonna D30

beschleunigte Atmung
Nr. 2 Calcium phosphoricum, *Nr. 7 Magnesium phosphoricum, Nr. 8 Natrium chloratum
Homöopathie: Aconitum, Antimonium tartaricum, Belladonna, Bryonia, Ipecacuanha, Jodum, Phosphorus, Senega, Veratrum, Corallium rubrum D4/D6

hohes Fieber
Nr. 3 Ferrum phosphoricum, *Nr. 5 Kalium phosphoricum, Nr. 8 Natrium chloratum
Homöopathie: Aconitum D30
→ **Pseudokrupp**

Kummer

als Folge von Schicksalsschlägen, in Folge als Gram sichtbar
*Nr. 5 Kalium phosphoricum, Nr. 7 Magnesium phosphoricum, Nr. 8 Natrium chloratum
Homöopathie: Natrium chloratum – in Hochpotenz durch den Fachberater oder den homöopathischen Arzt zu verabreichen; Ignatia D30, Ambra D3, Acidum phosphoricum, Causticum, Aurum, Staphisagria

Hinweis: Zur Unterstützung der inneren Arbeit, die auf der charakterlichen Ebene vor sich gehen muss. Es darf nicht erwartet werden, dass Mineralstoffe zum Beispiel Trauerarbeit ersparen könnten. Sie können diesen Prozess unterstützen, damit er besser bewältigt wird. Hier ist auch Meditation und gute Literatur zu empfehlen!

Kupferfinne

an der Nase und ihrer Umgebung kommt es zu Blutfülle und Wucherungen
Nr. 9 Natrium phosphoricum, *Nr. 10 Natrium sulfuricum
Wenn die Erscheinungen schon älteren Datums sind, sind außerdem notwendig: Nr. 1 Calcium fluoratum, Nr. 5 Kalium phosphoricum, Nr. 7 Magnesium phosphoricum, Nr. 8 Natrium chloratum, Nr. 11 Silicea
Homöopathie: Agaricus D12, Carbo animalis D12, Chelidonium D4

Hinweis: Die Erkrankung kann von Wucherungen und Knötchenbildung begleitet sein.

Kürettage

Wundschmerz nach einer Kürettage
*Nr. 3 Ferrum phosphoricum, Nr. 5 Kalium phosphoricum, Nr. 7 Magnesium phosphoricum, *Nr. 8 Natrium chloratum, Nr. 25 Aurum chloratum natronatum
Homöopathie: Arnica D12

Kurzatmigkeit

→ **Asthma**

Kurzsichtigkeit

allgemein
*Nr. 2 Calcium phosphoricum, Nr. 9 Natrium phosphoricum, Nr. 11 Silicea
Homöopathie: Phosphorus D12, Pulsatilla D12, Ruta D3 (Überanstrengung), Gelsemium D4

Hinweis: Dies ist die Folge einer Verkrampfung von Muskeln im Augapfel, welche aber meistens tiefer liegende Gründe hat.

Kyphose

→ **Rücken**
Nr. 1 Calcium fluoratum, *Nr. 2 Calcium phosphoricum, Nr. 8 Natrium chloratum, Nr. 9 Natrium phosphoricum, Nr. 11 Silicea
Die Mineralstoffkombination ist in der Anwendung als Salbe oder Cremegel besonders zu empfehlen.

Homöopathie: bewährte Mischung: Arnica D4 + Ruta D3 + Hypericum D3 (zu gleichen Teilen)

Hinweis: Die Kyphose ist eine rückwärts gerichtete Krümmung der Wirbelsäule. Ist im Bereich der Brustwirbelsäule in leichter Ausprägung natürlich, dagegen im Hals- und Lendenbereich stets krankhaft und unter Umständen schmerzhaft.

Lageveränderung

der Gebärmutter
Nr. 1 Calcium fluoratum
Homöopathie: Belladonna D6 (akut), Sepia D6, Zincum valerianicum D12, Causticum D6, Lilium tigrinum D6, Kalium carbonicum, Senecio, Helonias, Zincum, Platinum

Hinweis: Wird durch eine Erschlaffung der Bänder verursacht.

von Organen – Wanderniere
*Nr. 1 Calcium fluoratum, Nr. 11 Silicea
→ **Wanderherz**

Lähmungserscheinungen – Parese

als Unterstützung zur medizinischen Behandlung
*Nr. 5 Kalium phosphoricum, Nr. 8 Natrium chloratum
Die Mineralstoffkombination ist in der Anwendung als Salbe oder Cremegel besonders zu empfehlen.

Homöopathie: Aconitum, Argentum nitricum, Arnica, Dulcamara, Gelsemium, Hypericum, Nux vomica, Rhus toxicodendron, Hepar sulfuris, Causticum, Plumbum, Zincum, Oleander,
nach Erkältung: Dulcamara, Phosphorus

Laktatazidität

→ **Muskelkater**

Laktoseunverträglichkeit

Bei einer vorliegenden Laktoseunverträglichkeit muss nicht nur eine entsprechende Diät eingehalten werden, sondern bei der Einnahme der Mineralstoffe nach Dr. Schüßler auf Dilutionen ausgewichen werden.
→ s. S. 429

Lampenfieber

wenn jemand leicht aufgeregt ist
Nr. 7 Magnesium phosphoricum, als „heiße 7"
Homöopathie: Aconitum D30, Argentum nitricum D12, Gelsemium D4, Ambra D4

Bachblüten: Mimulus

Längenwachstum

→ **Wachstum**

Langsamkeit

in Folge einer Übergenauigkeit, verursacht durch Versagensangst
Nr. 5 Kalium phosphoricum, Nr. 8 Natrium chloratum, eventuell Nr. 7 Magnesium phosphoricum
Homöopathie: Arsenicum D6/D12/D30 (Pedant, große Angst, Rastlosigkeit, Unruhe)

Lärmempfindlichkeit

durch schlechte Nerven
Nr. 11 Silicea
Homöopathie: Nux vomica D30, Phosphor D30

Bachblüten: Mimulus (eventuell)

Laryngitis

→ **Kehlkopf**
Homöopathie: Aconitum D30, Belladonna D30, Ferrum phosphoricum D12, Spongia D3, Gelsemium D4, Arum triphyllum

Hinweis: Es handelt sich um eine Entzündung der Kehlkopfschleimhaut oder des Kehlkopfskelettes.

Larynxparese

Kehlkopflähmung → **Kehlkopf**

Laufen

wenn Kinder verspätet zu laufen beginnen
Nr. 1 Calcium fluoratum, *Nr. 2 Calcium phosphoricum, Nr. 8 Natrium chloratum, Nr. 9 Natrium phosphoricum, Nr. 11 Silicea, Nr. 22 Calcium carbonicum

Hinweis: Die begleitenden Erwachsenen sollten auf ermutigende Formulierungen achten, welche das „Vertrauen ins Leben" zum Inhalt haben.

schwer laufen lernen
vermehrt Nr. 22 Calcium carbonicum

Launenhaftigkeit

wenn der Mensch seinen Stimmungen aus dem Gemüt ausgeliefert ist
*Nr. 5 Kalium phosphoricum, Nr. 8 Natrium chloratum, Nr. 15 Kalium jodatum

Bachblüten: Scleranthus

Launisch

wenn das Gefühlsleben den Menschen bestimmt
*Nr. 7 Magnesium phosphoricum, Nr. 9 Natrium phosphoricum, Nr. 10 Natrium sulfuricum, Nr. 15 Kalium jodatum, Nr. 22 Calcium carbonicum
Homöopathie: Ignatia D30, Chamomilla D30, Nux moschata D30, Platinum D30, Pulsatilla, Lachesis

Bachblüten: Scleranthus (wankelmütig)

Lebensenergie

schwindend herabgestimmt → Erschöpfung

Lebenskrise

verursacht durch einschneidende Erlebnisse, Ereignisse
Nr. 1 Calcium fluoratum, *Nr. 5 Kalium phosphoricum, Nr. 8 Natrium chloratum, Nr. 11 Silicea, Nr. 22 Calcium carbonicum
Homöopathie: Natrium chloratum in Hochpotenz, Ignatia

Bachblüten: Notfalltropfen (bei Schock), Star of Bethlehem (traumatische Erlebnisse)

Hinweis: Bedeutungsvoll sind in solchen Phasen gute Gespräche mit einem Therapeuten. Auch Freunde können in diesen Zeiten eine wertvolle Unterstützung sein.

verursacht durch körperliche Umstellungen, Eintritt in eine neue Lebensphase
*Nr. 2 Calcium phosphoricum, Nr. 3 Ferrum phosphoricum, Nr. 5 Kalium phosphoricum, Nr. 7 Magnesium phosphoricum, Nr. 8 Natrium chloratum, Nr. 11 Silicea, Nr. 15 Kalium jodatum

Bachblüten: Walnut (bei jedem neuen Lebensabschnitt)

Hinweis: Eine gute Gesprächsbegleitung hilft über diese Hürden hinweg.

Lebensmüdigkeit

allgemein
Nicht ohne psychotherapeutische Begleitung!
*Nr. 5 Kalium phosphoricum, Nr. 8 Natrium chloratum, Nr. 9 Natrium phosphoricum, Nr. 10 Natrium sulfuricum, Nr. 15 Kalium jodatum
Homöopathie: Ambra D3, Arsenicum, Aurum, Hyoscyamus, Sulfur in Hochpotenzen

Bachblüten: Gorse (Hoffnungslosigkeit), Mustard (innere Leere)

Hinweis: Es müssen immer begleitende Maßnahmen erfolgen, die an die Ursachen dieser Erscheinung herankommen, damit es nicht zu Fehlreaktionen kommt. Von großer Bedeutung ist, dass solche Menschen nicht alleine gelassen werden. Gemeinschaft hat immer eine sehr heilende, stärkende und kräftigende Wirkung. Es können sehr leicht versteckte Überforderungen die Ursache sein, ganz gleich, ob sie von außen oder von innen kommen.

Oft helfen nur Psychopharmaka.

Lebenswärme – verminderte

wenn der Körper zu kühl ist
Nr. 2 Calcium phosphoricum, Nr. 3 Ferrum phosphoricum, Nr. 5 Kalium phosphoricum, *Nr. 8 Natrium chloratum, Nr. 11 Silicea
Homöopathie: Silicea, Lycopodium, Abrotanum, Carbo vegetabilis, Veratrum album, Arsenicum

Hinweis: Durch Sonneneinwirkung kann eine Besserung herbeigeführt werden!

wenn die Energie in verspannte Muskeln investiert ist
*Nr. 2 Calcium phosphoricum, Nr. 7 Magnesium phosphoricum
Homöopathie: Nux vomica D30

Lebenswille

mangelnder – unabhängig vom Alter
Nr. 1 Calcium fluoratum, Nr. 3 Ferrum phosphoricum, *Nr. 5 Kalium phosphoricum, Nr. 8 Natrium chloratum, Nr. 11 Silicea, Nr. 22 Calcium carbonicum
Homöopathie: Ambra D3, Bryonia (Geschäftssorgen), Ignatia, Hyoscyamus, Argentum nitricum, Aurum, Arsenicum, Antimonium crudum, Belladonna, Phosphorus, Lachesis, Sepia

wenn er im Alter abnimmt
Nr. 3 Ferrum phosphoricum, *Nr. 5 Kalium phosphoricum, Nr. 8 Natrium chloratum, Nr. 22 Calcium carbonicum

Hinweis: Die „inneren" Ursachen dürfen nicht übersehen werden.
Homöopathie: Calcium-Salze, Acidum aceticum, Acidum picrinicum, Acidum phosphoricum, Plumbum, Arsenicum, Zincum
→ **Lebensmüdigkeit**

Leber

allgemein – zur Stärkung
Nr. 4 Kalium chloratum, Nr. 6 Kalium sulfuricum, Nr. 9 Natrium phosphoricum, Nr. 10 Natrium sulfuricum, eventuell: Nr. 20 Kalium-Aluminium sulfuricum, Nr. 21 Zincum chloratum, Nr. 26 Selenium
Die Mineralstoffkombination ist in der Anwendung als Salbe oder Cremegel besonders zu empfehlen.

Homöopathie: Carduus marianus D2, Chelidonium D3, Taraxacum D3, Berberis D3, Digitalis D3, Flor de piedra D6, Mandragora D6/D12, Mercurius dulcis D4, Sulfur D4

Orthomolekulare Medizin: Vitamin-B-Komplex, Cholin, Lecithin, Zink, Selen, Alphaliponsäure

bei Alkoholbelastung
Nr. 21 Zincum chloratum, Nr. 26 Selenium
Homöopathie: Lebermittel: Carduus marianus D2, Phosphorus D12, Acidum sulfuricum D30, Nux vomica

Entzündung – Gelbsucht
bei hohem Fieber: Nr. 5 Kalium phosphoricum

eine Erkrankung wird positiv beeinflusst
Nr. 21 Zincum chloratum, Nr. 26 Selenium

Leberschrumpfung – Leberzirrhose
Nr. 1 Calcium fluoratum, Nr. 5 Kalium phosphoricum, Nr. 6 Kalium sulfuricum, Nr. 8 Natrium chloratum, *Nr. 10 Natrium sulfuricum, Nr. 17 Manganum sulfuricum
Homöopathie: Phosphorus D6, Plumbum D6, Arsenicum album D6, Aqua nucis vomicae, Aqua quassia ā ā (3x 15 Tropfen), Bryonia D4, Aurum, Cuprum, Jodum

Hinweis: Die Mineralstoffe können nur einen Versuch darstellen, ein solch schweres Leiden zumindest zu lindern oder zu verzögern.

Schwellung
*Nr. 4 Kalium chloratum, Nr. 6 Kalium sulfuricum, Nr. 7 Magnesium phosphoricum, *Nr. 10 Natrium sulfuricum
Die Mineralstoffkombination ist in der Anwendung als Salbe oder Cremegel besonders zu empfehlen.

Homöopathie: Magnesium chloratum D6

Hausapotheke: Umschlag mit Leinsamenbrei

Stoffwechselstörung
Nr. 21 Zincum chloratum, Nr. 26 Selenium

Störung – allgemein
Nr. 4 Kalium chloratum, Nr. 6 Kalium sulfuricum, *Nr. 10 Natrium sulfuricum
Homöopathie: Antimonium crudum D4, Berberis D3, Lycopodium D4, Nux vomica D6

Hinweis: Bei Störungen der Leber sollte sich der Betreffende seinen Umgang mit Aggressionen vor Augen führen. Leberbeschwerden haben oft Aggressionen zum Inhalt, die sich nicht nach außen richten (können?), sondern sich nach innen richten, auf das eigene Leben. Beachten Sie auch bitte das Sprichwort: „Jemand ärgert sich grün und blau."

Trägheit
Nr. 5 Kalium phosphoricum, Nr. 6 Kalium sulfuricum, Nr. 7 Magnesium phosphoricum, *Nr. 10 Natrium sulfuricum
Homöopathie: Berberis D3
Bewährte Mischung: Carduus D3 + Chelidonium D3 + Taraxacum D3 (zu gleichen Teilen)

Hinweis: Bei schlechter Verdauung von Fett, Unverträglichkeit von Kaffee und anderen die Arbeit der Leber beanspruchenden Stoffen.

Verfettung
Nr. 9 Natrium phosphoricum, Nr. 10 Natrium sulfuricum, Nr. 26 Selenium
Homöopathie: Graphites, Phosphorus D6

Zusätzlich: Inosit

Verhärtung
*Nr. 1 Calcium fluoratum, Nr. 7 Magnesium phosphoricum, Nr. 9 Natrium phosphoricum, Nr. 10 Natrium sulfuricum, Nr. 11 Silicea
Die angegebenen Mineralstoffe sollen verstärkt, in größerer Menge, eingenommen werden.

Homöopathie: Aurum metallicum, Kalium jodatum, Lycopodium

Leberschäden

medikamentös verursacht
Nr. 10 Natrium sulfuricum Nr. 21 Zincum chloratum
Homöopathie: Nux vomica D4, Berberis D3

Lecithinmangel

angegriffene Nerven
Nr. 5 Kalium phosphoricum
Zusätzlich: Lecithinprodukt (Sojalecithin-Granulat)

Leeregefühl

im Magen
Nr. 9 Natrium phosphoricum
Homöopathie: Acidum sulfuricum, Anacardium, Carbo animalis, Ignatia, Ipecacuanha, Oleander, Petroleum, Sanguinaria, Sepia D6/D12, Staphisagria, Sulfur

Leibschmerzen

die Schmerzen entstehen im Bereich der Milz – Seitenstechen
*Nr. 7 Magnesium phosphoricum, Nr. 8 Natrium chloratum
Homöopathie: Ceanothus D4

die schneidenden Schmerzen sind im unteren Bereich des Bauches
Nr. 7 Magnesium phosphoricum, *Nr. 10 Natrium sulfuricum
Homöopathie: Dioscorea D4, Colocynthis D4

so starke Schmerzen im Bauch, dass sich der Betreffende zusammenkrümmt
Nr. 7 Magnesium phosphoricum, als „heiße 7"
Homöopathie: Colocynthis D4

Leiden

verschlimmern sich
→ Verschlimmerung durch …

Leisten

Bruch
Nr. 1 Calcium fluoratum, Nr. 11 Silicea

Die Mineralstoffkombination ist in der Anwendung als Salbe oder Cremegel besonders zu empfehlen.

Hinweis: Die Erwartungen dürfen nicht überzogen werden. Ein größerer Bruch sollte operiert werden. Zur Nachbehandlung lässt sich dann das Gewebe stärken, damit es nicht zu weiteren Brüchen kommt.

Schmerzen in den Leisten
Nr. 2 Calcium phosphoricum, *Nr. 3 Ferrum phosphoricum, Nr. 5 Kalium phosphoricum, Nr. 6 Kalium sulfuricum, Nr. 7 Magnesium phosphoricum, Nr. 11 Silicea
Homöopathie: Guajacum, Colocynthis, Lycopodium, Nux vomica, Arnica, Bellis perennis, Clematis, Dulcamara, Gnaphalium, Tellurium

Hinweis: Die Schmerzen, welche bis in die Leisten ausstrahlen, haben meistens ihre Ursache im Rückgrat.

Leistungsschwäche

in der Schule → Lernen

Lernen

Antriebsschwäche
*Nr. 5 Kalium phosphoricum, Nr. 8 Natrium chloratum

Bachblüten: Wild Rose (kein Interesse), Olive (bei Erschöpfung)

Konzentrationsschwäche
Nr. 3 Ferrum phosphoricum
Homöopathie: Cocculus D12, Phosphorus D12, Calcium carbonicum, Calcium phosphoricum, Calcium fluoricum, Helleborus D4, Jodum, Lycopodium, Silicea, Zincum (Konstitution beachten!)

Hinweis: Durch die Gaben vom Mineralstoff Nr. 3 wird die Sauerstoffversorgung im Gehirn verstärkt, wodurch die Leistungsfähigkeit wieder zunimmt.

Lernmischung – allgemein
→ Einnahmepläne (S. 131 ff.)
Nr. 3 Ferrum phosphoricum, Nr. 5 Kalium phosphoricum, Nr. 6 Kalium sulfuricum, Nr. 8 Natrium chloratum
Homöopathie: Agaricus D12 („Studentenfutter"), Phosphorus D30 (fallweise bei Folgen geistiger Überanstrengung)

Bachblüten: Examenstropfen: Gentian + Elm + Clematis + Larch + White Chestnut

Hinweis: Mineralstoff Nr. 3 versorgt das Gehirn wieder mit mehr Sauerstoff, die Nr. 6 besorgt die Übertragung vom Sauerstoff in die einzelnen Zellen, die Nr. 5 gibt Energie und die Nr. 8 versorgt das Gehirn mit Flüssigkeit. Außerdem besorgen die Nr. 5 und die Nr. 8 die Regeneration der Zellen.
→ **Einnahmepläne (S. 131 ff.)**

Prüfungsangst – Prüfungsstress
Nr. 7 Magnesium phosphoricum, als „heiße 7"
Homöopathie: Argentum nitricum D12, Aconitum D30, Strophanthus D4, Coffea D12 (übererregt), Gelsemium D4 (benommen)

Bachblüten: Elm (Blackout), Larch (mangelndes Selbstvertrauen)

Hinweis: Die „inneren" Ursachen dürfen nicht übersehen werden. Ein beruhigendes Gespräch kann „Wunder" wirken.

Lernschwäche

durch rasches Vergessen
Nr. 3 Ferrum phosphoricum, Nr. 5 Kalium phosphoricum, Nr. 6 Kalium sulfuricum, *Nr. 8 Natrium chloratum
Achtung: Bei Erwachsenen muss Natrium sulfuricum Nr. 10 berücksichtigt werden, wenn die Mischung über längere Zeit genommen wird!

Homöopathie: Lycopodium, Sulfur, Staphisagria, Silicea (Konstitution beachten!)

Bachblüten: Examenstropfen (→ Lernen), eventuell Clematis (bei Tagträumern)
→ **Gedächtnis**

Leukämie

zur Unterstützung der medizinischen Behandlung
Nr. 2 Calcium phosphoricum, Nr. 4 Kalium chloratum, Nr. 5 Kalium phosphoricum, *Nr. 7 Magnesium phosphoricum, Nr. 8 Natrium chloratum, Nr. 16 Lithium chloratum
Homöopathie: China D4, Ceanothus D4, Chininum arsenicosum D4

Zusätzlich: Folsäure, Vitamin B_{12}

Hinweis: Schlafplatz überprüfen! Der große Energiemangel muss aufgefüllt werden.

Libido

mangelnde
Nr. 21 Zincum chloratum
Homöopathie: Acidum picrinicum, Conium, Selenium

Lichtdermatose

Überempfindlichkeit der Haut durch vorangegangene Schädigung
Nr. 1 Calcium fluoratum, *Nr. 6 Kalium sulfuricum, Nr. 10 Natrium sulfuricum, Nr. 11 Silicea, Nr. 21 Zincum chloratum, Nr. 24 Arsenum jodatum
Die Mineralstoffkombination ist in der Anwendung als Salbe oder Cremegel besonders zu empfehlen.

Homöopathie: Acidum fluoricum D12

Lichtempfindlichkeit

allgemein
Nr. 11 Silicea, Nr. 21 Zincum chloratum
Homöopathie: Aconitum D30, Belladonna D30, Argentum nitricum D12, Apis, Arsenicum, Aurum, Conium, Glonoinum, Hepar sulfuris, Hypericum, Jodum, Phosphorus, Nux vomica, Rhus toxicodendron, Silicea, Stramonium, Zincum

Hausapotheke: Augentrosttee (Zubereitung wie bei Bindehautentzündung)

durch eine Bindehautentzündung
*Nr. 3 Ferrum phosphoricum, Nr. 4 Kalium chloratum
Homöopathie: Euphrasia D4, Aconitum, Belladonna, Bryonia D4, Dulcamara D4, Hepar sulfuris, Mercurius solubilis, Rhus toxicondendron, Conium
→ **Bindehautentzündung**

verstärkte Empfindlichkeit
Nr. 5 Kalium phosphoricum, Nr. 8 Natrium chloratum, *Nr. 11 Silicea
Homöopathie: Phosphorus D12, Apis D4, Argentum nitricum D12, Coffea D12 (allgemein empfindlich), Chamomilla D30, Nux vomica D6/D12, Conium

Lid

Entzündung des Lidrandes – Blepharitis
*Nr. 3 Ferrum phosphoricum, Nr. 4 Kalium chloratum, *Nr. 8 Natrium chloratum, Nr. 9 Natrium phosphoricum, Nr. 11 Silicea

Die Mineralstoffkombination ist in der Anwendung als Salbe oder Cremegel besonders zu empfehlen.

Homöopathie: Aconitum, Belladonna (Beginn), Euphrasia D4, Echinacea D2, Hepar sulfuris D10, Apis, Clematis D4 (chronisch), Graphites D6, Hepar sulfuris D10, Mercurius solubilis D10, Pulsatilla D6/D12, Rhus toxicodendron D12, Sulfur, Thuja D4, Kalium bichromicum D12

Hausapotheke: Teemischung aus Eichenrinde 20,0 g + Kamille 20,0 g + Augentrost 10,0 g (für Spülungen und Augenbäder)

Lidschwellung
Nr. 3 Ferrum phosphoricum, Nr. 4 Kalium chloratum, *Nr. 10 Natrium sulfuricum
Homöopathie: Apis D4/D12, Arsenicum D6/D12, Kalium carbonicum D6, Phosphorus D12
allergisch: Apis D30

unwillkürliches Zucken der Lider
Nr. 11 Silicea
Homöopathie: Agaricus D12, Cuprum D30, Gelsemium D4, Magnesium phosphoricum D6, Ruta D3

Verschluss – verklebt
Nr. 5 Kalium phosphoricum, *Nr. 8 Natrium chloratum
Homöopathie: Belladonna D30, Antimonium crudum D6, Borax D3, Kalium bichromicum D12, Hepar sulfuris D6/D10, Mercurius solubilis D10, Magnesium carbonicum, Lycopodium D6/D12, Rhus toxicodendron D6/D12, Silicea, Sulfur

Liebe

unglückliche Liebe – Liebeskummer
Nr. 7 Magnesium phosphoricum, Nr. 10 Natrium sulfuricum
Homöopathie: Acidum phosphoricum D6/D12, Ignatia D30, Natrium chloratum D200 (1x 5 Globuli monatlich bei passenden Modalitäten vom Fachmann verordnet) – Modalitäten beachten!

Bachblüten:
Star of Bethlehem (bei schockartigem Verlauf)
Sweet Chestnut (Verzweiflung, Aussichtslosigkeit)
Honeysuckle (Heimweh nach Vergangenem)
White Chestnut (wenn die Gedanken immer um das Eine kreisen)
Larch (Unterstützung zur Stabilisierung der Gefühlswelt, damit man nicht zu stark aus dem Gleichgewicht kommt)

Walnut (zum Neubeginn, neuer Lebensabschnitt)

Hinweis: Die aufgeführten Mittel können nur eine Begleitung der inneren Arbeit darstellen!
→ **Kummer**

Liegen

links: Herzbeschwerden
Nicht ohne ärztliche Begleitung!
*Nr. 2 Calcium phosphoricum, Nr. 5 Kalium phosphoricum, Nr. 8 Natrium chloratum, Nr. 11 Silicea
Homöopathie: Barium carbonicum D6, Phosphorus D12, Natrium chloratum, Cactus D3, Iberis D4, Naja D10

Hinweis: Vorbedingung einer guten Behandlung ist auch die Kontrolle des Schlafplatzes.

Lift

kann schwer mit dem Lift fahren, Engegefühl
Nr. 2 Calcium phosphoricum, *Nr. 6 Kalium sulfuricum
Homöopathie: Argentum nitricum D12, Borax D30, Aconitum D30, Cocculus D4, Petroleum D12

Bachblüten: Mimulus

Lipoma

Fettgeschwulst → **Fett**

Lippen

aufgesprungene Lippen
*Nr. 1 Calcium fluoratum, Nr. 6 Kalium sulfuricum, Nr. 8 Natrium chloratum, Nr. 11 Silicea
Die Mineralstoffkombination ist in der Anwendung als Salbe oder Cremegel besonders zu empfehlen.

Homöopathie: Antimonium crudum D12, Arum triphyllum D3, Natrium chloratum, Pulsatilla D6/D12

Bläschenrand
Nr. 7 Magnesium phosphoricum, Nr. 8 Natrium chloratum
Homöopathie: Graphites D12, Magnesium carbonicum D12, Causticum D6/D12, Dulcamara D6, Rhus toxicodendron D12, Mezereum D4, Helleborus, Hyoscyamus

blaue Lippen
Nr. 1 Calcium fluoratum
Homöopathie: *Acidum hydrocyanicum, Ammonium carbonicum, Antimonium tartaricum D4, Laurocerasus D4 (Rechtsherzbelastung), Carbo vegetabilis D30, Cuprum, Natrium nitrosum, Veratrum*

Blutleere in den Lippen – blasse Lippen
Nr. 2 Calcium phosphoricum

milchige Lippen
Nr. 4 Kalium chloratum

rissige Lippen
*Nr. 1 Calcium fluoratum, Nr. 11 Silicea
Die Mineralstoffkombination ist in der Anwendung als Salbe oder Cremegel besonders zu empfehlen.

Homöopathie: *Arum triphyllum D6, Antimonium crudum D12, Pulsatilla (trocken), Sulfur D6/D12 (trocken)*

→ Lippenbalsam (S. 166)

Lordose

allgemein
Nr. 1 Calcium fluoratum, *Nr. 2 Calcium phosphoricum, Nr. 8 Natrium chloratum, Nr. 9 Natrium phosphoricum, Nr. 11 Silicea
Die Mineralstoffkombination ist in der Anwendung als Salbe oder Cremegel besonders zu empfehlen.

Homöopathie: *bewährte Mischung: Arnica D4 + Ruta D3 + Hypericum D4 (zu gleichen Teilen), alle Calciumverbindungen*

Hinweis: Die Lordose ist eine nach vorne gerichtete Krümmung der Wirbelsäule; im Hals- und Lendenwirbelsäulenbereich krankhaft.

Luft

Verbesserung des Leidens in frischer, kalter Luft
Nr. 3 Ferrum phosphoricum
Homöopathie: *Cepa, Pulsatilla, Sepia, Ambra, Apis, Argentum nitricum, Aurum, Glonoinum, Jodum, Lachesis, Natrium chloratum, Sulfur, Tabacum*

verstärkter Hunger nach Luft, kann bis zur Beklemmung führen
Nr. 6 Kalium sulfuricum
Homöopathie: *Carbo vegetabilis D30, Argentum nitricum D12, Aurum, Arsenicum*

wenn eiskalte Luft Schmerzen in der Stirnhöhle verursacht
*Nr. 8 Natrium chloratum, Nr. 9 Natrium phosphoricum, Nr. 11 Silicea
Homöopathie: *Hepar sulfuris D6/D12, Aconitum D30, Cinnabaris D4/ D6*

wenn feuchte, dumpfe Luft verschlimmert; trockene, warme aber verbessert
Nr. 10 Natrium sulfuricum
Homöopathie: *Ipecacuanha D4*

wenn frische Luft das Leiden verringert und Wärme verschlimmert
Nr. 6 Kalium sulfuricum
Homöopathie: *Sepia, Pulsatilla, Lachesis*

Lufthunger

verstärkter Hunger nach Luft, kann bis zur Beklemmung führen
Nr. 6 Kalium sulfuricum
Homöopathie: *Carbo vegetabilis D30, Argentum nitricum D12, Aurum, Arsenicum*

Luftröhre

krampfartiges Verschließen
Nr. 7 Magnesium phosphoricum, als „heiße 7", Nr. 19 Cuprum arsenicosum
Homöopathie: *Lachesis D12, Hyoscyamus D12, Stramonium D12, Bromum, Moschus*

verschlucken – wenn beim Essen etwas „in die falsche Röhre" kommt
Nr. 7 Magnesium phosphoricum
Homöopathie: *Cuprum D30*

Hinweis: Es sollte nicht auf dem Rücken herumgeklopft werden, wie noch immer fälschlicherweise behauptet wird. Die Reizung der Schleimhäute in der Luftröhre klingt nach einiger Zeit ab.

Luftwege

Schleimhautkatarrh der Luftwege
Nr. 3 Ferrum phosphoricum, Nr. 4 Kalium chloratum, Nr. 6 Kalium sulfuricum, *Nr. 8 Natrium chloratum, Nr. 12 Calcium sulfuricum, Nr. 21 Zincum chloratum, Nr. 22 Calcium carbonicum

Lunge
Ärztliche Versorgung notwendig!

Bläschenerweiterung – Emphysem – Lungenblähung
Nr. 1 Calcium fluoratum, Nr. 3 Ferrum phosphoricum, Nr. 5 Kalium phosphoricum, Nr. 8 Natrium chloratum
Homöopathie: Antimonium sulfuratum aurantiacum D4 (Mund voller Schleim), Calcium carbonicum, Phosphorus, Senega D4 (Altersbronchitis), Stannum D6/D12 (kann nicht abhusten), Stannum jodatum, Antimonium tartaricum D4, Carbo animalis D4, Naphthalinum D12, Calcium fluoricum im Wechsel mit Carbo vegetabilis

Hausapotheke: Der Lungenwein nach der heiligen Hildegard von Bingen kann empfohlen werden!

Hinweis: Meistens sind auch noch andere Mineralstoffe nötig, welche durch einen guten Mineralstoffberater nach Schüßler ermittelt werden können.

Atemübungen sind bei dieser Erkrankung hilfreich.

die Schleimhäute der Lunge werden gestärkt
Nr. 5 Kalium phosphoricum, *Nr. 8 Natrium chloratum, Nr. 24 Arsenum jodatum
Orthomolekulare Medizin: Vitamin-B-Komplex

Embolie – Gefäßverschluss
Sofortige medizinische Versorgung (Krankenhaus) ist notwendig!
Nr. 1 Calcium fluoratum, Nr. 3 Ferrum phosphoricum, *Nr. 4 Kalium chloratum, *Nr. 12 Calcium sulfuricum
Homöopathie: Carbo vegetabilis, Phosphorus, Lachesis, Naja, Crotalus, Veratrum album, Tabacum

Hinweis: Unter Embolie versteht man einen plötzlichen Verschluss eines Blutgefäßes, meistens einer Arterie, durch einen Thrombus

Entzündung
*Nr. 3 Ferrum phosphoricum, Nr. 4 Kalium chloratum, Nr. 5 Kalium phosphoricum, Nr. 6 Kalium sulfuricum, Nr. 8 Natrium chloratum, Nr. 11 Silicea, Nr. 12 Calcium sulfuricum
Die Mineralstoffkombination ist in der Anwendung als Salbe oder Cremegel besonders zu empfehlen.

Homöopathie: Aconitum D30, Bryonia D4 und Ferrum phosphoricum D12, Phosphorus D12, Ammonium carbonicum (Kreislaufversagen), Antimonium tartaricum D4 (Auswurf kann nicht herausgebracht werden, feinblasiges Rasseln), Ipecacuanha D4 (grobblasige Rasselgeräusche), Veratrum album D4, Jodum, Veratrum viride, Sulfur
rechte Seite: Chelidonium, Lycopodium

Hinweis: Bei Neigung dazu sind vorbeugende Maßnahmen zu beachten!

Ödem
Nr. 4 Kalium chloratum, Nr. 8 Natrium chloratum, *Nr. 10 Natrium sulfuricum
Homöopathie: Kalium carbonicum, Apis, Arsenicum, Lachesis, Antimonium tartaricum, Apocynum (Herzschwäche), Carbo vegetabilis, Kalium jodatum, Laurocerasus

→ **Tuberkulose**

wenn im Schleim des Hustens auch Blut ist
zusätzlich vermehrt Nr. 3 Ferrum phosphoricum
Homöopathie: Phosphorus D12, Aconitum, Arnica, Hamamelis, Millefolium, Ipecacuanha, Belladonna, Crotalus, Erigeron, Jodum, Secale cornutum

Lungenentzündung
→ **Lunge**

Lungenkrankheiten

mit großer Ermattung und Abmagerung einhergehend
Nr. 5 Kalium phosphoricum, Nr. 8 Natrium chloratum, Nr. 24 Arsenum jodatum
Homöopathie: Carbo vegetabilis, Senega, Stannum, Phosphorus, Veratrum album, Tabacum, Arsenicum

Lungenverschleimung

verbunden mit krampfhaften Hustenanfällen
Nr. 4 Kalium chloratum, Nr. 7 Magnesium phosphoricum, auch als Salbe oder Cremegel
Homöopathie: Cuprum aceticum D6

Hinweis: Eine gute Wärmeversorgung ist zu beachten, keine Zugluft!

vor allem bei Kindern
Nr. 2 Calcium phosphoricum, Nr. 3 Ferrum phosphoricum, *Nr. 4 Kalium chloratum
Die Mineralstoffkombination ist in der Anwendung als Salbe oder Cremegel besonders zu empfehlen.

Homöopathie: Aconitum D30, Antimonium tartaricum D5 (fein rasselnd), Ipecacuanha D4 (grob rasselnd), Phosphorus D12 (Hüsteln)

Luxation

nach dem Einrenken
Nr. 1 Calcium fluoratum, Nr. 2 Calcium phosphoricum, *Nr. 3 Ferrum phosphoricum, Nr. 8 Natrium chloratum, Nr. 11 Silicea, Nr. 22 Calcium carbonicum
Die Mineralstoffkombination ist in der Anwendung als Salbe oder Cremegel besonders zu empfehlen

Homöopathie: Arnica D12/D30

Lymphadenitis

entzündliche Lymphknotenschwellung
Nr. 3 Ferrum phosphoricum, *Nr. 9 Natrium phosphoricum, Nr. 10 Natrium sulfuricum, Nr. 12 Calcium sulfuricum
Die Mineralstoffkombination ist in der Anwendung als Salbe oder Cremegel besonders zu empfehlen.

Homöopathie: Belladonna, Apis, Mercurius, Hepar sulfuris

Lymphadenoma

geschwulstartige Zunahme des lymphatischen Gewebes
Nr. 2 Calcium phosphoricum, Nr. 4 Kalium chloratum, *Nr. 9 Natrium phosphoricum, *Nr. 10 Natrium sulfuricum, Nr. 12 Calcium sulfuricum
Die Mineralstoffkombination ist in der Anwendung als Salbe oder Cremegel besonders zu empfehlen.

Homöopathie: Calcium carbonicum, Calcium phosphoricum, Calcium fluoricum, Sulfur, Graphites, Barium-Salze

Lymphdrüsen

Entzündung
Nicht ohne ärztliche Begleitung!
Nr. 2 Calcium phosphoricum, *Nr. 3 Ferrum phosphoricum, Nr. 9 Natrium phosphoricum, Nr. 12 Calcium sulfuricum
Homöopathie: Belladonna D30, Apis D4, Hepar sulfuris D6/D12, Mercurius solubilis D6/D30, Lachesis D12, Echinacea (äußerlich und innerlich)

Schwellung
Nr. 2 Calcium phosphoricum, Nr. 4 Kalium chloratum, Nr. 7 Magnesium phosphoricum, *Nr. 9 Natrium phosphoricum, Nr. 12 Calcium sulfuricum
Die Mineralstoffkombination ist in der Anwendung als Salbe oder Cremegel besonders zu empfehlen.

*Homöopathie: Belladonna, Bromum, Calcium carbonicum, Calcium fluoricum, Conium, Graphites, Hepar sulfuris, Jodum, Mercurius, Sulfur
Ausheilung: Barium carbonicum D6, Barium chloratum, Barium jodatum D6*

unterstützend
Nr. 24 Arsenum jodatum

Verhärtung
*Nr. 1 Calcium fluoratum, Nr. 5 Kalium phosphoricum, Nr. 8 Natrium chloratum, Nr. 11 Silicea, Nr. 12 Calcium sulfuricum
Homöopathie: Conium D4, Clematis D4, Graphites D6, Lapis albus D4, Silicea D6

Lymphgefäße

Entzündung – roter Strich am Arm bzw. Bein – „Blutvergiftung"
Dringend ärztliche Versorgung notwendig!
Nr. 3 Ferrum phosphoricum, Nr. 5 Kalium phosphoricum, Nr. 8 Natrium chloratum
Homöopathie: Lachesis D12, Belladonna D30, Pyrogenium D30, China oder Chininum arsenicosum D4 zur Genesung und Blutbildung

Förderung der Tätigkeit
Nr. 24 Arsenum jodatum

Lymphknotenschwellung

allgemein
Nr. 2 Kalium chloratum, Nr. 4 Kalium chloratum, *Nr. 9 Natrium phosphoricum, Nr. 10 Natrium sulfuricum, Nr. 12 Calcium sulfuricum
Die Mineralstoffkombination ist in der Anwendung als Salbe oder Cremegel besonders zu empfehlen.

Homöopathie: Barium jodatum D6, Calcium carbonicum D6, Calcium phosphoricum D6, Calcium fluoricum D6, Silicea D6, Barium carbonicum D6, Hepar sulfuris D6, Mercurius solubilis D6, Graphites D6, Clematis

Hinweis: Die zugrunde liegende Übersäuerung sollte dringend vor allem durch Ernährungsumstellung,

Entspannung und Entlastung des energetischen Feldes verringert werden. Lymphknoten schwellen oft auch bei Infekten an. (Trifft besonders auch für den Lymphstau zu → Lymphstau.)

Lymphstau

geschwollene Lymphe infolge eines Säureüberschusses
Nr. 9 Natrium phosphoricum, Nr. 12 Calcium sulfuricum, Nr. 23 Natrium bicarbonicum

im Körper – allgemein
*Nr. 9 Natrium phosphoricum, Nr. 10 Natrium sulfuricum, Nr. 12 Calcium sulfuricum
Die Mineralstoffkombination ist in der Anwendung als Salbe oder Cremegel besonders zu empfehlen.

Homöopathie: Serum anguillae i.v. nach Mammaexstirpation; Sulfur

Hinweis: Die Lymphdrainage ist eine sehr sanfte Massage, die den Lymphfluss wieder in Gang bringt.

in den Beinen
Nr. 4 Kalium chloratum, *Nr. 9 Natrium phosphoricum, Nr. 10 Natrium sulfuricum
Die Mineralstoffkombination ist in der Anwendung als Salbe oder Cremegel besonders zu empfehlen.

Homöopathie: Pulsatilla D6, Hamamelis D3

infolge Infektionsabwehr
Nr. 3 Ferrum phosphoricum, Nr. 5 Kalium phosphoricum, Nr. 9 Natrium phosphoricum, Nr. 10 Natrium sulfuricum
Die Mineralstoffkombination ist in der Anwendung als Salbe oder Cremegel besonders zu empfehlen.

Madenwürmer

→ **Würmer**

Magen

als ob ein Stein im Magen liege
Nr. 8 Natrium chloratum
Homöopathie: Abies nigra D3, Bryonia D4, Nux vomica D6, Pulsatilla D6 D12, Chamomilla, Lycopodium

Blutungen – Sofortige medizinische Versorgung (Krankenhaus) notwendig!
Nr. 2 Calcium phosphoricum, *Nr. 3 Ferrum phosphoricum, Nr. 5 Kalium phosphoricum, Nr. 13 Kalium arsenicosum

Druckgefühl im Magen – „hinter dem Magen"
Nr. 6 Kalium sulfuricum
Homöopathie: Bryonia D3, Nux vomica D4, Abies nigra D3, Argentum nitricum D12, Arsenicum D12, Kalium bichromicum D12, Lycopodium D12, Pulsatilla D12, Sulfur D12, Bismutum subnitricum D4

Hausapotheke: Wermuttee
→ **Bauchspeicheldrüse**

→ **Erbrechen**

Erschlaffung
*Nr. 1 Calcium fluoratum, Nr. 3 Ferrum phosphoricum
Homöopathie: Silicea D6, Sepia D6, Natrium chloratum, Acidum sulfuricum D6, Ignatia D12, Ipecacuanha D4, Hydrastis D4, Kalium carbonicum D6, Nux vomica D6, Phosphorus D12 (ganzer Unterleib), Sulfur D12

Hinweis: Ernährungsgewohnheiten beachten! Der Magen stellt sich darauf ein.

Erweiterung
*Nr. 1 Calcium fluoratum, Nr. 5 Kalium phosphoricum, Nr. 11 Silicea
Hinweis: Ernährungsgewohnheiten überprüfen!

fehlender Magensaft
Nr. 8 Natrium chloratum
Homöopathie: Acidum muriaticum D3, Pulsatilla D4, Natrium chloratum – fallweise in Hochpotenzen; Abies nigra D4, Anacardium D6, China D4, Graphites D6, Lycopodium D6, Nux vomica D6, Sulfur

Magenentzündung – Gastritis
Nr. 3 Ferrum phosphoricum, Nr. 8 Natrium chloratum, Nr. 9 Natrium phosphoricum, Nr. 13 Kalium arsenicosum
Homöopathie: Antimonium crudum, Argentum nitricum D12, Arsenicum, Capsicum, Nux vomica, Phosphorus, Pulsatilla, Taraxacum

Geschwür – Ulcus
Nr. 5 Kalium phosphoricum, Nr. 8 Natrium chloratum, *Nr. 9 Natrium phosphoricum, Nr. 11 Silicea, Nr. 12 Calcium sulfuricum

Homöopathie: Nux vomica D4 (vor dem Essen), Arsenicum album D6 (nach den Essen), Argentum nitricum D12, Atropinum sulfuricum, Ignatia D12, Hydrastis D4, Lycopodium D12, Phosphorus D12, Bismutum subnitricum D4 (Übersäuerung), Kalium bichromicum D12

Hausapotheke: Käsepappeltee, frisch gepresster Kohlsaft (über 4 bis 5 Wochen)

Hinweis: Die Übersäuerung muss vermindert werden!

Katarrh
Nr. 3 Ferrum phosphoricum, Nr. 4 Kalium chloratum, Nr. 8 Natrium chloratum
Homöopathie: Magnesium phosphoricum, Pulsatilla, Robinia pseudacacia, Sabadilla, Sepia, Sulfur

kolikartige Schmerzen bei Magenkatarrh
→ **Kolik**
Nr. 7 Magnesium phosphoricum als „heiße 7", Nr. 19 Cuprum arsenicosum, Nr. 20 Kalium-Aluminium sulfuricum
Homöopathie: Anacardium, Atropinum sulfuricum, Belladonna, Bismutum, Chamomilla, Coffea, Cuprum, Ignatia, Magnesium phosphoricum, Mandragora, Nux vomica, Phosphorus, Valeriana, Veratrum viride, Dioscorea, Colocynthis

Krämpfe wegen Übersäuerung
Nr. 7 Magnesium phosphoricum, *Nr. 9 Natrium phosphoricum
Homöopathie: Baptisia D4, Robinia D4, Nux vomica D6, Acidum sulfuricum D6

Krampfzustände – Bauchweh
Nr. 7 Magnesium phosphoricum, als „heiße 7", Nr. 19 Cuprum arsenicosum
Homöopathie: Chamomilla

Hausapotheke: Enzianwurzeltee

nervöser Magen
*Nr. 7 Magnesium phosphoricum, Nr. 8 Natrium chloratum, Nr. 9 Natrium phosphoricum
Homöopathie: Nux moschata D6 (vor dem Essen), Ambra D3 (nach dem Essen), Coffea D12 (Stress), Argentum nitricum D12 (Gastritis), Ignatia D12, Kalium phosphoricum D12

Hausapotheke: Baldrianwurzeltee, Kamillentee, Kalmuswurzeltee (auch gemischt)

Schleimhautentzündung – Gastritis
*Nr. 3 Ferrum phosphoricum, Nr. 7 Magnesium phosphoricum, *Nr. 8 Natrium chloratum, Nr. 9 Natrium phosphoricum, Nr. 13 Kalium arsenicosum
Homöopathie: Nux vomica D4 (vor dem Essen), Arsenicum album D6 (nach dem Essen)

Hausapotheke: Käsepappeltee, Kamillentee, Rollkur
→ **Gastritis**

Schmerzen durch Probleme der Magenschleimhaut
*Nr. 8 Natrium chloratum, Nr. 9 Natrium phosphoricum
Hausapotheke: Eibischwurzeltee

Schmerzen durch Übersäuerung
Nr. 9 Natrium phosphoricum
Homöopathie: Mandragora D6, Anacardium D6, Ignatia D12/D30, Nux vomica D6

Schmerzen nach fetten Speisen
Nr. 9 Natrium phosphoricum, *Nr. 10 Natrium sulfuricum
Homöopathie: Carbo vegetabilis D30, Chelidonium D4, Pulsatilla D6

Unruhe in der Magen und Lebergegend
*Nr. 7 Magnesium phosphoricum, Nr. 9 Natrium phosphoricum, Nr. 10 Natrium sulfuricum
Hausapotheke: Angelikawurzeltee, Kalmuswurzeltee

Verlagerung – Senkung
*Nr. 1 Calcium fluoratum, Nr. 11 Silicea
Homöopathie: → **Erschlaffung**

vermehrter Magensaft
Nr. 7 Magnesium phosphoricum
Homöopathie: Acidum sulfuricum, Argentum nitricum, Arsenicum, Capsicum, Coffea, Iris, Natrium phosphoricum, Nux vomica, Phosphorus, Robinia, Sulfur, Tabacum

Verstimmung
Nr. 3 Ferrum phosphoricum, Nr. 6 Kalium sulfuricum, Nr. 7 Magnesium phosphoricum, Nr. 8 Natrium chloratum, Nr. 9 Natrium phosphoricum, Nr. 10 Natrium sulfuricum, Nr. 23 Natrium bicarbonicum
Empfehlung: ISOSTOMA-Tabl., ISO Werk Regensburg

Völlegefühl
Nr. 6 Kalium sulfuricum
Homöopathie: Argentum nitricum D12, Nux vomica D4, Abies nigra D3, China D4
→ **Bauchspeicheldrüse**

wenn der Magen auf Druck schmerzempfindlich ist
Nr. 3 Ferrum phosphoricum
Homöopathie: Antimonium crudum, Argentum nitricum, Arsenicum, Belladonna, China, Nux vomica, Lachesis, Lycopodium, Mercurius sublimatus, corrosivus

wenn durch Magenbeschwerden ein Schwindelgefühl verursacht wird
Nr. 7 Magnesium phosphoricum, Nr. 8 Natrium chloratum, *Nr. 9 Natrium phosphoricum, Nr. 11 Silicea
Homöopathie: Cocculus D4, Nux vomica D4, Argentum nitricum D12

Hinweis: Während der Anfälle ist der Mineralstoff Nr. 3 sehr hilfreich.

wenn sich ein Gefühl der Leere ausbreitet – kann schmerzhaft sein
Nr. 7 Magnesium phosphoricum, Nr. 9 Natrium phosphoricum
Homöopathie: Sepia D12, Carbo animalis D12, Kalium carbonicum D12, Sulfur, Zincum metallicum D12, Anacardium, Hydrastis D6, Ignatia D12, Petroleum D12, Phosphorus D12

Magensäureregulierung

Nr. 8 Natrium chloratum, Nr. 9 Natrium phosphoricum, Nr. 23 Natrium bicarbonicum

Magersucht

Alipomatosis: extreme Abmagerung infolge Unter- oder Fehlernährung
Nr. 1 Calcium fluoratum, Nr. 2 Calcium phosphoricum, Nr. 3 Ferrum phosphoricum, Nr. 4 Kalium chloratum, Nr. 5 Kalium phosphoricum, Nr. 6 Kalium sulfuricum, Nr. 7 Magnesium phosphoricum, Nr. 8 Natrium chloratum, Nr. 9 Natrium phosphoricum, Nr. 10 Natrium sulfuricum, Nr. 11 Silicea, Nr. 12 Calcium sulfuricum
Die Mineralstoffe müssen in kleinen Dosen lange Zeit genommen werden, um den allgemeinen Aufbau zu unterstützen. Die Dosierung kann mit der Zeit gesteigert werden.

Homöopathie: Natrium chloratum in Hochpotenz, Magnesium carbonicum D12 (glaubt dick zu sein), Ignatia D12 (Kummer, Schreck, unglückliche Liebe), Calcium carbonicum D12, Arsenicum

Anorexia nervosa: Appetitlosigkeit
Nr. 2 Calcium phosphoricum, Nr. 5 Kalium phosphoricum, *Nr. 7 Magnesium phosphoricum, Nr. 8 Natrium chloratum, Nr. 11 Silicea
Homöopathie: Natrium chloratum, Magnesium carbonicum, Ignatia, Phosphorus, Sulfur, Abrotanum, China, Sepia, Lachesis, Silicea, Arsenicum, Jodum, Conium, Lycopodium (Magersucht mit Heißhungeranfällen)

Hinweis: Der Gewichtsverlust entsteht durch massive Furcht vor Gewichtszunahme und tritt fast ausschließlich bei jungen Frauen auf (Pubertät – kommen mit dem Frauwerden nicht zurecht). Die Krankheit kann auch durch traumatische Ursachen entstehen, wenn es zu einer extremen Ablehnung der eigenen Existenz kommt.

Makula – Degeneration

zusätzlich zur ärztlichen Begleitung
Nr. 3 Ferrum phosphoricum, Nr. 5 Kalium phosphoricum, Nr. 8 Natrium chloratum, Nr. 11 Silicea, Nr. 17 Manganum sulfuricum, Nr. 21 Zincum chloratum

Orthomolekulare Medizin: Selen, Kupfer, Mangan, Betacarotin, Riboflavin, Vitamin A + OPC (Oligomere Procyanidine)

für die Blutergüsse sind die Hauptmittel
*Nr. 11 Silicea, Nr. 12 Calcium sulfuricum
Homöopathie: Ruta D4, Ledum D4, Acidum sulfuricum D4

Malaria
Nicht ohne ärztliche Begleitung!

Sumpffieber, Wechselfieber
Nr. 2 Calcium phosphoricum, *Nr. 3 Ferrum phosphoricum, Nr. 4 Kalium chloratum, *Nr. 5 Kalium phosphoricum, Nr. 8 Natrium chloratum, Nr. 10 Natrium sulfuricum
Homöopathie: China, Nux vomica, Arsenicum, Eupatorium perfoliatum, Gelsemium, Natrium chloratum in Hochpotenzen, Ceanothus (Leber, Milz), Cedron

Mandelentzündung

allgemein
Nr. 2 Calcium phosphoricum, *Nr. 3 Ferrum phosphoricum, Nr. 4 Kalium chloratum, Nr. 9 Natrium phosphoricum, Nr. 12 Calcium sulfuricum

Homöopathie: Aconitum D30, Belladonna D30 (Beginn), Mercurius solubilis D10, Mercurius corrosivus D8, Hepar sulfuris D10, Apis D4, Phytolacca D4, Lachesis D12

Hausapotheke: Gurgeln mit Tormentillwurzelabkochung

begleitet von einem dicken, farblosen, schleimigen Belag
zusätzlich vermehrt Nr. 9 Natrium phosphoricum

begleitet von einem üblen Mundgeruch
zusätzlich Nr. 5 Kalium phosphoricum
Homöopathie: Acidum nitricum D6, Arsenicum, Baptisia, Lachesis, Lycopodium, Mercurius solubilis D10, Capsicum D4

Hinweis: Sollte häufig gegeben werden, da durch den Mangel am Mineralstoff Nr. 5 unter anderem eine ziemliche Erschöpfung angezeigt wird.

begleitet von eitrigem Belag, wie bei der eitrigen Angina
Nr. 9 Natrium phosphoricum, Nr. 11 Silicea, *Nr. 12 Calcium sulfuricum
Homöopathie: Hepar sulfuris D6/D12, Lachesis D12, Mercurius solubilis D10, Silicea

Hinweis: Manchmal reicht der Mineralstoff Nr. 12 allein.

begleitet von honiggelbem Belag
Nr. 9 Natrium phosphoricum

begleitet von weißem bis weißgrauem Belag, auch schleimig
*Nr. 4 Kalium chloratum, Nr. 9 Natrium phosphoricum
Homöopathie: Mercurius cyanatus D6, Phytolacca D4, Diphtherinum

Mandelabszess
Nr. 3 Ferrum phosphoricum, Nr. 9 Natrium phosphoricum, Nr. 11 Silicea, *Nr. 12 Calcium sulfuricum
Homöopathie: Hepar sulfuris D6/D12, Myristica sebifera D4

mit erhöhter Temperatur
Nr. 3 Ferrum phosphoricum
Homöopathie: Aconitum D30, Belladonna D30, Lachesis D12

wenn die Mandeln chronisch geschwollen sind
Nr. 7 Magnesium phosphoricum, *Nr. 9 Natrium phosphoricum, Nr. 11 Silicea, Nr. 12 Calcium sulfuricum
Homöopathie: Barium carbonicum D6, Barium jodatum D6, Silicea D30 (1-mal in der Woche), Calcium carbonicum, Calcium jodatum, Lycopodium, Sulfur jodatum, Thuja, Guajacum (rheumatisch), Kalium jodatum

Hausapotheke: Bei allen Mandelbeschwerden: Mit Salbeitee gurgeln.

manisch depressiv

Nicht ohne ärztliche Begleitung!
Nr. 7 Magnesium phosphoricum Nr. 16 Lithium chloratum

Masern[368]

bei fortschreitender Krankheit im Wechsel mit folgenden Mineralstoffen
Nr. 4 Kalium chloratum, Nr. 7 Magnesium phosphoricum
Homöopathie: Ammonium carbonicum, Belladonna, Bryonia, Ferrum phosphoricum D12, Causticum, Cuprum arsenicosum, Drosera, Euphrasia, Ipecacuanha, Pulsatilla, Spongia, Sticta

im Abklingen der Krankheit, zur Unterstützung des Abschuppungsprozesses
Nr. 6 Kalium sulfuricum
Homöopathie: Sulfur D30

wenn die Krankheit beginnt und sich der Organismus damit auseinander setzt
Nr. 3 Ferrum phosphoricum, Nr. 4 Kalium chloratum
Homöopathie: Aconitum D30, Belladonna, Euphrasia D4/D12, Apis D30, Bryonia D4, Mercurius solubilis, Pulsatilla, Spongia

wenn hohes Fieber eintritt
*Nr. 5 Kalium phosphoricum, Nr. 8 Natrium chloratum
Die Nr. 5 sollte in rascher Folge gegeben werden. Wenn das Fieber zurückgeht, zusätzlich die Nr. 8 geben.

---

368 Siehe auch „Schüßler-Salze für Ihr Kind" (→ S. 703).

zur allgemeinen Stärkung nach der Krankheit
Nr. 1 Calcium fluoratum, *Nr. 2 Calcium phosphoricum, Nr. 5 Kalium phosphoricum, Nr. 8 Natrium chloratum
Homöopathie: Kalium carbonicum D6 (Herzschwäche)

Mastdarm

Fistel
Nr. 3 Ferrum phosphoricum, *Nr. 9 Natrium phosphoricum, Nr. 11 Silicea, Nr. 12 Calcium sulfuricum
Homöopathie: Berberis D3, Calcium fluoricum D6 (im Sommer schlimmer), Silicea D6 (im Winter schlimmer), Acidum fluoricum D6/D12, Sulfur

Hausapotheke: Eichenrindenbad

Mastdarmvorfall
*Nr. 1 Calcium fluoratum, Nr. 7 Magnesium phosphoricum, Nr. 11 Silicea
Homöopathie: Ignatia D6, Podophyllum D6, Hamamelis D4, Aloe, Calcium carbonicum, Graphites, Hydrastis, Ruta

Risse
*Nr. 1 Calcium fluoratum, Nr. 11 Silicea
Homöopathie: Acidum nitricum D6, Alumina D12, Causticum D12, Graphites D12

Hausapotheke: Paeoniasalbe

Hinweis: Auch zur Vorbeugung geeignet!

Mastitis

Entzündung der weiblichen Brustdrüse
→ Brust – weiblich

Mattigkeitsgefühl

allgemein
Nr. 5 Kalium phosphoricum, Nr. 8 Natrium chloratum, *Nr. 9 Natrium phosphoricum
Homöopathie: Ambra D3, Acidum phosphoricum D6, Acidum picrinicum D6/D12, Berberis D3, Chelidonium D4, Gelsemium D4, Magnesium chloratum D4

begleitet von großem Verlangen nach frischer Luft
Nr. 6 Kalium sulfuricum
Homöopathie: Carbo vegetabilis D12, Argentum nitricum, Calcium carbonicum, Glonoinum, Jodum, Lachesis, Magnesium carbonicum, Natrium chloratum, Sepia, Pulsatilla, Sulfur, Tabacum

begleitet von schweren Beinen und Schwäche in den Waden
Nr. 10 Natrium sulfuricum
Homöopathie: Pulsatilla D6/D12, Aesculus D3, Calcium carbonicum, Natrium carbonicum, Rhus toxicodendron, Sepia, Plumbum, Sulfur

durch zu viel Säure, wenn man zu bestimmten Zeiten des Tages „durchhängt"
Nr. 9 Natrium phosphoricum
Homöopathie: Lycopodium (16 Uhr), Sulfur (11 Uhr)

wenn die Schwäche sich nach einer Krankheit einstellt
*Nr. 2 Calcium phosphoricum, Nr. 3 Ferrum phosphoricum, Nr. 5 Kalium phosphoricum, Nr. 8 Natrium chloratum
Homöopathie: China D4, Natrium chloratum – in Hochpotenz durch den Fachmann verordnet; Acidum phosphoricum, Acidum picronitricum, Hydrastis, Kalium carbonicum, Phosphorus, Veratrum album, Arsenicum

Medikamente

zur Unterstützung der Ausscheidung von Medikamentenstoffen
Nr. 4 Kalium chloratum, Nr. 10 Natrium sulfuricum
Homöopathie: Nux vomica D6/D30, Sulfur D4
Entwöhnung: Avena, Passiflora
Narkose, Schäden: Hyoscyamus, Lachesis

Hinweis: Der Mineralstoff Nr. 4 eignet sich besonders zur Ausscheidung von Narkosegiften.

Melancholie – Niedergedrücktheit – Gemütsverstimmung

allgemein – zur Kräftigung und Unterstützung
*Nr. 5 Kalium phosphoricum, Nr. 8 Natrium chloratum
Homöopathie: Ambra D3, Ignatia D30, Arnica, Acidum phosphoricum, Calcium carbonicum, Causticum, China, Lilium tigrinum, Pulsatilla, Sepia, Lycopodium, Silicea

Bachblüten: Wild Rose

Hausapotheke: Johanniskrauttee
Hinweis: Der Gemütszustand ist oft begleitet von einer großen Neigung zum Weinen.

begleitet von einer gewissen Gereiztheit mit Neigung zur Übererregtheit
*Nr. 9 Natrium phosphoricum, Nr. 11 Silicea, Nr. 14 Kalium bromatum, Nr. 15 Kalium jodatum
Homöopathie: Staphisagria D30, Phosphorus D30, Nux vomica D30, Antimonium crudum, Acidum nitricum, Anacardium, Bryonia, Chamomilla, Ignatia, Jodum, Lycopodium, Sepia, Sulfur, Silicea*

Bachblüten: Larch (zur Stabilisierung des Gemütshaushaltes), Mustard (wenn sie vorübergehend ist)

begleitet von großen Angstgefühlen, verbunden mit andauernder Unruhe
Nr. 2 Calcium phosphoricum, Nr. 14 Kalium bromatum
Homöopathie: Aconitum D30, Belladonna D30, Arsenicum D30, Phosphorus D30, Stramonium D30 (fallweise 1x 5 Globuli)

Bachblüten: Star of Bethlehem (Beruhigung)

begleitet von innerer Unruhe
Nr. 7 Magnesium phosphoricum, Nr. 15 Kalium jodatum
Homöopathie: Aconitum D30, Nux vomica D30, Arsenicum D30, Argentum nitricum D12, Cimicifuga, Lilium tigrinum, Jodum

Melanin

Pigmentierungsstoff-Bildung bei blasser Haut
Nr. 19 Cuprum arsenicosum

Regulierung bei Pigmentstörung
Nr. 6 Kalium sulfuricum
Homöopathie: Sepia
→ Haut
→ Pigmentierung

Melanom, malignes

Hautkrebs – Sofortige medizinische Versorgung (Krankenhaus) ist notwendig!
Nr. 1 Calcium fluoratum, Nr. 4 Kalium chloratum, *Nr. 6 Kalium sulfuricum, Nr. 8 Natrium chloratum, Nr. 10 Natrium sulfuricum, Nr. 11 Silicea
Die oben angeführten Mineralstoffe sind zur Nachbehandlung als Salbenkombination empfehlenswert.

Homöopathie: Calcium fluoricum D4, Silicea D6, Arsenicum D6, Aurum D6, Lachesis D12, Acidum nitricum, Causticum, Kreosotum, Lapis, Thuja, Crotalus (Konstitution beachten!)

Hinweis: Es handelt sich um einen zu den bösartigsten Geschwulstbildungen der Haut oder der Schleimhäute gehörender Tumor.

Melatonin

zur Regulierung
Nr. 25 Aurum chloratum natronatum
Hormon, das den Schlaf steuert

Melkerkrampf

→ **Krämpfe**

Menarche

erste Regelblutung
Nr. 2 Calcium phosphoricum, Nr. 3 Ferrum phosphoricum, Nr. 4 Kalium chloratum, *Nr. 3 Ferrum phosphoricum, Nr. 11 Silicea, Nr. 12 Calcium sulfuricum, Nr. 15 Kalium jodatum
Homöopathie: Aconitum D30 (Schreck, Angst), Kalium carbonicum D6 (schwerer Durchbruch), zu spät: Aristolochia, Cimicifuga, Pulsatilla, Graphites, Calcium carbonicum, Barium carbonicum

Menière-Syndrom

→ **Ohrgeräusche**
Nr. 1 Calcium fluoratum, Nr. 3 Ferrum phosphoricum, Nr. 5 Kalium phosphoricum, Nr. 7 Magnesium phosphoricum, Nr. 8 Natrium chloratum
Homöopathie: Lachesis, Tabacum, Phosphorus, Cocculus, Conium, Veratrum, Arsenicum

Meningitis

Hirnhautentzündung → Gehirn
Nicht ohne ärztliche Begleitung!

Meniskus

Verletzung
Nr. 1 Calcium fluoratum, Nr. 2 Calcium phosphoricum, Nr. 3 Ferrum phosphoricum, Nr. 4 Kalium chloratum, *Nr. 8 Natrium chloratum, Nr. 11 Silicea
Die Mineralstoffkombination ist in der Anwendung als Salbe oder Cremegel besonders zu empfehlen.

Homöopathie: Petroleum D6

Hinweis: Der Meniskus ist ein bindegewebig-faserknorpeliger keilförmiger Gelenkring als „Gelenkzwischenscheibe".

Menopause

→ **Wechseljahre**

Menschenscheu

begleitet von einer Neigung zur Ängstlichkeit
Nr. 2 Calcium phosphoricum
Homöopathie: Barium carbonicum, Pulsatilla, Ambra D3, Kalium phosphoricum, Argentum nitricum, Phosphorus, Aristolochia, Aurum, Calcium carbonicum, Conium, Hyoscyamus, Lycopodium

begleitet von Gereiztheit und Übererregtheit, besonders der Kinder
*Nr. 2 Calcium phosphoricum, Nr. 9 Natrium phosphoricum, Nr. 11 Silicea
Homöopathie: Antimonium crudum D12, Nux vomica D12, Chamomilla D3, Sepia D12, Magnesium carbonicum D12, auch in Hochpotenzen von einem Fachmann verordnet

begleitet von innerer Unruhe
*Nr. 7 Magnesium phosphoricum, Nr. 15 Kalium jodatum
Homöopathie: Aconitum D30, Sulfur, Aurum, Arsenicum, Jodum

begleitet von sehr hohen Ansprüchen an sich selbst
*Nr. 9 Natrium phosphoricum, Nr. 11 Silicea
Homöopathie: Arsenicum, Silicea, Nux vomica

Hinweis: Ursachen aus anderen Ebenen, wie zum Beispiel der charakterlichen, sind ebenfalls in Betracht zu ziehen. Das betrifft auch Kinder mit dem Drang, bei den Erwachsenen mitreden zu können im Sinne der Altklugheit.

begleitet von Zaghaftigkeit, Schreckhaftigkeit, Schwäche im Gedächtnis
*Nr. 5 Kalium phosphoricum, Nr. 8 Natrium chloratum, Nr. 11 Silicea
Homöopathie: Pulsatilla, Argentum nitricum D12, Ambra D3, Acidum phosphoricum D6/D12, Agaricus D12, Barium carbonicum, Berberis, Calcium carbonicum, Calcium phosphoricum, Jodum, Lycopodium D12, Phosphorus, Sulfur

Hinweis: Kann auch von Platzangst (→ siehe dort) begleitet sein.

wenn eine gewisse Neigung besteht, den Menschen aus dem Weg zu gehen
*Nr. 5 Kalium phosphoricum, Nr. 8 Natrium chloratum
Homöopathie: Ignatia D30, Antimonium crudum, Arsenicum, Arnica, Aurum, Pulsatilla (Konstitution beachten!), Acidum phosphoricum, Natrium chloratum

Hinweis: Diese Belastung ist auch mit einer Neigung zur Weinerlichkeit verknüpft.

Menses

→ **Menstruation**

Menstruation

allgemein – bei Beschwerden
Nr. 7 Magnesium phosphoricum, als „heiße 7" in häufigen Gaben, Nr. 25 Aurum chloratum natronatum
Homöopathie: Pulsatilla, Aristolochia (selten, schwach), Kalium carbonicum und Calcium carbonicum (zu stark), Magnesium carbonicum (dunkel), Belladonna und Sanguinaria (hellrot)

wenn die „heiße 7" nicht hilft, zusätzlich
Nr. 2 Calcium phosphoricum

begleitet von kolikartigen, krampfartigen Schmerzen, besonders zu Beginn
Nr. 2 Calcium phosphoricum, *Nr. 7 Magnesium phosphoricum, Nr. 10 Natrium sulfuricum, Nr. 19 Cuprum arsenicosum, Nr. 21 Zincum chloratum
Homöopathie: Chamomilla D30, Belladonna D30, Aconitum D30, Cuprum D30, Ignatia D12, Lachesis D12, Dulcamara D6 (Unterkühlung, kalte Nase)

Hausapotheke: Gänsefingerkrauttee, auch homöopathisch: Potentilla-Urtinktur (tgl. 3x 5 Tropfen vorbeugend)

Hinweis: Bettruhe, Wärmeflasche können zur Linderung beitragen.

begleitet von Kopfschmerzen
Nr. 3 Ferrum phosphoricum, Nr. 8 Natrium chloratum, Nr. 10 Natrium sulfuricum, *Nr. 7 Magnesium phosphoricum, als „heiße 7"
Homöopathie: Argentum nitricum, Aristolochia (unterdrückt), Cimicifuga D12, Cyclamen, Gelsemium, Graphites, Kalium carbonicum, Lachesis (vor der Menstruation), Lilium, Pulsatilla, Sanguinaria canadensis, Sepia

Bachblüten: Pine (auch als Creme im Bereich des Steißbeins anwenden)

bei Erschlaffung der Bänder
Nr. 1 Calcium fluoratum
Homöopathie: Sepia D6/D12, Hamamelis D4, Kalium carbonicum D6 (Kreuzweh), Calcium carbonicum D6, Helonias D3, Lilium tigrinum D6/D12
→ Gebärmutter

Gebärmutterblutungen – hauptsächlich
*Nr. 1 Calcium fluoratum, Nr. 3 Ferrum phosphoricum, Nr. 5 Kalium phosphoricum, Nr. 11 Silicea, Nr. 25 Aurum chloratum natronatum
Homöopathie: Ipecacuanha D4, Sabina D4, Phosphorus D12, Hamamelis D3, Secale D4, Acidum sulfuricum, Calcium carbonicum, Calcium phosphoricum, China, Crocus, Magnesium chloratum, Millefolium, Platinum

Regelstörungen – zu überlegen ist auch der Einsatz von
Nr. 13 Kalium arsenicosum, Nr. 14 Kalium bromatum, Nr. 25 Aurum chloratum natronatum
Homöopathie: Natrium chloratum in Hochpotenzen, Lageramenorrhoe (Magersucht)

wenn das abgehende Blut dunkel, klumpig oder zäh ist
Nr. 4 Kalium chloratum
Homöopathie:
dunkel: Crocus, Chamomilla, China, Hamamelis, Helonias, Magnesium carbonicum, Nux vomica, Platinum, Secale, Sulfur (dunkel, schwarz), Ustilago
klumpig: Belladonna, Bovista, Chamomilla, China, Crocus, Nux moschata, Platinum, Pulsatilla (bald stockend, bald flüssig), Rhus toxicodendron, Sabina, Secale, Stramonium, Zincum
zäh: Crocus, Cuprum, Phosphorus, Secale
wie Teer: Magnesium chloratum D3

wenn das Blut wässrig, dünn, nicht gerinnend, hell oder schwärzlich ist
Nr. 5 Kalium phosphoricum, *Nr. 8 Natrium chloratum
Homöopathie:
dünn: Hamamelis, Millefolium, Secale
hell: Arnica, Belladonna (hellrot), Erigeron, Hyoscyamus, Ipecacuanha, Millefolium, Sabadilla, Trillium, Ustilago
schwärzlich: Magnesium carbonicum, Magnesium chloratum, Natrium sulfuricum, Pulsatilla, Secale, Sulfur

wenn sie zu früh kommt und zu lange dauert (normalerweise dauert sie 3–4 Tage)
Nr. 2 Calcium phosphoricum
Homöopathie: Kalium carbonicum D6, Hamamelis D4, Calcium carbonicum D6, China, Millefolium, Phosphorus, Platinum, Secale, Ustilago, Calcium phosphoricum

wenn sie zu spät eintritt
Nr. 3 Ferrum phosphoricum
Homöopathie: Pulsatilla D4, Aristolochia D4, Calcium carbonicum, Calcium phosphoricum, Cuprum, Graphites, Magnesium carbonicum, Phosphorus, Pulsatilla D4, Sepia, Silicea, Sulfur
wenn sie ausbleibt: Caulophyllum D4

zu starke Monatsblutung – Menorrhagie
*Nr. 1 Calcium fluoratum, Nr. 2 Calcium phosphoricum, *Nr. 3 Ferrum phosphoricum, Nr. 5 Kalium chloratum, Nr. 10 Natrium sulfuricum, Nr. 11 Silicea, Nr. 12 Calcium sulfruricum
Homöopathie: Chamomilla, China, Cina, Crocus, Nux vomica, Phosphorus, Erigeron (hell, gussweise), Ferrum phosphoricum, Hamamelis D3, Ipecacuanha, Calcium carbonicum, Kalium carbonicum, Magnesium chloratum, Millefolium D4 (hell), Platinum, Secale, Sepia, Sulfur, Thuja, Ustilago (klumpig, vikariierend), Acidum nitricum D4 (dunkel, stinkend)

Hausapotheke: Frauenmanteltee gemischt mit Schafgarbentee

Zwischenblutungen
*Nr. 1 Calcium fluoratum, Nr. 7 Magnesium phosphoricum, Nr. 11 Silicea
Homöopathie: Ambra, Argentum nitricum, Bovista, Calcium carbonicum, Causticum, Hamamelis, Jodum, Lachesis, Lycopodium, Sepia, Ustilago

Merkfähigkeit

wenn die Merkfähigkeit schwach ist oder stark nachlässt
*Nr. 5 Kalium phosphoricum, Nr. 8 Natrium chloratum
Homöopathie: Ambra D3, Phosphorus D12, Lycopodium D12, Aurum D12, Argentum nitricum D12

Orthomolekulare Medizin: Vitamin-B-komplex sehr hoch dosiert

Metallgifte

Ausleitung und Ausscheidung metallischer Belastungen und Gifte
Nr. 8 Natrium chloratum, Nr. 19 Cuprum arsenicosum, Nr. 21 Zincum chloratum, Nr. 26 Selenium
Homöopathie: Nux vomica D6/D30, Arsenicum, Selenium

Orthomolekulare Medizin: Selen, Zink

Migräne

allgemein
Nr. 2 Calcium phosphoricum, *Nr. 7 Magnesium phosphoricum, Nr. 14 Kalium bromatum
Homöopathie: Aconitum D30, Belladonna D30, Argentum nitricum D12, Arsenicum, Coffea D12, Cyclamen D4, Gelsemium D4, Glonoinum D12, Ignatia D30, Iris D4, Lachesis D12, Pulsatilla D6/D12, Sanguinaria D4, Spigelia D4, Sulfur, Tabacum D30, Thuja D6, Veratrum album D12, Zincum

Hausapotheke: Akupressur (mit Daumen und Zeigefinger links und rechts der Nasenwurzel Richtung Stirn drücken, wieder loslassen und wiederholen)

Hinweis: Weitere Maßnahmen sind unerlässlich!

Orthomolekulare Medizin: Vitamin-B-Komplex, Cholin, Zink

→ **Kopfschmerzen**

Spannungskopfschmerzen
Nr. 2 Calcium phosphoricum
Homöopathie: Argentum nitricum D12, Nux vomica D6/D30

Bachblüten: Chicory

Hinweis: Kommt häufiger bei Menschen vor, die ihre Umgebung beeinflussen, manipulieren oder verändern wollen.

Wochenendmigräne
Nr. 2 Calcium phosphoricum, *Nr. 7 Magnesium phosphoricum, als „heiße 7"
Homöopathie: Iris versicolor D4

Hinweis: Vorbedingung einer erfolgreichen Behandlung ist auch die Kontrolle des Schlafplatzes. Es ist nämlich durchaus möglich, dass sich die Migräne (es können auch andere Probleme wie verstärkte Kreuzschmerzen sein) durch das längere Verweilen im Bett aufbaut. Durch die längere Belastungszeit, in der die eventuell vorhandenen Störungen auf den Körper einwirken, kommt es zu den entsprechenden, allerdings unangenehmen Folgeerscheinungen. Manchmal formulieren auch Menschen ungefähr so: „Je länger ich im Bett bleibe, umso schlechter geht es mir!", was auf den gleichen Zusammenhang hinweist.

Allerdings wird die häufigste Ursache die Entspannung sein, durch die verkrampfte Adern am und im Gehirn sich entspannen können, was vor allem am Wochenende möglich ist, wenn der Alltagsstress nachlässt.

Milchabsonderung – Stillen

mit salzigem Geschmack
Nr. 8 Natrium chloratum
Homöopathie: Carbo animalis

wässrig – blau – dünn
Nr. 8 Natrium chloratum
Homöopathie: dünn: Calcium phosphoricum, Conium, Lachesis, Nux vomica

zu viel Milch
Nr. 10 Natrium sulfuricum
Homöopathie: Stau: Phytolacca D4 (knotige Brust), Bryonia D3/D30 (Betonbrust)

Hausapotheke: Salbeitee trinken.

Bei Milchstau: Heiße Brustwickel (ein heißes, ausgewundenes nasses Tuch von außen über die Brust legen, darüber ein trockenes Tuch, noch seitlich eine Wärmeflasche; ungefähr 15–20 Minuten schwitzen, bis die Milch zu rinnen beginnt. Sofort Kind anlegen bzw. Milch abpumpen)

Hinweis: Die Milchmenge wird nicht unbegrenzt reduziert, sondern auf ein vernünftiges Maß eingestellt. Stillende Mütter brauchen aber oft die Nr. 10, ohne dass sie zu viel Milch hätten, sie kann dann trotzdem genommen werden. Der Organismus verwendet dann den Mineralstoff für das anstehende Problem (z.B.

geschwollene Füße) und reduziert nicht die Muttermilch.

zu wenig Milch
Nr. 2 Calcium phosphoricum, Nr. 4 Kalium chloratum, Nr. 8 Natrium chloratum
Homöopathie: Ricinus (communis) D4, Urtica urens D2, Lac defloratum D12 (tgl. 3x 5 Globuli)

Hausapotheke: Viel trinken, Haferschleimsuppe, Milch trinken.

Milchsäure

Laktat
Überladung durch zu viel körperliche Tätigkeit – führt zu Muskelkrämpfen
Nr. 2 Calcium phosphoricum, Nr. 6 Kalium sulfuricum, Nr. 7 Magnesium phosphoricum, Nr. 9 Natrium phosphoricum
Homöopathie: Muskelkater: Arnica D30 (wie zerschlagen)

Milchschorf

allgemein
Nr. 3 Ferrum phosphoricum, Nr. 4 Kalium chloratum, Nr. 6 Kalium sulfuricum, Nr. 8 Natrium chloratum

bei Neugeborenen
Nr. 2 Calcium phosphoricum, Nr. 8 Natrium chloratum, Nr. 9 Natrium phosphoricum
Homöopathie:
Neugeborene: Calcium carbonicum D12 und Hochpotenzen – vom Fachmann verordnet; Calcium phosphoricum D12 und in Hochpotenzen – vom Fachmann verordnet; Barium carbonicum
Säuglinge: Calcium carbonicum D12 und in Hochpotenzen – vom Fachmann verordnet; Vinca minor D4 (feucht, verfilzt), Viola tricolor D4 (eitrig, verfilzt)
Kleinkinder: Oleander D12 (eitrige Krusten, Schuppen), Magnesium carbonicum D12 (braune Schuppen)

Hausapotheke: Ein Hausmittel ist das Einreiben der Kopfhaut mit Speiseöl – nach 15 Minuten mit einem ganz feinen Kamm die Schuppen abnehmen.

bei starker Abschuppung auf klebrigem Untergrund
Nr. 6 Kalium sulfuricum

Homöopathie: Oleander D4 (Schuppen, Ekzem), Graphites, Lycopodium, Sulfur, Vinca minor D4 (Krusten), Viola tricolor D4 (Krusten, Milchschorf), Staphisagria D12 (nässende Krusten)

Milchunverträglichkeit

der Säuglinge
Nicht ohne ärztliche Begleitung!
*Nr. 2 Calcium phosphoricum, Nr. 4 Kalium chloratum, Nr. 9 Natrium phosphoricum
Homöopathie: Aethusa D4, Calcium carbonicum D6, Magnesium carbonicum D6, Antimonium crudum D4, Carbo vegetabilis (schwer)

Milchzuckerunverträglichkeit

→ siehe Laktoseunverträglichkeit

Milz

ein nagendes Gefühl in der Milzgegend
Nr. 5 Kalium phosphoricum, *Nr. 7 Magnesium phosphoricum, Nr. 8 Natrium chloratum
Makro-Ebene: Lecithin

geschwollene Milz
Nr. 3 Ferrum phosphoricum, Nr. 5 Kalium phosphoricum, Nr. 7 Magnesium phosphoricum, Nr. 8 Natrium chloratum, Nr. 22 Calcium carbonicum
Die Mineralstoffkombination ist in der Anwendung als Salbe oder Cremegel besonders zu empfehlen.

Homöopathie: Capsicum D6, Ceanothus, Arsenicum, Aurum

Hinweis: Eine vorhandene Überlastung sollte dringend abgestellt werden! Vorbedingung einer erfolgreichen Behandlung ist auch die Kontrolle des Schlafplatzes. Das Energiefeld ist überlastet!

Seitenstechen
Nr. 5 Kalium phosphoricum, *Nr. 7 Magnesium phosphoricum, Nr. 8 Natrium chloratum
Homöopathie: Bellis perennis D3, Ceanothus D4, China D4, Carduus marianus D2, Taraxacum D4, Phosphorus D12/D30 (fallweise)

wenn die Winde nur zögerlich abgehen, nicht zufrieden stellend
Nr. 7 Magnesium phosphoricum

Homöopathie: Lycopodium, Nux vomica, Nux moschata, Asa foetida

Minderwuchs

→ **Wachstum**

Mineralstoffe

für das Bindegewebe und die Bänder
Nr. 1 Calcium fluoratum, Nr. 11 Silicea

für das Blut
*Nr. 2 Calcium phosphoricum, *Nr. 3 Ferrum phosphoricum, Nr. 4 Kalium chloratum, Nr. 5 Kalium phosphoricum, Nr. 8 Natrium chloratum, Nr. 9 Natrium phosphoricum, Nr. 10 Natrium sulfuricum, Nr. 19 Cuprum arsenicosum
Orthomolekulare Medizin: Eisen, Kupfer

für das erste Stadium einer Krankheit
Nr. 3 Ferrum phosphoricum
Homöopathie: Aconitum, Belladonna

Hinweis: Der Organismus ringt mit der Krankheit.

für das zweite Stadium einer Krankheit
Nr. 4 Kalium chloratum

Hinweis: Die Krankheit ist in den Körper eingedrungen und will sich absetzen.

für das dritte Stadium einer Krankheit
Nr. 6 Kalium sulfuricum
Hinweis: Die Krankheit hat sich abgesetzt und soll mit ihren Belastungsstoffen ausgeschieden werden. Die Nr. 6 „räumt auf".

für den Aufbau der Knochen
Nr. 1 Calcium fluoratum, Nr. 2 Calcium phosphoricum, Nr. 7 Magnesium phosphoricum, Nr. 11 Silicea, Nr. 22 Calcium carbonicum
Die Mineralstoffkombination ist in der Anwendung als Salbe oder Cremegel besonders zu empfehlen.

Homöopathie: Erbnosoden durch den Fachberater: Tuberculinum, Medorrhinum, Luesinum; ferner: Arnica, Strontium carbonicum, Silicea

für die Blutgefäße
Nr. 1 Calcium fluoratum, Nr. 4 Kalium chloratum, Nr. 7 Magnesium phosphoricum, Nr. 11 Silicea

für die Drüsen
Nr. 1 Calcium fluoratum, Nr. 4 Kalium chloratum, Nr. 7 Magnesium phosphoricum
Die Mineralstoffkombination ist in der Anwendung als Salbe oder Cremegel besonders zu empfehlen.

für die Haut
Nr. 1 Calcium fluoratum, Nr. 4 Kalium chloratum, Nr. 6 Kalium sulfuricum, Nr. 11 Silicea
Die Mineralstoffkombination ist in der Anwendung als Salbe oder Cremegel besonders zu empfehlen.

für die Muskeln
Nr. 2 Calcium phosphoricum, Nr. 3 Ferrum phosphoricum, Nr. 5 Kalium phosphoricum, Nr. 6 Kalium sulfuricum, Nr. 7 Magnesium phosphoricum
Die Mineralstoffkombination ist in der Anwendung als Salbe oder Cremegel besonders zu empfehlen.

für die Nerven
Nr. 5 Kalium phosphoricum, Nr. 7 Magnesium phosphoricum, Nr. 8 Natrium chloratum, Nr. 9 Natrium phosphoricum, Nr. 11 Silicea
Die Mineralstoffkombination ist in der Anwendung als Salbe oder Cremegel besonders zu empfehlen.

Homöopathie: Hypericum D4

für die Verhütung von Fäulnis – „Brand"
Nr. 5 Kalium phosphoricum, Nr. 8 Natrium chloratum

Mitesser

allgemein
Nr. 9 Natrium phosphoricum
Homöopathie: Sulfur jodatum D4/D12, Kalium bromatum D12, Hepar sulfuris D10 (eitrig), Natrium chloratum (Stirn), Selenium D4/D12, Thuja

Hinweis: Wichtig in der Pubertätsphase: Gründliche Hautreinigung mit seifenfreien Syndets (Bezeichnung für seifenfreie „Seife"). Nie Salicylspiritus verwenden, da die Haut irritiert wird.

Mittelohr

Druck im Ohr
Nr. 10 Natrium sulfuricum, Nr. 12 Calcium sulfuricum
Homöopathie: Kalium chloratum D4 (chronischer Tubenkatarrh)

Entzündung
Nr. 3 Ferrum phosphoricum, Nr. 3 Calcium sulfuricum
Homöopathie: Aconitum D30, Dulcamara D12 (Wetterwechsel), Belladonna D30, Chamomilla D30, Capsicum, Apis, Lachesis

Katarrh – allgemein
Nr. 6 Kalium sulfuricum, Nr. 9 Natrium phosphoricum, Nr. 12 Calcium sulfuricum
Homöopathie: Aconitum, Belladonna, Ferrum phosphoricum D12

Katarrh mit dickem Eiter
Nr. 9 Natrium phosphoricum, Nr. 11 Silicea, Nr. 12 Calcium sulfuricum
Homöopathie: Pulsatilla D4, Hepar sulfuris D6/ D12, Mercurius solubilis D10

Katarrh mit grünlich gelben Absonderungen
Nr. 10 Natrium sulfuricum, Nr. 12 Calcium sulfuricum
Homöopathie: Hydrastis D4

Katarrh mit übel riechendem Eiter
zusätzlich zu den anderen Mineralstoffen: Nr. 5 Kalium phosphoricum
Homöopathie: Acidum nitricum, Asa foetida, Capsicum, Graphites, Lachesis, Kalium permanganicum, Mercurius bijodatus, Psorinum, Sulfur, Tellurium, Mater perlarum (langwierig)

Schmerzen
Nr. 3 Ferrum phosphoricum
Homöopathie: Chamomilla D30, Aconitum D30, Belladonna D30, Phytolacca D4, Colocynthis D4, Aurum D12 (nachts), Capsicum D6, Lachesis, Jodum, Pulsatilla, Mercurius solubilis

Mondsüchtigkeit

allgemein
*Nr. 2 Calcium phosphoricum, Nr. 7 Magnesium phosphoricum, Nr. 9 Natrium phosphoricum, Nr. 11 Silicea
Homöopathie: Argentum metallicum D30 (seltene Gaben)
bei Verschlimmerung: *Calcium carbonicum, Sepia, Sulfur*
Hinweis: Vorbedingung einer erfolgreichen Behandlung ist auch die Kontrolle des Schlafplatzes.

Moniliasis
→ **Pilzerkrankung**
→ **Soor**

Morbus Bechterew

zur ärztlichen Begleitung
→ **Bechterew'sche Krankheit**
Nr. 25 Aurum chloratum natronatum
Weitere Mineralstoffe ergeben sich in der persönlichen Begleitung.

Homöopathie: Calcium fluoratum D6, Strontium carb. D12, Luesinum in Hochpotenz

Morbus Crohn
→ **Enteritis regionalis Crohn**

Morbus Hashimoto

allgemein
Autoimmunkrankheit der Schilddrüse (Auflösen der Schilddrüse)
Nr. 3 Ferrum phosphoricum, Nr. 4 Kalium chloratum, Nr. 8 Natrium chloratum, Nr. 14 Kalium bromatum, Nr. 15 Kalium jodatum
Meist ist die Blutsenkung leicht erhöht, deshalb Nr. 3 Ferrum phosphoricum.
Erhöhte TSH-Werte bedingen die Einnahme von Nr. 15 Kalium jodatum.

Homöopathie: Silicea D6/ D12, Magnesium fluoratum D6

angegriffene Stimmungslage, nervös
zusätzlich Nr. 16 Lithium chloratum

bei Osteoporosegefährdung und Eiweißproblematik
zusätzlich Nr. 2 Calcium phosphoricum

deutlich betonte Augäpfel, innere Unruhe
vermehrt Nr. 14 Kalium bromatum

erhöhte Antikörperwerte verbunden mit Diabetes oder Bauchspeicheldrüsen-Problemen
zusätzlich Nr. 21 Zincum chloratum

erhöhte Antikörperwerte verbunden mit Hautproblemen
zusätzlich Nr. 26 Selenium

Mückensehen

bei Trübungen im Gesichtsfeld, wenn bewegliche Punkte oder Figuren auftreten
Nr. 8 Natrium chloratum, *Nr. 10 Natrium sulfuricum, Nr. 11 Silicea
Homöopathie: Kalium carbonicum D6, Phosphorus, Tabacum, Calcium carbonicum, Agaricus D12, Chininum sulfuricum, Digitalis, Causticum

Mückenstich

bei Auftreten allergischer Erscheinungen
Nr. 2 Calcium phosphoricum, Nr. 3 Ferrum phosphoricum, *Nr. 8 Natrium chloratum
Die Mineralstoffkombination ist in der Anwendung als Salbe oder Cremegel besonders zu empfehlen.

Homöopathie: Apis D30

Müdigkeit

antriebslos
Nr. 14 Kalium bromatum
Homöopathie: Acidum phosphoricum

Auffrischung aller Kräfte
Nr. 5 Kalium phosphoricum, Nr. 8 Natrium chloratum
Homöopathie: Natrium chloratum in Hochpotenz durch den Fachmann verordnet, Phosphorus D30

beim Autofahren
Nr. 9 Natrium phosphoricum
Homöopathie: Phosphorus D30 (geistige Erschöpfung), Ruta D3 (Augen)

Durchhänger
Nr. 9 Natrium phosphoricum
Homöopathie: Sulfur D4 (10–11 Uhr), Natrium chloratum D12 (11–12 Uhr)

Hinweis: Am späten Vormittag, auch am späten Nachmittag möglich.

Erschöpfung
Nr. 2 Calcium phosphoricum, Nr. 5 Kalium phosphoricum, Nr. 22 Calcium carbonicum

Homöopathie: Ambra D3, Helonias D3 (Gebärmutterleiden), Phosphorus D30, Berberis, Cocculus, Causticum, Kalium carbonicum, Sepia, Nux vomica, Lycopodium, Veratrum album, Arsenicum

Bachblüten: Olive, Elm, Centaury, Hornbeam

Orthomolekulare Medizin: Vitamin-B-Komplex, Vitamin C, Lecithin

Mattigkeit
Nr. 9 Natrium phosphoricum
Homöopathie: Acidum phosphoricum D6, Acidum picrinicum D12, Gelsemium (benommen)
→ **Mattigkeitsgefühl**

Müdigkeit durch Sauerstoffmangel, vorwiegend am späten Nachmittag
Nr. 3 Ferrum phosphoricum, *Nr. 6 Kalium sulfuricum
Homöopathie: Lycopodium, Sepia

Müdigkeit durch Übersäuerung
Nr. 9 Natrium phosphoricum
Homöopathie: Berberis D3, Antimonium crudum D6/D12, Lycopodium D6/D12

Vermeidung oder Beseitigung der Ermüdung im Gehirn
Nr. 5 Kalium phosphoricum
Homöopathie: Phosphorus D30, Cocculus D4

Makro-Ebene: Lecithin

Mukoviszidose

Ärztliche Begleitung ist unerlässlich!
Nr. 4 Kalium chloratum, Nr. 6 Kalium sulfuricum
Homöopathie: Calcium fluoratum D6/D12, Silicea D6/D12, Ipecacuanha D4, Tartarus emeticus D4

Multiple Chemikalien-Sensitivität (MCS)

Nr. 6 Kalium sulfuricum, Nr. 8 Natrium chloratum, Nr. 10 Natrium sulfuricum, Nr. 12 Calcium sulfuricum, Nr. 21 Zincum chloratum, Nr. 26 Selenium
Schwerpunkt ist unbedingt eine Entgiftung des Organismus.

Orthomolekulare Medizin: Vitamin-B-Komplex, Vitamin C, Selen, Lecithin, Zink, Taurin, Molybdän

Tipp: Schwermetallbelastung austesten lassen!

Ernährung: Proteinkonsum reduzieren!

Multiple Sklerose

Nicht ohne ärztliche Begleitung!
zur Unterstützung des Erkrankten
Nr. 1 Calcium fluoratum, Nr. 5 Kalium phosphoricum, *Nr. 7 Magnesium phosphoricum, Nr. 8 Natrium chloratum, Nr. 11 Silicea, Nr. 21 Zincum chloratum, Nr. 26 Selenium
Homöopathie: Agaricus, Alumina, Conium, Gelsemium D4, Causticum D4, Argentum metallicum D12, Cocculus D4, Lathyrus, Manganum aceticum, Secale, Veratrum album

Hinweis: Vorbedingung einer erfolgreichen Behandlung ist auch die Kontrolle des Schlafplatzes. Amalgamfüllungen gegen Kunststofffüllungen (nicht gegen Gold!) tauschen – Ausleitungstherapie machen! – Chlorella-Alge und chinesischer Koriander sind u.a. dafür gut geeignet.

Orthomolekulare Medizin: Zink, Selen, Kupfer, Alphaliponsäure, Vitamin-B-Komplex Omega-3-Fettsäuren, Vitamin E

Mumps

allgemein
Nr. 3 Ferrum phosphoricum, Nr. 4 Kalium chloratum, Nr. 8 Natrium chloratum, Nr. 9 Natrium phosphoricum, Nr. 11 Silicea,
Homöopathie: Belladonna D30, Mercurius solubilis, Phytolacca D4

Hinweis: Andere Bezeichnungen für diese Erkrankung sind Ziegenpeter, Ohrspeicheldrüsenentzündung.

begleitet von Mundgeruch
Nr. 5 Kalium phosphoricum
Homöopathie: Aurum, Mercurius, Pulsatilla

verbunden mit einem Geruch nach Käse aus dem Ohr
Nr. 6 Kalium sulfuricum, Nr. 7 Magnesium phosphoricum, *Nr. 9 Natrium phosphoricum
Homöopathie: Asa foetida, Psorinum, Tellurium, Thuja

verbunden mit starkem Speichelfluss
Nr. 8 Natrium chloratum
Homöopathie: Mercurius solubilis D10

wenn Eiter auftritt
Nr. 9 Natrium phosphoricum, Nr. 11 Silicea, Nr. 12 Calcium sulfuricum
Homöopathie: Hepar sulfuris

wenn Gefahr besteht, dass die Drüsen verhärten (Neigung, Anlage!)
Nr. 1 Calcium fluoratum
Homöopathie: Barium carbonicum D6/D12, Barium jodatum, Clematis, Conium, Plumbum

Mund

Mundfäule
Nr. 3 Ferrum phosphoraticum, *Nr. 5 Kalium phosphoricum, Nr. 8 Natrium chloratum (eventuell aus der Sprühflasche, Nr. 12 Calcium sulfuricum
Homöopathie: Borax D3, Mercurius corrosivus D6/D30, Baptisia D4, Acidum nitricum D4, Hepar sulfuris

Hausapotheke: Spülung mit Salbeitee oder Ratanhiawurzelabkochung

Hinweis: Wenn die Mineralstoffe nicht mehr gelutscht werden können, weil die Krankheit sehr schmerzhaft ist, diese auflösen und tropfenweise eingeben! Wenn der Organismus genügend Mineralstoffe zur Verfügung hat, mit der Krankheit zurechtzukommen, wird die weitere Einnahme von den Erkrankten abgelehnt. Dieser Impuls sollte unbedingt beachtet werden!

Mundpflege
Nr. 3 Ferrum phosphoricum, Nr. 4 Kalium chloratum, Nr. 5 Kalium phosphoricum, Nr. 8 Natrium chloratum, Nr. 9 Natrium phosphoricum, Nr. 10 Natrium sulfuricum
Homöopathie: Calendula Urtinktur – 10 Tropfen auf 1 Glas Wasser – spülen

Hausapotheke: Ratanhiatinktur und Myrrhentinktur als Mundspülung

Mundsperre
Nr. 5 Kalium phosphoricum, *Nr. 7 Magnesium phosphoricum, Nr. 8 Natrium chloratum, Nr. 9 Natrium phosphoricum, Nr. 11 Silicea
Homöopathie: Belladonna, Cantharis, Cocculus, Cuprum, Gelsemium, Hyoscyamus, Hypericum, Stramonium, Zincum
→ Kiefer

wenn der Mund leicht austrocknet, Verlust von Speichel
Nr. 8 Natrium chloratum
Homöopathie: Natrium chloratum – in Hochpotenz durch den Fachmann verordnet; Arsenicum album, Alumina, Berberis, Bryonia D3, Mercurius solubilis, Nux vomica, Nux moschata, Plumbum, Pulsatilla, Sulfur, Veratrum album, Zincum metallicum

Mundbläschen

allgemein
Nr. 8 Natrium chloratum
Homöopathie: Magnesium carbonicum, Berberis, Cantharis, Capsicum, Thuja, Apis, Borax, Carbo vegetabilis, Mercurius, Antimonium crudum (Aphthen), Arsenicum (rezid.)

Bläschen mit hellrotem Rand
Nr. 5 Kalium phosphoricum
Homöopathie: Croton, Rhus toxicodendron

gelbe Flecken
Nr. 9 Natrium phosphoricum
Homöopathie: Kalium bichromicum D12, Antimonium crudum D6, Mercurius
→ **Aphthen**

Schwämmchen – Soor
Nr. 4 Kalium chloratum
Homöopathie: Borax D3

verbunden mit üblem Mundgeruch
*Nr. 5 Kalium phosphoricum, Nr. 8 Natrium chloratum
Homöopathie: Acidum nitricum, Anacardium, Argentum nitricum, Arnica, Arum, Aurum, Hepar sulfuris, Lachesis, Mercurius solubilis, Mercurius cyanatus, Plumbum, Pyrogenium

Mundfäule

→ **Mund**

Mundflechte

Nr. 3 Ferrum phosphoricum, Nr. 5 Kalium phosphoricum, Nr. 8 Natrium chloratum, Nr. 10 Natrium sulfuricum, Nr. 12 Calcium sulfuricum, Nr. 21 Zincum chloratum
Homöopathie: Asa foetida, Hepar sulfurius, Lachesis, Rhus toxicodendron

Mundgeruch

übel riechend
Nr. 5 Kalium phosphoricum
Homöopathie: Mercurius solubilis D10, Hepar sulfuris D10, Baptisia D4, Mercurius corrosivus D8

Hinweis: Es handelt sich um einen Mundgeruch, der auch mit Zähneputzen sich nicht entfernen lässt. Dieser unangenehme Geruch kommt auch nicht, wie fälschlicherweise oft angenommen, aus dem Magen, sondern er entsteht dadurch, dass der Organismus Gewebe zerfallen lässt, um an das Kalium phosphoricum heranzukommen. Er benötigt dieses dann dringend zum Energieaufbau oder zur Desinfektion. → Die Ausführungen über den Mineralstoff Nr. 5 auf S. 265.

Mundschleimhaut

Stomatitis aphthosa: Entzündung der Mundschleimhaut
Nr. 3 Ferrum phosphoricum, Nr. 4 Kalium chloratum, Nr. 5 Kalium phosphoricum, Nr. 6 Kalium sulfuricum, *Nr. 8 Natrium chloratum, Nr. 10 Natrium sulfuricum, Nr. 12 Calcium sulfuricum
Homöopathie: Hepar sulfuris D10, Mercurius corrosivus D4, Acidum nitricum D4/D6, Acidum muriaticum, Borax D3/D12, Argentum nitricum D6/D12, Mercurius corrosivus D6, Carbo vegetabilis

Mundwinkel

Entzündung – eingerissen
Nr. 1 Calcium fluoratum, *Nr. 3 Ferrum phosphoricum, Nr. 6 Kalium sulfuricum
Homöopathie: Acidum nitricum D6, Antimonium crudum D4, Arum triphyllum D6, Causticum D12, Graphites D12, Nux vomica D6, Sepia D6/D12, Sulfur D6/D12

Hinweis: Der biochemische „Lippenbalsam" hilft in diesem Fall hervorragend (S. 166).

rissig
Nr. 1 Calcium fluoratum
Homöopathie: Antimonium crudum D4, Graphites D6, Acidum nitricum D4, Arum triphyllum D6, Causticum D12, Sulfur D6/D12

Zucken der Mundwinkel – unwillkürlich
Nr. 7 Magnesium phosphoricum, *Nr. 11 Silicea
Homöopathie: Agaricus D12, Colchicum, Gelsemium D4 (zitternd, gelähmt), Zincum D12

Bachblüten: Vervain

Muskel

für anstrengende Arbeit – vorher
Nr. 3 Ferrum phosphoricum
Homöopathie: Arnica D12/D30

Muskelkater – nachher
*Nr. 6 Kalium sulfuricum, Nr. 7 Magnesium phosphoricum, Nr. 9 Natrium phosphoricum, Nr. 10 Natrium sulfuricum, Nr. 12 Calcium sulfuricum
Die Mineralstoffkombination ist in der Anwendung als Salbe oder Cremegel besonders zu empfehlen

Homöopathie: Arnica D4/D12, Rhus toxicodendron D4

Muskelkater – Regeneration des Muskelgewebes
Nr. 3 Ferrum phosphoricum, Nr. 5 Kalium phosphoricum, Nr. 7 Magnesium phosphoricum, Nr. 8 Natrium chloratum

Muskelkrämpfe allgemein
Nr. 2 Calcium phosphoricum, Nr. 7 Magnesium phosphoricum, Nr. 19 Cuprum arsenicosum
Die Mineralstoffkombination ist in der Anwendung als Salbe oder Cremegel besonders zu empfehlen.

Homöopathie: Cuprum D30, Nux vomica D30, Magnesium phosphoricum D6, Plumbum D6/D12, Secale cornutum, Tabacum, Veratrum album, Viscum

Muskelkrämpfe von Schwangeren – nächtliche
Nr. 2 Calcium phosphoricum

Muskelriss
Nicht ohne ärztliche Begleitung!
*Nr. 1 Calcium fluoratum, Nr. 2 Calcium phosphoricum, Nr. 3 Ferrum phosphoricum, Nr. 5 Kalium phosphoricum, Nr. 8 Natrium chloratum, *Nr. 11 Silicea
Die Mineralstoffkombination ist in der Anwendung als Salbe oder Cremegel besonders zu empfehlen.

Muskelrheumatismus
→ **Rheumatismus**

unwillkürliche Krämpfe – von Organen, die nicht dem Willen untergeordnet sind
Nr. 7 Magnesium phosphoricum, als „heiße 7"
Homöopathie: Cuprum, Nux vomica, Zincum, Plumbum metallicum, Secale cornutum

wenn die Nerven der Muskeln erschöpft sind
Nr. 5 Kalium phosphoricum, Nr. 7 Magnesium phosphoricum, Nr. 11 Silicea

Homöopathie: Argentum metallicum D12, Plumbum, Cuprum, Causticum

Muskelkater

→ **Muskel**

Muskelrheumatismus

→ **Rheumatismus**

Muskelschwäche

Aufbau neuer Zellen
Nr. 2 Calcium phosphoricum, Nr. 5 Kalium phosphoricum, Nr. 8 Natrium chloratum
Die Mineralstoffkombination ist in der Anwendung als Salbe oder Cremegel besonders zu empfehlen.

Homöopathie: Aconitum, Curare, Lycopodium, Silicea

Beseitigung der Ermüdungsgifte
Nr. 5 Kalium phosphoricum, Nr. 7 Magnesium phosphoricum, Nr. 8 Natrium chloratum, Nr. 10 Natrium sulfuricum
Homöopathie: Acidum fluoricum D6, Berberis D3, Lycopodium D6, Nux vomica D6, Phytolacca D4, Pulsatilla D6, Acidum sacrolacticum D4 (Säure-Basen-Haushalt-Muskelstoffwechsel)

in Folge von belastenden Krankheiten
Nr. 2 Calcium phosphoricum, Nr. 3 Ferrum phosphoricum, Nr. 5 Kalium phosphoricum, Nr. 8 Natrium chloratum
Homöopathie: Kalium carbonicum D6, Causticum D6/D12, Abrotanum D3, Berberis D3, Ferrum, Gelsemium D4, Helonias D3, Kalium phosphoricum D12, Natrium chloratum (Demineralisation), Plumbum D6

nach lang andauernder, anstrengender Arbeit
Nr. 3 Ferrum phosphoricum, Nr. 6 Kalium sulfuricum, Nr. 7 Magnesium phosphoricum
Homöopathie: Arnica D4/D12/D30, Rhus toxicodendron D30, Hamamelis D4 (Bluterguss), Bellis perennis D3 (Muskelkater)

wenn lähmungsartige Zustände auftreten noch zusätzlich
Nr. 5 Kalium phosphoricum
Homöopathie: Causticum D6/D12, Gelsemium D4, Lathyrus D3, Plumbum D6

Muskelschwund

allgemein
Nicht ohne ärztliche Begleitung!
*Nr. 5 Kalium phosphoricum, Nr. 8 Natrium chloratum, Nr. 11 Silicea
Homöopathie: Argentum metallicum D12, Plumbum metallicum D6, Cuprum D6, Causticum D4, Arsenicum album D6, Secale D4, Zincum

Muskelzucken

während des Halbschlafes oder kurz vor dem Einschlafen
Nr. 11 Silicea
Homöopathie: Cuprum metallicum D6, Nux vomica D6, Lycopodium D12, Phosphorus D12/D30, Sulfur (Katzenschlaf), Zincum valerianicum D4

Bachblüten: Vervain

Mutlosigkeit

Schreckhaftigkeit – Gedächtnisschwäche – Gleichgültigkeit – Gemütsverstimmung
*Nr. 5 Kalium phosphoricum, Nr. 8 Natrium chloratum
Homöopathie: Acidum phosphoricum D6, Aconitum D30, Phosphorus D12, Silicea D12, Lycopodium D12, Ambra D3
→ **Melancholie**

Mutterbänder

durch Erschlaffen der Bänder: Vorfall, Knick oder Senkung
*Nr. 1 Calcium fluoratum, Nr. 11 Silicea
Die Mineralstoffkombination ist in der Anwendung als Salbe oder Cremegel besonders zu empfehlen.

Homöopathie: Clematis D4, Sepia D6, Senecio D3/D4, Lilium D6, Helonias D3

Muttermal – Angiom

allgemein
Nr. 5 Kalium phosphoricum, *Nr. 6 Kalium sulfuricum, Nr. 8 Natrium chloratum, Nr. 10 Natrium sulfuricum
Die Mineralstoffkombination ist in der Anwendung als Salbe oder Cremegel besonders zu empfehlen.

Homöopathie: Artemisia abrotanum D2, Phosphorus D12, Bellis D3, Lycopodium D6, D12, Thuja D4, Chelidonium D4, Calcium carbonicum, Calcium fluoratum, Pulsatilla, Tuberculinum in Hochpotenzen

Hinweis: In diesem Zusammenhang werden die Muttermale auch als Ablagerungsstätten für Stoffe betrachtet, die der Organismus nicht ausscheiden kann.

Mykose

→ **Pilzerkrankung**

Myokarditis

Entzündung des Herzmuskels → Herz
Homöopathie: Aconitum D30, Naja D10, Lachesis D12, Spigelia D4, Oleander, Bryonia, Kalium carbonicum D6

Myom

gutartige Geschwulst aus glatten Muskelzellen
Nr. 1 Calcium fluoratum, Nr. 4 Kalium chloratum, *Nr. 10 Natrium sulfuricum
Homöopathie: Aurum metallicum D4, Conium D4, Platinum D4, Hamamelis, Helonias, Lapis, Magnesium chloratum, Plumbum, Sepia (Konstitution beachten!)

Hinweis: Die Mineralstoffe fördern den Abbau der Geschwulst. Diese kann auch bösartig werden – in Beobachtung halten!

im Bereich der Gebärmutter
Nr. 1 Calcium fluoratum, Nr. 4 Kalium chloratum, *Nr. 10 Natrium sulfuricum, *Nr. 25 Aurum chloratum natronatum
Homöopathie: Aurum metallicum D4/D12, Conium D4, Platinum D4, Calcium fluoratum D6/D12

Blutung: Hamamelis D3

Nabelbruch

allgemein
Nr. 1 Calcium fluoratum, Nr. 3 Ferrum phosphoricum, Nr. 5 Kalium phosphoricum, Nr. 8 Natrium chloratum, Nr. 11 Silicea
Die Mineralstoffkombination ist in der Anwendung als Salbe oder Cremegel besonders zu empfehlen.

Homöopathie: Dulcamara, Lycopodium (Gefühl des Herausdrängens – für beide Mittel)

Nachtblindheit

durch starke Spannung im Nacken ist der Energiefluss in den Kopf gestört
Nr. 2 Calcium phosphoricum, Nr. 21 Zincum chloratum
Homöopathie: Physostigma D6 (Zittern, Krämpfe)

mangelndes Sehvermögen in Folge der Anpassungsschwierigkeit
Nr. 1 Calcium fluoratum, Nr. 5 Kalium phosphoricum, Nr. 8 Natrium chloratum, *Nr. 10 Natrium sulfuricum, Nr. 11 Silicea

Homöopathie: Belladonna, Hyoscyamus, Phosphorus, Veratrum album D4, Gelsemium D4, Argentum nitricum D12, Cyclamen D4

Hinweis: An Vitamin A denken!

wegen Stoffwechselstörungen
Nr. 21 Zincum chloratum

nächtliches Bettnässen

Hauptmittel
Nr. 10 Natrium sulfuricum
Homöopathie: Equisetum D4, Petroselinum D3, Pulsatilla D12, Belladonna, Causticum, Ignatia, Sepia, Ferrum phosphoricum, Cina

Tipp: Beachten Sie, dass der Schlafplatz in Ordnung gebracht wird!

wenn eine Nervenschwäche die Ursache ist
*Nr. 5 Kalium phosphoricum, Nr. 8 Natrium chloratum
Homöopathie: Argentum nitricum D12, Zincum metallicum D12, Ambra, Kalium phosphoricum, Silicea

Bachblüten: Crab Apple

Nachtschweiß

allgemein
Nr. 2 Calcium phosphoricum, Nr. 5 Kalium phosphoricum, *Nr. 8 Natrium chloratum, Nr. 9 Natrium phosphoricum, Nr. 11 Silicea
Homöopathie: Acidum phosphoricum D6, Calcium carbonicum D12, China D4, Kalium carbonicum D6, Sambucus D3, Mercurius solubilis D12/D30, Psorinum, Pulsatilla D12, Sulfur D12

Hinweis: Vorbedingung einer erfolgreichen Behandlung ist auch die Kontrolle des Schlafplatzes.

zusätzlich könnte überlegt werden
Nr. 24 Arsenum jodatum
Homöopathie: Conium D4

Nachwehen

mangelnde
Nr. 5 Kalium phosphoricum
Homöopathie: Pulsatilla D6

wenn die Mutterbänder erschlafft sind, zusätzlich
Nr. 1 Calcium fluoratum
Homöopathie: Sepia D6/D12, Lilium tigrinum, Senecio

wenn Schmerzen auftreten
Nr. 3 Ferrum phosphoricum, *Nr. 7 Magnesium phosphoricum
Homöopathie: Chamomilla D30, Caulophyllum D30, Cuprum D30, Arnica D30, Bellis D4, Cimicifuga D4, Nux vomica D6/D30

Nackenschmerzen

allgemein
*Nr. 2 Calcium phosphoricum, Nr. 3 Ferrum phosphoricum, Nr. 9 Natrium phosphoricum, Nr. 11 Silicea
Homöopathie: Aconitum D30, Belladonna D30, Zincum D30, Cimicifuga D6/D12

Nackenkrampf
Nr. 1 Calcium fluoratum, *Nr. 2 Calcium phosphoricum, Nr. 9 Natrium phosphoricum, Nr. 11 Silicea
Die Mineralstoffkombination ist in der Anwendung als Salbe oder Cremegel besonders zu empfehlen.
Homöopathie: Gelsemium D4, Cimicifuga D4

verbunden mit Steifheit
*Nr. 2 Calcium phosphoricum, Nr. 3 Ferrum phosphoricum, Nr. 7 Magnesium phosphoricum, Nr. 8 Natrium chloratum, Nr. 9 Natrium phosphoricum
Homöopathie: Belladonna D30, Lachesis D12, Lachnanthes D3, Nux vomica D6, Rhus toxicodendron D6/D12

Bachblüten: Pine

wenn die Nackendrüsen anschwellen
Nr. 4 Kalium chloratum, Nr. 5 Kalium phosphoricum, Nr. 7 Magnesium phosphoricum, Nr. 8 Natrium chloratum, *Nr. 9 Natrium phosphoricum, Nr. 11 Silicea, Nr. 12 Calcium sulfuricum
*Homöopathie: Tuberculinum in Hochpotenz durch den Fachberater
große Drüsen: Calcium carbonicum
viele kleine Drüsen: Calcium
hart: Calcium fluoratum, Mercurius solubilis
phosphoricum eitrig: Hepar sulfuris D6/D12*

wenn die Schmerzen durch eine unterschwellige („unbewusste") Spannung entstehen
Nr. 7 Magnesium phosphoricum, als „heiße 7"
Auch als Salbe oder Cremegel für den Nacken.

wenn die Schmerzen über den Hinterkopf hinaufziehen
*Nr. 2 Calcium phosphoricum, Nr. 3 Ferrum phosphoricum, Nr. 5 Kalium phosphoricum, Nr. 8 Natrium chloratum
Homöopathie: Aconitum D30, Belladonna D30, Apis D4, Bryonia D4, Cimicifuga D4, Ferrum metallicum D6, Gelsemium D4, Glonoinum D12, Hypericum D4, Nux vomica D6, Pulsatilla D6/D12, Rhus toxicodendron D6, Sanguinaria D4, Sepia D12, Strontium D12, Zincum D12

Bachblüten: Pine

Hinweis: Meistens ist dabei das Gemüt verstimmt, unter Umständen wegen Überlastung.

Nägel

allgemein – zur Ernährung der Nägel
Nr. 1 Calcium fluoratum, Nr. 5 Kalium phosphoricum, Nr. 6 Kalium sulfuricum, Nr. 11 Silicea, Nr. 21 Zincum chloratum
Die Mineralstoffkombination ist in der Anwendung als Salbe oder Cremegel zum Einmassieren in die Nägel besonders zu empfehlen.

Homöopathie: Acidum fluoricum

brüchig – wenn sie sich in Schichten auflösen
Nr. 11 Silicea, Nr. 21 Zincum chloratum
Homöopathie: Acidum fluoricum D6, Alumina, Antimonium crudum D4, Calcium fluoratum, Graphites D6/D12, Natrium chloratum, Sepia D6/D12; wenn sie ausfallen: Ustilago, Arsenicum

eingewachsen
Nr. 1 Calcium fluoratum, Nr. 3 Ferrum phosphoricum (entzündet), Nr. 4 Kalium chloratum (noch nicht vereitert), Nr. 11 Silicea (bei Eiterungen + Nr. 12 Calcium sulfuricum)
Homöopathie: Graphites D12, Silicea, Sulfur jodatum, Thuja, Acidum fluoricum D6, Acidum nitricum

Nagelbetteiterung
Nr. 9 Natrium phosphoricum, Nr. 11 Silicea, Nr. 12 Calcium sulfuricum
Homöopathie: Echinacea D2, Myristica sebifera D4, Hepar sulfuris D6, Cistus, Graphites, Petroleum, Sulfur jodatum, Arsenicum

Nagelbettentzündung
*Nr. 3 Ferrum phosphoricum, Nr. 9 Natrium phosphoricum, Nr. 11 Silicea, Nr. 12 Calcium sulfuricum
Homöopathie: Belladonna D30

Nagelpilz
→ Pilzerkrankung
Homöopathie: Acidum fluoricum D6, Hepar sulfuris, Silicea D6, Thuja, Sepia

Rillen
Nr. 11 Silicea, Nr. 21 Zincum chloratum
Homöopathie: Silicea, Acidum fluoricum D4 – D12

Makro-Ebene: Calcium, Kieselerde, Kapseln

splitternd, wie Glas
Nr. 1 Calcium fluoratum

weiße Flecken
Nr. 2 Calcium phosphoricum, Nr. 21 Zincum chloratum

zu biegsam oder zu hart bzw. spröde
Nr. 1 Calcium fluoratum
Homöopathie: Thuja D6 (spröde, rissig, verkrüppelt), Graphites (dick, schwarz, hart)

Nägelbeißen – Nägelkauen

verbunden mit großer Nervosität, Angespanntheit
Nr. 7 Magnesium phosphoricum, als „heiße 7"
Homöopathie: Cina, Lycopodium, Sulfur, Arsenicum, Aconitum D30 (Angst, Ärger, Aufregung, Schreck), Silicea (Niednagel: Am Fingernagel losgelöstes Hautstückchen), Zincum

Bachblüten: Agrimony + Vine + Pine

Hinweis: Die „inneren" Ursachen dürfen nicht übersehen werden!

Nahrungsaufnahme

wird gefördert durch
Nr. 5 Kalium phosphoricum, Nr. 22 Calcium carbonicum

Nahrungsmittelvergiftung

bei extremen Reaktionen, z.B. Erbrechen, Durchfall, kolikartigen Schmerzen
Sofortige medizinische Versorgung (Krankenhaus) ist notwendig!
Nr. 6 Kalium sulfuricum, *Nr. 10 Natrium sulfuricum
Homöopathie: Arsenicum D6, Okoubaka D2

Hinweis: Keine weitere Nahrung zu sich nehmen!

Narben

die Narben werden weich und geschmeidig
*Nr. 1 Calcium fluoratum, Nr. 5 Kalium phosphoricum, Nr. 8 Natrium chloratum, Nr. 11 Silicea
Die Mineralstoffkombination ist in der Anwendung als Salbe oder Cremegel besonders zu empfehlen.

Homöopathie: Acidum fluoricum D6, Graphites D6, Silicea D6/D12

Hausapotheke: Massage mit Narbensalben

die Wundheilung wird unterstützt bzw. gefördert
Nr. 1 Calcium fluoratum, *Nr. 3 Ferrum phosphoricum, Nr. 5 Kalium phosphoricum, Nr. 8 Natrium chloratum, Nr. 9 Natrium phosphoricum, Nr. 11 Silicea
Die Mineralstoffkombination ist in der Anwendung als Salbe oder Cremegel besonders zu empfehlen.

Veränderungen an alten Narben
Nicht ohne ärztliche Begleitung!
*Nr. 1 Calcium fluoratum, Nr. 5 Kalium phosphoricum, Nr. 8 Natrium chloratum, Nr. 11 Silicea
Die Mineralstoffkombination ist in der Anwendung als Salbe oder Cremegel besonders zu empfehlen, z.B. Askinel.

wenn die Narben leicht aufbrechen
Nr. 2 Calcium phosphoricum, Nr. 3 Ferrum phosphoricum, *Nr. 5 Kalium phosphoricum, Nr. 8 Natrium chloratum, Nr. 11 Silicea
Die Mineralstoffkombination ist in der Anwendung als Salbe oder Cremegel besonders zu empfehlen.

Homöopathie: Glonoinum D12, Causticum D6/ D12, Theridion D12, Heloderma D12

Narkose

die Ausscheidung der Narkosestoffe wird unterstützt bzw. erreicht durch
*Nr. 4 Kalium chloratum, Nr. 8 Natrium chloratum, Nr. 10 Natrium sulfuricum

Homöopathie: Nux vomica D30, Hyoscyamus D30

Nasenbluten

allgemein
Nr. 2 Calcium phosphoricum, Nr. 5 Ferrum phosphoricum, Nr. 4 Kalium chloratum, Nr. 5 Kalium phosphoricum, *Nr. 8 Natrium chloratum
Homöopathie: Calcium carbonicum (Konstitution), Ferrum phosphoricum D12 (Kopfweh), Aconitum D30, Phosphorus D30, Hamamelis D3 (dunkel, passiv), Erigeron (heftig), Melilotus D3 (Kopfschmerz bessert sich nach Nasenbluten), Millefolium D3 (hell), Crocus (Pubertät und Klimax), Pulsatilla (statt Regel)

Hinweis: Nase mit Zeigefinger und Daumen fest komprimieren. Eisbeutel auf den Nacken legen. Nasengel anwenden!

bei Blutarmut
*Nr. 2 Calcium phosphoricum, Nr. 3 Ferrum phosphoricum
Homöopathie: China D4, Abrotanum D3, Kalium carbonicum D6, Silicea D6/D12, Ferrum metallicum D4–D6

durch das Aufplatzen von Adern mit sehr dünnem Bindegewebe
Nr. 1 Calcium fluoratum, Nr. 11 Silicea
Homöopathie: Arnica, Arsenicum, Aurum, Conium, Phosphorus (im Alter)

durch die Verletzung allzu harter, eingetrockneter Schleimhäute
Nr. 8 Natrium chloratum
Homöopathie: Arnica D30, Kalium bichromicum D12

durch zu hohen Druck, meistens ist er selbsterzeugt
*Nr. 7 Magnesium phosphoricum, Nr. 10 Natrium sulfuricum
Homöopathie: Nux vomica D30

Hinweis: Gemeint ist hier nicht der Blutdruck, sondern zum Beispiel ein Leistungsdruck oder der Druck, der aus übertriebenem Ehrgeiz kommt bzw. ein Perfektionsdruck.

wenn der Blutandrang nach dem Kopf sehr stark ist
Nr. 3 Ferrum phosphoricum
Homöopathie: Belladonna D30, Glonoinum D6/ D12, Coffea D12, Lachesis D12, Sanguinaria D6

wenn Kinder leicht Nasenbluten haben
Nr. 2 Calcium phosphoricum, Nr. 3 Ferrum phosphoricum
Homöopathie: Phosphorus D30, Belladonna D30, Ferrum phosphoricum D12

Nasenflügel

Einrisse bzw. Schrunden am Nasenflügel
Nr. 1 Calcium fluoratum
Auch als Salbe oder Cremegel

Homöopathie: Acidum nitricum, Antimonium crudum D12, Causticum D6/D12, Graphites D12, Petroleum D12, Sulfur

Nasengeschwüre

auf der Nase und in der Nase als Abszess ausgebildet
Nr. 3 Ferrum phosphoricum, *Nr. 9 Natrium phosphoricum, Nr. 10 Natrium sulfuricum, Nr. 11 Silicea, Nr. 12 Calcium sulfuricum
Die Mineralstoffkombination ist in der Anwendung als Salbe oder Cremegel besonders zu empfehlen.

Homöopathie: Arnica, Belladonna, Hepar sulfuris, Mercurius solubilis, Lachesis, Pyrogenium, Silicea

Nasenjucken

begleitet von wunden Nasenlöchern und vermehrtem Tränenfluss
Nr. 8 Natrium chloratum
Homöopathie: Cepa D3, D10, Sabadilla D12, Cina D4 (Nasenbohren bis Blut kommt)

Nasenkatarrh

durch Entzündung der Nasenschleimhäute, unangenehme Absonderungen

→ Absonderungen

→ Katarrh

→ Schleimhäute

Nasenpolyp

allgemein
*Nr. 2 Calcium phosphoricum, Nr. 9 Natrium phosphoricum
Homöopathie: Calcium carbonicum D12, Thuja D6, Hydrastis D6, Kalium bichromicum D12, Sanguinaria D4, Teucrium D4

Hinweis: Das Nasengel ist empfehlenswert!

Nausea – Übelkeit – Brechreiz

→ Übelkeit → Brechreiz

Nebenhöhlen

Anschwellung oder Druck in den Nebenhöhlen
Nr. 4 Kalium chloratum, Nr. 6 Kalium sulfuricum, *Nr. 8 Natrium chloratum, Nr. 10 Natrium sulfuricum, Nr. 12 Calcium sulfuricum
Die Mineralstoffkombination ist in der Anwendung als Salbe oder Cremegel besonders zu empfehlen.

Homöopathie: Cinnabaris D4, Eupatorium D4, Aconitum D30, Belladonna D30, Gelsemium D4, Kalium bichromicum D12, Luffa D6/D12, Sticta D4, Pulsatilla D6, Sulfur D6

Hinweis: Der Druck entsteht meistens durch einen Schleim, der durch den Abbau der Mineralstoffe entstanden ist, welche für den Betrieb des Körpers dringend nötig waren. Werden die Mineralstoffe wieder aufgefüllt, ist es dem Organismus möglich, den Schleim wieder zu binden. Sehr hilfreich ist die Anwendung der Mineralstoffe als Salbenmischung, außerdem kann eine Nasenspülung mit den angeführten Mineralstoffen zur Unterstützung durchgeführt werden. → Absonderungen

Entzündung
*Nr. 3 Ferrum phosphoricum, Nr. 4 Kalium chloratum, Nr. 8 Natrium chloratum
Die Mineralstoffkombination ist in der Anwendung als Salbe oder Cremegel besonders zu empfehlen.

Katarrh
*Nr. 3 Ferrum phosphoricum, Nr. 4 Kalium chloratum, Nr. 5 Kalium phosphoricum, Nr. 6 Kalium sulfuricum, *Nr. 8 Natrium chloratum, Nr. 10 Natrium sulfuricum, Nr. 12 Calcium sulfuricum
Homöopathie: Cinnabaris D4–D6, Luffa D6, Kalium bichromicum D6 – D12, Sticta D4, Hepar sulfuris, Kalium jodatum, Silicea, Thuja

Nephrose

Nierenschädigung
Nicht ohne ärztliche Begleitung!
*Nr. 2 Calcium phosphoricum, Nr. 5 Kalium phosphoricum, Nr. 8 Natrium chloratum
Homöopathie: Apocynum D6, Berberis D3, Digitalis D3, Helleborus D4, Mercurius corrosivus, Phosphorus, Plumbum, Solidago D3

Neurasthenie

Nr. 3 Ferrum phosphoricum, Nr. 5 Kalium phosphoricum, Nr. 7 Magnesium phosphoricum, Nr. 8 Natrium chloratum, Nr. 11 Silicea, Nr. 13 Kalium arsenicosum
Durch Überarbeitung oder andere Einflüsse von außen bedingte Schwäche oder Erschöpfung der Funktion eines an und für sich gesunden Nervensystems.

Nerven

Abstumpfung
*Nr. 5 Kalium phosphoricum, Nr. 8 Natrium chloratum
Homöopathie: Apis, Argentum nitricum, Barium carbonicum, Causticum, Conium, Cuprum, Gelsemium, Helleborus, Plumbum, Zincum

allgemein bei Nervenkrankheiten zusätzlich
Nr. 11 Silicea, Nr. 21 Zincum chloratum
Homöopathie: Tuberculinum, Medorrhinum, Luesinum – in Hochpotenz durch den Fachberater verordnet.

angegriffen
Nr. 5 Kalium phosphoricum
Homöopathie: Ambra D3

Anspannung
Nr. 7 Magnesium phosphoricum als „heiße 7"
Homöopathie: Nux vomica, Argentum nitricum D12

die Nervenleitfähigkeit wird unterstützt durch
Nr. 11 Silicea
Homöopathie: Hypericum D3

extreme Nervosität
Nr. 3 Ferrum phosphoricum, Nr. 5 Kalium phosphoricum, Nr. 7 Magnesium phosphoricum, Nr. 8 Natrium chloratum, Nr. 9 Natrium phosphoricum, *Nr. 11 Silicea, Nr. 14 Kalium bromatum, Nr. 15 Kalium jodatum
Homöopathie: Agaricus, Ambra D3, Argentum nitricum D12, Arsenicum, Cina D12, Coffea D12, Colocynthis D4, Conium D4, Gelsemium D4, Hepar sulfuris, Hyoscyamus, Ignatia D30, Jodum, Lilium, Nux vomica D6, Phosphorus D12, Stramonium, Sulfur, Valeriana, Veratrum album, Zincum, Chamomilla D30

Hinweis: Um einen Nervenzusammenbruch zu vermeiden, sollte unbedingt versucht werden, die Spannung zu lindern oder lindernd zu helfen. Wenn dies nicht gelingt, sucht sich die Natur des Menschen aus sich heraus die Möglichkeit der Entspannung, was meistens in einer „not-wendigen" Krankheit mündet.

Gereiztheit
Nr. 11 Silicea
Homöopathie: Nux vomica D6/D12/D30, Chamomilla D30, Antimonium crudum D4, Staphisagria D30

Bachblüten: Cherry Plum (Angst durchzudrehen)

innere Unruhe
*Nr. 7 Magnesium phosphoricum, Nr. 15 Kalium jodatum
Homöopathie: Cimicifuga D12, Lachesis D12, Jodum, Lilium tigrinum D12

Bachblüten: eventuell Scleranthus (innere Zerrissenheit)

Hinweis: Der Mangel an den angeführten Mineralstoffen entsteht, wenn die inneren Organe und besonders die Drüsen stark arbeiten, krankhaft angestrengt werden oder sind.

inneres Vibrieren
Nr. 14 Kalium bromatum

Irritationen des Nervensystems
Nr. 20 Kalium-Aluminium sulfuricum
Homöopathie: Argentum nitricum D12, Nux vomica D30

Neuralgie – Nervenschmerzen
Nr. 7 Magnesim phosphoricum als „heiße 7", Nr. 9 Natrium phosphoricum, Nr. 11 Silicea, Nr. 19 Cuprum arsenicosum, Nr. 21 Zincum chloratum
Homöopathie: Colocynthis D4, Chamomilla D3, Arsenicum D6, Aconitum D30, Verbascum (Trigeminus)

Hinweis: Neuralgien sind die attackenweise auftretenden „hellen" Schmerzen im Ausbreitungsgebiet eines sensiblen oder gemischten Nervs.

Orthomolekulare Medizin: Vitamin-B-Komplex hoch dosiert, Zink, Lecithin, Cholin, Beta-Carotin, Coenzym Q 10

Nervenstörungen durch Blutarmut und Schwäche
Nr. 13 Kalium arsenicosum
Homöopathie: Abrotanum D3, Argentum nitricum D12, Arsenicum, China D6, Chininum arsenicosum D4, Manganum aceticum D4, Rhus toxicodendron D30, Zincum

Nervosität
Nr. 2 Calcium phosphoricum, Nr. 5 Kalium phosphoricum, *Nr. 7 Magnesium phosphoricum, Nr. 9 Natrium phosphoricum, Nr. 11 Silicea, Nr. 21 Zincum chloratum
Homöopathie: Ambra D4, Ignatia D12/D30, Nux vomica D6/D12, Argentum nitricum D12

Hinweis: Auf Überforderungen innerhalb der Persönlichkeit (selbst gemachte) und von außen kommende, denen man zugestimmt und die man auf sich genommen hat, ist zu achten!

Schmerzen – Neuralgie
*Nr. 9 Natrium phosphoricum, Nr. 11 Silicea, Nr. 19 Cuprum arsenicosum
Homöopathie: Colocynthis D4, Chamomilla D3, Arsenicum D6, Aconitum D30

Hinweis: Neuralgien sind die attackenweise auftretenden „hellen" Schmerzen im Ausbreitungsgebiet eines sensiblen oder gemischten Nervs.

Ruhelos
Nr. 14 Kalium bromatum

Schwäche
*Nr. 5 Kalium phosphoricum, Nr. 8 Natrium chloratum, Nr. 17 Manganum sulfuricum
Homöopathie: Causticum D6/D12, Phosphorus D30 (geistig erschöpft)

starke Schmerzen verlangen zusätzlich
Nr. 5 Kalium phosphoricum, Nr. 7 Magnesium phosphoricum, Nr. 8 Natrium chloratum
Homöopathie: Arsenicum D6, Chamomilla D3, Coffea D12

Stärkung
Nr. 3 Ferrum phosphoricum, *Nr. 5 Kalium phosphoricum, Nr. 7 Magnesium phosphoricum, Nr. 8 Natrium chloratum, Nr. 11 Silicea

teilnahmslos
Nr. 14 Kalium bromatum
Homöopathie: Acidum phosphoricum

umtriebig
Nr. 14 Kalium bromatum
Homöopathie: Cimicifuga

Unruhe
Nr. 14 Kalium bromatum
Homöopathie: Jodum

wenn die Nerven „blank" liegen, gereizt und überempfindlich
*Nr. 9 Natrium phosphoricum, Nr. 11 Silicea
Homöopathie: Hypericum D4/D12, Coffea D12, Nux vomica, Chamomilla

Nesselausschlag – Urticaria – Urtikaria

akut
Nr. 10 Natrium sulfuricum, Nr. 26 Selenium
Im Akutfall ist das Baden in einem basischen Bad, z.B. dem BaseCare, sehr wohltuend!

allgemein
Nr. 2 Calcium phosphoricum*, Nr. 3 Ferrum phosphoricum, Nr. 4 Kalium chloratum, Nr. 5 Kalium phosphoricum, Nr. 7 Magnesium phosphoricum, Nr. 8 Natrium chloratum, *Nr. 10 Natrium sulfuricum
Die Mineralstoffkombination ist in der Anwendung als Salbe oder Cremegel besonders zu empfehlen.

Homöopathie: Aconitum D30, Apis D30, Dulcamara D30, Urtica urens D3, Cantharis D4, Rhus toxicoden-

dron D30, Mezereum D4, Calcium carbonicum bei entsprechender Konstitution

Bachblüten: eventuell Impatiens, Holly

Hinweis: Nesselsucht ist die häufigste Erscheinungsform der allergischen Überempfindlichkeit der Haut und der Schleimhäute als Sofortreaktion in Form eines toxisch-allergischen Exanthems (Hautausschlag) auf Reize wie Fremdeiweiß, auf krankhaft verändertes körpereigenes Eiweiß, Arzneimittel sowie auch auf physikalische Reize.

→ **Haut, Bläschen – Haut**

Netzhautentzündung – Retinitis

allgemein
→ **Iritis**
→ **Retinits**

Neugeborenengelbsucht

Nr. 3 Ferrum phosphoricum, Nr. 6 Kalium sulfuricum, Nr. 10 Natrium sulfuricum, Nr. 26 Selenium
Tipp: darauf achten, dass das Baby viel Flüssigkeit trinkt (Tee)

Neuralgie

→ **Nerven**

Hinweis: Unter Neuralgie versteht man attackenweise auftretende „helle" Schmerzen im Ausbreitungsgebiet eines Nervs.

Neurasthenie

Nervenschwäche
Nr. 3 Ferrum phosphoricum, *Nr. 5 Kalium phosphoricum, Nr. 7 Magnesium phosphoricum, Nr. 8 Natrium chloratum, Nr. 11 Silicea, Nr. 13 Kalium arsenicosum
Homöopathie: Acidum phosphoricum D3, Ambra D3, Argentum nitricum D12, Arsenicum D6, Ignatia D4/D12, Phosphorus D12/D30 fallweise, Nux vomica D12/D30, Zincum valerianicum D4, Zincum picrinicum

Hinweis: Es handelt sich um eine durch Überarbeitung oder andere äußere Einflüsse (Infektion, Stress) bedingte Schwäche oder Erschöpfung der Funktion des – an sich gesunden – Nervensystems.

Neurodermitis

allgemein
Nr. 2 Calcium phosphoricum, Nr. 4 Kalium chloratum, Nr. 6 Kalium sulfuricum, Nr. 8 Natrium chloratum, *Nr. 9 Natrium phosphoricum, *Nr. 10 Natrium sulfuricum, Nr. 12 Calcium sulfuricum, Nr. 24 Arsenum jodatum
Die Mineralstoffkombination ist in der Anwendung als Salbe oder Cremegel besonders zu empfehlen.

Homöopathie: Calcium carbonicum D30, Formica rufa D30, Rhus toxicodendron D30, Arsenicum D6, zur Ausleitung: Berberis D3, Pulsatilla D4 (Konstitutionsmittel einsetzen!)

Hinweis: In der Pflege der Haut mildern besonders fette Salben bzw. Ölbäder den ständigen, unerträglichen Juckreiz.

Hinsichtlich der Ernährung sollte das tierische Eiweiß ganz vermieden werden. Erst nach längerer Abstinenz und einem sich langsam einstellenden Erfolg kann das tierische Eiweiß wieder langsam in die Nahrung eingebaut werden. Es bestehen große Unterschiede in der Verträglichkeit der Nahrungsmittel.

Die Zufuhr von essenziellen Fettsäuren ist wichtig: Distelöl, Leinöl, Salatölmischung

Auch der Schlafplatz sollte überprüft werden!

Die Neurodermitis ist ein sehr weitläufiger Formenkreis, bei dem nur die äußere Erscheinungsweise beschrieben ist.
Auffallend ist die familiäre Situation in ihrer gefühlsmäßigen Unausgeglichenheit.

Orthomolekulare Medizin: Vitamin-B-Komplex, Mangan, Zink, Kupfer, Molybdän.
Akuter Schub: Antioxidanzien-Cocktail

Tipp: Ausleiten der evtl. Schwermetallbelastung

bei Juckreiz
Nr. 7 Magnesium phosphoricum (auch als „heiße 7"), Nr. 10 Natrium sulfuricum
Die Mineralstoffkombination ist in der Anwendung als Salbe oder Cremegel besonders zu empfehlen.

Homöopathie: Chamomilla D30, Staphisagria D12, Zincum valerianicum D30

Hinweis: Bei Juckreiz ist auch das Mineralstoffbad nach Kurt Hickethier sehr hilfreich.

Niedergedrücktheit

Niedergeschlagenheit
→ **Melancholie** → **depressive Zustände**

in Verbindung mit Weinerlichkeit
Nr. 5 Kalium phosphoricum, Nr. 6 Kalium sulfuricum, Nr. 11 Silicea, Nr. 15 Kalium jodatum, Nr. 22 Calcium carbonicum
vor allem im Herbst und in Nebelphasen

Niere

bei Neigung zur Steinbildung
Kalzium-Oxalat-Steine
Nr. 2 Calcium phosphoricum, Nr. 7 Magnesium phosphoricum, *Nr. 9 Natrium phosphoricum, Nr. 11 Silicea
Homöopathie: Nierensteinkur
Berberis D3 + Solidago D3 zu gleichen Teilen – 3x 10 Tropfen
Rubia tinctorum D1 – 3x 5 Tropfen
Calculi renales D10 – morgens 1x 5 Tropfen (6 Wochen lang)
dann: Hernaria glabra D1 – 3x 5 Tropfen (6 Wochen lang)

Tipp: Viel Wasser trinken!

Ernährung: vegetarische Kost, Koffein und Zucker meiden, faserstoffreiche Kost.
Oxalsäurereiche Lebensmittel meiden: Bohnen, Kakao, Instant-Kaffee, Petersilie, Rhabarber, Spinat, Tee

Phytotherapie: Preiselbeerextrakt

Orthomolekulare Medizin: kein Vitamin C! Magnesium
→ **Steinbildung**

bei Schmerzen durch Steine
Nr. 7 Magnesium phosphoricum, als „heiße 7"
Homöopathie: Arnica D4

der Abbau bzw. Abgang von Steinen wird gefördert
Nr. 2 Calcium phosphoricum, *Nr. 7 Magnesium phosphoricum, Nr. 9 Natrium phosphoricum, Nr. 11 Silicea
Homöopathie: Berberis vulgaris D3, Solidago D3, Calculi renales D10, Acidum benzoicum D3, Acidum oxalicum D4, Rubia tinctorum als Urtinktur, Coccus cacti, Sarsaparilla, Lycopodium, Lithium carbonicum

die Bildung von Steinen kann verhindert werden
Nr. 9 Natrium phosphoricum
Homöopathie: Lycopodium in Hochpotenzen (Konstitution beachten), Rubia tinctorum D1

Entzündung
Nr. 3 Ferrum phosphoricum, Nr. 16 Lithium chloratum

Nierenstauungen
Nr. 16 Lithium chloratum
Homöopathie: Apis, Arsenicum, Berberis, Cantharis, Cuprum arsenicosum, Helleborus, Kalium arsenicosum, Phosphorus

Wanderniere
*Nr. 1 Calcium fluoratum, Nr. 11 Silicea
Homöopathie: eventuell Sepia (alles senkt sich, wohl auch die Niere)

zur Stärkung des Organs
Nr. 3 Ferrum phosphoricum, *Nr. 5 Kalium phosphoricum, Nr. 8 Natrium chloratum, Nr. 9 Natrium phosphoricum
Homöopathie: Nierensteinkur in der schmerzfreien Phase → **Neigung zur Steinbildung**

Nierenbeckenentzündung
Nicht ohne ärztliche Begleitung!

allgemein
*Nr. 3 Ferrum phosphoricum, Nr. 6 Kalium sulfuricum, Nr. 9 Natrium phosphoricum, Nr. 16 Lithium chloratum
Homöopathie: Aconitum, Belladonna, Berberis D3, Dulcamara, Coccus cacti D4, Kalium carbonicum D6, Kalium chloratum D4, Kalium bichromicum D8, Lycopodium D12, Petroselinum D3–D6 (Cystopyelitis), Lespedeza Sieboldi D4, Solidago D3

→ **Nierenentzündung**

Nierenentzündung
Nicht ohne ärztliche Begleitung!

im ersten Stadium der Erkrankung
*Nr. 3 Ferrum phosphoricum, Nr. 9 Natrium phosphoricum, Nr. 16 Lithium chloratum
Homöopathie: Aconitum D30, Belladonna D30, Dulcamara D30 (bei Verkühlung), Rhus toxicodendron D30 (bei Überarbeitung, Anstrengung, Durchnässung)

Hinweis: Durch die Reduzierung der Säurebelastung durch den Mineralstoff Nr. 9 werden der Organismus und die Nieren extrem entlastet!

im zweiten Stadium der Erkrankung
*Nr. 4 Kalium chloratum, Nr. 9 Natrium phosphoricum
Homöopathie: Apis, Phosphorus, Cantharis, Terebinthina

Nierengrieß

wenn die Gefahr von Verletzungen besteht
Nr. 3 Ferrum phosphoricum
Homöopathie: Arnica D30

zur Unterstützung der Ausscheidung
*Nr. 7 Magnesium phosphoricum, Nr. 9 Natrium phosphoricum, Nr. 11 Silicea
*Homöopathie: Berberis vulgaris D3, Solidago D3
bei Säurebelastung: Lycopodium D4, Cantharis D6, Sarsaparilla D6, Pareira brava D3–D12, Sepia D6*

Hausapotheke: Goldrutentee, Eschentee

Hinweis: Heißes Vollbad, Tee trinken, Treppen steigen kann empfohlen werden!

zur Verhinderung → Niere
Nr. 9 Natrium phosphoricum

Nierensteinkolik

die Austreibung des Steines fördert
Nr. 7 Magnesium phosphoricum, als „heiße 7"
*Homöopathie: Berberis D3, Solidago D3
Belladonna D30 – 10 Tropfen auf 1/4 Liter Wasser alle 10–20 Minuten einen Schluck trinken.
Colocynthis D4: alle 10 Minuten
Bei kaltem Schweiß bzw. Gefahr von Kollaps: Tabacum D30*

wenn die Elastizität des Harnleiters unterstützt werden sollte
Nr. 1 Calcium fluoratum, *Nr. 7 Magnesium phosphoricum, als „heiße 7"

Niesen

bei Reizung der Schleimhäute
*Nr. 3 Ferrum phosphoricum, Nr. 8 Natrium chloratum
Homöopathie: Aconitum, Aesculus, Ambra, Belladonna, Bryonia, Cepa D3, D10, Ipecacuanha, Nux vomica D4, Sabadilla D6/D12, Natrium chloratum D30

bei verstärkter Neigung
Nr. 3 Ferrum phosphoricum
Homöopathie: Natrium chloratum – in Hochpotenz durch den Fachmann verordnet.

Nikotinvergiftung

allgemein
*Nr. 6 Kalium sulfuricum, Nr. 7 Magnesium phosphoricum, Nr. 8 Natrium chloratum, *Nr. 10 Natrium sulfuricum
Homöopathie: Convallaria D2, Ipecacuanha D4, Tabacum D30, Lobelia inflata D3/D4, Plantago major D4

Oberkieferknochenwucherung

verhärtet
*Nr. 1 Calcium fluoratum, Nr. 11 Silicea
Homöopathie: Hekla-Lava D6

Oberlid

Ptose palpebrae: das Herabhängen des Oberlids, „Schlupflid"
Nr. 22 Calcium carbonicum
Homöopathie: Gelsemium D4, Causticum D4, Kalium carbonicum D6, Sepia D6/D12, Rhus toxicodendron, Plumbum, Zincum

Hinweis: Wenn der Vorgang schon weit fortgeschritten ist, kann mit einer Linderung kaum noch gerechnet werden. Einen Versuch ist es aber dennoch wert. Nach einer Operation verhindert es ein neuerliches Herabhängen des Lides.

Obstipation

**→ Stuhlträgheit
→ Stuhlverstopfung**
Nr. 3 Ferrum phosphoricum, Nr. 8 Natrium chloratum

Hinweis: Übung nach Pfarrer Kneipp (Beratung im Kneippverein); Ernährungsumstellung; Vollwerternährung, dazu Hinweise von Dr. Bruker (siehe Literaturverzeichnis), faserstoffreiche Ernährung, viel Wasser trinken, kaliumreiche Kost (Bananen, Gemüse) Lactobacillus acidophilus zuführen

Offene Beine

begleitet von kolikartigen Verkrampfungen
Nr. 7 Magnesium phosphoricum, Nr. 20 Kalium-Aluminium sulfuricum
Homöopathie: Nux vomica D12 (auch spastisch), Lycopodium D12, Plumbum D12, Graphites

chronisch – habituell – gewohnheitsmäßig
Nr. 3 Ferrum phosphoricum, Nr. 7 Magnesium phosphoricum, Nr. 8 Natrium chloratum, Nr. 9 Natrium phosphoricum, Nr. 10 Natrium sulfuricum
Homöopathie: Aluminium oxydatum (Alumina) D6, Magnesium chloratum D6, Plumbum D12 (Dauerspasmen)

Hartleibigkeit verbunden mit heißer Stirn
zusätzlich vermehrt Nr. 3 Ferrum phosphoricum
Homöopathie: Ferrum metallicum D12, Veratrum D4

in Folge verminderter Darmbewegung
*Nr. 7 Magnesium phosphoricum, Nr. 8 Natrium chloratum
Homöopathie: Alumina D12, Causticum D12, Platinum D12, Plumbum D12

verbunden mit Schlundbrennen
vermehrt Nr. 8 Natrium chloratum
Homöopathie: Asa foetida D4, Veratrum D12, Phosphorus D12

verbunden mit Sodbrennen
vermehrt Nr. 9 Natrium phosphoricum
Homöopathie: Nux vomica D6 / D12, Calcium carbonicum D12, Robinia pseudacacia

verbunden mit Völlegefühl und Druck auf dem Bauch
zusätzlich Nr. 6 Kalium sulfuricum
Homöopathie: Nux vomica D12, Lycopodium D12

Hinweis: Kann auch mit einem bräunlichgelb-schleimigen Belag auf der Zunge verbunden sein.

Wenn der Druck auf die Magengegend Schmerzen bereitet
Nr. 3 Ferrum phosphoricum
Homöopathie: Pulsatilla D6/D12, Calcium carbonicum D6/D12

wenn die Winde kaum abgehen und keine Erleichterung bringen
*Nr. 7 Magnesium phosphoricum, Nr. 10 Natrium sulfuricum, Nr. 22 Calcium carbonicum
Homöopathie: China D4, Lycopodium D12, Nux vomica D6

wenn Druck auf den Magen und Umgebung entlastet
Nr. 7 Magnesium phosphoricum
Homöopathie: Colocynthis D4, Bryonia D6, Nux vomica D6

Ödem

beim Druck wird Schmerz empfunden und eine Vertiefung bleibt zurück
*Nr. 8 Natrium chloratum, Nr. 9 Natrium phosphoricum, Nr. 11 Silicea
Die Mineralstoffkombination ist in der Anwendung als Salbe oder Cremegel besonders zu empfehlen.

beim Druck bleibt keine Vertiefung zurück
Nr. 2 Calcium phosphoricum, Nr. 5 Kalium phosphoricum, Nr. 8 Natrium chloratum, *Nr. 10 Natrium sulfuricum
Die Mineralstoffkombination ist in der Anwendung als Salbe oder Cremegel besonders zu empfehlen.

Homöopathie : Lymphstau : Hamamelis D4, Pulsatilla D6

Hinweis: Unter Ödem ist eine Schwellung zu verstehen, welche mit Wasser gefüllt ist.

bei schweren Fällen sollte noch dazugenommen werden
Nr. 5 Kalium phosphoricum, Nr. 11 Silicea
Homöopathie: Apis D4/D30 – in Hochpotenzen vom Fachmann verordnet; Arsenicum D6/D30, Kalium carbonicum D6, Phosphorus D12

→ Lymphstau

Ödem der Augenlider
Nr. 10 Natrium sulfuricum
Hinweis: Vorbedingung für eine erfolgreiche Behandlung ist auch die Kontrolle des Schlafplatzes.

→ Tränensack – Schwellung

Offene Beine

→ Unterschenkelgeschwür
→ Ulcus cruris

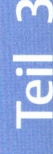

Ohnmacht

in Folge großer Schwäche, Energiemangel
Nr. 3 Ferrum phosphoricum, *Nr. 5 Kalium phosphoricum, Nr. 8 Natrium chloratum
Homöopathie: Aconitum D30 (Schreck, Aufregung), Arnica D30 (Verletzung), Arsenicum, Cocculus D4, Gelsemium D4/D30, Ipecacuanha D4, Moschus (hysterisch), Nux moschata, Phosphorus, Helleborus, Cactus

Schwindelgefühl beim Bücken, ohne dass eine Ohnmacht eintritt
Gefühl einer drohenden Ohnmacht
Nr. 5 Kalium phosphoricum, Nr. 8 Natrium chloratum, Nr. 11 Silicea
Bewährtes Mittel aus der Homöopathie: Sulfur D12, Conium D6/D12, Tabacum D6/D12, Veratrum D4

zur Vorbeugung und zur Nachbehandlung
Nr. 2 Calcium phosphoricum, Nr. 5 Kalium phosphoricum, Nr. 8 Natrium chloratum
Homöopathie: Camphora rubini D1, Veratrum album D12/30, Aconitum D30, Tabacum

Ohrenschmerzen

leicht, stechend
Nr. 3 Ferrum phosphoricum
Homöopathie: Aconitum D30, Belladonna D30, Ferrum phosphoricum D12

mit hohem Fieber
Nr. 3 Ferrum phosphoricum, Nr. 5 Kalium phosphoricum, Nr. 10 Natrium sulfuricum, Nr. 12 Calcium sulfuricum

stark schmerzend
Nr. 3 Ferrum phosphoricum, Nr. 12 Calcium sulfuricum
Homöopathie: Chamomilla D6–3 bis 4 x 5 Globuli, Capsicum D6

Ohrerkrankungen

Absonderungen → Schleimabsonderung

allgemein
Nr. 3 Ferrum phosphoricum
Homöopathie: Aconitum D30, Belladonna D30, Chamomilla D30

bei Druckgefühl im Ohr
Nr. 10 Natrium sulfuricum
Homöopathie: Pulsatilla D6, Capsicum D6/D12, Chamomilla D30, Phosphorus (wie verstopft)

Hörsturz
Nicht ohne ärztliche Begleitung!
Nr. 3 Ferrum phosphoricum
Homöopathie: Arnica D30, Kalium chloratum D4, Causticum D6, Tabacum D30, Lachesis D12

Hinweis: Wichtig sind hier Erholung, Ruhe und Entspannung. Eine Vorbedingung für eine erfolgreiche Behandlung ist auch die Kontrolle des Schlafplatzes.

Katarrh der Ohrtrompete
Die Mineralstoffe sind je nach den Ausscheidungen zu wählen.

Homöopathie: Aconitum D30, Belladonna D30, Hepar sulfuris, Pulsatilla D4, Kalium sulfuricum D4, Kalium chloratum D4, Hydrastis D4, Mercurius solubilis, Silicea, Thuja, Sulfur

→ **Katarrh**

mit käsig riechendem Ohrenschmalz (Cerumen)
Nr. 6 Kalium sulfuricum, *Nr. 9 Natrium phosphoricum
Homöopathie: Acidum nitricum D6, Asa foetida D4, Aurum D6/D12, Graphites D12, Lachesis D12, Mercurius solubilis D10, Psorinum, Sulfur, Tellurium, Mater perlarum

mit stechenden, klopfenden Schmerzen verbunden
Nr. 3 Ferrum phosphoricum
Homöopathie: Aconitum D30, Apis D4/D12, Belladonna D30, Chamomilla D3, Colocynthis D4, Magnesium carbonicum D12, Phytolacca D4

Ohrgeräusche durch Blutfülle, verbunden mit Erhöhung der Temperatur
Nr. 3 Ferrum phosphoricum
Homöopathie: Belladonna D30, Glonoinum D6/ D12, Hepar sulfuris, Mercurius solubilis, Lachesis
Capsicum (tiefsitzende, große Schmerzen, Geräuschempfindlichkeit)

Ohrschmalz vermehrt
Nr. 6 Kalium sulfuricum, *Nr. 9 Natrium phosphoricum, Nr. 10 Natrium sulfuricum
Homöopathie: Agaricus, Conium D6, Causticum D6, Cyclamen, Petroleum, Pulsatilla D6, Selenium, Silicea

Ohrspeicheldrüsenentzündung → **Mumps**

Otitis
Nr. 3 Ferrum phosphoricum

Pfeifen im Ohr
→ **Ohrgeräusche**

Schleimhautkatarrh der Ohren
zusätzlich Nr. 22 Calcium carbonicum
Homöopathie: Calcium jodatum

Schrunden und Risse am Ohransatz
*Nr. 1 Calcium fluoratum, Nr. 3 Ferrum phosphoricum
Die Mineralstoffkombination ist in der Anwendung als Salbe oder Cremegel besonders zu empfehlen.

Homöopathie: Petroleum D12, Graphites D12, Viola tricolor D4

Schwerhörigkeit durch verdicktes Blut, durch erhöhten Anteil an Faserstoff
Nr. 4 Kalium chloratum

Schwerhörigkeit, wenn durch Erweiterung des Gehörganges hervorgerufen
Nr. 1 Calcium fluoratum, Nr. 11 Silicea

Tinnitus – Ohrensausen
→ **Ohrgeräusche**

verbunden mit Erhöhung der Temperatur
Nr. 3 Ferrum phosphoricum

wenn der Gehörgang geschwollen ist
Nr. 4 Kalium chloratum, Nr. 9 Natrium phosphoricum, Nr. 10 Natrium sulfuricum, Nr. 11 Silicea

wenn der Pulsschlag im Ohr belästigend zu hören ist
Nr. 3 Ferrum phosphoricum
Homöopathie: Belladonna D30, Petroleum D6 (pulsschlagsynchron), Glonoinum, Hepar sulfuris, Mercurius solubilis, Pulsatilla

Ohrgeräusche

akut
Nr. 3 Ferrum phosphoricum
→ **Tinnitus**

allgemein
*Nr. 1 Calcium fluoratum, *Nr. 3 Ferrum phosphoricum, Nr. 4 Kalium chloratum, Nr. 9 Natrium phosphoricum, Nr. 10 Natrium sulfuricum, Nr. 11 Silicea
Homöopathie:
Singen: Chininum sulfuricum, Digitalis
Trommeln: Calcium carbonicum, Causticum, Chelidonium, Graphites, Lobelia, Moschus, Platinum
Klingen: Calcium carbonicum, Cyclamen, Euphrasia, Zincum
Knallen: Manganum
Läuten: Chininum sulfuricum, Coffea, Ledum
Zischen: Barium muriaticum, Chininum sulfuricum, Sulfur

brummend, kurzes Pfeifen
Nr. 3 Ferrum phosphoricum
Homöopathie: Kreosotum (Menses)

Frequenz des Pulses ist im Innenohr zu hören
vermehrt Nr. 1 Calcium fluoratum
Die Elastizität der Gefäße lässt nach, das Rauschen der Schlagader überträgt sich in der Frequenz des Pulses auf das Innenohr.
Homöopathie: Belladonna D30, Petroleum D6 (pulsschlagsynchron), Glonoinum, Hepar sulfuris, Mercurius solubilis, Pulsatilla

Pfeifen im Ohr durch Verhärtung und Verengung der Aderwände – gleichbleibender Pfeifton
Nr. 1 Calcium fluoratum, Nr. 4 Kalium chloratum, Nr. 9 Natrium phosphoricum, Nr. 11 Silicea
Homöopathie: Arnica D12, Plumbum D12, Chininum sulfuricum D4, Lachesis D12, Manganum aceticum

Pfeifen im Ohr durch Abnützung der Haarzellen – hoher Pfeifton
Nr. 3 Ferrum phosphoricum, Nr. 5 Kalium phosphoricum, Nr. 8 Natrium chloratum

verbunden mit beginnender Schwerhörigkeit
*Nr. 4 Kalium chloratum, Nr. 10 Natrium sulfuricum
Homöopathie: Arnica, Barium carbonicum, Calcium carbonicum, China (Sausen), Conium, Lachesis, Lycopodium, Phosphorus

Hinweis: Die beiden Mineralstoffe regulieren die Fließfähigkeit des Blutes und somit eine ungehinderte Durchblutung der feinen und feinsten Adern im Gehörbereich.

Verbunden mit Schwindel
→ **Menière-Syndrom**

wechselnde Töne – verbunden mit Spannung im Nacken
zusätzlich vermehrt Nr. 2 Calcium phosphoricum
Hinweis: Bei diesem Problem ist bei den belasteten Menschen meistens eine außerordentliche hohe Spannung im Nacken und an den Muskeln am Kiefergelenk festzustellen, die durch Calcium phosphoricum gelindert werden kann.

Ohrspeicheldrüsenentzündung

→ **Mumps**

Operation

Folgen sind je nach dem operierten Körperteil zu betrachten → jeweils dort

Operationsschock
*Nr. 2 Calcium phosphoricum, Nr. 3 Ferrum phosphoricum, Nr. 5 Kalium phosphoricum, Nr. 12 Calcium sulfuricum
Homöopathie: Arnica D30
verwirrt: Hyoscyamus D30, Lachesis D12, Opium D200 – von einem Fachmann verordnet.
Erbrechen: Nux vomica D30
Erbrechen nach Narkose: Hyoscyamus D4
Folge von Schnittverletzungen (Laparatomieschmerzen): Staphisagria D12, Hypericum D3

Hinweis: Laparatomie – Eröffnung der Bauchhöhle meist von vorn durch einen typischen Bauchdeckenschnitt.

verzögerte Genesungszeit
*Nr. 2 Calcium phosphoricum, Nr. 5 Kalium phosphoricum, Nr. 8 Natrium chloratum
Homöopathie: Natrium chloratum – in Hochpotenz durch den Fachmann verordnet; China D4
Wundheilung: Arnica D6
Nervenverletzung: Hypericum D3
Schwäche: China D4, Acidum phosphoricum D4

Vorbereitung auf eine Operation
Nr. 2 Calcium phosphoricum, Nr. 3 Ferrum phosphoricum, Nr. 4 Kalium chloratum, Nr. 5 Kalium phosphoricum, Nr. 8 Natrium chloratum, Nr. 11 Silicea, Nr. 7 Magnesium phosphoricum, als „heiße 7"
Homöopathie: Arnica D6/D12
Bewährte Mischung: Arnica D4 + Ruta D4 + Hypericum D3 zu gleichen Teilen 3x täglich

Hinweis: Unterstützende Gespräche sind empfehlenswert!

zur Nachbehandlung
Nr. 1 Calcium fluoratum, *Nr. 2 Calcium phosphoricum, Nr. 3 Ferrum phosphoricum, Nr. 5 Kalium phosphoricum, Nr. 8 Natrium chloratum, Nr. 11 Silicea
Homöopathie: Arnica D6/D12

siehe auch: Operationsschock

zur Vorbereitung – langfristig
Nr. 2 Calcium phosphoricum, Nr. 3 Ferrum phosphoricum, *Nr. 5 Kalium phosphoricum, Nr. 8 Natrium chloratum, Nr. 11 Silicea, Nr. 22 Calcium carbonicum
Homöopathie:
Bewährte Mischung: Arnica D4 + Ruta D4 + Hypericum D3 zu gleichen Teilen 3x täglich (Wundschmerz, Blutung, Beinhaut, Nervenverletzung, Wirbelsäule)

Hinweis: Die „innere" Vorbereitung darf nicht vernachlässigt werden.

Optikusatrophie

**schwere Schädigung des Sehnervs durch Degeneration der Nervenfasern
Nicht ohne ärztliche Begleitung!**
*Nr. 5 Kalium phosphoricum, Nr. 7 Magnesium phosphoricum, Nr. 8 Natrium chloratum, Nr. 11 Silicea
Homöopathie: Argentum nitricum, Aurum, Nux vomica, Phosphorus, Plumbum, Secale, Tabacum

Orangenhaut

→ **Zellulitis**

Orchitis

Hodenentzündung → Hoden

Organsenkung

allgemein
*Nr. 1 Calcium fluoratum, Nr. 11 Silicea
Homöopathie: Sepia D6, Lilium tigrinum D6 (bei Frauen), Helonias D4, Stannum metallicum D12, Senecio

Osteomalazie

zur Förderung des Einbaus von Mineralstoffen
Nr. 1 Calcium fluoratum, Nr. 2 Calcium phosphoricum, Nr. 3 Ferrum phosphoricum, Nr. 5 Kalium phosphoricum, Nr. 7 Magnesium phosphoricum, Nr. 8 Natrium chloratum, Nr. 11 Silicea, Nr. 13 Kalium arsenicosum, Nr. 17 Manganum sulfuricum, Nr. 21 Zincum chloratum
Erhöhte Weichheit und Verbiegungstendenz der Knochen durch mangelhaften Einbau von Mineralstoffen in die normal oder überschießend gebildete Knochenmatrix.

Osteoporose

allgemein
Nr. 1 Calcium fluoratum, *Nr. 2 Calcium phosphoricum, Nr. 3 Ferrum phosphoricum, Nr. 5 Kalium phosphoricum, Nr. 7 Magnesium phosphoricum, Nr. 8 Natrium chloratum, Nr. 9 Natrium phosphoricum, Nr. 11 Silicea, Nr. 15 Kalium jodatum, Nr. 17 Manganum sulfuricum, Nr. 19 Cuprum arsenicosum, Nr. 21 Zincum chloratum, Nr. 22 Calcium carbonicum
Die Mineralstoffkombination ist in der Anwendung als Salbe oder Cremegel besonders zu empfehlen.

Homöopathie: Strontium carbonicum D12
Bewährte Mischung: Arnica + Ruta + Hypericum in D3 zu gleichen Teilen
Symphytum D4, alle Calciumverbindungen

Hinweis: Einer gesunden vollwertigen Ernährung ist großer Raum einzuräumen! Eine Vorbedingung für eine erfolgreiche Behandlung ist auch die Kontrolle des Schlafplatzes. Die „inneren" Ursachen dürfen nicht übersehen werden. Ursachen aus anderen Ebenen, wie zum Beispiel der charakterlichen, sind ebenfalls in Betracht zu ziehen. Auch Entspannung ist wichtig!

→ Einnahmepläne (S. 131 ff.).

→ Kap. über Osteoporose im Teil 2 bei Nr. 2 Calcium phosphoricum (S. 218)

Makro-Ebene: Calcium + Vitamin D, Chrom, Zink, Mangan-Kupfer, Vitamin K

→ www.knochengesundheit.de

Osteosynthese

zur Begleitung der medizinischen Intervention
Nr. 1 Calcium fluoratum, Nr. 2 Calcium phosphoricum, Nr. 3 Ferrum phosphoricum, Nr. 5 Kalium phosphoricum, Nr. 7 Magnesium phosphoricum, Nr. 8 Natrium chloratum, Nr. 11 Silicea, Nr. 15 Kalium jodatum, Nr. 22 Calcium carbonicum
Operatives Verfahren zur schnellen Wiederherstellung der vollen Funktionsfähigkeit frakturierter Knochen. Sie ermöglicht eine frühe funktionelle schmerzfreie Übungsbehandlung.

wird unterstützt durch
Nr. 17 Manganum sulfuricum

Otitis

Entzündung des Ohres oder eines seiner Teile
→ **Ohr**

Oxidativer Stress

allgemein
Nr. 3 Ferrum phosphoricum, Nr. 6 Kalium sulfuricum, Nr. 10 Natrium sulfuricum, Nr. 17 Manganum sulfuricum, Nr. 19 Cuprum arsenicosum, Nr. 21 Zincum chloratum, Nr. 26 Selenium

Orthomolekulare Medizin: Vitamin-B-Komplex, Vitamin C (gepuffert), OPC und andere Antioxidanzienmischungen

Ozaena

→ **Stinknase**

Panaritium – Nagelbettentzündung

→ **Nägel**
Homöopathie: Acidum silicium D4 – D12, Belladonna, Hepar sulfuris, Staphisagria

Panikattacken

Nr. 5 Kalium phosphoricum, Nr. 6 Kalium sulfuricum, Nr. 14 Kalium bromatum, Nr. 15 Kalium jodatum
Homöopathie: Aconitum D30

Orthomolekulare Medizin: Vitamin-B-Komplex, Biotin

Pankarditis

Herzmuskelentzündung, mit Beteiligung aller drei Herzwandschichten → Herz

Pankreas – Bauchspeicheldrüse

Belastungen bzw. Erkrankungen der Bauchspeicheldrüse
*Nr. 6 Kalium sulfuricum, *Nr. 7 Magnesium phosphoricum, Nr. 10 Natrium sulfuricum
Homöopathie: Arsenicum, Atropinum sulfuricum, Iris versicolor, Jodum, Phosphorus, Dioscorea

Hinweis: Erkrankungen der Bauchspeicheldrüse erfordern meist diese drei Mineralstoffe, jedoch darf eine solche nicht ohne medizinische Behandlung bleiben!

Pankreatitis: Entzündung der Bauchspeicheldrüse
Nr. 3 Calcium fluoratum, *Nr. 3 Ferrum phosphoricum, Nr. 6 Kalium sulfuricum
Homöopathie: Belladonna D30, Iris D6, Dioscorea D4, Veratrum album D12, Arsenicum D6/D12, Colocynthis D4, Atropinum sulfuricum, Eichhornia D2, Jodum, Mandragora D6/D12, Phosphorus D12, Tabacum D30

Pap-Werte

werden eventuell verbessert
Nr. 25 Aurum chloratum natronatum

Paradentose – Parodontose

→ **Zahnfleischschwund**

Paralyse

**wenn ein Gefühl der Lähmung auftritt
Nicht ohne ärztliche Begleitung!**
*Nr. 5 Kalium phosphoricum, Nr. 8 Natrium chloratum
Homöopathie: Agaricus D12, Argentum nitricum D12, Belladonna D30, Cocculus D4, Gelsemium D4, Causticum D4, Hypericum D3, Lachesis D12, Mercurius solubilis D10, Plumbum D6/D12, Stannum metallicum D12, Tabacum D30, Zincum D12

Hinweis: Stärkung und Wiederaufbau eines Nervs.

Parese

→ **Lähmungserscheinungen**
Homöopathie: Aconitum, Argentum nitricum, Arnica, Belladonna, Causticum, Conium, Gelsemium, Hypericum, Cresolum, Nux vomica, Oleander, Phosphorus; nach Erkältung: Dulcamara

Parfume

→ **Duftstoffe**

Parkinson

**Schüttellähmung
Nicht ohne ärztliche Begleitung!**
*Nr. 2 Calcium phosphoricum, *Nr. 5 Kalium phosphoricum, Nr. 7 Magnesium phosphoricum, Nr. 8 Natrium chloratum, Nr. 9 Natrium phosphoricum, Nr. 11 Silicea, Nr. 20 Kalium-Aluminium sulfuricum, Nr. 21 Zincum chloratum
Homöopathie: Argentum, Cocculus D4, Conium D4, Belladonna, Glonoinum, Hyoscyamus D4, Plumbum metallicum D6, Secale cornutum D6, Kresolum D6, Mercurius solubilis, Acidum sulfuricum D15/D30, Aranea diadema D4–D12, Manganum aceticum, Zincum valerianicum

Tipp: Amalgamfüllungen sanieren!

Ernährung: Eiweißarme Diät!

Orthomolekulare Medizin: Vitamin-B-Komplex gemeinsam mit Zink

Parodontitis

→ **Zahnfleisch**
Entzündung des Zahnhalteapparates

Parodontose

→ **Zahnfleischschwund**

Paronychie

Nagelfalzentzündung
*Nr. 3 Ferrum phosphoricum, Nr. 5 Kalium phosphoricum, Nr. 8 Natrium chloratum, Nr. 9 Natrium phosphoricum, Nr. 10 Natrium sulfuricum
Die Mineralstoffkombination ist in der Anwendung als Salbe oder Cremegel besonders zu empfehlen.

Homöopathie: Sarsaparilla, Silicea, Sulfur jodatum D6
Eiterung: Acidum fluoricum D6/D12, Ammonium carbonicum, Calcium carbonicum, Calcium fluoratum, Cistus, Graphites D6/D12, Hepar sulfuris

→ **Nägel**

Parotitis

→ **Mumps**

PCP

primär-chronische Polyarthritis
Nr. 3 Ferrum phosphoricum, *Nr. 8 Natrium chloratum, *Nr. 9 Natrium phosphoricum, Nr. 10 Natrium sulfuricum, Nr. 12 Calcium sulfuricum, Nr. 12 Aurum chloratum natronatum
Die Mineralstoffkombination ist in der Anwendung als Salbe oder Cremegel besonders zu empfehlen.

Homöopathie: Erbnosoden in Hochpotenzen durch den Fachmann, Acidum benzoicum, Berberis D3, Lithium carbonicum D3

Hinweis: Polyarthritis ist die gleichzeitig oder nacheinander in mehreren Gelenken auftretende Gelenkentzündung. Eine Vorbedingung für eine erfolgreiche Behandlung ist auch die Kontrolle des Schlafplatzes. Unbedingt auf gesunde vollwertige Ernährung achten!

Pemphigus

mit Faserstoff gefüllte Bläschen, in welchen er mehlartig angesammelt erscheint
Nr. 4 Kalium chloratum
Die Mineralstoffkombination ist in der Anwendung als Salbe oder Cremegel besonders zu empfehlen.

Homöopathie: Acidum nitricum D6, Acidum hydrofluoricum D6, Luesinum in Hochpotenz durch den Fachberater

Penis

Schrunden, Einrisse
Nr. 1 Calcium fluoratum, auch als Salbe oder Cremegel
Homöopathie: Graphites D12, Thuja D12, Acidum nitricum D6

Versteifungsschmerz
*Nr. 1 Calcium fluoratum, Nr. 10 Natrium sulfuricum, Nr. 11 Silicea
Die Mineralstoffkombination ist in der Anwendung als Salbe oder Cremegel besonders zu empfehlen.

Homöopathie: Versteifungsschmerz bei Blasen- und Harnröhrenentzündung: Cannabis indica D6

Vorhaut – Verhärtung (Phimose)
*Nr. 1 Calcium fluoratum, Nr. 5 Kalium phosphoricum, Nr. 8 Natrium chloratum, Nr. 11 Silicea
Die Mineralstoffkombination ist in der Anwendung als Salbe oder Cremegel besonders zu empfehlen.

Homöopathie: Sepia D6, Acidum nitricum (Phimose), Mercurius corrosivus (Paraphimose)
→ **Vorhaut**

Pericarditis

Herzbeutelentzündung
Nicht ohne ärztliche Begleitung!
*Nr. 3 Ferrum phosphoricum, Nr. 5 Kalium phosphoricum, Nr. 8 Natrium chloratum, Nr. 9 Natrium phosphoricum
Homöopathie: Spigelia D3 (erschütternder Herzschlag), Kalium carbonicum D6 (erst rasch – dann langsam), Digitalis D3 (langsamer Herzschlag, Stolpern)

Periode

→ **Menstruation**

Periostitis

→ **Knochenhautentzündung**

Perthes

Gewebszerfall des Oberschenkelkopfes verbunden mit schmerzhaften Bewegungseinschränkungen

*Nr. 1 Calcium fluoratum, *Nr. 2 Calcium phosphoricum, Nr. 8 Natrium chloratum, Nr. 9 Natrium phosphoricum, Nr. 11 Silicea, Nr. 22 Calcium carbonicum
Die Mineralstoffkombination ist in der Anwendung als Salbe oder Cremegel besonders zu empfehlen.

Hinweis: Eine Vorbedingung für eine erfolgreiche Behandlung ist auch die Kontrolle des Schlafplatzes. Einer gesunden vollwertigen Ernährung ist große Beachtung zu schenken!

Pessimismus

→ **Melancholie**

Traurigkeit, Schwarzseherei
*Nr. 5 Kalium phosphoricum, Nr. 8 Natrium chloratum, Nr. 10 Natrium sulfuricum
Homöopathie: Acidum phosphoricum D4, Acidum sulfuricum (Trinker), Ambra, Arnica, Arsenicum album, Aurum, Conium, Gelsemium, Hyoscyamus, Ignatia D30, Lachesis, Lycopodium, Cimicifuga, Sepia, Calcium carbonicum, Jodum, Causticum (wichtig), Thuja, Viscum album

Bachblüten: Gentian

Hinweis: Die genannten Mineralstoffe stärken den Betreffenden, sodass er sich von den belastenden Bildern befreien kann. Wenn die Zustände zu lange andauern, ist an ein Beratungsgespräch zu denken. Es ist möglich, dass sich der Einzelne nicht aus dem Teufelskreis befreien kann, wodurch er zu optimistischeren Bildern und dann auch Lebensformen kommen könnte, was die Notwendigkeit eines Beratungsgespräches unterstreicht.

Verdrießlichkeit, Niedergeschlagenheit
Nr. 6 Kalium sulfuricum, Nr. 9 Natrium phosphoricum

Phantomschmerz

nicht mehr vorhandene Körperteile schmerzen
Nr. 3 Ferrum phosphoricum, Nr. 5 Kalium phosphoricum, *Nr. 7 Magnesium phosphoricum, Nr. 8 Natrium chloratum, Nr. 11 Silicea, Nr. 22 Calcium carbonicum

Homöopathie: Allium cepa D4

Pharyngitis

Entzündung der Rachenschleimhaut
*Nr. 3 Ferrum phosphoricum, Nr. 4 Kalium chloratum, Nr. 6 Kalium sulfuricum, Nr. 8 Natrium chloratum, Nr. 10 Natrium sulfuricum, Nr. 12 Calcium sulfuricum
*Homöopathie: Aconitum D30, Belladonna D30, Bryonia D4, Cantharis D6, Apis D12, Lachesis D12, Mercurius solubilis D10, Phytolacca D4, Guajacum D6 (rheumatisch)
chronisch: Aesculus (Stauung), Alumina (trocken), Arnica (Überanstrengung), Arum (Sänger, Redner), Phosphorus D12 (Federgefühl), Argentum nitricum D12 (Splittergefühl), Causticum (besser durch kaltes Wasser), Lycopodium D12*

Phimose

→ **Vorhaut**

Pickel

allgemein
Nr. 3 Ferrum phosphoricum, Nr. 4 Kalium chloratum, *Nr. 9 Natrium phosphoricum
Die Mineralstoffkombination ist in der Anwendung als Salbe oder Cremegel besonders zu empfehlen.

Homöopathie: Abrotanum D3, Antimonium crudum D4, Berberis D3, Hepar sulfuris D12, Juglans D4, Kalium bromatum D6, Natrium chloratum, Pulsatilla D6, Sepia, Selenium, Sulfur jodatum D4

Hinweis: Reinigung der Haut ist oberstes Gebot! Ernährung, Entsäuerung, Entspannung sind ebenfalls wichtig!

Pigmentierung

→ **Haut**
Nr. 6 Kalium sulfuricum, Nr. 19 Cuprum arsenicosum
Homöopathie: Sepia

Pigmentflecken

→ **Muttermal**
→ **Haut**

Pilzerkrankung

Darmpilz
→ **Milchzucker (s. S. 91)**
*Nr. 3 Ferrum phosphoricum, Nr. 5 Kalium phosphoricum, *Nr. 6 Kalium sulfuricum, Nr. 8 Natrium chloratum, Nr. 9 Natrium phosphoricum, Nr. 10 Natrium sulfuricum, Nr. 23 Natrium bicarbonicum
Homöopathie: Candida D8, D10, D30 Borax D3 (Konstitution beachten!); nach Antibiotika: Sulfur D4; Landkartenzunge: Taraxacum D4; Durchfall von Unverdautem: Antimonium crudum D4

Hinweis: Hier ist an Ernährungsumstellung zu denken! Es gibt geeignete Bücher für eine spezielle Anti-Pilz-Diät!

Fußpilz – zwischen den Zehen
Hautpilz
Nr. 1 Calcium fluoratum, *Nr. 5 Kalium phosphoricum, Nr. 7 Magnesium phosphoricum, Nr. 8 Natrium chloratum, Nr. 9 Natrium phosphoricum, Nr. 10 Natrium sulfuricum, *Nr. 11 Silicea
Die Mineralstoffkombination ist in der Anwendung als Salbe oder Cremegel besonders zu empfehlen.

Homöopathie: Acidum hydrofluoricum D6, Petroleum D6/D12, Silicea D6/D12

Hausapotheke: Waschungen mit Seifenkrauttee, Teebaumöl, Grapefruitkernöl

Nagelpilz
→ **Nägel – Pilze im Nagelbett**
*Nr. 5 Kalium phosphoricum, Nr. 8 Natrium chloratum
Homöopathie: Graphites D6, Acidum fluoricum D6, Sepia, Acidum formicicum D12
Pilzinfektion
→ **Aphthen**

Scheidenpilz – Pilzinfektion im Genitalbereich
Nr. 3 Ferrum phosphoricum, *Nr. 5 Kalium phosphoricum, Nr. 6 Kalium sulfuricum, Nr. 8 Natrium chloratum, Nr. 9 Natrium phosphoricum, Nr. 10 Natrium sulfuricum, Nr. 12 Calcium sulfuricum
Homöopathie: Borax D3, Sepia, Acidum nitricum D4/D12

Soor, Moniliasis, Kandidamykose
Nr. 3 Ferrum phosphoricum, Nr. 4 Kalium chloratum, Nr. 5 Kalium phosphoricum, *Nr. 6 Kalium sulfuricum, Nr. 8 Natrium chloratum, Nr. 9 Natrium phosphoricum, Nr. 10 Natrium sulfuricum, Nr. 12 Calcium sulfuricum

Hinweis: Eine durch Candida-Arten (meist Candida albicans) hervorgerufene Pilzerkrankung tritt v.a. bei Störung der Abwehrmechanismen auf, z.B. bei Antibiotika oder Zytostatikatherapie, bei Gabe von Steroiden oder Hormonen, nach Bestrahlung oder parenteraler Ernährung.

Pilzvergiftung

Notfall
Sofortige medizinische Versorgung ist notwendig!
Homöopathie: Als begleitende Maßnahmen nach der ärztlichen Betreuung: Carduus marianus D2, Phosphorus D30, Artemisia absinthium D2

Platzangst

Agoraphobie
*Nr. 5 Kalium phosphoricum, Nr. 8 Natrium chloratum
Homöopathie: Ambra D3, Aconitum D30, Argentum nitricum D12, Calcium carbonicum, Gelsemium D4, Lycopodium, Nux vomica D6/D12, Petroleum D12, Phosphorus, Pulsatilla

Hinweis: Bei der Platzangst traut sich der Mensch nicht, allein quer über einen großen freien Platz zu gehen. Er wird am Rand entlang gehen. Auch ist es ihm kaum möglich, eine belebte Straße allein zu überqueren.

in chronischen Fällen könnte noch fehlen
Nr. 9 Natrium phosphoricum, Nr. 11 Silicea
Homöopathie: Calcium carbonicum, Lycopodium, Phosphorus, Pulsatilla

Pleuritis

→ **Rippenfellentzündung**

PMS

prämenstruelles Syndrom
Nr. 2 Calcium phosphoricum, Nr. 3 Ferrum phosphoricum, Nr. 4 Kalium chloratum, Nr. 5 Kalium phosphoricum, Nr. 7 Magnesium phosphoricum, Nr. 9 Natrium phosphoricum, Nr. 11 Silicea, Nr. 13 Kalium arsenicosum, Nr. 21 Zincum chloratum, Nr. 25 Aurum chloratum natronatum

Homöopathie: Phytolacca D4, Belladonna, Bovista, Calcium carbonicum, Calcium phosphoricum, Chamomilla, Conium, Lac caninum, Sepia, Magn. phosphoricum, Viburnum, Zincum, Murex
Orthomolekulare Medizin: Vitamin-B-Komplex, Tocopherole, Zink, Lecithin

Pocken

Blattern
Nicht ohne ärztliche Begleitung!
Nr. 3 Ferrum phosphoricum, Nr. 4 Kalium chloratum, Nr. 5 Kalium phosphoricum, Nr. 8 Natrium chloratum
Homöopathie: Aconitum D30, Belladonna D30, Gelsemium D30, Veratrum album D3, Bryonia D4

Hinweis: Pocken sind eine schnell übertragbare hitzige Krankheit mit Hautausschlag – eine sehr ansteckende Viruserkrankung. Durch die Impfung ist es gelungen, die Krankheit europaweit auszurotten!

Podagra

Fußgicht – Zipperlein
Nr. 3 Ferrum phosphoricum,*Nr. 8 Natrium chloratum, *Nr. 9 Natrium phosphoricum, Nr. 11 Silicea, Nr. 12 Calcium sulfuricum
Die Mineralstoffkombination ist in der Anwendung als Salbe oder Cremegel besonders zu empfehlen.

Homöopathie: Colchicum D3

→ **Gicht**

Poliomyelitis
Arzt!

entzündliche Erkrankung der grauen Rückenmarksubstanz – Kinderlähmung
Homöopathie: Gelsemium D6, Causticum D6, Curare D6–D12, Plumbum D6/D12

Hinweis: Impfung ist notwendig!

Pollution

→ **Samenerguss**

Polyarthritis

→ **PCP** → **Gelenke**

Homöopathie: Zu gleichen Teilen mischen: Acidum benzoicum D4 (kleine Gelenke) + Berberis D3 (müde, lahm) + Lithium carbonicum D4 + Kalmia D4–D12 (Fingergelenke, Herzgegend) – 3 x 10 Tropfen

Nosoden: Tuberculinum, Medorrhinum, Luesinum (vom homöopathisch ausgebildetem Arzt verordnet)

Polyneuropathie

diabetogen
Nr. 3 Ferrum phosphoricum, Nr. 5 Kalium phosphoricum, Nr. 7 Magnesium phosphoricum, Nr. 11 Silicea, Nr. 17 Manganum sulfuricum, Nr. 21 Zincum chloratum, Nr. 27 Kalium bichromicum

Orthomolekulare Medizin: Proteolytische Enzyme, Alphaliponsäure, Mangan, Chrom, Zink, Taurin, Vitamin E

Polypen – Nasenpolypen

Hauptmittel
Nr. 2 Calcium phosphoricum
Homöopathie: Thuja D4, Hydrastis D6, Calcium jodatum D6/D12, Calcium carbonicum, Kalium bichromicum, Sanguinaria, Teucrium

Hinweis: In der „Abgekürzten Therapie" von Dr. Schüßler lesen wir auf Seite 45: „Wenn die leimgebende Substanz, welche die organische Grundlage der Bindegewebszellen ist, phosphorsauren Kalk verliert, so kann eine Lockerung und Wulstung des betreffenden Gewebes entstehen. Ist eine Partie des submucösen Bindegewebes durch Verlust von phosphorsaurem Kalk erkrankt, so bildet sich ein Polyp, dessen Heilmittel phosphorsaurer Kalk ist."

weiterhin könnten noch erforderlich sein
Nr. 9 Natrium phosphoricum, Nr. 11 Silicea
Homöopathie: Graphites, Medorrhinum, Phosphorus, Silicea, Sulfur, Tuberculinum

Polypen

im Genitalbereich, Gebärmutter
Nr. 10 Natrium sulfuricum, Nr. 25 Aurum chloratum natronatum

Homöopathie: Acidum nitricum, Calcium carbonicum, Phosphorus, Sanguinaria, Staphisagria, Thuja

Potenzschwäche

→ **Impotenz**

Power-Mischung

in allen Fällen von Erschöpfung, Mutlosigkeit, Verzagtheit
Nr. 3 Ferrum phosphoricum, Nr. 5 Kalium phosphoricum, Nr. 8 Natrium chloratum
Homöopathie: Phosphorus D30 (geistige Anstrengung)

Prellung

→ **Zerrung**

Prostata

→ **Vorsteherdrüse**

Prüfungsangst

→ **Lernen**

Pruritus

→ **Juckreiz**

Pseudokrupp

bei kurzem beschleunigtem Atem zusätzlich
*Nr. 2 Calcium phosphoricum, *Nr. 3 Ferrum phosphoricum, Nr. 7 Magnesium phosphoricum, Nr. 6 Kalium sulfuricum, Nr. 8 Natrium chloratum
Homöopathie: Aconitum D30, Belladonna D12, Spongia D12, Hepar sulfuris D6, Phosphorus D12

Erste Hilfe
Nicht ohne ärztliche Begleitung!
Nr. 7 Magnesium phosphoricum, als „heiße 7"

Hinweis: Sofort an die frische Luft gehen bzw. Fenster aufmachen, oder ins Badezimmer gehen und Wasser laufen lassen. Durch die Feuchtigkeit hört die Atemnot bald auf. Trotzdem den Arzt rufen oder aufsuchen.

in besonders schweren Fällen könnten zu beachten sein
*Nr. 3 Ferrum phosphoricum, Nr. 4 Kalium chloratum, Nr. 6 Kalium sulfuricum, Nr. 7 Magnesium phosphoricum, Nr. 8 Natrium chloratum
Homöopathie: Bromum D6 (Verschlimmerung im warmen Zimmer, vor Mitternacht) Rumex D4 (Husten trocken, pausenlos)

meist nächtliche Anfälle mit großer Atemnot, besonders bei Kindern
Nicht ohne ärztliche Begleitung
Nr. 3 Ferrum phosphoricum, Nr. 4 Kalium chloratum, Nr. 7 Magnesium phosphoricum
Homöopathie: Aconitum D30, Spongia D3, Hepar sulfuris D6

Hinweis: Zur Vorbedingung einer erfolgreichen Behandlung gehört auch die Kontrolle des Schlafplatzes.

Psoriasis

→ **Schuppenflechte**

Pulsschlag

beschleunigt
Nr. 2 Calcium phosphoricum
Homöopathie: Aconitum D30, Strophanthus D4, Lycopus D4, Argentum nitricum D12, Adonis D3, Spigelia D4

schwach, klein und schnell: Antimonium tartaricum D4, Arsenicum, Camphora, Kalium carbonicum, Lachesis, Laurocerasus, Veratrum album

klein und schnell
*Nr. 5 Kalium phosphoricum, Nr. 8 Natrium chloratum

Pupillen

erweitert
Nr. 7 Magnesium phosphoricum
Homöopathie: Aconitum, Belladonna, Calcium carbonicum, Digitalis, Gelsemium, Stramonium

Hinweis: Die dahinterliegende Störung sollte unbedingt beachtet werden.

Quaddeln

nach Stich von Insekten oder durch Brennnesseln
Nr. 2 Calcium phosphoricum, *Nr. 8 Natrium chloratum
Die Mineralstoffkombination ist in der Anwendung als Salbe oder Cremegel besonders zu empfehlen.

Homöopathie: Apis D30, Arsenicum D30, Calcium carbonicum D30, Cantharis D6, Lachesis (blaurote Blasen), Sepia (Nesselsucht), Urtica urens D3

→ **Insektenstich** → **Nesselausschlag**

Quecksilbervergiftung

allgemein dürfte es sich um Belastungen durch Amalgamfüllungen handeln
Nr. 4 Kalium chloratum, *Nr. 8 Natrium chloratum, Nr. 10 Natrium sulfuricum, Nr. 18 Calcium sulfuratum, Nr. 19 Cuprum arsenicosum, Nr. 21 Zincum chloratum, Nr. 26 Selenium
Homöopathie: Silberamalgam D30, Belladonna D30, Aurum D30, Selen D6

Hinweis: Schwermetallentgiftung durch Algen! Ausleitung! Chlorella-Alge und chinesischer Koriander!

Quetschungen

als Erste Hilfe
Nr. 1 Calcium fluoratum, Nr. 2 Calcium phosphoricum, *Nr. 3 Ferrum phosphoricum, *Nr. 5 Kalium chloratum, Nr. 8 Natrium chloratum, Nr. 11 Silicea
In Mineralstofform einnehmen und als Brei sofort auflegen.

Homöopathie: Bellis perennis D3, Hypericum D30, Arnica D30, Ruta D4, Ledum D12, Calendula D2

Hausapotheke: Zerquetschte Beinwellblätter, Beinwellsalbe auflegen.

eventuell auftretende Narben bzw. Verhärtungen
*Nr. 1 Calcium fluoratum, Nr. 5 Kalium phosphoricum, Nr. 8 Natrium chloratum, Nr. 11 Silicea
Die Mineralstoffkombination ist in der Anwendung als Salbe oder Cremegel besonders zu empfehlen.

Homöopathie: Graphites D6, Thuja D6, Silicea D6/D12
Verhärtungen: Abrotanum D3

eventuell auftretende Wucherungen werden behandelt mit
Nr. 4 Kalium chloratum
Homöopathie: Acidum fluoricum D6

wenn Eiter auftritt, weil die Verletzung nicht beachtet wurde
Nr. 9 Natrium phosphoricum, Nr. 11 Silicea, Nr. 12 Calcium sulfuricum
Homöopathie: Myristica sebifera D4, Hepar sulfuris D6, D12, Lachesis, Mater perlarum, Pyrogenium, Anthracinum

wenn sich eine Geschwulst gebildet hat oder zurückgeblieben ist
Nr. 4 Kalium chloratum

Rachenkatarrh

→ **Halsentzündung**

Hausapotheke: Hauswurzblätter lutschen.

Rachitis

Knochenschwäche – Hauptmittel
*Nr. 2 Calcium phosphoricum, Nr. 8 Natrium chloratum, Nr. 9 Natrium phosphoricum, Nr. 11 Silicea, Nr. 22 Calcium carbonicum
Die Mineralstoffkombination ist in der Anwendung als Salbe oder Cremegel besonders zu empfehlen.

Homöopathie: Acidum phosphoricum, Calcium carbonicum, Calcium phosphoricum, Phosphorus, Silicea

Hinweis: Einer gesunden vollwertigen Ernährung ist große Bedeutung beizumessen! Eine Vorbedingung für eine erfolgreiche Behandlung ist auch die Kontrolle des Schlafplatzes. Lebensumstände wenn möglich verbessern! Zur Vorbeugung sind Vitamin D und Lebertran geeignet.

Ranula

→ **Fröschleingeschwulst**

Rauchen

Belastung durch Rauchen in Form einer Vergiftung
Nr. 4 Kalium chloratum, Nr. 6 Kalium sulfuricum, Nr. 7 Magnesium phosphoricum, Nr. 8 Natrium

chloratum, *Nr. 10 Natrium sulfuricum, eventuell auch: Nr. 20 Kalium-Aluminium sulfuricum, Nr. 23 Natrium bicarbonicum
Homöopathie: Ignatia D30, Ipecacuanha D4, Nux vomica D6, Tabacum D30

die Entwöhnung wird unterstützt durch
Nr. 7 Magnesium phosphoricum
Homöopathie: Tabacum D30, Plantago major D4

Hinweis: Der Mineralstoff Nr. 7 entspannt die Drüsen und mindert damit das unwillkürliche Verlangen. Die mit der Entwöhnung verbundene Willensarbeit kann niemandem erspart werden!

Raucherhusten
Nr. 3 Ferrum phosphoricum, Nr. 4 Kalium chloratum, *Nr. 6 Kalium sulfuricum, Nr. 10 Natrium sulfuricum
Homöopathie: Coccus cacti D4

Räuspern

wenn das Räuspern zu einem unbewussten Zwang wird, krampfhaft
Nr. 15 Kalium jodatum
Homöopathie: Argentum nitricum D12, Spongia D3/D10, Phosphorus D12, Ambra D3

Hinweis: Ein Mangel an diesem Mineralstoff erzeugt einen Druck am Hals, welcher das wiederholte Räuspern verursacht.

Reaktionen

jeweils nach den entsprechenden Krankheiten, die aufgelöst werden: → siehe dort

→ *Ergänzende Informationen im Kapitel „Vorgänge im Heilungsprozess – Reaktionen", S. 168*

stürmisch – heftig
*Nr. 3 Ferrum phosphoricum, *Nr. 5 Kalium phosphoricum, Nr. 8 Natrium chloratum, Nr. 22 Calcium carbonicum

→ *Ergänzende Informationen, S. 168*

unangenehm, bedrohlich
die Mineralstoffe nach Dr. Schüßler absetzen oder zumindest wesentlich reduzieren

Reflux

Ösophagitis – Entzündung der Speiseröhre durch Magensafteinfluss
Nicht ohne ärztliche Begleitung!
Nr. 1 Calcium fluoratum, Nr. 7 Magnesium phosphoricum, Nr. 8 Natrium chloratum, *Nr. 9 Natrium phosphoricum
Homöopathie: Veratrum viride D4, Asa foetida D6, Baptisia D4, Hyoscyamus D4/D12
Säure: Robinia D3, Nux vomica D4
Spasmus: Laurocerasus

Hinweis: Der Magensaft steigt die Speiseröhre hoch.

vesikoureteraler: Harnrückfluss aus der Blase in den Harnleiter – Medizinische Versorgung (Krankenhaus) ist notwendig!
*Nr. 7 Magnesium phosphoricum, als „heiße 7", Nr. 8 Natrium chloratum

Hinweis: Der Rückfluss kann sogar bis in das Nierenbecken reichen!

Eine Vorbedingung für eine erfolgreiche Behandlung ist auch die Kontrolle des Schlafplatzes. Ursachen aus anderen Ebenen, wie zum Beispiel der charakterlichen, sind ebenfalls in Betracht zu ziehen.

Regel

→ **Menstruation**

Regenbogenhautentzündung

→ **Iritis**

Regeneration

nach einem Kollaps
Nr. 1 Calcium fluoratum, Nr. 2 Calcium phosphoricum, Nr. 3 Ferrum phosphoricum, Nr. 5 Kalium phosphoricum, Nr. 7 Magnesium phosphoricum, Nr. 8 Natrium chloratum, Nr. 12 Calcium sulfuricum
Homöopathie: Arnica (wie zerschlagen), Camphora, Veratrum album, Tabacum, Acidum fluoricum D6/D12 – Tonikum, Barium carbonicum D6 (Hirnmittel bei Kindern und Greisen)
Herz und Hirn: Crataegus D2

Bachblüten: Rescue Remedy (Notfalltropfen)

Hinweis: Die Ursachen für die Überlastung müssen gesehen und verändert werden.

nach einem Schock
Nr. 2 Calcium phosphoricum, Nr. 3 Ferrum phosphoricum, *Nr. 5 Kalium phosphoricum, Nr. 8 Natrium chloratum, *Nr. 12 Calcium sulfuricum, Nr. 22 Calcium carbonicum
Homöopathie: Aconitum, Arnica, Camphora, Gelsemium, Hyoscyamus, Hypericum, Opium, Phosphorus, Stramonium, Veratrum album

Bachblüten: Star of Bethlehem, Rock Rose

Hinweis: Empfehlenswert sind Ruhe und Wärme!

nach einer leichten Krankheit
Nr. 2 Calcium phosphoricum, Nr. 3 Ferrum phosphoricum, Nr. 4 Kalium chloratum, Nr. 5 Kalium phosphoricum, Nr. 8 Natrium chloratum, Nr. 10 Natrium sulfuricum
Homöopathie: Acidum phosphoricum D4, Acidum picrinicum D4/D6, Abrotanum D3, Avena als Urtinktur, Ambra D4, Berberis D3, Calcium carbonicum, Calcium phosphoricum D6, Crataegus D2, Ferrum D6, Ginseng D6, Hypericum D4, Kalium carbonicum D6, Veratrum album D4/D12, Helonias D6 (erschöpfte Frau, Uterus)

Bachblüten: Larch, Olive, Clematis (Abwehr von Erkältungskrankheiten), Clematis, Aspen, Impatiens, Mustard, Oak, Olive (Erkältungskrankheiten)

Hinweis: Es sollte darauf geachtet werden, dass die Mineralstoffspeicher wieder aufgefüllt werden. Die aufgefüllten Speicher gewährleisten auf der körperlichen Ebene eine stabile Gesundheit. Außerdem befähigen sie den Organismus, kurzfristige starke Belastungen abzupuffern (aufzufangen), damit nicht alles sofort „durchschlägt".

nach einer Operation
Nr. 2 Calcium fluoratum, Nr. 3 Ferrum phosphoricum, Nr. 4 Kalium chloratum, *Nr. 5 Kalium phosphoricum, Nr. 8 Natrium chloratum, Nr. 10 Natrium sulfuricum, Nr. 22 Calcium carbonicum
Die Mineralstoffkombination ist in der Anwendung als Salbe oder Cremegel besonders zu empfehlen.

Homöopathie: Arnica, China, Hypericum (Nervenverletzung), Natrium chloratum, Staphisagria (Schnittwunden), Nux vomica (Medikamente), Hyoscyamus (Narkose)

Bachblüten: Star of Bethlehem, Walnut

Hinweis: Der Mineralstoff Nr. 4 beugt der Verklebung von Operationsnarben vor (auch die Salbe verwenden! Heilsalbe), die Nr. 10 hilft mit, die belastenden Stoffe abzubauen.

nach einer schweren Krankheit
Nr. 2 Calcium phosphoricum, Nr. 3 Ferrum phosphoricum, *Nr. 5 Kalium phosphoricum, Nr. 6 Kalium sulfuricum, *Nr. 8 Natrium chloratum, Nr. 10 Natrium sulfuricum, Nr. 22 Calcium carbonicum,
Homöopathie: Natrium chloratum D12/D30, Natrium chloratum – in Hochpotenz von einem Fachmann verordnet.
Bei großen Schmerzen: Passiflora D2 + Zincum valerianicum D4 mischen – 20 Tropfen je Gabe (nach Enders), Arnica D6/D12/D30/D200 (vom Fachmann verordnet), China, Ambra, Acidum aceticum D4, Phosphorus D12/D30, Sulfur (Intoxikation), Veratrum album, Tabacum, Arsenicum, Zincum

Hinweis: Das Verlangen des Organismus nach viel Erholung und Ruhe zum Zwecke der Entlastung sowie des Freimachens für die Prozesse der Entgiftung von Krankheitsstoffen sowie Medikamentenstoffen muss berücksichtigt werden.

Regenerationsmischung

→ **Power-Mischung**

Reisen

Reiseangst
Nr. 7 Magnesium phosphoricum, als „heiße 7"
Homöopathie: Aconitum D30, Argentum nitricum D12

Bachblüten: Mimulus

Reisekrankheit
Nr. 1 Calcium fluoratum, Nr. 2 Calcium phosphoricum, Nr. 3 Ferrum phosphoricum, Nr. 4 Kalium chloratum, *Nr. 5 Kalium phosphoricum, *Nr. 7 Magnesium phosphoricum
Homöopathie: Cocculus D4, Petroleum D6

Bachblüten: Scleranthus

Reisewut
Nr. 2 Calcium phosphoricum

Hinweis: Aus dem Gefühl, eingesperrt zu sein, entsteht ein äußerer Befreiungszwang, der sich in verstärkter Bewegung äußert.

→ **Bewegung – Bewegungszwang**

Übelkeit
*Nr. 5 Kalium phosphoricum, Nr. 8 Natrium chloratum, Nr. 22 Calcium carbonicum
Homöopathie: Tabacum D30

Reizbarkeit

als Folge hoch empfindlicher, gereizter Nerven
Nr. 9 Natrium phosphoricum, *Nr. 11 Silicea
Homöopathie: Nux vomica D6, D30, Phosphorus D12, Staphisagria D12/D30

bei Kindern
Nr. 7 Magnesium phosphoricum
Homöopathie: Chamomilla D30, Arsenicum D30, Coffea D12, Jodum D12, Phosphorus D12, Zincum valerianicum D4

Bachblüten: Cherry Plum, Heather, Impatiens

Hinweis: Die „inneren" Ursachen dürfen nicht übersehen werden.

wenn durch die Belastung der Galle die Gereiztheit entsteht
Nr. 10 Natrium sulfuricum
Homöopathie: Chelidonium D4, Bryonia D30

wenn eine Erschöpfung die Ursache ist
*Nr. 5 Kalium phosphoricum, Nr. 8 Natrium chloratum
Homöopathie: Acidum phosphoricum D6, Arsenicum D12, Staphisagria D12, Phosphorus D30

Reizblase

→ Blase – Harnblase

Reizhusten

→ Husten

Reizkolon

Colon irritabile
Nr. 4 Kalium chloratum, Nr. 8 Natrium chloratum, Nr. 9 Natrium phosphoricum, *Nr. 10 Natrium sulfuricum, Nr. 12 Calcium sulfuricum
Homöopathie: Nux vomica D4
Nux vomica D4 + Asa foetida D3 zu gleichen Teilen 3x 10 Tropfen tgl.

Hinweis: Hier besteht eine Anfälligkeit des Dickdarms gegenüber verschiedensten schädlichen Reizen, worauf er mit hartnäckigen funktionellen Störungen, mit Schmerzen, Völlegefühl, Rumoren, Blähungen und Störungen des Stuhlganges (Durchfälle und Verstopfung im Wechsel) reagiert.

Rekonvaleszenz

→ **Erholung** → **Regeneration**

Restless Legs

Nr. 2 Calcium phosphoricum, Nr. 7 Magnesium phosphoricum, Nr. 11 Silicea, Nr. 21 Zincum chloratum
Homöopathie: Zincum valerianicum D4, abends 5 Globuli

Retinitis

Veränderung der Netzhaut
Nr. 1 Calcium fluoratum, Nr. 8 Natrium chloratum, *Nr. 11 Silicea
Homöopathie: Belladonna D30, Glonoinum D12

Hinweis: Eine durch Übergreifen von entzündeten Nachbargeweben bedingte Veränderung der gefäßlosen Netzhaut.

Rhagaden

Hautschrunden → **Haut oder Schrunden**

Rheuma – Rheumatismus

allgemein
Nr. 8 Natrium chloratum, *Nr. 9 Natrium phosphoricum, *Nr. 10 Natrium sulfuricum, Nr. 12 Calcium sulfuricum, Nr. 16 Lithium chloratum, Nr. 17 Manganum sulfuricum, Nr. 19 Cuprum arsenicosum, Nr. 25 Aurum chloratum natronatum
Die Mineralstoffkombination ist in der Anwendung als Salbe oder Cremegel besonders zu empfehlen.

Hausapotheke: Teemischung: Brennnesselblätter 20,0 g + Löwenzahnwurzel mit Kraut 20,0 g + Schachtelhalm 10,0 g + Birkenblätter 5,0 g + Hagebutten 5,0 g. Zubereitung: 2 Teelöffel mit 1/4 Liter kochendem Wasser übergießen, 15 Minuten ziehen lassen. 3x tgl. eine Tasse über einen Zeitram von 6 Wochen trinken.

Hinweis: In der „Abgekürzten Therapie" von Dr. Schüßler steht auf Seite 32: „Natrium phosphoricum nimmt die an den betr. Stellen angesammelte Harnsäure in sich auf und macht sie dadurch unschädlich. Alsdann verlässt es mit der aufgenommenen Harnsäure auf dem Wege des Stoffwechsels den Organismus. Ablagerungen harnsaurer Salze erfordern Silicea."

Orthomolekulare Medizin: Zink, Kupfer, Taurin, Alphaliponsäure, Vitamin E und Selen, Chrom, Nachtkerzenöl, Eicosapentaensäure, Superoxiddismutase, Enzyme

Ernährung: Proteinkonsum senken, Gemüsekonsum steigern, Wasser trinken

bei geschwollenen Gelenken zusätzlich
Nr. 8 Natrium chloratum, Nr. 10 Natrium sulfuricum
Homöopathie: Apis D4, D30, Colchicum D4, Caulophyllum D4, China D4, Actaea spicata D6, Ledum D4, Dulcamara D4

bei reißenden Schmerzen
*Nr. 9 Natrium phosphoricum, Nr. 11 Silicea, Nr. 12 Calcium sulfuricum
Homöopathie: Ammonium carbonicum, Colocynthis D4, Kalium bichromicum D12, Mercurius solubilis D30, Chamomilla D30, Guajacum D6, Phytolacca D4, Ranunculus bulbosus D4, Colchicum D6/D12, Rhus toxicodendron D6, Viscum D3

besonders der kleinen Gelenke (zusätzlich)
Nr. 16 Lithium chloratum
Homöopathie: Actaea spicata D3, Caulophyllum D4, Ledum D4, Rhododendron D6

chronische Schmerzen
Nr. 2 Calcium phosphoricum, Nr. 3 Ferrum phosphoricum, *Nr. 9 Natrium phosphoricum, Nr. 11 Silicea, Nr. 19 Cuprum arsenicosum
Homöopathie: Bryonia D4, Causticum D6, Cimicifuga D4/D12, Helonias D3, Kalium carbonicum D6
Hausapotheke: Senfpflaster oder Senfwickel (Senfpulver mit etwas Wasser zu einem dicken Brei anrühren, auflegen, nach 10 Minuten abwaschen).

Knoten an Sehnen und Nerven
zusätzlich Nr. 11 Silicea
Homöopathie: Acidum benzoicum D4, Causticum D6, Calcium carbonicum D12, Lithium carbonicum D3, Ammonium phosphoricum D3, Ruta D3

Muskelrheumatismus – Weichteilrheumatismus
Nr. 3 Ferrum phosphoricum, Nr. 6 Kalium sulfuricum, *Nr. 9 Natrium phosphoricum, *Nr. 11 Silicea, Nr. 12 Calcium sulfuricum
Die Mineralstoffkombination ist in der Anwendung als Salbe oder Cremegel besonders zu empfehlen.

Homöopathie: Dulcamara D4, Ammonium phosphoricum D3, Arnica D6/D12, Caulophyllum D4, Bryonia D3, Acidum salicylicum D4, Berberis D3, Cimicifuga D6/D12, Colchicum D6, Ferrum, Pulsatilla D6, Phytolacca D4, Rhus toxicodendron D6

Hinweis: Auf die richtige Ernährung achten!

verbunden mit starkem Schweiß
zusätzlich Nr. 8 Natrium chloratum
Homöopathie: Acidum sulfuricum D4, Acidum salicylicum D4, Sulfur D6

wenn die Schmerzen wandern
zusätzlich Nr. 6 Kalium sulfuricum, Nr. 10 Natrium sulfuricum
Homöopathie: Rhododendron D6, Sarsaparilla D4, Pulsatilla D12, Kalium carbonicum D6, Phytolacca D4

Rhinophym

Knollennase
Nr. 1 Calcium fluoratum, Nr. 3 Ferrum phosphoricum, Nr. 4 Kalium chloratum, Nr. 10 Natrium sulfuricum, Nr. 11 Silicea
Die Mineralstoffkombination ist in der Anwendung als Salbe oder Cremegel besonders zu empfehlen.

Homöopathie: Aurum D12, Petroleum D12 (im Winter schlimmer), Abrotanum D3

Rippenfellentzündung

im akuten Fall zur Unterstützung der medizinischen Behandlung
Nr. 3 Ferrum phosphoricum, Nr. 4 Kalium chloratum
Homöopathie: Aconitum D30, Belladonna D30, Bryonia D3, Kalium carbonicum D6, Phosphorus D12

wenn eine Ansammlung von Wasser auftritt
Nr. 4 Kalium chloratum, Nr. 8 Natrium chloratum, *Nr. 10 Natrium sulfuricum
Homöopathie: Abrotanum D3, Cantharis D4, Apis D4, Arsenicum D6, Sulfur D6, Bryonia D3

wenn Eiter auftritt
Nr. 9 Natrium phosphoricum, Nr. 11 Silicea, Nr. 12 Calcium sulfuricum

Rippenneuralgie

entsteht meist durch eine zu hohe Spannung im Brustkorb
Nr. 2 Calcium phosphoricum, Nr. 5 Kalium phosphoricum, *Nr. 7 Magnesium phosphoricum, Nr. 11 Silicea
Homöopathie: Acidum formicicum, Mezereum, Ranunculus bulbosus D4

Rippenprellung

durch Verletzung
*Nr. 3 Ferrum phosphoricum, Nr. 5 Kalium phosphoricum, Nr. 8 Natrium chloratum, Nr. 11 Silicea
Die Mineralstoffkombination ist in der Anwendung als Salbe oder Cremegel besonders zu empfehlen.

*Homöopathie: Bellis perennis D3
Mischung zu gleichen Teilen aus: Arnica D3 + Ruta D3 + Hypericum D3*

Risse

in der Haut → Einrisse → Schrunden

Risswunden

→ Wunden

Röntgenstrahlen

Belastungen
Nr. 1 Calcium fluoratum,
Homöopathie: Radium bromatum D30 (einmalig nach jeder Belastung)

Hinweis: Von manchen Mineralstoffberatern wird behauptet, dass der Mineralstoff Nr. 1 solche Belastungen reduziere.

Stauungen in den Lymphen als Folge
*Nr. 9 Natrium phosphoricum, Nr. 10 Natrium sulfuricum, Nr. 12 Calcium sulfuricum
Homöopathie: Apis D4, Arsenicum D6, Carbo animalis, Serum anguillae D12 (subkutan)
→ **Lymphdrüsen**

Röteln

nach Infektion ein 2–3 Tage dauernder Ausschlag in Form von rosaroten Flecken
*Nr. 2 Calcium phosphoricum, Nr. 3 Ferrum phosphoricum, Nr. 4 Kalium chloratum, Nr. 5 Kalium phosphoricum, Nr. 8 Natrium chloratum, *Nr. 9 Natrium phosphoricum, Nr. 10 Natrium sulfuricum, Nr. 12 Calcium sulfuricum
Die Mineralstoffkombination ist in der Anwendung als Salbe oder Cremegel besonders zu empfehlen.
Homöopathie: Aconitum D30, Sulfur D30 (nachher)

Hinweis: Begleitet wird die Krankheit von schmerzhaften Schwellungen der Lymphknoten des Nackens und hinter den Ohren. Nach der Bewältigung der Krankheit entsteht eine lebenslange Immunität.

Rotlauf – Rose – Wundrose

meistens begleitet von hohem Fieber
Nr. 5 Kalium phosphoricum, Nr. 7 Magnesium phosphoricum, Nr. 8 Natrium chloratum, Nr. 10 Natrium sulfuricum
Homöopathie: Aconitum D30, Belladonna D30, Echinacea D2, Apis D4, Cantharis D6

Hinweis: Es handelt sich um eine von Wunden ausgehende Entzündung der Haut.

Rotz

→ **Schnupfen**

Rückbildung

vor allem vom Bindegewebe – beugt auch vor
Nr. 2 Calcium phosphoricum, Nr. 4 Kalium chloratum, Nr. 8 Natrium chloratum, Nr. 9 Natrium phosphoricum, Nr. 11 Silicea, Nr. 19 Cuprum arsenicosum

Rückenschmerzen

allgemein
Nr. 1 Calcium fluoratum, *Nr. 2 Calcium phosphoricum, Nr. 3 Ferrum phosphoricum, Nr. 8 Natrium chloratum, *Nr. 9 Natrium phosphoricum, Nr. 11 Silicea, Nr. 22 Calcium carbonicum
Die Mineralstoffkombination ist in der Anwendung als Salbe oder Cremegel besonders zu empfehlen.
Homöopathie: Acidum phosphoricum D4, Berberis

D3, Cimicifuga D6, Guajacum D6, Helonias D4, Kalium carbonicum D6, Ruta D3, Sepia D6, Tabacum
Bewährte Mischung: Arnica D4 + Ruta D3 + Hypericum D4 (zu gleichen Teilen)

als Folge der Zerrung von Muskeln
vermehrt Nr. 3 Ferrum phosphoricum
Homöopathie: Rhus toxicodendron D6, Strontium carbonicum D12

die Beschwerden schlimmer in warmen Räumen und gegen den Abend hin
Nr. 6 Kalium sulfuricum
Homöopathie: Sepia, Staphisagria, Sulfur

Hexenschuss
*Nr. 2 Calcium phosphoricum, Nr. 3 Ferrum phosphoricum, Nr. 7 Magnesium phosphoricum, Nr. 9 Natrium phosphoricum, Nr. 11 Silicea, Nr. 15 Kalium jodatum
Die Mineralstoffkombination ist in der Anwendung als Salbe oder Cremegel besonders zu empfehlen.

Homöopathie: Nux vomica D4, Tartarus emeticus D30, Rhus toxicodendron D4

Hinweis: Diese Beschwerden entstehen, wenn durch eine zu hohe Spannung in der Lendenwirbelsäule der Nerv durch die zusammengedrückte Bandscheibe beeinträchtigt wird.

Kyphose – Skoliose – Rückgratverkrümmung – wenn sie Schmerzen verursacht
*Nr. 1 Calcium fluoratum, *Nr. 2 Calcium phosphoricum, Nr. 3 Ferrum phosphoricum, Nr. 7 Magnesium phosphoricum, Nr. 8 Natrium chloratum, Nr. 11 Silicea
Die Mineralstoffkombination ist in der Anwendung als Salbe oder Cremegel besonders zu empfehlen.

Homöopathie: bewährte Mischung: Arnica D4 + Ruta D3 + Hypericum D3 (zu gleichen Teilen), alle Calcium-Salze

lähmend
zusätzlich Nr. 5 Kalium phosphoricum
Homöopathie: Causticum D6, Kalium carbonicum D6, Natrium chloratum, Selenium, Sulfur

mit erhöhter örtlicher Temperatur oder erhöhter Temperatur des ganzen Körpers
zusätzlich Nr. 3 Ferrum phosphoricum
Homöopathie: Aconitum D30, Belladonna D30, Phytolacca D4

rheumatisch bedingte Rückenschmerzen verlangen
*Nr. 9 Natrium phosphoricum, Nr. 11 Silicea
Homöopathie: Acidum benzoicum D4, Acidum oxalicum D4, Aesculus D4, Berberis D3, Arnica, Causticum D6, Cimicifuga D4, Chamomilla D30, Guajacum D6, Kalium carbonicum D6, Pulsatilla D6, Rhus toxicodendron D6, Sarsaparilla D6/D12, Lycopodium

Schmerzen auf den unteren Rippen, manchmal mit leichter Schwellung
Nr. 1 Calcium fluoratum, *Nr. 3 Ferrum phosphoricum, Nr. 7 Magnesium phosphoricum, Nr. 11 Silicea
Homöopathie: Ranunculus bulbosus D4, Spongia D3

verbunden mit Kribbeln oder Taubheitsgefühl
Nr. 2 Calcium phosphoricum
Homöopathie: Acidum oxalicum D4, Acidum phosphoricum D4, Agaricus D12, Chamomilla D3, Hypericum D4, Causticum D6, Lycopodium D12, Rhus toxicodendron D6, Secale D4

wenn abgehende Gase eine vorübergehende leichte Linderung bringen
Nr. 7 Magnesium phosphoricum

Rückgrat

empfindlich auf Berührung
*Nr. 2 Calcium phosphoricum, Nr. 7 Magnesium phosphoricum, Nr. 11 Silicea
Die Mineralstoffkombination ist in der Anwendung als Salbe oder Cremegel besonders zu empfehlen.

Homöopathie: Agaricus D12, Chininum sulfuricum, Cimicifuga D4, Kalium carbonicum D6, Secale cornutum D4, Theridion D12, Hypericum D4, Arnica D12/D30

Verkrümmung
Homöopathie: Acidum phosphoricum D4, Agaricus D12, Calcium carbonicum, Calcium phosphoricum, Lycopodium, Natrium chloratum, Silicea, Sulfur, Thuja, Calcium fluoratum
→ **Rückenschmerzen**

Ruhelosigkeit

durch Fehlsteuerung der Nerven
Nr. 14 Kalium bromatum
Homöopathie: Aconitum D30, Argentum nitricum D12, Arsenicum, Antimonium crudum D4, Chamomil-

la D30, Kalium bromatum D12, Lachesis D12, Nux vomica D12, Phosphorus D12, Zincum metallicum D12

wenn es den Menschen „umtreibt"
Nr. 2 Calcium phosphoricum, *Nr. 7 Magnesium phosphoricum
Homöopathie: Cimicifuga D12 (Wechseljahre der Frau), Tuberculinum – in Hochpotenz von einem Fachmann verordnet.
Bachblüten: White Chestnut

Ruhr
Nicht ohne ärztliche Begleitung!

begleitet von einem großen Schwächegefühl
*Nr. 5 Kalium phosphoricum, Nr. 8 Natrium chloratum
Homöopathie: Arsenicum D6, Baptisia D4, Acidum phosphoricum D4, Colchicum D6, Mercurius corrosivus D4

bei Beginn der Krankheit sofort
*Nr. 3 Ferrum phosphoricum, Nr. 8 Natrium chloratum
Homöopathie: Cantharis D4, Colocynthis D4

Hinweis: Die Ruhr ist ein fieberhafter Darmkatarrh, verbunden mit heftigem Durchfall und unstillbarem Stuhlzwang.

bei Temperatur über 38,8 °C
*Nr. 5 Kalium phosphoricum, Nr. 8 Natrium chloratum
Homöopathie: Belladonna D6

verbunden mit Auftreibungen des Bauches
Nr. 7 Magnesium phosphoricum, *Nr. 10 Natrium sulfuricum
Homöopathie: Lycopodium D4, China D4

verbunden mit krampfartigen Schmerzen
Nr. 7 Magnesium phosphoricum, als „heiße 7"
Homöopathie: Belladonna D30, Colchicum D4, Colocynthis D4

wenn durch heiße Umschläge eine Besserung eintritt
Nr. 7 Magnesium phosphoricum

zur Wiederherstellung – Rekonvaleszenz
Nr. 6 Kalium sulfuricum, Nr. 10 Natrium sulfuricum
Homöopathie: Aethiops antimonialis D4, Sulfur D6, China D4, Acidum picrinicum D4, Acidum phosphoricum D4

Rülpsen

→ **Aufstoßen**

Säfte des Körpers

im Verdauungsbereich – zur Förderung
Nr. 8 Natrium chloratum
Homöopathie: Acidum muriaticum D3, Carduus marianus D2, Chelidonium D3, Taraxacum D3

→ **Schweiß**

Speichel – Bildung
Nr. 8 Natrium chloratum
Homöopathie: Natrium chloratum – in Hochpotenz von einem Fachmann verordnet.
→ **Speichel**

Sakroiliakalgelenk

→ **Kreuzdarmbeingelenk**
→ **Iliosakralgelenk**

Salz

Salzgeschmack
Nr. 7 Magnesium phosphoricum, *Nr. 8 Natrium chloratum
Homöopathie: Arsenicum, Conium, Mercurius, Sepia

Salzhunger
Nr. 8 Natrium chloratum
Homöopathie: Aloe, Carbo, Causticum, Lac caninum, Phosphorus, Veratrum album, Natrium chloratum – in Hochpotenz vom Fachmann verordnet; Argentum nitricum D12

Salzsäuremangel im Magen
Nr. 8 Natrium chloratum
Homöopathie: Abies nigra D3, Acidum muriaticum D3, Anacardium D4, China D4, Graphites D6

Hinweis: An Vitamin B denken!

Samenerguss

gesteigerter Geschlechtstrieb, verbunden mit überreizten Nerven
Nr. 9 Natrium phosphoricum, *Nr. 11 Silicea, Nr. 21 Zincum chloratum
Homöopathie: Hyoscyamus, Nux vomica D6, Origanum, Phosphorus D12/D30, Staphisagria D12/ D30, Tuberculinum, Bufo rana, Crocus

nächtlicher Samenerguss mit leicht ätzender Beschaffenheit
Nr. 8 Natrium chloratum
Homöopathie: Ammonium carbonicum, Acidum nitricum, Calcium carbonicum, Nux vomica

Sarkom
Nicht ohne ärztliche Begleitung!

bösartige Geschwulst mit Ursprung im Bindegewebe, verbunden mit Hitze
Nr. 3 Ferrum phosphoricum
Homöopathie: Thallium, Cresolum, Silicea

hauptsächlich
Nr. 1 Calcium fluoratum, Nr. 5 Kalium phosphoricum, Nr. 8 Natrium chloratum, *Nr. 9 Natrium phosphoricum, Nr. 11 Silicea
Die Mineralstoffkombination ist in der Anwendung als Salbe oder Cremegel besonders zu empfehlen.

Homöopathie: Thallium D6

Sättigung

nach wenigen Bissen tritt schon eine Sättigung auf
Nr. 3 Ferrum phosphoricum, *Nr. 5 Kalium phosphoricum, Nr. 8 Natrium chloratum
Homöopathie: China D4, Lycopodium D12

sauer

Sodbrennen
Nr. 9 Natrium phosphoricum
Homöopathie: Acidum sulfuricum, Antimonium crudum, Arsenicum, Calcium carbonicum, Carbo animalis, Carbo vegetabilis, Conium, Graphites, Iris, Kalium bichromicum, Lycopodium, Natrium phosphoricum, Nux vomica D6, Phosphorus, Robinia D12, Dioscorea D4, Sepia, Sulfur

Hinweis: Das Sodbrennen darf nicht mit dem Schlundbrennen verwechselt werden – wenn es „die Speiseröhre heraufbrennt".
→ **Sodbrennen**

Verlangen nach Saurem
Nr. 9 Natrium phosphoricum
Homöopathie: Apis, Arsenicum, Calcium, Magnesium carbonicum D12, Natrium chloratum, Phosphorus, Veratrum album, Sulfur D12, Lachesis D12, Antimonium crudum D12, Pulsatilla D12, Hepar sulfuris D12
→ **Verlangen nach**

Sauerstoffhunger

→ **Lufthunger**

Säuferbeschwerden

→ **Alkohol**

Homöopathie: Acidum sulfuricum, Kalium bichromicum

Säugling

Bauchkrämpfe
Nr. 2 Calcium phosphoricum, Nr. 7 Magnesium phosphoricum, Nr. 10 Natrium sulfuricum
Die Mineralstoffkombination ist in der Anwendung als Salbe besonders zu empfehlen (damit leicht den Bauch massieren).

Homöopathie: Chamomilla D3, Aethusa D4, China D4

Hausapotheke: Sehr schwacher Kamillentee (alle Tees, auch Fencheltee, müssen sehr schwach zubereitet werden, da das kleine Kind sonst überfordert wird und die Bauchschmerzen eher verstärkt werden.)

Hinweis: Die Säuglinge müssen sich an das fremde Eiweiß der Muttermilch oder des Milchersatzes gewöhnen, was einen schwierigen Anpassungsprozess bedeutet, welcher durch den Mineralstoff Nr. 2 unterstützt wird.

bei saurem Aufstoßen
Nr. 9 Natrium phosphoricum
Homöopathie: Aethusa D4, Calcium carbonicum D6/D12, Magnesium carbonicum D12, Robinia pseudacacia D12

kolikartige Schmerzen durch Blähungen
Nr. 7 Magnesium phosphoricum, Nr. 10 Natrium sulfuricum
Homöopathie: Aethusa D4, Chamomilla D3, Colocynthis D4, Magnesium carbonicum D6, Lycopodium D6, Argentum nitricum D12

Hausapotheke: Windsalbe (bei jedem Wickeln den Bauch massieren), Windwasser[369], sehr schwacher Fenchel-, Kümmel- oder Anistee

Säuglingsschnupfen
Nr. 5 Kalium phosphoricum, Nr. 8 Natrium chloratum
Homöopathie: Sambucus D2

Hausapotheke: Nasentropfen mit 0,9%iger Salzlösung

Hinweis: Tritt häufig beim Zahnen auf.

schläft nicht tief
Nr. 11 Silicea
Homöopathie: Phosphorus D12, Sulfur D12

Hinweis: Vorbedingung für eine erfolgreiche Behandlung ist auch die Kontrolle des Schlafplatzes.

Stühle grasgrün
Nr. 10 Natrium sulfuricum
Homöopathie: Arsenicum, Aethusa D4, Chamomilla D3, Colocynthis D4, Phosphorus D12, Pulsatilla D6, Veratrum album D4, Podophyllum D6

Stuhlverstopfung
Nr. 3 Ferrum phosphoricum, Nr. 7 Magnesium phosphoricum, Nr. 8 Natrium chloratum
Homöopathie: evtl. Calcium carbonicum in Hochpotenz durch den Fachberater – Konstitution beachten

Hinweis: Eine Stuhlverstopfung gestillter Kinder bis zu einer Dauer von einer Woche ist unbedenklich. Bei nicht gestillten Kindern: Milchzucker dem Tee zufügen oder der Babykost beimengen   ca. 1 Teelöffel pro Fläschchen, viel zu trinken geben (Flüssigkeit, auch Kamillentee).

wenn die Winde nicht gehen
Nr. 7 Magnesium phosphoricum, Nr. 10 Natrium sulfuricum
Homöopathie: China D4, Calcium carbonicum D6, Lycopodium D6

wenn sie geronnene Milch – wie käsige Massen – erbrechen
Nr. 2 Calcium phosphoricum, Nr. 4 Kalium chloratum, *Nr. 9 Natrium phosphoricum
Homöopathie: Antimonium crudum D6, Cuprum D30, Aethusa D4, Calcium carbonicum D6

wenn sie unverdaute Milch erbrechen
Nr. 3 Ferrum phosphoricum
Homöopathie: Aethusa D4, Ferrum D12, Magnesium carbonicum D6

Windeldermatitis, wenn Säuglinge wund sind – durch Säure
*Nr. 3 Ferrum phosphoricum, Nr. 4 Kalium chloratum, Nr. 6 Kalium sulfuricum, *Nr. 9 Natrium phosphoricum
Homöopathie: Calcium carbonicum D6, Magnesium carbonicum D12, Hamamelis D4, Croton D12

Hausapotheke: Calendula-Salbe

zur Begleitung bei Impfungen
Nr. 4 Kalium chloratum
Homöopathie: Thuja D30, Pyrogenium D30, Silicea D200 – von einem fachkundigen Berater zu verabreichen; Sulfur, Vaccinium myrtillis D200 – von einem fachkundigen Berater zu verabreichen

Pocken: Antimonium tartaricum
Polio („Kinderlähmung"): Gelsemium, Lathyrus.
Masern: Morbillinum D200 – von einem fachkundigen Berater zu verabreichen

Diphtherie: Scarlatinum D200 – von einem fachkundigen Berater zu verabreichen; Pyrogenium D200

Säuren

die im Körper notwendigen Säuren werden hauptsächlich aufgebaut durch
Nr. 8 Natrium chloratum, Nr. 9 Natrium phosphoricum

ein Überschuss wird neutralisiert, reguliert
Nr. 9 Natrium phosphoricum, Nr. 21 zincum chloratum, Nr. 23 Natrium bicarbonicum

Säurestarre

als Folge eines kompaktierten Bindegewebes
Nr. 9 Natrium phosphoricum, Nr. 12 Calcium sulfuricum, Nr. 23 Natrium bicarbonicum

---

[369] Siehe Fußnoten 358 und 359, S. 467

Empfohlen wird das Baden in einem Basenbad (evtl. BaseCare der Adler Pharma) sowie in den entsprechenden Mineralstoffen.

Schadstoffdickleibigkeit

Nr. 4 Kalium chloratum, Nr. 6 Kalium sulfuricum, Nr. 8 Natrium chloratum, Nr. 9 Natrium phosphoricum, *Nr. 10 Natrium sulfuricum, Nr. 12 Calcium sulfuricum, Nr. 26 Selenium
Empfohlen werden Basenbäder, Ernährungsumstellung, Vermeidung aller Belastungen, die den oxidativen Stress erhöhen.

Schadstoffe

→ **Entschlackung**

Schafblattern

→ **Windpocken**

Schamlippen

Entzündung
*Nr. 3 Ferrum phosphoricum, Nr. 5 Kalium phosphoricum, Nr. 8 Natrium chloratum, Nr. 21 Zincum chloratum
Die Mineralstoffkombination ist in der Anwendung als Salbe oder Cremegel besonders zu empfehlen.

Homöopathie: Aconitum D30, Belladonna D30, Sulfur D6, Mercurius solubilis D10, Mercurius corrosivus D4, Sepia D6

Herpesbläschen
Nr. 5 Kalium phosphoricum, Nr. 8 Natrium chloratum, *Nr. 10 Natrium sulfuricum, Nr. 11 Silicea, Nr. 26 Selenium
Die Mineralstoffkombination ist in der Anwendung als Salbe oder Cremegel besonders zu empfehlen.

Homöopathie: Dulcamara D6, Thuja D12, Sepia D6, Acidum nitricum D6, Clematis, Rhus toxicodendron

Hinweis: Waschungen!

→ Mineralstoffe nach Dr. Schüßler als Zäpfchen (S. 430).
→ **Herpes**

Scharlach

während der Genesung
Nr. 5 Kalium phosphoricum, Nr. 8 Natrium chloratum
Homöopathie: Belladonna D30 (auch zur Vorbeugung), Chininum arsenicosum D4

während des Abschuppungsprozesses
Nr. 1 Calcium fluoratum, Nr. 6 Kalium sulfuricum
Homöopathie: Rhus toxicodendron D30 (Juckreiz), Sulfur D10 (1 Gabe)

**wenn die Drüsen anschwellen
Nicht ohne ärztliche Begleitung!**
Nr. 2 Calcium phosphoricum, *Nr. 4 Kalium chloratum, Nr. 5 Kalium phosphoricum, Nr. 7 Magnesium phosphoricum, Nr. 8 Natrium chloratum, Nr. 9 Natrium phosphoricum, Nr. 12 Calcium sulfuricum
Homöopathie: Belladonna D6, Bryonia D4, Mercurius solubilis D30, Mercurius corrosivus D4

wenn die Krankheit eine gewisse Schläfrigkeit erzeugt, wie betäubt
Nr. 5 Kalium phosphoricum, Nr. 8 Natrium chloratum
Homöopathie: Ailanthus, Apis, Arnica, Baptisia, Gelsemium D4 (wie benommen)

wenn die Temperatur sehr hoch wird, über 38,8 °C
*Nr. 5 Kalium phosphoricum, Nr. 8 Natrium chloratum
Homöopathie: Arsenicum D6, Echinacea D1, Lachesis D12, Pyrogenium

zu Beginn der Erkrankung
Nr. 3 Ferrum phosphoricum, Nr. 4 Kalium chloratum, im Wechsel
Homöopathie: Aconitum D30, Belladonna D30

Scheide

bräunlich gelbe Absonderungen verlangen
Nr. 6 Kalium sulfuricum
Homöopathie: Acidum nitricum D6, Kreosotum D4, Lilium tigrinum D6, Secale cornutum

brennend und wund, Juckreiz
Nr. 6 Kalium sulfuricum, *Nr. 8 Natrium chloratum, Nr. 10 Natrium sulfuricum, Nr. 21 Zincum chloratum
Homöopathie: Lilium tigrinum D6, Acidum nitricum D6, Arsenicum album D6

brennend: Arsenicum, China, Kreosotum, Natrium chloratum

juckend: Acidum sulfuricum, Ambra, Borax D3, Calcium carbonicum, China, Graphites, Helonias D6, Hydrastis, Kreosotum, Sepia, Sulfur

wundmachend: Acidum nitricum, Hydrastis, Kalium bichromicum, Kreosotum, Mercurius corrosivus, Silicea, Sulfur

Orthomolekulare Medizin: Vitamin-B-Komplex, Zink

erhöhte Reizbarkeit
Nr. 3 Ferrum phosphoricum, Nr. 7 Magnesium phosphoricum, Nr. 11 Silicea, Nr. 21 Zincum chloratum
Homöopathie: Ambra D4, Coffea D12, Sepia D12, Crocus D12, Calcium phosphoricum D12, Staphisagria D6, Platinum D6/D12/D30, Caladium D4

Mineralstoffe nach Dr. Schüßler als Zäpfchen (S. 430)

rahmartige, honiggelbe Absonderungen verlangen
Nr. 9 Natrium phosphoricum
Homöopathie: Pulsatilla D6

gelb: Hydrastis, Kalium sulfuricum, Kreosotum, Lachesis, Lilium, Mercurius solubilis, Sepia, Sulfur, Thuja

Scheidenpilz
→ **Pilzerkrankung**

übel riechende, schmierige Absonderungen verlangen
*Nr. 5 Kalium phosphoricum, Nr. 8 Natrium chloratum
Homöopathie: Acidum nitricum D6, Crocus, Helonias, Hepar sulfuris, Hydrastis D4, Kalium bichromicum, Kreosotum D4, Lachesis D12, Lilium, Mercurius solubilis, Sabina, Secale cornutum, Sepia, Silicea, Sulfur, Thuja, Mater perlarum (zu lange mit Arztbesuch gewartet)

weiße dicke Absonderungen verlangen
Nr. 4 Kalium chloratum
Homöopathie: Borax D3, Calcium carbonicum, Kalium sulfuricum D4, Pulsatilla

weiße, flockige Absonderungen verlangen
Nr. 2 Calcium phosphoricum
Homöopathie: Borax D3

Weißfluss junger Mädchen
Nr. 4 Kalium chloratum
Homöopathie: Calcium phosphoricum, Stannum, Ammonium chloratum, Borax

wenn die Schleimhäute sehr trocken sind
Nr. 5 Kalium phosphoricum, Nr. 6 Kalium sulfuricum, *Nr. 8 Natrium chloratum, Nr. 9 Natrium phosphoricum, Nr. 21 Zinkum chloratum
Die Mineralstoffkombination ist in der Anwendung als Salbe oder Cremegel besonders zu empfehlen.

Homöopathie: Sepia D6, D12

wenn sie trocken und heiß ist
Nr. 3 Ferrum phosphoricum, auch als Salbe, Gel oder Cremegel
Homöopathie: Ambra D3, Belladonna D30, Kreosotum, Platinum D30

Scheidenkrampf

→ **Vaginismus**
Homöopathie: Platinum, Sepia

Scheuermann

Wirbelsäulenerkrankung im jugendlichen Alter
Nr. 1 Calcium fluoratum, *Nr. 2 Calcium phosphoricum, Nr. 8 Natrium chloratum, Nr. 9 Natrium phosphoricum, Nr. 11 Silicea, Nr. 22 Calcium carbonicum
Die Mineralstoffkombination ist in der Anwendung als Salbe oder Cremegel besonders zu empfehlen.

Hinweis: Vorbedingung für eine erfolgreiche Behandlung ist auch die Kontrolle des Schlafplatzes. Einer gesunden vollwertigen Ernährung ist große Bedeutung beizumessen!

Schiefhals

durch zu einseitige und hohe Spannung der Hals- und Nackenmuskulatur
*Nr. 2 Calcium phosphoricum, Nr. 3 Ferrum phosphoricum, Nr. 7 Magnesium phosphoricum, Nr. 8 Natrium chloratum, Nr. 11 Silicea, *Nr. 12 Calcium sulfuricum
Die Mineralstoffkombination ist in der Anwendung als Salbe oder Cremegel besonders zu empfehlen.

Homöopathie: Gelsemium D4, Glonoinum D12, Lachnanthes D4, Causticum, Belladonna, Dulcamara, Rhus toxicodendran, Zincum

Hinweis: Vorbedingung für eine erfolgreiche Behandlung ist auch die Kontrolle des Schlafplatzes. Die „inneren" Ursachen dürfen ebenfalls nicht übersehen werden.

Schielen – Strabismus

allgemein
*Nr. 2 Calcium phosphoricum, Nr. 5 Kalium phosphoricum, Nr. 7 Magnesium phosphoricum, Nr. 8 Natrium chloratum, Nr. 9 Natrium phosphoricum
Homöopathie: Cina D4, Agaricus D4, Spigelia D4, Belladonna D6

Hinweis: Operative Behandlung! – Die Mineralstoffe können nur begleitend eingesetzt werden.

Schienbein

Schmerzen durch eine zu hohe Spannung der Muskeln
*Nr. 2 Calcium phosphoricum, Nr. 7 Magnesium phosphoricum
Homöopathie:
für die Beinhaut: Ruta D3
Spannung: Cuprum D6, Magnesium chloratum D4, Nux vomica D6, Sepia D6

Schilddrüse

allgemein, bei Unruhe, Druck am Hals, krampfhaftem Räuspern
Nr. 4 Kalium chloratum, Nr. 14 Kalium bromatum, Nr. 15 Kalium jodatum
Homöopathie: Jodum, Hedera helix, Magnesium jodatum, Lycopus, Thyreoidinum

**bei verhärteten Drüsen
Nicht ohne ärztliche Kontrolle!**
*Nr. 1 Calcium fluoratum, Nr. 11 Silicea
Homöopathie: Conium D6 (knotig), Lapis albus D6 (hart), Badiaga, Euspongia officinalis*

Hashimoto
→ Morbus Hashimoto

Knotenbildung kalt, mit Verhärtung – Arzt!
Nr. 1 Calcium fluoratum, Nr. 10 Natrium sulfuricum, Nr. 12 Calcium sulfuricum

Knotenbildung, kalt bei normaler Schilddrüsenfunktion – Arzt!
Nr. 1 Calcium fluoratum, Nr. 10 Natrium sulfuricum, Nr. 12 Calcium sulfuricum, Nr. 15 Kalium jodatum

Kropf – Anschwellung der Schilddrüse
Nr. 1 Calcium fluoratum, Nr. 2 Calcium phosphoricum, Nr. 4 Kalium chloratum, Nr. 7 Magnesium phosphoricum, *Nr. 15 Kalium jodatum
Als Hauptmittel ist die Nr. 15 (in D12) zu betrachten!
Homöopathie:
*weich: Calcium carbonicum D6, Hamamelis D4
zystisch: Apis D4, Silicea D6*

Schilddrüsenstoffwechsel wird beeinflusst
Nr. 16 Lithium chloratum

Die Aufnahme von Jod wird gebremst

Überfunktion – Hyperthyreose
Nr. 14 Kalium bromatum, *Nr. 15 Kalium jodatum, Nr. 16 Lithium chloratum, Nr. 19 Cuprum arsenicosum, Nr. 26 Selenium
Homöopathie: Spongia D12, Lycopus D6/D12, Badagia D2–D4, Fucus vesiculosis D4–D6, Hedera helix D4–D6, Jodum D10, Magnesium jodatum D6/D12

Unterfunktion – Hypothyreose
Nr. 14 Kalium bromatum, *Nr. 15 Kalium jodatum
Homöopathie: Calcium carbonicum D6, Kalium carbonicum D6, Barium carbonicum D6, Graphites D6, Spongia D3

Schinnen

Schuppen auf dem Kopf
Nr. 8 Natrium chloratum
Homöopathie: Arsenicum, Graphites, Oleander, Petroleum, Selenium, Sulfur, Thuja

*Hinweis: Auch die äußerliche Anwendung beachten
→ S. 160ff.!*
→ Haare
→ Haarwasser – biochemisches

Schlabberbauch

Glucksern im Magen nach Aufnahme von Wasser
Nr. 8 Natrium chloratum – reichlich
Homöopathie: Acidum phosphoricum D6

Schlacken

Ausscheidung von Schlacken
Nr. 10 Natrium sulfuricum
Homöopathie: Berberis/Solidago D3 zu gleichen Teilen (Niere, Blase)

Schlaflosigkeit

Förderung der Ausscheidung
Nr. 8 Natrium chloratum, Nr. 10 Natrium sulfuricum, Nr. 26 Selenium, Nr. 23 Natrium bicarbonicum
Homöopathie: Berberis D3, Lycopodium D4, Hepar sulfuris D6/D12, Pulsatilla D6, Sulfur D6, Acidum benzoicum D3, Lithium carbonicum D4

Schlaf

Zucken der Glieder während des Schlafes
Nr. 11 Silicea
Homöopathie: Acidum phosphoricum D6/D12, Arsenicum D6/D12, Calcium carbonicum D6/D12, Cuprum D30, Lycopodium D12, Sulfur D12, Phosphorus D12, Zincum D30, Belladonna D30

Schlaflosigkeit

allgemein
Nr. 2 Calcium phosphoricum, Nr. 7 Magnesium phosphoricum, als „heiße 7" („löscht das Licht aus"), Nr. 14 Kalium bromatum, Nr. 15 Kalium jodatum
Homöopathie: Aconitum, Ambra D3, Belladonna, Nux vomica, Passiflora D2, Avena sativa D2, Sulfur, Zincum valerianicum D4/D12

Hinweis: Bei Schlaflosigkeit, die sich über einen längeren Zeitraum hinweg erstreckt, ist die Überprüfung des Schlafplatzes unerlässlich, will man größeren Schäden vorbeugen.

aufgekratzt
Nr. 2 Calcium phosphoricum, Nr. 5 Kalium phosphoricum, Nr. 7 Magnesium phosphoricum, Nr. 14 Kalium bromatum, Nr. 15 Kalium jodatum
Homöopathie: Coffea D12/ D30

begleitet von dem Verlangen nach frischer Luft
Nr. 6 Kalium sulfuricum
Homöopathie: Asa foetida D4, Carbo vegetabilis D30, Chininum sulfuricum D4

begleitet von einer Schläfrigkeit am Tage
Nr. 5 Kalium phosphoricum
Homöopathie: Argentum nitricum D12, Acidum phosphoricum D4, Agaricus D12, Gelsemium D4, Lycopodium D12, Sepia D12, Sulfur D12, Nux moschata

Bachblüten: Clematis

begleitet von Genickschmerzen, die am Hinterkopf aufsteigen
Nr. 2 Calcium phosphoricum, Nr. 8 Natrium chloratum
Homöopathie: Cocculus D12 (Nackenkrampf), Gelsemium D4, Cimicifuga

Hinweis: Die elektromagnetische Belastung am Schlafplatz ist in diesem Fall zu untersuchen.

begleitet von starken Schweißausbrüchen in der Nacht
Nr. 8 Natrium chloratum
Homöopathie: Aconitum D30, Belladonna D30, Acidum salicylicum D4, Calcium carbonicum, Hypericum D4 (beim Aufwachen), Lachesis D12, Mercurius solubilis D12, Sambucus D2 (beim Aufwachen), Silicea D12, Sulfur D12

Bachblüten: Oak

durch Übermüdung und der damit verbundenen Überreiztheit
*Nr. 2 Calcium phosphoricum, Nr. 5 Kalium phosphoricum, *Nr. 7 Magnesium phosphoricum, Nr. 8 Natrium chloratum, Nr. 11 Silicea
Homöopathie: Ambra D3, Arnica D12, Cocculus D12, Coffea D12, Nux vomica D12, Phosphorus D12, Thea D12

Bachblüten: Oak

Hausapotheke: Baldriantee (wird kalt angesetzt, 10 bis 12 Stunden stehen lassen)

kommt man nur langsam in Schwung und ist am Abend fit
*Nr. 9 Natrium phosphoricum, Nr. 11 Silicea
Homöopathie: Nux vomica D6, Phosphorus D12, Pulsatilla D12, Sulfur D12

mit Zerschlagenheit am Morgen als Folge
*Nr. 10 Natrium sulfuricum, Nr. 11 Silicea
Homöopathie: Lachesis D12, Lycopodium D12, Nux vomica D6, Phosphorus D12, Sulfur D12

unruhig
Nr. 14 Kalium bromatum

verbunden mit einem heißen Kopf
Nr. 3 Ferrum phosphoricum
Homöopathie: Belladonna D30, Glonoinum D12, Lachesis D12

verbunden mit einem zu schnellen Puls
Nr. 2 Calcium phosphoricum
Homöopathie: Adonis vernalis D3, Lycopus D4, Natrium chloratum D12

verbunden mit einer inneren Unruhe
*Nr. 7 Magnesium phosphoricum, Nr. 8 Natrium chloratum, Nr. 14 Kalium bromatum, Nr. 15 Kalium jodatum
Nr. 7 Magnesium phosphoricum als „heiße 7"

Homöopathie: Ambra (Sorgen), Arsenicum, Coffea D12, Magnesium carbonicum D12

Bachblüten: White Chestnut (die Gedanken kreisen)

verbunden mit gereizten Nerven und einer hohen Erregbarkeit
*Nr. 9 Natrium phosphoricum, Nr. 11 Silicea
Homöopathie: Chamomilla D3, Coffea D12, Nux vomica D12, Phosphorus D30, Staphisagria D12, Thea D12

Bachblüten: Vervain, Cherry Plum, Impatiens

verbunden mit Kribbeln und Taubheitsgefühl
Nr. 2 Calcium phosphoricum
Homöopathie: Aconitum D30, Chamomilla D3, Hypericum D4

verbunden mit Unruhe in den Beinen
Nr. 11 Silicea, Nr. 21 Zincum chloratum
Homöopathie: Zincum valerianicum D4

wenn das Herz unruhig ist
Nr. 2 Calcium phosphoricum
Homöopathie: Aconitum D30, Strophanthus D4, Kalium carbonicum D12, Avena sativa D2

wenn die Beine oder Arme während des Halbschlafes zucken
Nr. 11 Silicea
Homöopathie: Zincum valerianicum D4, Acidum phosphoricum D4, Sepia D30

Hinweis: Das Zucken kann sich auch kurz vor dem Einschlafen einstellen.

zur Beruhigung
Nr. 14 Kalium bromatum
Homöopathie: Ambra D3, Avena sativa D2, Valeriana D2, Zincum valerianicum D4

Schläfrigkeit

am Tag
*Nr. 5 Kalium phosphoricum, Nr. 8 Natrium chloratum, Nr. 9 Natrium phosphoricum, Nr. 10 Natrium sulfuricum
Homöopathie: Acidum phosphoricum D4, Antimonium tartaricum D4–D12, Clematis D4, Convallaria D3, Pulsatilla D6, Sulfur D12, Gelsemium D4, Sepia D4, Lycopodium D12, Cina D4, Nux moschata

Hinweis: Achtung bei Autofahrten!

→ **Schlaflosigkeit**

wenig Konzentration bei geistiger Arbeit
Nr. 3 Ferrum phosphoricum, *Nr. 5 Kalium phosphoricum, Nr. 8 Natrium chloratum, Nr. 10 Natrium sulfuricum
Homöopathie: Phosphorus D12

Bachblüten: Clematis

Makro-Ebene: Lecithin

Schlafstörung

→ **Schlaflosigkeit**

Schlaftrunk

für einen erholsamen, erfrischenden Schlaf
Nr. 2 Calcium phosphoricum, Nr. 6 Kalium sulfuricum, Nr. 7 Magnesium phosphoricum, Nr. 8 Natrium chloratum, Nr. 9 Natrium phosphoricum, Nr. 23 Natrium bicarbonicum
Hinweis: Wird auch als „Cocktail" bezeichnet.

Schlafwandeln

allgemein
Nr. 2 Calcium phosphoricum, Nr. 5 Kalium phosphoricum, Nr. 7 Magnesium phosphoricum, Nr. 11 Silicea
Homöopathie: Belladonna, Kalium bromatum, Kalium phosphoricum, Natrium chloratum, Phosphorus, Silicea, Stramonium

Hinweis: Eine Vorbedingung für eine erfolgreiche Behandlung ist auch die Kontrolle des Schlafplatzes.

Schlaganfall – Apoplex

→ Gehirnschlag

Schlagfluss – Schlaganfall

→ Gehirnschlag

Schlangenbiss
Arzt!

als Erste Hilfe
Nr. 8 Natrium chloratum
Homöopathie: Apis D4 (Ödem), Ledum D4 (stündlich), Lachesis D30, Arsenicum album (Schwäche), Veratrum D3

Schleim

Auswürgen von Schleim
Nr. 7 Magnesium phosphoricum, *Nr. 8 Natrium chloratum
Homöopathie: Ambra D3, Coccus cacti D6, Corallium rubrum D6, Nux vomica D6, Stannum D6, Tartarus stibiatus D4, Ipecacuanha, Kalium bichromicum

Erbrechen von Schleim
Nr. 8 Natrium chloratum
Homöopathie: Acidum phosphoricum D6, Ipecacuanha D4, Antimonium crudum D4 / D12

grünlich
Nr. 10 Natrium sulfuricum
Homöopathie: Chelidonium D4, Eupatorium, Ipecacuanha, Nux vomica

ocker, gelblich-bräunlich
Nr. 6 Kalium sulfuricum

wässrig, glasklar
Nr. 8 Natrium chloratum
Homöopathie: Veratrum

weißlich
Nr. 4 Kalium chloratum
Homöopathie: Pulsatilla D6

Schleimabsonderung durch Schleimhäute

vermehrt
Nr. 8 Natrium chloratum
Homöopathie: Antimonium sulfuratum aurantiacum D4 (alte Menschen), Senega D4 (alte Menschen)

vermindert
Nr. 6 Kalium sulfuricum
Homöopathie: Ammonium muriaticum D4, Sticta pulmonaria D4, Bryonia D4

wegen der Beschaffenheit von Schleimabsonderung → Absonderungen

Schleimbeutelentzündung

allgemein
*Nr. 3 Ferrum phosphoricum, Nr. 4 Kalium chloratum, *Nr. 8 Natrium chloratum, Nr. 10 Natrium sulfuricum, Nr. 11 Silicea
Zu Beginn der äußeren Versorgung sollten die Mineralstoffe als Brei aufgelegt werden (→ „Äußere Anwendung", S. 160ff.), später als Salbe oder Cremegel.

Homöopathie: Apis D4, Sticta D6, Bryonia D4, Sulfur jodatum D4, Silicea D6 / D12
→ Kniegelenkentzündung

Schleimbeutelsack

eine Ansammlung von Gelenkflüssigkeit
Nr. 1 Calcium fluoratum, Nr. 3 Ferrum phosphoricum, *Nr. 4 Kalium chloratum, Nr. 8 Natrium chloratum, *Nr. 10 Natrium sulfuricum, Nr. 11 Silicea
Die oben angeführten Mineralstoffe sind besonders als Salbe oder Cremegel zu empfehlen!

Schleimhaut

Bildung
Nr. 3 Ferrum phosphoricum, Nr. 5 Kalium phosphoricum, *Nr. 8 Natrium chloratum, Nr. 21 Zincum chloratum

Pantothensäure unterstützt die Bildung von Schleimhäuten.

Entzündung
*Nr. 3 Ferrum phosphoricum, Nr. 4 Kalium chloratum, Nr. 5 Kalium phosphoricum, Nr. 6 Kalium sulfuricum, *Nr. 8 Natrium chloratum, Nr. 10 Natrium sulfuricum, Nr. 12 Calcium sulfuricum
Homöopathie: *Belladonna, Cantharis, Apis, Lachesis, Mercurius, Sulfur, Arsenicum, Hydrastis D4 / D6: Katarrhe, Neigung zu Blutungen und Geschwürsbildung, Sekretion: dick, gelb, scharf, fadenziehend*

Reizung von Schleimhäuten
Nr. 3 Ferrum phosphoricum, Nr. 14 Kalium bromatum, Nr. 21 Zincum chloratum

Schleimhautentzündung
→ Mund → Gebärmutter

Schleimhautkatarrh
zusätzlich Nr. 22 Calcium carbonicum

trocken
Nr. 6 Kalium sulfuricum, *Nr. 8 Natrium chloratum, Nr. 9 Natrium phosphoricum
Homöopathie: *Bryonia D6, Natrium chloratum – in Hochpotenz durch den Fachmann verordnet; Nux moschata D6/D12, Sepia D6/D12, Sticta D4 (Arzneibild beachten!)*

Schleimhautveränderungen
Nr. 8 Natrium chloratum, Nr. 21 Zincum chloratum
Homöopathie: *Hydrastis D4 für alle Schleimhautveränderungen (wo auch immer)*

Schleimhautatrophie

Nr. 5 Kalium phosphoricum, Nr. 8 Natrium chloratum, Nr. 21 Zincum chloratum
Im Genitalbereich empfiehlt sich die Anwendung von biochemischen Zäpfchen.

Schleim(haut)polyp

allgemein
*Nr. 2 Calcium phosphoricum, Nr. 4 Kalium chloratum, *Nr. 8 Natrium chloratum, Nr. 11 Silicea
Homöopathie: *Calcium carbonicum, Hydrastis D6, Phosphorus, Thuja D4 (generell)*
Nase: *Teucrium D4, Sanguinaria D4*

Schleimhusten

→ **Husten**
Homöopathie: *Hydrastis*

Schleimrasseln

→ **Husten**

in der Brust
*Nr. 4 Kalium chloratum, Nr. 8 Natrium chloratum
Homöopathie: *grob: Ipecacuanha D4; fein: Tartarus emeticus D4*

Schleudertrauma

Nackenschmerzen infolge eines Schleudertraumas
Nr. 1 Calcium fluoratum, *Nr. 2 Calcium phosphoricum, *Nr. 3 Ferrum phosphoricum, Nr. 5 Kalium phosphoricum, Nr. 8 Natrium chloratum, Nr. 11 Silicea, Nr. 12 Calcium sulfuricum
Die Mineralstoffkombination ist in der Anwendung als Salbe oder Cremegel besonders zu empfehlen.

Homöopathie: *Arnica D3 + Ruta D3 + Hypericum D3 zu gleichen Teilen mischen.*

zur Entlastung nach dem Schock
Nr. 2 Calcium phosphoricum, Nr. 7 Magnesium phosphoricum, als „heiße 7", Nr. 12 Calcium sulfuricum

Homöopathie: *Arnica D200 – von einem Fachmann verordnet, Opium*

Bachblüten: *Star of Bethlehem, Notfalltropfen*

Schließmuskel

Lähmung
*Nr. 5 Kalium phosphoricum, Nr. 8 Natrium chloratum
Homöopathie: *Alumina D6, Plumbum D12, Causticum D6*

Hinweis: Die Lähmung kann den Schließmuskel des Darms (After), aber auch den Schließmuskel der Blase betreffen. Beckenbodengymnastik ist hier sehr hilfreich.

Schwäche
*Nr. 1 Calcium fluoratum, Nr. 7 Magnesium phosphoricum, Nr. 11 Silicea
Homöopathie: Aloe D12, Aconitum D12, Belladonna D12, Causticum D12, Hyoscyamus, Oleander, Tabacum

Schluchzen

wenn sich das Zwerchfell ruckartig, krampfartig zusammenzieht
Nr. 2 Calcium phosphoricum, *Nr. 7 Magnesium phosphoricum
Homöopathie: Asarum D4, Nux vomica D6

Schluckauf

allgemein
Nr. 2 Calcium phosphoricum, *Nr. 7 Magnesium phosphoricum
Homöopathie: China D4, Cuprum D30, Ignatia D12, Ipecacuanha D4, Moschus, Nux moschata D4, Veratrum viride, Zincum valerianicum D4/D30

Hinweis: Manchmal hilft es, ein Glas Wasser in einem Zug zu trinken.

Schlucken

geht schwer
Nr. 2 Calcium phosphoricum, *Nr. 7 Magnesium phosphoricum, Nr. 11 Silicea
Homöopathie: Ignatia D30, Apsis D4, Lachesis D12

Hinweis: Man muss sich die Frage stellen, woran der Mensch so „schwer zu schlucken" hat.

Schlundbrennen

allgemein
Nr. 8 Natrium chloratum
Homöopathie: Arsenicum album D6, Phosphorus D12

„Sodbrennen" bis in den Mund: Acidum phosphoricum, Acidum nitricum, Iris

Hinweis: Das Schlundbrennen wird oft mit dem Sodbrennen verwechselt. Beim Schlundbrennen brennt es den Schlund bzw. die Speiseröhre herauf.
Meistens ist das bei schwangeren Frauen der Fall, weil zum Aufbau des Gewebes viel vom Mineralstoff Nr. 8 verbraucht wird!

Schlupflider

wenn die Wimpern unter das Oberlid schlüpfen → Oberlid
Nr. 22 Calcium carbonicum
Homöopathie: oberes Lid: Kalium carbonicum D6

Schmerzen

sie sind jeweils beim betreffenden Organ oder Körperteil angeführt → siehe dort

Schnapsvergiftung

→ Alkohol

Schnäuzen

erfolgloses Schnäuzen wegen Trockenheit der Schleimhäute
Nr. 8 Natrium chloratum
Biochemisches Nasengel verwenden!

Homöopathie: Ammonium carbonicum D4, Hydrastis D4 (Drang), Kalium bichromicum D12, Sticta D4

Schnee

Beschwerden bei Schneefall
Nr. 1 Calcium fluoratum, *Nr. 3 Ferrum phosphoricum, Nr. 6 Kalium sulfuricum, Nr. 8 Natrium chloratum, Nr. 11 Silicea
Homöopathie: Aconitum D30, Belladonna D30, Calcium carbonicum D12, Calcium phosphoricum D6/D12, Dulcamara D4, Nux vomica D6, Phosphorus D12, Pulsatilla D6/D12, Rhus toxicodendron D6, Sepia D12

Schneeblindheit
*Nr. 3 Ferrum phosphoricum, Nr. 5 Kalium phosphoricum, Nr. 8 Natrium chloratum, *Nr. 10 Natrium sulfuricum
Homöopathie: Belladonna D30

Schnittwunden

als Erste Hilfe
Nr. 3 Ferrum phosphoricum
Innerlich und äußerlich (als Brei) anzuwenden!

Homöopathie: Hypericum D3, Staphisagria D3

Hausapotheke: Meisterwurztee

tritt wucherndes Fleisch auf
Nr. 4 Kalium chloratum
Homöopathie: Radium bromatum D12 (nach Röntgenbestrahlung)

Hausapotheke: Perubalsam entfernt wildes Fleisch.

wenn die Wunde schlecht verheilt
Nr. 1 Calcium fluoratum, *Nr. 3 Ferrum phosphoricum, Nr. 5 Kalium phosphoricum, Nr. 6 Kalium sulfuricum, Nr. 8 Natrium chloratum, Nr. 11 Silicea, Nr. 12 Calcium sulfuricum, Nr. 21 Zincum chloratum
Die Mineralstoffkombination ist in der Anwendung als Salbe oder Cremegel besonders zu empfehlen.

Homöopathie: Bellis perennis D3 (harte Narbe), Causticum, Graphites D6, Silicea D6, Lachesis D12
→ **Narben**

wenn die Wunde übel zu riechen beginnt
Nr. 5 Kalium phosphoricum
Homöopathie: Lachesis D12, Pyrogenium D30, Kreosotum D30

wenn eine Geschwulst zurückbleibt
Nr. 4 Kalium chloratum
Homöopathie: Graphites D6

wenn es zu einer Eiterung kommt, bei Nachlässigkeit
Nr. 9 Natrium phosphoricum, Nr. 11 Silicea, Nr. 12 Calcium sulfuricum
Homöopathie: Hepar sulfuris D10, Lachesis D12, Myristica sebifera D4 (öffnet), Mercurius solubilis D30 (kann rechtzeitig verhindern), Asa foetida, Mater perlarum

Schnupfen

bräunlich gelb – schleimig
Nr. 6 Kalium sulfuricum

dicke gelb-eitrige Absonderungen
Nr. 9 Natrium phosphoricum, Nr. 11 Silicea, Nr. 12 Calcium sulfuricum
Homöopathie: Pulsatilla D6, Hepar sulfuris (eitrig), Hydrastis D6, Thuja (grün), Kalium bichromicum D12 (Krusten)

fließend, wässrig-durchsichtig, glasig, Tröpfchen an der Nase
Nr. 8 Natrium chloratum
Homöopathie: Arsenicum D6, Cepa D3, Cyclamen, Gelsemium, Jodum, Mercurius solubilis, Silicea

Fließschnupfen – allgemein
Nr. 8 Natrium chloratum
Homöopathie: Allium cepa D3, Arsenicum D6, Belladonna, Bromum, Camphora, Cyclamen, Dulcamara, Euphrasia, Kalium jodatum, Mercurius solubilis, Natrium chloratum D12, Selenium, Sulfur, Tuberculinum

Bachblüten: Mischung Crab Apple + Holly + Star of Bethlehem + Olive + Pine (bei Heuschnupfen zusätzlich Beech + Cherry)

grünlich gelb – schleimig
Nr. 10 Natrium sulfuricum
Homöopathie: Dulcamara D4, Hepar sulfuris, Thuja D4, Pulsatilla D6

Stockschnupfen
Nr. 4 Kalium chloratum
Homöopathie: Alumina, Arum, Calcium carbonicum, Cinnabaris D4, Graphites, Jodum, Kalium bichromicum D12, Lachesis, Luffa D6, Phosphorus, Sambucus, Sanguinaria, Sepia, Silicea, Sulfur D6

übel riechende, wundmachende Absonderungen
Nr. 5 Kalium phosphoricum
Homöopathie: Kalium bichromicum D12, Hydrastis D6, Mercurius corrosivus D6, Mercurius solubilis D6, Sanguinaria D4, Sulfur D6

verbunden mit dem Verlangen nach frischer Luft
Nr. 6 Kalium sulfuricum
Homöopathie: Cepa D3, Nux vomica D6 (Besserung im Freien), Pulsatilla D6

verbunden mit heißer Stirn
Nr. 3 Ferrum phosphoricum
Homöopathie: Aconitum D30, Arnica D6, Belladonna D30, Eupatorium D4, Glonoinum D12

Verlust des Geruchs oder Geschmacks
Nr. 8 Natrium chloratum
Nasengel anwenden!

Homöopathie: Natrium chloratum – in Hochpotenz durch den Fachmann verordnet; Luffa D6/D12, Magnesium chloratum D6, Pulsatilla D6

Schock

allgemein – zur Lockerung der Verkrampfung
*Nr. 2 Calcium phosphoricum, Nr. 3 Ferrum phosphoricum, Nr. 7 Magnesium phosphoricum, Nr. 12 Calcium sulfuricum
Homöopathie: Aconitum D30, Arnica, Camphora D1, Ignatia, Hyoscyamus, Nux moschata, Natrium chloratum, Zincum metallicum

Bachblüten: Star of Bethlehem (seelischer Schock), Rock Rose (Schreck, Todesangst, Panik)

als Erste Hilfe
Nr. 3 Ferrum phosphoricum, Nr. 5 Kalium phosphoricum, Nr. 12 Calcium sulfuricum

Hinweis: Wenn der Unter-Schock-Stehende die Tabletten nicht einnehmen kann, werden einige Tabletten von dieser Mischung aufgelöst und in kleinen Mengen (schluckweise) eingegeben.

mit Übelkeit
*Nr. 2 Calcium phosphoricum, Nr. 3 Ferrum phosphoricum, *Nr. 5 Kalium phosphoricum, Nr. 8 Natrium chloratum
Homöopathie: Tabacum D30, Veratrum album D4

Schorf – Grind

→ **Absonderungen, Absonderungen eingetrocknet, Milchschorf**

Schreckhaftigkeit

begleitet von innerer Unruhe
Nr. 7 Magnesium phosphoricum
Homöopathie: Aconitum D30, Argentum nitricum D12, Arsenicum, Nux vomica D12, Phosphorus, Sepia, Zincum

nervöse
Nr. 5 Kalium phosphoricum, Nr. 8 Natrium chloratum, *Nr. 11 Silicea
Homöopathie: Argentum nitricum D12, Ignatia D30, Kalium phosphoricum D12, Phosphorus D12

wenn auf eintreffende Reize überreagiert wird, infolge überreizter Nerven
Nr. 9 Natrium phosphoricum, *Nr. 11 Silicea
Homöopathie: Coffea D12, Phosphorus D12, Ignatia D30, Ambra D3, Chamomilla D3/D30

Bachblüten: Mimulus (laute Geräusche)

Schreibkrampf

wenn die Hand durch übermäßige Beanspruchung überfordert ist
*Nr. 2 Calcium phosphoricum, Nr. 5 Kalium phosphoricum, Nr. 7 Magnesium phosphoricum, Nr. 8 Natrium chloratum
Die Mineralstoffkombination ist in der Anwendung als Salbe oder Cremegel besonders zu empfehlen.

Homöopathie: Acidum sulfuricum D6, Kalium phosphoricum D12, Magnesium phosphoricum, Nux vomica D6/D12, Acidum picrinicum D12, Zincum picrinicum D12, Argentum metallicum, Lycopodium

Schreien

dauerndes Schreien der Kinder
Nr. 2 Calcium phosphoricum, *Nr. 7 Magnesium phosphoricum, als „heiße 7"
Homöopathie: Chamomilla D30, Magnesium carbonicum D30

Bachblüten: Cherry Plum (zwanghaft), Heather (will krampfhaft, ununterbrochen im Mittelpunkt sein), Chicory (Erpressung, um etwas zu erreichen)

Hinweis: Eine Vorbedingung für eine erfolgreiche Behandlung ist auch die Kontrolle des Schlafplatzes.
Gespräche mit dem Kind können sehr hilfreich sein!

Schrunden

Risse in oberflächlich verhärteter Haut
Nr. 1 Calcium fluoratum
Auch als Salbe oder Cremegel

Homöopathie: Antimonium crudum D4, Graphites D12

Schrunden durch Kälte
*Nr. 1 Calcium fluoratum, Nr. 8 Natrium chloratum, Nr. 11 Silicea
Die Mineralstoffkombination ist in der Anwendung als Salbe oder Cremegel besonders zu empfehlen.
Homöopathie: Petroleum D12

Schulstress

bei großer Nervosität und der Angst, durch Fehler bloßgestellt zu werden
Nr. 7 Magnesium phosphoricum, als „heiße 7" am Morgen und am Abend

Bachblüten: Larch

Hinweis: Bei Schwierigkeiten in und mit der Schule dürfen Mineralstoffe, homöopathische Mittel oder gar Medikamente nie als Lösung des Problems betrachtet werden. Immer ist das Gespräch mit dem Lehrer zu suchen und bei Schwierigkeiten darf auch die Konfrontation nicht gescheut werden. Die Kinder brauchen die Eltern als die Anwälte für ihr Leben und für den Schutz ihres Lebens!

wenn der Ehrgeiz sehr groß und die Leistungsanforderungen zu hoch sind
Nr. 1 Calcium fluoratum, *Nr. 2 Calcium phosphoricum, Nr. 5 Kalium phosphoricum, *Nr. 22 Calcium carbonicum

Hinweis: Die Kinder wollen sich oft durch Leistung die Anerkennung und Wertschätzung verdienen, welche ihnen ohnehin von Natur aus zustünde. Eltern müssen bei überlasteten Kindern ihre eigenen Vorstellungen und Wünsche, die sie an die Kinder richten, überdenken. Vielleicht ist es notwendig, überhaupt vom Leistungsanspruch ein wenig abzulassen und anderen, ebenfalls für das Leben bedeutungsvollen Werten Raum zu geben.

Geht der Druck von der Schule aus, ist eine konstruktive Auseinandersetzung mit der Schule unumgänglich. Doch sollten sich immer mehrere Eltern zusammentun, um allzu ehrgeizige Bestrebungen von Lehrern oder Schulen ein wenig zu bremsen.

Richten die Kinder von sich aus den hohen Leistungsanspruch an sich selbst, könnten die Eltern dem Kind bei der Reduzierung des zu hohen Anspruches beistehen.

Schulterblätter

Brennen zwischen den Schulterblättern
*Nr. 2 Calcium phosphoricum, Nr. 5 Kalium phosphoricum, Nr. 7 Magnesium phosphoricum, Nr. 8 Natrium chloratum, Nr. 11 Silicea
Die Mineralstoffkombination ist in der Anwendung als Salbe oder Cremegel besonders zu empfehlen.

Homöopathie: Lycopodium D12, Phosphorus D12
wenn jede Bewegung schmerzt: Bryonia D4

Schultergelenkentzündung

→ **Gelenkentzündung**

Schuppen

auf der Kopfhaut, liegen auf dem Kragen
Nr. 1 Calcium fluoratum, *Nr. 8 Natrium chloratum
Homöopathie: Alumina, Arsenicum D12, Selenium D4, Calcium carbonicum D6/D12, Natrium chloratum D12
Hausapotheke: Mit Klettenwurzelteeabsud oder Klettenwurzelöl einreiben.

→ **Haare**

→ **Haarwasser – biochemisches**

Schuppenflechte – Psoriasis

Hauptmittel
*Nr. 6 Kalium sulfuricum, Nr. 7 Magnesium phosphoricum, Nr. 8 Natrium chloratum, Nr. 10 Natrium sulfuricum, Nr. 12 Calcium sulfuricum, Nr. 26 Selenium
Homöopathie: Acidum formicicum, Arsenicum album, Berberis aquifolium D2, Calcium carbonicum, Graphites, Hydrocotyle, Lycopodium, Pulsatilla, Sarsaparilla, Sepia, Sulfur D4, Rhus toxicodendron D30, Thuja

Hausapotheke: Teemischung aus Sarsaparillwurzel 30,0 g + Brombeerblätter 10,0 g + Erdbeerblätter 10,0 g
Zubereitung: 2 Teelöffel mit 1/4 Liter lauwarmem Wasser übergießen, 12 Stunden ziehen lassen, täglich 2–3 Tassen trinken.

Hinweis: Einer gesunden vollwertigen Ernährung ist große Bedeutung beizumessen! Eine Vorbedingung für eine erfolgreiche Behandlung ist auch die Kontrolle des Schlafplatzes.

Orthomolekulare Medizin: Vitamin A und D, Folsäure und Vitamin B_{12}, Selen, Lecithin

zusätzlich können erforderlich sein, besonders im Frühjahr
Nr. 9 Natrium phosphoricum, Nr. 10 Natrium sulfuricum, Nr. 11 Silicea, Nr. 12 Calcium sulfuricum
Das Mineralstoffbad leistet wertvolle Dienste.

Schürfwunden

wenn die Haut aufgeschürft ist
Nr. 1 Calcium fluoratum, *Nr. 3 Ferrum phosphoricum, Nr. 6 Kalium sulfuricum, Nr. 8 Natrium chloratum, Nr. 11 Silicea

Die Mineralstoffkombination ist in der Anwendung als Salbe oder Cremegel besonders zu empfehlen.
Homöopathie: Arnica D4/D6/D30

wenn die Haut gereizt bzw. rot ist
*Nr. 3 Ferrum phosphoricum, Nr. 6 Kalium sulfuricum
Hausapotheke: Calendula-Salbe

Schüttelfrost

ein starkes Frostgefühl, verbunden mit zwanghaften Schüttelbewegungen
*Nr. 2 Calcium phosphoricum, Nr. 3 Ferrum phosphoricum, Nr. 5 Kalium phosphoricum, *Nr. 10 Natrium sulfuricum
Homöopathie: Aconitum D30, Arsenicum, Belladonna, Camphora, Chelidonium, China, Hepar sulfuris, Ignatia, Lachesis, Mercurius, Nux vomica, Psorinum, Pyrogenium D30, Rhus toxicodendron, Sulfur, Thuja

Schüttellähmung

→ **Krämpfe, Parkinson**

Homöopathie: Acidum sulfuricum, Agaricus, Aranea diadema, Argentum nitricum, Belladonna, Cocculus, Conium, Glonoinum, Heloderma, Hyoscyamus, Stramonium, Strontium carbonicum

„Schützenfest-Mischung"

Nr. 3 Ferrum phosphoricum, Nr. 5 Kalium phosphoricum, Nr. 8 Natrium chloratum, Nr. 9 Natrium phosphoricum, Nr. 10 Natrium sulfuricum
Zum Abbau von übermäßig genossenem Alkohol, zur Vorbeugung lang anhaltender Belastung durch die Schädigung des Alkohols.

Homöopathie: Nux vomica D6 vorher und nachher

Schwäche

Schwächegefühl im Magen
Nr. 8 Natrium chloratum, Nr. 9 Natrium phosphoricum
Homöopathie: Sepia D12, Phosphorus D12, Sulfur D12

Schwächezustände
Nr. 5 Kalium phosphoricum, Nr. 8 Natrium chloratum, Nr. 13 Kalium arsenicosum, Nr. 24 Arsenum jodatum
Homöopathie: Acidum phosphoricum D4, Acidum picrinicum D6, Ambra D3, Kalium carbonicum D6, Veratrum album D12

zittrig in der Sonne
*Nr. 3 Ferrum phosphoricum, Nr. 5 Kalium phosphoricum, Nr. 8 Natrium chloratum
Homöopathie: Conium D6, Gelsemium D4, Glonoinum D12

Schwache Nerven

→ **Nerven**

Schwämmchen

→ **Aphthen** → **Soor**
→ **Pilzerkrankung, Soor**

Blutschwämmchen
→ **Hämangiom** → **Blutschwamm**

Schwangerschaftsbegleitung

erste Phase – Auseinandersetzung mit der Schwangerschaft
Nr. 1 Calcium fluoratum, Nr. 3 Ferrum phosphoricum, Nr. 5 Kalium phosphoricum, Nr. 8 Natrium chloratum, Nr. 11 Silicea

zweite Phase – Substanzbildung
Nr. 1 Calcium fluoratum, Nr. 2 Calcium phosphoricum, Nr. 3 Ferrum phosphoricum, Nr. 4 Kalium chloratum, Nr. 5 Kalium phosphoricum, Nr. 6 Kalium sulfuricum, Nr. 7 Magnesium phosphoricum, Nr. 8 Natrium chloratum, Nr. 9 Natrium phosphoricum, Nr. 10 Natrium sulfuricum, Nr. 11 Silicea, Nr. 12 Calcium sulfuricum, Nr. 15 Kalium jodatum, Nr. 22 Calcium carbonicum
Die Bezeichnung Trimenon als ein Drittel der Schwangerschaft wurde nicht verwendet, da die Phasen nicht in mathematisch drei gleichen Teilen ablaufen, sondern von Schwangerschaft zu Schwangerschaft verschieden sind.

Homöopathie: „Eugenische Kur":
Tuberkulinum Medorrhinum, Luesinum und Sulfur in

Hochpotenzen je 1 Gabe jeden Monat, sobald die Schwangerschaft bekannt ist – unter ärztlicher Betreuung!

dritte Phase – Geburtsvorbereitung
Nr. 1 Calcium fluoratum, Nr. 2 Calcium phosphoricum, Nr. 3 Ferrum phosphoricum, Nr. 4 Kalium chloratum, Nr. 5 Kalium phosphoricum, Nr. 7 Magnesium phosphoricum, Nr. 8 Natrium chloratum, Nr. 10 Natrium sulfuricum, Nr. 11 Silicea, Nr. 13 Kalium arsenicosum, Nr. 19 Cuprum arsenicosum, Nr. 22 Calcium carbonicum
Homöopathie:
4–6 Wochen vor dem Geburtstermin: Pulsatilla D 6 2x5 Globuli täglich
bei Wehenbeginn: Pulsatilla D 6 alle 2 Stunden 5 Globuli
bei Öffnung des Muttermundes: Caulophyllum D 4

Schwangerschaft

bei Neigung zu schwachem Bindegewebe, Schwangerschaftsrisse
Nr. 1 Calcium fluoratum, Nr. 11 Silicea
Die Mineralstoffkombination ist in der Anwendung als Salbe oder Cremegel besonders zu empfehlen. (+ Nr. 5 + Nr. 8)

bei Übelkeit
Nr. 5 Kalium phosphoricum
Homöopathie: Aletris farinosa, Nux vomica D6, Cocculus D4, Nux moschata D6, Phosphorus D12, Sepia D6/D12, Kreosotum D6 morgens und Phosphorus D12 abends
→ Erbrechen

bei Wadenkrämpfen
Nr. 2 Calcium phosphoricum
Homöopathie: Cuprum aceticum D4, Nux vomica D30

Brustpflege bzw. Vorbereitung
→ Brustwarzen

leicht erhöhte Temperatur während der ersten Wochen
Nr. 3 Ferrum phosphoricum, Nr. 5 Kalium phosphoricum, Nr. 8 Natrium chloratum
Die Mineralstoffkombination ist in der Anwendung als Salbe oder Cremegel besonders zu empfehlen.

Schwangerschaftserbrechen
Nr. 3 Ferrum phosphoricum, *Nr. 5 Kalium phosphoricum, Nr. 8 Natrium chloratum, Nr. 9 Natrium phosphoricum
Homöopathie: Colchicum D6 (schon beim Riechen von Speisen), Ignatia D4 (Schluckauf, Zigarettenrauch), Ipecacuanha D4 (unstillbar), Arsenicum D6 (unstillbar, brennend), Mandragora D4 (Säure), Kreosotum D4
→ **Übelkeit**

Schwangerschaftsflecken

→ **Muttermal**
Nr. 6 Kalium sulfuricum, Nr. 10 Natrium sulfuricum
Sie treten vor allem nach der Schwangerschaft auf und hängen mit der notwendigen Entschlackung zusammen, die während der anstrengenden Zeit dem Organismus nicht möglich war.

verbunden mit üblem Mundgeruch
Nr. 5 Kalium phosphoricum
Homöopathie: Kreosotum D4

zur Kräftigung und Stärkung der Mutter
*Nr. 2 Calcium phosphoricum, Nr. 5 Kalium phosphoricum, Nr. 8 Natrium chloratum

zur Unterstützung der Wehen
Nr. 7 Magnesium phosphoricum
Homöopathie: Caulophyllum D4, Cimicifuga D3

Schweiß

ätzend
*Nr. 1 Calcium fluoratum, Nr. 8 Natrium chloratum
Homöopathie: Acidum fluoricum D6/D12, Petroleum D12, Rhus toxicodendron, Silicea

bei Neigung zum Schweißausbruch
Nr. 2 Calcium phosphoricum, Nr. 15 Kalium jodatum
Homöopathie: Acidum salicylicum, Aconitum, Belladonna, Bryonia D4, Chamomilla, Coffea, Glonoinum, Jaborandi D4, Jodum, Kalium carbonicum D6, Lachesis, Salvia, Sambucus, Sulfur D12, Veratrum album (kalt)

fettiger
Nr. 8 Natrium chloratum
Homöopathie: Magnesium carbonicum, Mercurius solubilis D10 (gelb färbend), Selenium D4

Schweregefühl

hauptsächlich im Kopfhaarbereich
Nr. 2 Calcium phosphoricum
Homöopathie: Calcium carbonicum D6/D12, Calcium phosphoricum, Cantharis, Chamomilla, Silicea, Veratrum album

rein wässrig
Nr. 8 Natrium chloratum
Homöopathie: Veratrum album D12, Arsenicum D30 (klebrig, kalt), Coffea, Ferrum phosphoricum, Gelsemium, Jodum, Tabacum

sauer riechend
*Nr. 9 Natrium phosphoricum, Nr. 22 Calcium carbonicum, Nr. 23 Natrium bicarbonicum
Homöopathie: Bryonia, Calcium carbonicum, Colchicum, Hepar sulfuris, Lycopodium D12, Magnesium carbonicum D6, Nux vomica, Sepia, Sulfur

Schweißausbruch, bei Neigung dazu
Nr. 2 Calcium phosphoricum, Nr. 13 Kalium arsenicosum, Nr. 15 Kalium jodatum
Homöopathie: Acidum salicylicum, Aconitum, Belladonna, Bryonia D4, Chamomilla, Coffea, Glonoinum, Jaborandi D4, Jodum, Kalium carbonicum D6, Lachesis, Salvia, Sambucus, Sulfur D12, Veratrum (kalt)

übel riechend
Nr. 5 Kalium phosphoricum
Homöopathie: Acidum fluoricum, Acidum nitricum, Acidum sulfuricum, Baptisia, Barium carbonicum, Crocus, Dulcamara, Graphites, Mercurius solubilis, Lycopodium, Petroleum, Psorinum, Sepia, Silicea, Sulfur

unangenehmer Schweiß an Händen und Füßen – Schweißfuß
*Nr. 9 Natrium phosphoricum, Nr. 11 Silicea
Homöopathie: Acidum fluoricum, Barium carbonicum, Calcium carbonicum, Calcium phosphoricum, Jodum, Kalium carbonicum, Lycopodium, Petroleum, Pulsatilla, Sulfur D12, Sepia D12, Silicea, Thuja

Hausapotheke: Bäder mit Bockshornklee, Salbeibäder, auch Salbeitee trinken.

vor allem in der Nacht
Nr. 8 Natrium chloratum
Homöopathie: Acidum phosphoricum, Acidum salicylicum, Belladonna D30, Calcium carbonicum, Calcium phosphoricum, China, Conium, Hepar sulfuris, Jaborandi, Kalium carbonicum, Kalium jodatum, Ledum, Mercurius solubilis D30, Psorinum, Pulsatilla, Sambucus, Sulfur D12

Bachblüten: Oak (verbunden mit Hustenanfällen)

wenn jemand kaum oder nicht schwitzen kann
Nr. 8 Natrium chloratum
Homöopathie: Alumina D12, Causticum D6/D12, Dulcamara, Graphites, Lycopodium, Natrium chloratum D200 (1x 5 Globuli monatlich), Nux moschata, Secale cornutum

Schweißdrüsen

eitrig – Schweißdrüsenabszess
Nr. 3 Ferrum phosphoricum, Nr. 4 Kalium chloratum, *Nr. 9 Natrium phosphoricum, Nr. 11 Silicea, Nr. 12 Calcium sulfuricum
Die Mineralstoffkombination ist in der Anwendung als Salbe oder Cremegel besonders zu empfehlen.

Homöopathie: Echinacea, Hepar sulfuris, Mercurius solubilis, Myristica sebifera D4 (zum Durchbruch bringen)

entzündet
Nr. 3 Ferrum phosphoricum, Nr. 4 Kalium chloratum, *Nr. 9 Natrium phosphoricum
Die Mineralstoffkombination ist in der Anwendung als Salbe oder Cremegel besonders zu empfehlen.

Homöopathie: Apis, Arnica, Belladonna D30, Lachesis

Knoten durch eine Verstopfung von minderwertigem Fett verursacht
Nr. 1 Calcium fluoratum, Nr. 9 Natrium phosphoricum, auch als Salbe oder Cremegel

Hinweis: Einer gesunden vollwertigen Ernährung ist große Bedeutung beizumessen! Eine Vorbedingung für eine erfolgreiche Behandlung ist auch die Kontrolle des Schlafplatzes.

Schwellungen

werden bei den entsprechenden Organen und Körperteilen betrachtet → siehe dort

→ Anschwellungen, Gicht, Füße

Schweregefühl

im Kopf
Nr. 6 Kalium sulfuricum
Homöopathie: Acidum fluoricum D12, Acidum nitricum, Ambra, Gelsemium D4, Ginseng, Kalium phosphoricum, Magnesium phosphoricum, Nux vomica, Petroleum, Pulsatilla

in den Beinen
Nr. 10 Natrium sulfuricum
Homöopathie: Acidum phosphoricum D4, Aesculus D3, Ambra, Calcium carbonicum, Hamamelis D3, Pulsatilla D6, Natrium carbonicum, Sulfur

Schwerhörigkeit

→ **Ohrerkrankungen**

Schwermetalle

→ **Entgiftung**

Schwermut

Apathie, Teilnahmslosigkeit, Gleichgültigkeit
Nicht ohne therapeutische Begleitung!
*Nr. 5 Kalium phosphoricum, Nr. 8 Natrium chloratum, Nr. 10 Natrium sulfuricum
Homöopathie: Acidum phosphoricum D6, Barium carbonicum D6, Cina, Calcium carbonicum, Petroleum, Sulfur, Thuja, Sepia

→ **Melancholie**

→ **Pessimismus**

Schwielen

allgemein
Nr. 1 Calcium fluoratum, Nr. 3 Ferrum phosphoricum, Nr. 11 Silicea
Homöopathie: Antimonium crudum D4, Causticum D12, Sepia D12

Schwindelgefühl

durch eine Blutleere im Kopf verursacht
*Nr. 3 Ferrum phosphoricum, Nr. 5 Kalium phosphoricum, Nr. 8 Natrium chloratum
Homöopathie: Conium D12, Barium carbonicum D6, China D4, Cyclamen D6, Phosphorus D12, Cocculus D4

durch einen Blutandrang im Kopf
Nr. 3 Ferrum phosphoricum
Homöopathie: Aconitum, Arnica D12, Belladonna D12, Viscum D12, Jodum D12, Glonoinum D12, Sanguinaria, Veratrum album

Hinweis: In der „Abgekürzten Therapie" von Dr. Schüßler lesen wir auf Seite 37: „Durch Blutandrang bedingter wird durch Ferrum phosphoricum, nervöser durch Kali phosphoricum geheilt. Sind gastrische Beschwerden dabei, so muss der Zungenbelag berücksichtigt werden."

durch übertriebene Hektik
Nr. 14 Kalium bromatum, Nr. 15 Kalium jodatum
Homöopathie: Argentum nitricum D12, Nux vomica D6

nach längerer Bettlägrigkeit, beim Aufstehen
*Nr. 2 Calcium phosphoricum, Nr. 5 Kalium phosphoricum, Nr. 8 Natrium chloratum
Homöopathie: Acidum phosphoricum D4, Aconitum D30, Capsicum, China D4, Cocculus D12, Phosphorus D12, Veratrum album D12

wenn es beim Bücken auftritt
Nr. 11 Silicea
Homöopathie: Aurum, Belladonna, Calcium carbonicum, Conium, Helleborus, Ignatia, Jodum, Nux vomica, Phosphorus, Pulsatilla, Sulfur D12

wenn sich jemand im Kreis dreht – im übertragenen Sinn
Nr. 7 Magnesium phosphoricum, als „heiße 7"
Homöopathie: Arnica, Aurum, Belladonna, Calcium carbonicum, Cocculus D4, Conium D4, Pulsatilla D6/D12, Tabacum

Bachblüten: Scleranthus

zusätzlich könnte überlegt werden
Nr. 20 Kalium-Aluminium sulfuricum

Schwindsucht

Lungentuberkulose – Tuberkulose
→ **Tuberkulose**
Nicht ohne ärztliche Begleitung!

Hinweis: Diese Erkrankung tritt wieder häufiger auf.

Schwitzen

→ **Schweiß**

Schwüle

Beschwerden bei schwülem, feuchtem Wetter
Nr. 6 Kalium sulfuricum, Nr. 8 Natrium chloratum
Homöopathie: Gelsemium D4, Carbo vegetabilis D12, Lachesis D12, Rhododendron D6, Rhus toxicodendron D6, Thuja, Pulsatilla

Seekrankheit

auf dem Schiff in ganz kurzen Abständen
Nr. 5 Kalium phosphoricum, Nr. 7 Magnesium phosphoricum
Homöopathie: Cocculus D12, Petroleum D6, Tabacum D30

zur Abschwächung der üblen Reaktionen
Nr. 2 Calcium phosphoricum, Nr. 5 Kalium phosphoricum, Nr. 6 Kalium sulfuricum, *Nr. 7 Magnesium phosphoricum, Nr. 10 Natrium
Außerdem können noch hilfreich sein: Nr. 2 Calcium phosphoricum, Nr. 6 Kalium sulfuricum, Nr. 10 Natrium sulfuricum

Bachblüten: Scleranthus

zur Vorbeugung können eingenommen werden
Nr. 3 Ferrum phosphoricum, Nr. 5 Kalium phosphoricum, *Nr. 7 Magnesium phosphoricum, Nr. 9 Natrium phosphoricum
Homöopathie: Aconitum D30 (Angst, Aufregung, Herzklopfen), Cocculus D4

Sehen

→ **Auge**

Sehnen

Schmerzen wegen Überlastung
*Nr. 1 Calcium fluoratum, Nr. 5 Kalium phosphoricum, Nr. 8 Natrium chloratum, Nr. 9 Natrium phosphoricum, *Nr. 11 Silicea
Die Mineralstoffkombination ist in der Anwendung als Salbe oder Cremegel besonders zu empfehlen.

Homöopathie: Rhus toxicodendron D30, Arnica D30, Ruta D3

Verkürzung, Verhärtung, Vernarbung
*Nr. 1 Calcium fluoratum, Nr. 5 Kalium phosphoricum, Nr. 8 Natrium chloratum
Die Mineralstoffkombination ist in der Anwendung als Salbe oder Cremegel besonders zu empfehlen.

Homöopathie: Causticum D6/D12, Cimicifuga D4, Ruta D3, Symphytum D4, Aristolochia-Salbe

Verlängerung – Schlottergelenke
*Nr. 1 Calcium fluoratum, Nr. 11 Silicea
Die Mineralstoffkombination ist in der Anwendung als Salbe oder Cremegel besonders zu empfehlen.

Homöopathie: Acidum phosphoricum D6, Calcium phosphoricum D6, Causticum D6, Natrium carbonicum D12

→ **Zerrung**

Sehnenscheidenentzündung

allgemein
*Nr. 3 Ferrum phosphoricum, Nr. 8 Natrium chloratum, Nr. 9 Natrium phosphoricum, Nr. 11 Silicea
Die Mineralstoffkombination ist in der Anwendung als Salbe oder Cremegel besonders zu empfehlen.

Homöopathie: Bryonia D4, Rhus toxicodendron D4, Ruta D4, Symphytum D4

Sehnenverkürzung

→ **Sehnen**

Sehschwäche

→ **Augen oder Starerkrankung**

Sehstörungen

nervöse
Nr. 14 Kalium bromatum
Homöopathie: Acidum phosphoricum D4, Argentum nitricum D12, Ambra D3, Cocculus D4, Kalium phosphoricum D12, Phosphorus D12

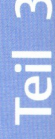

Seitenstechen

allgemein
Nr. 2 Calcium phosphoricum, Nr. 5 Kalium phosphoricum, *Nr. 7 Magnesium phosphoricum, Nr. 8 Natrium chloratum
Die Mineralstoffkombination ist in der Anwendung als Salbe oder Cremegel besonders zu empfehlen.

Homöopathie: Abrotanum D3, Acidum phosphoricum D4, Arnica D12, Bryonia D4, Chelidonium D4, Cimicifuga D4, Ceanothus D4, Guajacum D6, Kalium carbonicum D6, Natrium sulfuricum D6, Pulsatilla D6, Ranunculus D4, Sulfur D6/D12

Hinweis: Das Seitenstechen in der Milzgegend weist auf eine energetische Belastung hin.

Seitenstrangangina

Angina, wenn die Mandeln schon entfernt wurden
*Nr. 3 Ferrum phosphoricum, Nr. 5 Kalium phosphoricum, Nr. 8 Natrium chloratum, Nr. 9 Natrium phosphoricum
Homöopathie: Phytolacca D4, Lac caninum D12

Sekrete

→ **Absonderungen**

Selbstmord

Neigung bzw. Absichten
Nicht ohne therapeutische Begleitung!
*Nr. 5 Kalium phosphoricum, Nr. 8 Natrium chloratum, Nr. 9 Natrium phosphoricum, Nr. 15 Kalium jodatum, Nr. 22 Calcium carbonicum
Homöopathie: Aurum, Arsenicum, Belladonna, Argentum nitricum, Sulfur, Thuja, Mercurius, Hepar, Rhus toxicodendron, Lycopodium, Antimonium crudum

Hinweis: Eine Vorbedingung für eine erfolgreiche Behandlung ist auch die Kontrolle des Schlafplatzes. Die „inneren" Ursachen dürfen nicht übersehen werden.

Die Umgebung ist zu besonderer Wachsamkeit und Gesprächsbereitschaft aufgerufen. Wenn möglich, sollte eine gute Beratung (Psychotherapeut) in Anspruch genommen werden.

Senkfuß

allgemein
*Nr. 1 Calcium fluoratum, Nr. 2 Calcium phosphoricum, Nr. 5 Kalium phosphoricum, Nr. 8 Natrium chloratum, *Nr. 11 Silicea
Die Mineralstoffkombination ist in der Anwendung als Salbe oder Cremegel besonders zu empfehlen.

Senkung der Gebärorgane

allgemein
*Nr. 1 Calcium fluoratum, Nr. 11 Silicea
Homöopathie: Sepia D6, Lilium tigrinum D6, Helonias D12

Sepsis
Nicht ohne ärztliche Begleitung!

eine Fäulnis bzw. ein Brand wird verhindert durch
Nr. 5 Kalium phosphoricum
Homöopathie: Lachesis D12, Pyrogenium D30

Sexualität

Verlangen übermäßig
Nr. 9 Natrium phosphoricum, Nr. 11 Silicea
Homöopathie: Phosphorus, Staphisagria, Apis, Lachesis, Cantharis, Calcium carbonicum, Conium (kann nicht)

Verlangen vermindert
Nr. 1 Calcium fluoratum, *Nr. 5 Kalium phosphoricum, Nr. 8 Natrium chloratum, Nr. 11 Silicea
Homöopathie: Ambra, Graphites, Pulsatilla, Sepia, Lycopodium

Verlangen zwanghaft
Nr. 7 Magnesium phosphoricum, als „heiße 7"
Homöopathie: Bufo, Crocus, Hyoscyamus, Murex, Nux vomica, Stramonium, Veratrum album

Hinweis: Die „inneren" Ursachen dürfen nicht übersehen werden.

Singultus

→ **Schluckauf**

Homöopathie: Acidum sulfuricum D4, Acidum hydrofluoricum, Belladonna D30, Magnesium phosphoricum D6, Eupatorium D4, Ipecacuanha D4
→ **Schluchzen**

Sinusitis

Nasennebenhöhlenentzündung
*Nr. 3 Ferrum phosphoricum, Nr. 4 Kalium chloratum, Nr. 6 Kalium sulfuricum, *Nr. 8 Natrium chloratum, Nr. 10 Natrium sulfuricum, Nr. 12 Calcium sulfuricum
Die Mineralstoffkombination ist in der äußerlichen Anwendung als Salbe oder Cremegel besonders zu empfehlen. Für die innerliche Anwendung steht ein Nasengel zur Verfügung.

Homöopathie: Cinnabaris D4, Hydrastis D6, Kalium bichromicum D12

Sklerose

zur Behandlung
Nr. 1 Calcium fluoratum, Nr. 5 Kalium phosphoricum, Nr. 8 Natrium chloratum, *Nr. 9 Natrium phosphoricum, Nr. 11 Silicea, Nr. 16 Lithium chloratum, Nr. 17 Manganum sulfuricum, Nr. 19 Cuprum arsenicosum, Nr. 22 Calcium carbonicum
Homöopathie: Arnica D4, Arsenicum D6, Aurum D4, Barium carbonicum D4, Conium D4, Cuprum metallicum D6, Plumbum D6, D12, Secale cornutum D4, Strontium carbonicum D12

Hinweis: Einer gesunden vollwertigen Ernährung ist große Bedeutung beizumessen! Eine Vorbedingung für eine erfolgreiche Behandlung ist auch die Kontrolle des Schlafplatzes. Inneren und äußeren Druck beachten – Menschen, die im Leben auf der Bremse und dem Gaspedal zugleich stehen! Sie möchten nach außen, halten sich aber wieder aus Angst zurück.

zur Vorbeugung
Nr. 1 Calcium fluoratum, *Nr. 9 Natrium phosphoricum, Nr. 11 Silicea, Nr. 17 Manganum sulfuricum, Nr. 23 Natrium bicarbonicum
Homöopathie: Arnica D4 (bei passendem Arzneimittelbild)

Hinweis: Unter Sklerose ist die krankhafte Verhärtung von Geweben oder Organen zu verstehen.

Skoliose

→ **Rücken**

Hinweis: Es handelt sich um eine dauerhafte seitliche Krümmung der Körperachse und damit der Wirbelsäule.

Sodbrennen

allgemein, Druck im Magen, als wenn ein Stein im Magen läge, brennt nur unten
Nr. 9 Natrium phosphoricum
Homöopathie: Bismutum subnitricum D4, Capsicum D4, Carbo vegetabilis D30, Iris D4, Magnesium carbonicum D6, Robinia D12, Nux vomica D6, Abies nigra D4, Arsenicum D6, Phosphorus D12

Hinweis: Das Sodbrennen darf nicht mit Schlundbrennen (siehe dort) verwechselt werden!
→ **Aufstoßen**

zur Regelung der Darmtätigkeit
Nr. 7 Magnesium phosphoricum

Sommer

Durchfall
Nr. 3 Ferrum phosphoricum, Nr. 10 Natrium sulfuricum
Homöopathie: Ferrum phosphoricum D12 alle 2 Stunden 5 Globuli

Grippe
Nr. 3 Ferrum phosphoricum, Nr. 4 Kalium chloratum, Nr. 5 Kalium phosphoricum, Nr. 6 Kalium sulfuricum, Nr. 8 Natrium chloratum, *Nr. 10 Natrium sulfuricum
Homöopathie: Aconitum D30, Belladonna D30, Antimonium crudum D4, Dulcamara D4, Ferrum phosphoricum D12, Gelsemium, Eupatorium perfoliatum D4, Rhus toxicodendron

Schnupfen – Sommerkatarrh
Nr. 3 Ferrum phosphoricum, *Nr. 8 Natrium chloratum
Homöopathie: Cepa D10, Sticta D4, Cinnabaris D6, Arsenicum D6

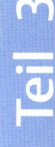

Sommersprossen

allgemein
Nr. 4 Kalium chloratum, *Nr. 6 Kalium sulfuricum
Homöopathie: Antimonium crudum D12, Lycopodium D12, Phosphorus D12, Sepia D12, Sulfur D12

Sonnenallergie

durch die Einstrahlung der Sonne entstehen rote Flecken und Bläschen
Nr. 3 Ferrum phosphoricum, Nr. 6 Kalium sulfuricum, Nr. 8 Natrium chloratum, *Nr. 10 Natrium sulfuricum, Nr. 12 Calcium sulfuricum
Die Mineralstoffkombination ist in der Anwendung als Salbe oder Cremegel besonders zu empfehlen.
Homöopathie: Acidum fluoricum D6/D12, Cantharis D6, Acidum hydrofluoricum D12

→ Sonnenallergie (Mallorca-Akne) im Kap. 18.4: Zur Frage des Sonnenschutzes aus der Sicht der Biochemie nach Dr. Schüßler (S. 424)

Sonnenbrand

Erste Hilfe
Nr. 3 Ferrum phosphoricum, Nr. 5 Kalium phosphoricum, *Nr. 8 Natrium chloratum
Die Mineralstoffkombination ist in der Anwendung als Salbe oder Cremegel besonders zu empfehlen.

Homöopathie: Apis D30, Belladonna D30, Arnica D30, Aconitum D30, Glonoinum D12, Lachesis D12

für den Aufbau der Haut, nach dem Abklingen der akuten Phase
Nr. 1 Calcium fluoratum, Nr. 3 Ferrum phosphoricum, Nr. 5 Kalium phosphoricum, Nr. 6 Kalium sulfuricum, *Nr. 8 Natrium chloratum, Nr. 11 Silicea
Die Mineralstoffkombination ist in der Anwendung als Salbe oder Cremegel besonders zu empfehlen.

nach übermäßigem Aufenthalt in der Sonne
Nr. 1 Calcium fluoratum, *Nr. 3 Ferrum phosphoricum, Nr. 5 Kalium phosphoricum, Nr. 6 Kalium sulfuricum, Nr. 8 Natrium chloratum, Nr. 11 Silicea, Nr. 22 Calcium carbonicum
Zu Beginn der äußeren Versorgung sollten die Mineralstoffe als Brei aufgelegt werden (→ „Äußere Anwendung", S. 160, 164), später als Salbe oder Cremegel.

Homöopathie: Cantharis D30, Calendula D4, Aristolochia-Salbe

Sonnenstich

allgemein
Nr. 3 Ferrum phosphoricum, Nr. 8 Natrium chloratum
Einnahme innerlich, äußerlich auf Stirn und Kopf

Homöopathie: Aconitum D30, Arnica D30, Belladonna D30, Glonoinum D30, Gelsemium D4, Opium

begleitet von starken Kopfschmerzen
Nr. 3 Ferrum phosphoricum
Homöopathie: Apis D30, Belladonna D30; Glonoinum D30, Gelsemium D30

begleitet von Übelkeit
*Nr. 5 Kalium phosphoricum, Nr. 8 Natrium chloratum
Homöopathie: Arsenicum D30, Veratrum album D12

verbunden mit erhöhter Temperatur
Nr. 3 Ferrum phosphoricum
Homöopathie: Aconitum, Belladonna, Lachesis, Glonoinum, Apis

Sonnenunverträglichkeit

wenn jemand die Sonne meidet
Nr. 3 Ferrum phosphoricum
Homöopathie: Glonoinum D30, Lachesis (Sonnenhitze), Belladonna, Nux vomica D6/D12

Hinweis: → Die Beschreibung des Mineralstoffs Nr. 3, S. 228 ff.

Soor

allgemein

Hinweis: Die durch den Soorpilz (→ Candida) hervorgerufene → Candidamykosis; z.B. als Mundsoor.

Homöopathie: Borax D3

→ **Aphthen**
→ **Pilzerkrankung**

Sorge

wenn sich jemand zu viel sorgt
Nr. 2 Calcium phosphoricum, Nr. 9 Natrium phosphoricum, *Nr. 11 Silicea

Homöopathie: Ambra D3, Acidum phosphoricum D12, Causticum D12/D30, Ignatia D30, Calcium carbonicum, Silicea, Kalium carbonicum D12

Hinweis: Als begleitende Maßnahme sind Ursachen aus anderen Ebenen, wie zum Beispiel der charakterlichen, ebenfalls in Betracht zu ziehen.

Sorglosigkeit

im Sinne einer Teilnahmslosigkeit
*Nr. 5 Kalium phosphoricum, Nr. 8 Natrium chloratum, Nr. 22 Calcium carbonicum
Homöopathie: Sepia, Barium carbonicum, Sulfur

Speichel

bitterer Geschmack
Nr. 10 Natrium sulfuricum
Homöopathie: Sulfur, Thuja

geifern
Nr. 8 Natrium chloratum
Homöopathie: Mercurius solubilis D6/D12, Stramonium D30

→ **Geschmack**

wenn der Mund austrocknet oder kein Speichel mehr gebildet wird
Nr. 8 Natrium chloratum
Homöopathie: Aconitum, Alumina D12, Apis, Arsenicum D6, Belladonna D30, Lycopodium, Nux moschata D12, Plumbum metallicum D6/D12, Bryonia D6

wenn ein salziger Geschmack im Mund ist
Nr. 8 Natrium chloratum
Homöopathie: Antimonium crudum D4, Carbo vegetabilis, Cyclamen, Euphorbium officinarum, Kalium jodatum D12, Lycopodium D12, Euphorbia D12, Mercurius corrosivus D4, Phosphorus D12, Sepia D12, Sulfur

wenn ein saurer Geschmack im Mund ist
Nr. 9 Natrium phosphoricum
Homöopathie: Calcium carbonicum, Calcium phosphoricum, Ignatia, Kalium jodatum, Phosphorus, Robinia, Sulfur, Lycopodium

zu viel oder zu wenig
Nr. 8 Natrium chloratum

Homöopathie:
viel Speichel: Acidum aceticum D4, Acidum nitricum D6, Acidum sulfuricum D4, Ammonium carbonicum, Cuprum, Dulcamara, Helleborus, Iris, Tabacum
Speichel vermindert: Belladonna D30, Natrium chloratum – in Hochpotenz durch den Fachmann verordnet bei passendem Arzneimittelbild.

Speicheldrüsenentzündung

allgemein
*Nr. 3 Ferrum phosphoricum, Nr. 4 Kalium chloratum, Nr. 7 Magnesium phosphoricum, *Nr. 8 Natrium chloratum
Homöopathie: Pulsatilla, Aurum metallicum, Mercurius, Acidum sulfuricum (schmerzhaft), Phytolacca D4

Speichelfluss

Homöopathie: Anacardium, Stramonium, Barium, Ignatia (plötzlich)
→ **Speichel**

vermehrt – geifern
Nr. 8 Natrium chloratum

vermindert, trockener Mund bzw. Hals
Nr. 8 Natrium chloratum

Speisen

wenn fette Speisen schlecht vertragen werden
Nr. 9 Natrium phosphoricum, *Nr. 10 Natrium sulfuricum
Homöopathie: Pulsatilla D6
Bewährte Mischung: Carduus D2 + Chelidonium D4 + Taraxacum D3 zu gleichen Teilen

wenn Speisen erbrochen werden
Nr. 3 Ferrum phosphoricum
Homöopathie: Antimonium tartaricum, Arsenicum D6, Chamomilla, China, Kreosotum, Mephitis putorius, Nux vomica D6, Sepia

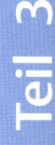

Speiseröhre

Blutung
Nicht ohne ärztliche Begleitung!
Nr. 1 Calcium fluoratum, *Nr. 3 Ferrum phosphoricum, Nr. 8 Natrium chloratum, Nr. 11 Silicea
Homöopathie: Erigeron, Ipecacuanha, Phosphorus D12, Hamamelis – dunkles Blut; Millefolium Urtinktur bis D3 – hellrote Blutungen jeder Genese

Krampf
Nr. 7 Magnesium phosphoricum, als „heiße 7"
Homöopathie: Acidum hydrocyanicum, Baptisia, Belladonna D30, Cicuta, Hyoscyamus, Ignatia D30, Lobelia, Sabadilla, Stramonium, Asa foetida D4

Kugelgefühl, Globusgefühl, „Kloß" (Knödel) im Hals
Nr. 7 Magnesium phosphoricum, vor allem als „heiße 7"
Homöopathie: Asa foetida D4, Ignatia D30, Lachesis D12

Verengung
Nicht ohne ärztliche Begleitung!
*Nr. 1 Calcium fluoratum, Nr. 2 Calcium phosphoricum, Nr. 7 Magnesium phosphoricum, Nr. 11 Silicea

wenn Bissen stecken bleiben
Nr. 7 Magnesium phosphoricum, als „heiße 7"
Homöopathie: Arnica, Arsenicum, Sabadilla, Ignatia, Baptisia, Asa foetida, Hyoscyamus

Spermatogenese

Entwicklung der Spermien
Nr. 17 Manganum sulfuricum, Nr. 21 Zincum chloratum

Spermien

Anzahl reduziert
Nr. 21 Zincum chloratum

Spinnenbiss

bei allergischen Reaktionen
Medizinische Versorgung empfehlenswert!
Nr. 2 Calcium phosphoricum, *Nr. 8 Natrium chloratum

Die Mineralstoffkombination ist in der Anwendung als Salbe oder Cremegel besonders zu empfehlen.
Homöopathie: Ledum D4

Spitzblattern

→ **Windpocken**

Splenomegalie

akute oder chronische Milzvergrößerung → **Milz**
Homöopathie: Ceanothus D4, Capsicum D6, Pulsatilla D4 (Ausleitung)

Splitter

→ **Fremdkörper**

Homöopathie: Silicea D6, Myristica sebifera D4

Sport

Vorbeugung vor stärkeren Mängeln
Eine Mischung aus allen 12 Mineralstoffen nach Dr. Schüßler kann empfohlen werden.
zusätzlich
Nr. 27 Kalium bichromicum
Sportler verlieren über Schweiß und Urin mehr als das Doppelte an Chrom als Nicht-Sportler

Sportlerherz

→ **Herz**

Sprechen

wenn die Stimmbänder austrocknen
Nr. 3 Ferrum phosphoricum, *Nr. 8 Natrium chloratum
Homöopathie: Alumina D12, Belladonna D30, Causticum D6/D12, Selenium D4, Argentum nitricum D12

wenn die Stimmbänder sich wie gelähmt anfühlen
Nr. 5 Kalium phosphoricum
Homöopathie: Causticum D6/D12, Gelsemium D4, Hyoscyamus D6/D12

wenn sich nach anstrengenden Vorträgen Heiserkeit einstellt
Nr. 3 Ferrum phosphoricum
Homöopathie: Argentum nitricum D12, Phosphorus D12, Arum triphyllum D3, Arnica D12

Spulwürmer

allgemein
Nr. 9 Natrium phosphoricum
Homöopathie: Cuprum oxydatum nigrum D4

Hausapotheke: Frischen Knoblauch essen.

Hinweis: Unbedingt eine Entwurmungskur durchführen. Beratung durch den Arzt oder Apotheker. Mit Mineralstoffen begleiten!

Stammeln

→ **Stottern**

Star

Grauer Star – Katarakt
Nr. 1 Calcium fluoratum, Nr. 4 Kalium chloratum, *Nr. 8 Natrium chloratum, Nr. 9 Natrium phosphoricum, Nr. 11 Silicea, Nr. 19 Cuprum arsenicosum, Nr. 21 Zincum chloratum, Nr. 26 Selenium
Homöopathie: Conium D12, Causticum D12, Naphthalinum D12
Kur: Die einzelnen Mittel werden nacheinander genommen
17 Tage lang Calcium fluoratum D12,
morgens 1 Tablette
17 Tage lang Magnesium fluoratum D6,
morgens 1 Tablette
17 Tage lang Magnesium fluoratum D12,
morgens 1 Tablette
4 Wochen lang Magnesium carbonicum D8,
morgens 5 Tropfen
Die Kur sollte 3–4mal jährlich durchgeführt werden.

Orthomolekulare Medizin: Zink, Kupfer, Selen, Vitamin A und C

Grüner Star – Glaukom
Nr. 4 Kalium chloratum, Nr. 5 Kalium phosphoricum, Nr. 7 Magnesium phosphoricum, Nr. 8 Natrium chloratum, *Nr. 10 Natrium sulfuricum, Nr. 11 Silicea

Homöopathie: Aconitum D30, Belladonna D30, Bryonia D4, Glonoinum, Opium D12, Aurum D6, Phosphorus D12

Hinweis: Der Mineralstoff Nr. 10 vermindert den Augendruck durch das Abziehen von zu viel Flüssigkeit im Auge.

Linsentrübung durch Trockenheit – mangelnde Tränenflüssigkeit
Als ob sich ein Schleier vor dem Auge befände.
Nr. 8 Natrium chloratum
Hinweis: Anwendung der Tropfen → S. 426ff.

Steifheit

am Morgen im Bett
Nr. 2 Calcium phosphoricum
Homöopathie: Bryonia, Causticum, Lithium carbonicum, Nux vomica, Rhus toxicodendron

der Gelenke – mangelnde Flexibilität
*Nr. 1 Calcium fluoratum, Nr. 9 Natrium phosphoricum, Nr. 11 Silicea
Homöopathie: Arnica, Argentum nitricum, Belladonna, Calcium carbonicum, Calcium phosphoricum, Causticum, Dulcamara, Ferrum, Kalium carbonicum, Phytolacca, Plumbum, Rhus toxicodendron, Zincum, Guajacum

durch Anspannung
Nr. 1 Calcium fluoratum, Nr. 2 Calcium phosphoricum, *Nr. 7 Magnesium phosphoricum
Homöopathie: Argentum nitricum D12, Nux vomica D6/D12

Steinbildung

Abbau der Steine
Nr. 2 Calcium phosphoricum, Nr. 7 Magnesium phosphoricum, *Nr. 9 Natrium phosphoricum, Nr. 11 Silicea

Hinweis: Problematik von Calcium-Präparaten: Es ist darauf zu achten, dass kein Überschuss an grobstofflichem Calcium entsteht, der durch die Anwesenheit von entsprechend großen Mengen im Zellinneren nicht ausgesteuert wird! Die entsprechenden Kapitel im ersten Teil und im zweiten Teil sind diesbezüglich zu beachten! (s. S. 31 und 206ff.)
→ **Niere**

wird verhindert durch den Abbau der Säure im Körper
Nr. 9 Natrium phosphoricum
Homöopathie: Acidum oxalicum, Lithium carbonicum, Berberis, Perilla ocymoides D 3

Steißbein

Schmerzen
Nr. 1 Calcium fluoratum, Nr. 2 Calcium phosphoricum, Nr. 8 Natrium chloratum, *Nr. 9 Natrium phosphoricum, *Nr. 11 Silicea
Die Mineralstoffkombination ist in der Anwendung als Salbe oder Cremegel besonders zu empfehlen.
Homöopathie: Acidum phosphoricum D4, Arnica D12, Bryonia D4, Castor equi, Causticum D6/D12, Hypericum D4, Kalium carbonicum D6, Lachesis D12, Magnesium phosphoricum D6, Phosphorus D12, Rhus toxicodendron D6, Ruta D3

Verletzung
Nr. 1 Calcium fluoratum, Nr. 2 Calcium phosphoricum, *Nr. 3 Ferrum phosphoricum, Nr. 8 Natrium chloratum, *Nr. 11 Silicea
Die Mineralstoffkombination ist in der Anwendung als Salbe oder Cremegel besonders zu empfehlen.

Homöopathie: Castor equi D4, Hypericum D4, Rhus toxicodendron D30, Arnica D12

Hinweis: Verletzungen am Steißbein bedürfen besonderer Beachtung, weil sie bei Nichtbeachtung schwere Störungen im Energiekreislauf verursachen können. Das kann sich unter Umständen nach vielen Jahren verheerend auswirken, ohne dass an die Ursache gedacht wird.

Sterilität

durch Übersäuerung
Nr. 8 Natrium chloratum, *Nr. 9 Natrium phosphoricum, Nr. 23 Natrium bicarbonicum
Um diesem Problem gerecht zu werden, wird eine Untersuchung des Schlafplatzes durch einen guten Radiästheten empfohlen.

Basenbad
Ernährung beachten: Essenzielle Fettsäuren!
Psychosomatische Hintergründe klären.

durch Energiemangel
Nr. 3 Ferrum phosphoricum, Nr. 5 Kalium phosphoricum, Nr. 8 Natrium chloratum, Nr. 22 Calcium carbonicum
Um diesem Problem gerecht zu werden, wird eine Untersuchung des Schlafplatzes durch einen guten Radiästheten empfohlen.

Ernährung beachten: Essenzielle Fettsäuren!
Psychosomatische Hintergründe klären.

Stichwunden

→ **Wunden**

Stillen

→ **Milchabsonderung**

Stillpsychose

bei großer Niedergeschlagenheit
Nicht ohne ärztliche Begleitung!
Nr. 4 Kalium chloratum, Nr. 5 Kalium phosphoricum, Nr. 8 Natrium chloratum, *Nr. 15 Kalium jodatum, *Nr. 22 Calcium carbonicum
Homöopathie: Platinum oder Hyoscyamus – in Hochpotenzen von einem Fachmann verordnet!

Bachblüten: Larch

Hinweis: Die stillende Frau leidet sehr unter dem erfolgten Abbau ihrer Mineralstoffreserven während der Schwangerschaft und der zusätzlichen Belastung durch das Stillen. Eine großzügige Auffüllung ihrer Mineralstoffspeicher ist dringend notwendig.

Stimmband

Lähmung
*Nr. 5 Kalium phosphoricum, Nr. 7 Magnesium phosphoricum, Nr. 9 Natrium phosphoricum, Nr. 11 Silicea
Homöopathie: Causticum D4/D6/D12, Gelsemium D4

Reizung durch Trockenheit
Nr. 8 Natrium chloratum
Homöopathie: Hyoscyamus D4, Argentum nitricum D12, Belladonna D30, Aconitum D30, Crocus, Drosera, Ferrum phosphoricum, Selenium, Sticta pulmonaria D4

→ **Sprechen**

Verkrampfung
Nr. 2 Calcium phosphoricum, *Nr. 7 Magnesium phosphoricum
Homöopathie: Aconitum D30, Belladonna D30, Cuprum D30, Moschus D30, Nux vomica D30, Plumbum

Stimmung

depressiv
Nr. 15 Kalium jodatum, Nr. 21 Zincum chloratum
Homöopathie: Cimicifuga, Sepia, Calcium carbonicum, Lycopodium, Aurum

euphorisch übertrieben
Nr. 7 Magnesium phosphoricum, Nr. 14 Kalium bromatum
Homöopathie: Acidum hydrofluoricum, Lachesis, Moschus, Phosphorus

Stimmungswechsel

rascher Stimmungswechsel
Nr. 7 Magnesium phosphoricum, als „heiße 7", *Nr. 15 Kalium jodatum

Hinweis: Die „inneren" Ursachen dürfen nicht übersehen werden. Eine Vorbedingung für eine erfolgreiche Behandlung ist auch die Kontrolle des Schlafplatzes. Einer gesunden vollwertigen Ernährung ist große Bedeutung beizumessen!

Stimmungsschwankungen – vor allem im weiblichen Zyklus
Nr. 25 Aurum chloratum natronatum
Homöopathie: Lachesis, Ignatia, Crocus, Sepia, Nux moschata, Moschus, Cimicifuga

Stimmverlust

→ **Stimmband**

Homöopathie: Causticum D6, Phosphorus D12, Rumex D6, Spongia D3, Senega D3

Stinknase

Ozaena: chronisch fortschreitender Schwund der Nasenschleimhaut und -muscheln
Nr. 4 Kalium chloratum, Nr. 5 Kalium phosphoricum, Nr. 6 Kalium sulfuricum, *Nr. 8 Natrium chloratum, *Nr. 10 Natrium sulfuricum, Nr. 12 Calcium sulfuricum

Die Mineralstoffkombination ist in der Anwendung als Salbe oder Cremegel besonders zu empfehlen, innerlich als Nasengel.

Homöopathie: Acidum nitricum D6, Asa foetida D4, Aurum metallicum D6, Cadmium sulphuratum, Pulsatilla, Theridion D6/D12, Teucrium D3, Nux moschata D6, Mephitis putorius D6

Stirnhöhle

→ **Nebenhöhle und Absonderungen**

Stockschnupfen

→ **Schnupfen**
Nr. 4 Kalium chloratum, Nr. 8 Natrium chloratum, Nr. 12 Calcium sulfuricum
Innerlich als Nasengel anwenden!

Homöopathie: Luffa D6/D12, Nux vomica D30, Hydrastis D4, Cinnabaris D4, Kalium bichromicum D12

Stoffwechsel

Aktivierung des Stoffwechsels
Nr. 3 Ferrum phosphoricum, Nr. 5 Kalium phosphoricum, Nr. 8 Natrium chloratum, Nr. 10 Natrium sulfuricum, Nr. 21 Zincum chloratum, Nr. 23 Natrium bicarbonicum, Nr. 26 Selenium
Homöopathie: Berberis D3, Lycopodium D6, Sulfur D6, Adlumina fungosa D4

die Entschlackung wird allgemein gefördert durch
Nr. 6 Kalium sulfuricum, Nr. 8 Natrium chloratum, *Nr. 10 Natrium sulfuricum, Nr. 23 Natrium bicarbonicum
Homöopathie: Berberis D3, Lycopodium D6, Sulfur D6

Förderung der Stoffwechselvorgänge
Nr. 21 Zincum chloratum, Nr. 23 Natrium bicarbonicum
Homöopathie: Acidum sarcolacticum D4 (Säure-Basen-Haushalt)

Juckreiz durch Austritt von Schlacken über die Haut
Nr. 10 Natrium sulfuricum
Homöopathie: Sulfur D4, Berberis D4

Stomatitis

→ **Entzündung der Mundschleimhaut**

Stottern

allgemein – zur Begleitung und Unterstützung
*Nr. 7 Magnesium phosphoricum, Nr. 9 Natrium phosphoricum, Nr. 11 Silicea
Homöopathie: Argentum nitricum D12, Agaricus D12, Belladonna D30, Causticum D12, Chamomilla D30, Cuprum D30, Helleborus D4, Lachesis D12, Mercurius solubilis D12, Nux vomica D30, Phosphorus D12/D30, Stramonium D12/D30

Hinweis: Eine Gesprächsbegleitung für den charakterlichen Bereich ist unerlässlich.

Stress

→ **Überanstrengung**
Nr. 7 Magnesium phosphoricum
Homöopathie: Nux vomica D 6 / D 12 / D 30

Strom

Belastung durch elektromagnetische Felder
Nr. 4 Kalium chloratum, *Nr. 7 Magnesium phosphoricum, Nr. 10 Natrium sulfuricum

Hinweis: Von großer Bedeutung sind die Belastungen am Arbeits- und vor allem am Schlafplatz. – Netzfreischalter!

Struma

→ **Schilddrüse**

Stuhl

Blähungskolik
Nr. 7 Magnesium phosphoricum, Nr. 20 Kalium-Aluminium sulfuricum
Homöopathie: Allium sativum D2, Argentum nitricum D12, Asa foetida D3, Colocynthis D4, Dioscorea D4, Plumbum aceticum D6, Nux vomica D4, Lycopodium D4, Magnesium carbonicum D6, Veratrum album D12
→ **Darmkatarrh**

Darmkatarrh verbunden mit heißem Kopf
Nr. 3 Ferrum phosphoricum
Homöopathie: Gelsemium D4, Chamomilla D3, Mandragora D6

Darmschlaffheit – vorübergehend
Nr. 3 Ferrum phosphoricum
Homöopathie: Magnesium chloratum D6

Darmträgheit – chronisch
*Nr. 7 Magnesium phosphoricum, Nr. 8 Natrium chloratum
Homöopathie: Natrium chloratum in Hochpotenz durch den Fachmann verordnet, Nux vomica D30

Bachblüten: Cherry Plum + Crab Apple (für die Kinder)

Hausapotheke: Viel trinken, faserstoffreiche Kost, Leinsamen eingeweicht, Dörrobst. Wenn möglich keine Abführmittel einnehmen, da die Gefahr einer Gewöhnung besteht.

Hinweis: Besonders bei Kindern beachten: Babys, die gestillt werden, haben manchmal tagelang keinen Stuhl. Das ist nicht beunruhigend. Wenn Kinder sauber werden, kommt es oft zur Verstopfung („sie können nicht loslassen").

Psychologische Gründe: Angst vor einem Rückfall. (Bitte Geduld haben!)

Darmträgheit – wegen Ermüdung der elastischen Fasern der Darmmuskeln
Nr. 1 Calcium fluoratum, Nr. 11 Silicea
Homöopathie: Alumina D6/D12 (kein Drang)
→ **Durchfall**

Durchfälle beim Zahnen
Nr. 2 Calcium phosphoricum, Nr. 5 Kalium phosphoricum, *Nr. 8 Natrium chloratum
Homöopathie: Chamomilla D3, Calcium carbonicum D6/D12

Durchfälle kleiner Kinder, grasgrün
Nr. 10 Natrium sulfuricum
Homöopathie: Aconitum D6, Aethusa D4, Arsenicum, Veratrum album D6, Calcium carbonicum D6, Calcium phosphoricum D6, Chamomilla D3, China D4, Colocynthis D4, Magnesium carbonicum D12, Mercurius solubilis, Natrium chloratum, Phosphorus D6, Podophyllum D6, Pulsatilla D6, Sulfur D6

gelblich-grüne Durchfälle kleiner Kinder, wie gehackt (geronnen)
Nr. 9 Natrium phosphoricum

Homöopathie: Chamomilla D3, Veratrum album D6, Argentum nitricum D6, Magnesium carbonicum D6
wie Eier: Chamomilla D3, Mercurius solubilis D12, Pulsatilla D6
wie Spinat: Aconitum D30, Argentum nitricum D12, Chamomilla D3, Mercurius

grau gefärbt weist er auf eine Störung der Leber bzw. Galle hin
Nr. 6 Kalium sulfuricum, *Nr. 10 Natrium sulfuricum
Homöopathie: Arsenicum D6, Chelidonium D4, Hydrastis D4, Kalium bichromicum D12, Magnesium chloratum D6, Mercurius solubilis D10, Natrium chloratum, Phosphorus D12, Sulfur D6, Hepar sulfuris, Mercurius vivus

grünlich-gallig mit schneidenden Schmerzen im Bauch
Nr. 10 Natrium sulfuricum
Homöopathie: Mercurius dulcis D6

übel riechende, stinkende, wässrige und schleimige Ausscheidungen
*Nr. 5 Kalium phosphoricum, Nr. 8 Natrium chloratum
Homöopathie: Acidum nitricum D6, Arsenicum D6, Conium D4, Jodum (wässrig morgens), Sulfur D6, Rhus toxicodendron D6, China D12, Podophyllum D6

wässrige und schleimige Ausscheidungen, verbunden mit trockenem Mund
Nr. 8 Natrium chloratum
Homöopathie: Arsenicum album D6

wenn die Ausscheidungen mit Blut versetzt sind
Nicht ohne ärztliche Begleitung!
Nr. 2 Calcium phosphoricum, *Nr. 3 Ferrum phosphoricum, Nr. 5 Kalium phosphoricum, Nr. 11 Silicea
Homöopathie: Arnica D6/D12, Argentum nitricum D12, Hamamelis D4, Hydrastis D4, Arsenicum D6, Mercurius corrosivus D30, Lachesis D12, Phosphorus D12

Hinweis: Helles Blut deutet auf Darm- bzw. Aftereinrisse hin, Hämorrhoiden.

wenn fette Speisen durch Übersäuerung Probleme machen
Nr. 9 Natrium phosphoricum
Homöopathie: Magnesium carbonicum D3, Pulsatilla D6, Rheum D3

Stuhlabgang

Gefühl des Zurückbleibens
Nr. 5 Kalium phosphoricum, Nr. 7 Magnesium phosphoricum, *Nr. 11 Silicea
Homöopathie: Lycopodium D6, Aesculus D4, Anacardium D4, Nux vomica D6

Inkontinenz
*Nr. 1 Calcium fluoratum, Nr. 4 Kalium chloratum, Nr. 7 Magnesium phosphoricum, Nr. 10 Natrium sulfuricum, Nr. 22 Calcium carbonicum
Homöopathie: Aloe D6, Apis, Arnica D12, Causticum D6, Helleborus D4, Hyoscyamus D4, Secale cornutum, Veratrum album D4

Hinweis: Inkontinenz ist das Unvermögen zum kontrollierten Zurückhalten (Retention) der Exkremente.

unwillkürlich
*Nr. 1 Calcium fluoratum, Nr. 4 Kalium chloratum, Nr. 10 Natrium sulfuricum
Homöopathie: Aloe D6, Arnica D12, Acidum phosphoricum D4, Secale cornutum, Veratrum album D4

Stuhlträgheit, Stuhlverstopfung

→ **Obstipation**

Süßes

wenn das Verlangen danach sehr stark ist
Nr. 9 Natrium phosphoricum
Homöopathie: Argentum nitricum D12, Lycopodium D12, China D4, Magnesium chloratum D6, Sulfur D12

Hinweis: Das Verlangen nach Süßem sollte unbedingt vom Schokoladenhunger unterschieden werden, welcher nämlich auf einen Mangel an Nr. 7 hinweist.

Sympathikus

zur Unterstützung der Nervenfunktionen
*Nr. 5 Kalium phosphoricum, Nr. 7 Magnesium phosphoricum, Nr. 8 Natrium chloratum

Syphilis

chronische Infektionskrankheit – Geschlechtskrankheit
Nr. 3 Ferrum phosphoricum, Nr. 5 Kalium phosphoricum, Nr. 8 Natrium chloratum
Homöopathie: Mercurius solubilis, Arsenicum, Acidum nitricum, Aurum

Tabakvergiftung

→ **Nikotinvergiftung**

Tachykardie

Herzjagen – Sofortige medizinische Versorgung (Krankenhaus) ist notwendig!
*Nr. 2 Calcium phosphoricum, Nr. 7 Magnesium phosphoricum
Homöopathie: Aconitum D30, Lycopus D4, Sarothamnus D3, Strophanthus D4, Natrium chloratum D200 (1–3 Uhr früh) – vom homöopathischen Arzt verordnet (1x 5 Globuli in Wasser).

Hinweis: Eine Vorbedingung für eine erfolgreiche Behandlung ist auch die Kontrolle des Schlafplatzes.

Talgdrüsen

Entzündung durch die Verstopfung – mit rotem Rand
*Nr. 3 Ferrum phosphoricum, Nr. 4 Kalium chloratum, Nr. 9 Natrium phosphoricum
Die Mineralstoffkombination ist in der Anwendung als Salbe oder Cremegel besonders zu empfehlen. Auch Waschungen mit im Wasser aufgelösten Mineralstoffen sind hilfreich.

Mitesser – Verstopfung der Talgdrüsen
Nr. 9 Natrium phosphoricum
Homöopathie: Sulfur jodatum D4, Selenium D6/D12

Taubheit

im Sinne von Schwerhörigkeit
→ **Ohrerkrankungen**

Taubheitsgefühl in den Extremitäten: Arme und Beine
*Nr. 2 Calcium phosphoricum, Nr. 7 Magnesium phosphoricum, als „heiße 7"

Hinweis: Eine Vorbedingung für eine erfolgreiche Behandlung ist auch die Kontrolle des Schlafplatzes.
Homöopathie: Aconitum D 30, Acidum picrinicum

Taubheitsgefühl in Folge einer Lähmung (Nervenstörung)
Sofortige medizinische Versorgung (Krankenhaus) ist notwendig!
Nr. 2 Calcium phosphoricum, *Nr. 5 Kalium phosphoricum, Nr. 8 Natrium chloratum, Nr. 11 Silicea
Homöopathie: Aconitum D30, Arnica, Belladonna, Causticum D6/D12, Cocculus, Cuprum, Dulcamara, Gelsemium D30, Hypericum, Kalium phosphoricum, Lachesis, Nux vomica, Oleander, Plumbum, Rhus toxicodendron, Secale cornutum, Zincum

Taubheitskribbeln

→ **Taubheit**

Teilnahmslosigkeit

im Sinne von Ablehnung
Nr. 2 Calcium phosphoricum, Nr. 5 Kalium phosphoricum, Nr. 7 Magnesium phosphoricum
Homöopathie: Acidum phosphoricum D6, Sepia D30, Acidum picrinic.

Bachblüten: Gorse

Hinweis: Mit Druck ist hier auf Dauer nichts zu erreichen. Diese Problematik lässt sich nicht über Mineralstoffe bearbeiten. Hierzu ist ein therapeutisches Gespräch notwendig.

im Sinne von apathisch
*Nr. 5 Kalium phosphoricum, Nr. 8 Natrium chloratum, Nr. 10 Natrium sulfuricum, Nr. 21 Zincum chloratum
Homöopathie: Helleborus D2, Acidum phosphoricum D6, Gelsemium D4

Bachblüten: Wild Rose
→ **Apathie**
→ **Melancholie**

Tennisarm

durch Überanstrengung der Schultermuskulatur – Ausstrahlung in den Ellbogen
Nr. 1 Calcium fluoratum, *Nr. 2 Calcium phosphoricum, Nr. 8 Natrium chloratum, Nr. 9 Natrium phosphoricum, Nr. 11 Silicea

Die Mineralstoffkombination ist in der Anwendung als Salbe oder Cremegel besonders zu empfehlen, vor allem auch im Bereich des Schulterblattes anzuwenden.

Homöopathie: Arnica D4 + Ruta D3 + Hypericum D4 zu gleichen Teilen mischen.

Tendosynovitis

→ **Sehnenscheidenentzündung**
Hinweis: Tendovaginitis – primär entzündlicher Prozess der Sehnenscheiden

Homöopathie: Ruta D 3, Symphytum D 4 / D 6, Bryonia D 3

Testosteronproduktion

eingeschränkt
Nr. 21 Zincum chloratum

Thrombose

allgemein – Sofortige medizinische Versorgung (Krankenhaus) notwendig!
Nr. 2 Calcium phosphoricum, Nr. 3 Ferrum phosphoricum, *Nr. 4 Kalium chloratum, Nr. 5 Kalium phosphoricum, Nr. 8 Natrium chloratum, Nr. 9 Natrium phosphoricum, Nr. 10 Natrium sulfuricum
Die Mineralstoffkombination ist in der Anwendung als Salbe oder Cremegel besonders zu empfehlen.

Homöopathie: Hamamelis D3, Pulsatilla D3, Lachesis D12

Hinweis: Die Neigung zur Pfropfenbildung kann durch eine gute Versorgung des Organismus mit Mineralstoffen und durch den Aufenthalt in frischer ionenreicher Luft (am Meer und im Hochgebirge) abgeschwächt werden.
Wenn der Gefäßpfropfen ein Blutgefäß verstopft, was plötzlich erfolgt, spricht man von einer Embolie. Der durch die Ader (meist Arterie) versorgte Körperteil bzw. Organ erleidet unter Umständen großen Schaden, sodass im akuten Fall immer (!) eine medizinische Versorgung notwendig ist.

bei Neigung zu einer Thrombose
Nr. 4 Kalium chloratum
Es reguliert die Fließfähigkeit des Blutes, indem es die zu viel vorhandenen Faserstoffe bindet.

Homöopathie: Lachesis D12, Sulfur D4/D6 (Stauung), Vipera berus D8

Gefährdung
*Nr. 4 Kalium chloratum, Nr. 5 Kalium phosphoricum, Nr. 11 Silicea
Hinweis: Silicea ist in der Lage, die Verklumpung aufzulösen.

Bei Thrombosegefahr ist unbedingt auf den Ionenhaushalt zu achten! Die Energie der Ionen lädt die roten Blutkörperchen so auf, dass diese einen großen Abstand voneinander haben. Dieser Abstand richtet sich nach dem magnetischen Prinzip, dass gleiche Ladungen einander abstoßen. Nimmt die Ladung ab, nähern sich die roten Blutkörperchen, bis sie sich schließlich berühren und verkleben. Es gibt ausgezeichnete Ionengeneratoren und entsprechende Literatur diesbezüglich.

Thymushormon

Förderung der Produktion
Nr. 21 Zincum chloratum
→ **Hormone**

Thyreoiditis

Entzündung der Schilddrüse
*Nr. 3 Ferrum phosphoricum, Nr. 14 Kalium bromatum, Nr. 15 Kalium jodatum
→ **Schilddrüse**

Tick

durch Nervosität, Übererregbarkeit
Nr. 2 Calcium phosphoricum, Nr. 7 Magnesium phosphoricum, *Nr. 11 Silicea, Nr. 15 Kalium jodatum
Homöopathie: Tarantula D12, Gelsemium D6, Lycopodium D12, Agaricus D12

Hinweis: Die „inneren" Ursachen dürfen nicht übersehen werden.

Gesichtszucken
Nr. 11 Silicea
Homöopathie: Absinthium D4, Agaricus D12, Hyoscyamus D6

Bachblüten: Vervain

Tinnitus aurium

Ohrensausen, Ohrgeräusche
→ **Ohrerkrankungen**

Tonische Krämpfe

Krämpfe, die durch eine zu hohe Spannung (Tonus) entstehen
*Nr. 2 Calcium phosphoricum, Nr. 9 Natrium phosphoricum, Nr. 11 Silicea
Die Mineralstoffkombination ist in der Anwendung als Salbe oder Cremegel besonders zu empfehlen.

Homöopathie: *Argentum nitricum D12, Ambra D3, Nux vomica D30*

Tonsillitis

→ **Mandelentzündung**

Torkeln

Verlust der Bewegungskontrolle
Sofortige medizinische Versorgung ist notwendig!
Homöopathie: *Argentum nitricum D12, Cocculus D4, Phosphorus D12, Secale D6 / D12, Nux vomica D12, Nux moschata D6/D12*

Torticollis

→ **Schiefhals**

Tränen

Neigung zu wässrigen Augen bei Luftzug
Nr. 8 Natrium chloratum
Homöopathie: *Euphrasia D4, Sabadilla D12*

zu wenig Tränenflüssigkeit; trocken, wie wenn Sand im Auge wäre
Nr. 8 Natrium chloratum
Homöopathie: *Causticum D12, Belladonna D12, Calcium carbonicum D12, Euphrasia D4, Sepia D6/ 12*

Tränenkanal

verengt
*Nr. 1 Calcium fluoratum, Nr. 2 Calcium phosphoricum, Nr. 5 Kalium phosphoricum, Nr. 8 Natrium chloratum

Tränensack

Entzündung
*Nr. 3 Ferrum phosphoricum, Nr. 8 Natrium chloratum, Nr. 10 Natrium sulfuricum
Die oben angeführten Mineralstoffe sind auch als Salbenkombination empfehlenswert.

Homöopathie: *Belladonna D30, Bryonia D4, Apis D4
chronisch: Calcium fluoratum, Hepar sulfuris, Mercurius solubilis, Petroleum, Silicea, Staphisagria, Sulfur*

→ **Fistel**

Schwellung
Nr. 10 Natrium sulfuricum

Hinweis: Eine Vorbedingung für eine erfolgreiche Behandlung ist auch die Kontrolle des Schlafplatzes, besonders im Hinblick auf elektromagnetische Belastungen.

Träume

Albträume
Nr. 3 Ferrum phosphoricum, *Nr. 6 Kalium sulfuricum, Nr. 9 Natrium phosphoricum, Nr. 10 Natrium sulfuricum
Homöopathie: *Arnica D30, Anacardium, Graphites, Pyrogenium, Magnesium carbonicum D30, Lachesis D30, Belladonna D30, Arsenicum album D30, Silicea, Veratrum album, Stramonium*

Bachblüten: Aspen (Angst vor Geistern), Mimulus (Angst vor realen, erlebten Begebenheiten)

Hinweise: Häufig sind die Träume die Folge von zu vielem und zu schwerem Essen.

belastende Träume, soweit sie durch körperliche Bedingtheiten verursacht sind
Nr. 10 Natrium sulfuricum
Homöopathie: *Digitalis purpurea D3 (Herz), Nux vomica D30 (Essen), Antimonium crudum D4 (Essen)*

Traurigkeit

→ **Melancholie**

Pessimismus – Schwarzseherei
Nr. 5 Kalium phosphoricum, Nr. 8 Natrium chloratum, *Nr. 10 Natrium sulfuricum
Bachblüten: Gentian
→ **Pessimismus**

Trigeminus

Schmerzen, die sich über den Ober- und Unterkiefer hinziehen
*Nr. 2 Calcium phosphoricum, Nr. 5 Kalium phosphoricum, Nr. 7 Magnesium phosphoricum, Nr. 8 Natrium chloratum, Nr. 11 Silicea
Die Mineralstoffkombination ist in der Anwendung als Salbe oder Cremegel besonders zu empfehlen.

Homöopathie: Chamomilla D30, Arsenicum D12, Colocynthis D4, Aconitum D30, Belladonna D30, Plantago major D4

Hinweis: Die Schmerzen strahlen auch bis in den Schläfenbereich aus. Sie entstehen oft durch das starke Zusammenbeißen der Zähne als Folge der oft gehörten Appelle: „Beiß' die Zähne zusammen!" oder „Da musst du dich durchbeißen!"

Hauptsächliche Ursache aus dem charakterlichen Bereich ist die Unterdrückung der Gefühle, vor allem von besonders starken, die ihre Äußerung über den Mund suchen, aber genau hier zurückgehalten werden. Die angegebenen Mineralstoffe erleichtern die Folgen der Fehlhaltung, welche aber durch den Einzelnen selbst abgearbeitet werden muss, in Richtung von Ermutigung und Stärkung der Eigenständigkeit.

zusätzlich könnte benötigt werden
Nr. 7 Magnesium phosphoricum, als „heiße 7"
Homöopathie: Cedron D4 (periodisch zur gleichen Zeit), Verbascum D6

Trinken

ein dauerndes Durstgefühl schwächt ab
Nr. 8 Natrium chloratum
Homöopathie: Natrium chloratum, Calcium carbonicum D6, Phosphorus D12

Hinweis: Es ist von großer Bedeutung, dass reines Wasser, Leitungswasser, getrunken wird, auch ohne Zusätze (Geschmacksaufbesserer). Erst wenn wieder geschmeckt wird, wie gut so genanntes leeres Wasser schmeckt, ist ein natürliches Geschmacksempfinden wieder hergestellt.

→ **Flüssigkeitszufuhr** (→ **Ergänzende Informationen, S. 174**)

wenn das Trinken von kaltem Wasser Schwierigkeiten bereitet
Nr. 3 Ferrum phosphoricum
Homöopathie: Arsenicum D6, Bismutum subnitricum D4, Bryonia D4, Chelidonium D4, Phosphorus D12, Sulfur, Lachesis D12

Hinweis: Der Körper sollte nicht mit Flüssigkeit überfallen werden. – Langsam trinken!

zur Entwöhnung vom Alkohol, von der Sucht
Nr. 7 Magnesium phosphoricum, *Nr. 8 Natrium chloratum
Homöopathie: Acidum sulfuricum D30, Argentum nitricum D12 (Gastritis der Trinker), Cocculus D12, Kalium bichromicum D12 (Bier), Nux vomica D4, Sulfur D4–D200, Zincum D6, Ledum

Hinweis: Die charakterliche Arbeit an der Abhängigkeit über den eigenen Willen kann niemandem erspart werden.

Tripper

Gonorrhoe
Nicht ohne ärztliche Begleitung!
Nr. 3 Ferrum phosphoricum, Nr. 5 Kalium phosphoricum, Nr. 8 Natrium chloratum, Nr. 12 Calcium sulfuricum
Homöopathie: Zu Beginn: Aconitum D30, Mercurius solubilis D30, Cantharis D6

Hinweis: Hier handelt es sich um eine meist durch Geschlechtsverkehr übertragene Schleimhautinfektion der Harn- und Geschlechtsorgane.

Die angeführten Mineralstoffe können keine ärztliche Behandlung ersetzen, sondern sie nur begleiten!

Trisomie 21 – Down-Syndrom

zur konstitutionellen Unterstützung
Nr. 1 Calcium fluoratum, Nr. 3 Ferrum phosphoricum, Nr. 5 Kalium phosphoricum, Nr. 8 Natrium chloratum, Nr. 11 Silicea, * Nr. 22 Calcium carbonicum

Homöopathie: Barium-Salze, Calcium-Salze und Helleborus zur Unterstützung

Trost

besonderes Bedürfnis nach Tröstung – auffällige Ablehnung der Tröstung
Nr. 8 Natrium chloratum
Homöopathie: Pulsatilla (sucht Trost), Natrium chloratum (lehnt Trost ab)

Hinweis: Die „inneren" Ursachen dürfen nicht übersehen werden.

Tuberkulose

bei hohem Fieber
Nr. 5 Kalium phosphoricum

Lungentuberkulose
Nicht ohne ärztliche Begleitung!
*Nr. 2 Calcium phosphoricum, Nr. 3 Ferrum phosphoricum, Nr. 4 Kalium chloratum, Nr. 7 Magnesium phosphoricum, Nr. 8 Natrium chloratum
Homöopathie: Calcium carbonicum, Phosphorus, Silicea, Stannum, Sulfur

Vorbeugung
Nr. 7 Magnesium phosphoricum, *Nr. 9 Natrium phosphoricum, Nr. 11 Silicea

Übelkeit

allgemein
Nr. 3 Ferrum phosphoricum, *Nr. 5 Kalium phosphoricum, Nr. 6 Kalium sulfuricum, Nr. 10 Natrium sulfuricum
Homöopathie: Arsenicum D6, Nux vomica D4, Tabacum D30, Veratrum D12

bei Reisekrankheit → Reisekrankheit

durch Überforderung
*Nr. 5 Kalium phosphoricum, Nr. 8 Natrium chloratum
Homöopathie: Argentum nitricum D12, Nux vomica D4, Cocculus D4, Veratrum album D12

Hauptmittel
Nr. 3 Ferrum phosphoricum, *Nr. 5 Kalium phosphoricum, Nr. 6 Kalium sulfuricum, Nr. 10 Natrium sulfuricum
Homöopathie: Arsenicum D6, Nux vomica D4, Tabacum D30

mit Brechreiz
Nr. 3 Ferrum phosphoricum, *Nr. 5 Kalium phosphoricum, Nr. 8 Natrium chloratum
Homöopathie: Arsenicum D6, Ipecacuanha D4, Tabacum D30

mit Würgegefühl
Nr. 5 Kalium phosphoricum, Nr. 8 Natrium chloratum, Nr. 15 Kalium jodatum

Übelkeit nach dem Essen
Nr. 5 Kalium phosphoricum, *Nr. 6 Kalium sulfuricum
Homöopathie: Antimonium crudum D4, Arsenicum D6, Nux vomica D6

Übelkeit nach Koitus
Nr. 3 Ferrum phosphoricum, *Nr. 5 Kalium phosphoricum, Nr. 10 Natrium sulfuricum
Homöopathie: Acidum phosphoricum D6, Agnus castus D12, Kalium carbonicum D12 (Schwäche), Selenium (reizbar)

Überanstrengung

der Augen
Nr. 3 Ferrum phosphoricum, *Nr. 5 Kalium phosphoricum, Nr. 8 Natrium chloratum, Nr. 10 Natrium sulfuricum
Homöopathie: Ruta D3, Euphrasia D4

geistig – „psychisch"
Nr. 3 Ferrum phosphoricum, *Nr. 5 Kalium phosphoricum, Nr. 6 Kalium sulfuricum, Nr. 7 Magnesium phosphoricum, Nr. 8 Natrium chloratum, Nr. 14 Kalium bromatum
Homöopathie: Phosphorus D30
Bachblüten: Hornbeam
Makro-Ebene: Lecithin

körperlich – physisch
Nr. 2 Calcium phosphoricum, *Nr. 3 Ferrum phosphoricum, Nr. 5 Kalium phosphoricum, Nr. 7 Magnesium phosphoricum, Nr. 8 Natrium chloratum
Homöopathie: Arnica D12/D30, Rhus toxicodendron D6/D12/D30

Bachblüten: Olive

wie zerschlagen
Nr. 10 Natrium sulfuricum
Homöopathie: Arnica D12

Bachblüten: Centaury, Olive

Überbein

allgemein
*Nr. 1 Calcium fluoratum, Nr. 8 Natrium chloratum, Nr. 9 Natrium phosphoricum, Nr. 11 Silicea
Die Mineralstoffkombination ist in der Anwendung als Salbe oder Cremegel besonders zu empfehlen.

Homöopathie: Ruta D4, Apis D4 (bei Schwellung), Acidum phosphoricum D6, Acidum benzoicum D4 (rheum.), Hekla-Lava D4

Überempfindlichkeit

wenn Geräusche oder Lichtreize den Menschen aus der Ruhe bringen
Nr. 9 Natrium phosphoricum, *Nr. 11 Silicea
Homöopathie: Aconitum D30, Belladonna D30, Nux vomica D30, Phosphorus D12

Bachblüten: Cherry Plum, Mimulus

wenn jemand leicht gereizt ist und aus der Ruhe gebracht werden kann
Nr. 7 Magnesium phosphoricum, Nr. 9 Natrium phosphoricum, Nr. 10 Natrium sulfuricum, *Nr. 11 Silicea
Homöopathie: Coffea D12, Nux vomica D30, Staphisagria D12

wenn man von den Gefühlen her sehr empfindlich ist
Nr. 2 Calcium phosphoricum, *Nr. 5 Kalium phosphoricum, Nr. 8 Natrium chloratum
Homöopathie: Natrium chloratum – in Hochpotenz durch den Fachmann verordnet; Hypericum D12, Ignatia D30, Acidum phosphoricum D6/D12 (Konstitution beachten!)

Überessen

mit nachfolgender Übelkeit
Nr. 6 Kalium sulfuricum
Homöopathie: Sulfur D12, Nux vomica D6, Antimonium crudum D4, Graphites D6/D12

Hinweis: Die „inneren" Ursachen für das zu viele Essen dürfen nicht übersehen werden.

Übermüdung

des Autofahrers
Nr. 9 Natrium phosphoricum
Homöopathie: Cocculus D4, Ruta D12, Phosphorus D30

Hinweis: Diese Übermüdung entsteht unter Umständen durch eine energetische Überforderung, welche durch die technischen, elektrischen und elektronischen Bestandteile des Autos verursacht werden.

Überschwänglichkeit

übertriebene Euphorie
Nr. 4 Kalium chloratum, Nr. 7 Magnesium phosphoricum
Homöopathie: Coffea D12, Lachesis, Phosphorus, Agaricus

Übersäuerung

des Magens
Nr. 9 Natrium phosphoricum
Homöopathie: Nux vomica D6, Robinia pseudacacia D3/D6

vom Gewebe
*Nr. 9 Natrium phosphoricum, Nr. 11 Silicea, Nr. 12 Kalium sulfuricum, Nr. 23 Natrium bicarbonicum
Homöopathie: Acidum sarcolacticum D4 (Muskelkater), Berberis D3

Uhrbandekzem

meistens unter dem Uhrbandverschluss
Nr. 3 Ferrum phosphoricum, Nr. 4 Kalium chloratum, *Nr. 6 Kalium sulfuricum, Nr. 8 Natrium chloratum, *Nr. 10 Natrium sulfuricum, Nr. 24 Arsenum jodatum
Die Mineralstoffkombination ist in der Anwendung als Salbe oder Cremegel besonders zu empfehlen.

Hinweis: Der Körper wehrt sich mit der Reaktion gegen die Belastung, welche durch die Uhr verursacht wird. Eine Uhr mit einem Metallband stellt eine besonders große Belastung für das Energiefeld des Menschen dar, welche für sensible Menschen deutlich spürbar ist durch zeitweises Weglassen der Uhr. (Ersetzen durch Lederband. Es können allerdings auch Allergien auf Lederbänder auftreten!)

Ulcus cornea – Hornhautgeschwür

→ **Auge – Hornhautgeschwür**
Nr. 1 Calcium fluoratum, *Nr. 9 Natrium phosphoricum, Nr. 11 Silicea, Nr. 12 Calcium sulfuricum
Die Mineralstoffkombination ist in der Anwendung als Salbe oder Cremegel besonders zu empfehlen.

Homöopathie: Argentum nitricum D6/D12, Bismutum subnitricum D4, Aethiops antimonialis D6

Hinweis: Heilt im allgemeinen nach Abgrenzung und Abstoßung des belasteten Gewebes narbig ab.

Ulcus cruris – Unterschenkelgeschwür

allgemein
*Nr. 3 Ferrum phosphoricum, Nr. 5 Kalium phosphoricum, Nr. 6 Kalium sulfuricum, *Nr. 10 Natrium sulfuricum, Nr. 12 Calcium sulfuricum, Nr. 24 Arsenum jodatum
Zu Beginn der äußeren Versorgung sollten die Mineralstoffe als Brei aufgelegt werden (→ äußere Anwendung 1. Teil, S. 160ff.), später als Salbe, oder Cremegel.

Homöopathie: Calcium fluoratum D12, Carduus marianus D2, Hamamelis D4, Arnica D4 (nach Verletzungen), Pulsatilla D6, Secale D4/D6

Hausapotheke: Calendula-Salbe, Umschläge mit Mariendistelsamentee

Hinweis: Die beiden Mineralstoffe bauen die Stoffe ab, die über die Öffnung der Beine ausgeschieden werden. Ein gewaltsames Verschließen der Öffnungen kann für den Menschen gefährlich werden, weil die Notmaßnahme des Körpers nicht verstanden wird. Es kommt in Folge zu einem noch größeren Rückstau von dringend auszuscheidenden Stoffen.

begleitet von geschwollenen Leistendrüsen
Nr. 4 Kalium chloratum, Nr. 7 Magnesium phosphoricum, Nr. 8 Natrium chloratum, *Nr. 9 Natrium phosphoricum, *Nr. 10 Natrium sulfuricum, Nr. 12 Calcium sulfuricum
Homöopathie: Carbo animalis (drohende Eiterung), Clematis erecta, Hepar sulfuris, Mercurius bijodatus, Calcium carbonicum

verbunden mit einem wässrigen, bläulich-roten Hof
Nr. 7 Magnesium phosphoricum, *Nr. 10 Natrium sulfuricum
Homöopathie: Lachesis D 12, Asa foetida D 4

verbunden mit erhöhter lokaler Temperatur
vermehrt Nr. 3 Ferrum phosphoricum
Homöopathie: Arsenicum D 6 (brennt nachts), Belladonna D 6, Acidum hydrofluoricum D 6, Secale D 4

wenn das Geschwür unmittelbar unter der Haut liegt
Nr. 7 Magnesium phosphoricum, *Nr. 9 Natrium phosphoricum, Nr. 11 Silicea
Homöopathie: Arsenicum, Lachesis, Acidum nitricum, Kalium bichromicum D 12 (wie ausgestanzt), Mercurius solubilis

wenn es sich um Krampfadergeschwüre handelt
Nr. 1 Calcium fluoratum, Nr. 4 Kalium chloratum, Nr. 9 Natrium phosphoricum, *Nr. 10 Natrium sulfuricum, Nr. 11 Silicea
Die Mineralstoffkombination ist in der Anwendung als Salbe oder Cremegel besonders zu empfehlen.

Homöopathie: Aesculus D 4, Hamamelis D 4, Acidum hydrofluoricum D 6, Kreosotum D 4 (Eiter stinkt nach Knoblauch)

Wundränder – nekrotisch, brandig
Nr. 5 Kalium phosphoricum
Homöopathie: Kreosotum, Asa foetida

Ulcus der Haut

→ **Wundheilung**
→ **Dekubitus**

Ulcus pepticum – Ulcus duodeni, Ulcus ventriculi

Geschwür
→ **Magen**
Nr. 5 Kalium phosphoricum, Nr. 8 Natrium chloratum, *Nr. 9 Natrium phosphoricum, Nr. 11 Silicea, Nr. 12 Calcium sulfuricum
Ulcus duodeni: Zwölffingerdarmgeschwür, Ulcus ventriculi: Magen(wand)geschwür
Homöopathie: Argentum nitricum D6/D12, Ignatia D6/D12, Anacardium D6, Mandragora D6, China D4, Chininum arsenicosum.

Umknicken der Knöchel

Bänderschwäche
*Nr. 1 Calcium fluoratum, Nr. 5 Kalium phosphoricum, Nr. 8 Natrium chloratum, Nr. 11 Silicea, Nr. 22 Calcium carbonicum
Die Mineralstoffkombination ist in der Anwendung als Salbe oder Cremegel besonders zu empfehlen.

Homöopathie: Acidum fluoricum D6/D12 (Tonikum), Rhus toxicodendron D6, Calcium phosphoricum D6

Hinweis: Die „inneren" Ursachen dürfen nicht übersehen werden (Standfestigkeit).

wenn der Knöchel leicht knickt
*Nr. 1 Calcium fluoratum, Nr. 8 Natrium chloratum, Nr. 11 Silicea
Die Mineralstoffkombination ist in der Anwendung als Salbe oder Cremegel besonders zu empfehlen.

Homöopathie: Acidum phosphoricum, Pinus silvestris D3, Calcium phosphoricum D6, Rhus toxicodendron D6, Natrium carbonicum D12 (chronisch), Strontium carbonicum D12

Umweltverschmutzung

Nr. 1 Calcium fluoratum, Nr. 4 Kalium chloratum, Nr. 5 Kalium phosphoricum, Nr. 6 Kalium sulfuricum, Nr. 8 Natrium chloratum, *Nr. 10 Natrium sulfuricum, Nr. 12 Calcium sulfuricum, Nr. 15 Kalium jodatum, Nr. 17 Manganum sulfuricum, Nr. 18 Calcium sulfuratum, Nr. 19 Cuprum arsenicosum, *Nr. 26 Selenium
Es geht hier vor allem um eine Ausscheidung von Giften, freien Radikalen, Schlacken aller Art, Schwermetallen und evtl. radioaktiver Belastung oder Elektrosmogbelastung.

Orthomolekulare Medizin: Zink, Kupfer, Selen, Antioxidanzien-Cocktail, Lecithin, Essenzielle Fettsäuren – Salutölmischung (S. 42) Vitamin-B-Komplex, Vitamin C und E.

Unausgeschlafensein

in der Jugend
*Nr. 3 Ferrum phosphoricum, Nr. 5 Kalium phosphoricum, Nr. 6 Kalium sulfuricum, Nr. 8 Natrium chloratum, *Nr. 9 Natrium phosphoricum, Nr. 10 Natrium sulfuricum
Homöopathie: Nux vomica D12, Magnesium carbonicum D30, Silicea D12 (Umstände beachten!)

Unfähigkeit

in der Schule → Lernen

Unfruchtbarkeit – Idiopathische Infertilität

bei Frauen
Nr. 2 Calcium phosphoricum, Nr. 3 Ferrum phosphoricum, Nr. 4 Kalium chloratum, Nr. 5 Kalium phosphoricum, *Nr. 7 Magnesium phosphoricum, Nr. 8 Natrium chloratum, Nr. 11 Silicea, Nr. 19 Cuprum arsenicosum, *Nr. 21 Zincum chloratum, Nr. 26 Selenium
Homöopathie: Aristolochia D12, Pulsatilla D12, Lilium D12, Berberis D3

Hinweis: Als begleitende Maßnahme gehört der Schlafplatz unbedingt überprüft!

bei Männern
ohne organische Ursache, Häufigkeit 15%–20%
Nr. 1 Calcium fluoratum, Nr. 2 Calcium phosphoricum, Nr. 3 Ferrum phosphoricum, Nr. 5 Kalium phosphoricum, Nr. 8 Natrium chloratum, *Nr. 9 Natrium phosphoricum, Nr. 11 Silicea, Nr. 19 Cuprum arsenicosum, *Nr. 21 Zincum chloratum, Nr. 26 Selenium
Homöopathie: Agnus castus D12, Caladium D12, Selenium D12, Nux vomica D12, Acidum sulfuricum D12

Orthomolekulare Medizin: Kupfer, Zink, Selen, Eisen, Taurin, Alphaliponsäure, Vitamin-B-Komplex

Ungeduld

durch eine innere Unruhe verursacht
*Nr. 7 Magnesium phosphoricum, Nr. 15 Kalium jodatum
Homöopathie: Argentum nitricum D30, Jodum D12, Phosphorus D30, Lycopodium D30, Arsenicum D30, Nux vomica

Bachblüten: Impatiens (es kann nicht schnell genug gehen)

Ungeschicklichkeit

durch Unkontrolliertheit
*Nr. 5 Kalium phosphoricum, Nr. 8 Natrium chloratum, Nr. 9 Natrium phosphoricum, Nr. 10 Natrium sulfuricum, *Nr. 11 Silicea
Homöopathie: Agaricus D12, Barium carbonicum D6

Unlust

wenn Verdrießlichkeit die Ursache darstellt
Nr. 5 Kalium phosphoricum, Nr. 8 Natrium chloratum, *Nr. 10 Natrium sulfuricum
Homöopathie: Antimonium crudum D12, Sepia D12, Hepar sulfuris, Acidum nitricum, Mercurius

Unruhe

allgemein
Nr. 14 Kalium bromatum, Nr. 15 Kalium jodatum, Nr. 21 Zincum chloratum
Homöopathie: Cimicifuga, Jodum, Argentum, nitricum, Zincum D12, Kalium bromatum D12, Sulfur

in den Armen und Beinen
Nr. 7 Magnesium phosphoricum, *Nr. 11 Silicea
Homöopathie: Kalium bromatum D12, Zincum valerianicum D4

Hinweis: Die „inneren" Ursachen dürfen nicht übersehen werden.

Kinder → Hyperaktivität

Unterkühlung

beim Schwimmen
Nr. 2 Calcium phosphoricum, *Nr. 3 Ferrum phosphoricum, Nr. 5 Kalium phosphoricum, Nr. 8 Natrium chloratum
Homöopathie: Aconitum D30, Belladonna D30 (Hitze – Schwitzen – Halskratzen), Dulcamara D4

Unterleibsbeschwerden

allgemein
Hinweis: Unterleibsbeschwerden können sehr verschiedene Ursachen haben. Erst wenn man der Ursache auf die Spur gekommen ist, können entsprechende Mineralstoffe oder andere sinnvolle Interventionen (Maßnahmen) gesetzt werden.

Unterleibsbrüche

wenn das Bindegewebe der Bauchdecke reißt
Nr. 1 Calcium fluoratum, Nr. 11 Silicea
Die Mineralstoffkombination ist in der Anwendung als Salbe oder Cremegel besonders zu empfehlen.

Hausapotheke: Salbe von neunblättriger Zahnwurz

Hinweis: Bei Austritt von Eingeweiden ist die Öffnung schon so groß, dass über sanfte Methoden keine Hilfe mehr erlangt werden kann. Eine Operation ist angeraten. Das umliegende Bindegewebe sollte jedoch auch schon vor der Operation gestärkt werden, damit es die Nähte halten kann. Zur Nachbehandlung und zum Aufbau des ohnehin schon angegriffenen Bindegewebes die angegebenen Mineralstoffe sehr lange einnehmen.

Unterschenkelgeschwür

→ **Ulcus cruris**

Unverträglichkeit

von bestimmten Nahrungsmitteln, immer wieder den Gleichen
*Nr. 3 Ferrum phosphoricum, Nr. 4 Kalium chloratum, Nr. 6 Kalium sulfuricum, *Nr. 8 Natrium chloratum, Nr. 10 Natrium sulfuricum
Homöopathie: Übelkeit als Reaktion auf die Unverträglichkeit wird im Allgemeinen mit folgenden Mitteln behandelt: Nux vomica D6, Okoubaka D2, Pulsatilla D6, Arsenicum D12, Calcium carbonicum D12, Lycopodium D12, Antimonium crudum D4

Hinweis: Einer gesunden vollwertigen Ernährung ist große Bedeutung beizumessen!

von dumpfer feuchter Luft
Nr. 8 Natrium chloratum
Homöopathie: Gelsemium D4 (feucht-warm, schwül), Thuja D6

von feuchter Luft
Nr. 6 Kalium sulfuricum
Homöopathie: Antimonium crudum, Aranea diadema, Calcium carbonicum, Calcium phosphoricum, China, Dulcamara, Natrium sulfuricum D6, Nux vomica, Phytolacca, Rhus toxicodendron D6, Rumex

von Luftzug
Nr. 3 Ferrum phosphoricum, Nr. 8 Natrium chloratum
Homöopathie: Hepar sulfuris D30, Aconitum D30, Belladonna D30, Arsenicum

von Sonneneinstrahlung
Nr. 3 Ferrum phosphoricum

Homöopathie: Lachesis D30, Glonoinum D30, Cantharis D30, Natrium carbonicum D30, Belladonna D30

Urämie

Harnvergiftung – Sofortige medizinische Versorgung (Krankenhaus) ist notwendig!
Nr. 3 Ferrum phosphoricum, Nr. 8 Natrium chloratum, *Nr. 10 Natrium sulfuricum
Homöopathie: Cuprum D6, Phosphorus D12, Arsenicum D6, Plumbum D6, oder Berberis D3 + Solidago D3 zu gleichen Teilen mischen

Urethritis

Harnröhrenentzündung
*Nr. 3 Ferrum phosphoricum, Nr. 8 Natrium chloratum, Nr. 9 Natrium phosphoricum, Nr. 10 Natrium sulfuricum
Homöopathie: Aconitum D30, Belladonna D30, Cantharis D6, Mercurius solubilis D10

Urin

bei Bettnässen ist das Hauptmittel
Nr. 3 Ferrum phosphoricum, *Nr. 10 Natrium sulfuricum
Homöopathie: Causticum D12, Equisetum D4, Natrium chloratum, Pulsatilla D12, Silicea, Tuberculinum, Petroselinum (schmerzhaft)

Bachblüten besonders für Kinder: Crab Apple

Blut im Harn
Nr. 3 Ferrum phosphoricum
Homöopathie: Aconitum D30, Arnica D30, Acidum nitricum D6, Arsenicum D6, Cantharis D6, Hamamelis D3, Ipecacuanha D4, Phosphorus D12, Sarsaparilla, Secale, Terebinthina, Sabal D1/D3

plötzlicher Harndrang ohne entsprechende Mengen
Nr. 8 Natrium chloratum
Homöopathie: Cantharis D6, Coffea D12, Nux vomica D6, Apis D4, Borax, Carbo vegetabilis, Mercurius corrosivus, Pareira brava, Petroselinum

Vergrößerung der Prostata
→ **Vorsteherdrüse**

wenn beim Harnlassen die Harnröhre brennt
*Nr. 8 Natrium chloratum, Nr. 9 Natrium phosphoricum
Homöopathie: Populus tremuloides D1, Pareira brava D2, Terebinthina D6, Capsicum D6, Cantharis D6, Causticum D6/D12, Chimaphila D3, Staphisagria

wenn beim Husten der Urin nicht gehalten werden kann
Nr. 3 Ferrum phosphoricum
Homöopathie: Causticum D6/D12, Kalium carbonicum D6, Sepia D6/D12

Hinweis: Beckenbodengymnastik könnte hier hilfreich sein.

wenn der Harn eiweißhaltig ist
Nr. 2 Calcium phosphoricum
Homöopathie: Acidum nitricum D6, Apis D6, Argentum nitricum D12, Arsenicum D6, Cantharis D6, Ferrum metallicum D6, Mercurius corrosivus D6, Phosphorus D12, Plumbum D12, Terebinthina

wenn der Harn von selbst abgeht, ohne Kontrolle
Nr. 10 Natrium sulfuricum
Homöopathie: Causticum D6, Clematis D4, Cactus (Schlaf), Gelsemium D4 + Oleander D4 im Wechsel (2–3x 5 Tropfen tägl.)

wenn der Harn Zucker enthält
Sofortige medizinische Versorgung (Krankenhaus) notwendig!
Nr. 6 Kalium sulfuricum, Nr. 7 Magnesium phosphoricum, *Nr. 10 Natrium sulfuricum
Homöopathie: Acidum picronitricum, Arsenicum D6/D12, Ceanothus, Kalium bichromicum, Kreosotum, Lycopodium, Natrium chloratum, Plumbum, Secale cornutum

Hinweis: Wenn der Zuckerhaushalt belastet ist, sollte der Betreffende die Mineralstoffe in aufgelöster Form zu sich nehmen. Den Satz am Boden des Glases wegschütten. → Die Erläuterungen bezüglich der Einnahme der Mineralstoffe nach Schüßler, S. 135.

Ist der Zuckerhaushalt schwer belastet, kommen ferner die die Mineralstoffe Nr. 5 und Nr. 8 in Betracht.

wenn der Muskel des Blasenschließers sich verkrampft
Nr. 1 Calcium fluoratum, *Nr. 7 Magnesium phosphoricum
Homöopathie: Mercurius corrosivus D30, Cantharis D6, Nux vomica D6, Secale cornutum D4

Urticaria

→ **Nesselausschlag**

Uterus

→ **Gebärmutter**

Vagina

→ **Scheide**

Vaginismus

Scheidenkrampf
Nr. 2 Calcium phosphoricum, Nr. 7 Magnesium phosphoricum
Homöopathie: Platinum, Natrium chloratum, Sepia, Lycopodium in Hochpotenzen, Ignatia, Hydrophobinum in Hochpotenz

Varicellen

→ **Windpocken**

Varikozele

Krampfadernbruch → **Krampfadern**

Varizen – Varix(knoten) – Krampfader(knoten)

→ **Venen** → **Krampfadern**

Vegetatives Nervensystem

ausgleichend wirkt
Nr. 22 Calcium carbonicum
Homöopathie: Avena sativa (nervöse Erschöpfung – symptomatisch)

Entspannung
Nr. 2 Calcium phosphoricum, Nr. 5 Kalium phosphoricum, *Nr. 7 Magnesium phosphoricum, Nr. 8 Natrium chloratum
Homöopathie: Avena sativa als Urtinktur

vegetative Dystonie – Fehlspannung
Nr. 2 Calcium phosphoricum, *Nr. 7 Magnesium phosphoricum, Nr. 9 Natrium phosphoricum, Nr. 11 Silicea
Hinweis: Die Dystonie ist die Störung eines natürlichen Spannungszustandes (Tonus) von Muskeln und Gefäßen.

Homöopathie: Nux vomica

Venen

Krampfadern
*Nr. 1 Calcium fluoratum, Nr. 4 Kalium chloratum, *Nr. 9 Natrium phosphoricum, Nr. 10 Natrium sulfuricum, Nr. 11 Silicea
Die Mineralstoffkombination ist in der Anwendung als Salbe oder Cremegel besonders zu empfehlen.

*Homöopathie: Carduus marianus D2 + Calcium fluoratum D12
rechts: Chelidonium D4, Lycopodium D4
Stauung: Aesculus D4, Pulsatilla D4, Sulfur D4*

mit Entzündung – Schmerzen
Nr. 3 Ferrum phosphoricum, auch als Salbe oder Cremegel
Homöopathie: Arnica D4/D6, Crotalus D12, Hamamelis D4, Apis D4, Lachesis D12

→ **Krampfadern**

Venenpflege
Nr. 1 Calcium fluoratum, Nr. 4 Kalium chloratum, Nr. 9 Natrium phosphoricum, Nr. 11 Silicea
Die Mineralstoffkombination ist in der Anwendung als Salbe oder Cremegel besonders zu empfehlen.

Homöopathie: Carduus marianus D2 + Calcium fluoratum D12

Hausapotheke: Arnikasalbe

Verbitterung

Nr. 10 Natrium sulfuricum
Sofern für eine so genannte Gemütsverstimmung ein Mineralstoff in Frage kommt.

Verbrennung – Combustio

akut
Nr. 3 Ferrum phosphoricum, *Nr. 8 Natrium chloratum
Homöopathie: Aconitum D30, Belladonna D30, Arnica D30, Hamamelis D4, Cantharis D6, Causticum D6, Urtica urens (und Verbrühungen)

Hinweis: Mineralstoff Nr. 3 in rascher Folge einnehmen und eine Mischung aus überwiegend Nr. 8 und Nr. 3 als Brei auflegen, je nach der Größe der Verbrennung. Die Nr. 8 hilft dem Organismus, das aus den Zellen herausgedampfte Wasser wieder in die Zelle hineinzuziehen. Dadurch entsteht keine Blase aus dem Wasser, das der Organismus für die Behebung der Verbrennung an den „Brandort" schickt. Die Mineralstoffkombination ist in der Anwendung als Salbe, Gel oder Cremegel im Anschluss besonders zu empfehlen.

wenn die Verbrennung am Abheilen ist
Nr. 1 Calcium fluoratum, Nr. 3 Ferrum phosphoricum, Nr. 5 Kalium phosphoricum, *Nr. 6 Kalium sulfuricum, *Nr. 8 Natrium chloratum, Nr. 11 Silicea
Die Mineralstoffkombination ist in der Anwendung als Salbe oder Cremegel besonders zu empfehlen.

Homöopathie: Aristolochia D4
→ **Brandwunden**

Verdauung

Förderung der Verdauung
Nr. 15 Kalium jodatum

Homöopathie: Carduus marianus, Chelidonium Taraxacum D3

Verdauungsleukozytose

Müdigkeit bzw. Schläfrigkeit nach dem Essen
Nr. 3 Ferrum phosphoricum, *Nr. 8 Natrium chloratum
Siehe auch Kapitel 3, S. 43f.: Verdauungsleukozytose

Verdauungsstörungen

→ **Darm, Darmkatarrh, Durchfall und Magen**

Verdrießlichkeit

→ **Melancholie**

→ **Pessimismus**

Unlust
Nr. 5 Kalium phosphoricum, Nr. 8 Natrium chloratum, *Nr. 10 Natrium sulfuricum
Homöopathie: Antimonium crudum, Belladonna, Chamomilla, Nux vomica, Anacardium

Vergesslichkeit

„Blackout" – weiß nicht, was er/sie gerade wollte, tun wollte, sagen wollte
Stereotype Fehlhandlungen (sucht immer den Schlüssel, die Gedanken sind plötzlich weg)
Nr. 7 Magnesium phosphoricum, als „heiße 7"

Homöopathie: Ambra D3, Argentum nitricum D12, Aurum, Conium D6, Lachesis D12, Nux moschata D12
vergisst, was er/sie gerade tun wollte: Barium, Belladonna, Calcium phosphoricum
… sagen wollte: Agaricus, Arnica, Calcium, Conium, Graphites, Hyoscyamus, Lycopodium, Nux vomica, Tuberculinum, Zincum
… Namen: Lycopodium, Medorrhinum, Sulfur
… Zahlen: Phosphorus, Syphilinum
… Orte: Glonoinum, Nux moschata, Petroleum, Phosphorus
… Personen: Agaricus, Belladonna, Hyoscyamus, Mercurius, Stramonium

in Folge von Überbegeisterung
Nr. 7 Magnesium phosphoricum, als „heiße 7"
Homöopathie: Coffea D12, Thea D12

Bachblüten: Vervain

wenn üblicherweise Kaffee zur Stärkung eingesetzt wird
Nr. 7 Magnesium phosphoricum
Homöopathie: Coffea D12, Thea D12

zur Verbesserung des Gedächtnisses
Nr. 5 Kalium phosphoricum, Nr. 8 Natrium chloratum
Homöopathie: Ambra D3, Lycopodium D12, Argentum nitricum D12 (nervös, fahrig), Avena sativa, Agaricus D12

Vergiftung

bei akuten, allergischen Reaktionen
Sofortige medizinische Versorgung (Krankenhaus) ist notwendig! – Notruf!
Vergiftungs-Informationszentrale in Österreich:
Tel. 0043/(0)222/4064343
In der Bundesrepublik geben einem die Giftinformationszentren der einzelnen Bundesländer Auskunft. In Berlin z.B. die Landesberatungsstelle für Vergiftungserscheinungen Tel. 0049/(0)30/19240.

Nur auf Anraten des Arztes handeln, nicht eigenmächtig Erbrechen auslösen, mit Trinken generell vorsichtig sein, keine Milch verabreichen!

Verhärtungen

allgemein
*Nr. 1 Calcium fluoratum, Nr. 5 Kalium phosphoricum, Nr. 8 Natrium chloratum
Die Mineralstoffkombination ist in der Anwendung als Salbe oder Cremegel besonders zu empfehlen.

Verkalkung

wird volkstümlicherweise mit der Arteriosklerose verwechselt → **Sklerose**

Verknöcherung – mangelnde

→ **Knochen**

Verlangen nach

Alkohol
Nr. 7 Magnesium phosphoricum, *Nr. 8 Natrium chloratum, Nr. 21 Zincum chloratum
Homöopathie: Acidum sulfuricum D4, Asarum, Lachesis, Ledum, Opium, Phosphorus, Pulsatilla, Selenium, Staphisagria, Syphilinum, Tuberculinum, Sulfur D12, Nux vomica D4, China D4

Bewegung
Nr. 2 Calcium phosphoricum, Nr. 11 Silicea
Homöopathie: Argentum nitricum, Arsenicum, Aurum, Chamomilla, Ferrum metallicum, Magnesium phosphoricum, Phosphorus, Pulsatilla, Rhus toxicodendron, Sepia, Jodum, Sulfur, Tarantula, Valeriana, Veratrum album, Zincum valerianicum

Bitterem
Nr. 6 Kalium sulfuricum, *Nr. 10 Natrium sulfuricum
Homöopathie: Natrium chloratum, Digitalis purpurea, Graphites

Einsamkeit – Flucht vor der Welt
Nr. 5 Kalium phosphoricum, Nr. 8 Natrium chloratum
Homöopathie: Acidum phosphoricum D12, Arnica, Aurum, Barium carbonicum, Calcium carbonicum, Digitalis, Gelsemium, Ignatia D30, Opium

Entspannung
Nr. 8 Natrium chloratum

Essen – Heißhunger
Nr. 9 Natrium phosphoricum
Homöopathie: Anacardium, Ignatia D12, Phosphorus D12, Sulfur D12, Jodum D12

Essig
Nr. 2 Calcium phosphoricum, Nr. 8 Natrium chloratum
Homöopathie: Arnica D12, Arsenicum, Chelidonium, Hepar sulfuris, Sepia D12, Sulfur, Veratrum album D12

Fisch
*Nr. 2 Calcium phosphoricum, Nr. 15 Kalium jodatum
Homöopathie: Natrium chloratum, Phosphorus

Fleisch
*Nr. 2 Calcium phosphoricum, Nr. 8 Natrium chloratum, Nr. 9 Natrium phosphoricum
Homöopathie: Ferrum D12, Jodum, Kreosotum, Lilium D12, Magnesium carbonicum D12 (aber Verschlimmerung dadurch), Menyanthes, Mercurius solubilis, Tuberculinum

frischer Luft
Nr. 6 Kalium sulfuricum
Homöopathie: Acidum sulfuricum, Aesculus, Ambra, Argentum nitricum, Arsenicum, Aurum, Carbo vegetabilis D30, China D4, Gloninum, Jodum, Lachesis, Pulsatilla, Sulfur D12, Sepia D12, Tuberculinum

Geräuchertem – Speck
Nr. 2 Calcium phosphoricum
Homöopathie: Tuberculinum – in Hochpotenz von einem Fachmann zu verabreichen.

Kaffee
Nr. 7 Magnesium phosphoricum als „heiße 7" reduziert das Verlangen.
Homöopathie: Nux vomica D6/D12, Acidum fluoricum D12, Alumina, Angustura, Argentum nitricum, Arsenicum, Aurum metallicum, Capsicum, Carbo vegetabilis, China, Selenium D12

Kakao, Schokolade
Nr. 3 Ferrum phosphoricum, Nr. 7 Magnesium phosphoricum

Kochsalz
Nr. 8 Natrium chloratum
Homöopathie: Calcium carbonicum, Natrium chloratum, Lac caninum D12
Salzigem: Aloe, Argentum nitricum, Carbo vegetabilis, Lac caninum, Phosphorus, Veratrum album

Mehlspeisen
Nr. 9 Natrium phosphoricum
Homöopathie: Argentum nitricum, Calcium carbonicum, Pulsatilla, Lycopodium

Milch
Nr. 2 Calcium phosphoricum, Nr. 4 Kalium chloratum
Homöopathie: Acidum phosphoricum, Apis, Arsenicum, Aurum, Rhus toxicodendron D12

stark gewürzten Speisen
Nr. 2 Calcium phosphoricum, Nr. 8 Natrium chloratum
Homöopathie: Phosphorus D12, Sulfur D12, Nux vomica D12, China D4

Nikotin
Nr. 7 Magnesium phosphoricum, als „heiße 7"
Homöopathie: Acidum oxalicum, Belladonna, Nux vomica D12, Glonoinum D12, Staphisagria D12, Tabacum, Theridion D12, Thuja

Nüssen
Nr. 5 Kalium phosphoricum
Hinweis: Eventuell liegt ein Lecithinmangel vor!

Saurem
Nr. 4 Kalium chloratum, Nr. 7 Magnesium phosphoricum, Nr. 8 Natrium chloratum
Homöopathie: Antimonium crudum D4, Apis, Argentum nitricum D12, Arsenicum D6, Calcium, Chamomilla, Chelidonium, Corallium rubrum, Ferrum, Hepar sulfuris, Lachesis, Phosphorus, Sepia, Pulsatilla D12, Veratrum album D12, Acidum phosphoricum D12, Magnesium carbonicum D12

Süßigkeiten
*Nr. 9 Natrium phosphoricum, Nr. 11 Silicea
Homöopathie: Ammonium carbonicum, Calcium carbonicum, Kalium carbonicum D12, Magnesium carbonicum D12, Argentum nitricum D12, Lycopodium D6/D12, Sulfur, Tuberculinum

Verletzungen

Erste Hilfe
Nr. 3 Ferrum phosphoricum
Homöopathie: Aconitum D30 (Angst, Aufregung, Herzklopfen), Arnica D30, Bellis perennis D30, Hamamelis D3
Bewährte Mischung: Arnica D4 + Ruta D3 + Hypericum D4 (zu gleichen Teilen)

Schlag – Stoß – wie benommen
*Nr. 3 Ferrum phosphoricum, Nr. 5 Kalium phosphoricum, Nr. 8 Natrium chloratum
Homöopathie: Acidum sulfuricum D4 (Bluterguss), Cuprum D30 (Muskelriss), Bellis perennis D30 (Quetschung, Bluterguss), Hypericum D30 (Nervenverletzung, Finger- und Zehenverletzungen), Ledum D3 (blaues Auge, Stichverletzung)

→ **Wunden**

Verrenkungen

allgemein
*Nr. 1 Calcium fluoratum, *Nr. 3 Ferrum phosphoricum, Nr. 5 Kalium phosphoricum, Nr. 8 Natrium chloratum, Nr. 9 Natrium phosphoricum, Nr. 11 Silicea
Zu Beginn der äußeren Versorgung sollten die Mineralstoffe als Brei aufgelegt werden (→ „Äußere Anwendung", S. 160ff.), später als Salbe oder Cremegel.

Homöopathie: Arnica D30, Mischung wie Verletzungen „Erste Hilfe", Rhus toxicodendron D30

→ **Füße**

geschwollen
*Nr. 4 Kalium chloratum, Nr. 8 Natrium chloratum, Nr. 10 Natrium sulfuricum
Die Mineralstoffkombination ist in der Anwendung als Salbe oder Cremegel besonders zu empfehlen.

Hausapotheke: Arnika-Umschläge, Johanniskrautöl

Schmerzen
*Nr. 3 Ferrum phosphoricum, Nr. 5 Kalium phosphoricum, Nr. 8 Natrium chloratum
Homöopathie: wie allgemein

Verschlimmerung

durch Aufenthalt am Wasser
Nr. 8 Natrium chloratum
Homöopathie: Antimonium crudum D30 (Unterkühlung), Cuprum D30 (Wadenkrampf), Jodum (zu warme jodhaltige Luft), Phosphorus, Rhus toxicodendron, Sulfur, Thuja D12, Natrium sulfuricum D6/ D12

durch fette Speisen
Nr. 9 Natrium phosphoricum
Homöopathie: Antimonium crudum, Asa foetida, China, Ferrum, Taraxacum, Arsenicum D12, Pulsatilla D30, Sepia D12

durch feuchtes Wetter
Nr. 6 Kalium sulfuricum
Homöopathie: Dulcamara D4, Antimonium crudum D4, Silicea D12, Rhus toxicodendron D12

durch kaltes feuchtes Wetter
Nr. 10 Natrium sulfuricum
Homöopathie: Aranea, Antimonium crudum, Barium carbonicum, Calcium carbonicum, Calcium phosphoricum, China, Mercurius solubilis, Nux vomica, Phytolacca, Pulsatilla, Ruta, Spigelia, Rhus toxicodendron D30, Dulcamara D30, Phytolacca D4, Arsenicum D12, Colchicum D4, Thuja, Tuberculinum

durch körperliche Bewegung
Nr. 9 Natrium phosphoricum
Homöopathie: Arnica, Bryonia D6 (jede Bewegung schmerzt), Berberis, Calcium carbonicum, Calcium phosphoricum, Causticum, Colchicum, Crocus, Digitalis, Eupatorium, Gelsemium, Glonoinum, Jodum, Kalium carbonicum, Mercurius solubilis, Silicea, Stannum, Tabacum

durch Sitzen auf dem Boden – kalt
Nr. 2 Calcium phosphoricum, Nr. 10 Natrium sulfuricum
Homöopathie: Aranea, Calcium phosphoricum, Dulcamara D4, Rhus toxicodendron, Sulfur

Hinweis: Die Feuchtigkeit der Erde „zieht".

durch Witterungswechsel, vor allem zum nasskalten Wetter
Nr. 17 Manganum sulfuricum
Homöopathie: Arsenicum, Causticum, Dulcamara, Nux vomica, Pulsatilla, Silicea

gegen Abend hin
Nr. 6 Kalium sulfuricum
Homöopathie: Calcium carbonicum, Causticum, Lycopodium D12, Phosphorus, Pulsatilla, Sepia

Verstauchung

Distorsion → Zerrung

Verstimmung

durch Gereiztheit
Nr. 9 Natrium phosphoricum, *Nr. 11 Silicea
Homöopathie: Nux vomica D30, Antimonium crudum D12, Staphisagria D30

durch Verstimmung des Gemüts
Nr. 5 Kalium phosphoricum, Nr. 8 Natrium chloratum, Nr. 9 Natrium phosphoricum, *Nr. 15 Kalium jodatum
Homöopathie: Ignatia D30

Verstopfung

→ Obstipation, → Stuhlverstopfung

Hausapotheke: Sauerkraut zum Frühstück!

Vertigo – Schwindel

→ Schwindelgefühl
Homöopathie: Conium D4, Cocculus D4

Verzögertes Verschließen der Fontanelle

→ Fontanelle

Viskosität

des Blutes wird reguliert
Nr. 4 Kalium chloratum

verwässertes Blut
Nr. 10 Natrium sulfuricum

Vitiligo – Weißfleckenkrankheit

Haut – Pigmentstörungen
Nr. 4 Kalium chloratum, Nr. 6 Kalium sulfuricum, Nr. 10 Natrium sulfuricum, Nr. 12 Calcium sulfuricum, Nr. 19 Cuprum arsenicosum
Die Mineralstoffkombination ist in der Anwendung als Salbe oder Cremegel besonders zu empfehlen.

Homöopathie: Lycopodium, Acidum oxalicum, Sepia D6

Orthomolekulare Medizin: Kupfer

Völlegefühl

im Magen nach dem Essen
Nr. 6 Kalium sulfuricum
Homöopathie: Asa foetida, Bismutum, Bryonia, Calcium carbonicum, Calcium phosphoricum, Carbo animalis, China, Lycopodium, Nux moschata, Nux vomica D6, Sepia D12, Mandragora D6/D12, Pulsatilla, Tabacum, Thea

nach dem Kaffeetrinken
Nr. 6 Kalium sulfuricum
Homöopathie: Arsenicum, Cactus, Calcium phosphoricum, Causticum, Coffea, Chamomilla, Glonoinum, Hepar, Ignatia, Lycopodium, Phosphorus, Pulsatilla, Tabacum, Thea, Nux vomica D6

Vorfall

→ Bandscheiben → Rückenschmerzen

der Gebärorgane oder des Mastdarmes, Herausstülpung
*Nr. 1 Calcium fluoratum, Nr. 11 Silicea
Homöopathie: Aloe, Aurum, Calcium carbonicum, Ferrum jodatum, Graphites, Hydrastis, Lachesis, Palladium, Podophyllum, Ruta, Sepia, Senecio, Stannum, Staphisagria

Vorhaut

Phimose – Verengung der Vorhaut, angeboren oder durch Krankheit
*Nr. 1 Calcium fluoratum, Nr. 5 Kalium phosphoricum, Nr. 8 Natrium chloratum, Nr. 11 Silicea
Die Mineralstoffkombination ist in der Anwendung als Salbe oder Cremegel besonders zu empfehlen.

Homöopathie: Acidum nitricum D6, Mercurius solubilis, Apis, Cantharis

Verhärtung
Nicht ohne ärztliche Begleitung!
*Nr. 1 Calcium fluoratum, Nr. 5 Kalium phosphoricum, Nr. 8 Natrium chloratum, Nr. 11 Silicea
Die Mineralstoffkombination ist in der Anwendung als Salbe oder Cremegel besonders zu empfehlen.

Homöopathie: Apis (Ödem), Mercurius corrosivus D4, Sulfur (Rötung), Thuja, Sepia D6 (Eicheltripper)

Vorsteherdrüse – Prostata

Adenom – gutartige Geschwulst
Nr. 1 Calcium fluoratum, *Nr. 4 Kalium chloratum, Nr. 5 Kalium phosphoricum, Nr. 10 Natrium sulfuricum, Nr. 15 Kalium jodatum
Homöopathie: Aurum, Conium D4, Barium carbonicum, Barium jodatum, Staphisagria D4-D12 (Verhärtung)

Vorbeugung: Kürbiskerne bzw. Kürbiskernöl

Orthomolekulare Medizin: Selen, essenzielle Fettsäuren!

Phytotherapie: Pygeum-africanum-Extrakt, Serenoa-repens-Beerenextrakt

Entzündung
*Nr. 3 Ferrum phosphoricum, Nr. 4 Kalium chloratum, Nr. 9 Natrium phosphoricum
Homöopathie: Aconitum, Belladonna, Aristolochia D4, Berberis D3, Mercurius solubilis, Pulsatilla D4, Thuja D4, Populus tremuloides D2 (Schmerzen beim Harnlassen), Equisetum D6 (unterstützend)

Prostatakrebs
Nicht ohne ärztliche Begleitung!
Nr. 1 Calcium fluoratum, Nr. 2 Calcium phosphoricum, Nr. 5 Kalium phosphoricum, Nr. 8 Natrium chloratum, *Nr. 9 Natrium phosphoricum, Nr. 11 Silicea

Homöopathie: Conium, Phytolacca, Calcium fluoricum, Silicea, Aurum, Erbnososden – vom Fachmann verordnet!

vergrößert
Nr. 1 Calcium fluoratum, Nr. 7 Magnesium phosphoricum, Nr. 8 Natrium chloratum, Nr. 10 Natrium sulfuricum
Homöopathie: Barium carbonicum D4, Barium jodatum D4, Ferrum picrinicum, Jodum, Magnesium carbonicum D6/D12, Selenium D12, Sabal D1, Conium D4, Populus tremuloides D3

Vulva

die „weibliche Scham" – Schrunden, Einrisse
Nr. 1 Calcium fluoratum, auch als Salbe oder Cremegel
Homöopathie: Acidum nitricum D6, Causticum, Petroleum, Sulfur, Thuja D6

Mineralstoffe nach Dr. Schüßler als Zäpfchen (S. 430)

Wachstum

Förderung des Wachstums
Nr. 21 Zincum chloratum, Nr. 26 Selenium
Homöopathie: Aristolochia D12, Barium carbonicum D6/D12, Calcium carbonicum D12, Natrium chloratum, Silicea D12; Nosoden – in Hochpotenzen vom Fachmann verordnet.

Ernährung: essenzielle Fettsäuren!

Längenwachstum vermehrt
Nr. 5 Kalium phosphoricum, Nr. 8 Natrium chloratum
Homöopathie: Calcium phosphoricum D12, Phosphorus D12

Hinweis: Die „inneren" Ursachen dürfen nicht übersehen werden. Eine Vorbedingung für eine erfolgreiche Behandlung ist auch die Kontrolle des Schlafplatzes.

Längenwachstum vermindert
Nr. 1 Calcium fluoratum, *Nr. 2 Calcium phosphoricum, Nr. 3 Ferrum phosphoricum, Nr. 5 Kalium phosphoricum, *Nr. 8 Natrium chloratum, Nr. 11 Silicea, Nr. 21 Zincum chloratum, Nr. 22 Calcium carbonicum
Homöopathie: Barium carbonicum

Hinweis: Einer gesunden vollwertigen Ernährung ist große Bedeutung beizumessen!

Schmerzen in den Gelenken – Wachstumsfuge
*Nr. 2 Calcium phosphoricum, *Nr. 3 Ferrum phosphoricum, Nr. 5 Kalium phosphoricum, Nr. 22 Calcium carbonicum
Die Mineralstoffkombination ist in der Anwendung als Salbe oder Cremegel besonders zu empfehlen.

Homöopathie: Phosphorus D12, Guajacum D6, Acidum phosphoricum D12

Wadenkrampf

allgemein
*Nr. 2 Calcium phosphoricum, Nr. 3 Ferrum phosphoricum, Nr. 5 Kalium phosphoricum, Nr. 7 Magnesium phosphoricum, Nr. 8 Natrium chloratum, Nr. 9 Natrium phosphoricum
Die Mineralstoffkombination ist in der Anwendung als Salbe oder Cremegel besonders zu empfehlen.

Homöopathie: Mezereum D4 (nachts), Rhus toxicodendron D6 (Übermüdung), Sepia D6, D12 (beim Strecken), Cuprum metallicum D4

Hausapotheke: Schafgarbentee

Wanderherz

Wanderniere, alle wandernden Organe verlangen
*Nr. 1 Calcium fluoratum, Nr. 11 Silicea

Warzen

innerlich und äußerlich
Nr. 4 Kalium chloratum, Nr. 10 Natrium sulfuricum
Die oben angeführten Mineralstoffe sind auch als Cremegelkombination empfehlenswert.

Homöopathie: Dulcamara D4, Thuja D4, Chelidonium D4, Antimonium crudum D4, Causticum D6, Ferrum picrinicum D4/D6, Calcium carbonicum – in Hochpotenzen vom Fachmann verordnet.

warzenähnliche Verhärtungen der Haut
*Nr. 1 Calcium fluoratum, Nr. 5 Kalium phosphoricum, Nr. 8 Natrium chloratum
Die Mineralstoffkombination ist in der Anwendung als Salbe oder Cremegel besonders zu empfehlen.

Homöopathie: Antimonium crudum D4, Calcium fluoratum D6, Silicea D6/D12

Wasser

Ansammlung in den Beinen
Nr. 10 Natrium sulfuricum
Homöopathie: Abrotanum, Apis, Arsenicum, Aurum, Cactus, Graphites, Kalium nitricum, Rhus toxicodendron, Strontium, Sulfur, Solidago D3, Crataegus D1, Ferrum metallicum D6/D12 (venös), Kalium carbonicum D3, Scilla D3

geschwollene Finger
Nr. 10 Natrium sulfuricum
Homöopathie: Guajacum D4, Caulophyllum D4, Colchicum D4, Actaea spicata D6
→ Ödem

Wasserbruch: Hoden
Sofortige medizinische Versorgung (Krankenhaus) ist notwendig!
Nr. 10 Natrium sulfuricum
Homöopathie: Abrotanum D3, Rhododendron D4

Wasserhaushalt im Blut
Nr. 8 Natrium chloratum, Nr. 10 Natrium sulfuricum
Die Nr. 8 ist für den aufbauenden Wasserhaushalt zuständig, die Nr. 10 für den abbauenden. Deshalb werden beide benötigt, unter Umständen zur selben Zeit!

Wasserlassen, als Beschreibung des Urinierens
Nr. 8 Natrium chloratum
Hinweis: Wenn jemand keinen Harn lassen kann, wirkt dieses Mittel hervorragend. Je nach Schwere muss die Dosierung gewählt werden. Das Auflösen der Tabletten wirkt unterstützend.

Wassersucht

Hydrops: Krankhafte Ansammlung von Flüssigkeit in Körperhöhlen
Nr. 8 Natrium chloratum, Nr. 10 Natrium sulfuricum, Nr. 19 Cuprum arsenicosum
Homöopathie: Apis D4, Digitalis D3, Arsenicum album D6, Scilla D3, Helleborus

Hinweis: Die beiden Mineralstoffe sind keine Gegenspieler, sondern sind in der Lage, den auf- und abbauenden Flüssigkeitshaushalt zu regulieren.
→ Ödem

Lymphstau der Beine
Nr. 9 Natrium phosphoricum, Nr. 10 Natrium sulfuricum, Nr. 12 Calcium sulfuricum

Homöopathie: Pulsatilla D6, Hamamelis D4, Lachesis D30 i.v. durch den Fachmann, Serum anguillae s.c. oder i.m. durch den Fachmann.

Wechseljahre

Beschwerden im Genitalbereich
Nr. 1 Calcium fluoratum, Nr. 5 Kalium phosphoricum, Nr. 8 Natrium chloratum, Nr. 21 Zincum chloratum, Nr. 25 Aurum chloratum natronatum

Orthomolekulare Medizin: Vitamin-B-Komplex, Zink, Selen, Kupfer, Pantothensäure, Lecithin, essenzielle Fettsäuren – Salatölmischung (S. 42)

eingefallene Haut
Nr. 1 Calcium fluoratum, Nr. 4 Kalium chloratum, Nr. 5 Kalium phosphoricum, Nr. 6 Kalium sulfuricum, Nr. 8 Natrium chloratum, *Nr. 11 Silicea, Nr. 19 Cuprum arsenicosum
Die Mineralstoffkombination ist in der Anwendung als Salbe oder Cremegel besonders zu empfehlen.

Homöopathie: Calcium carbonicum, Lycopodium, Natrium chloratum, Sepia

depressive Verstimmung
Nr. 25 Aurum chloratum natronatum
Homöopathie: Cimicifuga, Sepia, Aurum

geschwollene Füße
Nr. 4 Kalium chloratum, Nr. 7 Magnesium phosphoricum, *Nr. 10 Natrium sulfuricum
Die Mineralstoffkombination ist in der Anwendung als Salbe oder Cremegel besonders zu empfehlen.

Homöopathie: Hamamelis D4, Pulsatilla D6/D12, Crataegus D2

Hauptmittel – allgemein
Nr. 7 Magnesium phosphoricum, Nr. 8 Natrium chloratum, Nr. 13 Kalium arsenicosum, Nr. 14 Kalium bromatum, Nr. 15 Kalium jodatum, Nr. 25 Aurum chloratum natronatum
Homöopathie: Aristolochia, Cimicifuga, Crocus, Ignatia, Lachesis, Lilium tigrinum, Platinum, Pulsatilla, Sanguinaria, Sepia

Hausapotheke: Frauenmanteltee

Hitzewallungen
Nr. 7 Magnesium phosphoricum, Nr. 8 Natrium chloratum, Nr. 13 Kalium arsenicosum, Nr. 14 Kalium bromatum, Nr. 16 Lithium chloratum

Homöopathie: Aconitum D30, Lachesis D12, Glonoinum D30, Sanguinaria D12

Kurmäßig anwenden!

→ **Osteoporose**

Schweißausbruch
Nr. 2 Calcium phosphoricum, Nr. 8 Natrium chloratum, Nr. 15 Kalium jodatum

spröde Haare → **Haare**
Nr. 1 Calcium fluoratum, Nr. 9 Natrium phosphoricum, *Nr. 11 Silicea
Homöopathie: Acidum fluoricum, Acidum phosphoricum, Acidum nitricum, Arsenicum, Graphites, Kalium carbonicum, Phosphorus

trockene Scheide
Nr. 4 Kalium chloratum, Nr. 5 Kalium phosphoricum, Nr. 6 Kalium sulfuricum, *Nr. 8 Natrium chloratum, Nr. 10 Natrium sulfuricum, Nr. 21 Zincum chloratum
Die Mineralstoffkombination ist in der Anwendung als Salbe oder Cremegel besonders zu empfehlen.

Homöopathie: Sepia D6/D12, Alumina D6/D12, Belladonna, Jodum, Lycopodium, Platinum, Natrium chloratum

Makro-Ebene: Lecithin, essenzielle Fettsäuren – Salatölmischung

Orthomolekulare Medizin: Vitamin-B-Komplex, Zink

Unruhe, Ruhelosigkeit
Nr. 2 Calcium phosphoricum, *Nr. 7 Magnesium phosphoricum, Nr. 15 Kalium jodatum
Homöopathie: Cimicifuga D12, Lilium tigrinum D6, Caulophyllum D12, Apis, Aconitum D30

Wehen

→ **Geburt**

Weichteilrheuma

→ **Rheuma**

Weinerlichkeit

Mutlosigkeit, Verzagtheit, Zaghaftigkeit: wegen Erschöpfung
*Nr. 5 Kalium phosphoricum, Nr. 8 Natrium chloratum
Homöopathie: Ambra D3, Acidum phosphoricum D6, Pulsatilla D6, Ignatia D30
Causticum (bei jeder Unannehmlichkeit und Mitgefühl)

Hinweis: Die Hintergründe für diese Belastungen können unter Umständen schwerwiegend sein, weshalb man ihnen nachgehen sollte. Vor allem sollte man darauf achten, dass nicht vordergründige oder gar oberflächliche Antworten gegeben werden. Meistens liegen versteckte Überforderungen dahinter, welche sich der Betreffende selbst macht, oder die sich ihm durch die Umstände auferlegt haben. Ein wesentlicher Anteil besteht in der Arbeit an den Einstellungen zu den vorgefundenen Lebensumständen.

Weinerlichkeit aus einer niedergedrückten Stimmung heraus
Nr. 15 Kalium jodatum
Homöopathie: Calcium carbonicum, Pulsatilla, Antimonium crudum, Causticum, Ignatia, Natrium chloratum in Hochpotenz

Weißblütigkeit

Levilamie
*Nr. 2 Calcium phosphoricum, Nr. 4 Kalium chloratum, Nr. 5 Kalium phosphoricum, Nr. 8 Natrium chloratum

Weißfleckenkrankheit – Vitiligo

→ **Vitiligo**

Weißfluss

junger Mädchen → **Scheide**

Wespenstich

auch bei Bienenstich
Nr. 2 Calcium phosphoricum, Nr. 4 Kalium chloratum, *Nr. 8 Natrium chloratum

Äußerlich und innerlich: Zu Beginn der äußerlichen Versorgung sollten die Mineralstoffe als Brei aufgelegt werden (→ „Äußere Anwendung", S. 160ff.), später als Salbe oder Cremegel.

Homöopathie: Apis D30

Wetter

Beschwerden bei Föhn
Nr. 3 Ferrum phosphoricum, Nr. 5 Kalium phosphoricum
Homöopathie: Aconitum D30, Gelsemium D4, Psorinum, Rhododendron, Tuberculinum, Veratrum album, Hepar sulfuris

Beschwerden bei Nässe und Kälte
Nr. 3 Ferrum phosphoricum, Nr. 5 Kalium phosphoricum, Nr. 8 Natrium chloratum, *Nr. 10 Natrium sulfuricum
Homöopathie: Abrotanum, Acidum nitricum, Aconitum, Antimonium crudum, Arsenicum, Calcium carbonicum, Causticum, Colchicum, Dulcamara D30, Hepar sulfuris, Kalium carbonicum, Lycopodium, Magnesium carbonicum, Medorrhinum, Nux vomica, Phosphorus, Rhus toxicodendron D6, Sepia, Thuja, Tabacum, Veratrum album, Zincum

Beschwerden bei Nebel
Nr. 5 Kalium phosphoricum, *Nr. 8 Natrium chloratum, Nr. 15 Kalium jodatum, Nr. 22 Calcium carbonicum
Homöopathie: Natrium sulfuricum D12, Aranea diadema D12, Calcium phosphoricum, Hypericum, Rhododendron, Rhus toxicodendron, Sepia, Silicea, Sulfur

Hinweis: Die „inneren" Ursachen dürfen nicht übersehen werden.

Beschwerden bei trockener Hitze – Sommer
*Nr. 3 Ferrum phosphoricum, Nr. 8 Natrium chloratum
Homöopathie: Aconitum, Antimonium crudum, Belladonna, Glonoinum, Kalium bichromicum, Natrium chloratum – in Hochpotenz durch den Fachmann verordnet; Natrium carbonicum D12, Lachesis D12, Psorinum

Beschwerden bei Wetterwechsel
Nr. 2 Calcium phosphoricum
Homöopathie: Aconitum, Rhododendron

Beschwerden in der Kälte
*Nr. 3 Ferrum phosphoricum, Nr. 8 Natrium chloratum
Homöopathie: Aconitum D30, Antimonium crudum D30, Dulcamara D30
→ **Nässe und Kälte**

Beschwerden in der Schwüle, feuchte Wärme
Nr. 6 Kalium sulfuricum, Nr. 8 Natrium chloratum
Homöopathie: Carbo vegetabilis, Crotalus, Gelsemium D30, Jodum, Lachesis D12, Ipecacuanha D4, Pulsatilla, Rhododendron, Sepia, Sulfur

empfindlich auf Blitz und Donner – Gewitter
Nr. 5 Kalium phosphoricum, Nr. 11 Silicea
Homöopathie: Natrium carbonicum, Rhododendron D30, Phosphorus D30, Sepia

Wildes Fleisch

übermäßig wucherndes Gewebe
*Nr. 4 Kalium chloratum, Nr. 11 Silicea
Die Mineralstoffkombination ist in der Anwendung als Salbe oder Cremegel besonders zu empfehlen.

Homöopathie: Graphites D6/D12, Staphisagria D12

Hausapotheke: Balsamum peruvianum (Perubalsam)

Hinweis: Bei der Heilung von Wunden bildet sich manchmal übermäßig wucherndes, schwammiges Gewebe.

Willensschwäche

allgemein zur Unterstützung
*Nr. 5 Kalium phosphoricum, Nr. 8 Natrium chloratum
Homöopathie: Phosphorus D30, Acidum phosphoricum D12, Chamomilla D30

Bachblüten: Wild Oat

Winde

Bauchschneiden
Nr. 10 Natrium sulfuricum
Homöopathie: Colchicum D6, Colocynthis D4, Chamomilla D3, Lycopodium D6, Nux vomica

kolikartige Schmerzen
Nr. 7 Magnesium phosphoricum
Homöopathie: Belladonna D30, Argentum nitricum D12, Ignatia D30, Graphites

Stauungen im Dickdarm – stinken wie faule Eier – verschlackt
Nr. 10 Natrium sulfuricum
Homöopathie: Arnica D12, Nux vomica D6/D12, Sulfur D12

Windelausschlag

Windeldermatitis
Nr. 3 Ferrum phosphoricum, Nr. 4 Kalium chloratum, Nr. 6 Kalium sulfuricum, *Nr. 9 Natrium phosphoricum
Die Mineralstoffkombination ist in der Anwendung als Salbe oder Cremegel besonders zu empfehlen.

Homöopathie: Chamomilla D30 (weinerlich, unruhig), Croton D12

Windpocken – falsche Pocken – Varicellen

auch: Schafblattern, Feuchtblattern, Spitzblattern

bei hoher Temperatur
Nr. 5 Kalium phosphoricum
Homöopathie: Cantharis D30 (brennen)

im Anfang der Krankheit
Nr. 3 Ferrum phosphoricum, Nr. 4 Kalium chloratum, Nr. 5 Kalium phosphoricum, Nr. 6 Kalium sulfuricum
Die Mineralstoffkombination ist in der Anwendung als Salbe oder Cremegel besonders zu empfehlen (Nr. 2 + Nr. 3 + Nr. 4 + Nr. 6).
Homöopathie: Aconitum D30, Belladonna D30

zur Genesung
Nr. 1 Calcium fluoratum, Nr. 2 Calcium phosphoricum, Nr. 6 Kalium sulfuricum
Homöopathie: Antimonium crudum D4, Sulfur D30

Winter

Grippe
Nr. 3 Ferrum phosphoricum, Nr. 4 Kalium chloratum, Nr. 6 Kalium sulfuricum, Nr. 8 Natrium chloratum, *Nr. 10 Natrium sulfuricum
Homöopathie: Aconitum D30, Rumex D4, Phytolacca D4, Eupatorium D4, Causticum D6, Influencinum D30 (zu Beginn und am Ende 1x 5 Globuli D200)

Schnupfen
Nr. 3 Ferrum phosphoricum, *Nr. 8 Natrium chloratum
Homöopathie: Nux vomica D6, Cepa D3, Sticta D4 (absteigender Schnupfen), Gelsemium D4

Wirbelsäule

→ **Rücken**

Wochenbett

Beschwerden, Wochenbettpsychose
Nr. 1 Calcium fluoratum, Nr. 2 Calcium phosphoricum, Nr. 3 Ferrum phosphoricum, Nr. 4 Kalium chloratum, Nr. 5 Kalium phosphoricum, Nr. 6 Kalium sulfuricum, Nr. 7 Magnesium phosphoricum, Nr. 8 Natrium chloratum, Nr. 9 Natrium phosphoricum, Nr. 10 Natrium sulfuricum, Nr. 11 Silicea, Nr. 12 Calcium sulfuricum, Nr. 15 Kalium jodatum, Nr. 22 Calcium carbonicum
*Eine maßvolle Versorgung mit allen Mineralstoffen zur Auffüllung der aufgebrauchten Speicher ist dringend notwendig!
Manchmal ist es angebracht, mit einer kleinen Dosis zu beginnen und sie dann immer weiter zu steigern.*

Homöopathie: Belladonna, Chamomilla D6 – täglich 3x 5 Globuli (zornige, ärgerliche Frau), Hyoscyamus, Lachesis, Platinum, Pulsatilla D12 – tägl. 1x 5 Globuli (weinerliche Frau, sensibel, blond, zart), Stramonium
→ **Geburt**

Wochenendmigräne

→ **Migräne**
Homöopathie: Iris versicolor D 4

Wochenfluss

übermäßig
Nr. 1 Calcium fluoratum, Nr. 3 Ferrum phosphoricum, Nr. 5 Kalium phosphoricum, *Nr. 6 Kalium sulfuricum, *Nr. 8 Natrium chloratum, Nr. 10 Natrium sulfuricum
Homöopathie: Kreosotum D4 (stinkend), Ustilago D2 (vermehrt, dunkel, klumpig): stündlich vom Arzt.

Wolf

Intertrigo – Hautwolf
Nr. 5 Kalium phosphoricum, Nr. 7 Magnesium phosphoricum, *Nr. 8 Natrium chloratum, *Nr. 9 Natrium phosphoricum, Nr. 11 Silicea
Homöopathie: Cantharis D6, Arnica D6, Belladonna D6, Chamomilla D6, Sulfur D6, Hepar sulfuris D10

Hinweis: Es handelt sich um ein hochrotes nässendes Ekzem ohne Krusten oder Schuppen an Berührungsstellen der Haut (Achseln, Leisten, Damm, Gesäßspalte, zwischen Fingern und Zehen, unter den Brüsten).

Wucherungen

Polypen
Nr. 2 Calcium phosphoricum, Nr. 9 Natrium phosphoricum, Nr. 11 Silicea
Homöopathie: Thuja D4, Teucrium D3, Kalium bichromicum D4

Wulstnarben

die Wülste werden verringert durch
Nr. 1 Calcium fluoratum, Nr. 5 Kalium phosphoricum, Nr. 8 Natrium chloratum
Die Mineralstoffkombination ist in der Anwendung als Salbe oder Cremegel besonders zu empfehlen.

Homöopathie: Graphites D6/D12, Acidum fluoricum D12, Aristolochia D12, Causticum D6/D12, Hekla-Lava D6, Silicea D6

Wunden

allgemein
Nr. 3 Ferrum phosphoricum, Nr. 4 Kalium chloratum, Nr. 5 Kalium phosphoricum, Nr. 6 Kalium sulfuricum, Nr. 8 Natrium chloratum, Nr. 11 Silicea

Die Mineralstoffkombination ist in der Anwendung zuerst als Brei und später bei beginnender Heilung als Salbe oder Cremegel besonders zu empfehlen.

Hinweis: Wunden sind auszuwaschen und dann im feuchten Milieu zu halten, damit eine narbenfreie Verheilung der Wunde möglich ist.

bei Eiterungen, wenn die Verletzung vernachlässigt wird
Nr. 9 Natrium phosphoricum, Nr. 11 Silicea, Nr. 12 Calcium sulfuricum
Homöopathie: Myristica sebifera D4, Hepar sulfuris D10, Mercurius solubilis D30, Mater perlarum

Hausapotheke: Perubalsam

bei frischen Verletzungen, Stoß, Quetschungen – sofort als Erste Hilfe
Nr. 3 Ferrum phosphoricum
Innerlich und äußerlich anwenden!

Frische Verletzungen zuerst desinfizieren, zumindest mit Wasser auswaschen.

Homöopathie: Arnica D30, Bellis perennis D3, Calendula D2, Ledum D4, Echinacea D2
oder Arnica D4 + Ruta D3 + Hypericum D4 zu gleichen Teilen mischen.

Hausapotheke: Eisenkrautsalbe ist eine sehr gute Heilsalbe – auch bei Geschwüren; Umschläge mit Eisenkrautaufguss.

Blutung
Nicht ohne ärztliche Begleitung!
Nr. 3 Ferrum phosphoricum
Homöopathie: Acidum sulfuricum D4, Arnica D30, Phosphorus D30
hellrot: Belladonna D30, Erigeron canadensis D3, Ipecacuanha D4, Millefolium D3
dunkel: Hamamelis D4, alle 10 Minuten

wenn eine Geschwulst zurückbleibt
Nr. 4 Kalium chloratum
Homöopathie: Strontium carbonicum D12, Acidum hydrofluoricum D6

wenn wucherndes wildes Fleisch entsteht
Nr. 4 Kalium chloratum
Homöopathie: Graphites D6/D12, Silicea D6/D12

Hausapotheke: Perubalsam

Wundheilung

allgemein
Nr. 1 Calcium fluoratum, *Nr. 3 Ferrum phosphoricum, Nr. 5 Kalium phosphoricum, Nr. 6 Kalium sulfuricum, Nr. 8 Natrium chloratum, Nr. 11 Silicea
Die Mineralstoffkombination ist in der Anwendung als Salbe oder Cremegel besonders zu empfehlen.

Homöopathie: Arnica D4/D6/D12

Hausapotheke: Johanniskrautöl

verzögert
* Nr. 3 Ferrum phosphoricum, Nr. 5 Kalium phosphoricum, Nr. 8 Natrium chloratum, *Nr. 9 Natrium phosphoricum

Wunden heilen schlecht
→ Ulcus der Haut
Nr. 9 Natrium phosphoricum, Nr. 10 Natrium sulfuricum, Nr. 12 Calcium sulfuricum, Nr. 21 Zincum chloratum
Der Organismus ist mit Säuren und Schlacken überladen, wodurch auch das Bindegewebe geschädigt ist und ein reger Stoffwechselaustausch blockiert ist. Eine gründliche Entlastung des Körpers von den belastenden Stoffen ist dringend vonnöten.

Wundliegen

→ **Dekubitus**

Wundränder

nekrotisch, brandig
Kalium phosphoricum Nr. 5
Homöopathie: Lachesis D 12, Heloderma D 12

Wundrose

→ **Rotlauf**

Homöopathie: Apis D4, Belladonna D30, Cantharis D6, Rhus toxicodendron D30

Wundsein

der Füße
Nr. 3 Ferrum phosphoricum, Nr. 8 Natrium chloratum, *Nr. 9 Natrium phosphoricum, Nr. 11 Silicea

Die Mineralstoffkombination ist in der Anwendung als Salbe oder Cremegel besonders zu empfehlen.

Homöopathie: Arnica D6/D12, Calendula D3

Hausapotheke: Aristolochia-Salbe, Calendula-Salbe

Würge-, Brechhusten

→ **Husten**

Würgegefühl

Druck am Hals
→ Hals
→ Schilddrüse
Nr. 15 Kalium jodatum
Homöopathie: Cactus grandiflora D 3, Lachesis D 12

Würmer

allgemein zur Unterstützung einer Kur
Nr. 8 Natrium chloratum, *Nr. 9 Natrium phosphoricum
Homöopathie: Cuprum oxydatum nigrum D4

verbunden mit Kribbeln und Jucken im After
Nr. 5 Kalium phosphoricum, Nr. 8 Natrium chloratum, *Nr. 9 Natrium phosphoricum
Homöopathie: Cina D4, Spigelia D4, Ratanhia D4

Hinweis: In der „Abgekürzten Therapie" lesen wir auf Seite 43: „Natrum phosphoricum nützt gegen Spulwürmer dadurch, dass es überschüssige Milchsäure tilgt, welche eine Existenzbedingung für die genannten Würmer ist; Madenwürmer: Natrum muriaticum."

Zaghaftigkeit

im Sinne von Weinerlichkeit
→ **siehe dort**

Zahnbeinhautentzündung

Entzündung der Zahnwurzelhaut
Nr. 2 Calcium phosphoricum, *Nr. 3 Ferrum phosphoricum
Homöopathie: Echinacea D2, Aconitum D30, Antimonium crudum D4, Belladonna D6/D30, Chamomilla D30

Zahnbildung

→ Zahnen

Zähne

Fistel
Nr. 1 Calcium fluoratum, *Nr. 9 Natrium phosphoricum, Nr. 11 Silicea, Nr. 12 Calcium sulfuricum
Homöopathie: Acidum hydrofluoricum D6 (verschlimmert im Sommer, besser in der Kälte), Berberis D3 (entlastet die Niere), Hepar sulfuris (stinkend), Silicea D6 (verschlimmert im Winter, besser durch Wärme)

Karies
Nr. 1 Calcium fluoratum, Nr. 2 Calcium phosphoricum, Nr. 22 Calcium carbonicum
Homöopathie: Acidum fluoricum D6/D12, Antimonium crudum D6, Kreosotum D4, Mercurius, Plumbum, Spigelia D4, Staphisagria D6

wenn die Zähne hohl werden, für das Zahnbein
Nr. 2 Calcium phosphoricum
Homöopathie: Kreosotum D12, Antimonium crudum D12, Mercurius solubilis D12, Staphisagria D12

Makro-Ebene: Calcium mit Vitamin D

wenn sie ohne Schmerzen locker sind
Nr. 1 Calcium fluoratum
Homöopathie: Acidum nitricum D4/D6, Argentum nitricum D12, China D4, Kalium carbonicum D6, Lycopodium D6/D12, Mercurius, Plumbum
mit Schmerzen: Lycopodium D6/D12

Zahnstein
Nr. 2 Calcium phosphoricum, Nr. 7 Magnesium phosphoricum, *Nr. 9 Natrium phosphoricum, Nr. 11 Silicea

zur Förderung des Zahnschmelzes
Nr. 1 Calcium fluoratum

Zähneknirschen

im Schlaf
*Nr. 2 Calcium phosphoricum, Nr. 7 Magnesium phosphoricum
Homöopathie: Arnica, Apis, Belladonna, Cina D4, Cuprum, Helleborus, Hyoscyamus, Phytolacca D4, Stramonium D12/D30, Zincum D12/D30
Bachblüten: Cherry Plum

vor allem der Kinder
*Nr. 2 Calcium phosphoricum, Nr. 5 Kalium phosphoricum, Nr. 7 Magnesium phosphoricum, Nr. 8 Natrium chloratum, Nr. 11 Silicea
Homöopathie: Belladonna D12, Cina D4, Zincum D12, Apis D30, Zincum valerianicum D4/D30

Zahnen

bei Kleinkindern: Zahnungsmischung
Nr. 1 Calcium fluoratum, *Nr. 3 Ferrum phosphoricum, Nr. 5 Kalium phosphoricum, Nr. 8 Natrium chloratum
Die Mineralstoffe aufgelöst mit Hilfe des Fingers auf die betroffene Stelle geben.

Homöopathie: Calcium carbonicum (zu spät), Calcium phosphoricum (langwierig) – auch Hochpotenzen vom Fachmann verordnet.

Schwierigkeiten beim Zahnen
zusätzlich Nr. 22 Calcium carbonicum
Homöopathie: Chamomilla D 30, Aethusa cynapium, Cuprum, Zincum

verbunden mit Fieber
zusätzlich Nr. 3 Ferrum phosphoricum
Homöopathie: Aconitum D30, Belladonna D30, Chamomilla D3, Podophyllum D6

Zahnfleisch

entzündet
Nr. 3 Ferrum phosphoricum
Hausapotheke: Spülungen mit Gerbstoffmitteln: Eichenrindentee, Tormentillwurzel, Ratanhiatinktur; Spülungen mit entzündungshemmenden Mitteln: Salbeitee

Hinweis. Eine Vorbedingung für eine erfolgreiche Behandlung ist auch die Kontrolle des Schlafplatzes.

schwammig, leicht blutend
Nr. 3 Ferrum phosphoricum, Nr. 5 Kalium phosphoricum, Nr. 8 Natrium chloratum
Homöopathie: Mercurius solubilis D12, Carbo vegetabilis D12, Kreosotum D12, Staphisagria D12

Schwund – Parodontose
Unter Parodontose versteht man einen Schwund des marginalen Zahnhalteapparates, verbunden mit dem Schwund des Zahnfleisches.

Nr. 3 Ferrum phosphoricum, *Nr. 5 Kalium phosphoricum, Nr. 8 Natrium chloratum, Nr. 21 Zincum chloratum
Homöopathie: Acidum fluoricum D6/D12, Acidum nitricum, Arsenicum D6, Carbo vegetabilis, Kalium chloratum, Kreosotum D4, Lycopodium D12, Mercurius, Natrium carbonicum, Phosphorus D12, Plumbum D6/D12, Staphisagria D6/D12
zusätzlich: Calcium fluoratum D6/D12, Silicea D6/D12

Hausapotheke: Spülungen mit Majorantee

Hinweis: Eine Vorbedingung für eine erfolgreiche Behandlung ist auch die Kontrolle des Schlafplatzes. Die „inneren" Ursachen dürfen nicht übersehen werden. Ursachen aus anderen Ebenen, wie zum Beispiel der charakterlichen, sind auch in Betracht zu ziehen. Einer gesunden vollwertigen Ernährung ist große Bedeutung beizumessen!

Achtung! Eine Amalgambelastung verstärkt das Problem!

Orthomolekulare Medizin: Coenzym Q 10, Zink, Vitamin C, Vitaminmischpräparat

wenn das Zahnfleisch blutet
Nr. 3 Ferrum phosphoricum, Nr. 5 Kalium phosphoricum
Homöopathie: Arnica D12, Lachesis D12, Carbo vegetabilis D12, Acidum sulfuricum D12, Antimonium crudum D4, Argentum nitricum D12, Arsenicum D6, Baptisia D3, Carbo vegetabilis, Mercurius solubilis D10, Phosphorus D12
Calendula als Urtinktur oder D2, 10 Tropfen in 1/8 Liter Wasser geben, damit den Mund spülen!

wenn es geschwollen ist
Nr. 4 Kalium chloratum, Nr. 12 Calcium sulfuricum
Homöopathie: Mercurius solubilis D12

Zahnprothese

Unverträglichkeit
Nr. 1 Calcium fluoratum, Nr. 3 Ferrum phosphoricum, Nr. 5 Kalium phosphoricum, Nr. 8 Natrium chloratum
Homöopathie: Arnica D12, Acidum fluoricum D6/D12, Calendula D2

Zahnschmerzen

allgemein
*Nr. 3 Ferrum phosphoricum, *Nr. 5 Kalium phosphoricum, Nr. 6 Kalium sulfuricum, Nr. 7 Magnesium phosphoricum, Nr. 8 Natrium chloratum, Nr. 17 Manganum sulfuricum
Homöopathie: Aconitum D30, Belladonna D30, Chamomilla D3, Arnica D3

Hinweis: Zahnschmerzen weisen auch auf Störungen des Magen-Darm-Traktes hin, welche unbedingt beachtet und berücksichtigt werden sollen.

empfindliche Zähne – bei Kälte oder Hitze, obwohl das Zahnfleisch in Ordnung ist
Nr. 3 Ferrum phosphoricum, Nr. 5 Kalium phosphoricum, *Nr. 7 Magnesium phosphoricum, *Nr. 8 Natrium chloratum
Homöopathie: Magnesium carbonicum D12

lockere Zähne
Nr. 1 Calcium fluoratum
Homöopathie: Acidum nitricum D6, Argentum nitricum D12, China D4, Kalium carbonicum D6, Lycopodium D4, Mercurius solubilis D10

schießende, reißende Schmerzen in Intervallen
Nr. 7 Magnesium phosphoricum
Homöopathie: Aconitum D30, Chamomilla D3, Hypericum D4, Plantago major D4, Colocynthis D4, Mezereum D4

verbunden mit einem bräunlichen oder schwärzlichen Belag
Nr. 5 Kalium phosphoricum
Homöopathie: Kreosotum D4, Staphisagria D12

verbunden mit einem Gefühl, als ob der Zahn länger wäre
Nr. 1 Calcium fluoratum
Homöopathie: Arsenicum D6, Causticum D6, Ruta D4, Plantago D3, Bryonia D6, Magnesium carbonicum D6, Mezereum D4

verbunden mit einem üblen Mundgeruch
Nr. 5 Kalium phosphoricum
Homöopathie: Kreosotum D4, Mercurius solubilis D12

verbunden mit einer verhärteten Geschwulst
Nr. 1 Calcium fluoratum

verbunden mit Speichel- und Tränenfluss
Nr. 8 Natrium chloratum
Homöopathie: Acidum nitricum D12, China D4, Mercurius solubilis D10

wenn der Zahn auf leiseste Berührung schmerzhaft reagiert
Nr. 1 Calcium fluoratum, Nr. 11 Silicea
Homöopathie: Arsenicum, Belladonna D6/D12/ D30, Bryonia, China, Hepar sulfuris, Lycopodium, Mercurius solubilis, Nux vomica, Sepia, Staphisagria

wenn die Backe geschwollen ist
Nr. 4 Kalium chloratum, Nr. 11 Silicea, Nr. 12 Calcium sulfuricum
Homöopathie: Belladonna D30, Apis D30 (Ödem), Chamomilla D3/D30, Hepar sulfuris D6, D30 (bei Eiterung)

wenn die Schmerzen gegen den Abend hin schlimmer werden
Nr. 6 Kalium sulfuricum
Homöopathie: Chamomilla, Lycopodium, Magnesium carbonicum, Mercurius, Pulsatilla

wenn die Schmerzen im warmen Zimmer zunehmen
Nr. 6 Kalium sulfuricum
Homöopathie: Bryonia D4, Calcium carbonicum, Coffea D12, Kalium carbonicum, Magnesium carbonicum D12, Pulsatilla D4, Sulfur D12

wenn die Temperatur lokal oder insgesamt erhöht ist
Nr. 3 Ferrum phosphoricum
Homöopathie: Belladonna D30, Lachesis D12

wenn frische Luft die Schmerzen verringert
Nr. 6 Kalium sulfuricum
Homöopathie: Ambra D3, Belladonna D30, Bryonia, Chamomilla, Coffea, Ferrum phosphoricum, Pulsatilla D6/D12

wenn Kälte die Schmerzen erleichtert
Nr. 3 Ferrum phosphoricum
Homöopathie: Bryonia, Chamomilla, Ferrum phosphoricum, Coffea D12, Pulsatilla

wenn Wärme die Schmerzen erleichtert
Nr. 7 Magnesium phosphoricum
Homöopathie: Arsenicum D12, China D4, Kalium carbonicum D6, Magnesium carbonicum D12, Nux vomica D6, Rhododendron D6, Rhus toxicodendron D30, Silicea D6/D12

wenn Wärme die Schmerzen verschlimmert
Nr. 3 Ferrum phosphoricum
Homöopathie: Bryonia, Chamomilla, Coffea, Kalium carbonicum, Magnesium carbonicum, Mercurius solubilis D12, Pulsatilla, Sulfur

Zahnrheuma
Nr. 3 Ferrum phosphoricum, Nr. 8 Natrium chloratum, *Nr. 9 Natrium phosphoricum, Nr. 23 Natrium bicarbonicum
Homöopathie: Aconitum D30, Aranea diadema, Arsenicum D6/D12, Belladonna D30, Causticum D6/ D12, Colocynthis D4, Phytolacca D4, Plantago major D4, Rhus toxicodendron D12/D30, Verbascum D12, Staphisagria D12

Hausapotheke: Bertramwurzeltee

Zahnschmerzen in der Zeit der Schwangerschaft
Nr. 1 Calcium fluoratum, *Nr. 2 Calcium phosphoricum, Nr. 8 Natrium chloratum
Homöopathie: Kreosotum D4, Magnesium carbonicum D6, Sepia D6, Nux vomica D12/D30

Hinweis: Der Organismus baut für das heranwachsende Kind im Körper der Mutter Calcium ab, was die Schmerzen hervorrufen kann.

Zahnspitzen

durchsichtig, wie Glas
Nr. 1 Calcium fluoratum, Nr. 2 Calcium phosphoricum, Nr. 22 Calcium carbonicum

Zahnstein

die Bildung verhindert bzw. vermindert
Nr. 2 Calcium phosphoricum, *Nr. 9 Natrium phosphoricum

Hinweis: Einer gesunden vollwertigen Ernährung ist große Bedeutung beizumessen!

Zahnziehen

die Folgebeschwerden werden vermindert durch
Nr. 1 Calcium fluoratum, *Nr. 3 Ferrum phosphoricum, Nr. 5 Kalium phosphoricum, Nr. 8 Natrium chloratum
Homöopathie: Arnica D12, bei starker Nachblutung. Phosphorus D30

Hinweis: Hauptsächlich hilft der Mineralstoff Nr. 3!

Zäpfchen

Gaumenzäpfchen entzündet
*Nr. 3 Ferrum phosphoricum, Nr. 8 Natrium chloratum, Nr. 9 Natrium phosphoricum
Homöopathie: Mercurius corrosivus D30, Causticum D6/D12

Gaumenzäpfchen geschwollen
*Nr. 4 Kalium chloratum, Nr. 8 Natrium chloratum, Nr. 9 Natrium phosphoricum
Homöopathie: Apis D30, Belladonna D30, Kalium jodatum D12

Zappeligkeit – Zappelphilipp

als Zeichen innerer Unruhe
→ Hyperaktivität
Nr. 7 Magnesium phosphoricum, *Nr. 11 Silicea
Homöopathie: Agaricus D 12, Arsenicum D 30, Valeriana D 30, Phosphorus D 30, Chamomilla D 30, Argentum nitricum D 12

Hinweis: Die „inneren" Ursachen dürfen nicht übersehen werden.

Zeckenbiss

mit Impfung
Nr. 2 Calcium phosphoricum, Nr. 8 Natrium chloratum
Homöopathie: Apis, Ledum – in Hochpotenz von einem Fachmann zu verabreichen.
Zeckenbiss-Nosode

ohne Impfung
Sofortige medizinische Versorgung (Krankenhaus) ist notwendig!

Zehen

Krämpfe in den Zehen
*Nr. 2 Calcium phosphoricum, Nr. 7 Magnesium phosphoricum
Die Mineralstoffkombination ist in der Anwendung als Salbe oder Cremegel besonders zu empfehlen. (leichte Massage).

Homöopathie: Asa foetida D3, Barium carbonicum D6/D12, Causticum D6, Cicuta virosa D4, Cuprum D6, Lachesis D12, Plumbum D6/D12

wenn die Gelenke aufgetrieben und schmerzhaft sind
Nr. 4 Kalium chloratum, *Nr. 8 Natrium chloratum, *Nr. 9 Natrium phosphoricum, Nr. 11 Silicea
Die Mineralstoffkombination ist in der Anwendung als Salbe oder Cremegel besonders zu empfehlen.

Homöopathie: Agaricus D12 (erfroren), Ammonium carbonicum, Barium carbonicum, Carbo animalis, Colchicum D6, Ledum D4, Paeonia D4, Gnaphalium D4, Lithium carbonicum D4, Rhododendron D6, Secale D4, Actaea spicata

Gicht: Apis, Arnica, Aurum, Belladonna, Bryonia, Sabina, Sulfur

wenn die Nägel brüchig sind und abbröckeln
Nr. 11 Silicea
Homöopathie: Acidum fluoricum D6/D12, Alumina, Calcium carbonicum, Graphites, Mercurius, Sepia, Thuja

wenn die Zehennägel einwachsen
Nr. 1 Calcium fluoratum, Nr. 11 Silicea
Homöopathie: Graphites D6/D12, Silicea, Sulfur jodatum, Thuja

Hinweis: Die Nägel immer gerade schneiden!

zwischen den Zehen rissig und juckend
→ Pilzerkrankung – Fußpilz

Zehenkrämpfe

→ Zehen

Zeitverschiebung bei Fernflügen

Beschwerden → Jetlag

Zelle

Neubildung
Nr. 5 Kalium phosphoricum, Nr. 8 Natrium chloratum

Neubildung der Epidermis- und Epithelzellen
Nr. 6 Kalium sulfuricum (hauptsächlich)

Stärkung der Zellhaut, Membran
Nr. 1 Calcium fluoratum

Zellulitis

Orangenhaut
Nr. 1 Calcium fluoratum, *Nr. 2 Calcium phosphoricum, Nr. 8 Natrium chloratum, *Nr. 9 Natrium phosphoricum, Nr. 11 Silicea, *Nr. 12 Calcium sulfuricum, Nr. 23 Natrium bicarbonicum

Hinweis: Die Orangenhaut bildet sich meistens, wenn der Organismus unter einem Eiweißüberschuss, einem Calcium-phosphoricum-Mangel und einer Übersäuerung gleichzeitig leidet. Säuregetränkte Eiweißflocken werden unter der Haut so abgelagert, dass sie sich aufwölbt, weil an der Stelle, wo Drüsen in der Haut sind, sie sich nicht dehnen kann. Durch einen zu intensiven Genuss von tierischem Eiweiß, vor allem Milchprodukte, entsteht ein großer Mangel an der Nr. 2. Sie ist für den Eiweißhaushalt zuständig und wird deshalb überdurchschnittlich verbraucht. Das Calcium phosphoricum muss wiederum für die Säureneutralisierung zur Verfügung stehen, fehlt aber! So bleibt dem Organismus nichts anderes über, als das Eiweiß getränkt mit Säure abzulagern, und zwar unter der Hautoberfläche. Die angegebenen Mineralstoffe können außer der Nr. 23 als Salbenkombination verwendet werden. Wenn aus den angeführten Mineralstoffen ein Brei zubereitet wird, kann er hervorragend als Packung eingesetzt werden.

Zerebralsklerose

Zerebralarteriosklerose, zerebrale Gefäßsklerose → Sklerose
Nr. 1 Calcium fluoratum, *Nr. 9 Natrium phosphoricum, Nr. 11 Silicea

Hinweis: Einer gesunden vollwertigen Ernährung ist große Bedeutung beizumessen!

Zerrung

Verdrehung, Verzerrung
*Nr. 1 Calcium fluoratum, Nr. 2 Calcium phosphoricum, *Nr. 3 Ferrum phosphoricum, Nr. 5 Kalium phosphoricum, Nr. 8 Natrium chloratum, Nr. 11 Silicea
Es empfiehlt sich, je nach der Größe des betroffenen Gelenks, einen Brei aus den angeführten Mineralstoffen aufzulegen: Je 40 Stück von Nr. 3, 5 und 8 und je 10 Stück von Nr. 1 und 11. Zu Beginn der äußeren Versorgung sollte der Brei aufgelegt werden (→ „Äußere Anwendung", S. 160ff.), später als Salbe oder Cremegel.

Homöopathie: Arnica D30, Rhus toxicodendron D6/D30
Hausapotheke: Umschläge mit Arnikatinktur

Hinweis: Zerrungen sind meistens von einem Bluterguss begleitet, welcher von der Nummer 11 aufgesaugt wird. Dieselbe Mineralstoffmischung eignet sich auch gut für Prellungen.

Zerschlagen

wenn ein Gefühl der Zerschlagenheit vorherrscht, vor allem in den Gliedern
Nr. 10 Natrium sulfuricum
Homöopathie: Arnica D30, Eupatorium D4, Rhus toxicodendron D30

Hinweis: Zerschlagenheit ist meistens Vorbote einer Grippe.

Zerstreutheit

allgemein, als Schwierigkeit, sich auf etwas konzentrieren zu können
*Nr. 5 Kalium phosphoricum, Nr. 8 Natrium chloratum, Nr. 9 Natrium phosphoricum, Nr. 11 Silicea
Homöopathie: Agaricus D12, Ambra D3, Kalium bromatum, Sulfur D30, Phosphorus D30, Nux moschata D30

Ziegenpeter

→ Mumps

Zirkulationsstörungen

allgemein
Nr. 3 Ferrum phosphoricum, Nr. 6 Kalium sulfuricum, Nr. 17 Manganum sulfuricum
Homöopathie: Aconitum, Belladonna, Veratrum D12, Camphora D1, Secale D4, Lachesis, Agaricus D12, Tabacum, Arsenicum, Cuprum, Sulfur

Zittern

der Glieder → Parkinson

durch innere Unruhe, durch Aufregung
Nr. 7 Magnesium phosphoricum

Homöopathie: Argentum nitricum D12, Ambra D3, Aconitum D30, Cuprum D30, Gelsemium D4

durch Erschöpfung
Nr. 5 Kalium phosphoricum, Nr. 7 Magnesium phosphoricum
Homöopathie: Argentum metallicum et nitricum

durch zu hohe, erschöpfende, nervöse Spannung
Nr. 1 Calcium fluoratum, *Nr. 2 Calcium phosphoricum, Nr. 7 Magnesium phosphoricum, Nr. 11 Silicea

wenn ein innerliches Kältegefühl vorliegt, entstanden aus Wärmemangel
Nr. 2 Calcium phosphoricum, Nr. 8 Natrium chloratum
Homöopathie: Aconitum D30, Veratrum album D12

wenn eine Schwäche die Ursache ist
Nr. 2 Calcium phosphoricum
Homöopathie: Causticum D12, Argentum metallicum D12, Barium carbonicum, Cocculus, Conium, Plumbum, Silicea, Zincum

wenn Fieber bzw. Schüttelfrost die Ursache darstellt
Nr. 3 Ferrum phosphoricum, Nr. 5 Kalium phosphoricum
Homöopathie: Aconitum D30, Belladonna D30, Pyrogenium D30, Mercurius

wenn Fieber die Ursache darstellt
Nr. 3 Ferrum phosphoricum, Nr. 5 Kalium phosphoricum
Homöopathie: Aconitum D 30, Belladonna D 30, Pyrogenium D 30, Mercurius

wenn Schüttelfrost die Ursache ist
Nr. 3 Ferrum phosphoricum, *Nr. 10 Natrium sulfuricum
Homöopathie: Pyrogenium D 30

Zöliakie
Nicht ohne ärztliche Begleitung!

schwere Verdauungsstörung mit Unverträglichkeit von Gliadin (Gluten)
Nr. 2 Calcium phosphoricum, Nr. 3 Ferrum phosphoricum, Nr. 4 Kalium chloratum, Nr. 10 Natrium sulfuricum, Nr. 19 Cuprum arsenicosum, Nr. 21 Zincum chloratum, Nr. 26 Selenium
Homöopathie: Abrotanum D3, Magnesium carbonicum D12

Hinweis: Bei gliadinfreier (glutenfreier) Nahrung bestehen offensichtlich gute Aussichten. Eine fachkundige Ernährungsberatung ist unumgänglich!

Jede Babynahrung ist heute schon glutenfrei. Dadurch wird die Krankheit von vornherein umgangen. Ältere Kinder müssen eine strenge Diät einhalten.

Die Mineralstoffe nach Dr. Schüßler müssen in diesem Fall ohne Weizenstärke sein, wie sie die Fa. Pflüger in Rheda Wiedenbrück herstellt.

Orthomolekulare Medizin: Zink, Kupfer, Eisen, Selen

Zoster
→ Herpes

Zucken

der Arme und Beine im Halbschlaf
Nr. 9 Natrium phosphoricum, *Nr. 11 Silicea
Homöopathie: Acidum phosphoricum D6/D12, Cuprum D12, Secale D4, Zincum valerianicum D4

der Gesichtsmuskeln – unwillkürlich
Nr. 9 Natrium phosphoricum, *Nr. 11 Silicea
Homöopathie: Agaricus D4/D12, Secale D4

der Mundwinkel
Nr. 11 Silicea
Homöopathie: Cina D 4

des Augenlides
Nr. 11 Silicea
Homöopathie: Jodum

wenn die Muskeln zu sehr angespannt sind
Nr. 1 Calcium fluoratum, *Nr. 2 Calcium phosphoricum, Nr. 7 Magnesium phosphoricum, Nr. 15 Kalium jodatum
Homöopathie: Cuprum D6, Nux vomica D6, Rhus toxicodendron, Ammonium causticum (Flexoren), Plumbum, Tabacum

Zuckerkrankheit – Diabetes
Nicht ohne ärztliche Begleitung!

allgemein
Typ I und II
→ Diabetes

Zunge

bei bitterem Geschmack
Nr. 10 Natrium sulfuricum
Homöopathie: *Carduus marianus D2, Bismutum, Bryonia D4, Chamomilla D3, Chelidonium D4, China D4, Kalium jodatum, Pulsatilla D6, Sepia D6, Taraxacum D4*

bei salzigem Geschmack oder wässrigem Geschmack
Nr. 8 Natrium chloratum
Homöopathie: salzig: *Antimonium crudum D4, Arsenicum D6, Conium D4, Mercurius solubilis D10, Natrium carbonicum D12, Phosphorus D12, Sepia D6/D12*

bei trockener Zunge
Nr. 8 Natrium chloratum
Homöopathie: *Acidum muriaticum D3, Acidum phosphoricum D4, Arsenicum, Baptisia, Bryonia, Hyoscyamus, Lachesis, Lycopodium, Nux moschata, Phosphorus, Pyrogenium, Vipera*

Brennen an der Zungenspitze
Nr. 8 Natrium chloratum, Nr. 10 Natrium sulfuricum
Homöopathie: *Capsicum, Natrium chloratum, Colocynthis*

brennende, schmerzende Bläschen auf der Zunge, Geschmacksverlust
Nr. 8 Natrium chloratum
Homöopathie: *Apis D4, Berberis D3, Cantharis D6, Capsicum D4, Carbo animalis, Natrium chloratum, Phosphorus D12, Sepia*
Geschmacksverlust: *Pulsatilla*

rauer, pustelartiger Ausschlag (vor allem nach Scharlach)
Nr. 10 Natrium sulfuricum
Homöopathie: *Colocynthis, Mercurius, Rhus toxicodendron*

wasserhelle Bläschen auf der Zunge
Nr. 8 Natrium chloratum
Homöopathie: *Apis, Cantharis, Ranunculus bulbosus, Arum triphylum, Capsicum*

Wundheit der Zunge
Nr. 2 Calcium phosphoricum, Nr. 8 Natrium chloratum, Nr. 11 Silicea

zerklüftete, rissige, borkige Zunge, Landkartenzunge
Nr. 1 Calcium fluoratum, Nr. 4 Kalium chloratum, Nr. 8 Natrium chloratum
Homöopathie: *Acidum fluoricum D6/D12, Barium carbonicum, Baptisia, China, Lycopodium, Nux vomica, Ranunculus, Rhus toxicodendron, Taraxacum D4*

Zungenbelag

bei feuchter Zunge ein goldgelber Belag
Nr. 9 Natrium phosphoricum
Homöopathie: *Chamomilla, Mercurius, Mercurius jodatus flavus, Magnesium chloratum, Phytolacca D4 (dick, gelb, Spitze rot)*

bräunlich gelb – schleimig
Nr. 6 Kalium sulfuricum
Homöopathie: *Baptisia, Hydrastis, Kalium bichromicum (Basis gelb), Medorrhinum*

dick-schleimig, weißlich
Nr. 8 Natrium chloratum
Homöopathie: *Hydrastis, Kalium carbonicum, Pulsatilla D6*

grünlich gelb – schmutzig
Nr. 10 Natrium sulfuricum
Homöopathie: *China, Mercurius solubilis*

weiß oder weißgrau, jedoch nicht schleimig – eine weiße Zunge
Nr. 4 Kalium chloratum
Homöopathie: *Taraxacum D3, Antimonium crudum D4*
weiße Zunge: *Antimonium crudum, Calcium carbonicum, China, Kalium carbonicum, Phosphorus (rote Mitte)*
Pulsatilla (dick), Taraxacum (Landkartenzunge)

wenn an den Rändern der Zunge sich Speichelbläschen zeigen
Nr. 8 Natrium chloratum
Homöopathie: *Apis D4, Cantharis D4, Causticum D6, Magnesium carbonicum D12, Thuja*

wie mit flüssigem Senf bestrichen, verbunden mit üblem Mundgeruch
Nr. 5 Kalium phosphoricum
Homöopathie: *Chelidonium D4, Kalium bichromicum D12, Kalium phosphoricum D12, Mercurius corrosivus D30, Arnica D12, Petroleum D6/D12*

Zungenentzündung

am Beginn
*Nr. 3 Ferrum phosphoricum, Nr. 8 Natrium chloratum
Homöopathie: Cantharis D6, Apis D4, Belladonna D30, Capsicum D6, Lachesis D12, Mercurius

im späteren Verlauf der Krankheit
Nr. 4 Kalium chloratum, Nr. 8 Natrium chloratum

wenn Verhärtungen auftreten
Nr. 1 Calcium fluoratum

Zwangsbewegungen

→ **Krämpfe**

Zwerchfell

→ **Schluchzen**
→ **Schluckauf**
Homöopathie: Acidum hydrocyanicum, Acidum sulfuricum, Arsenicum, Aethusa D4, Carbo, Cicuta, Cuprum metallicum, Hyoscyamus, Ignatia, Magnesium, Moschus, Stramonium, Tabacum, Veratrum album

Zwerchfellbruch
Nicht ohne ärztliche Begleitung!
Nr. 1 Calcium fluoratum, Nr. 11 Silicea

Zwerchfellkrampf
Nr. 2 Calcium phosphoricum, Nr. 6 Kalium sulfuricum, *Nr. 7 Magnesium phosphoricum, als „heiße 7"
Homöopathie: Nux vomica D6/D30, Stramonium D30, Zincum D12, Cuprum

Hinweis: Ein Zwerchfellkrampf kann äußerst schmerzhaft sein!

Zwischenblutungen

→ **Menstruation**

Zwölffingerdarmgeschwür

→ **Ulcus pepticum**
→ **Magen – Magengeschwür**
→ **Ulcus**

Zysten

Kystom, Beschwerden durch Zysten
Nr. 1 Calcium fluoratum, Nr. 8 Natrium chloratum, *Nr. 10 Natrium sulfuricum, Nr. 11 Silicea, Nr. 12 Calcium sulfuricum
Homöopathie: Apis D4, Cantharis D6, Thuja D4

Hinweis: Eine Zyste ist ein durch eine Gewebskapsel abgeschlossener Gewebshohlraum mit dick- oder dünnflüssigem Inhalt.

im Bereich der Gebärmutter
Nr. 25 Aurum chloratum natronatum

Zystitis – Entzündung der Harnblasenschleimhaut

→ **Harnblase**
Homöopathie: Aconitum, Apis, Cantharis, Nux vomica, Causticum, Mercurius, Arsenicum, Staphisagria

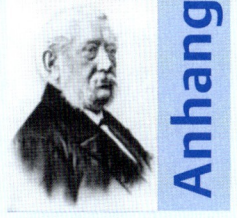

Hinweis zur geänderten Bezeichnung von homöopathischen Mitteln

Durch die Einführung des HAB 2007 haben sich folgende homöopathische Namensbezeichnungen geändert:

Alte Bezeichnung	Neue Bezeichnung
Abies nigra	Resina piceae
Abrotanum	Artemisia abrotanum
Absinthium	Artemisia absinthium
Acidum sarcolacticum	Acidum lacticum
Acidum silicicum	Silicea
Aconitum	Aconitum napellus
Aesculus	Aesculus hippocastanum
Aethiops antimonialis	Hydrargyrum stibiato sulfuratum
Aethiops mineralis	Hydrargyrum sulfuratum nigrum
Agaricus phalloides	Amanita phalloides
Agnus castus	Vitex agnus castus
Alumen	Aluminium kalium sulfuricum
Alumina	Aluminium oxydatum
Anacardium	Semecarpus anacardium
Angustura	Galipea officinalis
Antimonium arsenicosum	Stibium arsenicosum
Antimonium crudum	Stibium sulfuratum nigrum
Antimonium sulfuratum aurantiacum	Stibium sulfuratum aurantiacum
Apocynum	Apocynum cannabinum
Argentum	Argentum metallicum
Arsenicum album	Acidum arsenicosum
Arsenum metallicum	Arsenum
Aurum	Aurum metallicum
Arum triphyllum	Arisaema triphyllum
Aurum colloidale	Auri solutio colloidalis
Balsamum copaivae	Copaiva
Belladonna	Atropa bella-donna
Berberis aquifolium	Mahonia aquifolium
Betula alba e foliis	Betula pendula e foliis
Borax	Natrium tetraboracicum
Cactus	Selenicereus grandiflorus
Calamus	Acorus calamus
Cantharis	Lytta vesicatoria
Calcium muriaticum	Calcium chloratum
Calcium sulfuratum Hahnemanni	Hepar sulfuris
Carduus marianus	Silybum marianum
Cedron	Simarouba cedron
Cepa	Allium cepa
Chamomilla romana	Chamaemelum nobile
China	Cinchona pubescens
Cholesterinum	Cholesterolum

Cina	Artemisia cina
Cinnabaris	Hydrargyrum sulfuratum rubrum
Citrullus colocynthis	Colocynthis
Cocculus	Anamirta cocculus
Coccus cacti	Dactylopius coccus
Conchae	Calcium carbonicum Hahnemanni
Crabro vespa	Vespa crabro
Crotalus	Crotalus horridus
Curare	Tubocurare
Dieffenbachia sequine	Caladium seguinum
Dolichos pruriens	Mucuna pruriens
Dulcamara	Solanum dulcamara
Erigeron canadensis	Conyza canadensis
Euphorbia palustris	Euphorbia
Ferrum	Ferrum metallicum
Flor de piedra	Lophophytum leandri
Galphimia glauca	Thryallis glauca
Ginseng	Panax ginseng
Glonoinum	Nitroglycerinum
Granatum	Punica granatum
Haronga	Harungana madagascariensis
Helonias dioica	Chamaelirium luteum
Ignatia amara	Strychnos ignatii
Ipecacuanha	Cephaelis ipecacuanha
Iris	Iris versicolor
Jaborandi	Pilocarpus
Kava-Kava	Piper methysticum
Laurocerasus	Prunus laurocerasus
Lespedeza sieboldi	Lespedeza thunbergii
Lilium trigrinum	Lilium lancifolium
Lobelia	Lobelia inflata
Lupulus	Humulus lupulus
Lycopus	Lycopus virginicus
Majorana	Origanum majorana
Manganum metallicum	Manganum
Marum verum	Teucrium marum
Medicago sativa	Alfalfa
Mercurius biiodatus	Hydrargyrum biiodatum
Mercurius cyanatus	Hydrargyrum bicyanatum
Mercurius dulcis	Hydrargyrum chloratum
Mercurius sublimatus corrosivus	Hydrargyrum bichloratum
Mercurius vivus	Hydrargyrum metallicum
Mezereum	Daphne mezereum
Millefolium	Achillea millefolium
Myrtillus	Vaccinium myrtillus

Anhang

Nux moschata	Myristica fragrans
Nux vomica	Strychnos nux-vomica
Oleander	Nerium oleander
Oleum terebinthinae	Terebinthina
Paeonia	Paeonia officinalis
Pel talpae	Talpa europea
Perilla ocymoides	Perilla frutescens
Phellandrium aquaticum	Oenanthe aquatica
Phenolum	Acidum carbolicum
Platinum chloratum	Acidum hexachloroplatinicum
Plumbum	Plumbum metallicum
Ratanhia	Krameria triandra
Rumex	Rumex crispus
Sabadilla	Schoenocaulon officinale
Sabal serrulatum	Serenoa repens
Sabina	Juniperus sabina
Sal amarum	Magnesium sulfuricum
Sal Glauberi	Natrium sulfuricum
Sarsaparilla	Smilax
Senega	Polygala senega
Sepia	Sepia officinalis
Scilla	Urginea maritima
Silicea	Acidum silicicum
Staphisagria	Delphinium staphisagria
Spirea ulmaria	Filipendula ulmaria
Spongia	Euspongia officinalis
Spongilla lacustris	Badiaga
Sticta	Lobaria pulmonaria
Stramonium	Datura stramonium
Syzygium	Syzygium cumini
Tabacum	Nicotiana tabacum
Tanacetum vulgare	Chrysanthemum vulgare
Tartarus emeticus	Kalium stibyltartaricum
Thlaspi bursa pastoris	Capsella bursa-pastoris
Thyreoidinum	Glandulae thyreoideae
Tormentilla	Potentilla erecta
Toxicodendron quercifolium	Rhus toxicodendron
Triticum repens	Agropyron repens
Tussilago farfara	Farfara
Viola	Viola tricolor
Zincum valerianicum	Zincum isovalerianicum

Modernisierte Schreibweise: iodatum statt jodatum.

Ein Auszug der wichtigsten Mittel; Quelle:
Homöopathisches Arzneimittelverzeichnis
Remedia homeopathica
Deutsche Homöopathie-Union
76227 Karlsruhe

Über die Autoren

Thomas Feichtinger wurde 1946 in Salzburg geboren und lebt in Zell am See. Er war Lehrer und wurde wegen einer schweren Krankheit, die 1983 erstmals auftrat, 1990 frühpensioniert. Nach jahrelanger Auseinandersetzung mit der Krankheit und ihrer Bewältigung, unter anderem mit Hilfe der Mineralstoffe nach Dr. Schüßler, kann Thomas Feichtinger heute wieder arbeiten. Neben Lehrgängen in der Mineralstofflehre nach Dr. Schüßler und der damit eng verknüpften Antlitzanalyse nach Kurt Hickethier absolvierte er eine Ausbildung in Gestalttherapie und ließ sich zum Lebensberater in Existenzanalyse und Logotherapie nach Viktor Frankl ausbilden. Heute arbeitet er in der Erwachsenenbildung und in der Einzelberatung: Umfangreiche Vortrags- und Seminartätigkeit im In- und Ausland, Ausbildungslehrgänge in der Biochemie nach Dr. Schüßler und Antlitzanalyse. Er ist Vorsitzender der Gesellschaft für Biochemie nach Dr. Schüßler und Antlitzanalyse.

Elisabeth Mandl wurde am 13. September 1937 in Wien geboren. Nach der Matura im Jahre 1955 arbeitete sie als Bibliothekarin im Österreichischen Produktivitäts-Zentrum bis zur Heirat mit Dr. Lothar Mandl; zwei Kinder. Seit 1974 langjährige Mitarbeiterin am L.-Boltzmann-Institut für Homöopathie in der Poliklinik Wien, später Krankenhaus der Stadt Wien-Lainz, unter der Leitung von Prim. Prof. Dr. M. Dorcsi. Fachberaterin für homöopathische Literatur bei den Fortbildungskursen für homöopathische Ärzte der Österreichischen Gesellschaft für Homöopathie in Baden bei Wien. Sie hat sich aufgrund ihrer erfolgreichen Vortragstätigkeit bei vielen Veranstaltungen und Seminaren auf dem Gebiet der Homöopathie und der Mineralstofflehre nach Dr. Schüßler profiliert.

Ihre Veröffentlichungen: „Der träumende Mensch" in Documenta Homoeopathica Nr. 4/1981, Karl F. Haug Verlag, Heidelberg; „Arzneipflanzen in der Homöopathie", 1. Auflage 1985, 2. Auflage 1997, Verlag Wilhelm Maudrich, Wien/München/Bern; „Tiere, Minerale und andere Heilmittel in der Homöopathie", 1. Auflage 1992, Verlag Wilhelm Maudrich. „Homöopathie im Alltag. Das richtige Mittel erfolgreich anwenden", FST-Verlag, Zell am See, 2011.

Susana Niedan-Feichtinger wurde 1953 in Buenos Aires geboren. Von 1971 bis 1976 absolvierte sie ein Studium der Pharmazie an der Universität Wien und ist heute Inhaberin der Adler Apotheke und der Adler Pharma® in Zell am See. Da eines ihrer Kinder an Neurodermitis erkrankte, begann sie, sich intensiv und mit Erfolg mit Naturheilkunde auseinander zu setzen. Insbesondere arbeitet sie mit Blütenessenzen nach Dr. Bach, Homöopathie und Naturheilweisen. Durch die Entwicklung von speziellen Cremegelen, Gelen und Salben, mit der die Mineralstoffe nach Dr. Schüßler äußerlich angewendet werden, verlieh sie dieser Heilweise ein neues und modernes Ansehen. Für viele überzeugend ist die gänzlich neu entwickelte biochemische Körperpflegelinie, in der ausschließlich Mineralstoffe nach Dr. Schüßler angewendet werden.

Ihr Ziel ist es, die Heilweise im medizinischen Bereich als eigenständige Heilweise zu etablieren und im Apothekenbereich in Beratung und Verkauf zu verankern.

Dr. med. univ. *Miroslava Grubmüller*, die Verfasserin des Vorworts, ist Fachärztin für Innere Krankheiten, anerkannt von der Ärztekammer Berlin und der österreichischen Ärztekammer. Promotion an der Karls-Universität in Prag, Ausbildung am Rudolf-Virchow-Klinikum in Berlin. Erste Oberärztin der Internen Abteilung und Betriebsärztin des allgemein öffentlichen Krankenhauses in Hainburg an der Donau. Absolventin der Akademie für Arbeitsmedizin, Diplom der österreichischen Ärztekammer für Komplementäre Medizin – Homöopathie und Neuraltherapie. Privatpraxis für Innere Medizin, Neuraltherapie und Homöopathie.

Kontaktadressen

Das Autorenteam steht für Anfragen gerne zur Verfügung!

- **Thomas Feichtinger**
  Mineralstoffe nach Dr. Schüßler, Energiefeld des Menschen, Persönlichkeitsbildung, Vorträge und Seminare
  Vorsitzender der Gesellschaft für Biochemie nach Dr. Schüßler und Antlitzanalyse – GBA
  Caspar-Vogl-Straße 8
  A-5700 Zell am See
  Tel. 00 43/(0)65 42/5 38 10
  e-mail: thomas.f@gba.at

- **Elisabeth Mandl**
  Homöopathie, Mineralstoffe nach Dr. Schüßler, Seminare
  A-1030 Wien
  Tel. 00 43/(0)6 64/4 55 90 60

- **Mag. pharm. Susana Niedan-Feichtinger**
  Blütenessenzen nach Dr. Bach, Hausapotheke, Naturheilweisen, biochemische Salben, Gele, Cremegele, Körperpflege sowie Fragen der Beschaffung der angeführten Mittel
  Adler Apotheke
  Brucker Bundesstraße 29–31
  A-5700 Zell am See
  Tel. 00 43/(0)65 42/57 38 20; Fax DW 7
  www.adlerapotheke-zellamsee.at
  e-mail: adler-apotheke@
      schuessler-mineralstoffe.at

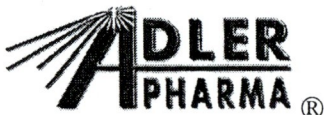

Brucker Bundesstraße 29–31
A-5700 Zell am See
Tel. 00 43/(0)65 42/57 38 20 Fax DW 7
e-mail: adler-pharma@
    schuessler-mineralstoffe.at
www.schuessler-mineralstoffe.at

Vorträge, Seminare, Ausbildung, Auskünfte bei:

Gesellschaft für Biochemie nach Dr. Schüßler und Antlitzanalyse – GBA
Caspar-Vogl-Straße 8
A-5700 Zell am See
Tel. 00 43/(0)65 42/5 38 10
gba@gba.at
www.gba.at
Die Gesellschaft hat es sich zur Aufgabe gemacht, die von Dr. Schüßler begründete Mineralstofflehre zu pflegen, das Wissen darüber zu verbreiten und die von Kurt Hickethier gegründete Antlitzanalyse weiterzuentwickeln und zu fördern.

Literatur

> *Weitere Bücher zur Biochemie nach Dr. Schüßler im Karl F. Haug Verlag von Thomas Feichtinger und Mag. Pharm. Susana Niedan-Feichtinger*
> - Biochemie nach Dr. Schüßler bei Hauterkrankungen und Allergien
> - Schüßler-Salze und Nährstoffe
> - Antlitzanalyse in der Biochemie nach Dr. Schüßler
> - Praxis der Biochemie nach Dr. Schüßler
> - Erweiterungsmittel in der Biochemie nach Dr. Schüßler
> - Psychosomatik und Biochemie nach Dr. Schüßler
> - Schüßler-Salze und Ernährung
> - Schüßler-Salze für Frauen
>
> *Im TRIAS-Verlag sind erschienen*
> - Schüßler kurz und bündig
> - Schüßler-Salze für ihr Kind
> - Schüßler-Salze: Entschlacken – Gesund abnehmen – Schlank bleiben
> - Schüßler-Salze: Gesund durchs Jahr

Werke von Dr. Wilhelm Heinrich Schüßler[356]

Eine Abgekürzte Therapie, gegründet auf Histologie und Cellular-Pathologie. Druck und Verlag der Schulzeschen Buchhandlung, Oldenburg 1874.

Eine Abgekürzte Therapie. Anleitung zur biochemischen Behandlung der Krankheiten. 31. Aufl. Mit dem Vorwort von März 1898. Schulzesche Hofbuchhandlung und Hofbuchdruckerei, Oldenburg und Leipzig 1904.

Allopathie, Biochemie und Homöopathie. Besprochen von Dr. med. Schüßler. Zweite, theilweise umgearbeitete Aufl. Schulzesche Hofbuchhandlung und Hofbuchdruckerei R. Schwartz, Oldenburg 1895.

Der Einfluß der Umgebung auf die „Entwicklung der Menschen und Thiere". Betrachtungen darüber von Dr. med. Schüßler. Schulzesche Hofbuchhandlung und Hofbuchdruckerei R. Schwartz, Oldenburg und Leipzig, o. J.

Hensel's Kritik der Biochemie. Richtigstellung derselben von Dr. med. Schüßler. 3. Aufl. Schulzesche Hofbuchdruckerei und Verlagsbuchhandlung R. Schwartz, Oldenburg, o. J.

Hensel's „physiologisches Backpulver" vor dem Forum der physiologischen Chemie. Von Dr. med. Schüßler. 2. Aufl. Schulzesche Hofbuchdruckerei und Verlagsbuchhandlung R. Schwartz, Oldenburg, o. J.

Dr. med. Quesse's Kritik der Biochemie. Beleuchtet von Dr. med. Schüßler. 2. Aufl. Schulzesche Hofbuchdruckerei und Verlagsbuchhandlung R. Schwartz, Oldenburg und Leipzig, o. J.

Dr. med. V. Villers Beleuchtung der biochemischen Therapie. Besprochen von Dr. med. Schüßler. Schulzesche Hofbuchdruckerei und Verlagsbuchhandlung R. Schwartz, Oldenburg und Leipzig 1924.

Irrige Auffassungen bezüglich der Biochemie. Richtigstellung derselben von Dr. med. Schüßler. 3. Aufl. Schulzesche Hofbuchdruckerei und Verlagsbuchhandlung R. Schwartz, Oldenburg und Leipzig, o. J.

Das Heilserum und die Diphteritis-Behandlung. Besprochen von Dr. med. Schüßler. 3. Aufl. Schulzesche Hofbuchdruckerei und Verlagsbuchhandlung R. Schwartz, Oldenburg, o. J.

Kneipp's Wasserkur. Gedanken darüber von Dr. med. Schüßler. 3. Aufl. Schulzesche Hofbuchdru-

---

[356] Die größte Sammlung von Schüßler-Originaltexten befindet sich in der Landesbibliothek Oldenburg.

ckerei und Verlagsbuchhandlung R. Schwartz, Oldenburg, o. J.

Die Cholera vom biochemischen Standpunkt aus betrachtet. Von Dr. med Schüßler. Schulzesche Hofbuchdruckerei und Verlagsbuchhandlung R. Schwartz, Oldenburg und Leipzig, o. J.

Über die Biochemie Dr. Schüßlers

Bartelmeyer, F.: Dr. Schüßlers Biochemie. Selbstverlag, Freiburg i. Br. 1993.

Broy, J.: Die Biochemie nach Dr. Schüßler. Klaus Foitzik, München 1995.

Deters, H.: Handbuch der Dr. Schüßlerschen Biochemie. Dr. Madaus, Radeburg 1926.

Feichtinger, P. sen.: Handbuch und Leitfaden der Biochemie. Dr. Willmar Schwabe, Leipzig 1929.

Gäbler, H.: Wesen und Anwendung der Biochemie. Deutsche Homöopathie-Union, Karlsruhe 1991.

Georg, K.: Du selber bist dein bester Arzt. Sonderdruck aus „Weg der Gesundheit". Zeitschrift für natürliche Gesundheitspflege. Organ des Biochemischen Bundes Deutschlands e. V.

Grüger, W.: Biochemie nach Dr. Schüßler. Karl F. Haug, Heidelberg 1997.

Harnisch, G.: Die Dr. Schüßler-Mineraltherapie. Turm, Bietigheim 1996.

Hickethier, K.: Heilwissen alter und neuester Schule. Selbstverlag, Kemmenau 1982.

Hickethier, K.: Lehrbuch der Biochemie. 6. Aufl. Selbstverlag, Kemmenau 1984.

Hickethier, K.: Sonnerschau – Lehrbuch der Antlitzdiagnostik. 5. Aufl. Selbstverlag, Kemmenau 1984.

Jaedicke, H. G.: Dr. Schüßlers Biochemie. Eine Volksheilweise. 12. Aufl. Alwin Fröhlich, Bad Vilbel 1983.

Kirchmann, K.: Biochemie Lexikon nach Dr. Schüßler. 6. Aufl. Überarbeitet von U. Kirchmann. Kirchmann-Verlag, Hamburg 1995.

Köster, P.: Die biochemische Hausapotheke. Ehrenwirth, München 1989.

Krack, N.: Biochemischer Leitfaden. WBV Biologisch medizinische Verlagsgesellschaft, Schorndorf 1984.

Lindemann, G.: Dr. med. Wilhelm Heinrich Schüßler – Sein Leben und Werk. Isensee, Oldenburg 1992.

Lorenz, U.: Das Simile Biochemie-Buch nach Dr. Schüßler. Simile homöopathische Arzneimittel GmbH, Baden-Baden 1989.

Maßmann, F. W.: Biochemische Heilerfolge. Karl F. Haug, Heidelberg 1982.

Oltmanns, H. D.: Die biochemische Heilweise in der Kinderheilkunde. 2. Aufl. Biochemischer Bund Deutschlands e. V., Dormagen 1998.

Robert, Th.: Die Funktionsheilmittel Dr. Schüßlers. 9. Aufl. Dr. Willmar Schwabe, Leipzig 1928.

Rückert, U.: Dr. Schüßlers Hausapotheke. Gustav Lübbe, Bergisch Gladbach 1987.

Scharff, W.: Alphabetisches Repertorium zu Schüßler's „Abgekürzte Therapie". 10. Auflage. Schulzesche Hof-Buchdruckerei und Verlagsbuchhandlung. Oldenburg und Leipzig 1922.

Schleimer, J.: Salze des Lebens. 3. Aufl. Johannes Sonntag, Regenburg 1997.

Schneider, J.: Biochemischer Hausarzt. 3., unveränderte Aufl. Dr. Willmar Schwabe, Leipzig 1920.

Siebler, U.: Biochemische Reflexzonen (Eine Therapie mit biochemischen Salben). Illustration von Sabine Seibler; keine weiteren Angaben.

Siebler, U.: Fit durch Salze. 12 lebenswichtige Mineralien. Gondrom, Bindlach 1997.

Sonneck, H.: Dr. Schüßlers Mineralsalze. Eigenverlag, Wien. o. J.

Sonneck H.: Dr. Schüßlers Biochemie und bewährte Homöopathie. Eigenverlag, Wien. o.J.

Surya, G.W.: Homöopathie, Isopathie, Biochemie, Jatrochemie und Elektrohomöopathie. Karl Rohm, Lorch 1950

Zur Homöopathie

Boericke, W.: Handbuch der homöopathischen Materia medica. 2., erw. Aufl. Karl F. Haug, Heidelberg 1996.

Brunner, H. u.a.: Homöopathie-Seminar: Mineralstoffe und Spurenelemente – Seminarunterlage. Hotel Rosenberger, Salzburg 5. 4. 1997.

Deutsche Homöopathie-Union: Homöopathisches Repetitorium. Deutsche Homöopathie-Union Karlsruhe 1996.

Dorcsi, M.: Homöopathie. Band 6: Symptomenverzeichnis. 4., erw. Aufl. Karl F. Haug, Heidelberg 1992.

Dorcsi, M.: Bewährte Indikationen der Homöopathie in Vorträgen und Vorlesungen. Bearbeitet von M. Frey, Salzburg. Deutsche Homöopathie-Union, Karlsruhe 1989.

Enders, N.: Bewährte Anwendung der homöopathischen Arznei. In 2 Bänden. Karl F. Haug, Heidelberg 1998.

Fellenberg-Ziegler, A. von: Homöopathische Arzneimittellehre. 25. Aufl. Karl F. Haug, Heidelberg 1998.

Mandl, E.: Tiere, Minerale und andere Heilmittel in der Homöopathie. Wilhelm Maudrich, Wien 1992.

Mandl, E.: Arzneipflanzen in der Homöopathie. 2. Aufl. Wilhelm Maudrich, Wien 1997.

Mandl, E.: Homöopathie im Alltag. Das richtige Mittel erfolgreich anwenden, FST, Zell am See, 2011.

Reckeweg, H.-H.: Homoeopathica antihomotoxica. Band II: Symptomen- und Modalitätenverzeichnis (1981). Aurelia, Baden-Baden 1980.

Zimmermann, W.: Homöopathische Arzneitherapie. 5. Aufl. Johannes Sonntag, Regensburg 1990.

Allgemeine Literatur

Aïvanhov, M.O.: Yoga der Ernährung. Editions Prosveta, Fréjus, Cedex (France) 1993.

Auterhoff, H.: Lehrbuch der pharmazeutischen Chemie. Wissenschaftliche Verlagsgesellschaft, Stuttgart 1974.

Bachler, K.: Erfahrungen einer Rutengängerin. Geobiologische Einflüsse auf den Menschen. 11. Aufl. Veritas, Linz 1990.

Bertelsmann-Stiftung: Mineralstoffe und Spurenelemente. Bertelsmann Stiftung, Gütersloh 1992.

Beyer, K.A.: Die Zitronensaftkur. Edition AUM, München 1985.

Bingen, Hildegard von: Ursachen und Behandlung der Krankheiten. 7. Aufl. Karl F. Haug, Heidelberg 1992.

Böhmig, U.: Das große Buch der natürlichen Heilkunde. 5. Aufl. Orac, Wien 1985.

Bruker, M.O.: Unsere Nahrung unser Schicksal. 17. Aufl. emu, Lahnstein 1987.

Bruker, M.O.; Gutjahr, I.: Störungen der Schilddrüse – Der Jod-Krimi. emu, Lahnstein 1996.

Burgerstein, L.: Burgersteins Handbuch der Nährstoffe. Orthomolekulare Prävention und Therapie. 9. Aufl. Karl F. Haug, Heidelberg 2000.

Carper, J.: Jungbrunnen – Nahrung: Mit der richtigen Ernährung jung, fit und gesund bleiben. Econ, Düsseldorf 1996.

D'Adamo, P.J.: 4 Blutgruppen. 4 Strategien für ein gesundes Leben. 7. Aufl. R. Piper, München 1998.

Dychtwald, K.: Körperbewußtsein. Synthesis, Essen 1981.

Elmadfa, I.: Die große GU-Vitamin- und Mineralstofftabelle. 2. Aufl. Gräfe und Unzer, München 1999.

Felsenreich, M.: Der Waldboden braucht Heilung, in: Plattform Umwelt Österreich: Erste Hilfe für den Wald. Bauer, Wien 1986.

Forth, W. u.a.: Allgemeine und spezielle Pharmakologie und Toxikologie. 5. völlig neu bearb. und erw. Aufl. Bibliographisches Institut und F. Brockhaus, Mannheim 1987.

Frankl, V. E.: … trotzdem Ja zum Leben sagen. 9. Aufl. DTV, München 1998.

Frankl, V. E.: Der Mensch vor der Frage nach dem Sinn. 12. Aufl. R. Piper, München 2000.

Frankl, V. E.: Das Leiden am sinnlosen Leben. 11. Aufl. Herder, Freiburg i.Br. 2000.

Franzen, A.: Kleine Kirchengeschichte. 6. Aufl. Herder, Freiburg i.Br. 1998.

Fritsch, M.: Handbuch gesundes Bauen und Wohnen. DTV, München 1996.

Fuchs, N.: Mineralstoffe – Salze des Lebens. Verlag des Österreichischen Kneippbundes, Leoben 1993.

Funke, D.: Im Glauben erwachsen werden – Psychische Voraussetzungen der religiösen Reifung. 2. Aufl. J. Pfeiffer, München 1990.

Glomp, I. u.a.: Mineralstoffe und Spurenelemente. Leitfaden für die ärztliche Praxis. Bertelsmann Stiftung, Gütersloh 1992.

Heinrich, M.: Therapie statt Resignation – Osteoporose eine unvermeidliche Alterserscheinung. Österreichische Apothekerzeitung, 50. Jahrgang, Nr. 15. Juli 1996.

Heintze, T.: Alles über die Haysche Trennkost. Falken, Niedernhausen/ Ts. 1994/1995.

Hoch, Pater E.: Strahlenfühligkeit. Umgang mit Rute und Pendel. 3. Aufl. Veritas, Linz/Wien 1985.

Hollenweger, W. J.: Interkulturelle Theologie. I. Erfahrungen der Leibhaftigkeit. 2. Aufl. Christian Kaiser, München 1990.

Hollenweger, W. J.: Interkulturelle Theologie. III. Geist und Materie. Christian Kaiser, München 1988.

Hopfenzitz, P.: GU Kompaß Mineralstoffe. 5. Aufl. Gräfe und Unzer, München 2000.

Hunnius: Pharmazeutisches Wörterbuch. 8. Aufl. von A. Burger und H. Wachter. Walter de Gruyter, Berlin/New York 1998.

Jarvis, D. C.: 5 × 20 Jahre leben. 34. Aufl. Hallwag, Bern 1994.

Jentschura, P./Lohkämper J.: Gesundheit durch Entschlackung. Gesundheitsverlag Jentschura, Münster 1998.

Juchli, L.: Heilen durch Wiederentdecken der Ganzheit. Kreuz, Stuttgart 1985.

Kahn, F.: Knaurs Buch vom menschlichen Körper. Droemersche Verlagsanstalt Th. Knaur Nachf., München/Zürich 1969.

Kapfelsberger, E./Pollmer, U.: Iß und stirb. Chemie in unserer Nahrung. Kiepenheuer & Witsch, Köln 1982.

Kraaz von Rohr, I. S. u.a.: Die richtige Schwingung heilt. Wilhelm Goldmann, München 1996.

Künkel, F.: Die Arbeit am Charakter. Friedrich Bahn, Konstanz. o. J.

Langbein, K. u.a.: Bittere Pillen. Kiepenheuer & Witsch, Köln 1999.

Langreder, W.: Von der biologischen zur biophysikalischen Medizin. 2. Aufl. Karl F. Haug, Heidelberg 1991.

Mandl, L.: Organismus und Umwelt I. ÖBV Pädagogischer Verlag, Wien 1995.

Mandl, L. u.a.: Organismus und Umwelt 2. Nachdr. der 1. Aufl. „Uebereuter" Schulbuch Verlagsgesellschaft, Wien 1992.

Masafret, Schwester H.: Gesund in die Zukunft. 5. Aufl. Trema, Zürich 1991. (Zu beziehen bei: Trema Zurzach AG, Badstr. 44 im Haus Parkhotel, CH-8437 Zurzach)

Miller, A.: Am Anfang war Erziehung. Suhrkamp, Frankfurt/M. 1983. (TB 951)

Pahlow, M.: Das große Buch der Heilpflanzen. 6. Aufl. Gräfe und Unzer, München 1992.

Omraan, M.A.: Yoga der Ernährung. Editions Prosveta, Fréjus, Cedex (France). o. J.

Purner, J.: Radiästhesie – Ein Weg zum Licht. Edition Astrodata, CH-Wettswil. o. J.

Rossbach, S.: Feng-Shui. Die chinesische Kunst des gesunden Wohnens. Droemersche Verlagsanstalt Th. Knaur Nachf., München 1998.

Subetti, S.: Lebensenergie. Scherz, München 1995.

Schellenbaum, P.: Nimm deine Couch und geh! Ungekürzte Ausgabe. DTV, München 1994. (TB 35081)

Schindele, R.: Schindele's Mineralien mit 26 Mineralstoffen. 5. Aufl. W. Ennsthaler, Steyr 1991.

Schlegel, M.: Stauffers homöopathisches Taschenbuch. Überarb.: *K.H. Gebhardt.* 22. Aufl. Karl F. Haug, Heidelberg 1984.

Schmidt, M.: Anorganische Chemie I. Bibliographisches Institut, Mannheim 1967.

Stark, W.: Marah. Die Bibel weist modernster Wissenschaft den Weg. Ariston, Genf 1975.

Stürmer, E.: So heilt Asien. Veritas, Linz 1988.

Vasey, Ch.: Das Säuren-Basen-Gleichgewicht. 4. Aufl. Midena, CH-Küttigen/Aargau 1994.

Watzlawick, P.: Anleitung zum Unglücklichsein. 34. Aufl. Piper, München 1992.

Wendt, L.: Die Wendt-Therapie. Europ. Ges. für Medizin, Brüssel 1982.

Wernig, C. (Hrsg.): Medizin für Apotheker. Wissenschaftliche Verlagsgesellschaft, Stuttgart 1997.

Worlitschek, M.: Der Säure-Basen-Haushalt. 2. Aufl. Karl F. Haug, Heidelberg 1996.

Ziff, S.: Amalgam – Die toxische Zeitbombe. Felicitas Hübner, Waldeck 1985.

Zweig, S.: Heilung durch den Geist. Fischer Taschenbuch, Frankfurt/M. 1982.

Stichwortverzeichnis

A
Abatmung 61
Abbau 217
– rückstandfreier 55, 346
– von Zellen 264
Abbaustoffe 349
Abenteuerlust 322, 354
Abfallprodukte 340
Abfall-und Schlackenstoffe 253
Abfederungsmechanismus 316
Abführmittel 240
Abgase 55, 344
Abgeschlagenheit 239
abgespannt 30
Abgrenzung 330, 379
Abhängigkeit 131, 318
abkapseln 10
Abklingen 283
Abkühlung 313
Ablagerungen 61
– kristalline 325
Ablehnung 131, 285, 347
Ablehnungsverhalten 31
– gegen die Sonne 421
Abmagerung 254
Abnützung 236
Abnutzungserscheinungen 73
Abreaktionen 356
Abschiedsschmerz 258
Abschuppungen 411
Abschürfungen 409
Absicherungsabsichten 275
Absicherungsgeschichte 242
Absichten 6
Absonderungen 371
– bräunlichgelbe 411
Abstrahierungen 274
Abstraktionen 6
Abstumpfung 9, 260, 366
Abszesse 398, 413
Abwehraufbau 253
Abwehrfähigkeit 30
Abwehrkräfte 235
Abwehrmechanismen 252
Abwehrreaktionen 105, 321
Abwehrschwäche 233, 333
Abwehrsysteme 170
Abweichung 129
Adern, brüchige 294
Aderwände 194, 360
Aderwandungen 294

Adhäsionskraft, von Zellverbänden 209
Adrenalin 209, 292
Afterrisse 408
Aggression 352
Aging 277
Agoraphobie 263
Ähnlichkeiten 366
Akkumulator 114
Akne 334, 413
– jugendliche 402
Aktionen, mißverständliche 356
Aktivierung, der Zelle 209
Aktivitäten 270
Aktualitäten 368
Akupunktur 7
Akupunkturpunkte 5
Alarmsignal 133
Albträume 171
Alkalose 325
Alkohol 58, 248, 317, 345
– Abusus 343
– Genuß 252
– Intoleranz 58
– Konsum 317, 345
Allergiemischung 403
Allergien 47, 52, 56, 58, 283, 304
Allmächtigkeit 7
Allopathie 8
Alltagsleben 3
Älter- und Reiferwerden 300
Alter, 96, 357, 399
Altern, frühzeitig 399
alternativ 7
Alternativen 7, 358
Alterserscheinungen 73
Altersflecken 281
Altersstufen 241
Alterungserscheinungen 55
Alterungsprozeß 414
Alzheimer 396
Amalgambelastung 58
Amalgamfüllungen 11, 22, 242, 317
Aminosäuren 60
Ammoniak 325
Ammoniakentgiftung 401
Amyloid 60
Analysemethoden 91, 381

Anbau 12
Änderung 131
Anerkennung 202
Aneurysmen 200
Anfangsprobleme 139
Anforderungen 273, 300, 390
angebotene Mineralstoffmoleküle 94
angemessen 3
Angina pectoris 295
Angst 225, 258, 263, 279
– irrationale 258
– vor der Enge 279
– vor einem Tunnel 279
Ankurbelungsmöglichkeiten 228
Anlagen 35
Anlaufgeschwindigkeit 245
Anlaufphase 171
Anmaßung 301
Anpassung 288
Anprall 362
Anschwellen des Beines 351
Anschwellen 249
Anspannung 284, 347
An-Sprache 366
anständig 285
Anstrengung 31
– körperlich 238
Antagonismus 107
Antazida 290
Antibiotika 265
Antikörper 253
Antioxidanzien 41, 58, 262
– in der Biochemie 278
– Mischung 42
– Zufuhr 42
Antiseptikum 261, 265
Antistressstoff 291
Antlitzanalyse 128
Antriebslosigkeit 398
Antworten 81, 83f, 321
– Einseitige 8
Anwender 93
– Dogmatische 136
Anwendung, äußere 161
Apoplex 250
Apotheke 127
Arbeitsplatz 11, 242
Arbeitsspeicher 313
Ärger 260, 352

Stichwortverzeichnis

Arginase 393
Arsen 383, 395
Arsenunterversorgung 395
Arterien 295
Arteriosklerose 61, 87, 250, 385
Arthritis 61, 333
– rheumatoid 393
Arthrose 97, 333
Arzneimittel 57
– homöopathische 127
Arzneistoffe 265
Arzt 3
Ascorbinsäure 64
Asthma 281
atemlos 287
Aufbau 217
– Knochen 408
Aufbauphase 30
Aufenthalt, an der Sonne 421
Auffüllen der Speicher 75
Auffüllung 139
– des Energiefeldes 267
Aufladung 114
– kontinuierliche 113
Aufmerksamkeit 120
Aufnahme von Alkohol 345
Aufnahme, langsam 236
aufnahmefähig 82
Aufnahmefähigkeit 130, 407
Aufnahmekapazität 283
Aufregung 347, 384
aufrichtig 354
Aufstoßen 363
Augen 306, 315
Augendruck 349
Augenlidentzündungen 393
Augenmaß 338
Augenmuskulatur 196
Augentropfen 365
Augentropfflasche 426
Ausdruck der Gefühle 355
Ausdrücke, derb 224
Auseinandersetzung 228, 241, 251, 256, 366
Auseinandersetzungsfähigkeit 10
Ausfluss 314
– weißlich 252
Ausgangssituation 204
ausgebrannt 30
ausgehöhlt 30
ausgelaugt 30
ausgesetzt Sein 242
Ausleitung 49
Ausschaltung des Eigenen 368
Ausscheidung 175, 253, 349, 363, 399
– über die Haut 363

– von Schlacken 401
ausscheidungsfördernd 371
Ausscheidungsfunktion 349
Ausscheidungsorgane 324
Ausscheidungsvorgänge 170
Ausschläge 47, 413
Ausschließlichkeit 8
Ausschnitte, winzige 8
Aussehen 302
– jugendliches 360
Außenwelt 203, 287
Aussteuerung 129
Ausstrahlungen 368
Austausch 5, 379
Austauschflächen, interne 194
Austrocknung, von Geweben 316
authentisch 367
Azetylcystein 281

B
Babynahrung 40
Bachblüten 7
Bakterien 56, 383
Ballaststoffe 39
Bänder 5, 13, 192, 200, 306, 316
Bänderschwäche 408
Bandscheiben 215, 236, 316
– beschwerden 412
– schmerzen 222
– schwäche 198
Barmherzigkeit 275
Barrieren 274
Basen 18
Basenpulver 328, 375
basenspendend 23
Basenzufuhr 64, 194
Batterie 114
Bau 13
Bauchdecke 192, 200
Bauchspeicheldrüse 286, 328, 401
Bauchspeicheldrüsenerkrankungen 397
baumfrisch 43
Bausteine 3, 84
Baustoffe 14, 208
Bauweisen moderne 56
Beanspruchung 238
Bedarf an frischer Luft 279
Bedingungen 318
bedrohlich 354
Bedrohung 6
– des Lebens 357
Bedürfnis 108, 131, 370
– nach frischer Luft 277
– unmittelbares 108
Befähigung 113

Befreiung, behutsame 173
Befriedigungsheilweise 95
Begleiter 139
Begleitumstände 170
Begleitung 3, 7
– ärztliche 179
Beglückte 338
Behälter 135
Beharrungstendenz 400
Bein, offenes 342, 351
Beine
– geschwollene 350
– schwere 350
Bekämpfung 81
bekehren 12
Bekleidung 56
Beklemmungen 390
Belastung 21, 284
Belastungen 3, 141
– verschlackende 56
– Seelische 54
– verborgene 179
– verschlackende 346
Belastungsstoffe 19, 56, 160, 3, 345, 348
Bemühungen 4, 12
Benehmen 302
Berater 181
Berechtigung zum Leben 318
Bereicherung 172
Bergtour 284
Beruhigung 288
Beschädigungen 36
Beschwerden 4, 170
Beschwichtigungen 303
Beschwörungen 275
Besenreiser 193, 250, 407, 410
Besinnung 10
Besserung 25
Bestätigung 272, 368
Beteiligung am Leben, innere 367
Betrachter 116
Betrachtungsweise
– einengende 8
– reduzierende 8
Betriebsfaktor 34
Betriebsstoffe 13f, 79
Betriebsstörungen 4, 13, 15, 102, 128, 179
Betriebstemperatur 233
Betroffenheit 368
Bett, gesundes 8
Bettflüchter 171
Bevormundung 8
Bewältigung 6, 353
Beweglichkeit 199
Bewegung

709

Stichwortverzeichnis

– körperliche 61
– emotionale 303
Bewegungsunfähigkeit 169
Bewertung 4
Bewusstsein 6
– organismisches 7, 36
Beziehung 9, 223, 368
Beziehungsfähigkeit 162
Bezugsorgan 160
Bezugsperson 272
Bezugspersonen 330
Bezugspunkten 367
Bienenstiche 412
Bilder, fixierte innere 320
Bindegewebe 330, 360
– elastisch 246
– entkoppelt 248
– faserreich 246
– kollagen 245
– kolloidales 246, 373
– locker 246
– straff 247
Bindegewebsflüssigkeit 373
Bindegewebskollaps 248
Bindegewebsorgan 246
Bindegewebsreinigung 373
Bindegewebsrisse 414
Bindegewebsröhren 247
Bindegewebssalbe 362
Bindegewebsschwäche 362, 395
Bindegewebszellen 360f
Bindehaut 360, 365
Bindung 368
Biobauern 38
Biochemie 8
biochemische Methode 83
Biographie 358
Biomembran 193
– Elastizität der 193
– Stabilität der 262
Biooszillation 247
Bioresonanzmethode 7
Biorhythmus 135
Biotabletten 127
Blähkoliken 395f
Blähungen 342, 349
Blamage 301
Bläschen, durchsichtige 424
Blase 174
Blitzmittel 289
Blockade 4f, 114, 356
– im Kiefergelenk 268
Bloßstellung 301
Blut 13, 33, 283
Blutarmut 219, 383
Blutbildung 209
Blutdruck 267

– störungen 312
– veränderungen 330
Blütenessenzen 4
Blütensubstanzen 40
Bluterguß 362, 409
Blutergüsse 360, 377
Blutfaserstoff 245
Blutfülle 409
Blutgefäße 365
– feine 160
Blutgefäßwandungen 324
Blutgerinnung 220, 245
Bluthochdruck 306
Blutkörperchen 229
– rote 213, 261
Blutleere 219
Blutlipide 42
Blutmangel 213, 219, 409
Blutplasma 261, 329
Blutsachwamm 374
Blutsenkung 238
Blutuntersuchung 33
Blutviskosität 237
Blutzucker 343
– wert 343
Blutzusammensetzung 34
Bodenbeläge 56
Bodenübersäuerung 23
Brandblase 311
Brechdurchfall 342
Breiform, Tabletten in 164
Breitbandfilter 423
Bremsklötze 15, 51
Brennweite 9
Brillenträger 333
Bronchialasthma 403
Bronchialschleimhäute 281
Bronchien 221, 410
Bronchitis 375, 402
Brüchigkeit 360
Brust 198
Brustdrüsen 253
– – knoten 408
Brustkorb 287
Brutalität 337
Brutstätte für Bakterien 347
Buchspeicheldrüsenprobleme 386
Burg, Innere 7
Burn-out-Syndrom 268

C

Cadmiumselenit 404
Calcium 208
– extrazelluläres 209
Calciumaufnahme, im Darm 209
Calciumeinlagerung 217

Calciumionen, freie 209
Calciummangel, im Blut 208
Calciumphosphat 210
– – einbau, in die Knochen 218
Calciumreabsorption 209
Calciumspiegel, im Blut 209
Calciumverlust 216
Carboanhydrase 308
Cellulite 334
Chakra 5
Chaos 224
Charakter 181, 274, 357, 379
Chemie 26
Chemotherapien 404
Cholesterin 250
Cholesterinspiegel 294, 395
Cholesterinstoffwechsel 343
Cholesterinsynthese 405
Chondroblasten 213
Chondrocyten 213
Chrom-Hefe 406
Chromverbindungen 406
chronisch 283
Citrusfrüchte 63
Claustrophobie 276
CO_2/Bicarbonatpuffer 401
Collagenbildung 361
Colourtherapie 6
Couperose 250, 410
Cystein 278
Cystin 278
Cytosin 325
Cytoskelett 193

D

Dankbarkeit 10
Darmkoliken 395
Darmperistaltik 39, 239, 296
Darmreinigung 46
Darmwand 43, 240
Darmzotten 240, 348
Darstellung 4
Dauerspannung 260
Dauerstress 406
Deckung des Verlustes 82
Deckung eines Defizites 103
Defizit 81
Defizitbehebung 132
Degeneration 25, 36, 96
Deiodasen 404
Dekubitus 269
Demenz 396
demineralisiert 30
Demonstration 302
Denaturierung 39, 55, 58, 346
Denk- und Handlungsmodelle 271
Denken 6, 9

Stichwortverzeichnis

– positives 8, 399
Deodorants 363
Deponie 283, 347
Depression 263, 271
Destabilisierung 358
Deutungen 274
Deutungsversuch 125
Diabetes mellitus 97, 405
Diabetiker 138
Dialogfähigkeit 6
Diätformen 44
Dickdarm 342
Dickleibigkeit 211, 254
Digitalispräparate 295
Dihydroxycholecalciferol 209
Dispositionen 35
Dissonanz 370
Distanz 243, 355
distanzieren 379
Distanzierungsfähigkeit 225, 243, 259
Distanzierungstendenz 78
Diuretika 290
dogmatisch 117
Dogmen 367
Dosierung 25, 40, 381
Druck 204, 302, 335, 362
– am Nacken 293
– am Hals 385
– osmotischer 309
Druckgefühl 411
– im Magen 282
Drüsen 5, 384
– verhärtet 199
– verhärtete 376
Drüsenbetriebsmittel 246, 252
Drüsenhaushalt 260
Drüsensekrete 253
Drüsentätigkeit 253
Drüsentypen 254
Drüsenverhärtungen 196
Düngemittel 23
Düngung 38
Dupuytren 199
Durchblutung 215, 236, 240
Durchblutungsstörungen 412
Durcheinander 224
Durchfall 65, 142, 239, 291, 342, 383
– wäßriger 305, 326
Durchgangsorgane 257
Durchhänger 327
Durchlässigkeit, des Bindegewebes 373
Durst 306, 308
– fehlender 309

E
Ebene 3, 5
– der Energie 5
– der Farben 6
– des Bewusstseins 6
– des Charakters 6
– des Gefühls 5
– des Geistes 6
– des Körpers 5
– charakterliche 181
– emotionale 181
– körperliche 181
– körperliche 7
Ebenen, Sieben 4
Egoismus 320
Ehrlichkeit 356
Eigenarten, persönliche 367
eigenartig 392
Eigenbeweglichkeit 5
Eigenleben 5, 204
Eigenschaften, weibliche 257
eigensinnig 392
Eigenverantwortlichkeit 78
Eigenwert 259, 272, 300, 302
Eigenwilligkeiten 354, 392
Einarbeitungszeit 105
Einbaufähigkeit 254
Eindruck 224
Einengung 366
Einflüsse, elektromagnetische 6
Einfühlungsvermögen 10, 356
eingespeichelt 296
Eingliederung 111
Einkehr 358
Einläufe 46
Einnahme 140
– schluckweise 296
Einnahmeempfehlungen 137
Einnahmemöglichkeiten 136
Einnahmepläne 107
Einnahmerichtlinien 135
Einsatz 270
Einsatzmöglichkeit 179
Einschlafen, schlecht 171
Einschlafmischung 293
Einseitigkeiten 12
Einsprüche 288
Einstellung 9, 131, 223, 318
– angemessen 242
– Lebensbejahende 100
– lebensförderliche 244, 274
– missmutige 10
Einverleibung 111
Einwilligung 244
Eisbeutel 235
Eisen 59

– Aufnahme von 392
– extrazelluläres 229
– im Körper 229
Eisenaufnahme, Hemmung der 231
Eisenhaushalt 229, 238, 242
Eisenmangel 219, 395
Eisenphosphat 33
Eisenpräparate 122, 231
Eisenspiegel 231
Eisenvorräte 242
Eiter 333, 374, 414
Eiteransammlung 364
Eiterbläschen 374
Eiterfisteln 371
Eiterherd 360, 364
Eiterherde 374
Eiterungen 329, 377, 414
Eiweiß 13, 210, 249
– allergieauslösend 211
– körpereigenes 210
– tierisches 254
Eiweißabbau 227, 343, 408
Eiweißbausteine 219
Eiweißbildung 220
Eiweißdickleibigkeit 248
Eiweißflocken 254
Eiweißhaushalt 206
Eiweißketten, fadenförmige 253
Eiweißkonsum 212
Eiweißkörper 103, 229
Eiweißspeicherkrankheit 60, 212
Eiweißstoffwechsel 346
– abbauender 373
Eiweißsubstanzen, allergisch auf 211
Eiweißüberfütterung 248
Eiweißverarbeitung 254
Ekzeme 285, 363, 411
Ekzemen 285, 363
Elastin 193
Elastizität 192, 298, 316, 407f
– des Bindegewebes 60
– der Bandscheiben 193
– der Struktur 196
– Verlust der 199
Elektroakupunktur 115
Elektroenzephalogramm 49
Elektrolytgetränke 30
Elektrosmog 290
Eltern, jähzornige 260
Eltern-Ich 274
Emanzipation 257
Empfindungsmöglichkeit 130
Empörung 356
Endharn 309

711

Stichwortverzeichnis

Endometriose 403
Energie 232, 266
– Dosierung der 53
– Formen von 53
Energieaufwand 338
Energiefeld 29, 43, 53, 181, 268
Energiefluss 215, 293
Energiegewinnung
– aerob 278
– der Zelle 277
Energiemangel 393
Energiepotential 43
Energieträger 262
Energieversorgung 239, 326
Energiewesen 171
Energiezentren 5
Energiezufuhr 410
Enge, innere 181
Engstellen 84, 181
Entfremdung 243, 354, 356, 392
Entgiftung 49, 251ff
Entgiftungsapparat 46, 168
Entgiftungsarbeit 253
Entgiftungsmittel 246
Entgiftungsorgan 283
Entgiftungsvorgänge 226
Entheimatung 11
Entladung 114
Entlastung 12, 284, 288
Entmineralisierung 61, 325
Entmutigung 8, 274
Entscheidungen 8, 275
Entschlackung 276, 342
Entschlackungsarbeit 81
Entschlackungsmineralstoff 59
Entschlackungsmischung 394
Entschlackungsmöglichkeit 420
Entschlackungsvorgang 49
Entspannung 163, 243, 284, 287
Entstörgerät 8
Enttäuschungen 227, 259, 340
Entwässerung 310, 351
Entwässerungsmittel 290
Entwertung 288
Entwicklungsdruck 227, 358
Entwicklungserfordernisse 85
Entwicklungsimpulse 162
Entwicklungsmöglichkeiten 8
Entwicklungsstand 85
Entwöhnung 40
Entwürdigung 303
Entwurzelung 11
Entzugserscheinungen 168
entzündliche Ergüssen 402
Entzündung 228f, 235, 240, 409
Entzündungsgifte 252
Enzyme, Sekretion von 195

Enzymsysteme, zellschützende 59
Epedemien 6
Epidermis 193
Epilepsie 395
Epithel 102
Epithelgewebe 194
Epithelzellen 194
– Bildung der 421
Erdspalten 172
Erdstrahlen 6, 11f, 52
Erdverwerfungen 172
Erfahrung 50, 271, 379
Erfolg 224
Erfüllungsgehilfe 15, 16
Erfüllung 260
– von Forderungen 301
– von Werten 260
Ergänzungsmittel 381
Ergänzungsmodell 257
Ergüsse 374
Erholung 273
Erinnerungen 6
Erinnerungsmodell 258
Erkältung, leichte 158
Erkennungszeichen 141, 143
Erklärungsmodelle 125
Erklärungsprinzip 26
Erkrankung 347
– chronisch entzündlich 58
– rheumatisch 58
– gichtisch-rheumatische 390
Erlebnis
– der Gefühle 355
– des Versagens 300
Erlebnisfähigkeit 355
Erlebniswerte 260
Ermahnungen 224
Ermüdung 216, 228
Ermüdungserscheinungen 292
Ermüdungsgifte 268
Ermutigung 303, 358
Ernährung 7, 11, 36, 102
– gesunde 8
– vernünftigen 102
– vollwertige 102
– wohlausgewogene 215
Ernährungsformen 11, 39
Ernährungsgewohnheiten 35, 37, 331
Ernährungsweisen 44
Erneuerung des Körpers 306
Ernte 12
Eröffnungsdosierung 129
Erregbarkeit, der Nervenzellen 292
Erregungszustand 290
Erscheinungsbild 12

Erscheinungsweisen 100
Erschlaffung 198
– der Haut 362
Erschlaffungszustände 408
Erschöpfung 30, 261, 268, 400
Erschöpfungsdepressionen 268
Erschöpfungszustände 157
Erstarrung 109, 321
Erstdosierung 139
Erstversorgung 317
Erwärmung 215, 235
Erwartungen 3, 8, 241, 260, 300, 367f
Erwartungsdruck 259, 300
Erwartungserfüllungen 319
Erweiterungsmittel 381
Erythrozyten 206, 229, 230, 261
Erziehung 241
Essigsäure 325
euphorisch 259
exaltiert 260
Existenz 6, 203, 224, 319
Existenzanalyse 205
Existenzberechtigung 319
Extrasystolen 295
Extrazellularflüssigkeit 306
Extrem 9
Extremisten 368
Extremitäten 215

F
fadenziehend 252
Fähigkeiten 271, 274
Fäkaliensprache 224
Faktoren 8
Falten 199, 360, 362, 414
Faltung der Hautoberflächen 194
Familie, ideale 339
Fanatismus 12, 242
Farbebene 239
Farben 56
Farbtherapie 6f
Fasergewebe 249, 251
Fasern, elastische 192
Faserstoffe 39
Fastenkuren 46, 232, 348
Fastentrainer 46
Fäulnis 269
Fäulnisgifte 264, 268
Fehleinschätzung 11
Fehlhandlungen 356
Fehlsteuerung 254
Feind 77, 119
Feindbild 7, 78
Feld
– magnetisches 6

Stichwortverzeichnis

- elektromagnetisches 11, 51, 248
- energetisches 11
Fesselung 204
Festigkeit 290
- mechanische 194
Fett 13
- überschüssiges 334
Fettbelag 333
Fettgeschwulst 334
Fettgewebe 347, 362
Fettleibigkeit 334
Fettmangel 334
Fettsäure 325
- gesättigte 41
- essenzielle 262
- ungesättigt 194, 270
Fettsucht 97
Fettverdauung 343
Fettzufuhr 41
Fibrinogen 245
Fibroblasten 213, 362
Fieber 168, 261
- hoch 264
- hohes 264
- niedrig 232
Fieberblasen 347
Fieberkrämpfe 253
Filtersystem 331
Filtrationsfähigkeit 331
Fingerkuppen, rissige 196
Fingernägel 196, 219, 362
Fixierung 321
Flächen, schuppige 280
Flecken
- blaue 330
- bräunlich-gelbliche 281
- hektische 412
- weiß auf Zähnen 219
Fleischkost 212
Flexibilität 201, 204
Fließfähigkeit 246, 250
- des Blutes 342, 410
Fließgeschwindigkeit 329
Fließgleichgewicht 308
Fließschnupfen 305
Flimmerepithel 195
Fluorapatit 197, 217
Fluss
- der Energie 114
- der Gedanken 275
- des Lebens 84, 99, 244, 322, 358
Flüssigkeit 5, 173f, 206, 309, 347
- abgekühlte 312
- erwärmte 312
- im Gehirn 308

- überschüssige 350
Flüssigkeitsandrang 312
- in die Hände 350
Flüssigkeitsansammlungen 311
Flüssigkeitshaushalt 173f, 240, 306
- abbauender 342
Flüssigkeitsmangel 308
Flüssigkeitsprobleme 311
Flüssigkeitsregulierung 306
Flüssigkeitsstau 311
Folsäure 352
Fontanelle 398
Forderungen 357, 367
Form 14
Formeln 274
Formenkreis, gichtisch-rheumatischer 360
Frau
- richtige 257
- schwangere 244
frech 354
Freiheit 244, 275
Fresssucht 45
Freude 10, 204
Freundlichkeit 340
Frischhaltefolie 238
Frischkost 44
Früchtetees 64
fühlen 256
Fülle 207, 370
Füllungsmaterialien 49
Fünklein 7
Funktion 13, 179
Funktionsmittel 13, 208, 253
Funktionsstoffe 13, 27
für alles offen 378
Fußbad 163
Füße, kalt 214
Fußwurzelknochen 217

G
Gaben, grobstoffliche 99
Galle 286, 342, 413
Gallenblasengang 297
Gallenflüssigkeit 342f
Gallensteine 97, 207
Ganzbad 163
Ganzheit 40
Gärungsprozesse 349
Gase 296
Gebärmutter 198, 297
Gebärorgane 200
Gebet 275
Gebissverfall 97
Geburt 298
Geburtshilfe 125
Gedächtnis 6

Gedächtnisschwäche 263
Gedanken 274
Gedankenarbeit 54
Gedankenschwäche 393
Gefährdung 204, 303
- extreme 243
gefangen 181
Gefäße, sklerotisch verengt 365
Gefäßwände 192
gefesselt 181
Gefühle 223, 256, 258
- freier Fluss der 258
- Übertreibung der 260
Gefühls- und Gemütsbereich 226
Gefühls- und Gemütshaushalt 246, 259, 290
Gefühlsaufwand, emotionaler 253
gefühlsgebunden 355
Gefühlskälte 259
Gefühlskultur 355
Gefühlslage 202, 259
Gefühlsleben 354
Gefühlsqualitäten 259
Gefühlsstoffe 358
Gefühlsverwirrungen 355
Gefühlswelt, altersgemäße 303
Gegensatz 110, 370
Gegenspieler 106, 132
Gehabe, automatenhaftes 367
Gehirn 33, 384
Gehirnlipide 262
Gehirnzellen 262
Gehorsam, vorauseilender 319
Gehörsturz 233
geistige Überanstrengung 384
Gel 166
Gelassenheit 242
Gelbkörperhormon 403
Geleise 321
Gelenke 235
- knackende 308
Gelenkentzündungen 198, 409
Gelenkeprobleme 222
Gelenkschmerzen 157, 235
Gelenkschwellungen 198, 385
Gelenksgeräusche 306
Gelenksprobleme 334
geliebt 202
Gemüse 43
Gemüsebrühe 284
- basische 69
Gemüt 256
Gemütsebene 202
Generation 24
Genesungszeit 232
Genitalbereich 314

713

Stichwortverzeichnis

Genitalien, weibliche 403
Genmanipulation 39
Genussmittel 45
Geräusche 236
– brummende 365
– pfeifende 365
Gerechtigkeit 391
Gereiztheit 363
Geruch 264
– starker 360
Geruchsentwicklung 326
Gerüstgewebe 362
Gesamtgefüge 99
Gesamtzusammenhang 5
Geschlechtlichkeit 301
Geschlechtserziehung 301
Geschlechtsorgane, weibliche 301
Geschmacksempfindungen 40
Geschrei, lautes 367
Geschwindigkeiten 241
geschwollene Beine 52
geschwollene Drüsen 398
Gesetzesgerechtigkeit 391
Gesichtsausdruck 10
Gesichtscreme, biochemische 334
Gesichtsfarbe, grau 271
Gesichtspunkte 3
Gespräch 223
Gespür 66, 130, 258
– eigenes 225
Gestalt 14
Gesteinsmehl 23, 31
Gesteinsmehlausbringung 17
Gesteinsmehle 37
Gesundheit 4, 99
Gesundheitsbewusstsein 37
gesundheitsfördernd 113
Gesundheitsgeschehen 109
Gesundheitspflege 15, 76, 162
Gesundheitsvorsorge 129, 139
Gesundheitszustand 15
Gesundung 169
Getreide 38
Getue 338
Gewalt 337
Gewaltanwendung 336
Gewalttätigkeit 335
Gewebe 103, 206, 261, 325, 342
– kompaktiert 375
Gewebsabsonderung 364
Gewebsneubildung 265
Gewebsverhärtungen 408
Gewichtsabbau 348
Gewichtsverlust 394
Gewichtszunahme 141

Gewohnheiten 271
Gicht 61, 158, 321, 333, 364, 371, 414
Gichtknoten 332, 412
Gichtschübe 65
Gift- und Belastungsstoffe 46, 251, 283, 307
Gifte 55, 345
Glaskörper 315
– des Auges 308
glatte Muskel 294
Glaubersalz 46
Glaukom 316
Gleichgewicht 18
– körperökologisches 55, 346
Gleichgewichtsorgan 236, 267
Gleichklang 370
Gleitgewebe 361
Glieder
– matte 346
– zerschlagene 342
Gliedmaßen 162
Glück 338, 368
Glutathion 59
Glutathionperoxidase 278, 344
Glykogen 343
Glykoproteine 247
Goldfüllungen 49
Goldtherapie 404
Golfschulter 236, 410
Grenzen 244
Grippe, leichte 155
– – epidemien 6
Großreinemachen 282
gründlich 3
Grundfaktoren 36
Grundhaltungen 358
Grundkonstitution 74, 102, 399
Grundlage, materielle 5
Grundmittel, 12 381
Grundsatz 40
Grundsubstanz 17, 24
Grundtonus, elektrostatischer 247
Grundumsatz 228, 234, 290, 387
– Verlangsamung des 401
Grundwasser, schiebendes 171
Grundwert 203, 243
Grundzüge des Charakters 241
gut gemeint 338

H

Haarausfall 41
– kreisrund 268, 411
Haare 196, 220, 360, 362
Haarverlust 397f
Halbschlaf 363

Halswirbelsäulenprobleme 51
Haltung
– dogmatische 109
– positive 8
– verfestigt 203
Haltungen 9, 224
Haltungsschwäche 198
Hämoglobin 229
Hämoglobinat-Puffer 230
Hämorrhoidalzäpfchen 251
Hämorrhoiden 193, 201, 251, 408
Handbad 163
Hände, kalt 214
Handlungen 9, 355
Handlungsmodelle 6
Hängebauch 198, 200
Harmonie 319, 370
harmonisieren 370
Harn 21, 305, 310, 326
Harnlassen 175
Harnleiter 174, 297
Harnsäure 61, 310, 324f, 346, 360, 391
Harnsäurebelastung 325
Harnsäurekristalle 333
Harnsäuremoleküle 331
Harnsäureüberladung 401
Harnsäureüberlastung 360
Harnstoff 310, 324
Harnwege, ableitende 391
Härte 224, 271, 337, 356
Hartmann-Strahlungen 171
Hass 286, 347, 352, 356
Hast 10
Hauptmittel 135
Hausapotheke 4
Haut 192, 383
– Aufgaben der 160
– fettarme 334
– Funktion der 194
– gesunde 285
– unreine 411
Hautalterung 58
Hautausschläge 52, 402
Häutchen, dünnes, weißes 421
Hauterkrankungen 377
Hautgrieß 245, 249, 333, 410
Hautjucken 411
– nervöses 411
Hautkrankheiten 56, 283
– schwere 283
Hautoberfläche 313
Hautpflege 318
Hautpflegemittel 411
Hautplantate 351
Hautprobleme 407

714

Stichwortverzeichnis

Hautschäden 422
Hautstellen, warzenähnliche 408
Hauttyp 423
Hautveränderungen, ekzemartige 41
Heilerde 31
Heilfasten 22
Heilkräfte 120
Heilkräuter 7, 23
Heilmethoden 15
– alternative 7
Heilung 100, 414
Heilungsprozess 128, 170, 407
Heilungsreize 169
Heilungsvorgänge 324
Heilweise, integrierende 84
Heimweh 259, 263
Heiße 7 289f
Heißhunger 324, 327
– auf Süßigkeiten 324
Hektik 3
Herabsetzung 301f
Herausforderungen 358
Herbizide 58
Herbst 6
Herpes 343, 347
Herpesanfälligkeit 405
Herz 290, 391
Herzbeschwerden 299
Herzinfarkt 250, 330
Herzkranzgefäße 295
– verkrampfte 412
Herzlichkeit 256
Herzrasen 385
Herzrhythmusstörung 295
Herzschlag 239
– zu schneller 295
Herztätigkeit 295
Herzvergrößerung 200
Herzverkrampfungen 411
Heuschnupfen 47, 52, 155, 403
Hier und Jetzt 337
Hierarchien 335
Hilfe 9, 100
– dauerhafte 4
Hilfeschrei 78, 283
Hilfestellungen 241
Hilflosigkeit 302
hineingeboren 241
Hintergrund, theoretischer 108
Hitze 233
Hitzestau 313, 422
Hochleistungssport 284
Hochspannung 292
Hoffnungslosigkeit 399
Hohlmuskel 295

homogene 81
Homöopathie 4, 7f, 79, 105, 110
Homöopathisierung 110f
Homöopathizität 111
Honig 40
Hormongabe 226
Hormonhaushalt 17
Hormonschwankungen 403
Hornhaut 193, 196, 315, 408
Hornhautbildung 162
Hornhauteiterungen 371
Hornhautrisse 196
Hornschicht 280
Hornschwielen 196
Hornstoff 192f, 195
Hühneraugen 199
Hülle 202
– schützend 204
Hüllgewebe 361
Humusbildung 23
Hungergefühl 232, 267
Hungerkuren 334
Hürde 81
Husten 255, 410
– schleimig 245
– schleimig-weiß 234
Hustensalbe 299
– biochemisch 221
Hydrämie 350
Hydroxylapatit 197, 217
hygroskopisch 309
Hypermobilität 198, 200
Hyperthyreose 388
Hypoglykämie 232
Hypotheken 139
Hypothyreose 386, 388

I

Ichthyosis 196
Ideal 9, 241, 272
Idealisierung 378
Idealisten 9
Identifizierung 367
Identität 367
Immunantwort 253
Immunfeld 29, 233, 364
Immunglobuline 253
Immunsystem 397
Impuls, elektrischer 295
Industriezucker 21
Infekt, grippaler 155, 284
Infektionen 398
Infektionsherde 329
Infektionskrankheiten 61, 329
Infertilitätsprobleme 41
Informationen 128
Informationsenergie 120
Informationsmangel 84

Inhalation von Paraffin 407
Initiative 9
Inkontinenz 200
Innenleben 367
Innenohr 237
Innenraum 226
Inosit 352
Insektengifte 412
Insektenstiche 221, 317
Instandhaltung 17
Instandsetzungsarbeiten 233
Insulin 282
Inszenierungen 223
Intensität 270
Interaktion 318
Intermediärstoffwechsel 342
Interpretationen 9
Intervention 4, 368
Interzellulargewebe 364
Interzellularsubstanz 360f
Intrazellularflüssigkeit 306, 308
Iodidbehandlung 388
Ionenkonzentration 29
Ionenmilieu 309
Ironie 301
Ischiasschmerzen 236
isolierte Mineralstoffe 31
Isolierung 40, 55, 58, 346

J

Jucken 383
Juckreiz 52, 280, 299, 342, 347

K

Kaffee 175, 228, 325
Kaffeegenuß 276
Kakao 290
Kaliumsalze 98
Kalkablagerungen 332
Kalkgicht 332
Kallusbildung 217, 408
Kalorien 36, 39, 43
Kälte 233, 271
Kalzifizierungsprozess 197
Kammerwasser 315
Kampfmittel 77
Kampfstoff 264
Karies 220, 330
Karpaltunnelsyndrom 199
Karriere, optimale 339
Katarakt 316
Katarrh 282, 314, 410
Kater 413
Kellerräume 279
Keratin 192
Ketchup, Verlangen nach 206
Kettenmoleküle, faserartige 247
Kiefer, elastisch 197

715

Stichwortverzeichnis

Kieselsäuremoleküle 332
Kind, gesundes 244
Kinder, zahnende 201
Kindheit 223, 286, 353, 366
Kinesiologie 128
Kleber 56
Kleidung 56
– extreme 224
Kleinkinder 240
Knacksen 316
Knallgasreaktion, gebremst 232
Knochen 5, 324, 364
Knochenabbau 208
Knochenbau 197
Knochenbildung 217, 227
Knochenbrüche 198, 217, 218, 360, 364, 408
Knochenbrüchigkeit 198
Knochendeformierungen 198
Knochenentzündungen 198
Knochengerüst 330
Knochenhautentzündung 198
Knochenleiden 399
Knochenmark 247
Knochenmatrix, Aufbau der 291
Knochenmineralisation 217
Knochenmittel 135
Knochenschwäche 198
Knochenschwellungen 199
Knochenstoffwechselerkrankungen 398
Knochensubstanz 216
Knochenzellen 217
Knorpelgewebe 213, 284, 306, 311, 315f, 332, 412
Knorpelneubildung 197
Knorpelprobleme 304
Knorpelschäden 393
Knorpelstoffwechsel 59
Knoten
– gutartige 199
– harte 347
Knotenbildung 388
Kochsalz 66
Kochsalzgenuß 306
Kochsalzhaushalt 304, 313
Kochsalzüberschuß 316
Koffein 240
Koffeinschaukel 66
Kohlendioxid 229, 232
Kohlenhydrate 13, 232, 254, 326
Kohlenhydratmahlzeiten 232
Kohlensäure 324f
Kohlenstoff 17
Koliken 290, 349, 395, 411
Kollagen 193, 253
Kollagen-Aminosäureanteil 60

Kollagenbildung 247
Kollagenosen 248
Kombination von Mineralstoffen 179
Kommunikation, zwischen den Zellen 247
Kompaktierung, des Bindegewebes 199, 248
Kompetenz 85
Komplexmittel 135
Konflikte 367
Konfliktsituationen 357
Können 275, 302
Konservierung 44, 58
Konservierungsmethoden 38
Konstitution 399
Kontaktnahme 243
Kontaktverlust 248
Kontraktionskraft, des Herzens 213
Konzentrationsgradienten 307
Konzentrationskraft, des Herzens 209
Konzentrationsmangel 228
Kopf, kühler 3
Kopfschmerzen 235, 239, 384
Kopfschmerztablette 346
Kopfweh 349
Körper 169, 308
Körperbau 197
Körperflüssigkeiten 283, 308, 325
Körpergewicht 57
Körperhaut 56
Körperkult 5
Körpertemperatur 161, 216, 232, 239, 313, 363
Körperzellen 169
Kraft, wasseranziehende 306
Kraftakt 338
Kräfteverfall 238
Kräftigungsmittel 210
Krampfaderknoten 408
Krampfadern 156, 193, 200, 251, 324, 330, 408, 410
Krämpfe 171, 292, 383
Krampfhusten 211
Krankheit 15, 102, 170, 99
Krankheitsbehandlung 99
Krankheitserreger 324, 329, 333
Krankheitsfälle 6
Krankheitsgiftc 265
Krankheitsherd 102
Krankheitsschlacken 283
Krankheitsstoffe 283
Krankheitsvorsorge 76
Kreatinin 310
Krebsgang 170

Kreislauf 160
– enterohepatischer 343
Kreislauferkrankungen 97
Kreislaufkollaps 239
Kreislaufstörungen 61
Kribbeln 215
Krisen 84, 370
Kristallzucker 40
Krücken 100
Kuhmilch 249
Kümmerform 370
Kunst des Möglichen 243, 370
Kunstdünger 38
Kupfer 59, 395
Kybernetik 117
Kyphose 198

L
Lächeln 368
Ladungsträger 29
Lähmungen 268, 292, 383, 410
Laktat 41, 278
Laktoseintoleranz 429
Lampenfieber 294
Längenwachstum 219
Langzeitspeicher 72, 313
Lattenrost 15
Lauer 287
Leben 10, 244
– der Gefühle 355
– „richtiges" 389
Lebendigkeit 100, 392
Lebensalter 96
Lebensäußerungen 340
Lebensberechtigung 337, 368
Lebensbereich 11
Lebensbewältigung 303
Lebenseinstellung 6, 15
– passive 353
Lebensenergie, schwindende 266
Lebensfähigkeit 119, 232, 358
Lebensfunktionen 268
Lebensgeschwindigkeit 243
Lebensgestalt 227
Lebensgrund 204
Lebensgrundlagen 36, 242
Lebenskonzept 227
Lebenskraft 79
Lebensmittel 11, 326
– basenbildende 61
unverändert 43
Lebensmodelle 320
Lebensmöglichkeit 10, 168
Lebensmut 81
Lebenspläne 272
Lebenspotenziale 120
Lebensraum 11, 226

716

Stichwortverzeichnis

Lebensumstände 400
Lebensvorgänge 17
Lebenswandel 16
Lebensweg 77
Lebensweise 35, 181
– die falsche 15
Leber 277, 280, 286, 342, 413
Leberbindegewebes 343
Leberentgiftung 278
Leberprobleme 393
Leberstoffwechsel 41, 263, 404
Lecithin 261f
Leere 260
Lehrer 242
Lehrgebäude 105
Lehrmeinungen 105
Leiden 102
Leidensfähigkeit 366
Leintuch, zerknittertes 171
Leisten- und Nabelbrüche 408, 414
Leistenbruch 200f, 362
Leistung 224, 273
Leistungsanspruch 273
Leistungsfähigkeit 24, 74, 242, 363
– Abfall der 58
Leistungsgesellschaft 81
Leistungskraft 267
Leistungsnormen 367
Leistungspegel 24
Leistungssport 278, 299
Leitfähigkeit der Nerven 360
Leitgewebe 361, 363
Leitungswasser 174, 309
Lernmischung 266
Lernprozeß 357
Lernschwierigkeiten 156
Leucozyten 206, 348
Licht, ultraviolettes 422
Lichtempfindlichkeit 360, 398
Lichtreize, starke 365
Lichtschutzfaktor 423
Lichtschutzstoffe 422
Liebe 259, 338
– wahre 339
Linolsäure-Gruppe 41
Lipidmetabolismus 405
Lippen 196
– aufgesprungen 197
– blaue 200
Lithium 391
Loch, inneres 287
Lockerheit 12
Lockerung 139, 225, 260
– innere 242
Logik 6
Lösungsmodelle 357

Lösungsmöglichkeiten 10
Lösungsvorgang 358
Lösungsvorschlag 10
Lücken 7
Luft, feuchte 276
Lufthunger 279
Luftströmungen 420
Lunge 402
Lungenkrankheiten 403
Lust 260
Lymphdrüsen 402
Lymphe 13, 283, 308, 364
Lymphflüssigkeit 222
Lymphgefäße 329
Lymphknoten 324, 329, 413
Lymphozyten 329
Lymphstau 222
Lymphsystem 324
Lysosome 262, 394

M

Machtstrukturen 335
Magen- und Darmblutungen 383
Magen- und Darmentzündungen 383
Magen- und Darmwandmuskulatur 409
Magensaft 10, 307
Magensäure 101, 401
Magenschleimhaut 281, 307, 314
– entzündung 409
Magnesium, extrazellulär 291
Magnesiumfixierer 291
Magnesiumgehalt 37
Magnesiumnitrate 37
Magnesiumorotat 299
Magnesiumphosphate 37
Makrobiotik 19
Mallorca-Akne 424
Mandeln 374
Mangan 393
Manganaufnahme 393
Manganwerte, niedrige 393
Mangel 66
– Entstehung von 102
Mangel-Ernährung 36, 45
Mangelerscheinungen 128, 220
manifestieren 274
Manipulation 337
Mann, richtiger 257
Männlichkeitswahn 256
Margarine 42
maskenhaft 368
Maßnahme, vorläufige 117
maßlos 354
Maßnahmen, versteckte 337

Matratzen 51
Mattigkeit 268, 324
mechanisch 3
Medikamente 77, 226, 250, 265
– notwendige 265
Medikamentengifte 169
Meditation 19
Meer 381
Meinung 6, 288
– eigene 225
Melanin 239, 280
Melaninhaushalt 395
Membran 41
Membranbaustoffe 262
Membranlipide 42
Membranfluidität 262
Mengenelemente 14
Meniskus 199
Menopause 218, 383
Menschen, gefühlsbetont 256
Menschenansammlungen 279
Menschenbild 4, 181
Menschenkind 244, 366
Menstruation 226
Menstruationsbeschwerden 297
Mentalität 358
Meridiane 5
Mesenchym 246
Messgeräte 5
Messstreifen 67
Methode
– einschleichende 129
– ganzheitlich 99
– ganzheitliche 7
– konservative 7
Migräne 49, 51, 290, 293, 412
Mikroskop 26
Milchallergie 212
Milchprodukte 254
Milchsäure 49, 277, 324, 327
Milchzucker 91, 137
Milien 245
Mindermengen 127
Minderwertigkeit 300ff
Mindestpotenzierungen 92
Mineralstoffaufladung 114
Mineralstoffbestand 113
Mineralstoffbewegungen 30, 115, 332
Mineralstoffbrei 351
Mineralstoffe 13, 36
– charakteristische 6
Mineralstoffeinzelmoleküle 33
Mineralstoffen, Auflegen von 163
Mineralstoffgehalt 23

Stichwortverzeichnis

Mineralstoffhaushalt 30
Mineralstoffkonzentration 27, 37, 101, 121
Mineralstofflieferanten 23, 43, 95
Mineralstofflösung 296
Mineralstoffmängel 36, 66
Mineralstoffmoleküle 28
Mineralstoffpräparate 31
Mineralstoffräuber 40
Mineralstoffspeicher 34, 265
Mineralstoffverbindungen 26
Mineralstoffverteilung 31
Mineralstoffvorräte 244
Mineralwasser 96
Minimumgesetz 23
Missachtung 302
missionieren 12
Missstimmungen 319, 367
Missverhältnis 66
Missverständnisse 319
Mitesser 333f, 413
Mitgefühl 356
Mitschüler 242
Mittagsschlaf 43
Mittelbilder 114
Mittelgabe 113
Mittelohrentzündung 236, 375
Modell 321
Modelle, fertige 339
Modifizierung 109
Möglichkeiten 7, 258, 370
– eigene 225
Molekularbereich 82
Molekularfilter 247
Molekularform 102
Moleküle, langkettig 246
Molekülkonglomerate 277
Mondphasen 6, 135
Moralvorstellungen 367
Morbus Haschimoto 388
Mosaikstein 358
Mücken 412
Mucoviscidose 282
Müdigkeit 171, 266, 324, 327
– chronische 58
– allgemien 268
– bleierne 325
Müdigkeitsgefühl 74
Müdigkeitsloch 268
Mukoploysaccharide 247
Müllabfuhr, intrazellulare 262
Müllhalde 54
Mund 101
Mundfäule 261, 269
Mundgeruch 265
Mundschleimhaut 314
Mundschleimhäute 130, 296

Mundwinkel, eingerissene 197
Muskelanspannungen 52, 216, 408
Muskelbänder 297
Muskelbereich 261
Muskelbewegungen, unwillkürliche 240
Muskelfasern 13, 245
Muskelkater 277f, 284, 411
Muskelkrampf 50, 207, 216, 299
Muskeln 5, 224, 284
Muskelschwund 261, 264, 268
Muskeltätigkeit 264, 290
Muskeltonus 225
Muskelzellen 294, 405
Muskulatur
– verspannt 214
– willkürlich 295
– willkürliche 216
Musterfamilie 202
Mutation 58
Mutlosigkeit 268
Mutter, stillende 215, 220
Muttermale 285, 347
Muttermilch 42, 65, 253
Myelinummantelungen der Nervenzellen 263
Myome 403

N

Nachtblindheit 343, 397
Nackenmuskeln 293
Nackenverspannungen 51
Nägel 196, 360
Nägelbeißen 290
Nagelbetteiterungen 408
Nägelkauen 293
Nagelverwachsungen 408
Nährlösungen 44
Nährstoffe 28
Nahrung 10
– purinstoffreiche 325
Nahrungsaufnahme 349, 399
Nahrungsbestandteile 39
Nahrungsbrei 240
Nahrungsergänzungsmittel 127
Nahrungsmittel 55, 326, 346
– Unverträglichkeiten 58
– Industriell veränderte 102
Nahrungsmittelproduktion 55, 346
Nahrungsstoffe 102
Nahrungsumstellung 327
Nahrungszusammenstellung 362
Narben

– schwielige 193
– verhärtet 199
Narbengewebe 408
Narbenmischung 281
Narkose 253
Nase, bläulichrote 345
Nasenbluten 220, 315
Nasenschleimhaut 314
nässende Ekzeme 402
Natriumbicarbonat 307
Natriumsalze 98
Naturheilkunde 4
Naturkost 12
Naturwissenschaft 5
Nebenhöhlen 314
Nebenhöhlenkatarrh 376
Nebenhöhlenprobleme 284
Nebenmittel 135
Nebenschilddrüse 209
Neigung 35, 128
– zu Erkrankungen 233
Nerven 48, 360, 384
– entzündete 236
Nervenapparat 369
Nervenentzündungen 409
Nervenfasern 245, 332, 369
Nervengeflecht 160
Nervengewebe 292
Nervenleitungssystem 160
Nervenmittel 290
Nervennahrung 263
Nervenschmerzen 299
Nervenschwäche 393
Nervenstörungen 383
Nervensubstanz 236
Nervensystem, zentrales 262
Nervosität 263, 398
Nettigkeiten 356
Netzfreischaltgeräte 51, 172
Netzhaut 315
Netzhautfunktionsstörungen 397
Neugierde 322
Neuorientierung 7, 84
Neuralgien 292
Neurodermitis 283, 285, 352, 411
Neurogenes 317
Neurotransmitter 247
Neutralisierungsapparat 66
Nichtbeachtung 385
Niedergeschlagenheit 294, 399
niedrigere Potenzen 94
Nieren 31, 309, 322, 331
Nierengrieß 363
Niereninsuffizienz 331
Nierensiechtum 331
Nierensteine 207, 363

Stichwortverzeichnis

Nierenversagen 331
Nikotin 58
Nikotinschaukel 66
Nonsense-Moleküle 277
Normen 367
Not 66, 80, 119
Notventil 349
Nukleinsäuren 266, 325
Nützlichkeiten 337

O

Oberfläche 202, 223
– der Knochen 192
– der Zähne 192
– glänzende 50
Oberflächenspannung 199
Oberhaut 277, 421
Oberhautzellen 421
Objekt 9
Obsipation 296
Obst 62
Offenheit 9
– totale 378
Öffnungen der Zellwände 139
Ohren 236
Ohrenschmerzen 349
Ohrgeräusche 360
Opfer 368
Optik 9
Optimist 10
Orangenhaut 254, 352
Organ 133
Organhüllen 194
Organisationsfähigkeit 84
Organismus 11
Organsenkungen 200, 408
Organuhr 133
Orientierung 4
Orientierungsmöglichkeiten 367
Orthomolekulare Medizin 60
osmotisch 309
Osteoblasten 213
Osteocyten 213
Osteomalazie 398
Osteoporose 208, 218, 222, 384
Osteoporosemischung 218
Oxidation 232, 345
Oxytocin 209
Ozonschicht 420

P

Pankreasdrüse 282
Panzer 340
Panzerung 204
Parasympathicus 293
Parathormon 209
Parathyrin 209

Partner 257
Passagesalz 348
passiv-ausgeliefert 242
Passivität 354
Pause 131
Pendel 128
Perfektionierung 243
Permeabilität der Zellmembran 209
Person 7, 225, 272
– kindliche 366
Persönlichkeit 356
– differenzierte 367
Pessimist 10
Pestizide 58
Pfeifton 236
Pflanzenheilkunde 4
Phänomene 4
Phagozytose 246, 343
Phänomen 120
Phantasie 275
Philosophie 274
Phimose 199
Phosphordünger 23
pH-Wert 19
Physiologie 81
Pickel 333f, 413
Pigmentansammlungen 281
Pigmentbildung 277
Pigmentflecken 281
Pigmentierung 420
Pilze 56
Pilzinfektionen 269
Plasmatransferrin 59
Plasmazink 397
Plattenepithel 195
Plattfuß 200
Platzangst 263
PMS 403
Pol 9
Polarisierung 105, 257
Polymerisation des Fibrins 250
Polypen 212, 403
Potenzierungen 92, 95
Power-Mischung 299
Prägungen 181
Präparierung 58
Praxis 179
Prellung 234, 409
Primärharn 309
Prinzip
– männliches 257
– weibliches 257
Probleme 84
Profitmaximierung 39
Programmierung 400
Prolaps 193, 200
Prophezeiung 368

Proteinsäuren 212
Proteoglykane 193, 213
Protest 288, 354
Prothrombin 220
– Aktivierung des 209
Prozesse 115
Psychologie 120, 274
Psychotherapie 7
Pubertät 333
Puffersystem 72
pulsierend 235
Purinbasen 325
Pusteln 374

Q

Qualität 7
– der Auseinandersetzung 258
Quantität der Auseinandersetzung 258
Quecksilber 49
Quellwasser 43, 175
Quervernetzung der Kolagenfasern 218

R

Rachen 130
Radikale, freie 263
Radikalfänger 58
Radikalisierung 41
Rangordnung 74, 168, 257
Rat-Gebender 4
Rationalismus 6
Rat-Suchender 4
Raubbau 284
Raucher 276
Raucherentwöhnung 293
Räume, kleine 279
Reaktion 141, 168, 318, 355
Reaktionsbündel 125
Reaktionsfähigkeit 292
Reaktionshaltung 354
Realität 242
Reduzierung 3, 131, 168
Reflexzonentherapie 162
Reflux 200
Regel für das Leben 223
Regelstörungen 383f
Regeneration 266, 284, 306, 400
– der Hautzellen 421
– des Bindegewebes 248
Regenerations- und Entschlackungsarbeit 233, 261
Regenerationsfähigkeit
– der Haut 424
Regenerationskombination 264
Regenerationskraft 266

719

Stichwortverzeichnis

Regenerationsmittel 268
Regenerationszeit 316
Regulationsmechanismus 66
Reibung 241
– mit der Welt 242
Reihenfolge 135
Reinigung 342, 174
Reinigungsbedarf 280
Reinigungsprozeß 346
Reinigungstee 420
Reinigungsvorgänge 284, 373
Reisethrombosen 250
Reiz 21, 78, 260
Reizerlebnis 260
Reizgesellschaft 79
Reizgesetz 78, 173
Reizheilweise 106, 118
Reizmittel 97
Reizüberflutung 119
Reizung 236
Rekonvaleszenz 206
Reparaturarbeiten 233
Reserven 74, 233, 267
revolutionär 105
Rezept 321
Rhagaden 196
Rheuma 61, 97, 321, 333, 364, 371, 414
Rhythmus 241
Richtigstellung 83
Riechen 315
Rindfleisch 325
Risse 196, 360, 362
Rohkost 44
Rohmaterialien 56
Röststoffe 276
Rückenmark 308
Rückenschmerzen 235, 284
Rückgrat 226
Rückmeldung 224f, 243
Rücksicht 354
rücksichtslos 354
Rückstau 233
Rückwirkungen 275
Ruhe 214, 243
Ruhephase 284, 327, 346
Ruhephasen 229, 400
Ruhestellung 233
Rumpf 162
Rutengeher 8, 53

S

Saccharide 326
Sachlichkeit 77
Salatölmischung 42
Salben, biochemische 407
Salzfluss 308
salzhältige Konzentration 304

Salzsäure 306f, 325, 401
sauer 340
Sauerstoff 233
Sauerstoffmangel 277
Sauerstoff-Ozontherapien 404
Sauerstoffproduktion 277, 280
Sauerstofftransport 409
Sauerstoffversorgung 236, 238
Säufernase 345
Sauna 61, 313
Säure 48, 294
Säurebelastung 11, 22, 58, 324, 393
– im Magen 327
Säureeinwirkung 207
Säuremantel 325
Säuren 18
Säurerückstände 50
saures Milieu 329
Säureschaukel 66
Säureschub 323, 359
Säurespiegel 331
– regulierung 328
Säurestau 22
säuretilgend 371
Säureüberladung 323, 326
Säureüberschuß 20, 216
Säurewerte 66
Schäden 100, 235
Schadstoffbelastungen 277
Schadstoffen, Stau an 276
Schadstoffflut 341
Scham 300
Schamröte 294, 301
Schärfe 9
Schein 202
Scheitern 9, 273
Schicklichkeit 302
Schilddrüse 381, 384, 389, 404
Schilddrüsenerkrankungen 384
Schilddrüsenhormone 386
Schilddrüsenhormonproduktion 387
Schilddrüsenknoten 386
Schilddrüsenmittel 386
Schilddrüsenstoffwechsel 391
Schilddrüsenstörungen 385
Schlabberbauch 308
Schlacke 342
Schlackenflüssigkeit 346, 351
Schlackenkonzentration 349
Schlackenstoffe 57, 267
Schlackenwasser 413
Schlafdefizit 233, 236
Schläfe, eingefallene 263, 265
Schlafen, schlecht 171
Schlafplatz 11, 51, 171, 233, 268
Schlafräume 50

Schlag 362
Schlaganfälle 330
schlechtes Gewissen 368
Schleim
– bräunlichgelber 277
– faserstoffartiger 211
– glasklarer 308
– wäßriger 306
– weißlicher 245
Schleimabsonderungen 282
Schleimbeutelentzündung 222
Schleimbildung 211
Schleimhautathrophie 270
Schleimhäute 281, 407, 412
– der Verdauungsorgane 314
Schleimhautkatarrh 399
Schleimhautprobleme 398
Schleimhautreizungen 384
Schleimhautveränderungen 398
schleimiger Husten 245
schleimlösend 371
Schleimstoff 314
Schließung der Öffnung 351
Schlottergelenke 198, 200, 408
Schluckbedürfnis 296
Schlund 130
Schlundbrennen 265, 307, 328
Schlüssel 28
Schmecken 315
Schmerzen 141, 229, 292
– akute 234
– klopfend, pochend 240
Schmerzmittel 168, 290
Schmollwinkel 320
Schnapsnase 345
Schnee 6
Schneeschmelze 6
Schnupfen 74
– wässrig 308
– 234, 304, 313f, 412
Schock 376
Schokoholiker 37
Schokolade 290
Schokoladenhunger 46
Schrunden 196, 408
Schulmedizin 7
Schuppenflechte 411
Schürfwunden 238, 240
Schüttelfrost 342, 346
Schutz, antioxidativer 263
Schützen 204
schützende Hülle 241
Schutzfunktion 329
Schutzmauern 204
Schutzmechanik 205

Stichwortverzeichnis

Schutzorgan 160
Schutzschicht 193, 203
Schutzverhalten 205
Schwäche 206, 261, 302, 173
Schwächezustände 383
Schwangerschaft 45, 76, 220, 244, 264, 291, 298, 393
Schwangerschaftsflecken 281
Schwangerschaftsrisse 408
Schwangerschaftsstreifen 200
Schwefel 59
Schweiß
– salziger 308
– starker 360
Schweißabsonderung 363
Schweißausbruch 216, 385
Schweißbildung 363, 409
Schweißdrüsen 160
Schweißdrüsenabszess 333
Schwellungen 249
– harte 200
– weich 246
– weiche 311
– weiche 252
Schwerhörigkeit 360
Schwermetalle 59
– Belastung durch 263, 397
– Vergiftungen durch 398
Schwermütigkeit 280
Schwerpunkte 241
Schwielen 196
Schwindel 236
Schwindelgefühl 395
Schwingung 114, 370
Schwingungsfelder 36
Schwitzen 313
– aktives 420
– passives 420
Seekrankheit 267
Sehnen 5, 13, 192, 200, 306, 316
Sehnsucht 300
Sehschwäche 393
Seifen, parfümierte 363
Seilbahn- und Liftkabinen 279
Sekrete 377
Sekundärharn 309
Selbst 7, 271
Selbstaufgabe 370
Selbstbehauptung 271
Selbstbestätigung 259
Selbstdarstellung 243
Selbstentwurf 271
Selbsterkenntnis 301
Selbstheilungskraft 117
Selbstverständnis 6, 105, 226, 273
Selbstverwirklichung 271

Selbstwahrnehmung 163
Selbstwerdung 318
Selbstwert 273, 302
Selbstwertverlust 259
Selbstzweifel 383
Selen 404
Selenmethionin 59
self fulfilling prophecy 368
Senkfuß 200
Sensibilität 172, 302
Sexualität 301
Sicherheit 227
Sichtweise 224
Siechtum 40
– chronisches 169
Signal 3, 66
Silicium 361
Situation 357
– geographische 139
Sitz der Gerechtigkeit 322
Skelettmuskeln 217
Skepsis, gesunde 8
Sklaverei 354, 385
Sklerodermie 248
Sklerose 236, 294
Skoliose 198
Sodbrennen 265, 324, 328
Sonne 420
Sonnenallergie 239, 352, 424
Sonnenanbeter 239
Sonnenbäder, lange 58
Sonnenbestrahlung 350
Sonnenbrand 239, 420, 422
Sonneneinstrahlung 239, 421
Sonneneinwirkung 239
Sonnenschutzmittel, fettfreie 424
Sonnenschutzpräparate 422, 423
– für Kleinkinder 423
Sonnenstich 239
Sonnenstrahlen 280
Sonnenverträglichkeit 239
Spannkraft 49
Spannung 9, 202, 223, 242, 300, 370
– im Bauchbereich 286
– fortwährend 223
– innere 294
Spannungskopfschmerz 214, 408
Spannungsveränderungen 292
Spätnachmittagsdepression 279
Spaziergang 280
Speichel 10, 21, 305
– fadenziehender 252
Speicher 34, 98, 139
Speicherorgane 257

Speisen
– basenbildende 69
– säurebildende 68
Spekulationen 9
Spiegel 15, 50
Spiegelstrahlung 11
Sportler 284, 406
Sportverletzungen 222
Sprache des Körpers 66, 131
Sprechpuppen 367
Spreizfuß 200
Sprengkraft 356
Spritzmittel 62
Spüren, unmittelbares 337
Spurenelemente 14, 57
Spurenelementpräparate 37
Standpunkt 201, 203, 224
Star
– grauer 316
– grüner 316, 349
Stärke 224
Starkrankheiten 61
Statusrummel 224
Steifheit 199
Steine 324, 331
Stellungnahme 256, 356
Steuerung 30
Steuerungsstoffe 331
Stickstoff 296
Stickstoffverbindung 325
Stilldiät 65
Stimmung 256
– depressive 385
Stimmungsschwankungen 256, 294, 403
Stirnhöhle 314
Stockschnupfen 376
Stoffwechsel 226, 233, 277
– träger 401
Stoffwechselgeschehen 234, 421
Stoffwechselprozess 346
Stoffwechselschlacken 52, 239, 280
Stoffwechseltransport 194
Stoffwechselumsatz 346
Stoffwechselvorgänge 232
Stoffwechselzwischenprodukte 277
Störfelder 141
Störung 5, 112
Stoß 234, 362
Strafe 224, 367
Strahlen, ultraviolette 420
Strahlenbelastung 216
Strahlentherapie 58
Strahlung 172
Strategien 286, 357

721

Stichwortverzeichnis

Streitgespräche 10
Stress 10, 61
– oxidativer 277
Stressstoffe 54
Stromankoppelung 51
Strombelastung 11
Struktur 6, 286
– charakterliche 35, 181
– der Bausteine 193
Strukturglykoproteine 213
Strukturmodelle 321
Struma 386, 388
Stufen 129
Stuhlgang 240
Stuhlverstopfung, habituelle 57
Sturz 238, 362
Stützen 100
Stützgerüst 195
Stützgewebe 213, 362
Substanz 34
– ausscheidbare 350f
Substanzverlust 265
Substitionsheilweise 81
Sucht 131
Süchtigkeit 128
Suchtverhalten 66, 293
Sulfatierungsreaktionen 59
Sulfide 394
Sündenbock 368
Süßigkeiten 232
Sympathicus 293
Symptome 77, 139
Symptomverdrängung 215

T
Talgdrüsen, verstopfte 333
Talgdrüsenapparat 333
Täter 368
Taubheitsgefühl 215
Taubheitskribbeln 222
Technik 3
Tee, schwarzer 228
Teemischung, schlackenausscheidende 284
Teesorten 173
Temperatur, erhöhte 233
Temperaturausgleich 312, 421
Temperaturempfindung 420
Temperaturschwankungen 312
Tempreaturempfindlichkeiten 219
Tennisarm 236, 410
Teppichböden 56
Teststreifen 21
Tetanie 291
Tetrazykline 290
Teufelskreis 6, 272, 320
Theobromin 228

Therapieformen 4
Thomasmehl 23
Thrombosen 251
Thrombozyten, Aggregation der 41
Thymin 325
Tiefenwirkung 407
Tinnitus 236
Tischgebet 10
Tonsillitis 375
Tonus 259
Tragfähigkeit 217
Tränen 302, 304
Tränenflüssigkeit 305, 315
– vermehrte 308
Trans-Fettsäuren 42, 263
Transpiration, betriebsgerechte 421
Transport 12, 233, 421
Trauerarbeit 358
Träume 260
Trigeminusschmerzen 222
Tropfen 167
Tröstungen 303
Trugschluß 223
Tumorrisiko 263
Tupfern, Auflegen von 164
Tyrannen 241

U
Übelkeit 236
überaktiv 242
Überanstrengung 263, 410
– des Herzens 410
Überbeanspruchung 216
Überbeine 198
Überbelastung 389
Überdosierung 64, 173
Übereifer 242
Übereinstimmung, völlige 370
Überempfindlichkeit 363
Überflutung von Gefühlen 243
Überforderung 272, 300, 400
– gefühlsmäßige 390
– willentlich 400
überheblich 354
Über-Ich 274
Überladung 114
Überlastung 207
Überleben 203
Überlebensstrategien 286
Überreaktionen 169
Übersäuerung 40, 207, 327, 363
Überschätzung 9, 12
überschaubar 3
Überschwenglichkeit 259, 294
Überspanntheit 259
Überspannung 292

Übertreibungen 224, 338
Überversorgung 254
überzustülpen 340
Ulcus cruris 270
Umklammerung 112, 279, 356
Umknicken 198
Umschläge, warme 349
Umstände 242
Umstellung der Ernährung 332
Umstimmung, tiefgreifende 359
Umwandlungsprozesse 21, 345, 383
Umweltbedingungen 44
Umweltgifte 47
Umweltverschmutzung 56, 317, 345
Unbeteiligter 116
Unbeweglichkeit 321
Unerträglichkeit 243
Ungeduld 3
Unheil 275
Unkontrollierbarkeit 355
Unmittelbarkeit 337
Unmöglichkeit 321
Unruhe 287, 319, 398f
– innere 384
Unterarmbad 163
Unterdrückung 354
– von Ausscheidungen 363
Unterernährung 316
Unterhautzellgewebe 334
Untertemperatur 232
Unterversorgung 227
unverschämt 354
unversöhnlich 358
Unverständnis 172
Unverträglichkeiten 112
Unwilligkeit 285
unwillkürliche Tätigkeiten 290
Unwissenheit 11
Unzufriedenheit 259
Ursachen 168
Urteil 203
– eigenes 225
UV-Strahlen 420

V
Varizen 251
Vasopressin 209
Vegetarier 46
Vegetative Dystonie 263
Vegiftungserscheinungen 325
Veilchen 345
Venenklappen 251
Venenprobleme 201
Verabsolutierungen 273
Verankerung 203
Verantwortung 4, 275

Stichwortverzeichnis

Verantwortungsgefühl 3
Verarbeitung von Eiweiß 254
Verbergen 202
Verbindung, narbenfrei 238
Verbindungen, ausscheidungsfähig 269
verbraucht 30
Verbrennung 17, 232, 240
Verbrennungsstoffe 55, 277, 345
Verdauung 253, 277
Verdauungsapparat 63
Verdauungsbereich 296
Verdauungsenergie 43
Verdauungsfunktionen 277
Verdauungsleukozytose 43
Verdauungsprozeß 232
Verdauungssäfte 10
Verdauungstrakt 65
Verdauungsvorgänge 21
Verdauungswiderstand 326
Verdauungszeit, seelische 54
Verdinglichung 78
Verdrießlichkeit 294, 399
Verdünnung 250
Verfluchungen 275
Verfügungsgewalt 301
Vergiftungen 49, 54, 317
– schleichende 11
Vergiftungserscheinungen 278, 381
Vergleichsmittel 97
Verhalten
– apathisch 398
– zwanghaftes 355
Verhaltensmodelle 287
Verhaltensnormen 287
Verhaltensweisen 366
Verhärtung 193, 196, 199, 204, 371, 400
– der Aderwände 294
Verhöhnung 301
Verhütungsmittel 58
Verkapselung 320, 378
Verklebungen 410
– von Wunden 251
Verknüpfungen 274
Verkrampfung 287, 411
Verkühlungen 233
Verkürzung 168, 199
– der Sehnen und Bänder 199
– des Lebens 274
Verlängerungskabel 51
Verlassen 204
Verlegenheitsröte 294
Verletzungen 170, 229, 234, 383
– offene 238
Verliebtheit 275

Vermeidungsbestreben 279
Vermeidungsverhalten 299
Vernichtung 225
Vernichtungsgefühle 288
Vernunft 6, 356
Verrat 288
Verrenkungen 229, 234
Verschlechterung eines Leidens 366
Verschleiß 236, 242
Verschlossenheit 10, 378
Verschmutzungen offener Wunden 235
Verschorfung 414
Verseifungsprozeß 324, 333
Versicherungsabsichten 275
Versöhnung 358
Versorgung 34
– klassisch medizinische 7
Versorgungsheilweise 95
Versorgungsstörung 235
Verspottung 301
Verstand 6, 400
Verständnis 66
Verstauchungen 229, 234
Versteifung 198, 294
Verstimmung, depressive 273, 403
Verstopfung 39, 142, 239
Verstopfungskoliken 395
Verstopfungsprobleme 137
Verstrickungen 4, 181
Verteidigungsbereitschaft 258
Vertrauen 225, 244, 303
– tiefes 274
– in das Leben 6
Vertrauensbasis 366
Verunreinigungen 55, 344, 346
Verunsicherung 358, 383
Verwachsungen 410
Verwässerung 350
Verwicklungen 4
verwirklichen 274
Verwirklichungsenergie 275
Verwirrung 224
Verwölbung der Haut 199
Verwüstung 354
Verzagtheit 268
Verzichten-müssen 287
Verzweckung 337
Verzweigung der Hautoberflächen 194
Vision 275
Vitalstoffe 43
Vitamin 36, 43
– C 63
Vitaminhaushalt 17
Vitaminpräparate 64

Vitiligo 255, 281
Voreingenommenheit 120
Vorgänge
– bioelektrische 49
– gesundheitsgefährdend 261
Vorgesetzte 242
Vorhaltungen 302, 367
Vorherrschaft des Denkens 6
Vorlieben 128
Vorschreibungen 354
Vorschriften 354
Vorsorgewesen 72
Vorstellungen 241, 320, 354, 368
Vorurteile 50, 320
vorurteilsfrei 121
Vorurteilskluster 378
Vorwürfe 340, 367

W

Wachsamkeit 258
Wachstum 103
Wachstumsfaktor 404
Wachstumsphase der Pubertät 215
Wachstumsschmerzen 215, 408
Wachstumsstörungen 42, 397f
– bei Kindern 42
Wadenkrämpfe 408
Wahlmöglichkeiten 244
Wahrheit 12
Wahrnehmung 121
Wahrnehmungsapparat 368
Wahrnehmungsbereich 366
Wahrnehmungsfähigkeit 366
Wandlungen des Lebens 322
Wärmeregulierung 306
Warnsignale 54
Warzen 347, 352
Waschmittel 56
Waschungen 163
Wasser 13
– entmineralisiertes 309
Wassermolekül 310
Wasserverluste 309
Wechselbeschwerden 403
Wechselbeziehung 318
Wechseljahre 45
Wechselspiel 5
Wehentätigkeit 217, 266
Wehmütigkeit 280
Weichspüler 56
Weichteile 5
Weichteilrheumatismus 333
Weinerlichkeit 263, 268, 399
Weisheit 34, 132, 370
Weißwein 65

723

Stichwortverzeichnis

Wellenberge 275
Wellentäler 275
Wende 358
Wendehals 368
Werbung 8
Werkzeug 302
Werte 337
Werthaftigkeit 205
Wertzuschreibung 243
Wetterfühligkeit 5
Widersprüche 224, 354, 370
Widersprüchlichkeit 318
Widerstand 244
Widerstandsfähigkeit 24, 324
Widerstandskraft 65, 139, 228, 261, 363
Wiederaufbauarbeiten 265
Wiedererwärmen 43
Wiederherstellung 284
Wiederherstellungsarbeit 234, 261
Wille 275, 400
– eiserner 400
Winde 342, 363
Windeldermatitis 40
Winter 6
Wirbelkörper 217
Wirklichkeit 125
Wirksamkeit 15, 104, 381
Wirkstoffmoleküle 94
Wirkung, blutstillende 238
Wirkungsweise 104
Wissensvermittlung 120
Witterungslage 6
Wohlbefinden 58, 205
Wohlgefühl 170, 318
Wohlverhalten 272
Wohlwollen 202
Wohnung 56
Wunden
– frische 240
– schlecht heilende 410, 413
Wundheilung 270
– verzögerte 41
Wundränder 269
Wünsche 275
– eigene 370
Wunschvorstellungen 259

Würde 257
Würgegefühl 385
Wut 288, 356

Y
Yang 257
Yin 257

Z
Zaghaftigkeit 263
Zahnarzt 11
Zahnausfall 220
Zahnbein 206, 330
Zahnbildung 219
Zahndurchbruch 197
Zähneknirschen 271
Zähne 324
– lockere 197, 198, 200
Zahnfleischbluten 268
Zahnfleischentzündung 376
Zahnsanierung 11
Zahnschmelz 197f, 330
Zahnschmerzen 220, 393
Zahnspitzen 219
– durchsichtige 330
Zahnstörungen 11, 47
Zahnverfall 197
Zäpfchen 430
Zehennägel 362
Zeiträume 241
Zelldifferenzierung 209
Zelle 26, 282f
– erstarkte 129
Zellerneuerung 263
Zellflüssigkeit 29, 325
Zellforschung 91
Zellkern 262
Zellmembran 277
Zellreizmittel 383
Zellschädigungen 420
Zellteilung 209
Zelltod, frühzeitiger 58
Zellularpathologie 26
Zellverbände 28
Zerfall von Gewebe 265
Zerlegungs- und Verknüpfungsarbeit 33
zerliebt 338

zermuttert 338
zerrissen 367
Zerrung 201, 409
Zerschlagenheitsgefühl 233
Zerstörung 352, 354
Ziehharmonikafalten 199
Zink 352, 397
Zinkaufnahme 397
Zinksupplementierung 397
Zivilisationskrankheiten 212
Zorn 356
Zubereitung
– homöopathische 111
– der Mineralstoffe 91
– wohlschmeckende 13
Zucker 40
Zuckerabbau 350
Zuckerhaushalt 138, 342
Zuckerkonsum 326
Zuckungen
– nervöse 414
– unwillkürliche 363
Zuordnungen 48
Zusammenbruch 75
Zusammenhänge, biochemische 179
Zusammenspiel 370
– sensibles 5
Zusatzstoffe 55, 344
Zustimmung 225, 368
Zuversicht 322
Zuwendung 379
– liebevolle 340
Zuwendungsbereich 338
Zuwendungsfluß 202, 243
Zuwiderhandlung 389
Zwänge 181, 366
zwanghaft 340
Zwanghaftigkeit 4, 6, 181, 242f, 259f, 356
– der Gefühle 390
Zwecke 337
Zwerchfell 287
Zwischenzellflüssigkeit 13, 28, 283
Zynismus 301
Zysten 403